全国高等院校数字化课程规划教材
供临床医学及相关专业使用

外　科　学

主　编　梁　勇
副主编　张志勇　赵　军　李雪涛
编　委（以姓氏汉语拼音为序）
丁佩剑　承德医学院附属医院
金　涌　台州市立医院
李伯友　台州学院医学院
李孟阳　江西卫生职业学院
李雪涛　重庆医药高等专科学校
梁　勇　台州学院医学院
梁津逍　浙江省肿瘤医院
刘志明　曲靖市第一人民医院
彭　奇　重庆医药高等专科学校
阮建伟　台州市立医院
杨　阳　承德医学院附属医院
姚　强　哈尔滨医科大学附属肿瘤医院
张志勇　廊坊卫生职业学院
赵　军　漯河医学高等专科学校
周毕军　南阳医学高等专科学校

科学出版社
北　京

内 容 简 介

外科学是临床医学重要的组成部分，也是临床医学专业教学的主要课程之一。本教材以临床执业助理医师能力要求为基本参照，以基层医疗卫生服务为基本方向，努力满足高等卫生职业教育临床医学专业外科学的教学要求。本教材共54章，第1～13章为外科学总论，介绍外科学的基本概念和综合性的知识与技能。第14～54章为各论部分，学习外科各细分专业常见疾病的基础知识与诊断治疗，其中第13～16章介绍神经外科常见疾病；第17～23章为颈部、乳房及心胸外科内容；第24～35章为腹部外科与血管外科内容；第36～42章涉及泌尿与男性生殖系统外科疾病的诊断与治疗；第43～54章则重点学习骨科的常见疾病。本教材较为系统地阐述了外科学的基本理论、基本知识与基本技能，对常见外科疾病做了较为全面的阐述。

本教材适合高职高专层次临床医学专业学生学习使用。

图书在版编目（CIP）数据

外科学 / 梁勇主编．—北京：科学出版社，2019.6
全国高等院校数字化课程规划教材
ISBN 978-7-03-060402-6

Ⅰ. 外…　Ⅱ. 梁…　Ⅲ. 外科学 - 高等职业教育 - 教材　Ⅳ. R6

中国版本图书馆 CIP 数据核字（2019）第008008号

责任编辑：丁海燕　孙岩岩 / 责任校对：王　瑞
责任印制：徐晓晨 / 封面设计：蓝正设计

科学出版社 出版
北京东黄城根北街16号
邮政编码：100717
http://www.sciencep.com

北京中科印刷有限公司 印刷

科学出版社发行　各地新华书店经销

*

2019 年 6 月第　一　版　开本：787×1092　1/16
2020 年 1 月第二次印刷　印张：42 3/4
字数：998 000

定价：99.80 元

前　　言

近年来，随着科学技术和医学的迅速进展，外科学及其教学方法都发生了很大的变化。新思想、新理论、新知识、新方法的不断涌现为这种变化提供了不竭的动力，同时要求外科学无论在内容上还是教学方法上都必须与时俱进，顺应时代潮流。编写本教材的目的，是希望通过这种新的模式，使医学生对外科学的学习更主动、形象、有效。编写过程中秉持以下3个原则：①突出三“基”（基础理论、基本知识和基本技能），知识点明确，易学易教，同时尽量反映近年外科学的新进展；②遵从教育部制订的教学基本要求，主要供临床医学专业学生使用，也可作为毕业后执业（助理）医师资格考试的参考书；③在不改变现有教学体制的情况下，在教材中增加临床真实病例，配套的数字资源和PPT课件，是本教材有别于其他教材的特色。

本教材共54章，第1～13章为外科学总论，介绍外科学的基本概念和综合性的知识与技能。第14～54章为各论部分，介绍外科各细分专业常见疾病的基础知识与诊断治疗，其中第14～16章介绍神经外科常见疾病；第17～23章为颈部、乳房及心胸外科内容；第24～35章为腹部外科与血管外科内容；第36～42章涉及泌尿与男性生殖系统外科疾病的诊断与治疗；第43～54章则重点学习骨科的常见疾病。本教材较为系统地阐述了外科学的基本理论、基本知识与基本技能，对常见外科疾病做了较为全面的阐述。编者按照编委会的统一要求，在教学资源网络化、学习成果自我评价等方面进行了相应的改良，以期能为教学过程提供更多的帮助。

本教材经全体编委共同努力，历经初稿编写、编者互审、主编统稿等多个环节，力图保证教材的质量。教材中如有不足之处，敬请读者提出批评和修正意见。

编　者

2018年10月

目　　录

CONTENTS

第1章 绪　论

一 外科学概论

外科学是现代医学体系中的重要应用性学科，是临床医学学科的重要组成部分。与所有医学应用性学科一样，外科学顺应科学发展和社会的进步而不断改善，尤其是分子生物学、细胞生物学、材料科学、生物医学工程、基础医学及临床学科的快速发展，持续推动和激发着外科学的发展，人们对疾病本质的认识不断加深，外科学的范畴也不断地发生变化。在学科高度融合而专业充分细化的今天，许多新理论、新技术成果以材料、器械、诊断治疗设备等多种方式不断融入外科学领域，扩大或修正着外科学的技术手段和服务范围。外科学虽然可定义为主要依靠手法操作和应用器械治疗疾病的一门应用型学科，但是现代外科学已不仅仅关注外科相关疾病的诊断和治疗技能，也对疾病的发生发展规律展开了深入研究，同时更为关注社会、心理因素对外科疾病的影响。

外科和内科等临床医学学科的划分是根据实际需要和历史沿革人为设定的，其界限也是相对的。外科学更多关注的是需要手术或手法作为主要治疗方法的疾病，而内科学更注重应用药物为主要治疗方法的疾病。然而，即使外科疾病在手术治疗前后也大多需要药物治疗，内科也越来越多地应用了手术治疗措施，如穿刺技术、介入治疗、内镜诊疗技术等；有些疾病的不同发展阶段需要的治疗方式不同，如消化性溃疡一般需要内科治疗，而一旦出现穿孔往往就需要外科手术治疗。随着医学科学的发展，有些疾病原本需要手术治疗，而今天可以通过非手术治疗达到治疗目的，如体外震波治疗尿路结石等；有些原本无法手术治疗的疾病，现在找到了有效的手术疗法，如低温麻醉或体外循环使大多数先天性心脏病患者可以安全地接受手术治疗。

现代外科所诊治的疾病主要包括五个方面：①损伤。大多数损伤性疾病需要修复损伤组织从而恢复组织的结构和功能，通常需要手术治疗或其他外科处理，如创口清创、骨折复位、脏器破裂修补、烧伤处理等。②感染。感染性疾病发生的坏死组织和形成的脓肿等局限化感染病灶常需要手术治疗或经其他外科疗法处理，如急性阑尾炎的切除手术、脓肿的切开引流术、缩窄性心包炎的松解手术等。③肿瘤。对大多数恶性肿瘤患者来说，手术治疗仍是综合治疗中最重要的手段之一，手术治疗可达到根治或缓解症状的目的；良性肿瘤一般仅采用手术治疗即可达到治愈的目的。④畸形。大多数先天性畸形需经手术治疗方能治愈或缓解。后天因损伤、感染等原因而形成的畸形也多需要手术修复。⑤其他需外科处理的疾病，如各种器官梗阻、血液循环障碍、结石、内分泌功能异常等疾病也常需手术治疗。随着对疾病认识的提高，越来越多的疾病需要外科、内科等多学科参与的综合治疗。

随着人们健康需求的不断提升和科学技术的深入发展，多种新技术、新概念诸如微创技术、精准诊治、循证医学等在外科学中的应用，不断地推动外科学学科向深化、细化、专业化方向发展。目前我国外科分科的基本方式如下：①按系统分科，如神经外科、泌尿外科、骨科、血管外科等。②按部位或器官分科，如甲状腺外科、乳腺外科、心外科、胸外科、胃肠外科、肝胆外科、血管外科、脑外科、脊柱外科等。③按手术的特点分科，如显微外科、微创外科、整形外科、移植外科等。④按疾病性质或年龄特点分科，如肿瘤外科、急诊外科、小儿外科、老年外科等。⑤与其他医学学科的融合，如由多学科相互交叉组成的专病治疗单元、实验外科等。但目前尚未形成统一的分科标准，一般按照医院的学科分布和学科优势实施分科。

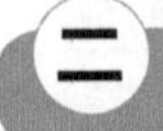

二 外科学发展简史

人类的外科实践历史绵长，公元前 14 世纪的商代甲骨文中已有“疥”“疮”等的记载；周代人们用“疡医”作为对当时外科医生的称谓，秦汉时代《黄帝内经》已将“痈疽篇”列为专门的篇幅；汉代末有华佗应用麻沸散实施死骨剔除术、剖腹术等外科实践的记录；南北朝时，《刘涓子鬼遗方》描述了创伤的处理，是我国最早的外科学专著；唐代孙思邈的《千金要方》中描述了手法整复下颌关节脱位的方法；金元时期危亦林的《世医得效方》记录了正骨的经验和乌头、曼陀罗等药物的麻醉作用；明代陈实功的《外科正宗》中记录了气管切断后应用丝线缝合刀口，确切地描述了乳痈（急性乳腺炎）和乳岩（乳腺癌）的表现。国外，古埃及、古巴比伦、古希腊、古罗马都有医学和外科学发展的记录，公元前 4 世纪，《希波克拉底文集》中对骨折及其复位做了专门阐述；中世纪时就有了专门的外科；1506 年英国成立了第一个外科团体——理发师-外科医生联合会，1745 年英国成立了独立的外科团体，1800 年成立了伦敦皇家外科学院。这奠定了现代外科学在西方国家快速发展的基础。

在外科学发展的历程中，解剖学的发展，麻醉技术、无菌技术及止血输血技术的应用是外科学发展中的重大突破。解剖学是医学尤其是外科学发展的基础，1316 年意大利出版了欧洲最早的解剖学手册；文艺复兴时期，比利时《人体结构》一书广为流传；著名画家达·芬奇也对解剖学进行了深入的研究。其后，外科医生们越来越认识到人体解剖学对于外科的重要性，许多外科医生参与了解剖学的研究，而解剖学也成为外科医生必修的学习内容。

在麻醉技术应用以前，因为手术疼痛无法解决，外科手术只是局限在对浅表组织的处理，而较大型的手术几乎无法施行，手术疼痛严重制约着外科学的发展。1846 年美国医生 Morton 成功使用乙醚作为全身麻醉剂施行了麻醉，并在乙醚麻醉下施行了很多手术。自此，以乙醚麻醉为代表的全身麻醉技术逐渐形成并普遍在外科领域应用。19 世纪中叶形成了专业麻醉师队伍。1892 年德国医生应用可卡因实施局部浸润麻醉，后因可卡因毒性高而由普鲁卡因所代替并应用至今。

在无菌技术应用之前，截肢手术的死亡率高达 40%～50%。伤口“化脓”是外科医生面临的巨大困难。1846 年匈牙利医生 Semmelweis 在给产妇接产前用漂白粉水洗手，使产妇死亡率自 10% 降至 1%，开创了抗菌技术的先河。1867 年英国医生 Lister 教授公布了用稀释的石炭酸溶液喷洒在手术器械和纱布上，可使截肢手术的死亡率自 46% 降至 15%。1877 年德国医生 Bergmann 应用蒸汽灭菌法对敷料和手术器械等实施灭菌获得了满意效果，从而建立了无菌术。继而，德国医生 Furbringer 在 1889 年创立了手臂消毒法，美国医生 Halsted 在 1890 年提倡用手术无菌手套，加之其他同道的不懈努力，使得外科无菌术日臻完善。1929 年英国科学家 Fleming 发现了青霉素，抗生素的发现、研发及其应用使外科感染得到了良好的控制。

外科手术出血也曾是阻碍外科的发展的另一个重要因素。1872年英国医生Wells的止血钳和1873年德国医生Esmarch的止血带，形成了手术止血的基本技术。1901年美国科学家Landsteiner发现血型，1907年Jansky完成了首次异体输血，1915年德国Lewisohn建立了间接输血法，这些技术的不断完善较好地解决了手术出血控制和补充的问题。

20世纪50年代以来，外科学进入高速发展时期。抗生素的应用、麻醉、输血、补液和营养支持技术的不断完善，使外科手术的应用范围扩大，而手术安全性进一步提高。低温麻醉和体外循环技术为心脏直视手术奠定了基础；显微外科技术提升了创伤、整复及移植外科的水平；腔镜技术为微创外科带来了崭新的视野并成为外科发展的主要方向之一；手术机器人的出现进一步提升了手术的精准性，同时使远程手术成为可能。各项影像学检测设备和技术如X线成像、超声、核素扫描、计算机断层成像（CT）、磁共振成像（MRI）、数字减影血管造影（DSA）、单光子发射计算机断层成像（SPECT）、正电子发射断层显像（PET）等技术不断涌现并应用于临床，提高了疾病的定位和定性诊断能力。介入放射学可进行超选择性血管插管，提高了诊断和治疗效果。生物医学工程技术正在对医学产生着巨大的影响，生物医学基础学科的发展尤其是细胞及分子生物学的发展广泛地渗透到了外科学各个领域并产生了深远影响。循证医学对传统临床实践经验带来了新的冲击。随着我国经济社会的发展，外科学事业也取得了长足的进步，在紧跟世界发展潮流的同时，在许多领域有了创新和发展，解决了许多外科学术的前沿问题。

三　如何学习外科学

学习外科学需要以扎实的医学理论知识和基本技能为基础，并与其他临床医学学科知识相互交织关联。作为一个医学生，该课程是必修课。外科学要求我们必须谨守良好的医德、医风和医学伦理，以医治患者的疾苦为己任，树立为患者服务的基本思想。同时，与人的沟通并获得患者的理解和配合就显得尤为重要。沟通成功不仅能使患者更多地了解疾病概况和治疗计划以及配合诊治，同时也可达到对患者心理上的抚慰，并使其作出对疾病转归以及治疗结果的基本预期。医学生应该学会用理论指导实践，在实践中印证知识，在临床一线学习服务，在服务的过程中学习技能，更好地应用于患者的诊治过程。

外科学的发展历程是一个理论和实践充分结合的过程，与其他临床医学学科一样，外科学从医疗实践经验中来，总结提炼出一整套用于阐明疾病机制及诊疗方法的科学理论体系。外科学的应用过程本质上就是在理论指导下的实践过程。脱离实践的外科理论无异于纸上谈兵，而没有理论指导的外科实践则如瞎子摸象。因此，医学生一定要在认真学习理论知识的同时积极参与实践，在实践中结合临床工作解决遇到的问题，增加自主学习的兴趣和动力。循证医学的原则也强调了医疗实践中证据收集和分析总结从而形成指导性理论的重要性。在外科学的学习中需要避免的另一个观点是把外科和手术等同起来。手术治疗确实是外科治疗中的关键手段，但绝不是外科学的全部。疾病的诊断和鉴别诊断、严格的手术指征判断和适宜的手术方式选择、良好的手术前准备、安全和满意的麻醉效果、完善的手术后处理、诊治全过程的病情观察和医患沟通以及与其他临床学科的配合等也都是获得良好治疗效果的重要环节，任何一个环节的忽视或过失都有可能导致治疗的失败。因此，掌握全面的外科学知识十分重要，而不是单纯的掌握手术，更不能有为了练习手术而手术的观念。

可见，学习外科学必须重视构筑良好的基础，这包括了外科学基础理论、基本知识和基本技能。诸如解剖学等基础医学理论对学习外科学是至关重要的，缺乏这些基础就很难全面深入地掌握外科学。基本知识涵盖了外科常见病、多发病的发生、发展及诊断治疗的全面知识，是学习的重点之一。要学好基本技能，首先要训练规范的病史记录和体格检查，这对全面了解患者的病情以及养成系统的临床思维方法很有好处。应培养严格的无菌观念、重视外科基本操作的训练，要求做到严格规范、一丝不苟，这是防止医疗失误的关键。

学习外科学应注意与其他学科的关联和对学科进展的关注。外科学不是一门孤立的学科，而是与内科、儿科、妇产科等学科高度交叉关联的，在学习外科学时应该注意和其他学科知识技能的融会贯通。转化医学、精准医学等新理念的提出不断促进医学领域的深刻变革，外科学的学科整合与融合的趋势日益显现，所以外科学学习中还应该注意学科的最新进展和基础学科的进展情况，这有助于我们更好地把握学科动向，为将来的学术研究打下基础。

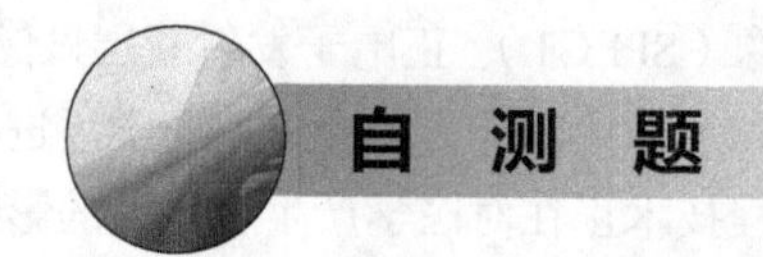

自 测 题

选择题

A_1/A_2 型题

1. 对于外科学的描述，错误的是（ ）
   A. 外科学是临床医学学科的重要组成部分
   B. 外科学依靠科学技术和经济社会的发展而不断地发展
   C. 外科学和临床其他学科有着固有的、明确不变的区分和界限
   D. 外科学主要依靠手法操作和应用器械治疗疾病
   E. 新技术的进步和基础医学的发展不断推动外科学发展
2. 外科学发展历程中，推动外科进步的重要技术为（ ）
   A. 无菌技术　　B. 抗生素的发现
   C. 止血技术　　D. 麻醉技术
   E. 以上都对
3. 外科学学习中最适宜的方法是（ ）
   A. 学好外科学理论就能学好外科学
   B. 外科学技能是学习中最重要的部分
   C. 学好手术方法就是学好了外科学
   D. 基础与临床结合、理论与实践结合的学习方法
   E. 外科学注重实践，因此理论并不重要

（梁　勇）

第2章 无 菌 术

无菌术（asepsis）是医学生必须掌握的一个基本操作规范，也是外科学的重要基本技能。生活环境中微生物几乎无处不在，遍布于空气、水、泥土、各种日用品、人体皮肤表面及附属器和各种自然腔道中。因此，许多医疗行为需要在无菌或相对无菌的条件下进行，以避免因这些操作带来的微生物感染，如手术、穿刺、插管、换药及注射等。如果没有采取恰当有效的无菌措施，环境中的微生物就可通过直接接触、空气、飞沫、灰尘等途径侵入伤口或组织，引起感染。无菌技术就是针对微生物及感染途径所采取的一系列综合预防措施，包括灭菌、消毒法、操作规则和管理制度。

消毒是指能将器械及物品上的致病微生物杀灭的措施，一般不包括芽孢，只能达到相对无菌，能使微生物的种类和数量减少而不致于立刻引起外科感染，常采用化学方法。

灭菌，是指能杀灭物品上一切活的微生物，包括芽孢。常采用物理的方法，临床上有些化学消毒剂也可达到灭菌效果。灭菌的物理方法有高温、紫外线和电离辐射等。目前医院内最常用的还是高压蒸汽灭菌法。手术器械和物品常用高温的方法灭菌。电离辐射主要用于药物、一次性医疗用品等的灭菌。紫外线可以杀灭悬浮在空气中和附着于物体表面的微生物，常用于室内空气的灭菌，如换药室内的灭菌。

无菌技术中的操作规则和管理制度，是为了防止已灭菌或消毒的物品，以及已完成的无菌区域不再被污染所采取的措施，是无菌技术实行过程中的重要保障。

物理灭菌法虽然杀菌彻底、可靠、效果好，但应用范围受限，如高压蒸汽灭菌法、煮沸灭菌法等不能用于人体，只能用于物品的灭菌。化学消毒法可用于某些特殊手术器械如刀片、剪刀、缝合针等锐利器械的消毒，还可用于内镜的消毒、手术人员及患者的皮肤消毒、手术室的空气消毒等。大多数化学消毒剂对人体正常组织有明显损害，只有几种化学消毒剂毒性很小，适合用于人体皮肤的消毒。因此，外科无菌技术要综合应用物理灭菌法和化学消毒法，根据需要选择合适的方法，通过严格的操作规则和管理制度，达到预防感染的目的。但在选择灭菌或消毒方法时，能用灭菌法的，最好还是用灭菌法。

外科工作人员不但要掌握好各项无菌技术，更重要的是要树立无菌观念。在进行各种手术或诊疗操作过程中，应牢记：一切与伤口或体内组织器官相接触的器械物品必须是无菌的，而机体组织又不致因消毒受到损害。无菌只能接触无菌，有菌只能接触有菌。外科工作人员都要严格遵守此规则，否则都有可能造成伤口或组织器官的感染，严重者可危及患者生命，所以外科工作人员必须自觉地树立无菌观念。

外科手术野受到细菌污染的途径通常有5个，应采取相应措施进行预防。

1. 手术人员的手、臂　在正常情况下，手术人员经过严格的外科洗手、泡手或手消毒后，其手和前臂只是相对无菌，通过穿无菌手术衣、戴无菌手套后达到绝对无菌。但在手术过程中，皮肤附属器深部的细菌也会逐渐移到皮肤表面，当手套破损或前臂被接触时，便容易污染手术野，必须重新更换无菌手术衣和手套。

2. 手术器械、物品　经过灭菌处理的手术器械、物品应达到无菌程度。如果手术器械和物品没有按照操作规程进行灭菌、消毒处理，或使用了过期的灭菌用品，或灭菌后又被污染等，手术器械、物品上的细菌就会污染手术野。

3. 手术室空气　手术室空气中的细菌主要附着在微尘上，含有细菌的微尘落在伤口、器械或与手术有关的其他物品上，均可能造成手术野污染。

4. 患者手术区皮肤　患者手术区皮肤上有正常菌群，术前在对患者手术区皮肤充分准备的前提下，正确进行患者手术区的消毒，可防止患者手术区皮肤上的细菌污染手术野。

5. 感染病灶或空腔器官内容物　这是手术感染的重要因素，这些部位一般无法消毒或灭菌。因此，在术前腔道准备充分后，术中采用严格隔离技术避免污染，术后加强防治感染措施。

以上前三个途径为外源性污染途径，后两个途径为内源性污染途径。

第1节　器材和空间的灭菌与消毒

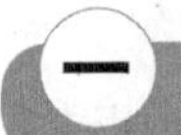

一　清洁

清洁又称机械除菌法，事先将要消毒、灭菌的物品进行彻底清洗，除去器械物品上的污垢和部分微生物。普通患者用过的器械物品可直接进行清洁，严重的化脓性感染、特异性感染、肿瘤等患者用过的器械、物品能销毁者则销毁，不能销毁者先经消毒等处理后再按常规进行清洗。

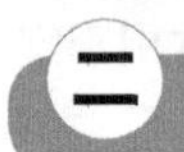

二　高温灭菌法

高温灭菌法又称热力灭菌法，常用的方法有以下几种。

1. 高压蒸汽灭菌法　是目前应用最普遍、效果最可靠的灭菌方法。其原理是用饱和水蒸气在高温高压下杀死微生物，因为高压下水的沸点相应提高，蒸汽温度也随之升高，高温下的蒸汽借助高压，其穿透力增大，可在短时间内杀灭器械、物品表面及内部的一切微生物。在相同的温度下，湿热的灭菌效力比干热灭菌效力大，这是因为：①湿热中的细菌菌体蛋白比较容易凝固；②湿热的穿透力比干热大；③湿热的蒸汽中存在潜热。

高压蒸汽灭菌的设备主要是高压蒸汽灭菌器，又称高压蒸汽锅，可分为下排气式和预真空式两类。下排气式高压蒸汽灭菌器，由耐高压高温的锅炉构成，内腔为灭菌柜室。蒸汽自上而下进入灭菌柜室内，逐渐积聚，冷空气由下排气孔排出，柜室内蒸汽逐渐饱和，室内压力和温度也逐渐升高。当室内蒸汽压力达到104.0～137.3kPa（1.06～1.40kg/cm^2）时，温度可达121～126℃，维持30分钟，可杀灭包括芽孢在内的一切微生物。预真空高压蒸汽灭菌器，主要是增设了真空泵，灭菌时柜室内压力更高，灭菌时间明显缩短。使用预真空高压蒸汽灭菌器灭菌时，放好待灭菌物品，先抽吸灭菌柜室内的冷空气，形成负压，再输入蒸汽，在负压作用下，蒸汽得以迅速透入物品内部达到灭菌效果。

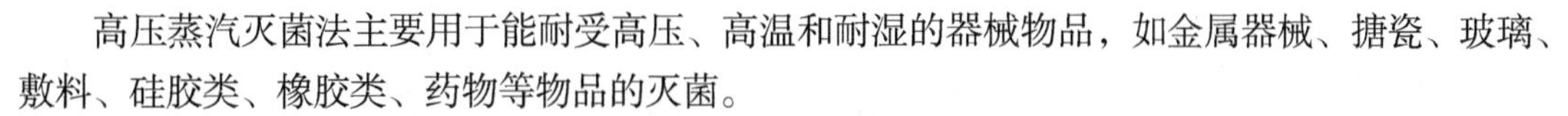

高压蒸汽灭菌法主要用于能耐受高压、高温和耐湿的器械物品，如金属器械、搪瓷、玻璃、敷料、硅胶类、橡胶类、药物等物品的灭菌。

使用高压蒸汽灭菌器进行灭菌时应注意以下事项。

（1）不同类的器械、物品应分批次灭菌，如金属器械在 137.3kPa，维持 10 分钟即可达到灭菌效果，敷料、瓶装溶液需 30 分钟，而玻璃、橡胶类在 104.0kPa 的压力下维持 15～20 分钟即可达到灭菌效果。分类后的器械、物品要用布单或金属容器包装灭菌。

（2）待灭菌的包裹或容器内应事先放置监测物，目前放置的多为变色化学指示剂（胶带）。可在包裹内外各贴一条指示胶带，当压力、温度和时间均达到要求时，指示胶带上出现黑色条纹，表示已经达到灭菌效果。

（3）布类物品应放在金属、搪瓷、玻璃类等物品之上，否则，蒸汽遇冷凝成水珠可使布类物品受潮，阻碍蒸汽进入包内，影响灭菌效果。

（4）待灭菌的包裹不宜过大，一般不应超过 40cm×30cm×30cm，包扎也不宜过紧。

（5）放入灭菌器内的包裹不能排列得太密，包与包之间应留有空隙，以免阻碍蒸汽透入，影响灭菌效果。

（6）易燃易爆类物品，如碘仿、苯类等，禁用高压蒸汽灭菌法灭菌。

（7）锐利器械，如刀片、剪刀、缝合针等不宜用高压蒸汽灭菌法灭菌，以免变钝。

（8）瓶装溶液灭菌时应打开瓶盖，可用纱布包扎瓶口，如用橡皮塞，应插入针头以排气；敷料贮槽应事先移开周围盖板，灭菌结束后将盖板拉回。

（9）已灭菌的物品应标明日期，并要与未灭菌的物品分开放置；灭菌包在未受污染、未受潮等情况下，可保持包内无菌 2 周左右。

2. 煮沸灭菌法　有专用的煮沸灭菌器，但一般的不锈钢锅或铝锅也常用作煮沸灭菌的容器。煮沸灭菌法适用于金属器械、玻璃制品和橡胶类等耐热耐湿的物品。在水中煮沸至 100℃后再持续 15～20 分钟，一般细菌可被杀灭，但细菌的芽孢至少需煮沸 1 小时才能被杀灭。若在水中加入一定量的碳酸氢钠，配成 2% 的溶液，沸点可提高到 105℃，不但能增加灭菌效果，还有防锈、去油污等作用。

使用煮沸灭菌法的注意事项如下。

（1）需要灭菌的物品必须完全浸没在水中。

（2）丝线和橡胶类应于水沸后放入，持续 10 分钟即可取出，以免影响物品质量。

（3）玻璃制品需用纱布包裹后放入冷水中逐渐加热煮沸，以免骤热而爆裂；玻璃注射器应将内芯拔出，分别用纱布包裹放入冷水中再加热。

（4）锐利器械不宜用煮沸法灭菌，以免变钝。

（5）煮沸器应盖好，以保持水温。

（6）灭菌时间应从水沸后开始计时，若中途放入物品，则灭菌时间应重新计算。

（7）高原地区气压低，水的沸点也低，灭菌时煮沸时间也需相应延长。海拔每增高 300m，煮沸时间应延长 2 分钟。为保证灭菌效果，高原地区可用压力锅煮沸灭菌。

3. 火烧灭菌法　将需要灭菌的金属器械放置在搪瓷盆或铝盆中，加入适量 95% 乙醇溶液点火燃烧灭菌。此法虽然简便，但是易使锐利器械变钝，会使器械失去原有的光泽及被不同程度地损坏，灭菌效果也不是非常可靠，只有在急需的特殊情况下才被应用。

除以上介绍的灭菌方法外，还有紫外线灯照射法、电子灭菌灯照射法、臭氧灯灭菌法、微波灭菌法、超声波灭菌法、烘烤灭菌法、电离辐射灭菌法等。

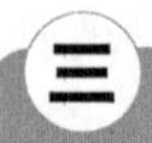

三 化学消毒灭菌法

化学消毒灭菌法是利用化学药物渗透到微生物体内，使其蛋白质凝固变性，酶蛋白失去活性，导致微生物代谢紊乱，或破坏微生物细胞膜的结构，使细胞破裂、溶解，从而达到消毒、灭菌的作用。一般认为，浓度低或作用时间短只能起到消毒作用，如果浓度高或作用时间长可达到灭菌效果。使用的化学药液习惯上称为消毒剂，可采用擦拭、浸泡、喷雾或熏蒸的方法进行消毒灭菌。此方法常用于不耐高温的物品，如锐利器械、内镜、腔镜、有机玻璃、塑料导管、生物制品等。常用的化学消毒剂如下。

1. 70% 乙醇溶液　又称酒精，杀菌的作用机制是使菌体蛋白质凝固变性，对芽孢一般无效。常用于锐利器械的消毒，需浸泡 30 分钟，也可用于皮肤消毒。酒精易挥发，需加盖保存，并定期检测，保持有效的杀菌浓度；还应注意酒精有刺激性，不宜用于黏膜及创面消毒；因为酒精使蛋白凝固，所以也不能用于伤口内的消毒。

2. 2% 戊二醛溶液　其作用机制是与菌体内的酶发生反应，阻碍细菌的新陈代谢使其死亡，能杀死包括芽孢在内的所有微生物，属高效杀菌剂。常用于锐利器械、显微器械、内镜等的消毒，需浸泡 30 分钟。若需灭菌，浸泡时间应延长为 10 小时。注意事项：①使用的消毒液应每周过滤 1 次，每 2～3 周更换 1 次。②浸泡金属器械或器材类物品时，可加入 0.5% 亚硝酸钠溶液作为防锈剂。③杀菌后的物品，在使用前应当用无菌水（生理盐水、冷开水、蒸馏水等）冲去消毒剂。④内镜在连续使用时，需间隔消毒 10 分钟，每天使用前后各消毒 30 分钟，消毒后用无菌水冲去消毒剂。

3. 2.5% 碘酊溶液　属高效杀菌剂，刺激性大，多用于成人皮肤消毒，涂擦后需再用 70% 乙醇溶液脱碘。

4. 碘伏　又称碘附，为碘的有机复合物，络合碘的一种，属高效杀菌剂，作用持续时间较长、刺激性小、毒性低、不致敏、无须脱碘、容易洗去，既可用于皮肤消毒，也可用于器械物品浸泡灭菌。但络合碘中的游离碘可被皮肤、黏膜吸收，若用量过大或过于频繁，可有较多的碘进入甲状腺，并逐渐经肾排泄。所以，有甲状腺或肾脏疾病或处于妊娠期者应慎用碘伏，尤其手术人员经常洗手时应当注意。

5. 甲醛溶液　高效杀菌剂，10% 甲醛适用于输尿管导管、膀胱镜、塑料、有机玻璃等的杀菌，需浸泡 30 分钟；40% 甲醛即福尔马林，主要用于熏蒸手套、丝线等，熏蒸 1 小时可以达到灭菌效果。

6. 苯扎溴铵　又名新洁尔灭，属低效消毒剂，毒性小，对皮肤黏膜无刺激性。0.05% 溶液用于黏膜消毒，0.10% 溶液用于皮肤消毒及浸泡器械等，加入 0.50% 亚硝酸钠可防锈。使用时注意不能与肥皂、血液、脓液等相混合，否则药效降低。

7. 氯己定　又名洗必泰，0.02% 氯己定溶液用于皮肤消毒；0.05% 溶液用于黏膜消毒；0.10% 溶液常用于器械等的消毒。洗必泰的性质与新洁尔灭相似，但是杀菌效力优于新洁尔灭，有取代新洁尔灭的趋势。

8. 环氧乙烷　为不损坏物品的广谱气体灭菌剂，穿透力强，是目前主要的冷灭菌法之一。适用于熏蒸电子仪器、光学仪器、陶瓷、织物类、塑料类、木制品、金属等。但环氧乙烷易燃、易爆、有毒，需要特殊的设备，并要严格按规范要求进行管理和操作。

使用化学消毒灭菌剂时的注意事项：①根据器械、物品的性质和要求及病原微生物的特点，选择合适的消毒剂及合适的有效浓度、消毒灭菌时间、使用方法等。②器械在浸泡前先清洗干净并擦干。③被消毒灭菌的器械、物品应全部浸入消毒液内；有轴节的器械应把轴节张开再浸泡；导管、瓶、盒等内腔也应灌注消毒剂，使物品与消毒液充分接触。④经浸泡消毒灭菌后的器械，使用前需用无菌水将消毒液冲洗干净。

第2节 手术人员的消毒和无菌原则

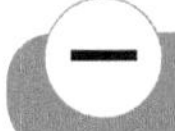

一 手术人员的无菌处理

1．手术人员洗手前准备　手术人员进入手术室，首先换穿手术室专用的清洁鞋，洗手前先在更衣室换穿洗手裤、褂，戴好手术室准备的清洁帽子、口罩。袖口卷起至肘上10cm以上，下摆扎收于裤腰之内；帽子要盖住全部头发；口罩要盖住口和鼻孔；剪短指甲。

2．手及臂的清洁和消毒

（1）肥皂水刷洗、浸泡消毒法

1）清洁：按普通洗手方法，用肥皂或洗手液将双侧手及臂清洗1遍并超过肘上10cm，再用清水洗净肥皂或洗手液。

2）刷手：用消毒毛刷蘸取煮好的液体肥皂或洗手液，刷洗双侧手和臂，按顺序两侧依次交替从指尖刷至肘上10cm，不能漏刷，不能逆向刷洗，应特别注意指甲、甲沟、指蹼、肘后等部位的刷洗。刷洗时可将手和臂分成三部分：手，为第一部分；前臂，为第二部分；肘部至肘上10cm，为第三部分。两侧第一部分都刷好后，才能刷第二部分，即两侧交替逐渐向上刷。刷完一遍后，手向上，肘部位于最低位，用流动清水冲净手及臂上的肥皂沫或洗手液，冲下的水从肘部滴落，目的是保持手部相对最清洁。将肥皂冲干净后，重新取一个消毒毛刷重复进行第二遍、第三遍刷洗，3遍共约10分钟。

3）擦干手和臂：刷手完毕，取灭菌小毛巾1块，先擦干两手，然后由前臂顺序擦至肘上。注意擦前臂至肘上时用折叠成三角形的小毛巾的两面分别各擦一侧，将手和臂上的水擦干，不能逆向擦，以免手部被污染。

4）浸泡消毒：将双手及前臂浸泡在70%乙醇溶液桶内至肘上6cm，浸泡5分钟；也可在0.02%氯己定或0.1%苯扎溴铵等泡手桶内浸泡3～5分钟。每桶0.1%新洁尔灭溶液浸泡达到40人次后应重新配制。

5）浸泡消毒达到时间要求后，抬起手和臂，使消毒液从肘部滴落，并保持拱手姿势，待干。

（2）碘伏擦手法

1）清洁，用以上清洁法或用肥皂水刷手法清洗手臂1遍，并用无菌小毛巾擦干。

2）用浸透0.5%碘伏的纱球或海绵，按顺序两侧依次交替从指尖向上涂擦至肘上6cm左右处，更换浸透0.5%碘伏的纱球或海绵，再擦1遍。然后，保持拱手姿势，让药液自然干燥。

（3）氯己定或其他消毒液刷手法

1）清洁，用普通肥皂洗1遍手和臂。

2）用消毒毛刷或海绵蘸取消毒液按顺序两侧依次交替从指尖开始向上刷洗双手、前臂至肘上10cm，刷洗1遍约3分钟，用流动清水冲净，再用无菌小毛巾擦干。

3）用浸透消毒液的纱布或海绵，按顺序两侧依次交替从指尖向上涂擦至肘上6cm左右处，完整涂擦1遍，保持拱手姿势，让药液自然干燥。

（4）外科消毒液擦手法

1）清洁，先用洗手液，按“七步洗手法”彻底清洗手臂。

2）用外科消毒液按“七步洗手法”涂擦手臂，待自然干燥后进手术室，穿无菌手术衣并戴无菌手套。

3．穿无菌手术衣　在手术间内，将折叠的手术衣拿起，认清衣服的上下和前后，至较空旷处，将手术衣的内面朝向自己，双手提起手术衣领轻轻抖开，使手术衣自然下垂；将手术衣轻轻向上抛起，双手顺势插入袖筒，双臂前伸，请巡回护士帮助拉紧衣角，系好系带；双臂交叉，稍弯腰，用手指夹起腰带递向后方，由巡回护士在背后系好（图 2-1）。全遮背式手术衣的后页盖住术者的身后部分使其背后亦无菌（图 2-2）。

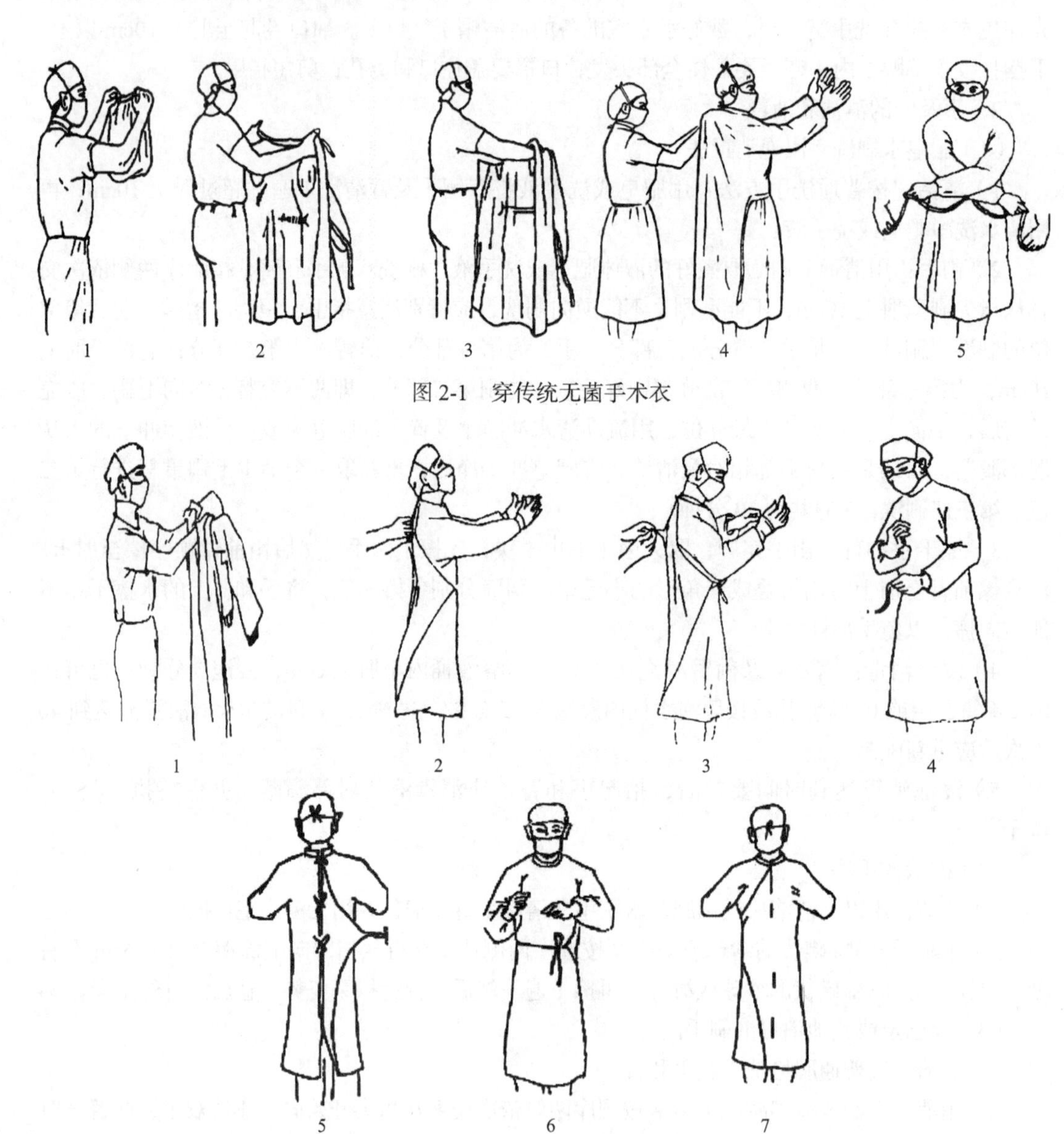

图 2-1　穿传统无菌手术衣

图 2-2　穿全遮背式无菌手术衣

1. 双手插入衣袖中；2. 巡回护士协助系衣带；3. 戴好无菌手套；4. 护士用无菌钳接取腰带；5. 将腰带由术者身后绕到前面；6. 术者将腰带系于腰前方；7. 术者背全部被手术衣遮盖

4. 戴无菌手套

（1）戴干手套法：是最常用的方法，先从手套袋中取出滑石粉涂抹双手使之光滑；再捏住手套的翻折部取出手套，分清左、右侧，并使两只手套的掌面对合，用一只手捏住手套翻折部里（内）面，另一只手插入手套内，然后将戴上手套手的2～5指插入空手套翻折内协助另一只手戴上手套。应注意，未戴手套的手只能接触手套里面，不能接触手套外面；而戴好手套的手只能接触手套外面，不能接触手套里面。两只手都戴上手套后，将手套翻折部翻下罩在手术衣的袖口上（图2-3）。上台前由手术护士用无菌水帮助冲去手套外面的滑石粉。

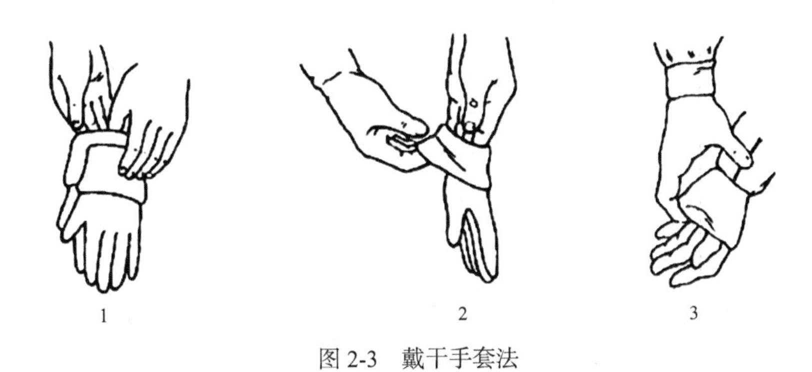

图2-3　戴干手套法

（2）戴湿手套法：应先戴手套，后穿手术衣。将用消毒液浸泡后的手套放入盛有无菌清水的盆内，手套内灌满无菌水，手插入手套内；戴好手套后，手向上举起，并活动手指，使手套内的水从肘部流下（图2-4）。穿手术衣，衣袖压在手套外面，用无菌布带系好固定。

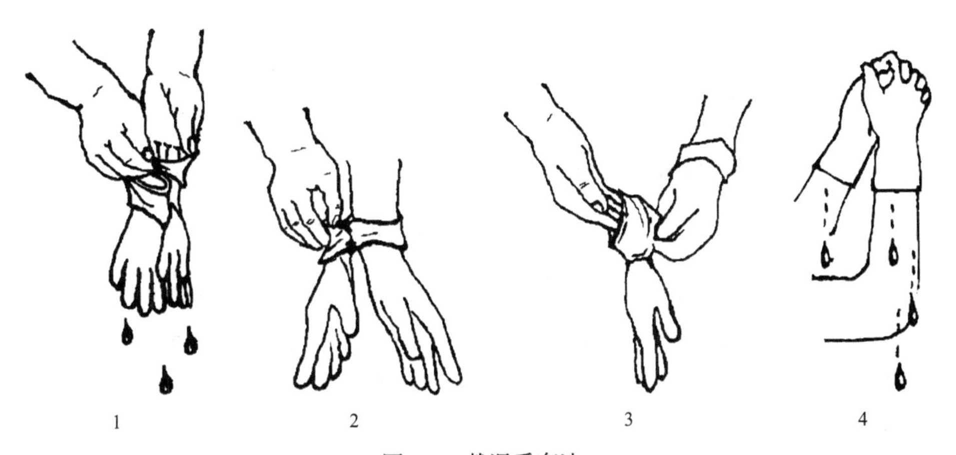

图2-4　戴湿手套法

5. 连台手术更衣法　本台手术结束后，需连续进行另一台手术时，如果手套未曾破损，可按下列顺序更换手套和手术衣：洗净手套上的血渍，解开手术衣各系带，先将手术衣向前翻转脱下，后脱手套，注意手臂不能与手术衣及手套外面接触；以流动清水冲去手上的滑石粉，用无菌小毛巾擦干，在泡手液中浸泡5分钟（也可用氯己定或其他消毒液涂擦）；重新穿无菌手术衣、戴无菌手套，冲去手套上的滑石粉，即可参加另一台手术。但应注意，如果先做的是感染手术，又需参加连台手术时，必须按常规重新刷洗手。

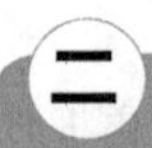

二 患者手术区的无菌处理

患者在进入手术室前的皮肤准备，将在第 8 章“外科患者围手术期处理与营养支持”中介绍，本章主要介绍患者被安置到手术台上进行手术之前手术区的无菌处理。患者手术区的皮肤消毒一般由第一助手施行，泡好手后或涂擦外科消毒液自然干燥后暂不穿手术衣，先给患者手术区皮肤消毒、铺巾。

1. 手术区皮肤消毒　原则上距切口 15cm 都是消毒范围，四肢手术要求跨关节。常见手术部位的消毒范围见表 2-1。手术区皮肤消毒范围应至少包括手术切口周围 15cm 的区域。若手术时有延长切口的可能，则应适当扩大消毒范围。

表 2-1　常见手术部位的消毒范围

手术部位	消毒范围
头部	头及前额
口、唇部	面、唇、颈及上胸部
颈部	上至下唇，下至乳头，两侧至斜方肌前缘（如甲状腺手术）
锁骨部	上至颈部上缘，下至上臂上 1/3 处和乳头上缘，两侧过腋中线
胸部	（侧卧位）前后过中线，上至锁骨及上臂 1/3 处，下过肋缘
乳腺根治	前至对侧锁骨中线，后至腋后线，上过锁骨及上臂，下过肚脐平行线。如大腿取皮，则大腿过膝，周圈消毒
上腹部	上至乳头，下至耻骨联合，两侧至腋中线（如胃大切手术）
下腹部	上至剑突，下至大腿上 1/3，两侧至腋中线（如阑尾炎手术）
腹股沟及阴囊部	上至肚脐线，下至大腿上 1/3，两侧至腋中线
颈椎	上至颅顶，下至两腋窝连线
胸椎	上至肩，下至髂嵴连线，两侧至腋中线
腰椎	上至两腋窝连线，下过臀部，两侧至腋中线
肾脏	前后过中线，上至腋窝，下至腹股沟
会阴部	耻骨联合、肛门周围及臀，大腿上 1/3 内侧
四肢	周圈消毒，上下各超过 1 个关节

常用 2.5%～3.0% 碘酊溶液涂擦患者手术区皮肤，待碘酊干后，用 70% 乙醇溶液脱碘 2～3 遍或碘伏消毒 2 遍。皮肤过敏者、黏膜，面部、会阴部、婴幼儿的皮肤，植皮时供皮区的皮肤禁用碘酊消毒。这些部位可用氯己定、碘伏等消毒剂涂擦 2 遍进行消毒。

消毒方法：左手持卵圆钳或大镊子从盛放消毒纱球的缸子内夹出碘酊或其他消毒液纱球，右手持卵圆钳接过纱球，若为腹部手术则应先滴数滴消毒液于脐孔内，然后以拟作切口处为中心向四周涂擦。按从上到下、由内到外自清洁处逐渐向污染处的顺序涂擦皮肤，擦过外周的纱球不能再擦内部，若有空白处，则换取碘酊纱球再擦 1 遍。但感染伤口或肛门会阴部手术，消毒顺序则应由手术区外围逐渐向内涂擦。消毒的范围要超出切口边缘 15cm 以上，若估计术中有延长切口的可能，则应适当扩大消毒范围。消毒时，消毒区内不能留有空白，已接触污染部位的消毒纱球不能再返擦清洁部位，更不能来回涂擦。

2. 手术区铺巾（单）法（图 2-5）　手术区皮肤消毒后，即开始铺无菌巾（单），其目的是只暴露手术切口。小手术盖 1 块有孔洞巾即可。较大手术的手术野边缘最少要有 4 层巾或单，

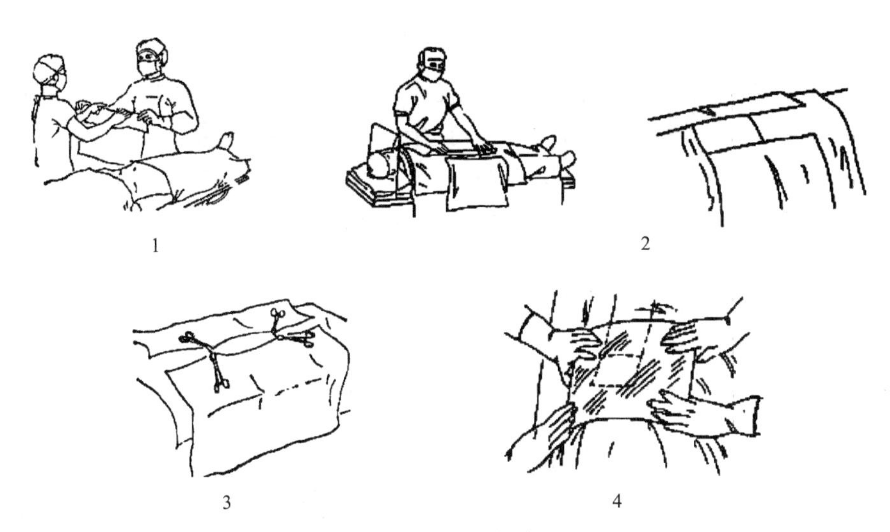

图 2-5 手术区铺巾法

1. 器械士传递切口巾；2. 铺皮肤巾；3. 布巾钳分别夹住交角处；4. 将薄膜手术巾敷盖于手术切口上

其他部位最少要有 2 层。以腹部手术为例，通常由手术护士（又称器械护士或洗手护士）协助第一助手进行铺巾（单），一般铺以下三重单：①铺皮肤巾，又称小方巾，即用 4 块皮肤巾遮盖手术切口周围皮肤，由手术护士将每块的一边折叠 1/4，分次递给第一助手，铺巾的顺序一般有两种方法，若第一助手未穿无菌手术衣先铺患者相对不干净的一侧，腹部手术一般先铺会阴侧，最后铺第一助手面前的一侧，4 块皮肤巾均铺好后，用 4 把巾钳分别夹住皮肤巾的 4 个交角处，防止滑动；若第一助手已穿无菌手术衣，铺巾的方法则相反，即先铺第一助手面前的一侧，最后铺患者相对不干净的一侧。铺好后即不应再移动，若需调整，只允许自内向外移动。现在临床上常在铺巾前先用医用高分子材料（多为塑料）制成的外科手术薄膜粘贴在切口部位，薄膜连同皮肤一起被切开后薄膜仍粘附在伤口边缘及周围，可防止患者皮肤上残存的细菌在术中进入伤口。铺好皮肤巾后用 70% 乙醇溶液、碘伏或氯己定纱球涂擦双手，穿无菌手术衣和戴无菌手套后再铺中单和大孔单。若消毒过程中手及前臂被污染需重新刷手和泡手。②铺中单，由手术护士和第一助手或其他医生共同完成，两人分立于患者两侧，手术护士将中单对折面翻开，将中单的一端递给医生，手术护士持另一端，将中单完全打开，一边平手术切口放下，另一边以中单角裹住自己的手，向外展开后松手，使中单自然下垂，铺头侧一块时应盖住麻醉架。③铺大洞单（又称剖腹单），先将大洞单有标志的一端即短端朝向患者头侧，开孔处对准切口部位放在患者身上，翻开对折面，然后与穿好手术衣的医生一起，一手压住大洞单尾端即足端，另一手掀起头端展开并盖过麻醉架松手，使之下垂，再压住已展开的大洞单上部将其尾端铺向床尾，两侧和足端应下垂超过手术台边缘以下 30cm。布单一旦被浸湿，即失去无菌隔离的作用，应另加无菌单覆盖保护无菌区。

3. 切开前消毒及切口缘保护　皮肤在切开前、延长切口及缝合前，均需用 70% 乙醇溶液再次消毒切口及其周围皮肤。如果手术野皮肤上未贴薄膜，皮肤切开后，应用大纱布垫或无菌巾覆盖切口边缘，并用缝线或组织钳将其固定于皮下组织。

三 手术过程中的无菌原则

1. 手术人员一旦进行外科洗手，手及前臂即不能接触有菌物品。穿上无菌手术衣及戴好无菌手套后手术人员肩部以上、腰部以下、背部，手术台边缘以下，无菌桌的桌缘平面以下均视为有菌区。

2．凡跌落或下坠超过手术台边缘以下的物品应视为被污染，必须重新消毒或灭菌后才能使用。手术接近结束时核对器械、物品无误后方可关闭胸、腹腔或其他部位切口。

3．切开皮肤或缝合皮肤之前，常规用酒精棉球再消毒切口处皮肤1次。切开皮肤和皮下组织后，切缘应以纱布垫或手术巾遮盖并固定，仅显露手术切口。凡与皮肤接触的刀片及器械可能被污染，不应再使用。手术因故暂停时，手术野用无菌湿纱垫覆盖保护。

4．手术台上使用的器械、物品只能在手术人员前面传递，不能在手术人员的肩部以上、腰部以下及背后传递。

5．手术人员的手套一旦破损应及时更换；前臂或肘部不慎碰触有菌区，应立即更换手术衣或加戴无菌袖套。

6．进行胃肠道、泌尿生殖道等空腔脏器手术时，切开空腔器官前，应取湿纱垫将空腔器官与周围组织隔开，以减少对周围组织的污染，并准备好吸引器，随时吸除外流的内容物；切开后应用消毒液将空腔器官切开处进行消毒；被污染的器械、物品另外置于一个容器内，与清洁器械严格分开；全部沾染步骤完成后，手术人员即应用无菌流动水洗手或更换无菌手套，尽量减少污染。

7．在术中，同侧手术人员若需调换位置，其中一人应先退后一步，与另一人背对背地换位，然后再面对手术台；如与对侧手术人员调换位置，则应面向手术台和器械台绕到对侧；当经过未穿无菌手术衣人员面前时，应互相让开，避免碰触，以防污染。

8．手术过程中尽量保持安静，不要高声说话或嬉笑，避免不必要的谈话。当将要咳嗽或打喷嚏时，应将头转离手术台。当手术人员面部汗水较多时，可请其他人帮助擦汗，头应转向一侧。

9．若有人员参观手术，每个手术间参观人数最好不要超过2人，参观者不能过于靠近手术人员或站得过高，并应尽量避免在手术间内频繁走动。

10．用持物钳从无菌容器或无菌包内夹取物品时，其身体应与无菌物和无菌区保持一定的距离；无菌容器打开取物后，应及时盖好，避免长时间暴露。无菌包中的物品一次未取完时应及时包好，并在规定的时间内使用，否则应重新灭菌后才能使用。无菌物品一旦被取出，即使未使用，也不能再放回无菌包（或缸子等）内保存。

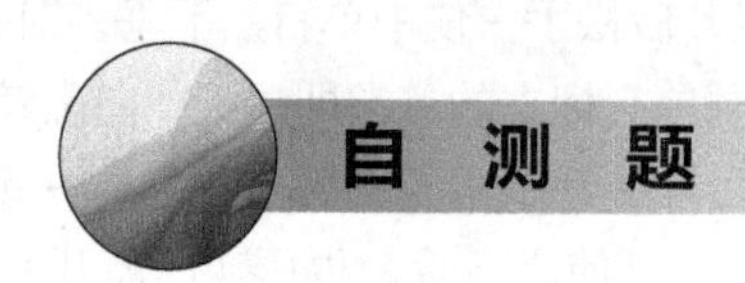

自测题

一、名词解释

1. 无菌术
2. 灭菌法
3. 消毒法

二、选择题

A_1/A_2型题

1. 铺在台面上的无菌单应下垂的长度为（　　）

A. 15cm　　B. 20cm
C. 30cm　　D. 35cm
E. 以上都不是

2. 铺好的备用的无菌桌的有效期为（　　）

A. <6小时　　B. <4小时
C. <12小时　　D. <24小时
E. 1周

3. 手术人员在手术前正确的操作是（　　）

A. 用口罩遮住口唇，鼻外露
B. 刷手后冲手时手指朝下
C. 刷至平肘关节处

D. 刷手后用无菌毛巾来回擦干手臂

E. 感染手术后必须重新刷手才能进行下一台手术

4. 下面关于无菌原则的说法错误的是（　　）

A. 物品垂落无菌台缘，但未掉下，不可再使用

B. 一份无菌物品仅供一个患者使用

C. 无菌物品如有可疑，亦不可使用

D. 取出的无菌物品如未使用，仍可放回原处再用

E. 无菌包有效期限为1周

5. 手术人员穿好无菌手术衣、戴好无菌手套后，双手应放在（　　）

A. 腰部　　B. 胸前

C. 身体两侧　　D. 高举头前

E. 交叉于腋下

三、简答题

手术中的无菌原则是什么？

（李伯友）

第3章　外科患者水和电解质失衡

人体的液体部分总称为体液，根据其分布位置，可分为细胞内液和细胞外液，其量与性别、年龄、胖瘦等有关。肌组织含水量较多，占70%～80%，而脂肪组织含水量仅10%～30%。因此，成年男性的体液量约占体重的60%，成年女性约占体重的50%，而新生儿体液量可达体重的80%。

细胞内液是细胞内一切代谢活动的介质，绝大部分存在于骨骼肌中，约占体重的40%。细胞外液是细胞活动的内环境，是细胞与外界进行物质交换的媒介，约占体重的20%。细胞外液由血管系统内的血浆和血管系统外的组织间液组成。血浆量约占体重的5%，组织间液量约占体重的15%。绝大部分的组织间液可与血管内的液体及细胞内液进行交换以维持机体水和电解质平衡，这部分组织间液称为功能性细胞外液。而脑脊液、关节液、消化液及结缔组织液等组织间液有各自功能，不直接参与液体交换，维持体液平衡方面作用较小，这部分组织间液称为无功能性细胞外液，占体重的1%～2%。在疾病情况下，无功能性细胞外液可有大量水、电解质潴留。创伤、炎症、幽门梗阻等情况下，可潴留大量无功能性细胞外液，并可引起水、电解质紊乱，疾病好转时又可缓慢回归参与交换。

体液平衡及渗透压调节：体液是水溶液，溶剂是水。其生理功能：①是构成组织的重要成分；②调节和维持体温的恒定；③参与体内物质代谢和运输等。溶质分为电解质和非电解质两类，非电解质有葡萄糖、尿素等，电解质有Na^+、K^+、Ca^{2+}、Mg^{2+}、Cl^-、HCO_3^-、HPO_4^{2-}、有机酸和蛋白质等。电解质的生理功能：①维持体液酸碱平衡和渗透压；②维持神经、肌肉的应激性；③维持酶的活性；④参与组成体内有特殊功能的化合物等。溶剂决定体液的容量，溶质在细胞内液和细胞外液中的浓度有很大差别，而在组织间液和血浆之间浓度差别较小。细胞内液中主要阳离子是K^+和Mg^{2+}，主要阴离子是HPO_4^{2-}和蛋白质。细胞外液中主要阳离子是Na^+，主要阴离子是Cl^-、HCO_3^-和蛋白质。

渗透压由细胞膜或毛细血管壁两侧的蛋白质和电解质数量差形成，是调节水分子在细胞和血管之间运动的最重要的因素。细胞外液和细胞内液渗透压相等，正常血浆渗透压为280～310mmol/L。实际工作中，血浆渗透压可通过以下公式得出：

$$\text{血浆渗透压（mmol/L）}=2\times([Na^+]+[K^+])\text{（mmol/L）}+[\text{血糖}]\text{（mg/dl）}/18+[BUN]\text{（mg/dl）}/2.8$$

注：[ ] 代表液体电解质或分子的容积浓度。

渗透压的稳定主要由神经-内分泌系统调节。体液正常渗透压通过下丘脑-垂体后叶-抗利尿系统进行调节，血容量则可由肾素-血管紧张素-醛固酮系统进行调节。此两系统的靶器官主要是肾脏，调节水及电解质的吸收及排泄，达到维持体液平衡，保持内环境稳定的作用。虽然渗透压的改变通常控制抗利尿激素的产生，但是当血容量下降大于 10%～15% 并伴血浆渗透压减低时，下丘脑可产生大量的抗利尿激素。显然，保持血容量较维持正常血浆渗透压更为重要，故应优先保持和恢复血容量，使重要器官的灌流得到保证，以维护生命安全。

抗利尿激素对渗透压变化反应较敏感，当渗透压较正常稍有变化时，该激素就发生变化，调节机体渗透压平衡。当体内水分丢失时，细胞外液渗透压增高，刺激下丘脑-垂体后叶-抗利尿系统，产生口渴感觉，机体主动增加饮水。抗利尿激素分泌增加可使远曲小管的集合管上皮对水分的再吸收加强，导致尿量减少，水分保留于体内，使细胞外液渗透压降至正常。相反，如水分增多，细胞外液渗透压下降，口渴反应被抑制，抗利尿激素分泌减少，集合管上皮对水分的再吸收减弱，尿量增加。

肾小球旁细胞分泌的肾素和肾上腺皮质分泌的醛固酮也参与体液平衡的调节。当肾血流量减少或肾远曲小管钠量减少时，分泌肾素。肾素催化血管紧张素Ⅰ的产生，间接引起血管紧张素Ⅱ的产生，后者可增加肾脏血流量。另外，血管紧张素Ⅱ是最有效的醛固酮刺激物，醛固酮可使肾远曲小管通过 Na^+ 与 K^+、H^+ 的交换增强钠潴留。随着钠再吸收的增加，水的再吸收也增多。通过这一机制可使降低的血容量增加至正常。

张量的概念：由于水在各体液间隙间可由低渗间隙向高渗间隙流动，细胞外液渗透压的改变必然会导致细胞内液容量的变化。因此，体液容量的变化要与细胞外液 Na^+ 浓度改变结合考虑。体液内除了 Na^+、K^+ 等非通透溶质外，尚有可自由通过细胞膜等生物半透膜的通透性溶质（尿素、乙醇等）。因此，在离体的血浆中，这些通透性溶质对血浆渗透压大小起作用，而在体内不引起各间隙之间水的移动。血浆张量即能引起水流动的有效渗透压：

血浆张量（mmol/L）＝2×（［Na^+］＋［K^+］）（mmol/L）＋［血糖］（mg/dl）/18＝血浆渗透压（mmol/L）－［BUN］（mg/dl）－［血内乙醇］（mmol/L）

引入张量概念后可理解低血钠时体液不一定低张，如高脂血症、高蛋白血症患者低血钠但血浆张量正常，高血糖患者低血钠但血浆张量增高。

酸碱平衡的调节：体液中 H^+ 是一种电解质离子，对体液酸碱度起调节作用，使内环境维持在一个适宜的酸碱度中，以利于机体正常生理活动及新陈代谢。正常人动脉血的 pH 为 7.35～7.45，呈微弱碱性。正常情况下，机体经常摄入一些酸性或碱性食物，在代谢过程中也不断产生酸性或碱性物质，这使体液中的 H^+ 浓度经常出现变动。为使血中 H^+ 维持稳定，人体通过体液的缓冲系统、肺的呼吸和肾的排泄对内环境酸碱度进行调节。

缓冲系统能将进入血液的强酸转化为弱酸，将强碱转化为弱碱，维持血液 pH 正常。血液中的缓冲系统主要包括 HCO_3^-/H_2CO_3 缓冲系统、$HPO_4^{2-}/H_2PO_4^-$ 缓冲系统、蛋白缓冲系统和血红蛋白缓冲系统，其中 HCO_3^-/H_2CO_3 缓冲系统最为重要。HCO_3^- 的正常值约 24mmol/L，H_2CO_3 平均值为 1.2mmol/L，两者比值约 20∶1。只要 HCO_3^-/H_2CO_3 值保持在 20∶1，无论 HCO_3^- 及 H_2CO_3 绝对值高低，血浆 pH 仍然能保持在正常水平。

肺可通过改变呼吸运动的频率和幅度，调节 CO_2 的排出量，从而控制血中 H_2CO_3 的浓度，调节血液 pH。如血中 CO_2 分压增高，血浆 pH 下降，刺激呼吸中枢兴奋，呼吸加深加快，CO_2 排出量增多，使血液中 H_2CO_3 的浓度降低，pH 恢复正常水平。如果机体呼吸功能失常，本身就可引起酸碱平衡紊乱，也会影响其对酸碱平衡的代偿能力。

肾的调节作用虽然较肺和血液缓冲系统慢，但是维持时间长，在酸碱平衡调节系统中起最重要的作用。其通过排酸保碱作用，来维持正常血浆HCO_3^-的浓度，维持血浆pH稳定。肾调节酸碱平衡的机制主要包括：通过Na^+-H^+交换排H^+；产生NH_3并与H^+结合成NH_4^+后排出而排H^+；重吸收Na^+以及保留HCO_3^-增加碱储备；通过尿的酸化而排H^+。如肾功能异常，不仅可影响酸碱平衡的正常调节，且本身也可导致酸碱平衡紊乱。

水、电解质及酸碱平衡在外科的重要性：外科医生在临床工作中经常会遇到不同性质、不同程度的水、电解质及酸碱平衡紊乱，需要我们能够准确判断并予以处理。许多外科急症如胃肠道梗阻、大面积烧伤、肠穿孔、重症胰腺炎等都可导致水、电解质及酸碱平衡紊乱，如没有及时纠正这些紊乱可能导致疾病恶化甚至死亡。水、电解质及酸碱平衡紊乱还可增加手术的危险性，术后机体内环境紊乱也可导致治疗的失败。在实际工作中，水、电解质及酸碱平衡紊乱的表现是多种多样的，既可只发生一种异常，也可同时存在多种异常。此时需要全面纠正，不要疏漏。因此，如何纠正已发生的水、电解质及酸碱平衡紊乱，术中及术后如何维持其平衡状态，是每个外科医生都必须熟练掌握的。

第1节　体液代谢的失调

体液代谢的失调可分为容量失调、浓度失调和成分失调。容量失调是指体液渗透压不变，只引起细胞外液量的变化，细胞内液容量无改变。浓度失调是指渗透压发生改变的体液失调，如低钠血症、高钠血症等。成分失调是指细胞外液中其他离子浓度的改变虽然能产生病理生理影响，但是渗透微粒数量小，对渗透压无明显影响，仅造成体液成分失调，如高钾血症、低钙血症等。

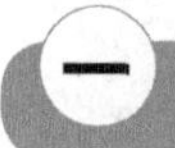

一　水、钠代谢异常

人体总钠量约40mmol/kg，其中1/3固定于骨中，其余多数在细胞外液，钠和相应的阴离子占正常细胞外液有渗透活性颗粒的97%。正常血浆钠浓度为135～145mmol/L。正常人每日需钠量为1～2mmol/kg，按体重60kg计算，每日需盐3.5～7.0g。

细胞外液钠浓度是影响体液容量的关键因素，故一旦发生代谢紊乱，缺水和失钠常同时存在。不同原因引起的水、钠代谢紊乱，缺水和失钠程度有所不同，既可水钠等比例丧失，也可失水多于缺钠，或者失水少于缺钠。按照不同的缺失形式，水钠代谢紊乱可分为等渗性缺水、低渗性缺水和高渗性缺水。

（一）等渗性缺水

等渗性缺水又称急性缺水或混合性缺水，为外科最常见的水钠代谢紊乱。水和钠成比例丧失，血清钠仍在正常范围内，细胞外液的渗透压也保持正常。等渗性缺水造成细胞外液量减少，但因渗透压维持在正常水平，细胞内液不会向细胞外转移。如果缺水持续时间较久，可引起细胞内液外移，导致细胞缺水。其代偿机制为肾入球小动脉壁的压力感受器受到管内压力降低的刺激，以及肾小球滤过率降低导致远曲小管内Na^+减少，引起肾素-血管紧张素-醛固酮系统兴奋，醛固酮分泌增加。醛固酮促进肾远曲小管增加钠的再吸收，水的再吸收也增多，代偿性使细胞外液量回升。

1. 病因　造成等渗性缺水常见的病因：①消化液的急性丢失，如呕吐、腹泻、胃肠引流、肠瘘等；②体液丧失在感染区或软组织内，如肠梗阻、腹腔感染、烧伤等。

2. 临床表现　等渗性缺水患者常有尿量减少，恶心，厌食，乏力，舌干，眼窝凹陷，皮肤

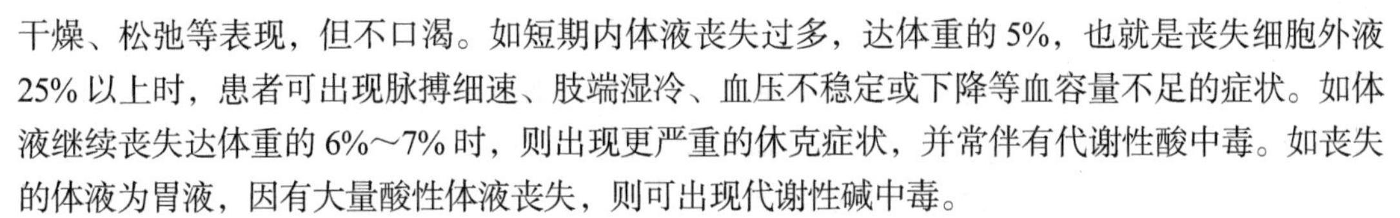

干燥、松弛等表现，但不口渴。如短期内体液丧失过多，达体重的 5%，也就是丧失细胞外液 25% 以上时，患者可出现脉搏细速、肢端湿冷、血压不稳定或下降等血容量不足的症状。如体液继续丧失达体重的 6%～7% 时，则出现更严重的休克症状，并常伴有代谢性酸中毒。如丧失的体液为胃液，因有大量酸性体液丧失，则可出现代谢性碱中毒。

3．诊断　根据病史及患者临床表现常可得出诊断。病史中均有大量消化液或其他体液丧失。日均丢失体液量越多，持续时间越长，症状越明显。实验室检查常可发现红细胞计数、血红蛋白量和血细胞比容均明显增高，提示血液浓缩，尿比重增高，但血清 Na^+、Cl^-无明显变化。必要时可行血气分析测定，判断是否存在酸碱平衡失调。

4．治疗　首先尽可能查明引起等渗性失水的原因，若能及时消除病因，减少水和钠的继续丧失，则缺水将很容易纠正。对于等渗性缺水的治疗，是针对性纠正其细胞外液的减少。可快速补充平衡盐溶液或等渗盐水，使血容量得到尽快补充。对于出现脉搏细速和血压下降等休克症状的患者，表示其体液丧失量已达体重的 5%，需从静脉快速滴注丢失体重相同重量的上述液体，约 3000ml（按体重 60kg 计算），以恢复其血容量。或按血细胞比容来计算需要补液量，计算公式：HCV 上升值 /HCV 正常值 × 体重 ×0.25。所输液体均为含钠等渗液，否则可能出现低钠血症。静脉快速输液时要监测患者心脏功能，包括心率、中心静脉压、肺动脉楔压等，可及时发现因液体输注过快产生的充血性心功能不全。如为轻度缺水，可补充上述液体量的 1/2～2/3，以补充缺水、缺钠量。此外，还应补给日常需水量约 2000ml 和氯化钠 4.5g。纠正缺水后，尿量恢复正常，排钾量增高，血清 K^+浓度降低，则应预防低钾血症出现，可在扩容后尿量达到 40ml/h 时开始补钾。

平衡盐溶液中电解质含量和血浆内含量相仿，是用来治疗等渗性缺水的理想溶液。目前常用的平衡盐溶液有乳酸钠和复方氯化钠溶液（1.86% 乳酸钠溶液和复方氯化钠溶液比为 1：2），碳酸氢钠和等渗盐水溶液（1.25% 碳酸氢钠溶液和等渗盐水比为 1：2）。若单独使用等渗盐水，可导致血 Cl^-过高，可引起高氯性酸中毒。

（二）低渗性缺水

低渗性缺水又称慢性缺水或继发性缺水。水和钠同时缺失，失钠多于失水，血清钠低于正常范围，细胞外液呈低渗状态。其调节机制为抗利尿激素分泌减少，水在肾远曲小管再吸收减少，尿量增多。细胞间液进入血液循环，部分补偿血容量。如血容量再减少，肾素-血管紧张素-醛固酮系统兴奋，排钠排水均减少，并且抗利尿激素分泌增多，使水的再吸收增加，以维持机体血容量。如以上代偿功能无法维持机体血容量时，将会出现休克症状。

1．病因　低渗性缺水的病因：①胃肠道消化液持续性丢失，如反复呕吐、长期胃肠道引流、幽门梗阻、慢性肠梗阻等，大量钠随消化液排出；②大创面的慢性渗液；③应用排钠利尿剂时，未给予适量的钠盐，导致体内缺钠程度多于缺水；④等渗性缺水时补充水分过多，未给予足够的钠盐；⑤脑性耗盐综合征。

2．临床表现　根据缺钠程度，可将低渗性缺水分为三度：轻度、中度和重度。轻度缺钠者血钠浓度低于 135mmol/L，缺钠小于 0.5g/kg。可出现疲乏、头晕、手足麻木等症状，口渴不明显，尿中 Na^+减少。中度缺钠者血钠浓度低于 130mmol/L，缺钠 0.5～0.75g/kg。患者除轻度缺钠症状外，还可出现恶心、呕吐、脉搏细速、血压不稳定或下降、脉压减小、浅静脉萎陷、站立性晕倒、视物模糊等症状，尿量少，尿中几乎不含 Na^+和 Cl^-。重度缺钠者血钠浓度低于 120mmol/L，缺钠 0.75～1.25g/kg。患者常发生休克，伴神志不清、肌肉抽搐、腱反射减弱或消失、出现木僵、昏迷甚至死亡。

3．诊断　根据患者病史及临床症状可初步诊断为低渗性缺水。实验室检查常可发现红细胞计数、血红蛋白量和血细胞比容增高等血液浓缩表现，血尿素氮增高，尿比重低，尿 Na^+ 和 Cl^- 明显减少，血钠浓度低于135mmol/L，血钠浓度越低，症状越重。

4．治疗　首先要积极处理引起低渗性缺水的致病原因，减少水和钠的继续丢失。针对低渗性缺水细胞外液水钠丢失，血容量不足，且失钠多于失水的情况，应静脉输注含盐溶液或高渗盐水，以纠正细胞外液的低渗状态和血容量不足。补液原则：补液速度先快后慢，总补液量应分次完成。每隔8～12小时应根据患者临床症状、血钠水平、中心静脉压及动脉血气分析结果等重新评估患者低渗性缺水状态，随时调整输液计划。低渗性缺水的补钠量可按下列公式计算：

需补充的钠量（mmol）＝［血钠的正常值（mmol/L）－血钠实际值（mmol/L）］×体重（kg）×0.6/0.5（男性为0.6，女性为0.5）

以17mmol Na^+ 相当于1g钠盐计算，将所得出需补充氯化钠的量转化为补充氯化钠的克数，便于临床上计算补钠量。

例如，患者，男性，体重80kg，血钠浓度125mmol/L。

需要补钠量＝（140－125）×80×0.6＝720mmol

720mmol钠换算成钠盐重量，该患者需补充氯化钠量为42.4g。当天先补1/2量，即21.2g，加上每天正常需要量4.5g，共需补钠盐25.7g。按照患者缺水程度相应静脉输注含盐溶液或高渗盐水（可给予3%氯化钠溶液、5%氯化钠溶液、5%葡萄糖氯化钠溶液、0.9%氯化钠溶液等）。此外还应给予2000ml日需液体量。其余一半钠盐，可在第二天补给。

值得注意的是，完全按照公式补液是不可取的，公式仅作为补钠安全剂量的估计。临床工作中患者情况较复杂，要根据其具体病情进行相应的治疗。一般先快速补液补充其部分缺钠量，以解除缺钠引起的症状，补充血容量。此时患者肾功能可能改善，为进一步纠正创造条件。如盲目将计算的钠盐总量全部快速输入患者体内，可能造成血容量过高，特别是对心功能不全患者，可能会引起充血性心力衰竭。因此需要分次输入液体，并密切监测患者心功能及肾功能状况，随时调整补液量。

若患者重度缺钠并出现休克，应先补足血容量，以改善微循环和组织器官的灌注。可应用晶体液（如复方乳酸氯化钠溶液、等渗盐水等）和胶体液（右旋糖酐、羟乙基淀粉、血浆等），两者比值为（2～3）：1。然后静脉滴注高渗盐水（5%氯化钠溶液）200～300ml，以纠正低钠血症，恢复细胞外液渗透压，使水从细胞内外移，减轻细胞水肿。输注高渗盐水时应注意速度不宜过快，每小时不应超过150ml。

在补液过程中，合并的酸中毒往往因机体代偿调节功能而得到纠正，所以不需要一开始就用碱性药物纠正酸中毒。若治疗后酸中毒仍未完全得到纠正，可静脉滴注5%碳酸氢钠溶液或平衡盐溶液100～200ml以纠正酸中毒。在低渗性缺水治疗过程中，如尿量达到40ml/h，应适当补钾。

（三）高渗性缺水

高渗性缺水又称原发性缺水。水和钠同时缺失，失水多于失钠，血清钠高于正常范围，细胞外液呈高渗状态。若缺水严重，细胞内液的水向细胞外转移，造成细胞脱水，导致细胞内液及细胞外液均减少。其调节机制为高渗状态刺激下丘脑口渴中枢，使患者感口渴而喝水，使体内水分增加，缓解高渗状态。另外，高渗状态可以刺激抗利尿激素分泌增多，肾小管对水的再吸收增加，尿量减少，尿比重增高，以降低细胞外液渗透压。如血容量显著减少，可刺激醛固酮分泌增加，增加水和钠的再吸收以维持血容量。

1．病因　高渗性缺水主要病因：①摄入水分不足，如昏迷，食管疾病致患者吞咽困难，不

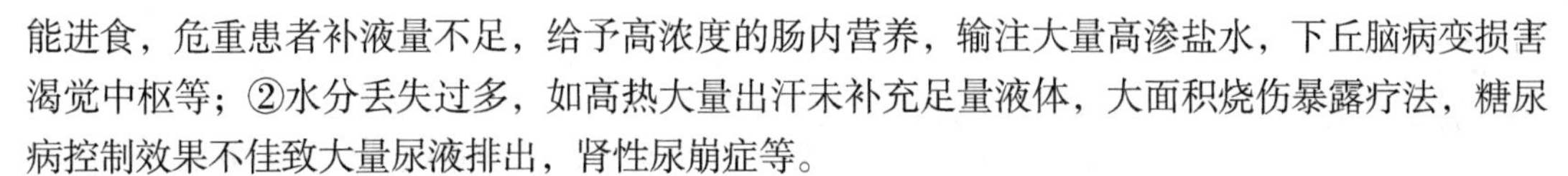

能进食，危重患者补液量不足，给予高浓度的肠内营养，输注大量高渗盐水，下丘脑病变损害渴觉中枢等；②水分丢失过多，如高热大量出汗未补充足量液体，大面积烧伤暴露疗法，糖尿病控制效果不佳致大量尿液排出，肾性尿崩症等。

2. 临床表现　高渗性缺水程度不同，其临床表现亦不同，可将其分为轻度缺水、中度缺水及重度缺水。轻度缺水者仅感口渴，无其他症状，缺水量为体重的2%～4%。中度缺水者感极度口渴，伴乏力、尿少及尿比重增高，唇舌干燥，皮肤弹性降低，眼窝下陷，常烦躁不安，缺水量为体重的4%～6%。重度缺水者除上述症状外，可因脑细胞缺水导致脑功能障碍，表现为躁狂、幻觉、谵妄、昏迷甚至死亡，其缺水量超过体重的6%。

3. 诊断　根据病史及临床表现可对高渗性缺水患者进行初步诊断。实验室检查可发现患者尿比重高，红细胞计数、血红蛋白量及血细胞比容轻度升高，血钠浓度高于150mmol/L。

4. 治疗　解除病因对于高渗性缺水具有重要的治疗意义。针对高渗性缺水的患者优先选择口服补液，若患者无法口服，可静脉滴注5%葡萄糖溶液或低渗盐溶液（0.45%氯化钠溶液），以补充丧失的水分。所需补充的液体量可根据患者临床表现判断，估计其丧失水量占体重的百分比，按1%体重补液400～500ml计算。液体一般分次补给，以防血容量过度扩张导致水中毒。同低渗性缺水补液，每日补液量还需包括2000ml正常需要量。每隔8～12小时监测血钠浓度，并根据患者症状及血钠浓度随时调整补液量。

补液过程中需注意不能只补水不补钠，高渗性缺水患者不仅缺水，也缺钠，只不过缺钠少于缺水。若只补水不补钠，可能会出现低钠血症。待尿量达到40ml/h时，应适当补钾。若补液后存在酸中毒，可给予碳酸氢钠纠正酸碱平衡紊乱。

（四）水中毒

水中毒又称稀释性低血钠。机体摄水量超过排出量，导致体内水潴留，细胞外液量明显增加，血钠浓度降低，引起血浆渗透压下降，循环血量增多。

1. 病因　水中毒的主要病因：①各种原因导致的抗利尿激素分泌过多；②肾功能不全，排尿能力下降；③机体摄入水分过多或静脉补液过量。

2. 临床表现　水中毒可分为急性水中毒和慢性水中毒。急性水中毒发病急骤，由于细胞外液增多，渗透压降低，细胞外液移向细胞内，导致细胞水肿。脑细胞水肿造成颅内高压，可出现头痛、视神经乳头水肿、失语、嗜睡、躁动、精神紊乱、抽搐、谵妄甚至昏迷。若进一步发展，还可导致脑疝，以致出现呼吸、心搏骤停。慢性水中毒症状较急性水中毒不明显，往往被原发疾病所掩盖，可有乏力、恶心、呕吐、嗜睡等，体重增加，皮肤苍白而湿润。可有唾液及泪液分泌增加。初期尿量增多，中后期可出现少尿甚至无尿。严重者可出现肺水肿。

3. 诊断　根据病史及临床症状可得出初步诊断。实验室检查可发现血液稀释，红细胞计数、血红蛋白量及血细胞比容均降低，血钠水平降低，红细胞平均容积增加，红细胞平均血红蛋白浓度降低。

4. 治疗　对于水中毒，应该以预防为主。疼痛、失血、休克、恐惧等都可引起抗利尿激素分泌过多。这类患者的补液治疗，应注意避免过量。肾功能不全患者更应严格控制摄入水量。如已诊断为水中毒，应立即停止摄入水分。程度较轻者，待机体排出多余水分后，水中毒即可解除。病变严重者，除禁水外，还要给予利尿剂促进水分排出。一般可使用渗透性利尿剂如20%甘露醇溶液或25%山梨醇溶液200ml快速静脉滴注，可减轻脑水肿，缓解颅内高压症状。也可静脉注射袢利尿药如呋塞米和依他尼酸，但需注意维持电解质稳定。

二 钾的异常

正常人体钾总量为50～55mmol/kg，其中98%在细胞内，是细胞内最重要的电解质。细胞内液钾浓度约150mmol/L。细胞外液中钾约70mmol，正常血钾浓度为3.5～5.5mmol/L。钾有许多重要的生理功能，如参与、维持细胞的正常代谢，维持细胞内液渗透压和酸碱平衡，维持神经肌肉组织的兴奋性，以及维持心肌正常功能等。正常成人每日需钾0.5～0.8mmol/kg。正常摄入的钾95%经尿液排出，5%从粪便及汗液排出。因食物中除糖和精炼的油脂外都含钾，所以只要能进食并且肾功能正常的人，基本不会出现钾的代谢失衡。当尿量达600ml时，正常功能的肾便能排出相当于摄入量的钾。肾小球滤过的钾大部分在近曲肾小管被重吸收，远曲小管可选择性地吸收或排出钾，其排钾多少与醛固酮水平、尿流量、血钾浓度、体液酸碱度都有密切的关系。由于肾保钾功能有限，在尿流量最少的状况下尿中依然有钾排出，所以在钾摄入不足的情况下，机体可能在短时间内出现低钾血症。

（一）低钾血症

血钾低于3.5mmol/L即低钾血症，其发生率较高钾血症多见，是最常见的电解质紊乱之一。低钾血症的病因：①长期进食不足，钾盐摄入缺乏；②应用呋塞米等利尿剂，肾小管性酸中毒，急性肾衰竭多尿期，肾上腺皮质激素过多，使钾排出过多；③补液患者长期接受不含钾盐的液体或补钾不足；④反复呕吐，持续胃肠减压，钾盐从消化道丢失；⑤大量输注葡萄糖和胰岛素，使K^+向组织内转移；⑥碱中毒；⑦镁缺失；⑧高温环境中进行重体力劳动，大量出汗亦可导致钾丢失；⑨食用粗制生棉籽油中毒等。

1. 临床表现　低钾血症对心血管系统、中枢神经系统、神经肌肉系统、胃肠道、肾等都有影响。最早的临床表现是肌无力，先是四肢无力，以后可延及躯干肌和呼吸肌，引起呼吸困难和窒息。可出现软瘫、腱反射减弱或消失。胃肠道可出现厌食、恶心呕吐、腹胀、肠蠕动减弱或消失等麻痹表现。中枢神经可出现定向障碍、精神病行为。心脏受累可表现为传导阻滞和节律异常，心电图可表现为T波降低、变平或倒置，ST段下降，Q—T间期延长，出现U波等异常。心脏扩大可致死亡。肾的尿浓缩能力受损，致多尿、多饮和口渴，肾小管排氨增加，可使肝性脑病加重。有时低钾血症的临床表现可不明显，特别是患者伴细胞外液减少时，血液浓缩使血钾水平处于正常范围。此时患者表现为缺水和缺钠的症状，待补液后血钾被稀释，才出现缺钾的症状。低钾血症可使K^+由细胞内移出，与Na^+、H^+交换增加，使细胞外液H^+浓度降低，并且远曲肾小管Na^+、K^+交换减少，Na^+、H^+交换增加，使H^+排出增多，导致代谢性碱中毒，但尿呈酸性。

2. 诊断　根据病史及临床表现可对低钾血症作出初步诊断。血钾浓度低于3.5mmol/L时有诊断意义。心电图检查可作为辅助诊断手段。

3. 治疗　积极治疗可能会造成低钾血症的病因，可有效预防低钾血症，也可使低钾血症易于纠正。对于有从胃肠道丢失液体的患者、醛固酮增多症者均应补钾以预防低钾血症。低钾血症可使糖尿病难以控制，肝衰竭者易发生肝性脑病，口服洋地黄类药物易出现心律失常，心肌梗死者心力衰竭加重，以上情况均需注意预防低钾血症。如已出现低钾血症，需补钾进行纠正。由于缺钾主要是细胞内失钾，补钾不仅要补充细胞外液的钾，还要补充总体的钾，因此血钾浓度只能作为较粗略的参考。一般临床上采取分次补钾，边治疗边观察的方法。补钾首选口服补钾，如患者无法口服，可采用静脉补钾，补钾量可参考血钾浓度，每天补钾40～80mmol，按每克氯化钾相当于13.4mmol钾计算，每天补充氯化钾3～6g。少数患者如以上补钾量无法纠正低钾血症，补钾量可逐日递增，最高可达200mmol。如从周围静脉进行补钾，K^+浓度不要超过

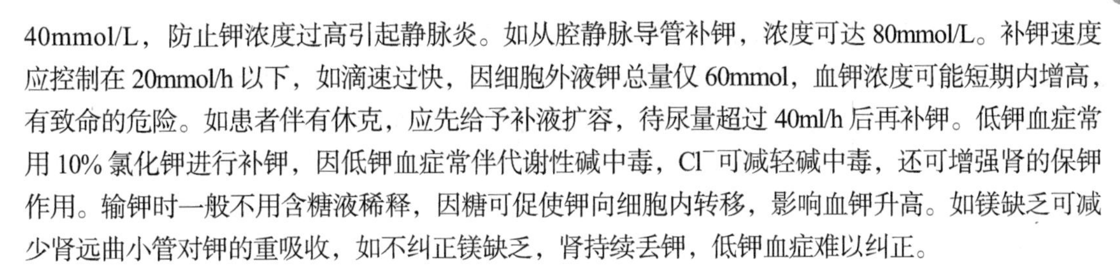

40mmol/L，防止钾浓度过高引起静脉炎。如从腔静脉导管补钾，浓度可达 80mmol/L。补钾速度应控制在 20mmol/h 以下，如滴速过快，因细胞外液钾总量仅 60mmol，血钾浓度可能短期内增高，有致命的危险。如患者伴有休克，应先给予补液扩容，待尿量超过 40ml/h 后再补钾。低钾血症常用 10% 氯化钾进行补钾，因低钾血症常伴代谢性碱中毒，Cl^- 可减轻碱中毒，还可增强肾的保钾作用。输钾时一般不用含糖液稀释，因糖可促使钾向细胞内转移，影响血钾升高。如镁缺乏可减少肾远曲小管对钾的重吸收，如不纠正镁缺乏，肾持续丢钾，低钾血症难以纠正。

（二）高钾血症

血钾浓度超过 5.5mmol/L 即高钾血症。常见的原因：①进入体内的钾量过急过多，如口服或静脉输入氯化钾，使用含钾药物，以及大量输入保存已久的库存血；②肾排钾功能减退，如急、慢性肾衰竭，肾上腺皮质激素合成分泌不足，应用保钾利尿剂（螺内酯、氯苯蝶啶等）；③细胞内钾的移出，如溶血、组织损伤、肿瘤或炎症细胞大量坏死、酸中毒、高血钾型周期性麻痹、注射高渗盐水和甘露糖溶液后等；④洋地黄中毒。

1. 临床表现　高钾血症表现无特异性，可出现神志模糊、感觉异常和肢体软弱无力等症状。严重高钾血症有微循环障碍表现，如皮肤苍白、发冷、发紫、血压降低等。心血管系统异常是其主要临床表现。随着血钾升高，心电图改变依次为 T 波抬高、R 波减小、P 波消失、ST 段下降、QRS 波变宽、室性期前收缩和心室颤动。胃肠道症状表现为尿毒症性肠炎、恶心、间断性肠绞痛及腹泻，偶可见肉眼血便。

2. 诊断　有引起高钾血症原因的患者，当无法用原发病解释出现的临床症状时，便要考虑到出现高钾血症的可能。实验室检查当血钾浓度高于 5.5mmol/L 时具有诊断意义。心电图有辅助诊断价值。

3. 治疗　高钾血症有导致患者心搏骤停的危险，因此一经诊断，应立即治疗。首先应停用一切含钾的药物或液体，同时还应积极设法降低血钾浓度，可采用的措施如下。

（1）促使钾转入细胞内：①静脉输入葡萄糖溶液 25～50g，并按每 5g 糖加入 1U 胰岛素，可使钾转入细胞内，从而暂时降低血钾浓度；②先静脉注射 5% 碳酸氢钠溶液 60～100ml，再继续静脉滴注碳酸氢钠溶液 100～200ml，可使血容量增加，血清钾得到稀释，碱性溶液又可使钾移入细胞或由尿液排出，同时治疗酸中毒；③若患者肾功能不全，可给予 10% 葡萄糖酸钙溶液 100ml、11.2% 乳酸钠溶液 50ml、25% 葡萄糖溶液 400ml、胰岛素 20U，24 小时缓慢静脉滴注。

（2）可用降钾树脂（如聚苯乙烯磺酸钠）口服或直肠给药，口服 15～25g 树脂，每 6 小时一次，直肠给药 50g 树脂，每 4 小时一次。为防止便秘、粪块堵塞，可将树脂混于 20% 山梨醇液中制成混悬液给药。

（3）彻底的治疗是透析法，将钾从血液中移出，常用于以上两种方法效果不佳者。透析可用腹腔透析或血液透析。透析法需防止出现其他的体液失衡。

钙与钾有对抗作用，可缓慢静脉注射 10% 葡萄糖酸钙溶液 10～30ml，缓解钾对心肌的毒性作用，对抗心律失常。但需注意，如患者已用洋地黄，则不能给钙，碳酸氢钠不要与葡萄糖酸钙混合。

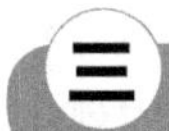

三　钙、镁及磷的异常

（一）体内钙的异常

钙是人体内含量最多的阳离子，其绝大部分存在于骨骼中，细胞外液钙仅占总钙量的

0.1%。血钙浓度为2.25～2.75mmol/L。血浆中的钙有3种形式：48%为离子化钙，具有维持神经肌肉稳定性的作用；46%为蛋白结合钙（与血浆蛋白结合）；其余为与有机酸或无机酸结合的钙，为复合钙。不少外科患者可出现钙代谢紊乱，包括高钙血症及低钙血症。

高钙血症是指血钙浓度高于2.75mmol/L。常见的病因：①部分恶性肿瘤晚期骨转移，破坏骨组织，将骨钙释放出来；②甲状旁腺功能亢进，甲状旁腺素分泌过多，骨组织吸收，并释放大量钙；③噻嗪类利尿药的应用；④肾衰竭等。临床表现为软弱无力、厌食、便秘、恶心、呕吐、腹泻等症状。如血钙浓度进一步增高还可出现头、背和四肢疼痛。病程长者可发生组织内钙沉积，如结膜、关节周围沉积及肾结石。其临床表现与血钙升高的速度和幅度有关。甲状旁腺功能亢进症后期可出现全身性骨质脱钙，发生多发性病理性骨折。实验室检查发现血钙增高具有诊断性意义。心电图可见ST段缩短。X线可见软组织钙化或尿路结石。甲状旁腺亢进患者需行手术治疗，切除腺瘤或增生的腺组织，则可治愈。恶性肿瘤晚期骨转移患者给予低钙饮食，并补充水分促进钙的排泄。如血钙水平较高或出现临床症状，在治疗其原发性疾病以外还可静脉滴注生理盐水扩容使血钙稀释，增加尿钙排泄，也可利用袢利尿药（禁用噻嗪类利尿药）。如血钙下降不明显，还可口服双膦酸盐。

当血钙低于正常值时即为低钙血症，其在外科发病率高于高钙血症。常见原因：①甲状旁腺功能受损；②急性重症胰腺炎、坏死性筋膜炎；③肾衰竭；④消化道瘘；⑤维生素D代谢障碍等。临床症状与血钙降低速度、持续时间有关，具体表现叙述如下。神经肌肉系统：口周和指/趾尖麻木及针刺感，手足抽搐，腱反射亢进，Chvostek征阳性，严重时可导致喉、腕足、支气管等痉挛，癫痫发作甚至呼吸暂停；心血管系统：主要为传导阻滞等心律失常，严重时可出现心室颤动，心力衰竭时对洋地黄反应不佳；骨骼、皮肤及软组织：骨痛、病理学骨折、骨骼畸形等。根据病史及临床表现可作出初步诊断。实验室检查血钙低于2mmol/L具有诊断价值。心电图可见Q—T间期和ST段明显延长。如有临床症状可静脉注射10%葡萄糖酸钙溶液10～20ml或5%氯化钙溶液10ml，必要时8～12小时后再注射，补钙同时应积极治疗原发病。长期治疗患者可口服钙剂及维生素D取代静脉注射。血钙一般纠正到正常低值即可，若纠正到正常偏高值可能会引起高尿钙症，易发生尿路结石。

（二）体内镁的异常

人体内镁的总量为21～28g，其中约57%存在于骨中，约40%存在于软组织中，其余存在于体液中。镁对神经、肌肉的兴奋性有镇静作用，血清中镁与钙在生理作用中具有相互拮抗的关系。镁还参与机体一切需要ATP的生化反应，并可维持DNA双螺旋的稳定性，在维持机体内环境的相对稳定和维持机体的正常生理活动中起到了至关重要的作用。正常血镁浓度为0.75～1.10mmol/L。

高镁血症是指血镁高于正常值。除少数医源性因素导致镁进入人体过多外，大多是肾功能不全引起排泄减少所致。此外，恶性肿瘤骨转移、烧伤早期、广泛性外伤或外科应激反应、严重细胞外液量不足、严重酸中毒及Addison病患者等也可引起血镁增高。其临床表现与血镁升高的幅度和速度有关，临床表现为乏力、食欲缺乏、恶心、呕吐、皮肤潮红、头痛、头晕、腱反射消失及血压下降等症状。当血镁浓度明显增高时，可发生心脏传导障碍，心电图可显示P—R间期延长，QRS波增宽，T波增高和Q—T间期延长。晚期患者可出现呼吸抑制、嗜睡、昏迷甚至心搏骤停。高镁血症治疗原则：对症处理，降低血镁浓度及治疗基础疾病。首先停用一切含镁的药物。临床上可使用10%葡萄糖酸钙溶液10～20ml或10%氯化钙溶液5～10ml静脉缓慢输注，以拮抗镁对心脏和肌肉的抑制作用。若肾功能正常可适当补充生理盐水或葡萄糖溶液纠正脱水，增加肾小球滤过量，加速镁的排出，也可用利尿药增加镁的排泄，同时积极纠正酸中毒。若疗效不佳，可应用透析治疗。

血清镁<0.75mmol/L 即低镁血症。营养不良、长期禁食、厌食、吸收障碍综合征、高钙血症、利尿药的使用、糖尿病酮症酸中毒、长期胃肠道消化液丧失、长期静脉营养未注意补镁等都可导致低镁血症。其临床表现为厌食、恶心、呕吐、记忆力减退、易激动、神志不清、手足徐动症样运动等。严重缺镁时可有癫痫样发作。低镁血症亦可引起心律失常，心电图表现为 P—R 及 Q—T 间期延长，QRS 波增宽，ST 段下降，T 波增宽、低平或倒置，偶尔可见 U 波。镁负荷试验具有诊断价值。治疗上，需防治原发疾病，防止或排除引起低镁血症的原因。严重低镁血症出现症状时必须及时补镁，需通过静脉内缓慢注射或滴注镁盐（氯化镁或硫酸镁）补充血镁。补镁过程中需监测血镁浓度，防止出现高镁血症。对于较轻的低镁血症，也可通过肌内注射补镁。因低镁血症常伴失水、低血钾和低血钙，补镁的同时需纠正其他电解质代谢紊乱。

（三）体内磷的异常

正常人体内磷含量约 700g，其中约 85% 存在于骨骼中，约 14% 在细胞内，仅 1% 在细胞外液。正常血磷浓度为 0.96～1.62mmol/L。磷是核酸和磷脂的主要成分，组成高能磷酸键，还参与蛋白质的磷酸化，维持机体酸碱平衡，具有非常重要的作用。

血磷浓度高于 1.62mmol/L 时称高磷血症，临床上较少见，其病因包括急性肾衰竭、甲状旁腺功能低下、维生素 D 过量、细胞损伤后磷转移入血和摄入过多等。由于高磷血症常继发于低钙血症，因此患者出现的是低钙血症的一系列临床表现，还可能因异位钙化出现肾功能受损。治疗上，限制磷继续摄入，积极治疗原发病，并针对低钙血症进行治疗。如因维生素 D 中毒引起，则禁用钙剂。如出现肾衰竭，血磷明显增高，必要时可行透析治疗。

血磷低于 0.8mmol/L 称低磷血症。发病原因：甲状旁腺功能亢进症，严重烧伤或感染，静脉高营养患者大量葡萄糖和胰岛素输入使磷进入细胞内，长期服用氢氧化铝、氢氧化镁或碳酸铝一类结合剂抑制磷吸收，糖酵解或碱中毒，维生素 D 缺乏等。因低磷血症无特异性临床表现而常被忽略，其可表现为头晕、厌食、肌无力、骨痛、易发生感染等。若血磷水平过低可出现抽搐、精神错乱、昏迷，甚至因呼吸肌无力而威胁生命。低磷血症以预防为主，长期静脉补液患者常规加磷 10mmol/d，甲状旁腺功能亢进者可行手术治疗。如已出现低磷血症，积极治疗原发病的同时，可静脉内补充磷酸盐纠正。常用的磷酸盐有磷酸二氢钾及磷酸二氢钠的混合剂。若同时合并高钙血症，为防止移位性钙化形成，应减少静脉磷酸盐补给量。另外，补充磷酸盐易并发低钙血症、高钾血症及高钠血症，需严密监测电解质变化。

第 2 节 酸碱平衡失调

在物质代谢过程中，机体不断摄入酸性或碱性的食物，并产生酸性或碱性的物质，但通过体内的缓冲系统、肺和肾的调节，使体液酸碱度始终维持在正常范围内，这也为机体组织、细胞进行正常生命活动提供重要保证。人的体液酸碱度以 pH 表示，其正常范围为 7.35～7.45。但如体内的酸碱物质的增加或减少超过了机体的代偿调节能力，或机体酸碱调节机制发生障碍，破坏了体液酸碱度的相对稳定性，则会形成不同形式的酸碱失调。原发性酸碱失调可分为代谢性碱中毒、代谢性酸中毒、呼吸性碱中毒、呼吸性酸中毒 4 种。酸碱失调可单独存在，有时可同时存在两种或两种以上的原发性酸碱失调，即混合型酸碱平衡失调。如出现酸碱失衡，机体都会通过代偿机制以纠正酸碱失衡，尽量使体液恢复正常酸碱度，但实际上很难做到完全代偿。

反映酸碱平衡的常用指标：pH 和 H^+ 浓度、动脉血 CO_2 分压（$PaCO_2$）、标准碳酸氢盐（SB）和实际碳酸氢盐（AB）、缓冲碱（BB）、碱剩余（BE）和阴离子间隙（AG）。

根据 Henderson-Hasselbach 公式，正常动脉血 pH 为

$$\lg 1/[H^+]=pH=pK+\log[HCO_3^-]/[H_2CO_3]=6.1+\log[HCO_3^-]/[H_2CO_3]$$
$$=6.1+\log[HCO_3^-]/(0.03\times PaCO_2)。$$

正常人 $[HCO_3^-]$ 为 24mmol/L，$PaCO_2$ 为 40mmHg，通过计算得出 pH＝7.4。从上述公式可见，pH、HCO_3^-、$PaCO_2$ 是反映机体酸碱平衡的三大基本要素。pH 正常值为 7.35～7.45，通过 pH 可判断是否存在酸碱平衡紊乱。如 pH＞7.45 考虑碱中毒，pH＜7.35 考虑酸中毒，pH 处于正常范围时也可存在酸碱平衡紊乱，需结合临床指标进行判断。

$PaCO_2$ 反映呼吸性因素，其增减可引起呼吸性酸中毒或呼吸性碱中毒，其正常值为 35～45mmHg。若 $PaCO_2$＞45mmHg，常提示通气不足，可能存在呼吸性酸中毒或代偿后的代谢性碱中毒；$PaCO_2$＜35mmHg，常提示通气过度，可能存在呼吸性碱中毒或代偿后的代谢性酸中毒。

SB 是指全血在温度 38℃，血氧饱和度 100%，用 $PaCO_2$ 表示为 40mmHg 的标准状态下所测得的血浆 HCO_3^- 含量，正常值为 22～27mmol/L。排除了呼吸因素的干扰，SB 反映代谢性因素，其增减可引起代谢性碱中毒或代谢性酸中毒。

AB 是指在隔绝空气的条件下，实际 $PaCO_2$、体温和血氧饱和度条件下，测得 HCO_3^- 的血浆浓度，其正常值和 SB 相等。如 SB、AB 同时升高，则考虑出现代谢性碱中毒；如 SB、AB 同时降低，则考虑代谢性酸中毒；如 SB 正常，AB＞SB，考虑 CO_2 潴留及呼吸性酸中毒；如 SB 正常，AB＜SB，考虑 CO_2 排出过多及呼吸性碱中毒。

BB 是指血液中一切具有缓冲作用的负离子的总和，其正常值为 45～52mmol/L。如 BB 增高，考虑代谢性碱中毒；反之，考虑代谢性酸中毒。

BE 是指标准条件下，用酸或碱滴定全血标本至 pH 为 7.40 时所需的酸或碱的量，正常值为－3.0～＋3.0mmol/L。如 BE 负值增高考虑代谢性酸中毒，BE 正值增高则考虑代谢性碱中毒。

AG 是指血浆中未测定阴离子与未测定阳离子的差值，其正常范围是（12±2）mmol/L。AG 增高常见于磷酸盐、硫酸盐潴留，乳酸堆积，酮体过多及水杨酸中毒、甲醇中毒等，AG 降低常见于低蛋白血症。目前一般认为 AG＞16mmol/L 即为 AG 增高型代谢性酸中毒。

掌握以上反映酸碱平衡的指标，对今后临床工作中判断患者酸碱平衡具有重要指导作用。

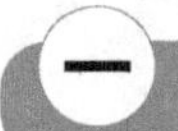

一 代谢性酸中毒

临床上最常见的酸碱平衡紊乱即代谢性酸中毒。由于酸性物质积聚或产生过多，或 HCO_3^- 丢失过多，即可引起代谢性酸中毒。根据阴离子间隙是否增高，可将酸中毒分为 AG 增高型代谢性酸中毒（血氯正常）和 AG 正常型代谢性酸中毒（血氯升高）两类。

（一）病因

AG 增高型代谢性酸中毒的主要病因：①乳酸酸中毒，见于缺氧、肝病、糖尿病等；②酮症酸中毒，见于饥饿、糖尿病、酒精中毒等；③尿毒症性酸中毒；④有机酸中毒，见于抽搐、心搏骤停等；⑤水杨酸中毒等。AG 正常型代谢性酸中毒的主要病因：①消化道碱性物质丢失过多，见于严重腹泻、肠瘘、胆瘘和胰瘘等；②肾功能不全，见于肾小管功能障碍，内生性 H^+ 不能排出体外，或 HCO_3^- 重吸收减少；③应用碳酸酐酶抑制剂；④含氯药物摄入过多等。

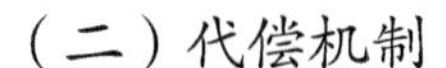

（二）代偿机制

代谢性酸中毒 HCO_3^- 减少，血浆中 H_2CO_3 相对增多。H^+ 浓度增高可刺激延髓呼吸中枢，引起呼吸加深、加快，加速 CO_2 的呼出，使 $PaCO_2$ 降低，HCO_3^-/H_2CO_3 值重新接近 20∶1，从而保持血 pH 在正常范围内。同时，肾小管上皮细胞内碳酸酐酶、谷氨酰胺酶活性增强，增加 H^+ 和 NH_3 的生成，两者结合形成 NH_4^+ 后排出，使 H^+ 排出增加。同时肾对 $NaHCO_3$ 的重吸收也增加。

（三）临床表现

轻度代谢性酸中毒可无明显症状，或症状被原发病所掩盖。重症患者最明显的表现是呼吸加深加快，呼吸肌收缩明显，有时频率可达 40～50 次 / 分，呼出气体带酮味。代谢性酸中毒主要引起心血管系统和中枢神经系统障碍。心血管系统障碍可表现为心律失常、心肌收缩力减弱和心血管系统对儿茶酚胺敏感性降低，可出现面部潮红、心率加快等症状，易发生心律不齐、肾功能不全和休克。中枢神经系统表现为疲乏、眩晕、感觉迟钝、烦躁不安、腱反射减弱或消失、嗜睡、神志不清甚至昏迷等症状，最后可因呼吸中枢和血管运动中枢麻痹而死亡。

（四）诊断

根据患者病史及临床表现，可做出初步诊断。行血气分析可明确诊断，并可了解代偿情况和酸中毒的程度。代偿期 pH 可在正常范围，但 SB、AB、BB 均降低，BE 负值增大，$PaCO_2$ 可因机体的代偿活动而降低。除外呼吸因素后，二氧化碳结合力下降也可确定酸中毒诊断并大致判断酸中毒程度。若 $pH<7.35$，则为代谢性酸中毒失代偿。

（五）治疗

预防和治疗原发病，是防治代谢性酸中毒的基本原则。由于机体具有一定的代偿能力，可通过肺部通气排出更多 CO_2，又能通过肾排 H^+，保留 HCO_3^-。只要能消除原发病，再辅以补充液体，较轻的代谢性酸中毒（血 HCO_3^- 为 16～18mmol/L）常可自行纠正。低血容量性休克伴代谢性酸中毒患者，常给予补充血容量纠正休克后，代谢性酸中毒也随之被纠正。对于这类患者不宜过早使用碱，否则可能造成代谢性碱中毒。

对中度及重度酸中毒的患者（$HCO_3^-<15$mmol/L），应在输液的同时加用适量的碱剂治疗。常用的碱剂为碳酸氢钠溶液。该溶液中的 HCO_3^- 与体液中的 H^+ 结合形成 H_2CO_3，再解离形成 H_2O 和 CO_2，CO_2 经肺排出，从而减少体内的 H^+，以纠正酸中毒。Na^+ 可提高细胞外液渗透压并增加血容量。所需补充碳酸氢钠量（5% $NaHCO_3$ 每 100ml 含 Na^+ 和 HCO_3^- 各 60mmol）可按以下公式计算：

$$所需补碱量（mmol）=（24-[HCO_3^-]）\times 体重 \times 0.4$$

根据酸中毒的严重程度，首次补给 1/2 需要量，即 5% $NaHCO_3$ 溶液的剂量为 100～250ml。在补碱后 2～4 小时复查血气分析及血电解质，明确酸中毒的纠正情况，再决定是否继续补碱。静脉输入 5% $NaHCO_3$ 溶液速度要慢，防止过快输入导致高钠血症。治疗原则：边治疗边观察，逐步纠正酸中毒。临床上除用 5% $NaHCO_3$ 溶液治疗代谢性酸中毒以外，还可使用乳酸钠溶液进行治疗，但乳酸酸中毒和肝功能受损者不宜采用。氨丁三醇也可用来治疗代谢性酸中毒，但慢性呼吸性酸中毒及肾性酸中毒禁忌使用该药。代谢性酸中毒时，部分患者存在低钙血症，但因离子化的钙增多，可能不会出现低钙血症的症状。但酸中毒纠正后，离子化的钙减少，低钙血症症状便表现出来，需及时给予补钙治疗。过快纠正代谢性酸中毒可能使 K^+ 转移至细胞内引起低钾血症，临床上也需注意。

二 代谢性碱中毒

体内 H^+ 丢失或 HCO_3^- 增多即可引起代谢性碱中毒。根据其对氯化物治疗的反应性，可将代谢性碱中毒分为对氯化物反应性代谢性碱中毒和对氯化物耐受性代谢性碱中毒。

（一）病因

引起对氯化物反应性代谢性碱中毒的病因叙述如下。①胃肠道 H^+ 丢失过多：这是外科患者发生代谢性碱中毒的最常见原因。常见于幽门梗阻、高位肠梗阻等引起的剧烈呕吐以及长期胃肠减压导致的大量酸性胃液的丢失。此时肠液中的 HCO_3^- 不能被胃液中的 H^+ 所中和，而由小肠黏膜大量吸收入血，引起血浆 HCO_3^- 浓度升高。此外，胃液中 Cl^- 的丢失使肾近曲小管的 Cl^- 减少，为维持离子平衡，代偿性地重吸收 HCO_3^- 增加，引起碱中毒。大量胃液丧失也丢失了 Na^+，机体代偿性地增加 K^+ 和 Na^+ 以及 H^+ 和 Na^+ 的交换，导致血 K^+ 和 H^+ 被排出体外，造成低钾血症和碱中毒。②利尿剂的作用：呋塞米、依他尼酸等利尿剂能抑制近曲小管对 Na^+ 和 Cl^- 的重吸收，近曲小管重吸收 Na^+ 减少，使远曲小管 Na^+ 浓度增高，Na^+ 和 H^+ 交换增加，肾小管重吸收 HCO_3^- 也相应增加。Cl^- 则以 NH_4Cl 形式经尿液排出体外，发生低氯性碱中毒。

引起对氯化物耐受性代谢性碱中毒的病因叙述如下。①盐皮质激素分泌过多：可增加肾远曲小管对 Na^+ 的重吸收，排 H^+ 和排 K^+ 增加，HCO_3^- 重吸收增加，引起代谢性碱中毒。②碱性物质摄入过多：长期服用碱性药物，可中和胃酸，则没有足够的 H^+ 来中和肠道中的 HCO_3^-，HCO_3^- 被重吸收入血而发生代谢性碱中毒。此外，输入大量碳酸氢钠和库存血医源性代谢性碱中毒。③缺钾：低钾血症时，细胞外液 K^+ 浓度降低，致细胞内 K^+ 向细胞外转移，而细胞外液的 H^+ 则向细胞内转移，从而引起细胞外碱中毒和细胞内酸中毒。同时，肾小管上皮细胞 K^+ 缺乏可导致排 H^+ 增多，H^+ 和 Na^+ 交换增加，以至于 HCO_3^- 重吸收增加，引起代谢性碱中毒。此时，患者尿液呈酸性，称反常性酸性尿。

（二）代偿机制

代谢性碱中毒患者血 H^+ 浓度下降，呼吸中枢受抑制，呼吸变浅变慢，肺泡通气量减少，CO_2 排出减少，$PaCO_2$ 增高，使 HCO_3^-/H_2CO_3 值接近 20∶1，从而保持血 pH 在正常范围内。但浅慢呼吸可引起 PaO_2 下降，当其小于 8kPa 时，反而引起呼吸中枢兴奋。肾的代偿调节具有重要的作用，肾小管上皮细胞中的碳酸酐酶和谷氨酰胺酶活性降低，引起肾小管分泌 H^+ 和 NH_3 减少，HCO_3^- 的重吸收减少，经尿排出增多，从而使血 HCO_3^- 浓度降低。代谢性碱中毒时，氧合血红蛋白解离曲线左移，使氧不易释出。因此，患者的血氧含量和血氧饱和度虽仍正常，但组织仍可发生缺氧。

（三）临床表现

一般无明显症状，或被原发疾病所掩盖，有时可有呼吸变浅变慢或精神方面的异常，如嗜睡、精神错乱、谵妄等。还可有神经肌肉应激性增高症状，如手足抽搐、面部和肢体肌肉抽动、肌反射亢进、惊厥等。代谢性碱中毒还可有低钾血症和缺水的临床表现。严重时可因脑和其他器官的代谢障碍而发生昏迷。

（四）诊断

血气分析可确定诊断及其严重程度。代偿期血 pH 可正常，但 SB、AB、BB 均增高，BE 正值增大，$PaCO_2$ 可因机体的代偿活动而增高。失代偿时血 pH 明显增高，而 $PaCO_2$ 正常。可伴有低氯血症和低钾血症。

（五）治疗

积极治疗原发疾病，去除能引起代谢性碱中毒的原因。对于低氯性碱中毒患者，可输注等

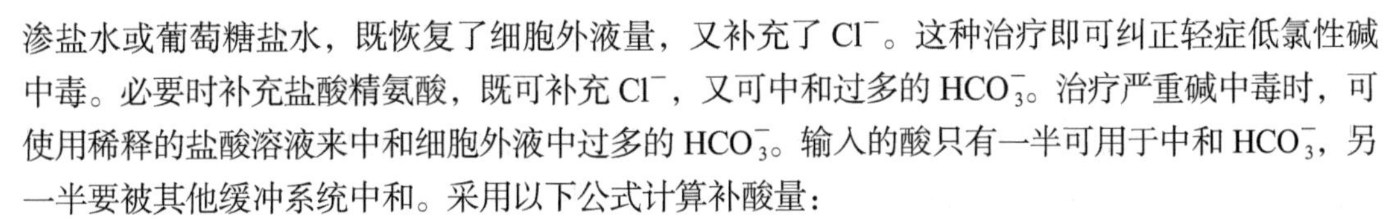

渗盐水或葡萄糖盐水，既恢复了细胞外液量，又补充了Cl^-。这种治疗即可纠正轻症低氯性碱中毒。必要时补充盐酸精氨酸，既可补充Cl^-，又可中和过多的HCO_3^-。治疗严重碱中毒时，可使用稀释的盐酸溶液来中和细胞外液中过多的HCO_3^-。输入的酸只有一半可用于中和HCO_3^-，另一半要被其他缓冲系统中和。采用以下公式计算补酸量：

$$需要补酸量（mmol）=（[HCO_3^-]-24）\times 体重 \times 0.4$$

稀释盐酸配制具体方法：将1mol/L盐酸溶于适量0.9%氯化钠溶液或5%葡萄糖溶液中制成0.1～0.2mol/L稀释盐酸溶液，经中心静脉导管缓慢滴入（25～50ml/h）。切忌将溶液经周围静脉输入，溶液一旦发生渗漏可造成周围软组织坏死。第一个24小时一般给予计算所得补酸量的一半，每4～6小时监测血气分析和电解质，根据结果调整补酸量。代谢性碱中毒多伴低钾血症，治疗过程中应注意补钾。但应注意，需在患者尿量超过40ml/h时才可补钾。盐皮质激素过多的患者应尽量少用袢利尿药或噻嗪类利尿剂，可给予碳酸酐酶抑制剂乙酰唑胺等治疗。

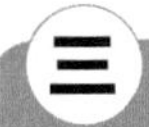

三 呼吸性酸中毒

呼吸性酸中毒是指肺泡通气或换气功能减弱，不能充分排出体内生成的CO_2，导致体内CO_2潴留，血$PaCO_2$增高，引起高碳酸血症。

（一）病因

引起呼吸性酸中毒常见病因叙述如下。①呼吸中枢抑制：如颅脑损伤、脑血管意外、全身麻醉过深、镇静剂过量等；②呼吸道堵塞：如喉头水肿、气管异物或大量分泌物等；③呼吸肌麻痹：如重症肌无力、急性脊髓灰质炎、有机磷中毒等；④胸腔疾病：如气胸、胸腔积液、严重胸腔创伤等；⑤慢性阻塞性肺疾病：如肺组织广泛纤维化、重度肺气肿等；⑥呼吸机使用不当等。

（二）代偿机制

呼吸性酸中毒时，血液中的H_2CO_3与Na_2PO_4结合，形成$NaHCO_3$和NaH_2PO_4，后者随尿排出体外，使H_2CO_3减少，HCO_3^-增多。同时，H_2CO_3解离后形成H^+和HCO_3^-，其中H^+可转入细胞，而K^+由细胞内移出，酸中毒减轻，并造成细胞外液K^+浓度升高。此外，肾小管上皮细胞中的碳酸酐酶和谷氨酰胺酶活性增高，使H^+和HCO_3^-的生成增加，H^+与Na^+交换，H^+与NH_3结合形成NH_4^+，使H^+排出增加，而HCO_3^-的重吸收增加。

（三）临床表现

呼吸性酸中毒患者早期可有胸闷、呼吸困难、焦虑不安，因换气不足而缺氧，可出现持续头痛、发绀。进一步发展可出现血压下降、精神错乱、谵妄、震颤、嗜睡、昏迷等。脑缺氧可致脑水肿、脑疝甚至呼吸骤停。与代谢性酸中毒相类似，呼吸性酸中毒也可引起心律失常、心肌收缩力减弱及对儿茶酚胺反应性降低等心血管系统障碍。

（四）诊断

可通过呼吸功能受影响病史及临床症状作出初步判断。血气分析可确定诊断，常表现为$PaCO_2$增高，AB增高，AB＞SB。急性呼吸性酸中毒时血pH明显下降，SB、BE、BB可正常或轻度升高；慢性呼吸性酸中毒时血pH下降不明显，但SB、BB增高，BE正值增大。

（五）治疗

机体对呼吸性酸中毒的代偿能力较差，且常合并缺氧，对机体危害较大，因此在积极治疗原发病的同时，还需采取积极措施改善患者通气功能。必要时需行气管插管或气管切开术，使用呼吸机以有效地改善机体通气和换气功能。应注意调整呼吸机的潮气量及呼吸频率，既可将

潴留在体内的 CO_2 排出体外，又可改善机体缺氧状态。应适当供氧但不宜单纯给高浓度氧，因高浓度氧对改善呼吸性酸中毒帮助不大，反而使呼吸中枢对缺氧刺激不敏感导致呼吸抑制增强，通气进一步下降而加重 CO_2 潴留和引起 CO_2 麻醉。引起慢性呼吸性酸中毒的疾病大多难以治愈，其治疗也较困难。一般采取控制感染、扩张小支气管、促进排痰等措施来改善换气功能，减轻酸中毒。对严重的呼吸性酸中毒患者，必须保证足够通气才能使用碱性药物如 $NaHCO_3$，因为 $NaHCO_3$ 对 H^+ 起缓冲作用后可产生 H_2CO_3，使 $PaCO_2$ 进一步增高，反而加重呼吸性酸中毒。

四 呼吸性碱中毒

呼吸性碱中毒是指由于肺泡通气过度，体内生成的 CO_2 排出过度，导致血 $PaCO_2$ 降低，引起低碳酸血症。

（一）病因

引起呼吸性碱中毒常见原因叙述如下。①低氧血症：吸入气体氧分压过低及外呼吸功能障碍，如肺炎、肺水肿等；②精神性通气过度：如癔症、忧虑等；③中枢神经系统疾病：如脑血管意外、脑炎、脑外伤等；④机体代谢过盛：如甲状腺功能亢进、高热等；⑤疼痛、创伤；⑥肝衰竭；⑦呼吸机辅助通气过度等。

（二）代偿机制

$PaCO_2$ 降低，起初可抑制呼吸中枢，导致呼吸变浅变慢，CO_2 排出量减少，血中 $PaCO_2$ 和 H_2CO_3 代偿性增高，有利于维持 HCO_3^-/H_2CO_3 的正常值。但这种代偿调节能力是有限的，因这样可导致机体缺氧。急性碱中毒时，细胞外液 H_2CO_3 降低，HCO_3^- 浓度相对增高，于是细胞内液的 H^+ 转移至细胞外，而细胞外液 K^+ 内移，代偿性调节碱中毒，但也造成细胞外液 K^+ 浓度降低。肾的代偿作用表现为肾小管上皮细胞内的碳酸酐酶和谷氨酰胺酶活性降低，致其分泌 H^+ 减少，HCO_3^- 重吸收减少，使 HCO_3^- 经尿液排出，降低血中 HCO_3^- 浓度。

（三）临床表现

多数患者可出现呼吸急促症状，还可出现头痛，眩晕，易激动，手、足和口周麻木和针刺感，肌震颤，手足抽搐。患者常有心率加快，危重患者出现急性呼吸性碱中毒常提示预后不良，有可能将发生急性呼吸窘迫综合征。

（四）诊断

根据病史和临床表现可作出初步诊断。血气分析常表现为 pH 增高，$PaCO_2$ 降低，HCO_3^- 降低，AB 降低，且 AB＜SB。急性呼吸性碱中毒时 SB、BE、BB 可在正常范围或轻度降低，而慢性呼吸性碱中毒时 SB、BB 降低，BE 负值增大。

（五）治疗

应积极治疗原发病，去除过度通气的原因。已出现呼吸性碱中毒的患者可吸入 5% CO_2 或用纸罩于患者口鼻，增加呼吸道无效腔，减少 CO_2 呼出，提高 $PaCO_2$ 和 H_2CO_3。如呼吸机使用不当引起的呼吸性碱中毒，可调整呼吸机频率及潮气量。危重患者或中枢神经系统病变所致的呼吸性碱中毒，可用药物阻断其自主呼吸，由呼吸机进行辅助呼吸。若患者出现反复抽搐，可给予补钙治疗，低钾血症者应补充钾盐，缺氧症状明显者可吸氧。

五 混合型酸碱平衡紊乱

患者同时存在两种或三种单纯型酸碱平衡紊乱称混合型酸碱平衡紊乱。混合型酸碱平衡紊乱可以有不同组合方式，通常将两种酸中毒或两种碱中毒同时合并存在，使 pH 向同一方向移动称相加性酸碱平衡紊乱，而一种酸中毒与一种碱中毒同时存在，使pH向相反方向移动，则称为相消性酸碱平衡紊乱。

混合型酸碱平衡紊乱的类型包括：①相加性酸碱平衡紊乱：呼吸性酸中毒＋代谢性酸中毒、呼吸性碱中毒＋代谢性碱中毒；②相消性酸碱平衡紊乱：呼吸性酸中毒＋代谢性碱中毒、呼吸性碱中毒＋代谢性酸中毒、代谢性酸中毒＋代谢性碱中毒；③三重酸碱平衡紊乱：呼吸性酸中毒＋代谢性酸中毒＋代谢性碱中毒、呼吸性碱中毒＋代谢性酸中毒＋代谢性碱中毒。

（一）诊断

判断酸碱平衡紊乱的基本原则：以pH判断酸中毒或碱中毒；以原发因素判断是呼吸性还是代谢性；根据代偿情况判断是单纯型还是混合型酸碱平衡紊乱。遵循该基本原则，依据病史和临床表现判断酸碱平衡紊乱类型。根据血气分析结果可确定其基本的酸碱平衡紊乱类型，估计代偿程度以及判断是否存在混合型酸碱平衡紊乱。还可根据Cl^-和Na^+浓度判断是否存在缺水，如两者同时升高，说明存在缺水；两者同时降低，说明水过多。

（二）治疗

治疗原则可分解为对单一的酸碱平衡紊乱进行治疗，同时积极治疗原发病。代谢性酸碱平衡紊乱常有体液减少，补液既可以使体液量恢复，同时又可纠正酸碱失衡。相加性酸碱平衡紊乱势必加重体液H^+的改变，更需及时处理。

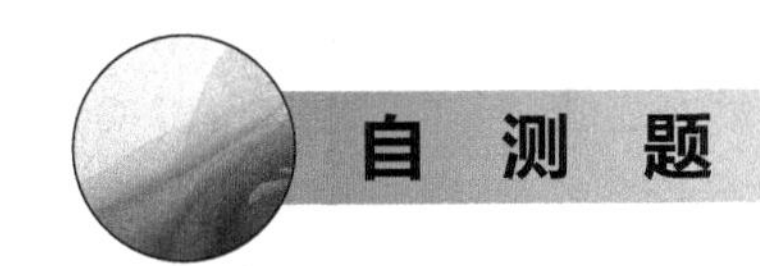

自 测 题

一、名词解释

1. 等渗性脱水
2. 反常性酸性尿
3. 代谢性酸中毒

二、选择题

A_1/A_2型题

1. 正常人血钠浓度范围是（　　）
   A. 135～145mmol/L　B. 125～135mmol/L
   C. 145～155mmol/L　D. 115～125mmol/L
2. 血浆渗透压正常范围是（　　）
   A. 170～190mmol/L　B. 270～290mmol/L
   C. 190～210mmol/L　D. 290～310mmol/L
3. 短期内胃液大量丢失首先常出现（　　）
   A. 水中毒　B. 等渗性缺水
   C. 低渗性缺水　D. 高渗性缺水
4. 高渗性缺水是指（　　）
   A. 失水小于失钠，细胞外液渗透压＞280mmol/L，血钠＞135mmol/L的脱水
   B. 失水小于失钠，细胞外液渗透压＞280mmol/L，血钠＞145mmol/L的脱水
   C. 失水大于失钠，细胞外液渗透压＞310mmol/L，血钠＞145mmol/L的脱水
   D. 失水大于失钠，细胞外液渗透压＞310mmol/L，血钠＞135mmol/L的脱水
5. 大面积肌肉挤压伤患者易出现（　　）
   A. 高钾血症　B. 高钠血症
   C. 低钾血症　D. 低钠血症
6. 高热患者大量出汗，呼吸增快，易出现（　　）
   A. 水中毒　B. 等渗性缺水
   C. 低渗性缺水　D. 高渗性缺水
7. 机体在分解代谢过程中产生最多的酸性物质是（　　）
   A. 乳酸　B. 丙酮酸
   C. 碳酸　D. 磷酸
8. 血液pH高低主要取决于血浆中的（　　）
   A. $NaHCO_3$浓度　B. $PaCO_2$
   C. BE　D. HCO_3^-/H_2CO_3值
9. 直接反映血浆HCO_3^-的指标是（　　）
   A. pH　B. AB

C. BB　　D. BE

10. 单纯型代谢性酸中毒不可能出现（　　）

A. BE负值减小　　B. BB降低

C. pH降低　　D. $PaCO_2$降低

11. 代谢性碱中毒时肾脏的主要代偿方式为（　　）

A. 泌H^+、泌NH_3及HCO_3^-重吸收减少

B. 泌H^+、泌NH_3及HCO_3^-重吸收增加

C. 泌H^+、泌NH_3减少，HCO_3^-重吸收增加

D. 泌H^+、泌NH_3增加，HCO_3^-重吸收减少

12. 急性呼吸性酸中毒时，可出现（　　）

A. AB减少　　B. SB＞AB

C. SB＝AB　　D. SB＜AB

A_3/A_4 型题

（13～15题共同题干）

患者，男性，38岁，70kg。因呕吐、腹泻伴发热、口渴、尿少6天入院。体格检查：体温38.5℃，血压112/80mmHg，汗少，皮肤黏膜干燥。实验室检查：血钠155mmol/L，血浆渗透压320mmol/L，尿比重＞1.020。

住院后立即给予静脉滴注5%葡萄糖溶液2500ml和抗生素。2天后体温及尿量恢复正常，但出现眼窝下陷、皮肤干燥、松弛、头晕、肌无力等症状。脉搏110次/分，血压70/50mmHg，血钠120mmol/L，血浆渗透压250mmol/L，尿比重＜1.010。

13. 治疗前患者存在的水电解质平衡紊乱是（　　）

A. 水中毒　　B. 等渗性缺水

C. 低渗性缺水　　D. 高渗性缺水

14. 治疗后患者存在的水电解质平衡紊乱是（　　）

A. 水中毒　　B. 等渗性缺水

C. 低渗性缺水　　D. 高渗性缺水

15. 接下来的24小时需补钠（　　）

A. 29.2g　　B. 24.7g

C. 49.4g　　D. 53.9g

（16～18题共用题干）

急性肠梗阻患者，出现频繁呕吐，导致代谢性酸中毒。

16. 患者典型症状是（　　）

A. 呼吸变浅变慢　　B. 呼吸变深变快

C. 呼吸变深变慢　　D. 呼吸变浅变快

17. 实验室检查可发现（　　）

A. 血pH＜7.35　　B. SB升高

C. AB升高　　D. BE正值增大

18. 其治疗首先选择（　　）

A. 5%葡萄糖溶液

B. 平衡盐溶液

C. 5%碳酸氢钠溶液

D. 5%葡萄糖氯化钠溶液

三、简答题

1. 简述等渗性脱水的治疗原则。
2. 静脉补钾应遵循的原则是什么？
3. 简述代谢性酸中毒的治疗原则。

（梁　勇）

第4章 输　血

第1节 输血的适应证和注意事项

输血作为一种替代性治疗，可以补充血容量、改善循环、增加携氧能力，提高血浆蛋白，增进机体免疫力和凝血功能。输血也可能导致一些不良反应甚至严重并发症。正确掌握输血的适应证，合理选用各种血液制品，有效防止输血可能出现的并发症，对保证外科治疗的成功、患者的安全有着重要意义。

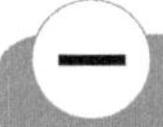

一 输血适应证

卫生部于2000年颁布的《临床输血指南》建议：Hb＞100g/L不需要输血；Hb＜70g/L可输入浓缩红细胞；Hb为70～100g/L时，应根据患者的具体情况来决定是否输血。对于可输可不输的患者应尽量不输。

1．大量失血　凡失血量低于总血容量的10%（500ml）者，可通过机体自身组织间液向血液循环的转移得到代偿，当失血量达总血容量的10%～20%（500～1000ml）时，应根据有无血容量不足的临床表现及程度，同时参考血红蛋白和血细胞比容的变化选择治疗方案。失血量超过血液总量的20%（1000ml）时，应及时输血补充血容量。补充的血量、血制品种类应根据失血的多少、速度和患者的临床表现确定。

2．凝血异常　少量多次输新鲜血液，或根据患者凝血异常的原发疾病输注相关的血液成分，可补充各种凝血因子，有助于改善凝血功能。输入新鲜冰冻血浆以预防和治疗因凝血异常所致的出血。

3．贫血或低蛋白血症　为提高贫血患者对手术创伤的耐受力，术前应结合检验结果输注浓缩红细胞纠正贫血；补充血浆或白蛋白治疗低蛋白血症。

4．重症感染　全身严重感染或脓毒症等患者，如中性粒细胞低下或抗生素治疗效果不佳时，可考虑输注浓缩粒细胞配合控制感染，但应注意输粒细胞可能引发巨细胞病毒感染、肺部合并症等副作用。

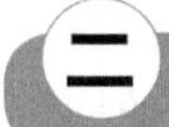

二 输血途径及速度

1．输血途径　有静脉和动脉两种途径。①静脉输血：是最常见且方便的输血途径，一般选用较大的表浅静脉，如肘正中静脉、贵要静脉或大隐静脉等；大出血急救时，应立即行静脉穿刺插管或使用加压输血器以保证快速输血，也可采用大隐静脉切开输血。小儿常经头皮静脉输血。②动脉输血：是经动脉穿刺将血液加压注入。动脉输血操作较复杂，有发生肢体缺血、动脉栓塞等危险，现已少用。

2. 输血速度 视患者情况而定。①大出血时输血速度宜快，根据血压、中心静脉压、每小时尿量等调节输血的量和速度；②成人一般 5ml/min，老年人或心脏病患者约 1ml/min，小儿约 10 滴 / 分。

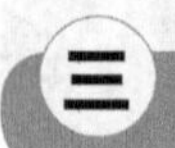

三 输血注意事项

输血前必须仔细核对患者和供血者姓名、血型和交叉配血单，并检查血袋是否渗漏，血液颜色有无异常及保存时间。输血过程中要严密观察患者有无输血反应，检查体温、脉搏、血压及尿液颜色等，发现问题及时处理。输血后仍要关注患者的病情变化，血袋应集中保留 1 天备查。除 0.9% 氯化钠溶液外，不向血液内加入任何其他药物和溶液，以免产生溶血或凝血。

第 2 节 输血的并发症

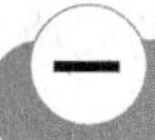

一 非溶血性发热反应

非溶血性发热反应为最常见的早期输血并发症之一，多在输血后 15 分钟至 2 小时内发生，反复输血或多次妊娠的受血者为好发人群。主要表现是畏寒、寒战、高热，体温可达 39～40℃，伴有头痛、出汗、恶心、呕吐及皮肤潮红。非溶血性发热反应主要是由致热原引起，也可能与免疫反应有关。

（一）预防

强化输血、配血过程的核查工作；严格输血的操作规程；尽量行同型输血。

（二）治疗

发热反应出现后，应首先分析可能的病因。对于症状较轻的发热反应可先减慢输血速度，病情严重者则应停止输血。畏寒与寒战时应注意保暖，出现发热时可服用阿司匹林。伴寒战者可肌内注射异丙嗪 25mg 或哌替啶 50mg。

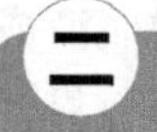

二 溶血反应

溶血反应是输血最严重的并发症，死亡率高。主要由误输 ABO 血型不合的血液引起，其次与 A 亚型不合或 Rh 及其他血型不合和红细胞破坏等有关。典型症状为患者输入 10～20ml 血型不合的血后，立即出现头痛、胸痛、寒战、高热、心前区压迫感、呼吸困难等。严重者有休克、溶血性黄疸、血红蛋白尿和急性肾衰竭等。手术中溶血反应最早的征象是血压下降和手术野不明原因的渗血。疑有溶血反应时，应立即停止输血。

（一）治疗

①抗休克：纠正低血容量性休克，输入新鲜同型血液或输浓缩血小板或凝血因子和糖皮质激素，以控制溶血性贫血；②保护肾功能：可给予 5% 碳酸氢钠 250ml，静脉滴注，使尿液碱化，防止肾小管阻塞；③若弥散性血管内凝血（DIC）明显，还应考虑肝素治疗；④必要时血浆交换治疗。

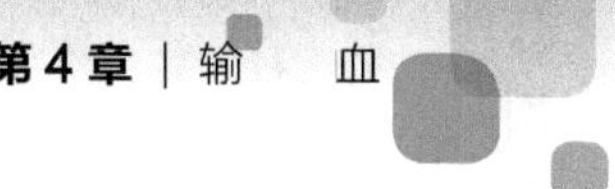

（二）预防

加强输血、配血过程中的核查工作；严格按照输血的规程操作，尽量行同型输血。

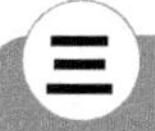

三 过敏反应

过敏反应多发生在输血数分钟后。表现为皮肤局限性或全身性瘙痒或荨麻疹，严重时出现呼吸困难或过敏性休克乃至昏迷、死亡。

（一）治疗

当患者仅表现为局限性皮肤瘙痒或荨麻疹时，不必停止输血，可口服抗组胺药物如苯海拉明 25mg，并严密观察病情发展。反应严重者应立即停止输血，皮下注射肾上腺素和（或）静脉滴注糖皮质激素。合并呼吸困难者应作气管插管或切开，以防窒息。

（二）预防

对有过敏史患者，在输血前半小时同时口服抗过敏药和静脉输注糖皮质激素；有过敏史者不宜献血；献血员在采血前 4 小时应禁食。

四 细菌污染反应

细菌污染反应的主要原因为采血、储存过程中无菌技术漏洞而致污染。患者的反应程度依细菌污染的种类、毒力大小和输入的数量而异。临床表现有烦躁、寒战、高热、呼吸困难、恶心、呕吐、腹痛，严重者可致内毒素性休克和 DIC 等。

（一）治疗

立即终止输血并将血袋内的离心血液分层，取血浆底层及细胞层物质分别行涂片染色细菌检查及细菌培养检查；采用有效的抗感染和抗休克治疗，具体措施与感染性休克的治疗相同。

（二）预防

严格无菌制度，按无菌要求采血、贮血和输血；血液在保存期内和输血前定期按规定检查，如发现颜色改变、透明度变浊或产气增多等任何有受污染的可能时，不得使用。

五 循环超负荷

输血过量或过快，可引起急性心力衰竭和肺水肿。特别是心功能低下、老年、幼儿或低蛋白血症的患者。预防措施：对心功能低下者要严格控制输血速度及输血量，严重贫血者以输浓缩红细胞为宜。治疗：立即停止输血，吸氧，使用强心剂、利尿剂除去过多的体液。

六 输血相关性肺损伤

输血相关性肺损伤是一种因输血引起的致命性肺水肿，主要表现为输血后 1～6 小时出现急性呼吸困难、严重的双侧肺水肿及低氧血症，可伴发热和低血压。其发生与年龄、性别和原发病等无关，主要原因为所输的血液成分中含抗受血者 HLA 的抗体。治疗措施包括气管插管、吸氧、机械通气等。预防措施：禁止多次妊娠供血者的血浆作为血液制品等。

七 传播疾病

肝炎、艾滋病、疟疾、回归热、梅毒等均可通过输血传播。其中以输血后肝炎和疟疾多见。预防措施：严格掌握输血适应证；对供血者进行严格体检；血液制品生产过程中有效灭活微生物；采用自体输血等。

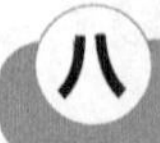

八 免疫抑制

输血可使受血者的非特异免疫功能下降和抗原特异性免疫抑制，增加术后感染率，并可促进肿瘤生长、转移及复发，降低5年存活率。输血所致的免疫抑制同输血的量和成分有一定的关系。≤3个单位的红细胞成分血对肿瘤复发影响较小，而输注异体全血或大量红细胞液则影响较大。

第3节 自体输血、成分输血和血浆增量剂

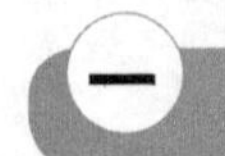

一 自体输血

自体输血是指收集患者自身的血液，在需要时再回输给患者本人。主要优点：节约血源；减少输血反应和疾病的传播；无须验血型和做交叉配血试验；适用于血型特殊和血源困难者。目前外科自体输血有3种常用方法。

1. 预存式自体输血 指手术前采集患者血液预存备用。择期手术患者，术前一般状态良好，无感染征象，血细胞比容≥0.30，且术中预计需血量较大者可用此法。根据需要从择期手术前的1个月开始采血，每3～4天采一次血，每次可采300～400ml，直至术前3天为止。预存自体血者必须每日补充铁剂、维生素C、叶酸和采用营养支持。

2. 回收式自体输血 指回收创伤后体腔内积血或手术过程中的失血，经抗凝、过滤后再回输给患者。主要适用于外伤性脾破裂、异位妊娠等引起的腹腔大出血；大血管、心内直视手术及门静脉高压症等手术时的失血回输和术后6小时内所引流血液的回输等。

3. 稀释式自体输血 指麻醉前从患者一侧静脉采血，同时从另一侧静脉补给采血量3～4倍的电解质溶液、血浆增量剂等以维持患者的血容量，使血液处于稀释状态，以减少手术时血液的丢失。当术中失血量达到300ml时，可开始回输自体血液。

自体输血的禁忌证：血液已被胃肠道或尿液污染；血液可能受肿瘤细胞污染；肝、肾功能不全或有严重贫血患者；脓毒症或菌血症患者；胸、腹腔开放性损伤超过4小时或血液在体腔存留过久者。

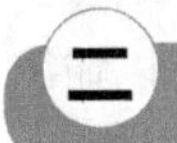

二 血液成分制品

血液成分制品是血液经过制备，分离出的浓度较高的单一血液成分，可用于成分输血。常用血液成分制品有血细胞成分（包括红细胞、白细胞、血小板）、血浆成分和血浆蛋白成分3类。

1. 血细胞成分

（1）红细胞制品：经不同加工可制得浓缩红细胞、洗涤红细胞、冰冻红细胞等制品，临床以浓缩红细胞最为常用。

（2）白细胞制品：主要有浓缩白细胞，但因并发症较多临床已少用。

（3）血小板制品：血小板的制备有机器单采法与手工法，前者通过机器对单一献血者进行连续收集多单位血小板，后者是对单一献血者一次所献全血分离制备获得的血小板。血小板制品用于治疗血小板减少症和（或）血小板功能障碍的患者，成人输注2袋血小板1小时后血小板数量至少可增加5×10^9/L。

2. 血浆成分 是将全血分离出血细胞后得到的液体部分，包括新鲜冰冻血浆、冰冻血浆和

冷沉淀3种。新鲜冰冻血浆是全血采集后6小时内分离并立即置于20～30℃的血浆中；冰冻血浆是新鲜冰冻血浆4℃下融解时除去冷沉淀成分后冻存的上清血浆制品；冷沉淀是新鲜冰冻血浆融解时不融的沉淀物。

3．血浆蛋白成分　包括白蛋白制剂、免疫球蛋白及浓缩凝血因子。

（1）白蛋白制剂：有5%、20%和25% 3种浓度。常用者为20%的浓缩白蛋白液，可在室温下保存，体积小，便于携带与运输。当稀释成5%溶液应用时不但能提高血浆蛋白水平，且可用来补充血容量，效果与血浆相当；如直接应用时尚有脱水作用，适用于治疗营养不良性水肿，肝硬化或其他原因所致的低蛋白血症。

（2）免疫球蛋白：包括正常人免疫球蛋白（肌内注射用）、静脉注射免疫球蛋白和针对各种疾病的免疫球蛋白（抗乙肝、抗破伤风及抗牛痘等）。肌内注射免疫球蛋白多用于预防病毒性肝炎等传染病，静脉注射丙种球蛋白用于低球蛋白血症引起的重症感染。

（3）浓缩凝血因子：包括抗血友病因子（AHF）、凝血酶原复合物（Ⅸ因子复合物）、Ⅺ因子及Ⅰ因子复合物、抗凝血酶Ⅲ（anti-thrombin Ⅲ，AT-Ⅲ）和纤维蛋白原制剂等。用于治疗血友病及各种凝血因子缺乏症。

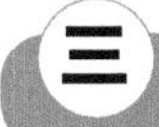

三　血浆代用品

血浆代用品又称血浆增量剂，是天然或人工合成的高分子物质制成的胶体溶液，可代替血浆扩充血容量。因其分子量和胶体渗透压与血浆蛋白近似，因此能在循环中长时间保持适当的浓度；一般不在体内蓄积；极少导致红细胞聚集、凝血障碍及切口出血等不良反应；而且产品本身也无抗原性和致敏性。临床常用的血浆代用品有右旋糖酐、羟乙基淀粉和明胶制剂。

1．右旋糖酐　中分子量（平均75 000）右旋糖酐渗透压较高，具有良好的扩充血容量作用，能在体内维持6～12小时，临床上多用于治疗低血容量性休克。低分子量（平均40 000）右旋糖酐增加血容量的作用时间短，仅维持约1.5小时，具有降低血液黏稠度、改善微循环的作用。由于右旋糖酐可致出血倾向且不含凝血因子，24小时用量不宜超过1500ml。

2．羟乙基淀粉　由玉米淀粉制成的血浆代用品。可以扩充血浆容量，且维持时间长（24小时尚有60%），常用于低血容量休克的治疗和手术中扩容。临床常用6%羟乙基淀粉代血浆，其中电解质的组成与血浆相近，并含有HCO_3^-，具有扩容、补充电解质及提供碱储备的多项作用，每日输入最大量不超过2000ml。

3．明胶制剂　是各种明胶与电解质组合的血浆代用品。含4%琥珀酰明胶的血浆增量剂，其胶体渗透压可达46.5mmHg，能有效增加血浆容量、防止组织水肿，有利于静脉回流，并改善心搏量和外周组织灌注。又因其黏稠度与血浆近似，故有稀释血液、改善微循环、加快血液流速的效果。

自　测　题

一、名词解释

1．自体输血

2．成分输血

二、选择题

A_1/A_2 型题

1．关于急性失血输血的叙述合理的是（　　）

A. 失血量达到总血容量的20%，输浓缩红细胞及全血

B. 失血量达到总血容量的35%，只输浓缩红细胞

C. 失血量达到总血容量的15%，输浓缩红细胞

D. 失血量低于总血容量的20%，可考虑不输血

E. 失血量达到总血容量的55%，只输浓缩红细胞及全血

2. 有关输血过程中的注意事项叙述错误的是（　　）

A. 新生儿输血时要注意预热

B. 可以在血中加入抗生素

C. 输血前后用生理盐水冲洗输血管道

D. 输血后血袋要保留2小时

E. 输血前注意仔细核对

3. 自身输血的术中失血回输一般不超过（　　）

A. 2000ml　　B. 3000ml

C. 4000ml　　D. 2500ml

E. 1500ml

4. 大量出血出现HCT下降时，失血量超过（　　）

A. 20%　　B. 15%

C. 30%　　D. 25%

E. 40%

5. 原则上，不输全血时，失血量低于全身血量的（　　）

A. 20%　　B. 15%

C. 30%　　D. 25%

E. 40%

6. 从200ml全血分离的1单位浓缩红细胞可将70kg成年人的HCT提高（　　）

A. 2%～3%　　B. 1%～2%

C. 3%～4%　　D. 4%～5%

E. 0.5%～1%

7. 如用CPD和ACD抗凝，血液保存时间为（　　）

A. 21天　　B. 35天

C. 60天　　D. 28天

E. 30天

8. 下列溶液中不是血浆增量剂的是（　　）

A. 6%右旋糖酐等渗盐溶液

B. 中分子右旋糖酐

C. 羟乙基淀粉

D. 林格液

E. 明胶代血浆

9. 最严重的早期输血并发症是（　　）

A. 溶血反应　　B. 发热反应

C. 过敏反应　　D. 循环超负荷

E. 细菌污染反应

10. 老年人输血速度一般为（　　）

A. 1ml/min　　B. 5ml/min

C. 10滴/分　　D. 20滴/分

E. 5滴/分

三、简答题

1. 简要分析溶血反应的处理原则。

2. 如何减少输血不良反应的发生概率。

（周毕军）

第5章 外科休克

第1节 概 述

休克是指机体遭受强烈的致病因素侵袭后，致使有效循环血量锐减、组织灌流不足、细胞代谢紊乱及继发器官功能障碍的综合征。主要特点：重要脏器组织中的微循环灌流不足，代谢紊乱和全身各系统的功能障碍。其主要临床表现为意识障碍、面色苍白、四肢湿冷、脉搏加快、血压下降、呼吸浅速、尿量减少等。

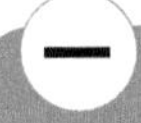

一 分类

休克的分类方法众多，按休克病因可分为心源性休克、感染性休克、低血容量性休克、过敏性休克和神经性休克5类；按休克发生的始动环节可分为低血容量性休克、血管源性休克（可见于过敏、感染及强烈的神经刺激等）和心源性休克3类；按血流动力学可分为高排低阻型休克和低排高阻型休克。外科以低血容量性休克和感染性休克较常见。

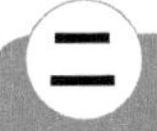

二 病理生理

导致休克的原因很多，发病机制亦不尽相同，但当休克发展到一定阶段时，均存在着有效循环血容量减少、组织灌注不足及大量炎症介质产生等病理生理改变。

1. 有效循环血量锐减　机体良好的微循环与维持正常循环功能3个基本要素密切相关，即充足的血容量、有效的心排血量和正常的周围血管张力。有效循环血量，是指单位时间内通过心血管系统进行循环的血量，不包括储存于肝、脾和淋巴窦或停滞在毛细血管中的血量。无论哪个因素发生改变并超出机体的代偿能力，都可导致有效循环血量减少而发生休克。

2. 微循环改变　休克发生过程中微循环变化可分为3个阶段，即微循环收缩期、微循环扩张期和微循环衰竭期。

（1）微循环收缩期：在休克早期，由于有效循环血量显著减少，激发机体产生一系列代偿性调节的应激反应，包括主动脉弓和颈动脉窦压力感受器产生的加压反射，交感-肾上腺轴兴奋等环节。由于儿茶酚胺、肾素-血管紧张素分泌增加，引起心率加快、心排血量增加以维持循环相对稳定。但是由于小血管的收缩，特别是毛细血管前括约肌的收缩，使真毛细血管网中的血流量大为减少，因而全身多数组织处于缺血、缺氧的状态。此时组织缺氧尚不严重，若能及时去除病因积极复苏，休克状态常能逆转。

（2）微循环扩张期：在休克中期，一方面由于组织灌注持续减少，细胞缺氧严重，无氧代谢产物增多，引起代谢性酸中毒；另一方面又因缺氧刺激组织中的肥大细胞释放组胺类血管活性物质等因素，这些物质可直接引起毛细血管前括约肌舒张，出现微循环内血液滞留、毛细血管网内静水压升高、通透性增强，导致血容量减少更为显著，组织缺氧也更加严重。

（3）微循环衰竭期：在休克后期，病情呈不可逆性。微循环内血流速度缓慢、血液黏稠度增加，血小板黏附凝集并在毛细血管内形成微血栓，严重者可发生DIC。此期临床上可出现多器官或系统功能衰竭，使休克的纠正更加困难。

3. 细胞损害和代谢改变　休克过程中细胞因缺氧而引起代谢障碍。首先就是能量代谢异常，由于组织灌注不足和细胞缺氧，无氧糖酵解增加，机体肝糖原消耗和肝细胞功能降低，血糖也随之降低。其次为细胞代谢异常，由于组织缺氧导致ATP产生不足，乳酸生成过多。继而内质网和线粒体肿胀，溶酶体膜损伤，引起细胞自身消化与破坏，最终导致器官功能障碍。再次是蛋白质代谢障碍，主要是骨骼肌蛋白质分解加速，而ATP不足又可影响内质网功能，使蛋白质合成减少，机体免疫力降低。最后是出现酸碱失衡，细胞缺氧代谢时产生的大量乳酸和丙酮酸引起酸中毒。

4. 重要脏器继发性损害　休克时小动脉痉挛、微循环障碍、DIC的形成等，使器官的部分组织因严重的缺血、缺氧而发生细胞的变性、坏死，从而导致脏器的功能障碍甚至衰竭。由于机体内各脏器相关，一个重要器官发生衰竭以后，其他器官可受其影响，甚至相继发生功能障碍。

（1）肾：休克时因血压下降和肾血管痉挛，使肾血流量减少，肾小球滤过率降低，尿量减少，肾常是最先受损的器官。肾内血流发生再分布，肾皮质外层的血流量锐减，肾小管上皮变性坏死，可发生急性肾衰竭。

（2）心：休克时由于缺氧、酸中毒、高钾血症和胰腺产生的心肌抑制因子，尤其是失代偿期舒张压下降、冠状动脉血液灌流量不足等都可造成心肌损害，出现心力衰竭。

（3）肺：休克时由于肺内动-静脉短路大量开放，肺动脉分支血流未经肺泡氧合作用即由短路流向左心，使呼吸成为无效运动。同时，因发生肺水肿、肺不张、肺实变、肺泡内透明膜形成等病变，血气交换功能障碍，出现进行性动脉血氧分压降低和呼吸困难，甚至导致呼吸窘迫综合征的发生。

5. 介质的作用　休克的发生发展过程中，介质或体液因子可通过影响血管舒缩，改变组织灌注，导致细胞聚集及血管内凝血，而引发微循环障碍。如血栓素A_2具有强烈促凝和收缩血管作用；过氧化物、补体5a、血栓素A_2、白细胞三烯B_4对细胞膜结构，过氧化物对细胞壁、蛋白质、核酸等有直接破坏作用，由此加剧了休克引发的细胞损伤乃至多器官功能不全或衰竭。

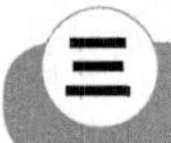

三 临床表现与诊断

休克的临床表现可分为两个阶段，即休克代偿期和休克抑制期。

1. 休克代偿期　在休克早期，机体处于代偿阶段，中枢神经系统兴奋性提高，交感肾上腺轴兴奋，患者主要表现为神情紧张、焦躁不安、面色苍白、四肢厥冷，呼吸、心率加快，脉压缩小，尿量正常或减少等。

2. 休克抑制期　患者主要表现为神情淡漠、反应迟钝，甚至意识模糊以至昏迷；皮肤湿冷、口唇肢端发绀、脉搏细速、血压进行性下降。严重时，全身皮肤、黏膜明显发绀，脉搏触摸不清、血压检测不到，少尿甚至无尿。若出现进行性呼吸困难、烦躁、发绀，给予一般的吸氧不能改善呼吸状态，应考虑已发生急性呼吸窘迫综合征。

不同类型休克的症状和体征都不尽相同，典型休克的诊断一般不难。其诊断要点主要有患者神志淡漠、反应迟钝、面色苍白、四肢厥冷、皮肤黏膜发绀、外周静脉塌陷，收缩压＜90mmHg、脉压＜20mmHg，脉搏细速（＞100次/分），尿量＜25ml/h。休克不同分期和程度的临床表现，见表5-1。

表5-1　休克不同分期和程度的临床表现

休克分期	程度	临床表现								失血量估计（成人低血容量性休克）
		神志	脉搏	血压	口渴	皮肤黏膜		尿量	周围循环情况	
						色泽	温度			
代偿期	轻度	神志清楚，精神紧张，伴痛苦的表情	100次/分以下，有力	收缩压正常或稍升高，舒张压增高，脉压缩小	口渴	开始苍白	正常发凉	正常	正常	20%以下（800ml以下）
抑制期	中度	神志尚清楚，表情淡漠		收缩压70～90mmHg，脉压小	很口渴	苍白	发冷	尿少	表浅静脉塌陷，毛细血管充盈迟缓	20%～40%（800～1600ml）
	重度	意识模糊甚至昏迷	脉速而细弱，或摸不清	收缩压在70mmHg以下或测不到	非常口渴，可无主诉	显著苍白，肢端青紫	冰冷，肢端更明显	尿少或无尿	毛细血管充盈非常迟缓，表浅静脉塌陷	40%以上（1600ml以上）

四　休克的监测

1．一般监测

（1）意识状态：是反映休克的一项敏感指标，可反映脑组织血液灌流情况。休克早期，轻度脑缺氧时，患者出现烦躁不安。随着休克的加重，脑组织缺氧持续存在，患者开始出现神情淡漠或意识模糊甚至昏迷。

（2）脉率和血压：一般认为，收缩压＜90mmHg、脉压＜20mmHg是休克存在的表现。脉率增快往往早于血压的降低，是休克早期的重要诊断指标之一。休克代偿期因心率加快和外周动脉收缩，收缩压可正常甚至稍升高，舒张压升高而脉压缩小。休克抑制期，血压进行性下降，甚至无法监测，脉压更小。

（3）呼吸：休克早期，患者常因机体缺氧而出现呼吸急促；若存在代谢性酸中毒，呼吸深而快；随着休克加重，呼吸微弱。

（4）皮肤的色泽及温度：休克时患者常出现面色苍白，皮温降低，出冷汗等。若皮肤、口唇发绀，甲下毛细血管充盈和浅静脉充盈时间延长等，常提示微循环血液淤滞；严重者可发生DIC；若皮肤由苍白、发绀转为红润，四肢湿冷转为温暖干燥，提示休克好转。

（5）尿量：是反映肾血流灌注情况的常用指标。如尿量＜20ml/h，比重低且恒定在1.010左右，常提示急性肾衰竭。若尿量＞40ml/h，则表明肾血液灌流改善，是休克好转的一个重要指标。

2. 特殊监测

（1）中心静脉压（CVP）：是指近右心房的胸腔段上、下腔静脉的压力，中心静脉压的变化是监测休克的一项灵敏指标，正常值为 5～10cmH_2O。CVP＜5cmH_2O，提示血容量不足；CVP＞15cmH_2O，提示心功能不全或静脉血管床收缩。

（2）心指数（CI）与心排血量（CO）：CO 和 CI 的监测对判断中、重度休克患者的血流动力学分型及抢救治疗有很大的帮助。CI 是单位体表面积的心排血量，正常值为 2.5～3.5L/（min · m^2）。CO 是每搏量与心率的乘积，用 Swan-Ganz 导管由热稀释法测出，成人 CO 正常值为 4～6L/min。

（3）肺毛细血管楔压（PCWP）：肺动脉压（PAP）和 PCWP 可反映肺静脉、左心房和左心室的压力。PCWP 正常值为 6～15mmHg；PAP 正常值为 10～22mmHg，与左心房内压接近。PCWP 低于正常值反映血容量不足（较 CVP 敏感）；PCWP 增高反映左心房压力增高，如肺水肿等。

（4）动脉血气分析：常用指标包括动脉血氧分压、二氧化碳分压和动脉血酸碱度等。动脉血氧分压（PaO_2）的正常值为 80～100mmHg，而二氧化碳分压（$PaCO_2$）的正常值则为 36～44mmHg。休克时可因缺氧而表现为通气过度，$PaCO_2$ 可以有所降低。若在通气良好的情况下，$PaCO_2$ 反而呈现增高，则表示有肺功能不全。动脉血酸碱度（pH）正常值为 7.35～7.45，反映机体总体的酸碱平衡状态。pH 的改变可反映体内酸碱代谢的情况，休克患者代谢性酸中毒比较常见。

（5）动脉血乳酸盐测定：正常值为 1～1.5mmol/L。休克时无氧代谢必然导致高乳酸血症的发生，监测其变化有助于估计休克程度及预后。乳酸盐值越高，预后越差，若超过 8mmol/L，几乎无生存可能。

（6）DIC 的检测：对于有出血倾向的患者，需要测定血小板、凝血因子及纤溶活性等指标。

（7）胃黏膜内 pH 监测：胃黏膜内 pH 正常范围为 0.9～1.8，能反映组织局部的灌注和供氧情况。

五 治疗

1. 治疗原则　去除病因，对症治疗，密切监护，抓住主要矛盾，争分夺秒抢救。恢复有效循环血量，保证充足的组织灌注及氧合是休克治疗的主要目标。在恢复血流动力学稳定的同时，应尽早去除休克的病因并积极防治并发症。

2. 紧急处理　首先处理引起休克的原发病灶，休克患者急救时可采取头部和躯干部抬高 20°～30°、下肢抬高 15°～20° 的体位。及早建立静脉通路，并以药物维持血压。早期给予吸氧，注意保温，酌情给予镇静剂或镇痛剂。

3. 恢复有效循环血量　是治疗休克的重要环节。休克时存在血容量不足，恢复有效循环血量是纠正休克引起的组织低灌注和缺氧的关键。临床实施静脉补液时应结合患者具体情况选择输液的剂量、成分和输注速度，应以休克的类型、程度、时间、尿量和 CVP 变化作为依据。

4. 纠正酸碱失衡　一般中度以上休克，由于持续缺血缺氧，致使糖、脂肪及蛋白分解代谢亢进，大量酸性代谢产物堆积而发生代谢性酸中毒。合并呼吸衰竭者，也可因呼吸抑制，CO_2 潴留出现呼吸性酸中毒，应根据病情合理纠正。

5. 药物应用　一般来说，经采用消除病因、补充血容量等抗休克措施之后血压仍不回升，则可使用血管活性药物，以调节血管舒缩功能，改善微循环的血液灌流。合理使用血管活性药

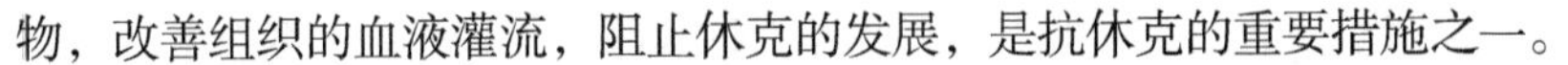

物，改善组织的血液灌流，阻止休克的发展，是抗休克的重要措施之一。

（1）血管收缩剂：常用于外科休克的血管收缩药有间羟胺、去甲肾上腺素和多巴胺等。去甲肾上腺素以兴奋 α 受体为主，收缩血管和升压作用很强；间羟胺（阿拉明）是临床最常用的升压药物；多巴胺是外科休克最常用的血管活性药。它可作用于 α 和 $β_1$ 受体及多巴胺受体，不同的剂量所起的效应有所不同。临床可以联合应用两种血管活性药，取长补短。

（2）血管扩张剂：外科常用的血管扩张药有硝普钠、硝酸甘油、酚妥拉明、抗胆碱能药物等，它们的药理作用各异。硝普钠主要作用于血管平滑肌，使周围血管阻力和肺动脉楔压降低；酚妥拉明为受体阻滞剂，可使周围阻力降低和心搏增强；硝酸甘油则主要使肺动脉楔压降低；山莨菪碱为胆碱能受体阻滞剂，其血管扩张作用不如前三者，但作用时间稍长，可使心率加快。

（3）强心药：包括兴奋 α、β 肾上腺素能受体兼有强心功能的药物，如多巴胺和多巴酚丁胺等，其他还有强心苷如毛花苷丙（西地兰），可增强心肌收缩力，减慢心率。强心剂可防治快速补液时可能发生的心力衰竭和肺水肿，但应注意控制用量，以防洋地黄中毒。

6. 治疗 DIC　对诊断明确的 DIC，可用肝素抗凝，肝素 0.5～1.0mg（50～100μg）/kg，加入 5% 葡萄糖溶液 250ml 中静脉滴注，每 6 小时 1 次，如凝血时间（试管法）超过 30 分钟则须停药。有时还使用抗纤溶药如氨甲苯酸、氨基已酸，抗血小板黏附和聚集的阿司匹林、双嘧达莫等。

7. 激素的应用　皮质类固醇可用于感染性休克和其他较严重的休克。其作用主要包括扩张血管、增加心排血量、改善微循环、保护细胞膜、中和内毒素等。

8. 其他　休克晚期或重度、极重度休克多有 1 个或 2 个以上器官功能不全或衰竭，救治困难，故应早期加以防治并加强对症支持治疗。休克治疗中还可采用中西医结合疗法，利用中医辨证施治以加强临床治疗效果。

第 2 节　低血容量性休克

低血容量性休克常因大量失血、失液等导致有效循环量减少而引起，临床包括失血性休克和损伤性休克。由脏器出血或大血管损伤造成血容量丢失而引起的休克称为失血性休克；若因各种严重创伤或大手术后同时具有失血及血浆丢失而发生的休克称为损伤性休克。低血容量休克是外科最为常见的一种休克类型。

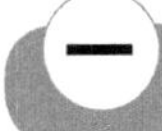

一　失血性休克

失血、失液后血容量不足是休克发生的始动因素，失血性休克在外科较为常见。主要是由于有效血容量减少和心搏出量降低，机体代偿能力受限，病情的发展与出血或体液丢失的量及速度密切相关。

1. 病因　多见于大血管损伤、上消化道大出血、腹部损伤所致肝脾破裂、肝癌破裂、异位妊娠破裂出血等；大面积烧伤引起大量血浆渗出，肠道梗阻性疾病引起大量消化液丢失等也是导致低血容量性休克的又一常见因素。

2. 治疗　主要包括积极处理原发病和补充血容量两个方面。注意要两方面同时进行，以免病情继续发展引起器官损害。

（1）病因治疗：①失血性休克。创伤性出血根据出血的部位可采用局部包扎止血、压迫止血、结扎或手术止血等；上消化道出血大多可以用止血药、垂体后叶素、三腔二囊管（对食管胃底静脉曲张）或者内镜局部处理，缓解出血；严重者需要紧急手术止血，应一边快速扩容、一边施行创伤较轻的手术处理。②失液性休克。常见的病因有大面积烧伤、急性胰腺炎、急性肠梗阻等，不同因素引起的体液丢失治疗上需要区别对待。

（2）补充血容量：失血性休克可根据休克指数协助判断失血量，首先补充 2～3 倍于失血量的平衡液，然后补充适量血液，维持血细胞比容在 30% 左右。

此外还要根据血流动力学指标，如 CVP、P、BP、PCWP 的变化，每小时尿量及周围微循环情况来调节输液、输血的量及速度。临床上常以血压结合中心静脉压的测定来指导补液，见表 5-2。

表 5-2 中心静脉压、血压与临床补液

中心静脉压	血压	原因	处理原则
高	低	心功能不全或血容量相对过多	强心药物，纠正酸中毒，扩张血管
高	正常	容量血管过度收缩	扩张血管
低	低	血容量严重不足	充分补液
低	正常	血容量不足	适当补液
低	正常	心功能不全或血容量不足	补液实验

二 创伤性休克

创伤性休克多见于严重外伤，如大面积挤压伤、复杂性骨折、大手术等，引起血液或血浆丧失、炎性肿胀和体液渗出，导致低血容量。一方面，应激刺激机体内释放血管活性物质增加，引起微血管扩张和通透性增强，致有效循环血量进一步减少；另一方面，创伤能够刺激神经系统，引起疼痛和神经内分泌系统反应，影响心功能。部分创伤如胸部可直接影响心、肺，颅脑损伤有时可使血压下降等。所以损伤性休克的病情往往比较复杂。

创伤性休克也属于低血容量性休克，且病情变化比较复杂，在有效扩充血容量的同时，及时完善必要的检查，准确判断伤情，以制订全面、合理的治疗方案。创伤后疼痛刺激严重者需适当给予镇痛镇静剂；妥善临时固定（制动）受伤部位；对危及生命的创伤如开放性或张力性气胸、连枷胸等，应作必要的紧急处理。手术和较复杂的其他处理，一般应在血压稳定后或初步回升后进行。创伤或大手术继发休克后，还应使用抗生素，避免继发感染。

第 3 节 感染性休克

感染性休克是外科较为常见的另一种休克类型，多为脓毒症引起的低血压状态，又称为脓毒性休克。外科感染性休克多见于大面积烧伤、化脓性胆管炎、重症胰腺炎、绞窄性肠梗阻等。相对而言，革兰氏阴性菌更易引发休克，培养证实的革兰氏阴性菌菌血症约 50% 发展为休克，而革兰氏阳性菌菌血症约 25% 发展为休克。

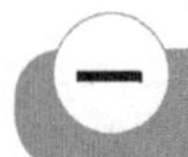

一 临床分型

感染性休克的血流动力学改变有高动力型和低动力型两种（表 5-3）。高动力型即高排低阻型休克，表现为外周血管扩张、循环阻力降低，心排血量正常或稍增高，皮肤温暖干燥，又称暖休克。低动力型即低排高阻型休克，表现为外周血管收缩，微循环淤滞，大量毛细血管渗出致血容量和心排血量减少，皮肤湿冷，又称冷休克，临床相对较多见。

表 5-3　感染性休克的血流动力学分型

临床表现	低排高阻型休克	高排低阻型休克
神志	烦躁，淡漠，嗜睡或昏迷	清醒
皮肤色泽	苍白，发绀或花斑样发绀	淡红或潮红
皮肤温度	湿冷或冷汗	温暖、干燥
毛细血管充盈时间	延长	1～2 秒
脉搏	细速	较慢、有力
脉压（mmHg）	<30	>30
尿量（ml/h）	<25	>30

外科感染性休克患者常表现为原发感染的症状、体征，白细胞增高；并伴有寒战、高热，脉细速，神志障碍（烦躁不安、表情淡漠、嗜睡、昏迷），面色苍白，皮肤发绀、湿冷，少尿或无尿，血压下降等；如并发 DIC 则有出血倾向，以及多器官功能障碍或衰竭。

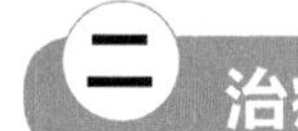

二　治疗

1．补充血容量　感染性休克早期需要一边补充血容量一边抗感染，补充血容量首先以输注平衡盐溶液为主，配合适当的胶体液、血浆或全血。感染性休克患者除广泛微循环开放和血液淤滞必须超过正常量补液外，还要考虑感染性渗出、呕吐、肠麻痹、肠内液体增多，以及高热出汗、不能进食等因素导致体液的额外丢失，也包括电解质的丧失。

2．控制感染

（1）药物的合理运用：感染性休克患者应尽早做血培养或脓液、渗出物送培养，按照体外药敏结果选择敏感抗生素，可改善预后。病原菌未确定时，可依据感染部位及可能的致病菌经验性选用抗生素，或选择广谱抗生素；对消化道穿孔引起的腹腔内感染、脓肿、坏死性蜂窝织炎等，则应加用抗厌氧菌类抗生素；对链球菌性坏死性筋膜炎、葡萄球菌性中毒性休克综合征采用克林霉素效果较佳；烧伤患者、加强监护病房（ICU）内的院内感染患者必须考虑耐药菌株感染的问题，抗生素的选用应根据菌属耐药的类型及抗生素敏感度来决定。

使用抗生素时，应注意休克过程中机体内药物动力学特点。休克时口服和肌内注射的药物吸收均受限，故用药途径宜为静脉用药。肾功能降低使药物从肾排出受限，较易出现药物毒性作用，所以应适当控制剂量和延长给药间隔时间。此外，还要注意抗生素的过敏反应，以及对肾、肝、骨髓、神经系统等的损害。

（2）感染病灶的处理：感染性休克的外科患者大都有明确的原发感染病灶，多数患者可能需要紧急外科处理，治疗宜采用简捷、有效、创伤较小的措施。一般首先采取抗休克措施，争取在休克好转、生命体征稳定时处理病灶，如充分引流脓液、清除坏死组织或切除病变组织。

3．强心药物　根据不同血流动力学情况选用不同药物，对冷休克应用扩血管药，暖休克则用缩血管药。包括兴奋 α 和 β 肾上腺素能受体兼有强心功能的药物，如多巴胺和多巴酚丁胺等，其他还有强心苷类药物如毛花苷丙，可增强心肌收缩力，减慢心率。

4．纠正酸碱平衡失调　感染性休克的患者，常伴有酸碱平衡失调，应及时给予纠正。一般在纠正、补充血容量的同时兼顾处理，可根据动脉血气分析结果再作调整。

5. 糖皮质激素　糖皮质激素能抑制多种炎症介质的释放和稳定溶酶体膜，缓解全身炎症反应综合征。但应用限于早期，用量宜大，可达正常用量的10～20倍，维持不宜超过48小时。否则有发生急性胃黏膜损害和免疫抑制等严重并发症的风险。

6. 其他治疗　包括营养支持，防治弥散性血管内凝血和重要脏器衰竭等。

自 测 题

一、名词解释

1. 休克
2. 中心静脉压

二、选择题

A_1/A_2 型题

1. 休克治疗的主要目的是（　　）
   A. 升高血压　B. 恢复血容量
   C. 纠正酸中毒　D. 恢复心排血量
   E. 恢复组织的血流灌注
2. 休克抑制期的病理生理改变是（　　）
   A. 微动脉及毛细血管前括约肌舒张，毛细血管后的小静脉处在收缩状态
   B. 细胞内的溶酶体破裂，造成细胞自溶
   C. 肾上腺髓质和交感神经节后纤维释放大量儿茶酚胺
   D. 细胞能量来源主要是糖酵解
   E. 毛细血管内有微血栓形成
3. 下列哪项对中心静脉压的影响较小（　　）
   A. 血容量　B. 静脉血管张力
   C. 肺动脉楔压　D. 静脉回心血量
   E. 右心室排血能力
4. 在休克监测中，哪项观察结果表示预后极差（　　）
   A. 中心静脉压低于0.49kPa
   B. 肺动脉楔压超过4.0kPa
   C. 乳酸盐浓度超过8mmol/L
   D. 动脉二氧化碳分压高于5.33kPa
   E. 血小板计数低于8.0×10^9/L
5. 诊断休克的主要依据是（　　）
   A. 低血压　B. 尿少
   C. 脉快　D. 临床表现
   E. 以上都不是

A_3/A_4 型题

（6～8题共用题干）

患者，男性，30岁。从2楼跌落致左腹部受伤，左侧第6～8肋骨骨折，脾破裂，肠破裂。入院时精神紧张，体温38.5℃，面色苍白，肢端冰冷，脉搏细数、110次/分，血压130/100mmHg，尿量减少。

6. 该患者休克状态应属于（　　）
   A. 休克前期　B. 中度休克
   C. 重度休克　D. 暖休克
   E. 冷休克
7. 目前不宜马上进行的检查是（　　）
   A. 血常规　B. 腹腔穿刺
   C. 静脉肾盂造影　D. 中心静脉压测定
   E. 测定二氧化碳结合力
8. 首先考虑的治疗措施为（　　）
   A. 静脉输注血管收缩药物
   B. 立即剖腹探查
   C. 迅速补充血容量
   D. 大量应用抗生素
   E. 静脉滴注利尿剂改善肾功能

三、简答题

1. 简述休克早期的诊断要点。
2. 简述暖休克的发生机制。

（周毕军）

第6章　麻醉与疼痛处理

第1节　概　　述

“麻醉”（anesthesia）一词的原意是感觉丧失，即指应用药物或其他方法，使患者整个机体或机体的一部分暂时失去疼痛感觉，以达到手术治疗或缓解疼痛的目的。随着基础医学、临床医学和医学生物工程等现代科学技术的综合发展，麻醉学科的理论和技术也随之发生变化。现代麻醉学已成为研究临床麻醉、重症监测治疗、急救复苏和疼痛治疗理论与技术的一门发展中的学科。麻醉学的主要内容是临床麻醉，其基本任务是消除患者手术疼痛（包括产科分娩和某些诊断、治疗操作引起的疼痛不适）；保证患者安全；为手术创造良好的条件。手术对机体的影响不仅是疼痛，还能引起各种神经反射、器官功能、内分泌及代谢等变化，甚至可危及生命。

麻醉作用的产生主要是利用麻醉药物使神经系统中某些部位受到抑制的结果。根据麻醉的作用部位及所用药物的不同，临床麻醉方法可分为：①全身麻醉（general anesthesia），麻醉药物作用于中枢神经系统（大脑），使全身都不感到疼痛，包括吸入全身麻醉和静脉全身麻醉。②局部麻醉（local anesthesia），麻醉药物作用于外周神经，使其所支配的部位感觉丧失，包括表面麻醉、局部浸润麻醉、区域阻滞麻醉和神经阻滞麻醉。③椎管内阻滞麻醉，麻醉药物作用于相应脊神经而产生的麻醉作用。从广义上讲，也属于局部麻醉，但因其操作特点、用药方法有其特异之处，故通常另行列出。根据椎管内麻醉注射麻醉药物的部位不同，分为蛛网膜下腔阻滞麻醉（又称腰麻）、硬脊膜外阻滞麻醉（含骶管阻滞麻醉）和腰麻-硬脊膜外间隙联合阻滞麻醉。④复合麻醉，又称平衡麻醉，是指采用不同药物和（或）方法配合使用施行麻醉的方法。⑤基础麻醉，麻醉前使患者进入类似睡眠状态，以利于其后的麻醉处理。

知识链接

麻醉学的发展

麻醉最早可追溯到人类历史最古老的石器时代，应用砭石、骨针或竹针来镇痛治病。《黄帝内经》已有针刺治疗头痛、牙痛、耳痛、腰痛、关节痛和胃痛的记载。华佗用酒服麻沸散，全身麻醉后进行剖腹手术。1578年李时珍在《本草纲目》中，介绍了曼陀罗花的麻醉作用。现代麻醉学开始于1846年，美国医生威廉·莫顿在麻省总医院给患者施行乙醚吸入麻醉，由著名外科医生约翰·沃伦从患者下颌部成功切除一个肿瘤。1847 年英国医生詹姆斯·辛普森为产妇施行乙醚麻醉镇痛；1853 年他给维多利亚女皇施行三氯甲烷麻醉生下王子，而使三氯甲烷麻醉在英国得到公认。1898 年奥古斯特·拜尔介绍了蛛网膜下腔阻滞麻醉。1921 年阿希礼·多格里奥叙述了硬脊膜外麻醉。1980 年以后麻醉学的特点是突出麻醉监测与麻醉安全问题。麻醉学科在不断完善和发展。

要保证患者的安全，就要掌握患者的疾病情况，熟悉手术及麻醉对患者生理功能的影响，选择恰当的麻醉方法，加强麻醉手术期间的监测与管理，最大限度地减少意外及并发症的发生。同时，麻醉还要为手术提供良好的操作条件，除了消除疼痛之外，有时需要提供适当的肌肉松弛，利于手术操作；必要时还需采取一些特殊措施以调节和控制患者的生理功能。例如，在安全范围内，应用药物或麻醉技术主动控制患者的血压在一个较低的水平，以减少术中出血或为手术创造条件，称为控制性降压；利用药物和物理方法使患者的某些部位或全身的体温适当降低，以适应手术或治疗的需要，称为低温麻醉。疼痛治疗与麻醉的关系十分密切，主要是应用各种镇痛药物或某种麻醉方法达到减轻或消除疼痛的目的，疼痛治疗已发展为麻醉学科的重要分支学科。现代麻醉学还包括麻醉仪器和监测设备的应用、人工气道的建立、急救与复苏、输液管理等内容。

第 2 节　麻醉前准备和麻醉前用药

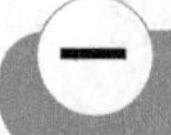

一　麻醉前病情评估

为了保障患者在麻醉手术期间的安全，增强患者对麻醉和手术的耐受能力，避免或减少围麻醉期的并发症，应认真做好麻醉前评估和准备工作。麻醉的风险性与手术大小并非完全一致，复杂的手术可使麻醉的风险性增加，而有时手术并不复杂，患者的病情和并存疾病却为麻醉带来更多的困难。为了提高麻醉的安全性，麻醉前必须访视患者，通过了解病情、全面体检、查验必需的实验室检查及特殊检查结果，对患者心、肺、肝、肾、脑等重要脏器功能作出综合判断，以确保麻醉的安全性。

（一）了解病情

应仔细阅读病历，详细了解临床诊断、病程记录及与麻醉相关的检查，有无并发症、病程长短、严重程度、有无并存病及其严重程度等。

（二）访视患者

1. 询问病史　应详细询问患者的既往病史、药物治疗史、手术麻醉史、吸烟史、药物过敏史及目前的药物治疗情况等。

2. 体格检查　要全面进行，重点检查项目包括生命体征，心、肺、呼吸道、脊柱及神经系统，有无张口困难、活动义齿，颈部活动是否受限、脊柱有无畸形，注药部位有无湿疹、感染等，注意影响麻醉操作的因素等。

（三）病情评估

根据访视和检查结果，针对病情及患者对麻醉和手术的耐受能力做出全面评估。目前多根据美国麻醉医师协会（ASA）的分级标准，将手术前的患者情况分为 6 级，对病情的判断有重要参考价值（表 6-1）。一般认为，Ⅰ～Ⅱ级患者对麻醉和手术的耐受性良好，风险性较小；Ⅲ级患者的器官功能虽然在代偿范围内，但是对麻醉和手术的耐受能力减弱，风险性较大，如术前准备充分，尚能耐受麻醉；Ⅳ级患者因器官功能代偿不全，麻醉和手术的风险性很大，即使术前准备充分，围手术期的死亡率仍很高；Ⅴ级患者为濒死状态，麻醉和手术异常危险，不宜行择期手术。围手术期的死亡率与 ASA 分级的关系密切。

表 6-1　美国麻醉师协会病情分级和围手术期死亡率

分级*	标准	死亡率（%）
Ⅰ级	体格健康，发育营养良好，各器官功能正常	0.06～0.08
Ⅱ级	除外科疾病外，有轻度并存疾病，功能代偿健全	0.27～0.40
Ⅲ级	并存病情严重，体力活动受限，但尚能应付日常活动	1.82～4.30
Ⅳ级	并存疾病严重，丧失日常活动能力，经常面临生命威胁	7.80～23.00
Ⅴ级	无论手术与否，生命难以维持 24 小时的濒死患者	9.40～50.70
Ⅵ级	确诊为脑死亡，其器官拟用于器官移植手术供体	—

注：* 急症病例在相应 ASA 分级后加注“急”或“E”，表示风险较择期手术增加。

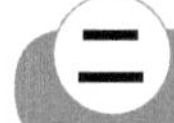

二　麻醉前准备

（一）麻醉方法的选择

根据手术种类及手术方式、患者的病情特点、麻醉设备条件及麻醉者对麻醉方法的熟悉程度等综合考虑，原则上选用既能满足手术要求又对患者生理干扰小、安全可行的麻醉方法。

（二）纠正或改善病理生理状态

对患者术前存在的疾病，如高血压、冠心病、糖尿病、严重心律失常、呼吸系统疾病等，要给予相应治疗，尽可能改善心肺功能；对已有的水、电解质紊乱及酸碱失衡、贫血、低蛋白血症、凝血功能异常等，也应予以纠正，以提高手术耐受力及麻醉安全性。术前应改善营养不良状态，一般要求血红蛋白≥80g/L，血浆蛋白≥30g/L，并纠正脱水、电解质紊乱和酸碱平衡失调。合并高血压者，应经过内科系统治疗以控制、稳定血压，最好控制在正常范围，收缩压低于 180mmHg、舒张压低于 100mmHg 较为安全。合并呼吸系统疾病者，建议术前检查肺功能、动脉血气分析或胸部 X 线；吸烟者最好停止吸烟至少 2 周，并进行呼吸功能训练。合并糖尿病者，择期手术前应控制空腹血糖不高于 8.3mmol/L，尿糖低于（＋＋），尿酮体（－）。

（三）心理方面的准备

手术是一种有创伤性的治疗方法，麻醉对患者来讲则更加陌生。因此，患者手术前难免紧张和焦虑甚至有恐惧感。这种心理状态对生理功能可有不同程度的干扰，并在整个围手术期产生明显影响。因此，在访视患者时，应以关心和鼓励的方法消除其思想顾虑和焦虑心情；耐心听取和解答患者提出的问题，以取得患者的理解、信任和合作。做好解释工作，减轻患者对麻醉和手术的焦虑与恐惧。对于过度紧张而难以自控者，应配合药物治疗。

（四）胃肠道的准备

择期手术前，患者应常规排空胃，以减少手术中、手术后因胃内容物的反流、呕吐或误吸导致窒息或吸入性肺炎的风险。成人择期手术前常规禁食12小时，禁饮4小时；婴幼儿术前禁食（奶）4～8小时，禁饮水2～3小时。急诊手术前，也应抓紧时间做必要的准备。

（五）麻醉设备、用具及药品的准备

为了使麻醉和手术能安全顺利地进行，防止任何意外事件的发生，麻醉前必须准备好麻醉所需的物品。①药品准备：包括麻醉药和急救药等；②器械准备：包括喉镜、气管导管、供氧设备、吸引器、麻醉机、监护仪等。

（六）知情同意

手术前，应向患者和（或）家属说明将采取的麻醉方式、围手术期可能发生的各种意外情况及并发症、手术前后的注意事项等，并签署麻醉知情同意书。

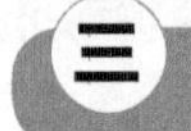

三 麻醉前用药

（一）目的

麻醉前用药的目的：①消除患者紧张、焦虑及恐惧，使其情绪稳定；增强全身麻醉药的效果，减少全麻药的副作用；对不良刺激可产生遗忘作用。②提高患者的痛阈，缓解原发疾病或麻醉前有创操作引起的疼痛。③抑制腺体分泌，减少呼吸道分泌物，防止发生误吸。④消除因手术或麻醉引起的不良反射，特别是迷走神经反射，使麻醉过程平稳。

（二）药物选择

麻醉前用药一般在麻醉前30～60分钟进行肌内注射。精神紧张者，可于手术前晚口服催眠药或安定镇静药，以消除患者的紧张情绪。常用药物有以下4类。

1. 镇静安定药　具有镇静、催眠、抗焦虑及抗惊厥作用，对局麻药的毒性反应也有一定的防治作用。常用药物：地西泮，成人口服2.5～5.0mg，静脉注射5～10mg。咪达唑仑，成人口服7.5～15.0mg，肌内注射5～10mg，静脉注射2～5mg。异丙嗪除具有较强的镇静作用外，还有抗呕吐、抗心律失常和抗组胺作用，成人肌内注射12.5～25.0mg。氟哌利多，成人2.5～5.0mg肌内注射或静脉注射。

2. 催眠药　主要为巴比妥类，具有镇静、催眠和抗惊厥作用。多用于预防局麻药的毒性反应，成人常用药物有苯巴比妥，0.1～0.2g肌内注射。

3. 镇痛药　具有镇痛及镇静作用，能提高痛阈，增强麻醉效果；椎管内麻醉时作为辅助用药，能减轻内脏牵拉反应。常用药物：吗啡，成人5～10mg，肌内注射；哌替啶，成人25～100mg，肌内注射。

4. 抗胆碱药　能阻断M胆碱能受体，抑制多种腺体分泌而减少呼吸道及口腔分泌物，抑制多种平滑肌，抑制迷走神经反射。常用药物：阿托品，成人0.5mg，肌内注射或静脉注射；东莨菪碱0.3mg，肌内注射或静脉注射。

第3节　全身麻醉

麻醉药经呼吸道吸入或经静脉、肌肉注入体内，使中枢神经系统受抑制，称为全身麻醉。临床表现为患者意识消失、全身的痛觉丧失、遗忘、反射抑制和一定程度的肌肉松弛。麻醉药对中枢神经系统抑制的程度与血液中的药物浓度有关，是可控可逆的。当药物被代谢或从体内排出后，患者的意识和各种反射逐渐恢复，麻醉作用消失。

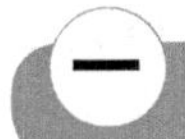

一 全身麻醉药

根据作用机制和用药途径，全身麻醉药可分为吸入麻醉药、静脉麻醉药、肌肉松弛药和麻醉性镇痛药。

（一）吸入麻醉药

吸入麻醉药是指经呼吸道吸入进入人体内产生全身麻醉作用的药物。一般用于全身麻醉的维持，也可用于全身麻醉的诱导，分为气体和液态可挥发性两类。

1. 理化性质与药理性能

（1）油/气分配系数（即脂溶性）：吸入麻醉药经呼吸道吸入后，通过与脑细胞膜的相互作用而产生全身麻醉作用。吸入麻醉药的强度与油/气分配系数成正比，油/气分配系数越高，麻醉强度越大。吸入麻醉药的强度是以最低肺泡有效浓度（MAC）来衡量的。MAC是指某种吸入麻醉药在一个大气压下与纯氧同时吸入时，50%的患者在切皮时不发生摇头、四肢运动等反应时的最低肺泡浓度。MAC越小，麻醉效能越强。

（2）血/气分配系数：吸入麻醉药的可控性与其血/气分配系数成反比。血/气分配系数越低的吸入麻醉药，其在肺泡、血液和脑组织中的分压越容易达到平衡状态，因而在中枢神经系统内的浓度越容易控制，故其诱导和恢复速度均较快。反之，血/气分配系数越高，被血液摄取的麻醉药越多，肺泡中麻醉药浓度上升减慢，麻醉诱导期延长，麻醉恢复也较慢（表6-2）。

表6-2 吸入麻醉药的理化性质

药名	分子量	油/气分配系数	血/气分配系数	代谢率（%）	MAC（%）
氧化亚氮	44	1.4	0.47	0.004	105
恩氟烷	184	98	1.91	2~5	1.7
异氟烷	184	98	1.40	0.2	1.15
七氟烷	200	53.9（53.4）	0.62（0.65）	2~3	2.0
地氟烷	168	18.7	0.42	0.02	6.0

（3）代谢和毒性：大多数吸入麻醉药的脂溶性较大，很难以原形由肾排出，绝大多数由呼吸道排出，仅小部分在体内代谢后随尿排出。药物的代谢过程及其代谢产物对肝功能和肾功能都有不同程度的影响，因此衡量药物的毒性涉及其代谢率和代谢中间产物及最终产物的毒性。一般来说，药物的代谢率越低，其毒性也越低。

2. 常用吸入麻醉药

（1）异氟烷（异氟醚）：麻醉性能强。低浓度时对脑血流无影响，高浓度（大于1MAC）时可使脑血管扩张，脑血流增加和颅内压升高。对心肌收缩力的抑制作用较轻，对心排血量的影响较小，但可明显降低外周血管阻力而降低动脉压。对呼吸有轻度抑制作用。可增强非去极化肌松药的作用，对肝肾功能无明显影响。常用吸入浓度为0.5%～2.0%，用于麻醉维持时易保持循环功能稳定；停药后苏醒较快，一般需10～15分钟。

（2）七氟烷（七氟醚）：麻醉性能较强。对中枢神经系统有抑制作用，舒张脑血管，可引起颅内压升高。对心肌收缩力有轻度抑制作用，可降低外周血管阻力，引起动脉压和心排血量降低。对呼吸的抑制作用较强，对呼吸道无刺激性，对气管平滑肌有舒张作用。可增强非去极化肌松药的作用，并延长其作用时间。常用吸入浓度为1.5%～2.5%，可用于麻醉诱导和维持。

（3）地氟烷（地氟醚）：麻醉性能较弱。对呼吸有轻度抑制作用。可抑制大脑皮质的电活动，降低脑氧代谢率。对心肌收缩力有轻度抑制作用，对心率、血压和心排血量影响较轻。随着浓度的增加可引起外周血管阻力降低和血压下降，可增强肌松药的效应。可用于麻醉的诱导和维持，麻醉诱导和苏醒都非常迅速。因对循环功能的影响较小，对心脏手术或心脏病患者行非心脏手术的麻醉更为有利。

另外，乙醚具有强烈的刺激性气味，且易燃易爆；氟烷具有一定的肝损害，且可增加心肌对外源性儿茶酚胺的敏感性，易引起心律失常；氧化亚氮麻醉效能较弱，恩氟烷逐渐被同分异构体异氟烷所取代，故临床上应用受到限制。

（二）静脉麻醉药

静脉麻醉药经静脉注入体内，通过血液循环作用于中枢神经系统而产生全身麻醉作用的药物，称为静脉麻醉药。其优点为诱导快，对呼吸道无刺激，无环境污染。常用静脉麻醉药如下。

1. 氯胺酮　镇痛作用显著，静脉注射后30～60秒患者意识即消失，作用时间为15～20分钟。肌内注射后约5分钟起效，15分钟时作用最强。可增加脑血流量、颅内压及脑代谢率。而对低血容量休克及交感神经呈高度兴奋者，氯胺酮可呈现心肌抑制作用。氯胺酮有兴奋交感神经作用，使心率增快、血压及肺动脉压升高。对呼吸的影响较轻，用量过大或注射速度过快，或与其他麻醉性镇痛药物同时应用时，可引起显著的呼吸抑制甚至呼吸暂停。氯胺酮可使唾液和支气管分泌物增加。对支气管平滑肌有松弛作用，因此可用于哮喘患者的麻醉。氯胺酮主要在肝内代谢，代谢产物去甲氯胺酮仍具有一定生物活性，最终代谢产物由肾排出。

临床应用：可用于全麻诱导，静脉注射1%氯胺酮1～2mg/kg，配合肌松药行气管插管。以15～45μg/（kg·min）速度静脉输注可用于麻醉维持。常用于小儿基础麻醉，肌内注射5～10mg/kg可维持麻醉30分钟左右。主要副作用：可引起一过性呼吸暂停，幻觉、噩梦及精神症状，使眼内压和颅内压升高。

2. 依托咪酯（乙咪酯）　是一种新型的快速、短效静脉麻醉药。催眠性强，无镇痛作用。静脉注射后约30秒钟，患者意识即可消失，1分钟脑内浓度达峰值。对心率、血压及心排血量的影响很小，不增加心肌氧耗量，并有轻度冠状动脉扩张作用，因此适用于冠心病、心肌储备功能差及年老体弱的患者；可降低脑血流量、颅内压及代谢率，对缺氧性脑损害可能有一定的保护作用。主要在肝内水解，代谢产物不具有活性。

临床应用：主要用于全麻诱导，适用于年老体弱和心功能差的危重患者。一般剂量为0.15～0.30mg/kg。

3. 丙泊酚（异丙酚，普鲁泊福）　具有镇静、催眠作用，有轻微镇痛作用。起效快、持续时间短，苏醒快而完全，无兴奋现象。对心血管系统有显著的抑制作用，主要表现为对心肌的直接抑制及血管舒张作用，结果导致明显的血压下降、心率减慢、外周阻力和心排血量降低。对呼吸有明显抑制作用，表现为潮气量降低和呼吸频率减慢甚至呼吸暂停。可降低脑血流量、颅内压和脑代谢率。经肝代谢，代谢产物无生物活性。

临床应用：全麻诱导，静脉注射1.5～2.5mg/kg；麻醉维持，用于短小手术可静脉注射2mg/kg，4～5分钟后追加一次。长时间手术可与其他全麻药复合应用，如镇痛药及肌松药，静脉持续注

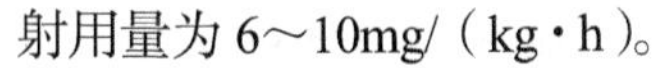

射用量为6～10mg/（kg·h）。

（三）肌肉松弛药

肌肉松弛药简称肌松药，能阻断神经-肌肉传导功能而使骨骼肌松弛，是全麻用药的重要组成部分。肌松药只能使骨骼肌麻痹，而不产生麻醉作用。肌松药不仅便于手术操作，也有助于避免深麻醉带来的危害。

1．作用机制和分类　神经肌肉接合部包括突触前膜、突触后膜和介于前后膜之间的突触裂隙。肌松药主要在接合部干扰神经冲动的传导。根据干扰方式的不同，可将肌松药分为两类：去极化肌松药和非去极化肌松药。

（1）去极化肌松药：以琥珀胆碱为代表。作用特点为使突触后膜呈持续去极化状态。首次注药后，在肌松作用出现前，可有肌纤维成束震颤，是肌纤维不协调收缩的结果。胆碱酯酶抑制药不仅不能拮抗其肌松作用，反而有增强效应。

（2）非去极化肌松药：以筒箭毒碱为代表。作用特点为阻滞部位在神经肌肉接合部，占据突触后膜上的乙酰胆碱受体。神经兴奋时突触前膜释放乙酰胆碱的量并未减少，但不能发挥作用。出现肌松作用前没有肌纤维成束收缩。能被胆碱酯酶抑制药所拮抗。

2．常用肌松药

（1）琥珀胆碱（司克林）：为去极化肌松药，起效快，肌松完全且短暂。静脉注射1mg/kg后，可使呼吸暂停4～5分钟，肌张力完全恢复需10～12分钟。对血流动力学的影响不明显，可引起血清钾一过性升高，严重者可导致心律失常。可被血浆胆碱酯酶迅速水解，代谢产物随尿排出。临床主要用于全麻时的气管插管，用量为1～2mg/kg，由静脉快速注入。副作用：有引起心动过缓及心律失常的可能；广泛骨骼肌去极化过程中，可引起血清钾升高；肌强直收缩时可引起眼压、颅内压及胃内压升高；有的患者术后主诉肌痛。

（2）泮库溴铵（潘克罗宁）：为非去极化肌松药，肌松作用强，作用时间也较长。起效时间为3～6分钟，临床作用时间为100～120分钟。胆碱酯酶抑制剂可拮抗其肌松作用。在肝内代谢，反复用药后应特别注意其术后残余作用。可用于全麻时的气管内插管和术中维持肌肉松弛。静脉注射首次用量为0.10～0.15mg/kg，术中成人可间断静脉注射2～4mg以维持全麻期间的肌松弛。麻醉结束后应以胆碱酯酶抑制剂拮抗其残留肌松作用。对于高血压、心肌缺血及心动过速、肝肾功能障碍者都应慎用。重症肌无力患者禁用。

（3）维库溴铵（万可罗宁）：为非去极化肌松药，肌松作用强，但作用时间较短。起效时间为2～3分钟，临床作用时间为25～30分钟。其肌松作用容易被胆碱酯酶抑制剂拮抗。较适用于缺血性心脏病患者。主要在肝内代谢，临床可用于全麻气管内插管和术中维持肌松弛。静脉注射0.07～0.15mg/kg，2～3分钟后可以行气管内插管。术中可间断静脉注射0.02～0.03mg/kg，或以1～2μg/（kg·min）的速度静脉输注维持全麻期间的肌肉松弛。严重肝肾功能障碍者，作用时效可延长，并可发生蓄积作用。

（4）罗库溴铵（爱可松）：为非去极化肌松药，肌松作用较弱，属于中效肌松药。罗库溴铵是目前临床上起效最快的非去极化肌松药，用量为1.2mg/kg时，1分钟后即可行气管内插管，起效几乎与琥珀胆碱一样快。罗库溴铵有特异性拮抗剂，可拮抗罗库溴铵引起的任何程度的神经肌肉阻滞；无组胺释放作用；有轻微的抗迷走神经作用，但临床剂量对循环无明显影响；主要从胆汁排泄，肝衰竭可延长其作用时间；临床应用于全麻气管内插管和术中维持肌肉松弛。静脉注射0.6～1.2mg/kg，1～1.5分钟后可以行气管内插管。术中可间断静脉注射0.1～0.2mg/kg，或以9～12μg/（kg·min）的速度静脉输注，维持全麻期间的肌肉松弛。

（5）顺阿曲库铵：为非去极化肌松药，起效时间为2～3分钟，临床作用时间为50～60分钟。最大优点是在临床剂量范围内不会引起组胺释放；代谢途径为霍夫曼消除。临床应用于全麻气管内插管和术中维持肌肉松弛。静脉注射0.15～0.20mg/kg，1.5～2.0分钟后可以行气管内插管。术中可间断静脉注射0.02mg/kg，或以1～2μg/（kg·min）的速度静脉输注，维持全麻期间的肌松弛。

3. 应用肌松药的注意事项　为保持呼吸道通畅，应进行气管内插管，并施行辅助或控制呼吸；肌松药无镇静、镇痛作用，不能单独应用，应在全麻药作用下应用；应用琥珀胆碱后可引起短暂的血清钾升高，眼压和颅内压升高。因此，严重创伤、烧伤、截瘫、青光眼、颅内压升高者禁忌使用；低体温可延长肌松药的肌松作用；吸入麻醉药、某些抗生素（链霉素、庆大霉素、多黏菌素）及硫酸镁等，可增强非去极化肌松药的作用；合并神经肌肉接头疾病者，如重症肌无力，禁忌应用非去极化肌松药；有的肌松药有组胺释放作用，有哮喘史及过敏体质者慎用。

（四）麻醉性镇痛药

1. 吗啡　可消除患者紧张和焦虑，并引起欣快感，能提高痛阈，解除疼痛。有成瘾性。对呼吸中枢有明显抑制作用，轻者呼吸减慢，重者潮气量降低甚至呼吸停止，并有组胺释放作用，可引起支气管痉挛。吗啡能使小动脉和静脉扩张，引起血压降低，但对心肌无明显抑制作用。主要用于镇痛，也可作为麻醉前用药和麻醉辅助药。成人用量为5～10mg，皮下或肌内注射。

2. 哌替啶（杜冷丁）具有镇痛、安眠、解除平滑肌痉挛的作用。用药后有欣快感，并有成瘾性。对心肌收缩力有抑制作用，可引起血压下降和心排血量降低。对呼吸有轻度抑制作用。常作为麻醉前用药，成人用量为50mg、小儿为1mg/kg肌内注射，但2岁以内小儿不宜使用。与异丙嗪或氟哌利多合用作为麻醉辅助用药。可用于急性疼痛治疗，成人用量为50mg肌内注射，间隔4～6小时可重复用药。

3. 芬太尼　对中枢神经系统的作用与其他阿片类药物相似，镇痛作用为吗啡的75～125倍，持续30分钟。对呼吸有抑制作用，虽镇痛作用仅持续20～30分钟，但其呼吸抑制可达1小时。临床应用镇痛剂量（2～10μg/kg）或麻醉剂量（30～100μg/kg）都很少引起低血压。麻醉期间可作为辅助用药（0.05～0.10mg），或用以缓解气管内插管时的心血管反应（2～5μg/kg）。芬太尼静脉复合全麻时，用量为30～100μg/kg，常用于心血管手术的麻醉。

4. 舒芬太尼　是芬太尼的衍生物，镇痛作用为后者的5～10倍，持续时间约为后者的2倍。对呼吸有抑制作用，程度与等效剂量的芬太尼相似，但持续时间比后者短。但是对循环系统的干扰小，更适合于心血管手术的麻醉。静脉注射5～10μg可作为麻醉期间的辅助用药；0.25～0.50μg/kg可用以缓解气管内插管时的心血管反应。

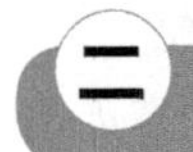

二 全身麻醉的实施

（一）全身麻醉的诱导

全身麻醉的诱导是指患者接受全麻药后，由清醒状态到神志丧失，并进入全麻状态后进行气管内插管，这一阶段称为全麻诱导期。诱导前应准备好麻醉机、气管插管用具及吸引器等，并作好相应监测。全麻诱导方法如下。

1. 吸入诱导法

（1）开放点滴法：以金属丝网面罩绷以纱布扣于患者的口鼻部，将挥发性麻醉药滴于纱

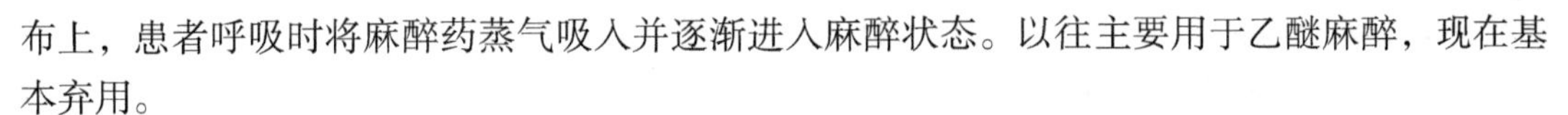

布上，患者呼吸时将麻醉药蒸气吸入并逐渐进入麻醉状态。以往主要用于乙醚麻醉，现在基本弃用。

（2）面罩吸入诱导法：应用较多，将麻醉面罩扣于患者的口鼻部，开启麻醉药蒸发器并逐渐增加吸入浓度，待患者意识丧失并进入麻醉状态时，静脉注射肌松药后行气管内插管。

2. 静脉诱导法　与吸入诱导法相比，静脉诱导较迅速，患者也比较舒适，无环境污染，现应用普遍。但是麻醉深度的分期不明显，对循环的干扰较大。开始诱导时，先以面罩吸入纯氧2～3分钟，增加氧储备并排出肺及组织内的氮气。根据病情选择合适的静脉麻醉药及剂量，从静脉缓慢注入并严密监测患者的意识、循环和呼吸的变化。待患者神志丧失后再注入肌松药，全身骨骼肌及下颌逐渐松弛，呼吸由浅到完全停止。这时应用麻醉面罩进行人工辅助呼吸，然后进行气管内插管。插管成功后，立即与麻醉机连接并进行人工呼吸或机械通气。

（二）全身麻醉的维持

1. 吸入麻醉药维持　经呼吸道吸入一定浓度的吸入麻醉药，以维持适当的麻醉深度。目前吸入的气体麻醉药为氧化亚氮，挥发性麻醉药为氟化类麻醉药，如异氟烷、七氟烷等。挥发性麻醉药的麻醉性能强，高浓度吸入可使患者意识、痛觉消失，能单独维持麻醉。但肌松作用并不满意，吸入浓度越高，对生理的影响越严重。使用氧化亚氮时，应监测吸入浓度或脉搏氧饱和度（SpO_2），吸入氧浓度以不低于30%为安全。

2. 静脉麻醉药维持　为全麻诱导后经静脉给药维持适当麻醉深度的方法。静脉给药方法有单次、分次和连续注入法三种。应根据手术需要和不同静脉全麻药的药理特点来选择给药方法。目前所用的静脉全麻药中，除氯胺酮外，多数都属于催眠药，缺乏良好的镇痛作用。因此，单一的静脉全麻药仅适用于全麻诱导和短小手术，而对复杂或时间较长的手术，多选择复合全身麻醉。

3. 复合全身麻醉　是指两种或两种以上的全麻药和（或）方法复合应用，彼此取长补短，以达到最佳临床麻醉效果。随着静脉和吸入全麻药品种的日益增多，麻醉技术的不断完善，复合麻醉越来越广泛地应用于临床。根据给药途径的不同，复合麻醉大致分为以下2种。

（1）全静脉麻醉（total intravenous anesthesia，TIVA）：是指在静脉麻醉诱导后，复合应用多种短效静脉麻醉药，以间断或连续静脉注射法维持麻醉。为了达到镇痛、镇静、肌肉松弛的目的，而且使麻醉状态平稳、安全，必须将静脉麻醉药、麻醉性镇痛药和肌松药复合应用。这样既可发挥各种药物的优点，又可克服其不良作用；具有诱导快、操作简便、可避免吸入麻醉药引起的环境污染等优势；如果用药适时、适量，可使麻醉过程平稳，恢复也较快。但是多种药物的复合应用时，如何根据各种药物的药理特点选择给药时机及剂量是十分重要的，也是相当困难的。同时应严密监测呼吸及循环功能的变化，仔细观察浅麻醉时应激反应的体征，有条件者应根据药代动力学特点用微机控制给药。目前常用的静脉麻醉药有丙泊酚、咪达唑仑，麻醉性镇痛药有吗啡、芬太尼，而肌松药则根据需要选用长效或短效者。

（2）静-吸复合麻醉：全静脉麻醉的深度缺乏明显的标志，给药时机较难掌握，有时麻醉可突然减浅。因此，常吸入一定量的挥发性麻醉药以保持麻醉的稳定。一般在静脉麻醉的基础上，于麻醉减浅时间段吸入挥发性麻醉药，这样既可维持麻醉深度的相对稳定，又可减少吸入麻醉药的用量，且有利于麻醉后迅速苏醒。也可持续吸入低浓度（1%左右）吸入麻醉药，以减少静脉麻醉药的用量。静-吸复合麻醉适用范围较广，麻醉操作和管理都较容易掌握，极少发生麻醉

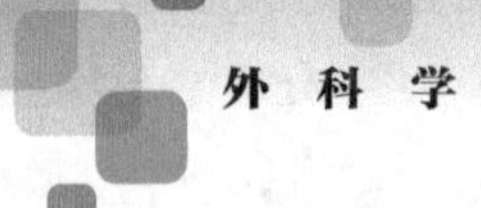

突然减浅的被动局面。如果掌握不好，容易发生术后清醒延迟。

（三）全身麻醉深度的判断

以往以乙醚麻醉分期为代表来描述全身麻醉的分期，但现在以复合麻醉应用较多，因此给全身麻醉深度的判断带来一定困难。复合麻醉时，同时应用了多种药物抑制或干涉一些生理功能，以达到意识丧失或遗忘、疼痛消失、反射抑制及肌肉松弛，而对血流动力学又不产生明显抑制为目的。因此。麻醉深度应根据复合应用的药物（包括各种全麻药、安定药、催眠药、肌松药等）对意识、感官、运动、神经反射及内环境稳定性的影响程度来综合判断。有自主呼吸者，手术刺激时呼吸增强、加速为浅麻醉的表现。"眼泪汪汪"为浅麻醉的表现，而角膜干燥无光为麻醉过深的表现。循环的稳定性仍为判断麻醉深浅的重要标志，循环严重抑制为麻醉过深；心率增快、血压升高多为浅麻醉的表现。挥发性麻醉药的麻醉性能强，大量吸入虽可使患者意识、痛觉消失，但肌肉松弛作用并不满意，如盲目追求肌肉松弛势必付出深麻醉的代价，故复合麻醉仍在于合理的药物配伍，避免深麻醉。维持适当的麻醉深度是重要而复杂的，应密切观察患者，综合各项反应作出合理判断，并根据手术刺激的强弱及时调节麻醉深度，以适应手术麻醉的需要。临床上通常将麻醉深度分为浅麻醉期、手术麻醉期和深麻醉期（表 6-3），对于掌握麻醉深度有一定参考意义。

表 6-3　通用临床麻醉深度判断标准

麻醉分期	呼吸	循环	眼征	其他
浅麻醉期	不规则	血压↑	睫毛反射（－）	吞咽反射（＋）
	呛咳	心率↑	眼睑反射（＋）	分泌物↑
	气道阻力↑		眼球运动（＋）	出汗
	喉痉挛		流泪	刺激时体动
手术麻醉期	规律	血压稍低但稳定	眼睑反射（－）	刺激时无体动
	气道阻力↓	手术刺激无变化	眼球固定中央	黏膜分泌物消失
深麻醉期	膈肌呼吸		对光反射（－）	
	呼吸↑	血压↓	瞳孔散大	

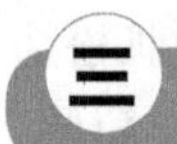

三　全身麻醉的并发症

全身麻醉的意外和并发症，主要见于呼吸系统、循环系统和中枢神经系统。其发生与患者情况、麻醉手术前准备、麻醉手术期间及术后管理有密切关系。因此，必须强调预防为主、早期发现和及时处理。

（一）呼吸系统并发症

1. 反流与误吸　常见于老年人、婴幼儿、临产妇及患肠梗阻、上消化道病变行急症手术者和创伤患者，特别是颅脑外伤和酗酒后外伤者。发生时机多见于全麻诱导后气管插管或拔管后即刻。误吸后引起急性完全性呼吸道梗阻，可立即导致窒息、缺氧，如不能及时解除梗阻，可危及生命；误吸胃液可引起肺损伤、支气管痉挛和毛细血管通透性增加，结果导致肺水肿和肺不张。所以麻醉期间重在预防，主要措施包括减少胃内容物的滞留，促进胃排空，提高胃液的 pH，降低胃内压，加强对呼吸道的保护。

2. 上呼吸道梗阻　常见原因为机械性梗阻，如舌后坠、口腔内分泌物或血液及异物阻塞、喉头水肿、喉痉挛等。不全梗阻表现为呼吸困难并有鼾声；完全梗阻者有鼻翼扇动和三凹征，有强烈的呼吸动作而无气体交换。预防处理措施：舌后坠时可将头后仰、托起下颌、置入口咽或鼻咽通气管；及时清除咽喉部的分泌物及异物；轻度喉痉挛者经加压给氧即可解除；严重者可经环甲膜穿刺置管行加压给氧，多数均可缓解；对上述处理无效者可静脉注射琥珀胆碱后行气管插管人工呼吸。

3. 下呼吸道梗阻　常见原因为气管导管扭折、导管斜面过长而紧贴在气管壁上、分泌物或呕吐物误吸后堵塞气管及支气管、支气管痉挛等。梗阻不严重者除肺部听到啰音外，可无明显症状；梗阻严重者可呈呼吸困难、潮气量降低、气道阻力增高、缺氧发绀、心率增快和血压下降，若处理不及时可危及生命。麻醉前要选择合适的气管导管，麻醉中应经常检查导管位置，避免体位改变而引起导管扭折、贴壁；经常听诊肺部，及时清除分泌物；维持适当的麻醉深度和良好的氧合是缓解支气管痉挛的重要措施，必要时可静脉给予氨茶碱 0.25g 或氢化可的松 100mg。

4. 呼吸暂停　多见于未行气管插管的静脉全身麻醉患者，为麻醉药用量过大或注射速度过快所致。也可见于全身麻醉苏醒拔管后，由于苏醒不完全、麻醉药的残余作用，在手术刺激结束后发生呼吸暂停。一经发现，立即行面罩人工呼吸，并保持气道通畅。要针对发生的原因事先做好预防工作。

（二）循环系统并发症

1. 低血压　麻醉期间收缩压下降幅度超过基础值的 30% 或收缩压低于 80mmHg 者。常见原因：麻醉过深可导致血压下降、脉压变窄，麻醉药物对心肌的抑制及引起血管扩张；过度通气致低 CO_2 血症；术中失血过多；刺激压迫大血管；牵拉或直接刺激迷走神经；术前存在明显低血容量未予纠正。治疗包括补充血容量，恢复血管张力及病因治疗。必要时静脉注射麻黄碱、阿托品等。

2. 高血压　是全身麻醉中最常见的并发症，指麻醉期间舒张压高于 100mmHg 或收缩压幅度超过基础值的 30%。常见原因：麻醉过浅，镇痛不足，手术操作刺激所致强烈应激反应；某些麻醉药物有升高血压的作用；通气不足引起 CO_2 蓄积；患者术前并存疾病，如原发性高血压等。治疗包括加深麻醉，给予足量的镇痛药，必要时可用降压药控制血压。

3. 心律失常　窦性心动过速与高血压同时出现时，常为浅麻醉的表现，应适当加深麻醉。存在低血容量、贫血及缺氧时，心率均可增快，应针对病因进行治疗。窦性心动过缓为手术牵拉内脏或眼心反射等迷走神经反射所致，严重者可致心搏骤停。应及时请术者停止手术操作，必要时静脉注射阿托品。偶发房性期前收缩及室性期前收缩对血流动力学影响不明显，无须特殊处理；频发房性期前收缩有可能发生心房颤动，可给予毛花苷丙治疗；室性期前收缩为频发、多源者，应积极治疗。心室颤动应立即进行电除颤，并按心肺复苏处理。

（三）中枢神经系统并发症

高热、抽搐和惊厥常见于小儿麻醉。由于婴幼儿的体温调节中枢尚未发育完善，体温极易受环境温度的影响。如对高热处理不及时，可引起抽搐甚至惊厥。因此小儿麻醉过程要加强体温监测。一旦发现体温升高，应积极进行物理降温。

恶性高热表现为持续肌肉收缩，$PaCO_2$ 迅速升高，体温急剧上升，可超过 42℃，病死率很高，应提高警惕。最容易诱发恶性高热的药物是琥珀胆碱和氟烷。治疗恶性高热的特效药物是丹曲林。

第4节 局部麻醉

用局部麻醉药（简称局麻药）暂时阻断某些周围神经的冲动传导，使这些神经所支配的区域产生麻醉作用，称为局部麻醉（local anesthesia），简称局麻。常包括表面麻醉、局部浸润麻醉、区域阻滞麻醉及神经阻滞麻醉四类。其优点是简便易行、安全有效、并发症较少，并可保持患者意识清醒，适用于较表浅、局限的手术，但也可干扰重要器官的功能。因此，施行局麻时应熟悉局部解剖和局麻药的药理作用，掌握规范的操作技术。对局麻药过敏患者，局部麻醉应视为禁忌证。

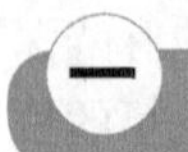

局麻药的药理

（一）化学结构和分类

局麻药按其化学结构中连接芳香族环和胺基团的中间链不同，可分为两大类：酯类局麻药，如普鲁卡因、丁卡因等；酰胺类局麻药，如利多卡因、布比卡因、罗哌卡因等。

（二）理化性质和麻醉性能

理化性质中解离常数（p*K*a）、脂溶性、血浆蛋白结合率等，会影响局麻药的麻醉性能（表6-4）。

表6-4 常用局麻药比较

项目	普鲁卡因	利多卡因	丁卡因	布比卡因	罗哌卡因
p*K*a	8.9	7.8	8.4	8.1	8.1
脂溶性	低	中等	高	高	高
血浆蛋白结合率（%）	5.8	64	76	95	94
效能	弱	中等	强	强	强
弥散性能	弱	强	弱	中等	中等
毒性	弱	中等	强	中等	中等
显效时间（min）	5	2	10～15	中等	中等
作用时间（h）	0.75～1.00	1～2	2～3	5～6	4～6
一次限量*（mg）	1000	100（表面麻醉） 400（神经阻滞）	40（表面麻醉） 80（神经阻滞）	150	150

注：*系成人剂量，使用时还应根据具体患者、具体部位决定。

1. p*K*a　指局麻药在水溶液中经部分解离，成为未解离状态有药理活性的自由碱基（B）和已解离的无药理活性的阳离子（BH^+）比值为1时的溶液的pH。常用局麻药都有其固定的p*K*a值。局麻药的显效快慢、弥散性能与p*K*a成反比，p*K*a越大，则显效越慢，弥散性能越差；反之，则显效越快，弥散性能越强。

2. 脂溶性　是影响局麻药麻醉效能的决定因素，脂溶性越高，效能越强。

3. 蛋白结合率　局麻药的血浆蛋白结合率与作用时间密切相关，结合率越高，麻醉作用时间越长。

根据理化性质和麻醉效能不同又可将局麻药分为三类：①麻醉效能弱和作用时间短，如普

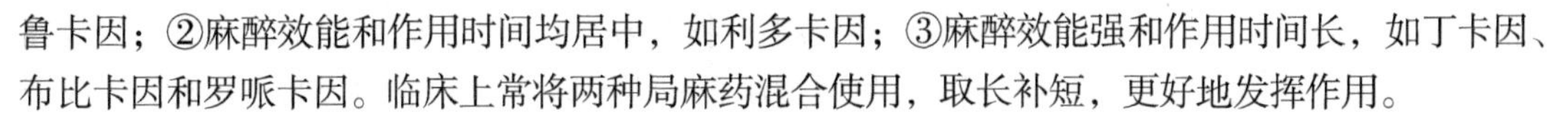

鲁卡因；②麻醉效能和作用时间均居中，如利多卡因；③麻醉效能强和作用时间长，如丁卡因、布比卡因和罗哌卡因。临床上常将两种局麻药混合使用，取长补短，更好地发挥作用。

（三）不良反应

1. 毒性反应　当局麻药使用过量或误入血液或鞘内，使血药浓度超过一定阈值时，就会发生局麻药的全身毒性反应，严重者危及生命安全。其程度和血药浓度有直接关系。

（1）常见原因：一次用量超过患者的耐受量；意外注入血管内；注药部位血供丰富，吸收增快，未酌情减量；局麻药液内未加肾上腺素；患者因体质衰弱等原因而导致耐受力降低。有患者用小量局麻药即出现毒性反应症状者，称为高敏反应。

（2）临床表现：主要表现为对中枢神经系统和心血管系统的影响，且中枢神经系统对局麻药更为敏感。轻度毒性反应时，患者常出现眩晕、多语、嗜睡、寒战、惊恐不安和定向力障碍等症状。此时如药物已停止吸收，症状可在短时间内自行消失。如果继续发展，则可出现意识丧失，合并面肌和四肢的震颤。一旦发生抽搐或惊厥，则血压升高、心率增快，继而发生全身抑制、呼吸困难、缺氧、心率缓慢、血压下降，致呼吸循环衰竭甚至死亡。

（3）预防：针对发生原因采取措施，如一次用药量不超过限量；注射前先回抽有无血液或边进针边注药；根据患者具体情况或用药部位酌情减量；如无禁忌，药液中可加入适量肾上腺素；给予地西泮或巴比妥类药物作为麻醉前用药等。

（4）治疗：一旦发生毒性反应，立即停药，吸入氧气；对轻度毒性反应患者，可用地西泮 5～10mg 或咪达唑仑 3～5mg 静脉注射，有预防和控制抽搐的作用；已发生抽搐和惊厥者，常用 2.5% 硫喷妥钠溶液 1～2mg/kg 静脉注射；若抽搐不止，在可控制呼吸的条件下，静脉注射琥珀胆碱 1～2mg/kg，行气管内插管、吸氧及人工呼吸；出现心率慢、低血压，可用阿托品 0.5mg、麻黄碱 15～30mg 静脉注射；一旦呼吸心跳停止，应立即进行心肺复苏。

2. 过敏反应　即变态反应。临床上酯类较酰胺类为多见。临床表现为在使用很少量局麻药后，出现荨麻疹并伴有瘙痒、咽喉水肿、支气管痉挛、呼吸困难、低血压和血管神经性水肿，甚至危及患者生命。用药前一般要进行局麻药皮试，但是会出现假阳性和假阴性，故不太可靠。重要的是在用药过程中严密观察患者，一旦发生过敏反应，立即停止用药，并进行对症处理。保持呼吸道通畅，吸氧；维持循环稳定，适量补充血容量；对严重患者的抢救应立即静脉注射肾上腺素 0.2～0.5mg，并给予氧气吸入，继之给予肾上腺皮质激素和抗组胺药物，如地塞米松 10mg 静脉注射，苯海拉明 20～40mg 肌内注射等。低血压者可用麻黄碱等提升血压。气管痉挛可用氨茶碱或异丙肾上腺素。

（四）常用局麻药

1. 普鲁卡因　是一种麻醉效能弱、作用时间短但较安全的常用局麻药。适用于局部浸润麻醉，一般不用于表面麻醉和硬脊膜外阻滞。常用浓度 0.5%。成人一次限量：1g。

2. 丁卡因　是一种麻醉效能强、作用时间长、毒性较大的局麻药，适用于表面麻醉、神经阻滞、腰麻及硬脊膜外阻滞；一般不用于局部浸润麻醉。常用浓度为 1%～2%，但用于滴眼的浓度为 0.5%～1.0%。成人一次限量：表面麻醉 40mg，神经阻滞 80mg。

3. 利多卡因　是一种中等效能和时效的局麻药，临床上应用广泛，可用于各种局麻方法。用于表面麻醉的浓度为 2%～4%，局部浸润麻醉的浓度为 0.25%～0.5%；它最适用于神经阻滞，常用浓度为 1%～2%。成人一次限量：表面麻醉 100mg；局部浸润麻醉和神经阻滞 400mg。

4. 布比卡因　是一种强效和长效的局麻药，常用于神经阻滞、腰麻及硬脊膜外阻滞，很少用于局部浸润麻醉。常单独或与利多卡因混合用于神经阻滞，常用浓度为0.25%～0.50%。因其与血浆蛋白结合率高，透过胎盘的量少，故较适用于分娩镇痛，浓度为0.125%～0.250%。成人一次限量：150mg。

5. 罗哌卡因 是一种新型强效和长效局麻药，具有中枢神经和心血管系统毒性低、低浓度时感觉运动分离等优点。硬脊膜外阻滞的浓度为0.25%～0.75%，用于神经阻滞的浓度为0.5%～1.0%。术后镇痛及分娩镇痛，常用浓度0.1%～0.2%，成人一次限量：150mg。

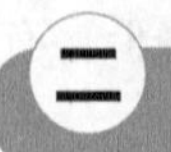

二 局部麻醉方法

（一）表面麻醉

将渗透力强的局麻药施用于黏膜表面，使其透过黏膜而阻滞位于黏膜下的神经末梢，使黏膜产生局麻现象，称为表面麻醉。适用于眼、鼻、咽喉、气管、尿道等处的浅表手术或内镜检查。眼部用滴入法，鼻用涂敷法，咽喉气管用喷雾法，尿道用灌入法。常用药物为1%～2%丁卡因或2%～4%利多卡因。因眼结膜和角膜组织柔嫩，故滴眼液用0.5%～1.0%丁卡因。气管和尿道应减少剂量。

（二）局部浸润麻醉

沿手术切口线分层注射局麻药，阻滞组织中的神经末梢，称为局部浸润麻醉。一般用于身体浅表部位的小手术。常用0.5%普鲁卡因或0.25%～0.50%利多卡因。先在手术切口线一端进针，针尖斜面向下紧贴皮肤刺入皮内，推注局麻药液形成白色橘皮样皮丘。将针拔出，在第一个皮丘边缘再进针注药，形成第二个皮丘，如此连续进行下去，在切口线上形成皮丘带。再经皮丘向皮下组织注射局麻药，完成后切开皮肤和皮下组织。若手术部位较深，可浸润一层，切开一层，注射器和手术刀交替使用，也可用长10cm穿刺针将各层浸润阻滞后再行手术。

（三）区域阻滞麻醉

在手术部位的四周和底部注射局麻药，以阻滞进入手术区的神经纤维，称为区域阻滞麻醉。主要优点是不改变局部解剖关系，避免穿刺病理组织。适用于肿块切除术。用药及操作要点同局部浸润麻醉。

（四）神经阻滞

将局麻药注射于神经干、丛、节的周围，阻滞其冲动的传导，使所支配的区域产生麻醉作用，称为神经阻滞。临床上常用的有臂神经丛、颈神经丛阻滞，肋间神经、指（趾）神经阻滞等。

1. 臂神经丛阻滞 臂神经丛主要由C_5～C_8及T_1脊神经前支组成，支配上肢的感觉和运动，故臂神经丛阻滞是上肢手术的主要麻醉方法。阻滞可在肌间沟、锁骨上或腋窝三处进行，分别称为肌间沟径路、锁骨上径路和腋径路（图6-1）。

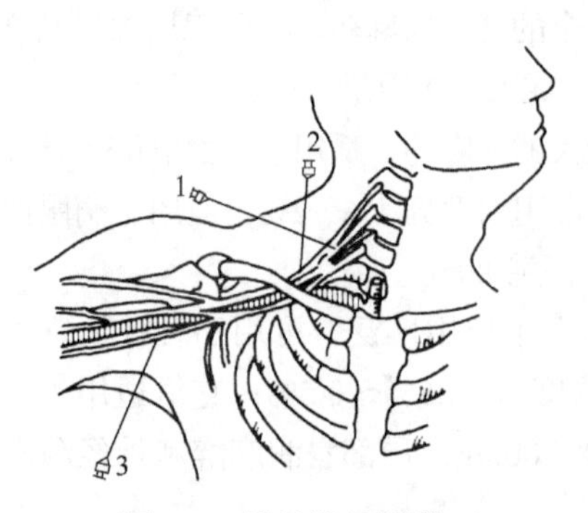

图6-1 臂丛神经阻滞
1. 肌间沟径路；2. 锁骨上径路；3. 腋径路

（1）肌间沟径路：患者去枕仰卧，头偏向对侧，手臂贴身旁，使肩下垂。让患者略抬头以显露胸锁乳突肌的锁骨头，用手指在其后缘向外滑动，可摸到一条小肌肉即前斜角肌，以及它和中斜角肌之间的凹陷即肌间沟（图6-2），选环状软骨水平线与肌间沟交点为穿刺点，此处相当于第6颈椎横突水平。用针头与皮肤垂直进针，刺破椎前肌膜时可有突破感，然后针向内向脚方向进入少许，回抽无血或脑脊液，即可注射局麻药。一般应用利多卡因 20～25ml。

（2）锁骨上径路：体位同肌间沟径路，需于患侧肩下垫一薄枕，以充分显露颈部。确定锁骨中点后，可在锁骨上窝深处摸到锁骨下动脉的搏动，臂丛神经即在其外侧。在锁骨中点上 1cm 处进针，并向后、内、下方推进，当患者诉有放射到手指、腕或前臂的异感时即停止进针，回抽无血、空气，注入局麻药 20～25ml。若无异感，针尖进入 1～2cm 时将触及第 1 肋骨，可沿第 1 肋骨的纵轴向前后探索，直至引出异感后注药。

（3）腋径路：患者仰卧、头偏向对侧，患侧上肢外展 90°，屈肘 90°，呈行军礼状。在胸大肌外侧缘触到腋动脉，并向腋窝顶部摸到搏动的最强点（图 6-3）。操作时左手示、中指按住皮肤和动脉，右手持针头，在腋动脉的上缘或下缘与皮肤垂直方向进针，针尖刺入腋鞘有突破感即停止进针，松开手指，可见针头随动脉搏动而跳动，表示针尖在腋鞘内，回抽无血后即可注入局麻药 25～30ml。

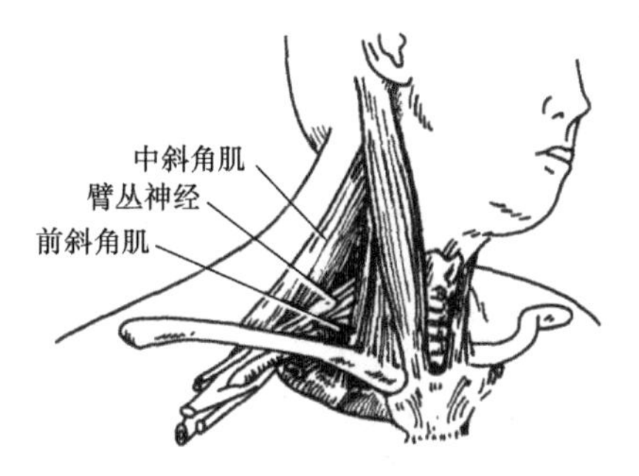

图 6-2 臂丛神经与前、中斜角肌的解剖关系

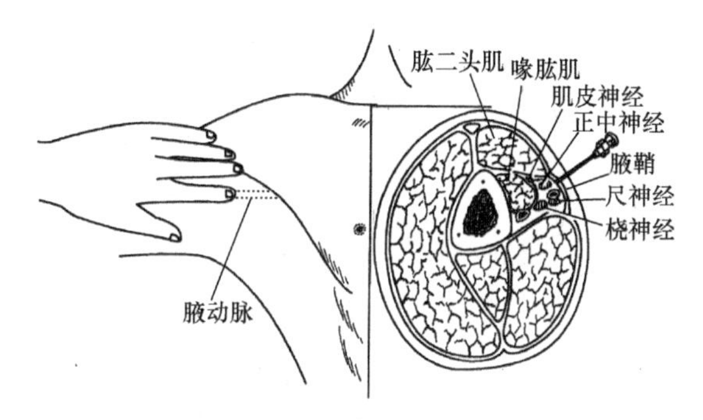

图 6-3 腋径路臂丛神经阻滞

适应证：适用于上肢手术，肌间沟径路可用于肩部手术，腋径路更适用于前臂和手部手术。

并发症：①局麻药毒性反应，3 种径路均可发生；②膈神经、喉返神经阻滞及霍纳综合征，肌间沟径路及锁骨上径路可发生；③高位硬脊膜外或蛛网膜下腔阻滞，见于肌间沟径路；④气胸，见于锁骨上径路。

2．颈神经丛阻滞　颈丛神经由 C_1～ C_4 脊神经组成。每一脊神经出椎间孔后，离开横突尖端，构成深丛和浅丛。深丛多分布于颈前及颈侧方的深层组织中；浅丛由胸锁乳突肌后缘中点穿出深筋膜，向前、上、下分布于颌下和锁骨上整个颈部及枕部区域的皮肤和浅层组织。颈丛阻滞主要用于颈部手术，常用 1%～1.5% 利多卡因或 1% 利多卡因与 0.25% 布比卡因混合液。

3．指（趾）神经阻滞　每指有 4 根指神经，包括 2 根掌侧指神经和 2 根背侧指神经。手指（脚趾）手术可采用此法。在手指、脚趾及阴茎等处使用局部麻醉药时禁忌加入肾上腺素，注药量也不能太大，以免血管收缩或受压引起组织缺血坏死。

（1）指根部阻滞：在指根一侧背部刺入，向前滑过指骨至掌侧皮下，术者用手指抵于掌侧可触到针尖，此时后退 0.2～0.3cm，注入 1% 利多卡因 1ml，然后退针至进针点皮下，再注入 0.5ml，另一侧注法同前（图 6-4）。

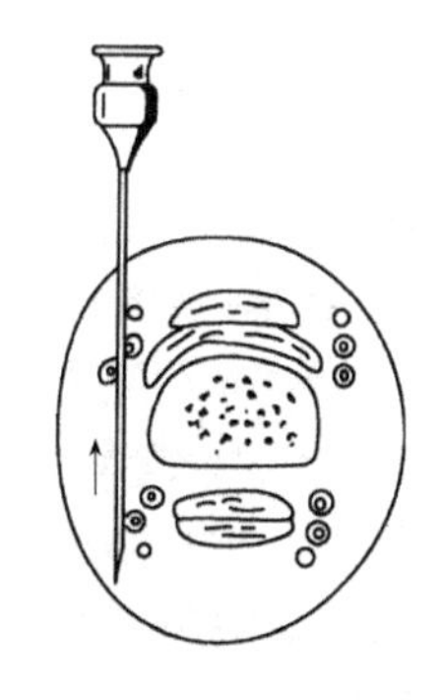

图 6-4 指（趾）神经阻滞

（2）掌骨间阻滞：针头自手背部刺入掌骨间，直达掌面皮下。针头推进和拔出时，连续注射 1% 利多卡因 4～6ml。

第5节 椎管内麻醉

将局麻药注入椎管内的不同腔隙，阻滞脊神经根或脊神经的传导，达到相应区域的麻醉效应。椎管内有两个可用于麻醉的腔隙，即蛛网膜下腔和硬脊膜外腔。根据局麻药注入腔隙的不同，分别称为蛛网膜下腔阻滞麻醉（简称腰麻）、硬脊膜外阻滞麻醉（含骶管阻滞麻醉）及腰麻-硬脊膜外间隙联合阻滞麻醉。此类麻醉镇痛确切，肌肉松弛效果良好，但可致生理紊乱，需加强管理。

一 椎管内麻醉的解剖基础

1. 脊柱和椎管　脊柱由脊椎连接而成，椎体和椎弓围成椎孔，所有上下椎孔连接在一起即成椎管，脊髓位于其中。椎管上起枕骨大孔，下止于骶裂孔。正常脊柱有4个生理弯曲，即颈曲、胸曲、腰曲和骶曲（图6-5）。颈曲和腰曲向前突，胸曲与骶曲向后突。患者仰卧时，C_3 和 L_3 所处位置最高，T_5 和 S_4 最低，这对腰麻时药液的分布有重要影响。

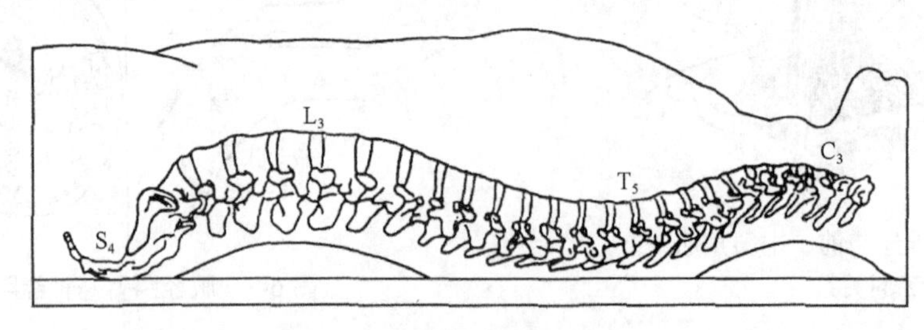

图6-5　脊柱生理弯曲图

2. 韧带　连接椎弓的韧带与椎管内麻醉关系密切。由外至内分别是棘上韧带、棘间韧带和黄韧带。棘上韧带连接脊椎棘突尖端，质地较坚韧，老年人常发生钙化而变得坚硬。棘间韧带连接上下两棘突，质地较疏松。黄韧带连接上下椎板，覆盖着椎板间孔，几乎全由弹力纤维构成，组织致密坚韧，针尖穿过时有阻力，穿过后有落空感。作椎管内麻醉时，穿刺针经过皮肤、皮下组织、棘上韧带、棘间韧带和黄韧带，即进入硬脊膜外腔。如再刺过硬脊膜和蛛网膜即至蛛网膜下腔。

3. 脊髓与脊神经　椎管内容纳脊髓，脊髓下端成人终止于 L_1 椎体下缘或 L_2 椎体上缘；儿童终止位置较低，新生儿在 L_3 下缘，以后随年龄增长而逐渐上移。故成人行腰椎穿刺应在 L_2 以下进行，儿童应在 L_3 以下进行，以免损伤脊髓。脊神经有颈神经（C）8对，胸神经（T）12对，腰神经（L）5对，骶神经（S）5对，尾神经（C_0）1对，共31对。每条脊神经由前、后根合并而成。前根由运动和交感（骶段为副交感）传出纤维组成。后根由感觉和交感传入纤维（骶段为副交感）组成。各种神经纤维粗细不同，交感和副交感纤维最细，最先被局麻药阻滞，其次是感觉神经，运动纤维最粗，最后被阻滞。

4. 被膜与腔隙　脊髓有3层被膜，自内向外分别为紧贴脊髓表面的软膜，透明而薄的蛛网膜和由坚韧结缔组织形成的硬脊膜。蛛网膜与软膜之间的腔隙称为蛛网膜下腔，内有脑脊液，它上与脑蛛网膜下腔相通，下端止于 S_2 水平。蛛网膜与硬脊膜之间存在的狭窄的潜在腔隙为硬脊膜下腔。硬脊膜与椎管内壁（即黄韧带和骨膜）之间构成硬脊膜外腔，内有脂肪、疏松结缔组织、血管和淋巴管。硬脊膜外腔在枕骨大孔处闭合，与颅腔不通，下端止于骶裂孔。

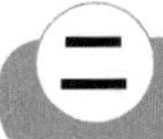

椎管内麻醉生理

1. 脑脊液 成人脑脊液总容积为120～150ml，在脊髓蛛网膜下腔内的仅25～30ml，蛛网膜下腔阻滞时，脑脊液起稀释和扩散局麻药的作用。

2. 药物作用部位 椎管内麻醉的主要作用部位是脊神经根。

3. 阻滞作用和麻醉平面 交感神经被阻滞后能减轻内脏牵拉反应；感觉神经被阻滞后，能阻断皮肤和肌肉等的疼痛传导；运动神经被阻滞后，能产生肌肉松弛。脊神经在体表有一定的分布区域（图6-6），对照体表解剖标志，不同部位的脊神经支配：胸骨柄上缘为T_2，两侧乳头连线为T_4，剑突下为T_6，季肋部肋缘为T_8，平脐为T_{10}，耻骨联合上2～3cm为T_{12}，大腿前面为L_1～L_3，小腿前面和足背为L_4～L_5，大腿和小腿后面及肛门会阴区为S_1～S_5脊神经支配。故痛觉消失范围上界平脐，下界平大腿中部，则其上平面和下平面分别为T_{10}和L_2。交感神经的阻滞平面较感觉平面高2～4个节段，运动神经比感觉神经低1～4个节段。

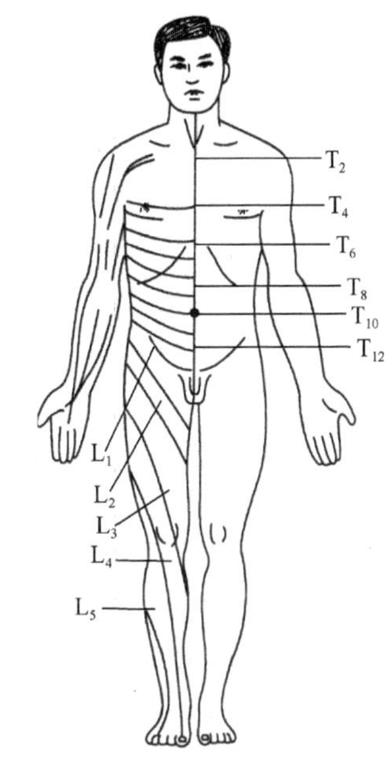

图6-6 脊神经在体表的节段分布

4. 椎管内麻醉对生理的影响

（1）对呼吸的影响：取决于运动神经被阻滞的范围，主要是胸神经与膈神经（C_3～C_5）被阻滞的程度。轻者可出现呼吸减慢，重者可呼吸停止。

（2）对循环的影响：取决于交感神经被阻滞的范围。由于交感神经被阻滞后可引起血管扩张，回心血量及心排血量减少而产生低血压，多发生在阻滞平面高和范围广的情况下；由于交感神经被阻滞，迷走神经兴奋性相对增强，可使心率减慢；如果阻滞平面超过T_4，心加速神经被阻滞，则可引起心动过缓。

（3）对其他系统的影响：椎管内麻醉下，迷走神经功能亢进，胃肠蠕动增加，容易诱发恶心、呕吐。对肝、肾功能也有一定影响。骶神经阻滞后，可发生尿潴留等。

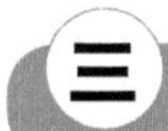

蛛网膜下腔阻滞麻醉

局麻药注入蛛网膜下腔，阻断部分脊神经的传导功能而引起相应支配区域的麻醉作用，称为蛛网膜下腔阻滞麻醉（spinal block），又称腰麻或脊麻。

（一）适应证和禁忌证

1. 适应证 适用于2～3小时以内的下腹部、盆腔、下肢及肛门会阴部的手术。

2. 禁忌证 中枢神经系统疾病，如颅内高压，椎管内病变；休克；穿刺部位或周围有感染灶；脓毒症；脊柱畸形、外伤或结核；急性心力衰竭或冠心病发作；凝血功能障碍；难以合作者。

（二）操作方法

1. 体位 一般取侧卧位，屈髋屈膝，头颈向胸部屈曲，腰背部尽量向后弓，使棘突间隙尽量张开，背部与床面垂直，与床沿平齐。

2. 定位 两侧髂嵴最高点连线与脊柱中线相交处即为L_3～L_4间隙或L_4棘突。成人一般选择L_3～L_4间隙（图6-7）。

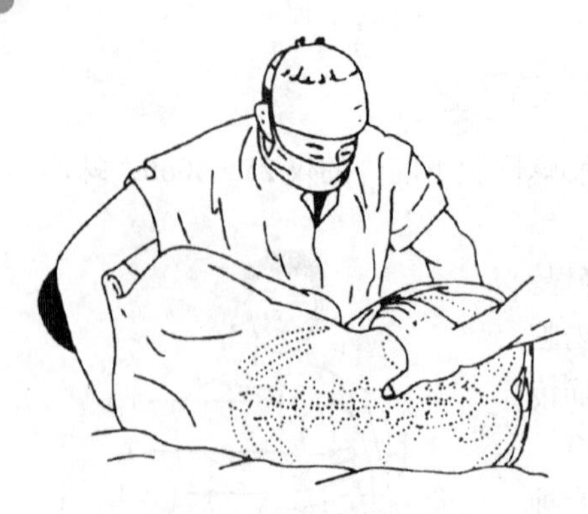

图 6-7 腰椎间隙定位图

3．穿刺 有直入和侧入两种方法（图 6-8）。

（1）直入法：常规消毒铺单，摸清棘突间隙后，用局麻药在间隙正中作皮丘，并在皮下和棘间韧带作浸润。腰穿针经皮丘垂直刺入，逐层徐缓进针，针达黄韧带时阻力增大，穿过时阻力消失，伴有明显落空感，再进针刺破硬脊膜和蛛网膜时可出现破膜感，拔出针芯见有脑脊液自针内滴出，表明穿刺成功，注入局麻药 1.5～3.0ml 后，将穿刺针连同注射器一起拔出。

（2）侧入法：在棘突中线旁开 1.0～1.5cm 处进针，针干与皮肤成 75° 角，对准椎间孔刺入，避开棘上韧带与棘间韧带，经黄韧带进入蛛网膜下腔。适用于棘上韧带钙化的老年患者、肥胖患者或直入法穿刺有困难者。

4．麻醉平面的调节 即在注药后短时间内使麻醉平面控制在手术所需的范围内。一般应在注药后 5～10 分钟内进行。影响麻醉平面的因素：①穿刺间隙。由于脊柱的生理弯曲，根据局麻药液与脑脊液的比重不同，药液将在脑脊液中沿脊柱的坡度流动，使麻醉平面偏高或偏低。②患者体位。直接影响不同比重的局麻药液在脑脊液中的流向。患者注药仰卧后，应随时测定麻醉平面，并根据手术区对麻醉平面的要求，改变患者体位进行调节。③注药速度。注药速度越快，麻醉范围越广；速度越慢则麻醉范围越局限，一般速度为每 5 秒注射 1ml。

图 6-8 蛛网膜下腔穿刺

（1）直入法；（2）侧入法

（三）并发症

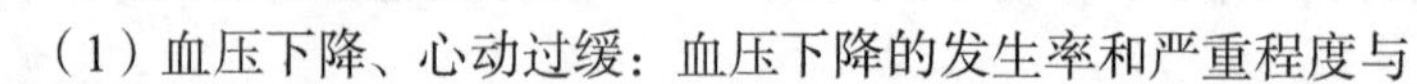

1．麻醉期间并发症

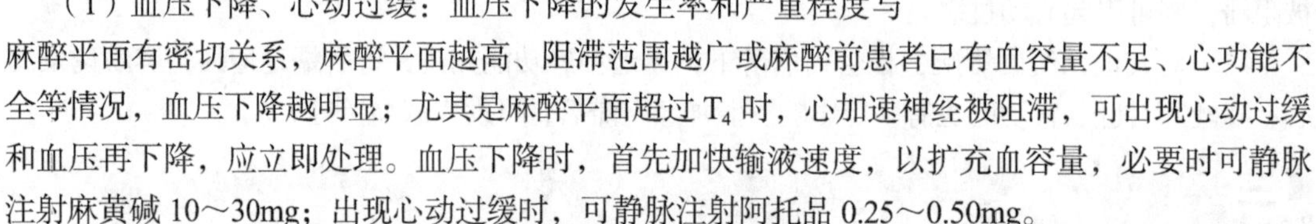

（1）血压下降、心动过缓：血压下降的发生率和严重程度与麻醉平面有密切关系，麻醉平面越高、阻滞范围越广或麻醉前患者已有血容量不足、心功能不全等情况，血压下降越明显；尤其是麻醉平面超过 T_4 时，心加速神经被阻滞，可出现心动过缓和血压再下降，应立即处理。血压下降时，首先加快输液速度，以扩充血容量，必要时可静脉注射麻黄碱 10～30mg；出现心动过缓时，可静脉注射阿托品 0.25～0.50mg。

（2）呼吸抑制：麻醉平面过高，因胸段脊神经广泛阻滞，肋间肌麻痹，常出现呼吸抑制，表现为胸闷气短、说话费力、胸式呼吸减弱、发绀。若发生全脊椎麻醉，患者出现呼吸停止、血压下降甚至心搏骤停。要根据抑制程度给予吸氧、人工辅助呼吸或气管内插管人工呼吸。

（3）恶心呕吐：原因如下。①迷走神经亢进，胃肠蠕动增强；②手术牵拉腹腔内脏；③低血压、呼吸抑制造成脑缺血缺氧而兴奋呕吐中枢等。要针对原因进行处理。

2．麻醉后并发症

（1）头痛：多发生于麻醉后 2～7 天，常在患者术后第一次抬头或起床活动时发生，以枕额部痛较明显，坐、立时加剧，平卧后减轻或消失。一般可采用平卧、输液、针灸、服用镇痛药等方法处理。对头痛严重者，可向硬脊膜外腔注入 0.9% 氯化钠溶液或 5% 葡萄糖溶液 20～30ml，疗效较好，但仍需卧床 6～8 小时，切忌过早下地剧烈活动，以免头痛重新出现。为预防腰麻后头痛，应采用圆锥形非切割型细穿刺针（26G），同时避免反复多次穿刺。

（2）尿潴留：较常见。主要是支配膀胱的骶神经被阻滞后恢复较晚引起，下腹部或肛门、

会阴部手术后切口疼痛及患者不习惯卧床排尿等因素也可引起尿潴留。可按摩、热敷下腹部，必要时导尿。

此外，偶有脑神经麻痹、粘连性蛛网膜炎、化脓性脑膜炎、马尾综合征等。重在预防，要严格无菌操作，准确无误地使用麻醉药物。

（四）常用药物及配制

一般将局麻药配成重比重溶液。①丁卡因：1% 丁卡因溶液 1ml（10mg）加 3% 麻黄碱及 10% 葡萄糖溶液各 1ml，配成 1∶1∶1 重比重溶液，总量 3ml；②布比卡因：常用剂量为 8～15mg，用 0.5% 或 0.75% 布比卡因溶液 2ml，加 10% 葡萄糖溶液 1ml，总量 3ml，配成重比重溶液。也可用无菌注射用水配成轻比重溶液。罗哌卡因与布比卡因强度基本相同，但其心脏毒性更低，较安全。普鲁卡因因其作用持续时间短现已少用。

四 硬脊膜外阻滞麻醉

将局麻药注射到硬脊膜外间隙，阻滞部分脊神经的传导功能，使其所支配区域的感觉和（或）运动功能消失的麻醉方法，称为硬脊膜外阻滞麻醉。与腰麻相比，具有麻醉节段明显的特点，临床广泛应用。

（一）适应证与禁忌证

1．适应证　最适用于横膈以下的各种腹部、腰部和下肢手术；应用于颈部、上肢及胸壁手术的麻醉时要慎重。

2．禁忌证　与腰麻基本相同。

（二）操作方法

操作方法有单次法和连续法两种，临床上主要应用连续法。

1．体位　同腰麻。

2．定位　根据手术要求选择相应的穿刺间隙，见表 6-5。

表 6-5　不同手术部位硬脊膜外阻滞麻醉穿刺棘突间隙及插管方向

手术部位	手术名称	穿刺间隙及插管方向
颈部	甲状腺、颈淋巴系手术	C_5～C_6 或 C_6～C_7（向头）
上肢	双侧上肢手术（断肢再植术）	C_7～T_1（向头）
胸壁	乳房手术	T_4～T_5（向头）
上腹部	胃、胆囊、脾、胰、肝手术	T_8～T_9（向头）
中腹部	小肠手术	T_9～T_{10}（向头）
腰部	肾、肾上腺、输尿管上段手术	T_{10}～T_{11}（向头）
下腹部	阑尾手术	T_{11}～T_{12}（向头）
盆腔	子宫、直肠等手术	T_{12}～L_1，L_4～L_5（均向头），双管法
腹股沟区	腹股沟疝、髋关节等手术	L_1～L_2（向头）
下肢	大腿手术	L_2～L_3（向头）
	小腿手术	L_3～L_4（向头）
会阴	肛门、阴部手术	L_3～L_4（向尾）或骶管阻滞

3．穿刺　与腰麻穿刺相似，也有直入法和侧入法两种。与腰麻不同的是，穿刺针用带有针

芯的能放入导管的勺状针，当穿刺针穿过黄韧带后即停止进针，不能刺破硬脊膜，然后确定穿刺针是否进入硬脊膜外腔。确定方法：①阻力消失法。当穿刺针抵达黄韧带时阻力增大，并有坚韧感。取下针芯，接上内盛 0.9% 氯化钠溶液并留一小气泡的 5ml 玻璃注射器，推注射器时有阻力，气泡压缩；继续进针，穿过黄韧带后阻力突然消失，注液无阻力，小气泡不再缩小，回抽无脑脊液流出，表明针尖已进入硬脊膜外腔。②毛细管负压法。穿刺针抵达黄韧带后，拔出针芯，在针柱口连接盛有液体的玻璃毛细接管，继续缓慢进针，当针进入硬脊膜外腔时，在有落空感的同时管内液体被吸入（图 6-9），此为硬脊膜外间隙特有的“负压现象”，表明已经进入硬脊膜外腔。穿刺成功后，通过穿刺针置入硬脊膜外导管（图 6-10），根据穿刺针的深度，确定导管的留置长度，使其在硬脊膜外腔保留 3～4cm。退出穿刺针，固定导管于背部皮肤，与盛有局麻药的注射器相连。

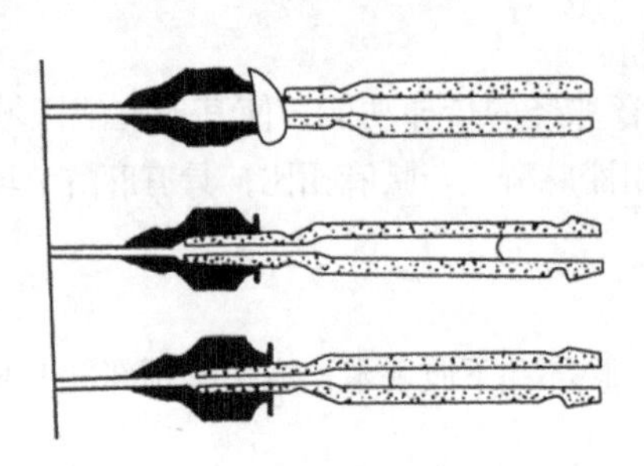

图 6-9　毛细管负压法

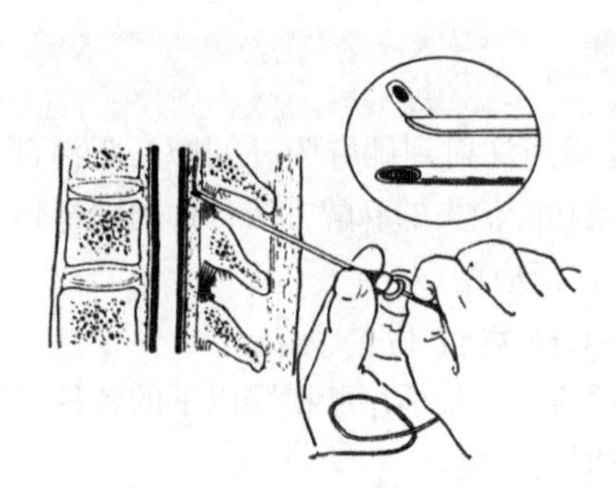

图 6-10　硬脊膜外腔插入导管

4. 注药　回抽注射器无血和脑脊液后注入试验量的局麻药 3～5ml，观察 5～10 分钟。排除误入蛛网膜下腔后，根据试验量后麻醉平面出现的范围及血压变化情况，决定追加剂量，一般为 3～15ml，一次或分次给予。

5. 麻醉平面的调节　影响硬脊膜外阻滞平面的因素很多，主要有以下几种。①穿刺部位：是决定麻醉上、下平面高低最重要的因素。②局麻药容积：注入的量越多，扩散越广；相同药量，如一次集中注入则麻醉范围较广，分次注入则范围较小。③导管的位置和方向：头向置管时，药物易向头端扩散；尾向置管时，药液多向尾端扩散；如导管偏向一侧，可出现单侧麻醉。④注药速度：注药速度越快，阻滞范围越广；反之，阻滞范围窄。⑤患者情况：老年、动脉硬化、妊娠、脱水、恶病质等患者，注药后麻醉范围较其他患者为广，故应减少用量。此外，药物浓度、患者体位等也有一定影响。

（三）并发症

1. 麻醉期间

（1）全脊椎麻醉（total spinal anesthesia）：全部脊神经被阻滞，是硬脊膜外阻滞最严重的并发症。往往是硬脊膜被穿破，使注入硬脊膜外腔的大部或全部局麻药进入蛛网膜下腔所致。患者可在注药后几分钟内发生进行性呼吸困难、血压下降，继而呼吸停止、意识消失、危及生命。一旦发生全脊椎麻醉，应立即以面罩加压给氧并紧急行气管内插管进行人工呼吸，加速输液，并以血管加压药维持循环稳定。若处理及时和正确，可避免严重后果，否则可导致心搏骤停。为了防止全脊椎麻醉的发生，施行硬脊膜外阻滞时，必须严格遵守操作规程，穿刺时仔细谨慎，导管置入硬脊膜外间隙后应回抽无脑脊液，用药时必须给试验剂量，确定未注入蛛网膜下腔后方可继续给药。

（2）血压下降及心率减慢：其机制同腰麻。常在注药后20～30分钟内出现，必要时给予麻黄碱、阿托品处理。

（3）呼吸抑制：见于颈部和上胸部阻滞，严重时可致呼吸停止。因此，高位阻滞应用低浓度、小剂量麻药。必要时给氧并行辅助呼吸。

（4）恶心、呕吐：同腰麻。

（5）局麻药毒性反应：系药物用量过大或误注入血管所致。注药时一定要回抽，无血后方可注药，同时应严密观察患者有无自觉症状，一旦发现，立即按局麻药中毒的治疗原则进行处理。

2. 麻醉后并发症

（1）硬脊膜穿破及头痛：硬脊膜外阻滞穿刺过程中不慎穿破硬脊膜可致头痛。表现和处理同腰麻后头痛。

（2）神经损伤：可因穿刺针或较硬的导管直接损伤脊神经根或脊髓引起，表现为局部感觉和（或）运动障碍。在穿刺或置管时，如患者有电击样异感并向肢体放射，说明已触及神经。一般采取对症治疗措施，数周或数月可自愈。

（3）硬脊膜外血肿：凝血功能障碍或应用抗凝药者容易发生，一旦发生，将产生不同程度的神经功能障碍，甚至发生截瘫。典型症状是麻醉作用持久不退，或消退后再出现肌无力、截瘫等。CT检查可证实，确诊后争取在血肿形成后8小时内进行椎板切开减压术，清除血肿。

此外，还可能发生脊髓前动脉综合征、硬脊膜外脓肿、导管拔出困难或折断等并发症。

（四）常用局麻药

一般用1.5%～2%利多卡因、0.25%～0.33%丁卡因、0.5%～0.75%布比卡因及0.75%罗哌卡因。常采用两种药物联合应用，取长补短，如1%利多卡因与0.15%～0.20%丁卡因，或1%利多卡因与0.25%～0.75%布比卡因或罗哌卡因等混合。若患者无高血压，局麻药中可加入1∶200 000肾上腺素，以延长麻醉作用时间。

五 蛛网膜下腔与硬脊膜外腔联合阻滞麻醉

经蛛网膜下腔与硬脊膜外腔联合阻滞麻醉又称腰麻-硬脊膜外联合阻滞麻醉，广泛用于下腹部及下肢手术。其特点是既有腰麻起效快、镇痛完善与肌松弛的优点，又有硬脊膜外阻滞时调控麻醉平面、满足长时间手术的需要等长处。穿刺方法有两种。①一点法：经L_2～L_3棘突间隙用特制的联合穿刺针作硬脊膜外腔穿刺，穿刺成功后再用配套的25G腰穿针经硬脊膜外穿刺针内行蛛网膜下腔穿刺，见脑脊液流出即可注入局麻药（腰麻）；然后退出腰穿针，再经硬脊膜外穿刺针向头端置入硬脊膜外导管，并固定导管备用。②两点法：先选T_{12}～L_1作硬脊膜外腔穿刺并置入导管，然后再于L_3～L_4或L_4～L_5间隙行蛛网膜下腔穿刺。临床上以一点法多用。

第6节 疼痛治疗

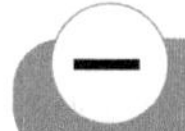

疼痛的分类和评估

国际疼痛学会把疼痛（pain）定义为：由机体组织损伤或潜在的组织损伤，或可以用组织损伤描述的一种人体不愉快的感觉和情绪上的体验。因此，疼痛是人对机体特定区域伤害性刺激的一种主观感受。不同人体对疼痛的感受不同，同一个体在不同时期、不同状态下对疼痛的反应也存在差异。疼痛是许多疾病常见或主要的症状，可引起机体发生一系列病理生理变化。疼痛不仅给患者带来极大的痛苦，而且对中枢神经、循环、呼吸、消化、内分泌和自主神经等系统造成不良影响。疼痛已逐渐成为重要的医学问题，许多医院成立了疼痛诊疗科，对疼痛诊断和治疗日趋专业化。

（一）疼痛的分类

1. 按疼痛程度分类　①轻微疼痛；②中度疼痛；③剧烈疼痛。

2. 按起病缓急分类　①急性疼痛；②慢性疼痛。

3. 按疼痛部位分类　①浅表痛：位于体表或黏膜，多为锐痛，比较局限，定位明确。②深部痛：位置较深，通常为钝痛，不局限，定位不明确，可能牵涉到其他部位。

（二）疼痛程度的评估

常用评估疼痛程度的方法有以下两种。

1. 视觉模拟评分法（VAS）　是目前临床上最常用的疼痛定量方法，也是较敏感和可靠的方法。即在一个 10cm 长的标尺上，两端分别标明“0”和“10”的字样。“0”代表无痛，“10”代表最剧烈的疼痛。让患者根据自己对当前所感受疼痛的程度，在标尺上标出相应的位置，起点（0 点）至记号点的距离长度（以 cm 表示），即为评分值。

2. 语言描述评分法（VRS）　患者描述自身感受的疼痛状态，一般分为四级：①无痛；②轻微疼痛；③中度疼痛；④剧烈疼痛。每级 1 分，如为“剧烈疼痛”，其评分为 4 分。此法很简单，患者容易理解，但不够精确。

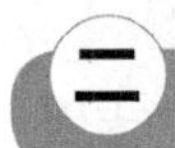

二 疼痛的治疗方法

（一）一般治疗方法

疼痛的治疗应包括病因治疗和消除疼痛治疗两个方面。其方法大致包括药物治疗、神经阻滞治疗、物理治疗、心理治疗及手术治疗等。

1. 药物治疗　是最基本、最常用的疼痛治疗方法。常用的疼痛治疗药物：①解热消炎镇痛药；②麻醉性镇痛药；③催眠镇静药；④抗癫痫药；⑤抗抑郁药等。根据药物各自的特性采用口服、肌内注射、静脉注射、椎管内给药等多种途径。

2. 神经阻滞治疗　是用局麻药或神经破坏药注入中枢及外周神经、神经节、交感神经，以阻断其内部信号传递的一种方法。

3. 物理治疗　是应用物理因素治疗疾病的方法，简称理疗，包括电疗、光疗、磁疗和石蜡疗法等。电疗法有短波、超短波、微波等高频电疗，以及直流电离子导入、感应电、电兴奋和间动电疗法等。光疗法常用近红外线和远红外线两种。主要作用有消炎、镇痛、解痉、改善局部血液循环、软化瘢痕等。

4. 心理治疗　在慢性疼痛治疗中起着十分重要的作用。可采用解释、鼓励、安慰和保证等手段，帮助患者消除焦虑、忧郁和恐惧等不良心理因素，调动患者主观能动性，增强机体抗病痛的能力。此外，还有催眠与暗示疗法、认知疗法及生物反馈疗法等。

5. 手术治疗　有些疼痛性疾病在用其他方法治疗无效时可考虑手术治疗。

此外，较常用的还有椎管内注药（蛛网膜下腔注药、硬脊膜外间隙注药）、经皮神经电刺激疗法、痛点注射、针灸疗法、推拿疗法等。

（二）癌症疼痛治疗

约 70% 晚期癌症患者都有剧烈疼痛，有些患者可能绝望并产生轻生的念头。这对患者、家庭和社会都会带来很大影响。现在绝大多数癌性疼痛都能得到有效控制，具体包括病因治疗和对症治疗。

1. 病因治疗　通过手术治疗、放射治疗、化学治疗，可使肿瘤缩小或消失，同时达到止痛目的。

2. 对症治疗

（1）药物治疗：应遵循世界卫生组织推荐的“三阶梯”用药原则，①阶梯给药；②口服给药；③按时给药；④个体化用药；⑤辅助用药。

第一阶梯：轻度癌痛时，选用非阿片类镇痛药，如阿司匹林；也可选用胃肠道反应较轻的布洛芬和对乙酰氨基酚等。

第二阶梯：中度癌痛及第一阶梯治疗不理想时，可选用弱阿片类药以提高镇痛效果，代表药物为可待因等。

第三阶梯：对第二阶梯治疗效果不好的重度癌痛，选用强阿片类药，如吗啡等。

在癌痛治疗中，常联合用药，即加用一些辅助药以减少主药的用量和副作用。常用辅助药物包括：弱安定药，如地西泮和艾司唑仑等；强安定药，如氯丙嗪和氟哌啶醇等。

（2）神经阻滞疗法：如果采用“三阶梯”止痛方案仍不能达到有效止痛时，可采用神经阻滞疗法。其止痛效果显著，可采用周围神经阻滞、硬脊膜外阻滞、蛛网膜下腔阻滞、交感神经阻滞及神经破坏术等。

（3）手术疗法：可采用选择性神经切断术、经皮脊髓神经阻断术及神经血管减压术等。

（4）激素疗法：各种癌症晚期广泛转移所致的癌痛采用激素疗法均有效，但要注意副作用的发生。

（5）其他疗法：心理治疗、物理治疗、中医中药及生物免疫治疗等均有一定的止痛效果。

三 术后镇痛

术后疼痛是人体对手术创伤刺激的一种反应，它所引起的病理生理改变能影响术后恢复，甚至导致呼吸、泌尿及心血管系统的并发症。

（一）镇痛药物

术后镇痛最常用的药物有阿片类药，如吗啡、哌替啶和芬太尼；非阿片类药，如曲马多等。解热镇痛药因对锐痛和内脏痛疗效差，故较少使用。硬脊膜外镇痛时局麻药常选用布比卡因，如浓度低于0.2%则对运动神经的阻滞很弱，比较安全。

（二）镇痛方法

传统的术后镇痛方法有口服药物，肌内、皮下、静脉注射药物和直肠给药等。这些方法存在局限性和隐患，例如，不能及时止痛；血药浓度波动大，有效镇痛时间有限，镇痛效果往往不够满意；不能个体化用药，对于药物需求量很大的患者常镇痛不全，而对于需求量较小的患者又可能用药过量，抑制呼吸；重复肌内注射造成注射部位疼痛，对患者产生不良的心理影响。目前以硬脊膜外镇痛和患者自控镇痛法为好。

1. 硬脊膜外镇痛　于手术结束时，经硬脊膜外导管将吗啡注入硬脊膜外腔。成人常用剂量为每次2～3mg，用生理盐水稀释至10ml注入，注药后约30分钟起效；持续6～24小时，平均为12小时。疼痛再度出现时，可重复给药。常见的不良反应有恶心、呕吐、皮肤瘙痒、尿潴留和呼吸抑制。药液中加入氟哌利多2.5mg，既可增强镇痛作用，又可减少恶心、呕吐的发生。由于注射吗啡可产生延迟性呼吸抑制，故应密切观察，最好控制一次剂量在2～3mg，对老年危重患者更应警惕。

2. 患者自控镇痛（PCA） 即在患者感到疼痛时，可自行按压PCA装置的给药键，按设定的剂量注入镇痛药，从而达到止痛效果。它弥补了传统镇痛方法存在的镇痛不足和忽视患者个体差异，以及难以维持血药浓度稳定等问题。PCA装置包括：注药泵；自动控制装置，一般用微电脑控制；输注管道和防止反流的单向活瓣等。PCA可经静脉给药，即患者自控静脉镇痛（PCIA）；也可通过硬脊膜外间隙给药，即患者自控硬脊膜外镇痛（PCEA）。PCA的药物配方种类较多，PCIA主要以麻醉性镇痛药为主，常用吗啡、芬太尼或曲马多等。PCEA则以局麻药和麻醉性镇痛药复合应用，常用0.1%～0.2%布比卡因加小量的芬太尼或吗啡。PCA开始时，常给一负荷剂量作为基础，再以背景剂量维持。遇镇痛不全时，患者可自主给予单次剂量，以获得满意的镇痛效果。在此期间，医生应根据病情及用药效果，合理调整单次剂量、锁定时间及背景剂量，达到安全有效的个体化镇痛的目的。

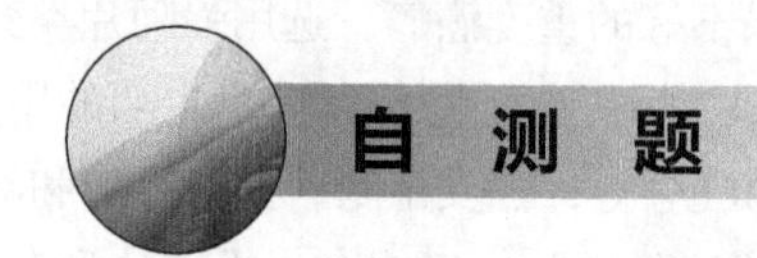

自 测 题

一、名词解释

1. 最低肺泡浓度
2. 局麻药毒性反应
3. 复合麻醉

二、选择题

A_1/A_2型题

1. 利多卡因用于局部浸润麻醉一次限量为（　　）

   A. 100mg　　B. 200mg　　C. 300mg　　D. 400mg　　E. 500mg

2. 决定硬脊膜外阻滞平面的最主要因素是（　　）

   A. 药物容积　　B. 药物比重　　C. 药物浓度　　D. 患者的体位　　E. 给药的速度

3. 麻醉前用药常给予抗胆碱药，其目的在于（　　）

   A. 消除患者紧张情绪
   B. 减少全麻药用量
   C. 提高痛阈
   D. 防止误吸
   E. 产生遗忘作用

4. 麻醉前用药，哪一种药能预防局麻药的毒性反应（　　）

   A. 哌替啶
   B. 吗啡
   C. 苯巴比妥钠
   D. 阿托品
   E. 东莨菪碱

5. 全麻麻醉前给予抗胆碱药的作用是（　　）

   A. 镇静
   B. 镇痛
   C. 减少呼吸道分泌物
   D. 对抗局麻药毒性
   E. 抑制交感神经兴奋

6. 有呼吸功能障碍者麻醉前禁用（　　）

   A. 苯巴比妥钠　　B. 阿托品　　C. 东莨菪碱　　D. 吗啡　　E. 地西泮

7. 甲状腺功能亢进，高热，心动过速等麻醉前用药不宜使用（　　）

   A. 巴比妥类　　B. 鸦片类　　C. 抗胆碱药　　D. 安定药　　E. 丙嗪类

8. 全麻术前注射阿托品的主要目的是（　　）

   A. 抑制胃肠蠕动
   B. 减少呼吸道分泌
   C. 减少消化道分泌
   D. 对抗麻醉药的副作用

E. 加强镇痛效果

9. 麻醉前宜禁食（ ）

A. 4 小时 B. 6 小时

C. 8 小时 D. 12 小时

E. 24 小时

10. 麻醉前用药为了减少呼吸道分泌物常选用（ ）

A. 苯巴比妥 B. 哌替啶

C. 东莨菪碱 D. 氯丙嗪

E. 地西泮

11. 一般非急症手术，麻醉前需禁饮水时间为（ ）

A. 12 小时 B. 8 小时

C. 4 小时 D. 2 小时

E. 1 小时

12. 在局麻药中加入 0.1% 肾上腺素的目的是（ ）

A. 防止麻醉后血压下降

B. 防止麻醉后心率减慢

C. 调整自主神经功能

D. 延长麻醉时间，减少术中出血

E. 以上都不是

13. 为预防局麻药中毒反应，下述错误的是（ ）

A. 避免注入血管内

B. 做皮肤过敏试验

C. 一次用药不超过最大剂量

D. 使用最低有效浓度

E. 术前给巴比妥类药物

14. 关于预防局麻药中毒的措施，下述错误的是（ ）

A. 局麻药内都必须加肾上腺素

B. 术前应用巴比妥类药或地西泮

C. 限量使用，不超过局麻药一次最大用量

D. 注药前回抽，以免注入血管

E. 局麻药浓度不要过高，宜用最低有效浓度

15. 腰麻后去枕平卧 6 小时主要是为了预防（ ）

A. 呼吸道阻塞 B. 尿潴留

C. 血压下降 D. 恶心、呕吐

E. 头痛

16. 腰麻术后患者体位宜（ ）

A. 垫枕平卧 6 小时

B. 去枕平卧 6 小时

C. 头低平卧 6 小时

D. 半卧位 6 小时

E. 可以自由卧位

17. 全麻患者未苏醒前回病房，护理的正确体位是（ ）

A. 平卧位

B. 去枕平卧、头转向一侧

C. 头高斜坡卧位

D. 半卧位

E. 头低脚高位

18. 采用局部麻醉，其麻醉前护理不正确的是（ ）

A. 小手术可不必禁食

B. 手术范围大或术中可能改换麻醉者，常规禁食禁饮

C. 不作局麻药皮肤过敏试验

D. 术前用巴比妥类和安定类药物

E. 做好局麻的用具准备

19. 硬脊膜外麻醉后不会出现的并发症是（ ）

A. 脊神经根损伤 B. 硬脊膜外血肿

C. 硬脊膜外腔感染 D. 头痛

E. 脊神经损伤

20. 硬脊膜外麻醉术后护理不正确的是（ ）

A. 去枕平卧 4～6 小时

B. 术后即可进食

C. 注意肢体活动，观察有无脊神经损伤或受压

D. 保持麻醉穿刺部位清洁干燥

E. 注意有无寒战、高热、脑膜刺激征等硬脊膜外腔感染的表现

21. 全麻术前用阿托品的主要目的是（ ）

A. 有利于术后恢复

B. 减少胃肠蠕动

C. 减少消化液的分泌

D. 加强镇痛效果

E. 减少呼吸道分泌

22. 局麻药毒性反应发生惊厥不止时应选用（ ）

A. 苯巴比妥钠 B. 异丙嗪

C. 哌替啶 D. 地西泮

E. 硫喷妥钠

23. 腰麻患者术后去枕平卧的主要目的是（ ）

A. 预防呼吸道阻塞

B. 防止尿潴留

C. 防止血压下降

D. 预防麻醉后头痛

E. 防止恶心、呕吐

三、简答题

1. 发生全脊髓麻醉时应如何处理？

2. 简述局麻药毒性反应的处理原则和预防措施。

（张志勇）

第 7 章　外科重症监测与处理

第 1 节　外科重症监测

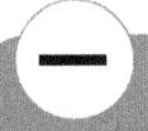

一　概述

重症监护室（intensive care unit，ICU），是集中医院各有关专业知识和技术、先进的监测和治疗设备，救治重症病例的专业科室。ICU 是危重症医学在医疗机构中的具体表现形式，直接反映医院的综合救治能力，体现医院整体医疗实力，是现代化医院发展的重要标志。

ICU 的组成应包括三个基本部分：①训练有素的医生和护士，有的 ICU 还吸收专业的麻醉师，这是 ICU 的人员梯队，危重症医学的理论扎实、配合有序；②先进的监测技术和治疗手段，借助于这些设备和技术可进行动态、定量的监测，捕捉瞬间的变化，并可反馈于强有力的治疗措施；③可以应用先进的理论和技术对危重患者进行有效的治疗和护理。

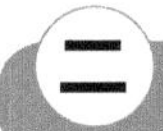

二　ICU 的工作内容

随着生物医学工程、通信和计算机技术的飞速进步，重症监测和生命支持技术得到迅猛发展，重症患者管理方式、监测内容及手段也在不断完善、提高。

（一）监测的目的

1. 早期发现高危因素　以采取及时的干预措施，避免疾病的进一步恶化。

2. 持续性监测器官功能状态　为预防和治疗器官功能障碍提供依据。

3. 评估原发疾病严重程度及动态变化　可预测重症患者的病情发展及预后。

4. 实施早期目标导向治疗　在一定时间内根据连续监测的生理参数及其对治疗的反应，随时调整治疗方案，以达到生理学指标，即早期目标导向治疗。

5. 指导诊断与鉴别诊断　依据监测资料为疾病的诊断与鉴别提供依据。

（二）病情评估

1. ICU 的收治对象　ICU 主要收治经过严密监测和积极治疗后有可能恢复的各类危重患者，包括：①各种原因引起的循环功能失代偿，需要以药物或特殊设备来支持其功能者；②严重创伤、大手术及器官移植术后需要监测器官功能者；③有可能发生呼吸衰竭，需要严密监测呼吸功能，或需用呼吸器治疗者；④麻醉意外、心搏骤停复苏后治疗者；⑤严重水、电解质紊乱及酸碱平衡失调者等。

2. 重症患者评分系统　常用的有急性生理与慢性健康状况评分（APACHE）、多脏器功能障碍评分（MODS）、全身感染相关性器官功能衰竭评分（SOFA）、治疗干预评价系统（TISS）等，为临床提供了量化、客观的指标。

（三）重症监测内容

重症病例的监测包括呼吸、循环、氧传递、水电解质和酸碱平衡、血液学和出凝血机制、代谢、肝肾功能、胃肠道、神经系统、免疫与感染等。对不同病症的监测内容应有所侧重。

1. 呼吸系统监测　手术前后肺通气功能和换气功能监测，对评估肺功能的损害程度、呼吸治疗效果十分重要，对防治呼吸功能衰竭、术后肺部并发症有重要的临床意义。常用呼吸功能监测参数，见表 7-1。

表 7-1　常用呼吸功能监测参数

参数	缩写	参考正常值
潮气量	V_T	6～10ml/kg
呼吸频率	RR	12～20 次 / 分
动脉血氧饱和度	SaO_2	96%～100%
动脉血氧分压	PaO_2	80～100mmHg
氧合指数	PaO_2/FiO_2	>300
动脉血 CO_2 分压	$PaCO_2$	35～45mmHg
最大吸气力	MIF	75～100cmH$_2$O
肺内分流量	Q_s/Q_T	3%～5%
无效腔量 / 潮气量	V_D/V_T	0.25～0.40
肺活量	VC	65～75ml/kg

2. 循环系统监测　①心电图监测：用于了解心率快慢、诊断心律失常、判断心肌缺血等；②血流动力学监测：包括无创和有创监测，可实时反映患者的循环状态，及时指导液体治疗和血管活性药物的使用，以维持循环功能的稳定（表 7-2）。

表 7-2　常用血流动力学参数

参数	缩写	计算方法	参考正常值
动脉血压	AP	直接测定	90～140/60～90mmHg
平均动脉压	MAP	直接测定	70～105mmHg
心率	HR	直接测定	60～100 次 / 分
心排血量 *	CO	直接测定	5～6L/min
心脏指数	CI	CO/BSA	（3.5±0.5）L/（min·m^2）
每搏输出量	SV	CO×1000/HR	60～90ml/beat
每搏指数	SVI	SV/ BSA	40～60ml/（beat·m^2）
中心静脉压 *	CVP	直接测定	5～10cmH$_2$O
肺动脉压 *	PAP	直接测定	17～30/6～12mmHg
肺动脉楔压 *	PAWP	直接测定	6～12mmHg
体表面积	BSA（m^2）	0.61× 身高（m）+0.012 8× 体重（kg）−0.152 9	

注：* 指标临床意义：详见第 5 章外科休克。

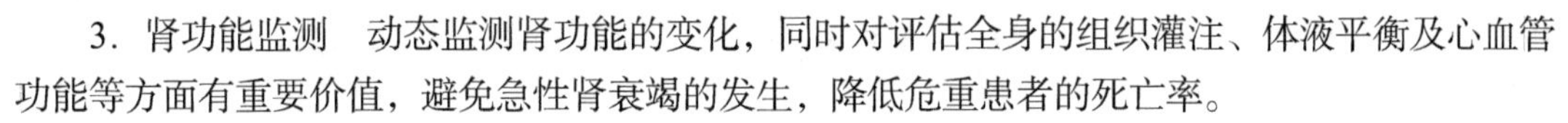

3. 肾功能监测　动态监测肾功能的变化，同时对评估全身的组织灌注、体液平衡及心血管功能等方面有重要价值，避免急性肾衰竭的发生，降低危重患者的死亡率。

（四）重症治疗

重症治疗的目的在于维持呼吸循环功能的稳定，改善机体的缺氧状态，维护脑功能，维持内环境稳定，控制感染等。要在积极治疗原发病的基础上，加强对各重要器官功能的支持治疗。

1. 液体疗法　是重症患者最常用、最基本的治疗方法。通过输液，可以补充血容量、电解质、碱性药物、凝血因子、营养物质，以及给予各种静脉用药，如血管活性药、抗生素等。可根据患者的病情，选用不同种类的液体，包括晶体液、胶体液和血液等。

2. 氧疗　是指通过吸入不同浓度的氧，以缓解或纠正机体缺氧状态，是治疗低氧血症的方法之一。氧疗只是预防或改善组织缺氧的一种暂时性措施，不能代替对根本病因的治疗。

（1）适应证：PaO_2＜70mmHg，SaO_2＜90%，均需氧疗。①低氧血症伴通气量基本正常：见于麻醉后、胸腹部手术者、中枢神经系统疾病、药物镇静状态等。②低氧血症伴通气不足：常见于慢性肺部疾病。对轻度低氧血症，可不予氧疗，对中度或重度低氧血症者，必须给予适当的氧疗，并设法改善通气不足。③无低氧血症的高危患者：如麻醉手术患者、严重呼吸道感染、昏迷患者、大出血及各种危重患者，随时都有发生危及生命的低氧血症的高度风险，可行预防性氧疗。

（2）方法：①控制性氧疗。有些患有慢性肺部疾病、呼吸衰竭的患者，$PaCO_2$上升，呼吸中枢对CO_2的改变已不敏感，患者依赖低氧的刺激来维持其通气量。②无控制性氧疗。对无通气障碍的患者，应用无控制性氧疗，根据病情需要调整吸入氧流量，是临床上常用的吸氧方法。可采用鼻导管、鼻咽导管、面罩等方式给氧。

3. 机械通气　是应用呼吸机进行人工通气治疗呼吸功能不全的一种有效方法，是抢救危重患者的重要措施。

（1）适应证：凡是通气不足和（或）氧合欠佳，面罩吸氧后PaO_2＜60mmHg和（或）PaO_2/FiO_2＞150，呼吸急促（RR＞35次/分）或缓慢（RR＜5次/分），肺活量＜15ml/kg，V_T小于正常的1/3，V_D/V_T（生理无效腔量/潮气量）＞0.6及最大吸气负压＜25cmH_2O，结合临床，患者需要应用机械通气者。具体包括以下方面：①外科疾病及手术后呼吸支持：严重肺部外伤、多发性肋骨骨折和连枷胸、颅脑等引起的呼吸功能不全。②术后呼吸功能支持及呼吸衰竭的治疗：如体外循环心内直视手术后，以改善氧合，减少呼吸做功，稳定循环有利于心功能恢复；全肺切除等胸腔手术及上腹部手术后呼吸功能不全；休克、急性胰腺炎、大量输血及手术创伤引起的急性肺损伤；重症肌无力施行胸腺手术后，发生呼吸困难和呼吸功能不全。③气体交换障碍：常见于新生儿肺透明膜病、心力衰竭、肺水肿、严重急性肺部感染等。④呼吸肌活动障碍：神经肌肉疾病、中枢神经功能障碍和骨骼肌疾病，如脊柱和胸廓畸形等。

（2）常用的通气模式：①控制通气。其潮气量和频率完全由呼吸机产生，适用于呼吸停止、神经肌肉疾病引起的通气不足、麻醉和手术过程中应用肌松药后作控制呼吸及大手术后呼吸支持治疗。②辅助/控制通气。患者的吸气力量可触发呼吸器产生同步正压呼吸。③间歇指令通气。机械通气与自主呼吸相结合，在两次正压通气之间允许患者自主呼吸。同步间歇指令通气与间歇指令通气（IMV）的区别在于正压通气是在患者吸气力的触发下发生的，因而可避免IMV时可能发生的自主呼吸与正压通气对抗现象。④压力支持通气。患者自主呼吸的吸气力可触发呼吸器送气，并使气道压迅速上升到预置值。当吸气流速降低到一定程度时，则由吸气转为呼气。⑤呼气末正压。应用呼气末正压通气（PEEP）时使呼气末的气道压及肺泡内压维持在高于大气压的水平，可使小的开放肺泡膨大，使萎陷的肺泡再膨胀。结果使肺内分流量降低，低氧血症得到纠正。

4. 心脏除颤、复律与起搏　对于那些用药物治疗难以纠正的心律失常及紧急情况下，心脏除颤、复律与起搏是一种应急和有效的治疗措施。

5. 血液净化　又称人工肾，目前是治疗急、慢性肾衰竭重要的方法之一。现在全球应用血液净化已不仅是单纯的透析疗法，进一步发展了血液透析，包括血液滤过、血液透析滤过、连续性肾脏替代治疗、血液灌流、血浆置换、免疫吸附等。需根据患者的不同情况具体选用。

第2节　多器官功能障碍综合征

多器官功能障碍综合征（multiple organ dysfunction syndrome，MODS）是指在重大手术、创伤和严重感染等急性疾病过程中，同时或相继出现两个或两个以上的器官或系统的功能障碍。MODS的发病具有继发性、序贯性和进行性的特点。迄今为止，对其发病机制尚未完全清楚，有效的治疗方法尚在探索中。

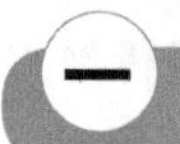

一 病因

常见病因：休克；严重感染；心跳呼吸骤停；严重创伤，如多发性创伤、大面积烧伤或大手术等引起心、肝、肺等多器官的功能障碍甚至衰竭；医源性损伤，如输血、输液、药物使用不当或呼吸机应用不当等；其他因素等，如患某些疾病的患者更易发生MODS，如心、肝、肾的慢性疾病，糖尿病，免疫功能低下等。

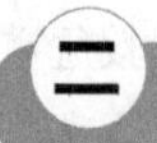

二 发病机制

MODS的发病机制非常复杂，目前尚未完全清晰。根据不同的病因，发病机制略有差异。但是，已认识到各种炎症介质、细胞因子的参与加剧了SIRS并导致MODS的发生。

1. 过度炎症反应　当机体遭受强烈损害时，发生一系列剧烈的防御反应，包括各种免疫细胞、内皮细胞和单核吞噬细胞系统被激活并产生大量的细胞因子、炎症介质及其他病理性产物。这种炎症反应一旦失控，持续发展可造成广泛的组织破坏，甚至受到重复打击，最终导致MODS的发生。

2. 炎症反应平衡系统失调　正常状态下机体促炎机制与抗炎机制保持一种动态平衡，维护着内环境的稳定。如果一旦促炎症介质取得优势，将出现SIRS及持续过度的炎症反应，如果抗炎症介质过度释放，则为代偿性炎症反应综合征，导致免疫功能障碍。此外，单核细胞除了释放促炎症介质以外，还同时释放前列腺素（PGE_2），PGE_2能强烈抑制T淋巴细胞的有丝分裂、抑制IL-2生成和受体表达、抑制B淋巴细胞合成抗体，导致细胞免疫低下，从而加重SIRS，最终导致MODS。

3. 肠源性因素　肠道作为细菌的储存库，当肠道因为缺血-再灌注损伤，肠壁屏障功能受损时，细菌或内毒素可经门静脉、体循环及淋巴系统发生移位，导致全身性内皮细胞活化，炎症介质和细胞因子释放，启动全身炎症反应综合征（SIRS）并引起MODS的发生。

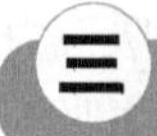

三 临床表现与诊断

MODS临床可分两种类型：①速发型，指原发急症在发病24小时后有两个或更多的器官同时发生功能障碍，如急性肾衰竭＋急性呼吸窘迫综合征，此型发生多由于原发病为急症且甚为严重。对于发病24小时内因器官衰竭死亡者，一般只归于复苏失败，而不作为MODS。②迟发型，是先发生一个重要器官或系统的功能障碍，经过一段较稳定的维持时间，继而发生更多的器官、系统功能障碍。此型多由继发感染或存在持续的毒素或抗原。对于MODS的诊断指标目前尚缺乏统一标准，初步诊断标准见表7-3。

表7-3 MODS的初步诊断标准

器官	病症	临床表现	检测或检验
心	急性心力衰竭	心动过速、心律失常	心电图异常
肺	急性呼吸窘迫综合征	呼吸加快、窘迫，发绀，需吸氧和辅助呼吸	血气分析示 $PaCO_2$ 降低等，呼吸功能失常
肾	急性肾衰竭	无血容量不足的情况下少尿、无尿	尿比重持续在1.010～1.014，尿钠、血肌酐增多
脑	急性脑功能衰竭	意识障碍，对语言、疼痛刺激等反应减退	
肝	急性肝衰竭	神志异常，进展期可伴黄疸	肝功能异常
胃肠	应激性溃疡	呕血、便血、腹胀、肠鸣音减弱	胃镜检查可见病变
外周循环	休克	无血容量不足的情况下血压降低，肢端发凉，尿少	平均动脉压降低，微循环障碍
凝血功能	DIC	进展时有皮下出血、瘀斑、呕血、咯血等	血小板减少，凝血酶原时间和部分凝血活酶时间延长等

各器官或系统功能障碍的临床表现可因为障碍程度、对机体的影响、是否容易发现等而有较大差异。诊断MODS应详细分析患者的所有资料，尤其应注意以下几点：①熟悉引起MODS的常见疾病，警惕存在MODS的高危因素；②及时完善检查，尽快作特异性较强的检查以便能及早做出正确的诊断和鉴别诊断；③任何危重患者应动态监测心功能、呼吸功能、肾功能等；④当某一器官出现功能障碍时，应根据其对其他系统器官的影响、病理连锁反应的可能性，注意观察其他器官功能的变化，及时检查有关的病理生理改变；⑤熟悉MODS的诊断指标。

四 预防和治疗

由于对MODS的病理过程缺乏有效的遏制手段，MODS的死亡率相对较高，因此如何有效预防其发生是提高危重患者救治成功率的重要措施。

1. 积极治疗原发病　无论是否发生MODS，首先要抢救患者的生命，并积极治疗原发病，只有控制原发病，才能有效防止和治疗MODS。

2. 控制感染　对可能感染或者已经感染的患者，在未查明致病微生物以前，必须合理使用广谱抗生素和联合应用抗菌药物。对已明确的感染病灶，应采取各种措施使炎症局限化，只要可能，应及时作充分的外科引流，以减轻脓毒症。必要时可抽血作培养、采用能利用的各种辅助检查寻找隐藏的病灶。

3. 加强监测　对发生MODS的高危患者，应进一步扩大监测范围，如中心静脉压、尿量及尿比重、肺动脉楔压、心电图改变等，可早期发现MODS。

4. 保护肠黏膜的屏障功能　有效纠正休克，改善肠黏膜的灌注能维护肠黏膜的屏障功能，尽可能采用肠内营养，可防止肠道细菌的移位。合并应用谷氨酰胺和生长激素，包含精氨酸、核苷酸和ω-3多不饱和脂肪酸的肠内营养剂等，可增强免疫功能、减少感染并发症的发生。

5. 全身支持和免疫调节 必须纠正外科患者常见的水、电解质紊乱及酸碱失衡。短时间的肠外营养并逐渐根据病情过渡到肠内营养，使用生长激素增加蛋白质合成，可补充体内的消耗。对难以控制的 SIRS，增强免疫功能有利于防止 SIRS 的加剧。

6. 及早治疗首先发生功能障碍的器官 MODS 多从一个器官功能障碍开始，连锁反应导致更多器官功能障碍。治疗单个器官功能障碍的效果优于治疗 MODS。

第 3 节 急性肾衰竭

急性肾衰竭（acute renal failure，ARF）是一种由多病因引起的双肾排泄功能在短期内（数小时至数周）急剧减退，导致水、电解质代谢紊乱，酸碱平衡失调和体内含氮代谢产物迅速蓄积而出现一系列症状的临床综合征。尿量明显减少是肾功能受损的表现，如果 24 小时尿量超过 800ml，血中肌酐、尿素氮进行性升高，称为非少尿型急性肾衰竭。

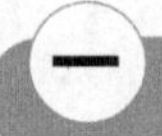

一 病因分类

1. 肾前性 常见于脱水、大出血、严重外伤、休克、心脏及血管疾病、肾血流阻力增加等，是指肾脏本身无器质性病变，由各种肾前因素引起肾脏血流灌注量减少而导致的急性肾衰竭。早期属于功能性改变，肾脏本身可无器质性损害，若不及时处理，可导致肾实质损害引起肾性急性肾衰竭。

2. 肾性 由各种原因所引起的肾实质病变所致，肾缺血和中毒是主要因素，即肾实质性肾衰竭。肾缺血原因很多，如大出血、感染性休克、创伤性休克及过敏性休克等。肾毒性物质有药物、重金属、造影剂、生物性毒素、有机溶剂等。此外肾实质弥散性病变、大面积烧伤、挤压综合征及溶血反应可引发肾小管阻塞等。

3. 肾后性 主要指肾以下尿路梗阻性病变所致的肾衰竭，由于尿路梗阻，继发肾积水，使肾实质受压，肾小管及肾小囊内压升高，肾小球滤过减少甚至中断所致肾功能急剧下降。按病因可分为机械性梗阻和动力性梗阻，机械性梗阻如上尿路结石、泌尿系肿瘤、腹腔肿瘤压迫、前列腺增生、尿道狭窄、手术创伤等；动力性梗阻是指中枢神经系统或周围神经肌肉发育不全所致尿路功能紊乱或障碍。

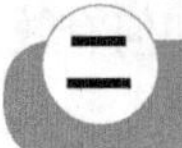

二 发病机制

急性肾衰竭的发病机制比较复杂。但肾血管收缩缺血和肾小管细胞变性坏死是主要原因。

1. 肾缺血 当机体有效循环血量不足时，肾血流量减少、肾灌注压降低，持续性肾缺血造成肾小管受损。肾缺血致钠重吸收减少，刺激球旁细胞释放肾素，从而增加血管紧张素系统的作用，使肾小球滤过率降低引起少尿。

2. 肾小管阻塞 肾小管阻塞造成压力过高，影响肾小球滤过，而积累于管腔中的液体进入组织间隙，加剧肾间质水肿，使肾小球滤过率进一步下降。肾小管上皮细胞的脱落、溶血或挤压伤后产生的血红蛋白、肌红蛋白等在肾小管内形成结晶而阻塞肾小管。

3. 肾小管上皮坏死 持续性肾缺血或肾中毒可使肾小管上皮细胞缺血缺氧、变性坏死，使肾细胞实质损害后代谢障碍性钙内流，基质蛋白聚集，胞质内钙离子增加，激活了钙依赖性酶，导致肾小管低氧性损伤。

4. 肾缺血-再灌注损伤 氧自由基的生成和细胞内钙超载是引起缺血-再灌注损伤的两个主

要因素。大量的氧自由基可以通过氧化浆膜改变其通透性、氧化含巯基的酶改变其活性和氧化核酸使 DNA 断裂等途径，最终导致肾脏细胞损伤。由于缺氧导致细胞内 Na^{+}浓度增高，再灌注后细胞内 Na^{+}溢出，而细胞外 Ca^{2+}进入细胞内，使细胞内 Ca^{2+}增多，引起 Ca^{2+}超载；Ca^{2+}浓度增高可损害线粒体功能，导致 ATP 产生减少、激活磷脂酶和蛋白激酶，导致细胞的不可逆性损伤，从而影响肾脏功能。

5．非少尿型急性肾衰竭　由肾单位损伤的量和程度与液体动力学变化不一致引起。当肾单位血流灌注量并不减少，血管无明显收缩和血管阻力不高时，就会出现非少尿型急性肾衰竭。

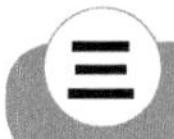

临床表现

（一）少尿型急性肾衰竭

少尿型急性肾衰竭典型的临床表现可分为少尿或无尿期、多尿期和恢复期。

1．少尿或无尿期　一般为 7～14 天，短则 2～3 天，也可长达 1 月余。此期是整个病程的主要阶段，少尿期越长、病情越重。

（1）水、电解质紊乱和酸碱平衡失调：①高钾血症。少尿或无尿时，肾排钾减少引起高钾血症，出现心律失常，严重时可致心搏骤停。高钾血症是 ARF 主要死亡原因之一。②高镁血症。正常情况下 60% 的镁经粪便排泄，40% 由尿液排泄。急性肾衰竭时继发高镁血症出现肌力减弱、呼吸抑制、嗜睡、昏迷甚至心脏停搏。③高磷血症和低钙血症。正常情况下 60%～80% 的磷由肾脏排出，急性肾衰竭时肠道排磷增多，影响钙的吸收，出现低钙血症，并加重高血钾对心肌的毒性作用。④低钠血症和低氯血症。由于水中毒引起稀释性低钠血症，另外因代谢障碍导致“钠泵”效应下降，细胞内钠不能泵出及肾小管重吸收钠减少也可导致低钠血症，同时常伴有低氯血症。⑤酸中毒。无氧代谢增加引起代谢性酸中毒，酸性代谢产物不能排出体外，肾小管功能受损，碱基和钠盐丢失，酸中毒可以加重高钾血症。⑥水中毒。体内大量水分积蓄，引起高血压、肺水肿、脑水肿及心力衰竭，出现头晕、心悸、恶心、呕吐、呼吸困难、嗜睡和昏迷。

（2）代谢产物堆积：蛋白质代谢产物（含氮类物质）不能经肾排出，蓄积于体内，称为氮质血症。表现为恶心呕吐、头痛、烦躁、倦怠乏力、腹胀、呼吸困难、意识模糊甚至昏迷等。

（3）贫血及出血倾向：因血小板质量下降，凝血因子消耗和毛细血管脆性增加，常有皮下、口腔黏膜、齿龈及胃肠道出血和贫血等，也可发生 DIC。

2．多尿期　此期尿量逐渐增加，可达 3000ml 以上，一般持续约 2 周或更长时间。多尿期因大量尿液排出，可出现脱水、低血钾、低血钠、低血钙等现象，此时机体抵抗力低，极易发生感染，仍有危险性。低血钾和感染是多尿期的主要死因，因此重视多尿期处理，减少并发症发生，是确保患者安全、促进早日康复的重要一环。尿量增多是多尿期的重要标志。

3．恢复期　大多数患者经历少尿期及多尿期后，出现体质虚弱、乏力、消瘦、肌肉软弱无力等症状。当血尿素氮和肌酐明显下降时，尿量逐渐恢复正常。除少数外，肾小球滤过功能多在 3～6 个月恢复正常。但部分病例可持续 1 年以上，若肾功能持久不恢复，可能提示肾脏遗留有永久性损害。由于病因不同、病情轻重程度差异，多尿期持续时间长短不一。

（二）非少尿型急性肾衰竭

非少尿型急性肾衰竭每日平均尿量超过 800ml，无少尿或无尿表现。此型主要是由抗生素、造影剂及利尿剂等药物蓄积引起，实验室检查指标改变比少尿型轻。临床表现轻，进程缓慢，并发症少，预后相对较好，但临床上不可忽视。此外，严重急性肾小管坏死导致的组织分解代谢极度旺盛，出现严重高钾血症、代谢性酸中毒及中毒症状明显者称为高分解型急性肾衰竭，常伴有多器官功能障碍综合征，死亡率很高。

四 诊断

1．病史及体格检查　通过病史询问和详细体检，查找急性肾衰竭的相关病因。着重了解有无各种休克、心力衰竭、严重肝病等因素，有无尿路结石、盆腔内肿物，以及创伤、烧伤、溶血反应和肾中毒物质等。

2．尿液检查　①尿量监测；②尿常规化验可以帮助我们进一步分析病情，尿液中有无蛋白、红细胞、血红蛋白、肌红蛋白等管型，尿颜色、比重的变化等。肾前性 ARF 尿液浓缩，尿比重和渗透压高；肾性 ARF 尿液呈等渗尿，比重固定在 1.010～1.014。镜下可见宽大颗粒管型、红细胞管型和大量蛋白；肾后性尿液检查可无异常或有红细胞、白细胞。

3．肾功能及血生化检查　测定血肌酐及尿素氮，并动态观察其变化情况。每日血尿素氮升高 3.6～7.1mmol/L，血肌酐每日升高 44.2～88.4μmol/L。若血尿素氮与血肌酐比例大于 20，则提示有高分解代谢存在。同时还应做好电解质及血清 pH 等测定，分析水、电解质紊乱及酸碱失衡状况，对及时治疗至关重要。

4．相关辅助检查　可采用超声、腹部平片、CT 和 MRI 等检查，确定有无肾后性因素，必要时也可采用输尿管镜，既可诊断又可做治疗。

5．肾穿刺活检　必要时为了解肾脏病变性质，可考虑进行肾脏组织穿刺活检，对肾移植后急性肾衰竭的诊断更有意义。

五 鉴别诊断

1．急性肾衰竭与功能性肾衰竭少尿的鉴别　见表 7-4。

表 7-4　急性肾衰竭与功能性肾衰竭少尿的鉴别

指标	急性肾衰竭	功能性肾衰竭
尿常规	比重＜1.015，蛋白、管型	比重＞1.2，轻度变化
尿钠	＞40mmol/L	＜20mmol/L
渗透压	＜400mOsm/（kg·H_2O）	＞500mOsm/（kg·H_2O）
血尿素氮 / 肌酐	＜10	＞20
尿肌酐 / 血肌酐	＜20	＞40
尿 / 血渗比	＜1.1	＞2
自由水清除率	＞＋15ml/h	＜－20ml/h
钠排泄分数	＞3%	＜1%
肾衰竭指数	＞2	＜1
$β_2$-MG	＞50mg/L	＜1mg/L
补液试验	尿量不增加	尿量增加

2．急性肾衰竭与肾后性尿闭的鉴别　肾后性尿闭的鉴别点：①有导致尿路梗阻的原发病史，如结石、盆腔肿瘤等，而无休克、创伤、溶血；②体格检查：肾脏增大、叩压痛、前列腺增生等；③ B 超检查：显示肾脏肿大并伴积水；④肾图显示梗阻型曲线；⑤尿常规多无异常；⑥突然尿闭与解除梗阻后尿量增多交替出现。解除梗阻后氮质血症缓解和肾功能立即恢复。

治疗

急性肾衰竭的治疗原则：保持体液平衡、纠正电解质及酸碱平衡紊乱、防止感染、营养支持和透析疗法。

1. 少尿期治疗　高血钾和水中毒是主要致死原因，故应及时纠正水、电解质紊乱和预防尿毒症。故本期治疗原则是维持内环境的稳定。

（1）严格控制补液量：根据“量出为入、宁少毋多、调整平衡”的原则，严格记录24小时的出入量。每日补液量计算方法：每日补液量=显性失水量+非显性失水量−内生水。以每日体重减少0.5kg左右为最佳，并通过中心静脉压监测血容量情况。

（2）处理高钾血症：停止含钾药物及食物的摄入，供给足够热量，控制感染，清除坏死组织，纠正酸中毒，减少库存血输注等。当血钾大于5.5mmol/L时应及时处理（详见第3章第2节），必要时透析治疗。

（3）纠正酸中毒：血浆HCO_3^-低于15mmol/L时应用碳酸氢盐治疗，但应注意所用的液量及速度，以免导致血容量过多。血液滤过是治疗严重酸中毒的最佳方法。

（4）控制感染：ARF常并发肺及尿路感染，10%～15%的感染并发败血症。同时还应加强各种管道的护理，如静脉通路、导尿管等，预防感染。严禁应用有肾毒性的药物，如氨基糖苷类抗生素。

（5）营养支持：采用低蛋白、高热量、高维生素饮食或肠外营养，提供足够热量，减少体内蛋白质分解。也可应用促蛋白合成激素等。

（6）血液净化：是救治急性肾衰竭有效的手段，可减少并发症，提高治愈率，但应严格遵循血液净化指征。血液净化的指征：①血肌酐大于442μmol/L或血尿素氮在21.4mmol/L以上；②高分解代谢状态，血肌酐每日升高超过176.8μmol/L或尿素氮每日升高超过8.9mmol/L，血钾每日上升1.0mmol/L以上；③二氧化碳结合力低于13mmol/L，pH小于7.25；④血钾超过6.5mmol/L。急性肺水肿、体液潴留、尿毒症症状加重者为度过少尿期，改善症状，均应行透析治疗。常用方法有血液透析、腹膜透析、连续性肾替代治疗等。

2. 多尿期的治疗　多尿期治疗重点是维持水、电解质和酸碱平衡，积极防治各种并发症。肾小管功能尚未完全恢复，注意防范缺水、低钾血症、低钠血症等，随时调整治疗方案。一般补充前一天尿量的1/2～2/3，使机体呈轻度负平衡又不出现脱水。当24小时尿量超过1500ml时，应酌量口服钾盐，当24小时尿量超过3000ml时，应补充钾盐3～5g/d。适当补充胶体液，提高胶体渗透压。

3. 恢复期治疗　一般无须特殊处理，定期复查肾功能，避免使用对肾功能有损害的药物，少数患者需终身依赖透析治疗。

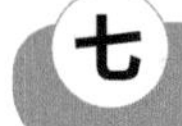

预后

近年来由于采取积极有效的预防性透析疗法，本病死亡率明显降低。预后与患者年龄、致病因素、严重程度、伴发疾病等因素密切相关，少尿性较非少尿急性肾衰竭预后差。

第4节　急性呼吸窘迫综合征

急性呼吸窘迫综合征（ARDS）是指以严重感染、创伤、休克等肺内、外严重疾病导致以肺毛细血管弥漫性损伤、通透性增强为基础，以广泛肺不张和透明膜形成为主要病理表现形式的一组临床综合征。以进行性呼吸窘迫、顽固性低氧血症和非心源性肺水肿为主要临床特征。该病起病急，发展快，预后差，病死率为48%～75%，且多半不是孤立存在的，常是MODS的先兆或重要组成部分。

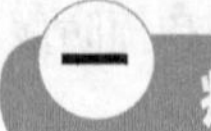

一 病因

诱发ARDS的病因可大致分为直接原因和间接原因两类：①直接原因，如误吸综合征、溺水、有毒气体吸入、肺挫伤、呼吸机使用不当及弥漫性肺部感染等；②间接原因，如各种休克、脓毒症、重症胰腺炎、重症胆管炎、脂肪栓塞、体外循环及大血管手术等。

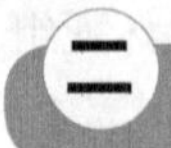

二 病理生理

随着近些年研究的深入，现已认识到，ARDS的发病一般都伴随全身性炎症反应，故认为ARDS是全身性炎症反应综合征在肺部的表现。非心源性肺水肿是ARDS特征性病理改变。肺表面活性物质减少和活性的降低是ARDS发生顽固性低氧血症和肺顺应性降低的主要原因。肺内分流增加及通气/血流比例失调都可引起低氧血症，肺内分流的增加进一步促使顽固性低氧血症的发生。ARDS的肺机械性改变表现为肺顺应性降低，多表现为需要较高的气道压力才能维持正常的潮气量，患者呼吸困难明显。

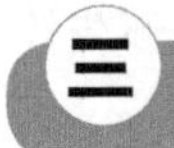

三 临床表现

ARDS一般在原发病后12～72小时发生，主要临床表现如下。

1. 初期　除原发病的临床表现外，还可出现呼吸加快，有呼吸窘迫感，但无明显的呼吸困难和发绀，此时的呼吸窘迫感用一般的吸氧方法无法缓解。肺部听诊无啰音，胸部X线片一般无明显异常（除原有病变或损伤外），动脉血气分析除了$PaCO_2$偏低外，其余正常。此时病情看似平稳，胸部X线摄片可无明显异常，但实际上肺部病变仍在进展。

2. 进展期　患者出现意识障碍如烦躁、谵妄或昏迷，明显的呼吸困难和发绀，体温可增高，呼吸道分泌物增多。肺部可闻及啰音，胸部X线片有广泛性点、片状阴影。此时缺氧状态必须行气管插管加以机械通气支持才能缓解，同时需要加强支持治疗。

3. 末期　呼吸极度困难，因缺氧引起脑功能障碍，表现为神志障碍甚至昏迷。肺部啰音明显，可闻及管状呼吸音，心律失常，心跳变慢乃至停止等。

四 诊断

1. 基础病史　特别是严重创伤、感染或休克、体外循环、急性胰腺炎、肺部感染等。

2. 临床表现　在基础病抢救过程或基础病已经稳定数小时或数天后，出现呼吸急促（频率大于28次/分），进行性加重的缺氧，不能用原有的基础病解释，常规氧疗无效。

3. 实验检查　血气分析$PaO_2<60mmHg$、$PaCO_2<35mmHg$（晚期可增高），吸入纯氧15分钟后，$PaO_2<30mmHg$。

4. 辅助检查　早期X线多无异常发现，有时可呈轻度间质改变，表现为肺纹理增多；中晚期有斑片状阴影或大片实变。

5. 其他　排除肺部慢性疾病及心源性水肿或其他原因引起的肺水肿。

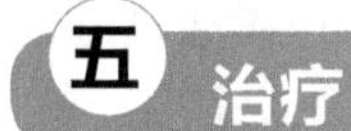

五 治疗

治疗原则包括消除原发病因、支持呼吸、改善循环、维护肺和其他器官功能、防治并发症等。ARDS目前缺乏特效的治疗措施。

1. 呼吸支持　主要方法是机械通气，迅速纠正缺氧是抢救ARDS的关键环节。机械通气如呼气末正压通气（PEEP）作为抢救ARDS的重要举措，可有效纠正低氧血症，为抢救患者争取时间，以便进行病因治疗。

初期，症状较轻时可用戴面罩的持续正压通气（CPAP），促使肺泡复张，增加交换面积，并增加吸入氧浓度。

进展期，呼吸困难及缺氧加重，需插入气管导管或行气管切开，多选用呼气末正压通气（PEEP），一般从3～5cmH_2O开始，但最高不超过15cmH_2O。控制潮气量一般为6～8ml/kg，气道压应<40cmH_2O。呼吸频率一般以每分钟15次左右为宜。

2. 改善循环　维持循环系统稳定是一切治疗的基础。患者若有低血容量，必须及时输液予以纠正。输液速度不宜过快，应作尿量、中心静脉压监测，以输入晶体液为主，适当给予白蛋白或血浆，再酌情用利尿药。

3. 药物治疗　①低分子右旋糖酐：可减少红细胞聚集及微血栓形成，改善肺的微循环；②肺表面活性物质：经雾化吸入可降低肺泡表面张力，改善通气功能；③肾上腺皮质激素：如氢化可的松、地塞米松等可减轻炎症反应，但宜短期内（3～4天）使用；④一氧化氮（NO）：可明显降低肺动脉压，减少肺内分流，改善低氧血症；⑤川芎嗪可减轻肺水肿。

4. 防治并发症

（1）休克：积极治疗休克可延缓病情进展，感染性休克是ARDS患者最主要的死亡原因。

（2）心律失常：缺氧、酸碱失衡、电解质紊乱等，均可导致心律失常，应及时处理。

（3）感染：ARDS患者免疫功能受损，气道防御功能低下，易并发肺部感染。

（4）DIC：严重创伤、缺氧、休克、革兰氏阴性杆菌败血症等均可导致DIC。做好早期的监测，一旦有DIC发生，及时应用抗凝治疗。

（5）氧中毒：纯氧和高浓度氧较长时间吸入可致氧中毒，损害肺毛细血管内皮，妨碍气体交换，引起局灶性肺泡不张与透明膜形成。在肺组织缺氧或已有损伤的情况下，氧中毒更易发生。吸入氧浓度应保持在40%～50%。

5. 其他　肺外器官衰竭是ARDS最重要的死亡危险因素，因此要兼顾MODS的肝、肾等功能障碍的治疗。注意维持体液平衡和营养代谢。

第5节　心肺脑复苏

心肺复苏（cardiopulmonary resuscitation，CPR）是针对呼吸、心搏骤停所采取的紧急医疗措施，以人工呼吸代替患者的自主呼吸，以人工心脏按压形成暂时的人工循环并诱发心脏的自主搏动。但心肺复苏最终成功的关键是中枢神经系统功能的恢复，即“脑复苏”。故将心肺复苏的概念扩展为心肺脑复苏（cardiopulmonary cerebral resuscitation，CPCR）。脑复苏的成功除了正确的操作方法和流程外，关键在于时间的争取。

完整的心肺脑复苏术包括三阶段，即基本生命支持、高级生命支持和复苏后治疗。1992年美国心脏协会（American Heart Association，AHA）正式提出“生存链”（chain of survival）

的概念。成人生存链（adult chain of survival）是指对突然发生心搏骤停的成年患者通过遵循一系列规律有序的步骤所采取的规范有效的抢救措施，将这些抢救序列以环链形式连接起来，就构成了一个挽救生命的“生命链”。AHA成人生存链包括以下5个环节：①立即识别心搏骤停并启动应急反应系统；②尽早进行心肺复苏；③快速除颤；④有效的高级生命支持；⑤综合的心搏骤停后治疗。《2015年AHA心肺复苏及心血管急救指南更新》中将AHA成人生存链分为院内急救体系和院外急救体系两链，对院外生存链和院内生存链进行了区分，详见图7-1、图7-2。

图7-1 院内心搏骤停生存链（图片源于《2015年AHA心肺复苏与心血管急救指南更新》）

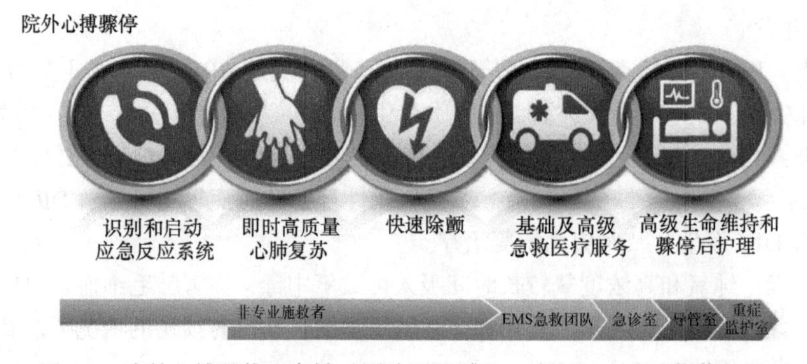

图7-2 院外心搏骤停生存链（图片源于《2015年AHA心肺复苏与心血管急救指南更新》）

一 基本生命支持

基本生命支持（basic life support，BLS）又称初期复苏或心肺复苏，是心搏停止后挽救患者生命的基本急救措施。

（一）基本原则

1. 尽早识别心搏骤停　早期识别心搏骤停非常重要，但也很困难，尤其是非专业人员，一旦犹豫不决就可能失去抢救生命的最佳时机。因此在《2015年AHA心肺复苏与心血管急救指南更新》中不再强调将检查是否有大动脉搏动作为诊断心搏骤停的必要条件。一旦发现患者没有反应，医护人员立即就近呼救，但在现实中医护人员应继续检查呼吸、脉搏，然后启动应急反应系统（或请求支援）。非专业人员如发现有人突然神志丧失或晕厥，可在轻拍其肩部并大声呼唤无反应、没有呼吸或呼吸不正常（如喘息）时，就应判断为心搏骤停。

2. 尽早启动紧急医疗服务系统（EMSs） 尽早实施 CPR 以获得专业人员的救助和早期电除颤的机会。如果有 2 名急救员，一名立即实施 CPR，另一名快速求救。

3. 尽早电除颤 85% 以上的心脏停搏者有心室颤动，4 分钟内除颤或 CPR 8 分钟内除颤可明显改善预后。因此从倒下到除颤的时间间隔，是心室颤动或无脉性心动过速所伴发的心搏骤停后患者存活的最重要决定因素之一。

（二）基本方法

该阶段的主要操作步骤：C→A→B。C（circulation）指迅速建立有效的人工循环；A（airway）指保持呼吸道通畅；B（breathing）指进行有效的人工呼吸。以现场胸外心脏按压和口对口（鼻）人工呼吸为主要措施。

1. 循环支持 又称人工循环，是指用人工的方法通过增加胸膜腔内压或直接挤压心脏推动血液循环的方法。常用胸外心脏按压或胸内心脏按压。

（1）胸外心脏按压：是通过对胸骨下段有节律地按压，使胸腔压力骤然升高，并传递到胸内的心脏和血管，再传递到胸腔以外的大血管，驱使血液流动；按压解除时胸腔内压下降，静脉血回流到心脏，称为胸泵机制。正确操作可建立暂时的人工循环，动脉血压可达到 80～100mmHg，可防止神经细胞的不可逆损害。胸部外伤严重或开胸手术等情况可以进行胸内心脏按压。

操作者位于患者一侧，将患者仰卧于平坦地面上或者背部垫一硬板，将一只手掌根放在患者胸骨下 1/2 处或剑突上 4～5cm 处，或两乳头连线之间的胸骨处，另一只手的掌根置于第一只手上，手指向上翘起，双臂伸直，凭自身重力通过双臂和双手掌，垂直向胸骨加压，按压应迅速有力，每次按压后应使胸廓完全恢复原位（图 7-3）。根据《2015 年 AHA 心肺复苏与心血管急救指南更新》，胸外心脏按压措施包括：成人胸外按压深度至少 5cm（不应超过 6cm）或胸廓前后径的 1/3，婴儿约为 4cm，儿童为 5cm；按压频率 100～120 次 / 分；每次按压后胸廓充分回弹，按压和放松时间比为 1∶1；成人心脏按压与人工呼吸比为 30∶2。

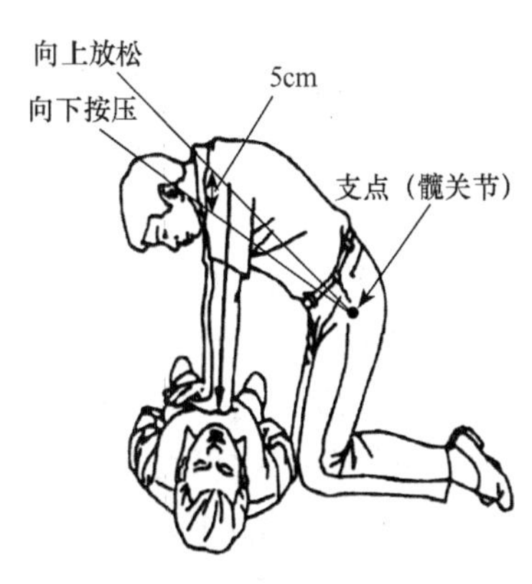

图 7-3 胸外心脏按压方法

（2）胸内心脏按压：对胸廓畸形、胸外伤、多发性肋骨骨折、心脏压塞或胸外心脏按压效果不佳并超过 10 分钟者，应首选胸内心脏按压。但胸内心脏按压对技术条件要求较高，在手术室内应在胸外按压的同时，积极准备开胸心脏按压。

2. 人工呼吸 现场先心脏按压 30 次再进行人工呼吸 2 次。在 CPR 期间人工呼吸与人工循环同样重要。

（1）畅通气道：呼吸道畅通是人工呼吸的先决条件，昏迷患者因舌后坠、呼吸道分泌物、呕吐物或其他异物可引起呼吸道梗阻。最简单有效解除梗阻的方法为仰头提颏法；对颈椎或脊柱损伤者应采用托下颌法（图 7-4）；有条件者可放置口咽通气导管或气管内插管。在畅通呼吸道之前注意检查颈部是否有外伤，口腔有无异物、义齿等。

（2）徒手人工呼吸：现场以口对口（鼻）人工呼吸为主（图 7-5）。操作者一手保持患者头部后仰，并捏闭其鼻孔，另一手抬颈或提起下颌，用嘴唇封闭患者口周，使完全不漏气，平静呼吸状态下用力吹入，吹气时间应大于 1 秒，以免气道压力过高。胸廓有明显起伏为有效（吹

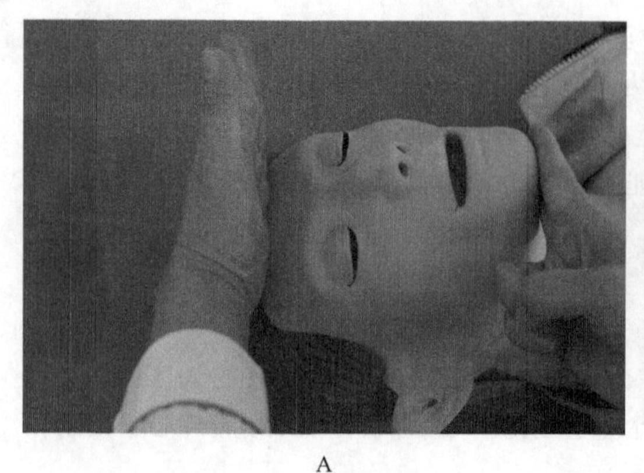

A

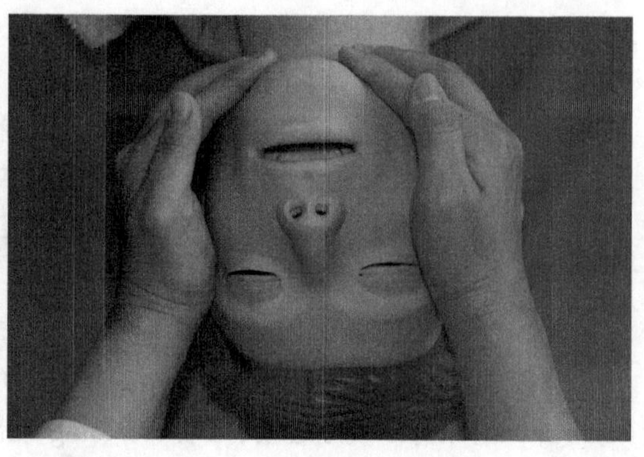

B

图 7-4 开放气道

A. 仰头提颏法；B. 托下颌法

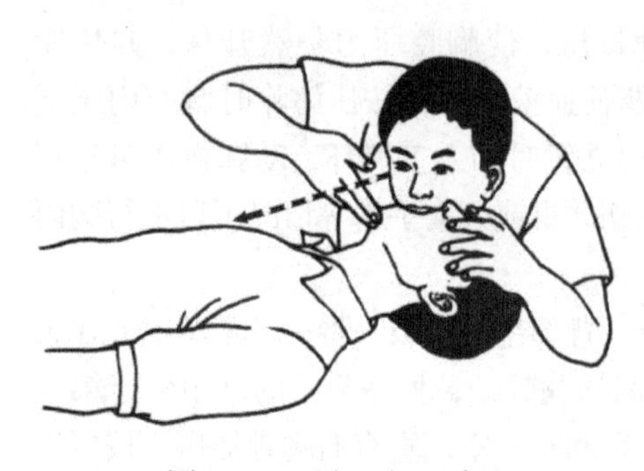

图 7-5 口对口人工呼吸

气 500～600ml），吹气结束利用患者胸廓的弹性收缩自行完成呼气，注意避免过度通气。气道建立后 6～8 秒进行一次人工呼吸或人工呼吸 8～12 次 / 分，而不中断胸外按压。

（3）简易人工呼吸器：适用于专业人员施救。使用时一手将面罩扣于患者口鼻，另一手挤压呼吸囊将气体吹入肺内，松开呼吸囊时气体被动呼出，经活瓣排到大气中。

3. 尽早电除颤 电除颤是以一定能量的电流冲击心脏终止心室颤动的方法。现场以自动体外除颤器（AED）携带方便而实用。AED 中微电脑可以识别需要电击的心脏节律并施以电击，允许非专业人员和医务人员安全地尝试除颤。当可以立即取得 AED 时，对于有目击的成人心搏骤停，应尽快使用除颤器。若成人在未受监控的情况下发生心搏骤停，或不能立即取得 AED 时，应该在他人前往获取以及准备 AED 时开始心肺复苏，而且视患者情况，应在设备可供使用后尽快尝试进行除颤。

胸外除颤时将一电极板贴于胸骨右缘第 2 肋间，另一电极板置于左侧心尖部。首次除颤电能≤200J，第二次可增至 200～300J，第三次可增至 360J。小儿开始能量为 2J/kg，第二次为 4J/kg，最大不超过 10J/kg。操作时要遣散周围人且不能与患者有身体接触。

（三）注意事项

基本生命支持（BLS）中成人高质量心肺复苏注意事项见表 7-5。

表 7-5 BLS 中成人高质量心肺复苏的注意事项

施救者应该	施救者不应
以 100～120 次 / 分的速率实施胸外按压	以少于 100 次 / 分或大于 120 次 / 分的速率按压
按压深度至少达到 5cm	按压深度小于 5cm 或大于 6cm
每次按压后让胸部完全回弹	在按压间隙倚靠在患者胸部
尽可能减少按压中的停顿	按压中断时间大于 10 秒
给予患者足够的通气（30 次按压后 2 次人工呼吸，每次呼吸超过 1 秒，每次须使胸部隆起）	给予过量通气（即呼吸次数太多，或呼吸用力过度）

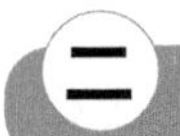 高级生命支持

高级生命支持（ALS）是BLS的继续，是借助复苏器械、设备和药物以高质量的复苏技术争取最佳复苏效果，是生命链中的重要环节。其内容如下。

1. 呼吸道的管理及呼吸支持　建立人工气道、给予机械通气是ALS阶段的主要复苏方式，同时可监测呼气末 CO_2 分压及气道压力，也可给予正压通气，提高CPR质量。

2. 循环功能的支持与监测　恢复和维持自主循环是ALS阶段复苏的重点，对心室颤动及无脉室速者进行早期除颤或继续除颤，非室颤者应采用高质量的复苏技术和药物治疗以迅速恢复和维持自主循环，避免再次发生心搏骤停，以尽快进入复苏后治疗。

3. 药物治疗　根据《2015年AHA心肺复苏与心血管急救指南更新》将以下几种药品列为常规用药。

（1）肾上腺素：是心脏复苏的首选药物，成人首次量1mg，主要作用于α受体、β受体，兴奋窦房结使心脏复跳；兴奋心肌使细颤变为粗颤，更有利于电转复，并能升高动脉压；同时扩张冠状动脉，增加冠状动脉血流。

（2）血管加压素：实验研究表明，加压素在心肺复苏期间维持生命器官的血液灌注比肾上腺素可能更为有效。其半衰期为10～20分钟，比肾上腺素长。首次静脉注射量为40U。

（3）利多卡因：是目前治疗室性心律失常的首选药物，可降低心肌应激性，提高室颤阈，抑制心肌异位起搏点。常用量为1～1.5mg/kg，缓慢静脉注射，必要时可重复应用，也可以2～4mg/min的速度静脉滴注。

（4）胺碘酮：对房性和室性心律失常都有效。静脉给药的首次剂量为300mg（或5mg/kg），必要时可重复给药150mg，一天总量不超过2000mg。

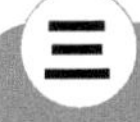 复苏后治疗

心搏骤停使全身组织器官立即缺血缺氧，脑缺氧及心肌缺氧性损害的程度决定患者能否最终存活。循环系统的稳定性影响早期死亡率，而多器官功能障碍或衰竭和中枢功能衰竭影响患者晚期死亡率，因此复苏后防治缺氧性脑损伤和多器官功能障碍或衰竭是主要内容，而稳定呼吸和循环功能是其前提。

（一）维持有效的循环

其措施是找出心律失常的原因、合理选用抗心律失常的药物或实施临时心脏起搏治疗。①如果心排血量降低伴周围阻力增高，则应选扩血管药（如硝普钠、酚妥拉明）；②如有低心排血量或休克者应予纠正酸中毒和选用正性肌力药物，如多巴胺、多巴酚丁胺、间羟胺等；③如肺毛细血管楔压增高，而心排血量尚能维持时，应给予利尿剂（呋塞米等）和静脉扩张剂（如硝酸甘油）；④如果心排血量降低伴肺毛细血管楔压增高，则应选增强心肌收缩力的药物（如洋地黄、多巴酚丁胺）等；⑤如果血流动力学状态仍不稳定，应做血流动力学监测。如果心排血量和肺毛细血管楔压均低，则应补充血容量。

（二）维持有效呼吸

心脏复跳后，自主呼吸未必立即恢复，即使恢复，其呼吸功能可能仍属不全。为充分供氧和降低全身耗氧量，便于呼吸道管理和调控酸碱平衡状态，仍宜保留气管插管或控制呼吸，直到患者初步清醒再逐步撤机。

（三）防治脑缺氧和脑水肿

1. 低温治疗　降温宜早，心脏复跳测得血压后就开始头部降温，降温过程力求平稳，在 6 小时内达到预期水平。维持直肠温度在 32℃左右，待保护性反射动作恢复才终止降温，使体温逐渐回升至 37℃。低温可减慢或防止脑细胞损害的进展，降低脑代谢率，减少耗氧量而降低颅内压，防治脑水肿，有利于脑细胞功能的恢复。低温还有抑制氧自由基产生，保护血脑屏障完整性等作用。降温过程应预防患者寒战，必要时可交替使用镇静剂和解痉剂。

2. 药物治疗　常用 20% 甘露醇、25% 山梨醇 125～250ml，据病情可在 4～6 小时后重复给药。脱水利尿可降低颅内压，恢复脑灌注，应在血压恢复后尽早使用。

3. 高压氧治疗　是指在超过 1 个绝对大气压（ATA）的环境下给予氧治疗，以提高血氧分压，增加血氧弥散和组织的氧含量，这种提高氧分压的装置称为高压氧舱。高压氧治疗可增加血氧含量、血氧张力和血氧弥散率，提高组织的氧储备量，迅速纠正脑细胞缺氧和酸中毒，从而降低颅内压，延缓或控制脑水肿的发生。要根据患者的具体情况及时、合理使用。

（四）防治肾衰竭

心搏骤停或复苏后持续低血压，以及大量缩血管药物的应用，复苏后可并发急性肾衰竭，常使整个复苏工作陷于徒劳，必须强调预防。最有效的预防方法是维持循环稳定，保证肾脏的灌注压。尽量避免应用使肾血管严重收缩损害肾功能的药物，纠正酸中毒及使用肾血管扩张药物（如小剂量多巴胺）等都是保护肾功能的措施。复苏后应监测肾功能，包括每小时尿量、血尿素氮、血肌酐及血、尿电解质浓度等，以便早期发现肾功能的改变和及时有效处理，包括应用透析治疗。

第 6 节　急性肝衰竭

急性肝衰竭（acute hepatic failure，AHF）是指由多种因素引起的，在短期内出现肝功能急剧恶化，导致肝脏本身合成、解毒、排泄和生物转化等功能发生严重障碍或失代偿，从而表现为进行性神志改变和凝血功能障碍的综合征。AHF 病死率高，如不能及时诊断和治疗，则预后差。

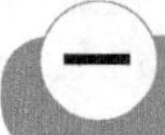

病因学

1. 病毒性肝炎　是我国 AHF 的多见病因，甲、乙、丙型肝炎均可发生，在我国尤其以乙型肝炎最常见。

2. 化学物中毒　较常见的是药物毒性损害，如对乙酰氨基酚（国外 AHF 常见病因）、甲基多巴、硫异烟肼、吡嗪酰胺、麻醉剂氟烷、非类固醇抗炎药等。肝毒性物质如四氯化碳、黄磷等，误食毒菌也可能引起 AHF。

3. 外科疾病　肝巨大或弥漫性恶性肿瘤，尤其合并肝硬化时，易并发 AHF。严重肝外伤，大范围肝组织被手术切除或者肝脏血供受影响如血管损伤、肝血流阻断时间过长等，治疗门静脉高压症的门体静脉分流术，胆道长时间阻塞，肝胆管结石反复炎症导致肝损害，都可能导致 AHF。

4. 其他　妊娠期急性脂肪肝、Wilson 病、自身免疫性肝炎、缺血性肝损伤等过程中也可发生肝衰竭。

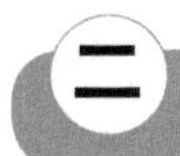

二 诊断标准

我国根据病理组织学特征和病情发展速度，将肝衰竭分为 4 类（表 7-6）。

表 7-6 肝衰竭的分类

命名	定义
急性肝衰竭	急性起病，2 周以内出现以Ⅱ度以上肝性脑病为特征的肝衰竭
亚急性肝衰竭	起病较急，15 天至 26 周出现肝衰竭的临床表现
慢性加急性肝衰竭	在慢性肝病基础上，出现急性肝功能失代偿
慢性肝衰竭	在肝硬化基础上，出现慢性肝功能失代偿

AHF 诊断标准主要包括：①起病后 2 周内出现极度乏力，伴明显的恶心、呕吐等严重消化道症状；②既往无肝炎病史，以急性黄疸型肝炎起病；③迅速出现Ⅱ度以上（按Ⅳ度划分）的肝性脑病；④肝浊音界进行性缩小（表明肝细胞存在大面积坏死，与预后直接有关）；⑤出血倾向明显，凝血酶原活动度≤40% 且排除其他原因；⑥患者黄疸急剧加深，起病初期可能黄疸很浅，甚至尚未出现黄疸，但有上述表现者应考虑本病。

三 临床表现

1．早期症状 初期为非特异性表现，如恶心、呕吐、腹痛及黄疸。

2．意识障碍 主要是肝性恼病，肝衰竭时发生代谢紊乱，如血中增多的游离脂肪酸、硫醇、芳香族氨基酸等，均可能影响中枢神经；低血糖、酸碱失衡等也可影响脑功能；此外，缺氧或 DIC 等可使脑损害加重。肝性脑病据程度分为 4 度，见表 7-7。

表 7-7 肝性脑病分度

分度	症状
Ⅰ度（前驱期）	反应迟钝、情绪改变
Ⅱ度（昏迷前期）	瞌睡和行为不能自控
Ⅲ度（昏睡期或浅昏迷期）	嗜睡，但尚可唤醒
Ⅳ度（昏迷期）	昏迷不醒，对刺激无反应，反射逐渐消失，常伴有呼吸、循环等方面的改变

3．肝臭 呼气常有特殊的甜酸气味（似烂水果味），可能为肝的代谢功能紊乱，血中硫醇增多引起。

4．出血 纤维蛋白原和肝内合成的凝血因子减少，DIC 或消耗性凝血病，可出现皮肤瘀斑、注射部位出血或胃肠出血等。

5．并发其他器官系统功能障碍 ①肾功能损害：较常见，部分患者可合并肝肾综合征；②循环功能障碍：血压下降，与血管张力下降、心排血量减少有关；③肺水肿：与肺毛细血管通透性增加有关，表现为呼吸窘迫、呼吸性碱中毒，后期可发生 ARDS；④脑水肿及颅内压增高：多发生在Ⅳ度肝性脑病患者，表现为血压高、心率慢、去大脑强直、癫痫发作等；⑤感染：大多数患者合并感染，而且是引起死亡的主要原因之一，常见部位为肺部、尿道、肠道等。

6．实验室检查 ①氨基转移酶升高，但大面积肝坏死时可出现胆-酶分离现象，此时胆红素持续升高，而氨基转移酶不升高；②血胆红素增高；③血小板常减少，白细胞增多；④血肌酐或尿素氮可增高；⑤血电解质紊乱；⑥酸碱失衡，多为代谢性酸中毒；⑦发生 DIC 时，凝血时间、凝血酶原时间或部分凝血活酶时间延长，纤维蛋白原可减少，而其降解物（FDP）增多，优球蛋白试验等可呈阳性。

四 疾病预防

AHF 的病死率较高，应尽量预防其发生。临床上用药时应注意药物对肝脏的不良作用。例如，结核病患者使用利福平、丙硫异烟肼或吡嗪酰胺等治疗时，应定期检查血氨基转移酶、胆红素等，如发现肝功能有改变，应及时调整药物。外科施行创伤性较大的手术时，术前应重视患者的肝功能情况，做好肝功能的评估。术后要根据病情继续监测肝功能，保持呼吸循环良好、抗感染和维持营养代谢，维护肝功能。

五 治疗

1．一般治疗 ①营养支持，首选肠内营养，可鼻饲含有酪氨酸、牛磺酸和 ω-3 脂肪酸的营养剂。肠外营养支持治疗时，可用葡萄糖和支链氨基酸，脂肪乳剂可选用中链/长链脂肪乳剂，并给予足量的维生素；②补充血清白蛋白；③口服乳果糖，畅通排便；④静脉滴注乙酰谷酰胺（醋谷胺）、谷氨酸（钾或钠）或门冬氨酸等，以降低血氨；⑤静脉滴注 γ-氢酪酸、左旋多巴，改善中枢神经递质，可能有利于恢复大脑功能；⑥纠正酸碱失衡和电解质紊乱。

2．病因治疗

（1）化学物质中毒：可疑药物肝毒性所致 AHF 时，停用必需药物以外的所有药物。对于已知对乙酰氨基酚过量或在就诊 4 小时内疑似对乙酰氨基酚过量患者，在开始给予 *N*—乙酰半胱氨酸治疗前先给予药用活性炭吸附药物；对于摄入大量对乙酰氨基酚，血清药物水平或氨基转移酶水平升高，提示即将发生或已发生肝损伤的所有患者，迅速给予 *N*—乙酰半胱氨酸治疗；对于已知或疑似蘑菇中毒的 AHF 患者，考虑给予青霉素和 *N*—乙酰半胱氨酸治疗。

（2）病毒性肝炎：应考虑用核苷类似物治疗乙型肝炎相关的 AHF 和预防肝移植后乙型肝炎复发。与 AHF 相关的甲型和丁型肝炎必须采取支持治疗，对于已知或怀疑由疱疹病毒或水痘带状疱疹病毒导致 AHF 的患者，应使用阿昔洛韦治疗。

（3）其他：对于妊娠期急性脂肪肝或 HELLP 综合征（可见溶血，肝酶水平升高，血小板计数低），建议迅速终止妊娠。

3．预防感染 应全身使用广谱抗生素，必要时应使用抗真菌药物。

4．肝性脑病的治疗 ①脱水：建议用甘露醇，每次 0.5～1.0g/kg，为一线治疗药物；②低温：以将体温降至 34～35℃为宜；③自身免疫性肝炎引起的肝性脑病可考虑使用激素。

5．防治多器官功能障碍 给予 H_2 受体阻滞剂或质子泵抑制剂（或硫糖铝作为二线药物）预防与应激相关的胃肠道出血；避免使用肾损害药物以预防肾损伤；预防和治疗 ARDS。

6．人工肝支持 可通过灌流、吸附和透析作用，清除肝衰竭患者血中的有害物质。尤其是等待肝移植的患者，可用人工肝暂时支持肝的功能，为施行肝移植术作准备。

7．肝移植 是治疗 AHF 最有效的治疗手段，适用于经积极内科和人工肝治疗疗效欠佳者。

第 7 节 损伤控制外科理论简介

损伤控制外科（damage control surgery，DCS）理念是基于对严重损伤后机体病理生理改变的认识而发展起来的。即根据伤者全身状况、手术者的技术、后续治疗条件等，为伤者设计包括手术在内的最佳治疗方案，将伤者的存活率和生活质量放在首位，而不仅仅是追求手术成功率。

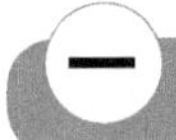

损伤控制外科理念的形成

由于战争的影响，短时间产生大批的伤员，加上条件的限制，分级救治和Ⅱ期手术的概念在战伤救治中得到充分发展，并成为创伤救治的标准程序。其实这就是损伤控制理念的雏形。但20世纪50～70年代，随着麻醉学的发展、ICU的出现及外科手术水平的提高，创伤Ⅰ期确定性治疗的概念在临床得到更多的认可，多数学者主张当患者生命体征稳定或趋向稳定时，对多个部位创伤同时或先后进行确定性手术治疗，以期在最短的时间内修复所有创伤。在此期间，以肝叶切除止血为代表的大量高难度、复杂、耗时的手术应用于多发伤的救治。经过10多年的临床诊治观察，人们发现那些复杂的高难度手术并没有取得良好的疗效，手术技术的提高并没有明显降低患者的死亡率。相反，复杂的高风险手术、长时间的麻醉进一步加重患者内环境的紊乱，而引发患者术后的多脏器功能衰竭（MOF）等严重并发症是导致患者死亡的主要原因。

1983年Stone等回顾总结了31例严重创伤并发凝血障碍患者的救治经验，他们发现在创伤早期若施行简单的外科手术控制损伤，可以挽救原来认为不可挽救的危重患者。由于严重创伤患者初始手术期间经常会发生威胁生命的体温不升、代谢性酸中毒和凝血障碍，如果不采取简单有效的方法结束手术并纠正上述异常，患者的围手术期内死亡率可达90%以上。Stone提出“损伤控制外科”理念。1993年Rotondo等和Brenneman等分别报告了应用DCS救治严重多发伤患者的成功经验，为此DCS的理论基础初步形成。更多学者的临床实践与研究，使DCS理论不断成熟完善。DCS是指针对严重创伤患者进行阶段性修复的外科策略，旨在避免由于严重创伤患者生理潜能的耗竭，避免死亡三联征（体温不升、酸中毒和凝血障碍）的出现，损伤的因素相互促进，而成为不可逆的病理过程，其目的在于有效降低严重创伤患者的死亡率。

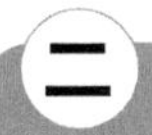

损伤控制外科的理论基础

严重多发伤对全身各系统功能产生严重损害，特别是对生命保障系统构成巨大威胁。当患者送到急诊时其生理功能几乎耗竭，由于存在严重的内环境紊乱，多表现为以下几方面。

1. 体温不升　由于失血、大量液体复苏，体腔暴露使热量丢失增加，加之产热功能损害，严重创伤患者中心温度明显降低。低体温会导致心律失常、心搏出量减少、外周血管阻力增加、血红蛋白氧离曲线左移、氧释放减少；并且抑制凝血激活途径导致凝血障碍；低温还可抑制免疫监视系统功能。

2. 凝血机制紊乱　低体温引起凝血酶、血小板量减少和功能损害，凝血因子Ⅴ、Ⅷ合成减少；纤溶系统激活，纤维蛋白原裂解产物（FDP）大量增加；大量液体复苏引起的血液稀释又进一步加重了凝血障碍。

3. 代谢性酸中毒　持续低灌注状态下细胞能量代谢由需氧代谢转换为乏氧代谢，导致体内乳酸堆积；升压药物及低温所致心功能不全进一步加重酸中毒；而酸中毒又进而损害凝血功能。因此三者互为因果，恶性循环，而长时间的复杂外科手术及麻醉进一步引起失血、热量丢失、酸中毒、全身炎症反应综合征（SIRS）和免疫系统损害，使患者自身创伤修复能力严重受损。

另外，腹腔间隙综合征也是严重创伤的并发症，发生率为25%～95%，甚至达100%。腹腔内或腹膜后严重出血或感染、内脏器官水肿、肠系膜静脉阻塞、腹膜炎或胰腺炎引起大量渗液、胃肠严重扩张、复苏时大量输液、腹腔填塞及张力状态下关腹都是危险因素。当腹内压超过 25cmH_2O 时可使下腔静脉受压、回心血量减少、心排血量下降、周围血管阻力增加、静脉回流受阻，导致心、肾、脑等重要脏器血液供应障碍；膈肌运动受限可致呼吸障碍；胃肠道黏膜受损导致菌群易位。以上变化进而引起循环、呼吸、泌尿、消化和中枢神经系统的功能障碍，导致 RDS 和（或）MOF 的发生。

如果外科医师对这类患者生理潜能耗竭状态的严重性缺乏充分认识，进行Ⅰ期确定性手术，无疑给患者残存的生理潜能带来更大的影响；即使没有发生术中死亡，但最终患者仍将死于术后 ARDS 和 MOF。因此，严重多发伤患者的救治成功与否并不依赖手术恢复解剖关系，而是取决于对严重内环境紊乱的全面快速纠正。DCS 理念是将外科手术看作复苏过程整体的一部分，而不是治疗的终结。通过简单有效的外科操作控制致命性的活动性大出血和腹腔污染，避免严重腹腔感染的发生，进一步通过 ICU 复苏终止死亡三联征的恶性循环，恢复患者创伤应激储备，提高再手术的耐受力。DCS 理念更加符合多发伤患者的病理生理，既把创伤对患者的损害降到最低程度，又最大限度地保存机体生理功能，是兼顾整体和局部逻辑思维的充分体现。

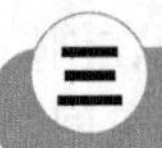 损伤控制外科的实施和基本原则

1．适应证的选择　大多数多发伤都可以通过Ⅰ期确定性手术治愈，不需要采取损伤控制手术-ICU 复苏-计划性再手术模式处理。因此，准确把握手术适应证意义很大，但也非常困难。Krishna 等通过分析 40 例接受Ⅰ期确定性手术治疗的严重多发伤患者的临床资料，发现患者预后主要与碱缺乏（BD）、中心温度（T）及损伤严重度评分（ISS）有关，$T<33$℃、BD>12mmol/L 或 $T<35.5$℃合并 BD>5mmol/L 均可作为预测患者死亡的重要因素。因此，他们提出一旦达到上述临界指标，而且临床上出现严重体温不升和凝血障碍，直接止血困难而被迫应用填塞等间接方法止血，严重内脏水肿不能正规关闭腹腔或胸腔等情况时，采用 DCS 措施是明智之举。Asensio 等提出术中判断是否采取 DCS 的标准：① pH≤7.2；② BD≤15mmol/L；③ $T<34$℃；④少浆血输注量 $i>4000$ml；⑤全血输注量 $I>5000$ml；⑥所有复苏补液量≥12 000ml。

他们认为，满足其中一项时，必须终止手术而采取 DCS 策略。由于医师经验、技术水平和医疗设备条件不同，目前尚无明确标准可循，多数学者认为需要综合考虑环境（战时 / 平时）、创伤类型（高动能躯干闭合性创伤 / 多发性躯干穿透伤）、损伤部位及伤情复杂程度、出血量、机体对复苏的反应情况（血流动力学指标是否稳定）、生理潜能参数、手术时间和困难程度等因素。

2．基本原则和内容　损伤控制手术分为 3 个阶段。

（1）救命手术：包括 3 个方面。①控制出血：可采用填塞、结扎、侧壁修补、血管腔外气囊压迫及暂时性腔内转流等简单有效的方法；②控制污染：快速修补、残端封闭、简单结扎、置管引流等；③避免进一步损伤和快速关腹：单层皮肤缝合、人工材料、真空包裹技术等，突出强调有效、快速和简单。

（2）ICU 复苏：包括复温、纠正凝血障碍、呼吸机通气支持、纠正酸中毒及全面体检避免漏诊。

（3）计划性再手术：如取出填塞、全面探查、解剖重建等。

其中关于救命手术的时间和计划性再手术时机的把握是损伤控制策略成功的关键。

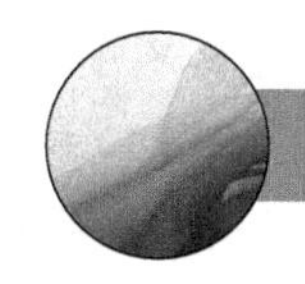

自 测 题

一、名词解释

1. 急性肾衰竭
2. 多器官功能障碍综合征
3. 心肺复苏

二、选择题

A_1/A_2 型题

1. 急性肾衰竭少尿是指成人24小时尿量（　　）
   A. ＜400ml　B. ＜450ml
   C. ＜500ml　D. ＜600ml
   E. ＜800ml
2. 关于ARDS的病理改变，下述错误的是（　　）
   A. 肺间质水肿和肺泡渗出增多
   B. 肺泡有玻璃样物质形成和肺泡萎缩
   C. 小片肺不张并发感染
   D. 肺微血管栓塞
   E. 血气胸
3. ARDS诸多治疗措施中，不正确的是（　　）
   A. 呼吸机辅助治疗
   B. 若有低血容量，应及时输液
   C. 酌情选用心血管活性药物
   D. 抗感染治疗
   E. 大剂量长期使用肾上腺皮质激素
4. 急性肾衰竭少尿或无尿期出现水中毒的主要原因是（　　）
   A. 内生水多　B. 抗利尿激素增加
   C. 钠水潴留　D. 低蛋白血症
   E. 未严格限制水钠摄入
5. 急性肾衰竭少尿或无尿期，需紧急处理的电解质失调为（　　）
   A. 低氯血症　B. 低钠血症
   C. 低钙血症　D. 高钾血症
   E. 高镁血症
6. 患者，女性。因触电致呼吸心搏骤停。患者心肺复苏后脑复苏的主要措施为（　　）
   A. 维持有效的循环　B. 确保呼吸道通畅
   C. 降温和脱水疗法　D. 加强基础护理
   E. 治疗原发疾病
7. 患者，男性，34岁。突然呼吸停止，使用简易呼吸器急救，首要步骤是（　　）
   A. 患者头后仰，托起下颌，扣紧面罩
   B. 挤压简易呼吸器
   C. 加压给氧
   D. 清除呼吸道异物及分泌物
   E. 立即注射呼吸兴奋剂
8. 抢救时间的记录不包括（　　）
   A. 患者到达的时间
   B. 医生到达的时间
   C. 抢救措施落实的时间
   D. 病情变化的时间
   E. 家属到达的时间
9. 患者，男性，46岁。因车祸致伤，现场急救时呼吸心跳已停止约2分钟，复苏时首先应采取的措施是（　　）
   A. 胸外心脏按压　B. 口对口人工呼吸
   C. 胸内心脏按压　D. 心内注射肾上腺素
   E. 静脉输液
10. 患者，男性，55岁。因频发室性早搏入院，如厕时突然倒地不省人事，颈动脉扪不到搏动，未闻及呼吸音，双侧瞳孔散大，此时应立即采取的措施是（　　）
    A. 平卧保暖　B. 氧气吸入
    C. 心电监护　D. CPR
    E. 建立静脉通路

A_3/A_4 型题

（11～13题共用题干）

患者，男性，68岁。因水肿、无尿入院。入院前因上呼吸道感染多次使用庆大霉素和复方新诺明而出现水肿，尿量进行性减少。查体：眼睑水肿，双下肢可凹性水肿。实验室检查：尿蛋白（＋＋），尿比重1.015，尿钠64mmol/L，血肌酐809μmmol/L，尿素氮16.2mmol/L。

11. 患者出现水肿的原因可能是（　　）
   A. 输液过多
   B. 上呼吸道感染加重
   C. 急性肾衰竭
   D. 药物不良反应
   E. 原因不明

12. 关于该阶段患者容易出现的电解质紊乱叙述错误的是（　　）
   A. 高钾血症　　B. 高钙血症
   C. 高磷血症　　D. 酸中毒
   E. 水中毒

13. 关于其治疗原则的叙述错误的是（　　）
   A. 纠正酸中毒
   B. 高脂高蛋白饮食
   C. 补液宁少勿多
   D. 注意记录患者排出量
   E. 严密监测病情

三、简答题

1. 简要归纳初期心肺复苏的抢救要领。
2. ARDS初期的诊断要点有哪些？
3. 简述急性肾衰竭少尿期的治疗原则。

（周毕军）

第8章　外科患者围手术期处理与营养支持

围手术期，是针对需要外科手术疾病的处理过程的一个专业名词，包括术前、术中和术后的全段时间。手术既是外科治疗的重要手段，又是一个创伤过程，为确保患者手术获得成功，手术后顺利地康复，应高度重视围手术期处理。术前要全面检查患者，尽可能使患者处于良好的生理状态，可安全地耐受手术；术后则要采取各种综合治疗措施，防治各种可能发生的并发症；手术应激的影响以及术后患者不能正常饮食时，我们需要加强患者围手术期的营养支持，以促使患者早日康复。良好的围手术期处理与营养支持不仅可缩短患者住院时间、降低医疗费用，还可减少手术并发症和降低死亡率。

第1节　术前准备与术后处理

手术前准备是指患者入院或作出手术决定后直至麻醉和手术开始前，运用各项措施，使接受手术的患者生理功能接近正常，以提高对手术的耐受力，为手术的顺利进行、减少术后并发症及尽早康复打下基础。

手术前准备与疾病轻重缓急、手术范围大小密切相关。按手术时限性可将手术分为三类。①急症手术：诊断一旦明确，要求在做简短必要的术前准备后，在最短时间内进行手术，以挽救危急患者的生命，如外伤性脾破裂、嵌顿性疝等；②择期手术：可在充分术前准备的同时，选择一个对患者比较合理的时间进行手术，施行手术的迟、早不致影响治疗效果，如良性肿瘤切除术、腹股沟斜疝修补术等；③限期手术：在一定时期内进行手术治疗，如各种恶性肿瘤手术，不宜延迟过久，以免延误手术时机，造成肿瘤扩散，影响预后。

一　术前准备

（一）一般准备

1．心理准备　手术是一项有创性的治疗，既能解除患者的痛苦，同时也会给患者带来一定的躯体痛苦和心理刺激。需行外科手术治疗的患者常有以下特点：①起病急，心理上缺乏准备，急诊手术患者尤其如此；②对手术有恐惧感；③痛苦大，常伴有剧烈疼痛和其他严重不适或功能障碍；④患者对生与死感受强烈，恐惧不安。术前全面了解、正确引导和及时纠正这些异常的心理变化，有助于缓解患者及其亲属的焦虑不安和担心恐惧，增强患者战胜疾病的信心，使之能更好地配合检查和治疗，也有助于减少各种手术后心理并发症以及由于术前心理准备不足而引起的各种不必要的医疗纠纷。

2．生理准备 旨在将患者机体调整至接近生理状态，使患者能在较好的状态下安全度过手术。

（1）维持内环境稳定：若患者术前已出现明显的水、电解质及酸碱平衡紊乱，尽可能给予纠正，提高患者对手术的耐受能力。

（2）胃肠道准备：常规手术者术前12小时禁食，4小时禁饮，以防止因麻醉或手术过程中呕吐引起窒息或吸入性肺炎，必要时行胃肠减压，术前排空大便或清洁灌肠。胃肠道手术患者术前1～2天始进流质饮食。结肠或直肠手术，应在术前一日晚及手术当天清晨行清洁灌肠或结肠灌洗，术前2～3天应口服肠道抗生素，以减少手术后感染。急诊手术者视具体情况而定。

（3）备血与输血：术前应根据手术需要做好必要的血型和交叉配血试验，准备必要的血制品，以便在术中出现大出血时可及时补充。高危患者术前恰当的分次输血对提高大手术时的耐受力较任何其他准备方法更为有效。术前贫血者，应在术前予以纠正，要纠正贫血或补充循环血容量不足，常需要输血。

（4）适应性锻炼：对于术后需要卧床或者下床困难者，必要的适应性锻炼可以减少术后不适反应。例如，练习以适应术后在床上大小便；术后患者因切口疼痛而不愿咳嗽，致呼吸道分泌物不能及时排出，术前就应教会患者正确的咳嗽、咳痰方法；吸烟者术前2周须戒烟。

（5）预防感染：围手术期全身预防性应用抗生素，可以在一定程度上降低手术部位的感染率。但在预防性应用抗生素时应遵循下列原则：①预防性抗生素不能代替仔细的手术操作和无菌技术原则；②药物使用在细菌种植之前，麻醉时静脉注射一定剂量的抗生素或手术开始前2小时肌内注射；③应用的时间要短，一般清洁或清洁-污染切口，术后预防性抗生素的应用不超过1天。

（二）特殊准备

对手术耐受力不良的患者，除了要做好一般准备工作外，还需根据患者的具体情况，做好多方面的特殊准备。

1．贫血与营养不良 可以导致细胞代谢障碍和器官功能障碍，直接影响患者的手术耐受力、术后切口的愈合、组织的修复与器官功能的恢复，增加并发症的发生率与手术死亡率。因此，需要查明原因并予以纠正。

2．高血压 若患者血压在160/100mmHg以下，可不作特殊准备。血压过高者，麻醉的诱导和手术的应激可引起脑血管意外或充血性心力衰竭，因此术前应适当用药物控制血压，但并不要求降至正常。

3．心脏病 合并心脏病的手术患者，其手术的危险性无疑将高于非心脏病者。心脏病患者手术前准备的注意事项：①贫血者少量多次输血予以矫正；②长期应用利尿药和低盐饮食，水和电解质失调者须予纠正；③心律失常、心房颤动伴心室率增快（100次/分以上）者，毛花苷丙0.4mg加入25%葡萄糖溶液20ml中缓慢静脉注射，或口服普萘洛尔（心得安）10mg，每日3次，尽可能使心率控制在正常范围。冠心病出现心动过缓（心室率50次/分以下）者，术前可皮下注射阿托品0.5～1mg以增加心率；④急性心肌梗死患者6个月内不施行择期手术，6个月以上者，如没有心绞痛发作，在监测条件下可施行手术；⑤心力衰竭患者，最好在心力衰竭控制3～4周后再施行手术。

4．肝脏疾病 肝功能不全患者术前应给予充分的准备，以期肝功能得到改善，如增加蛋白质的供应；补充多种维生素（如维生素B、维生素C、维生素K），特别是维生素K_1等。

5. 呼吸功能障碍　尤其是老年与吸烟的人群中，常合并慢性支气管炎、支气管扩张、哮喘和肺气肿，易引起术后肺不张、呼吸功能衰竭等。有吸烟史者，应在择期手术前 2 周戒烟，如有慢性炎症存在，可根据痰培养的结果选用适宜的抗生素控制感染，行超声雾化吸入，体位引流排痰。对于高危患者，术前肺功能检查具有重要意义。

6. 糖尿病　糖尿病患者的手术耐受力差，其术后并发症发生率和死亡率明显高于非糖尿病患者。有糖尿病病史的患者在术前多能引起术者的注意，但约有 50% 的老年患者患有隐性糖尿病，临床表现不典型或无症状，部分患者的空腹血糖亦属正常，术前易被误诊，术后可发生糖尿病酮症酸中毒或高渗非酮性昏迷，预后较差。因此，术前对隐性糖尿病患者应多加检查，除多次测定空腹血糖、尿糖外，还应作葡萄糖耐量试验和餐后 2 小时尿糖定性检查，以进一步验证是否患有糖尿病。

择期手术的糖尿病患者，术前血糖宜控制在 7.28～8.33mmol/L，尿糖（±～+）；老年糖尿病患者，控制指标可放宽到空腹血糖≤9.44mmol/L，尿糖（+～++）。术前已出现酮症酸中毒者，宜应用小剂量胰岛素静脉滴注方法［胰岛素 0.1U/（kg · h）］，肌内注射 10～20U，至血糖降至 8.3mmol/L，并同时纠正水、电解质紊乱与酸碱失衡。

7. 肾脏疾病　慢性肾功能不全者发生术后肾衰竭的常见诱因为术中肾脏缺血、术后感染及滥用肾性毒性药物。术前应完善相关检查，查明病情，同时最大限度地改善肾功能，低蛋白高糖饮食，维持水、电解质和酸碱平衡，控制感染，必要时行透析治疗。

8. 肾上腺皮质功能不足　除慢性肾上腺皮质功能不全的患者外，凡是正在应用激素治疗或近期内曾用激素治疗 1～2 周者，肾上腺皮质功能都会受到不同程度的抑制。应在术前 2 日开始用氢化可的松，每日 100mg；第 3 日即手术当天，给予 300mg。术中、术后根据应激反应情况，决定用量及停药时间。

二　术后处理

手术后处理的目的是根据病情和手术的具体情况不同，在手术后进行必要的治疗处理措施，最大限度地减轻患者痛苦和不适，预防并发症的发生，使患者能顺利地恢复健康。

（一）一般处理

1. 体位　手术后，应根据麻醉及患者的全身情况、手术方式、疾病的性质等选择卧位，使患者处于舒适和便于活动的体位。任何卧位都应使患者舒适，并利于内脏生理活动、便于患者作适当活动，详见表 8-1。

表 8-1　麻醉方式、手术部位与术后患者体位

手术部位（或麻醉方式）	术后体位	备注
全麻未清醒的患者	平卧位（头侧偏）	以避免误吸甚至窒息
蛛网膜下腔麻醉	去枕平卧或头低卧位至少 6 小时	以防脑脊液外渗致头痛
颅脑手术	头高脚低斜坡卧位（无休克或昏迷）	以降低颅内压
颈胸部手术	高半坐卧位	以利于呼吸
腹部手术	低半坐卧位或平卧位	以减少腹壁的张力
脊柱或臀部手术	可采用俯卧或仰卧位	以防挤压手术切口

注：休克患者，应取上身抬高 20°～30°、双下肢抬高 15°～20° 的特殊体位，肥胖患者根据情况可采用侧卧位，以利于呼吸和静脉回流。

2. 活动　早期活动有利于增加肺活量、减少肺部并发症，还可促进全身血液循环，有利于切口愈合，降低因静脉血流缓慢而并发深静脉血栓形成的发生率，增强患者康复的信心，但应结合患者的自身情况循序渐进，不可操之过急。若患者已清醒、麻醉药物作用消失后应鼓励在床上活动，如进行深呼吸、四肢主动活动及间歇翻身等，将有利于促进静脉回流；痰多者，鼓励患者主动咳嗽排痰。术后活动程度应根据患者的耐受力，逐步增加活动。离床活动一般在手术后第2～3天开始，可先坐在床沿上做深呼吸和咳嗽，再在床旁站立、行走，逐步增加活动范围、次数和时间。

（二）病情观察

1. 严密观察生命体征　术后持续心电监护，严密监测患者血压、脉搏、呼吸，直至病情平稳，从复苏室送出后数小时内仍需监测并记录。术后常规给予吸氧，鼓励患者深呼吸以防肺不张。有气管插管的患者，要及时吸痰和进行其他必要的呼吸系统治疗。

2. 监测中心静脉压　如术中有大量失血或体液丢失，应在术后一段时间内监测中心静脉压；如患者有心肺功能异常，必要时还可用Swan-Ganz导管监测肺动脉压、肺动脉楔压及混合静脉血氧分压等。

3. 体液平衡　要详细记录液体的入量、失血量、排尿量及各种引流的丢失量等。尿量是反映生命器官血液灌流情况的重要指标，必要时应留置导尿管观察每小时的尿量。计出入量可用来评估体液平衡和指导补液。

4. 其他监测项目　根据不同手术或患者术前的病情而定，如颅脑手术后应监测颅内压及苏醒程度，涉及血管疾病的患者术后应监测末梢动脉循环状况等。

（三）常用导管与引流物的管理

1. 胃肠减压管　通常是指鼻胃管，以解除或防止因手术、麻醉、腹部疾病引起的胃肠胀气。术后应保持减压管通畅，胃管如有堵塞，可用注射器吸少量温盐水冲洗管腔，使之恢复通畅。

胃管一般在术后2～3天拔除，拔除指征：①肠鸣音恢复；②肛门排气；③胃肠引流液逐渐减少；④拔管前可先行夹管试验，夹管后如无恶心、呕吐或腹胀等不适，可考虑拔管。

2. 腹腔引流管　腹腔引流根据作用机制，可分为被动引流（如烟卷引流）和主动引流（如双套管负压引流）两大类。根据应用目的则可分为治疗性和预防性两种。常用的引流物有烟卷引流、双套管引流、橡胶管引流等。

3. 导尿管　留置导尿管是解决术后尿潴留、行肾功能监测和尿路手术的需要。导尿管的管理：①导尿管与无菌引流瓶或引流袋相接，按需要定时测量尿量、尿比重；②长期留置导尿管者，每日需用消毒液清洗尿道口，每周更换一次导尿管，并保持导尿管的通畅。

4. 腔静脉导管　经腔静脉插管可输入液体或营养液，也可测量中心静脉压，对危重患者和大手术后患者进行监测。但插管、长期置管及应用肠外营养可带来某些并发症，因此必须精心护理，严密监测，及时处理腔静脉导管可能产生的并发症。

（四）饮食与输液

1. 非腹部手术　视麻醉方法、手术大小和患者的反应，决定开始饮食的时间。小手术术后患者如无不良反应即可进食。蛛网膜下腔麻醉和硬脊膜外腔麻醉在手术后3～6小时可以少量进食。全麻者应待麻醉清醒，无恶心、呕吐时方可进食。

2. 腹部手术　待肠功能恢复后方可逐步进食，不同患者恢复状况差异较大，应灵活把握。尤其是胃肠道手术后，一般在24～48小时禁饮食；第3～4天肠道功能恢复，肛门排气后，开始进少量流质饮食，逐步增加；第 5～6 天开始进半流食，一般在第 7～9 天可以恢复普通饮食。禁食期间应经静脉输液，以补充水、电解质和营养。开始进食时，水分和热量往往不够，仍需经静脉途径做适当补充。

第 2 节　手术后并发症防治

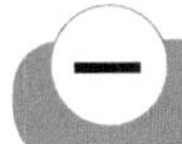

一　术后不适症状

（一）疼痛

术后随着麻醉药物作用消失，患者开始出现不同程度的疼痛不适感，切口疼痛一般 24 小时内最剧烈，2～3 天后疼痛逐渐减轻，在安静休息时即不感到疼痛。小手术后可口服止痛片，大手术后 1～2 天内常需用哌替啶或吗啡，作肌内或皮下注射（婴儿禁用）。有条件者术后可用镇痛泵（PCA 疗法）缓解疼痛。

（二）恶心、呕吐

手术后恶心、呕吐的常见原因是麻醉药物反应，麻醉药物作用消失后即可停止。其他原因有颅内压增高、糖尿病酸中毒、尿毒症、低血钾、低血钠等。如腹部手术后反复呕吐，有可能是急性胃扩张或肠梗阻等，应根据不同原因进行检查和治疗。

（三）发热

发热可能是术后最常见的症状，但是应区别术后感染引起的发热。一般在术后 3 天内，体温升高幅度在 1.0℃左右。术后 24 小时以内发热，常是由于代谢性或内分泌异常、低血压、肺不张和输血反应等引起。术后 3～6 天的发热，要警惕感染的可能，如静脉内留置输液导管是否存在脓毒症；留置导尿管是否并发尿路感染；手术切口或肺部是否有感染等。若发热持续不退，应警惕是否由更为严重的并发症所引起。对发热的处理，应在明确诊断的前提下，作针对性治疗。

（四）腹胀

术后腹胀多与胃肠功能抑制有关，一般手术 72 小时后可逐渐恢复。腹部手术后胃肠功能恢复大约经过三个阶段，即无蠕动期，大约手术后 24 小时；蠕动紊乱期，在术后 24～48 小时；恢复期，手术 72 小时以后，这三个阶段可长可短，要根据手术创伤大小及患者年龄等情况决定。手术后腹胀一般无须处理，可自然恢复，必要时可行胃肠减压。若出现腹腔感染者应积极抗感染治疗，由低血钾或电解质紊乱等引起者，应补钾和调整电解质等。促进胃肠蠕动的药物和泻药一般不宜使用，若需用时一定要慎重。

（五）呃逆

呃逆可能因神经中枢或膈直接受刺激所致，多为暂时性的，但有时为顽固性的。上腹部手术后顽固性呃逆，应警惕吻合口漏或十二指肠残端漏所致的膈下感染可能。

（六）尿潴留

手术后排尿困难可能由卧床排尿不便、手术疼痛、麻醉因素等引起。术后尿潴留可继发尿路感染，术后 6～8 小时未排尿者，应行下腹耻骨上区叩诊，发现浊音区为尿潴留，应及时处理。处理时，告知患者不要紧张，尽量争取自然排尿，如无禁忌，可协助患者站在床边排尿。也可热敷下腹部，止痛后让患者自行排尿。上述处理无效时，可在无菌技术下进行导尿，留置尿管 1～2 天，有利于膀胱肌肉恢复收缩力。

（七）缝线拆除

所缝合的切口待愈合并可承受一定张力后，即可考虑拆线。缝线拆除时间按切口部位、局部血液供应情况、患者年龄来决定，详见表 8-2。

表 8-2 不同手术部位常规拆线时间

切口部位	拆线时间（术后）	备注
头、面、颈部	4～5天	
下腹部、会阴部	6～7天	
胸部、上腹部、背部、臀部	7～9天	
四肢	10～12天	近关节处可适当延长时间
减张缝线	14 天	

注：青少年患者拆线时间可适当缩短，而年老、营养不良患者拆线时间应延迟。

拆线时应记录切口类型和切口愈合情况。切口类型可分为三类：①清洁切口（Ⅰ类切口），指缝合的无菌切口，如甲状腺手术切口、疝修补手术切口等。②可能污染切口（Ⅱ类切口），指手术时可能有污染的缝合切口，如胃肠道手术切口等。皮肤表面的细菌不容易被彻底消灭的部位、6 小时内经过清创术缝合的切口、新缝合的切口再度切开者，也属此类。③污染切口（Ⅲ类切口），指直接暴露于邻近感染区或感染组织的切口，如阑尾穿孔的切除术、肠梗阻坏死的手术等。

切口的愈合情况也分为三级进行记录：①甲级愈合，用“甲”字代表，系指切口愈合优良，无不良反应；②乙级愈合，用“乙”字代表，系指切口愈合处有炎症反应，如红肿、硬结、血肿、积液等，但未化脓；③丙级愈合，用“丙”字代表，指切口化脓，需要做切开引流等处理。

应用上述切口分型和切口愈合分级方法，观察切口愈合情况并记录。如甲状腺大部切除术后切口愈合优良，则记以“Ⅰ/甲”，胃大部切除术后切口出现血肿，则记以“Ⅱ/乙”，余类推。

二 手术后并发症的防治

手术后并发症可分两类：一类是各种手术后都有可能发生的一般并发症；另一类是某些特定手术后的特殊并发症，如胃大部切除术后的倾倒综合征。后者将在有关章节内介绍。

（一）术后出血

术后出血可以发生在手术切口、脏器及体腔内，常由术中止血不完善，结扎线脱落，凝血功能障碍等因素所致。切口出血较易发现，对于体腔内出血，如无引流物，则局部体征短期内不一定明显，只有通过密切的临床观察，必要时进行穿刺（如腹腔穿刺）或进一步检查才能发现。有引流物时可通过引流量进行观察，如胸腔手术后，从胸腔引流管连续数小时内，每小时引流出血液量持续超过 100ml，提示有内出血。手术后早期出现失血性休克的各种临床表现，特别是输给足够的血液和液体后休克仍无好转，或反而加重，或好转后又恶化者，都提示有术后出血。

防治：手术中严格止血；结扎规范牢靠；切口关闭前务必检查手术野有无活动性出血点，都是预防术后出血的关键。一旦确诊为术后出血，可能需再次手术止血。

（二）切口感染

细菌数量和毒力的大小、切口内有无血肿及异物、局部组织和机体抵抗力的强弱是主要的影响因素。手术后 3～4 天，切口疼痛加重，或减轻后又加重，并出现发热及白细胞计数增高等，即提示切口感染。检查时可发现切口局部有红、肿、热和压痛的典型体征。有怀疑者可以用血管钳撑开切口，进行观察或排出积脓，同时作切口分泌物涂片和培养（包括需氧、厌氧菌培养）。

防治：①术中严格遵守无菌操作；②手术操作仔细，止血彻底，缝合不留无效腔；③加强手术前、后处理，增强患者抗感染能力；④如切口已有早期炎症迹象，应使用有效的抗生素和局部理疗等，防止脓肿形成，若脓肿形成则应及时切开畅通引流。

（三）切口裂开

切口裂开可发生在全身各处，但由于局部解剖和病理生理的特点，切口裂开在腹部手术后发生率相对较高，发生率一般为 0.5%～3.0%。

切口裂开多发生在手术后 1 周左右。切口裂开的主要原因：①营养不良，组织愈合能力差；②外科缝合技术有缺陷，如缝线打结不紧、组织对合不良等；③术后腹腔压力突然增高，如剧烈咳嗽、低位肠梗阻等。

防治：针对切口裂开的原因，尽量采取措施避免术前、术中及术后各阶段内不利于切口愈合的因素，如术前要纠正贫血和低蛋白血症，补足维生素 C 等；术中操作规范，对有切口裂开倾向的患者宜加作减张缝合；术后用腹带加压包扎，妥善保护切口。防治肺部并发症，以免引起频繁的咳嗽，咳嗽时患者或其他人员应作必要的伤口保护以减轻切口周围的张力。如腹胀明显者，应作胃肠减压并保持减压管通畅。有吸烟嗜好的患者，至少在术前 2 周停止吸烟，以预防术后并发症。

（四）肺部并发症

肺部并发症常发生于胸、腹部大手术后，如肺不张、肺炎、肺梗死等，多见于老年人、长期吸烟或患有急、慢性呼吸道感染者。表现为手术后早期发热、呼吸急促、心率增快等。查体时患侧胸部叩诊呈浊音或实音，听诊呼吸音减弱或消失，或有局限性湿啰音，胸部 X 线检查有助于诊断。肺梗死由多种因素引起，有胸痛、咯血及典型的 X 线和心电图表现。

防治：①术前 2 周停止吸烟；②手术前加强肺功能锻炼；③术后避免限制呼吸的固定或绑扎，鼓励患者深呼吸，协助患者咳痰。咳痰时注意保护伤口或帮助翻身、叩背、变换体位促进痰液排出。如痰液黏稠，可用祛痰剂超声雾化吸入，使痰液变稀薄，易于咳出；如患者无力或怕痛而不敢用力咳嗽，可用橡皮导管插入气管，激发咳痰或作吸痰处理；如痰量持续过多，有气道阻塞时作支气管镜吸痰，必要时考虑气管切开，便于吸出痰液。同时给予抗生素治疗。

（五）尿路感染

泌尿道感染史、尿潴留和各种泌尿道器械操作检查是手术后尿路感染的主要原因。急性膀胱炎的主要表现为尿频、尿急、尿痛，偶有排尿困难，尿常规检查有较多的红细胞和脓细胞。若上行感染可引起急性肾炎和肾盂肾炎，多见于女性患者，可并发寒战、发热，肾区疼痛，白细胞计数增高等。

防治：防止和及时处理尿潴留，原则是在膀胱过度膨胀前设法排尿。尿路感染的治疗主要是应用有效抗生素，维持充足的尿量，以及保持排尿通畅。安置导尿管和冲洗膀胱时，应严格遵循无菌原则。

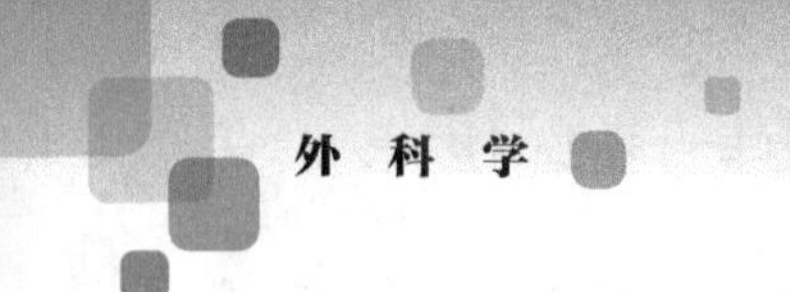

第3节　外科患者的营养代谢

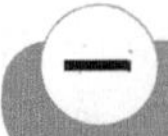

一　正常代谢的营养需求

1. 能量需求　正常成人一般每日约需能量7500kJ（1800kcal），主要由食物中三大营养物质（糖类、脂类和蛋白质）提供。其中，糖类是机体能量的主要来源，占所需能量的55%～65%。脂肪是体内主要的能源储备，储存的脂肪在需要时可被迅速动员进行氧化，提供较多的能量。蛋白质是人体结构的主要成分，一般情况下不作为能源利用。

（1）糖类：又称碳水化合物，主要来源是每日膳食中的淀粉，它在小肠中被彻底水解为葡萄糖后吸收入血再进行氧化，成为外源性供能方式，每1g葡萄糖完全氧化分解可供能17kJ（4.1kcal）左右。人体许多组织细胞都能合成糖原，但以肝脏和肌肉的储存量较多，分别称为肝糖原和肌糖原。脑组织主要依靠糖氧化提供能量，为维持脑组织旺盛的代谢需要，必须不断从血液中摄取葡萄糖。空腹时正常血糖的浓度为3.9～6.2mmol/L，血液中葡萄糖的浓度必须维持恒定。这种恒定是在神经系统和激素的调节下完成的。

（2）脂肪：脂肪的主要生理功能是氧化供给能量，1g脂肪完全氧化所释放的能量约为39kJ（9.3kcal）。正常人饥饿时，以脂肪作为主要供能物质。机体若禁食1～3天后由脂肪供给的能量可达身体所需能量的85%左右。

2. 蛋白质的需求　蛋白质是构成生物体的重要组成成分，在生命活动中有着极其重要的作用。其生理功能主要包括：①构成组织细胞的主要成分，维持组织细胞生长、更新和修复；②产生一些生理活性物质，如酶、多肽类激素、神经递质，以及能防御微生物侵袭的免疫球蛋白等；③氧化供能，每克蛋白质在体内完全氧化可产生约17kJ（4.1kcal）的能量。

3. 维生素、无机盐及微量元素的需要　维生素是维持人体健康必需的营养要素，它们不能在体内合成，或者合成的量不足以供应机体的需要，必须由食物供给。维生素主要包括水溶性和脂溶性两大类。在组成人体的元素中，除主要以有机化合物形式出现的大量碳、氢、氧和氮元素外，还有其他含量较高的元素，如钠、钾、钙、镁、磷，它们在体内组成各种无机盐。无机盐在食物中分布广泛，一般都能满足机体需要；微量元素主要包括铁、锌、硒和锰等。

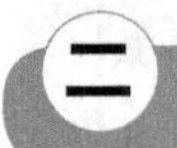

二　外科患者营养状况的评估

1. 病史　重大手术、创伤、严重感染或慢性消耗性疾病等，常使患者较长时间不能正常饮食或消耗、丢失明显。

2. 体重　一般可直接反映机体的营养状况，测量简单易行，使用普遍。理想体重的计算方法：男性理想体重（kg）＝身高（cm）－105；女性理想体重（kg）＝身高（cm）－100。通常采用实际体重占理想体重的百分比（实际体重/理想体重×100%）来表示，80%～90%为轻度营养不良；70%～79%为中度营养不良；69%及以下为重度营养不良；110%～120%为超重；＞120%为肥胖。

3. 内脏蛋白测定　营养不良时血浆蛋白含量均减少。其血浆浓度变化与蛋白质的半衰期有关。血浆白蛋白是临床判断营养状态的常用指标，由于半衰期较长（18天），所以对营养状态的短期变化不敏感。转铁蛋白半衰期为8天，反映营养不良比白蛋白敏感。前白蛋白的半衰期

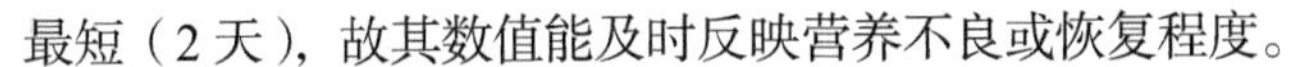

最短（2天），故其数值能及时反映营养不良或恢复程度。

4. 免疫功能　营养不良者常兼有体液和细胞免疫功能的降低，以后者为主。总淋巴细胞计数是评价细胞免疫功能的一项简易指标，测定简便、快捷，适用于各年龄段，其正常值为（2.5～3.0）$\times 10^9$/L。

5. 皮褶厚度与臂围　通过测量肱三头肌皮褶厚度、上臂中点周径，可以测算体内脂肪的含量，从而反映能量储备情况，是营养状态的定量指标。

6. 氮平衡　通过氮平衡测定蛋白质分解和合成状态，不够精确，至今仍被视为动态监测营养治疗效果的最好方法。它的变化基本上与营养状态呈平行关系。

三　外科患者的代谢变化

1. 创伤、重大手术或严重感染时的代谢改变　创伤、重大手术或严重感染在外科常见。机体在应激状态下代谢改变的特征为静息能量消耗增高、高血糖及蛋白质分解增强。①能量代谢增强：在应激状态下，一方面是内源性葡萄糖异生作用明显增加；另一方面是组织器官对葡萄糖的氧化利用下降以及外周组织对胰岛素抵抗，从而造成高血糖。应激状态下脂肪动员加速，成为体内主要的能源。②蛋白质分解代谢加速：创伤时不仅蛋白质分解代谢增加，蛋白质的合成代谢亦增加，但总的来说是分解超过合成；若同时存在饥饿状态，则蛋白质的分解代谢更明显。尿氮增加，出现负氮平衡。

2. 禁食饥饿状态下的代谢变化　在饥饿状态下，机体所需的外源性能量及营养物质缺乏。体内代谢随之发生一系列适应性变化，以维持其生存。

（1）能量储备耗竭：肝糖原是首选的供能物质，但其储备量小，不足以维持机体24小时的能量需要，而肌糖原只能被肌肉自身利用；脂肪由于储备量大，供能密度高，其消耗又与器官功能关系不大，因此脂肪组织是饥饿时最主要的内源性能源。虽然体内最多的是蛋白质，但均以功能性组织和形式存在于体内（如肌肉、酶、血浆蛋白等），若大量丢失，必然产生明显的功能障碍。

（2）脂肪代谢：脂肪水解供能是饥饿时重要的适应性改变。肌肉、肾及心脏等可以直接利用游离脂肪酸及酮体。游离脂肪酸不能通过血脑屏障，但脂肪酸可在肝内转化为酮体，成为包括脑组织在内的大多数组织的重要能源。这种现象在饥饿后期最明显。

（3）氨基酸代谢及糖异生：饥饿早期，糖是某些重要器官和组织（中枢神经、脊髓、血细胞等）主要或唯一的能源物质。肝糖原在24小时内即被耗尽，氨基酸是糖异生的主要底物，若这种糖异生持续存在，体内蛋白质势必很快被消耗，以致功能衰竭而危及生命。所以在饥饿后期，机体产生适应性变化，脑组织逐渐适应由脂肪氧化而来的酮体代替葡萄糖作为能量来源。由于酮体的利用，减少了用于糖异生的蛋白质的分解，此时每天氮排出量下降至最低水平。

（4）内脏改变：长期饥饿使内脏发生一系列变化。肾由于尿素生成减少，肾浓缩功能消失，出现多尿和尿比重降低。肝成为糖异生的重要器官，饥饿使肝含脂量减少和肝蛋白丢失。胃肠运动减弱和排空时间延长，胰酶生成减少。肠黏膜上皮再生延缓，黏膜萎缩。心肌代谢乳酸盐相关酶减少，利用乳酸能力下降，出现心功能不全。

（5）内分泌变化：许多内分泌物质都参与了饥饿的反应；如饥饿时血糖下降，胰岛素分泌即减少；为维持血糖水平，高血糖素、生长激素、儿茶酚胺分泌增加，以加速肝糖原分解；受这些激素的支配，脂肪酶使脂肪水解增加，以提供内源性能源。

第4节 肠内营养和肠外营养

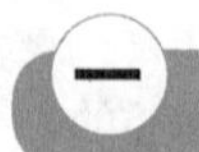

一 肠内营养

肠内营养（EN）是通过胃肠道途径提供营养的方式，是营养支持的首选途径。具有营养过程符合生理、能维持肠道结构和功能的完整、价格低廉、使用及监护方便、并发症少等优点。

（一）适应证与禁忌证

1．适应证 ①胃肠功能基本正常但伴有其他脏器功能不良者，如糖尿病或肝肾衰竭；②胃肠功能正常但营养物质摄入不足或不能摄入者，如昏迷、大面积烧伤、复杂手术后及胃肠道功能正常的危重患者等；③胃肠功能部分受损者，如消化道瘘、短肠综合征等；④对有消化道瘘的患者，营养液最好能输至瘘口的远端肠道。若营养液输入后肠瘘引流量大增，则应改用肠外营养。急性重症胰腺炎患者，由于病程较长，在病情稳定后（发病后3～4周），可经空肠造瘘口或鼻腔肠管输入营养液。

2．禁忌证 对伴有腹泻、消化道活动性出血及肠梗阻患者应禁用肠内营养。

（二）肠内营养途径

1．鼻胃/十二指肠置管、鼻空肠置管 简单易行，是临床上使用最多的方法。鼻胃管营养的优点在于胃容量大，对营养液的渗透压无要求，适合于各种完全性营养配方，但有反流及吸入气管的风险，适用于需短时间（<2周）营养支持的患者。长期置管可引起咽部红肿不适，呼吸系统并发症增加。

2．胃造口、空肠造口 常用于需要较长时间进行肠内营养的患者，可采用手术或经皮内镜造口。

（三）肠内营养输注方式

肠内营养输注有一次性投给、连续性经泵输注和间隙性重力滴注3种方式。

1．一次性投给 将配制好的营养液用注射器缓慢注入喂养管内，每次200ml左右，每日6～8次。常用于在家长期进行肠内营养的胃造瘘患者。

2．连续性经泵输注 应用输液泵12～24小时均匀持续滴注，是临床上推荐的肠内营养的方式，不良反应少，营养效果好。

肠内营养液输注时为使肠道适应，应循序渐进，开始时采取低浓度、低速度、少剂量，以后再逐渐增加营养液的浓度、滴注速度和投给剂量。肠内营养液自行配制时应注意清洁，并在24小时内用完，营养液的温度应恒定在37℃左右，如温度低于30℃会引起腹痛与腹泻。

3．间隙性重力滴注 将配制好的营养液经输液管与肠道喂养管连接，借重力作用将营养液缓慢滴入胃肠道内，每次250～400ml，每日4～6次。此方式类似于正常饮食。

（四）肠内营养制剂

肠内营养所含的各种营养素齐全，包括糖类、蛋白质、脂肪或其分解产物，也可含生理需要量的电解质、维生素和微量元素等，能基本满足患者的生理需要。肠内营养制剂可分为要素型、非要素型、组件型及疾病专用型4类，有粉剂和溶液2种，前者需加水后使用。临床上根据制剂的特点、患者的情况进行选择，以达到最佳的营养效果。

1．要素型制剂 是氨基酸或多肽类、葡萄糖、脂肪、矿物质和维生素的混合物，具有成分明确、营养全面、无须消化即可吸收、含残渣少、不含乳糖等特点，但其口感差，适用于胃肠道消化吸收功能部分受损的患者，如胰腺炎、短肠综合征等。

2. 非要素型制剂　又称整蛋白型制剂，以整蛋白或蛋白质游离物为氮源，渗透压接近等渗，口感好，使用方便，可口服，也可管饲，是应用最广泛的 EN 制剂。适用于胃肠道功能较好的患者。

3. 组件型制剂　仅以某种或某类营养素为主的肠内营养制剂，是对肠内营养制剂的补充或强化，以适合患者的特殊需求。主要有蛋白质组件、脂肪组件、糖类组件、维生素组件、矿物质组件等。

4. 疾病专用型制剂　是根据不同疾病特征设计的针对特殊患者的专用制剂，主要有糖尿病专用制剂、肝病专用制剂、肾病专用制剂、肿瘤专用制剂、肺病专用制剂、婴幼儿专用制剂、创伤专用制剂等。

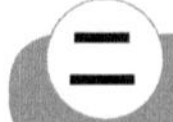

二 肠外营养

肠外营养（PN）是肠功能衰竭患者必不可少的治疗措施，是指通过静脉途径提供营养支持的方式，是营养治疗的一种方法。该方法不但能够提供足够的热量、氨基酸和各种必需的营养物质，还可防止或减少体内蛋白质的消耗，促进康复。

（一）适应证

凡是需要营养支持，但又不能或不宜经口摄食超过 5～7 天的患者，都是肠外营养的适应证。具体包括：①不能从胃肠道正常饮食者，如食管瘘、短肠综合征等；②不宜经口摄食者，如溃疡性结肠炎、克罗恩病等；③高代谢状态者，如大面积烧伤、严重感染及脓毒症等；④慢性消耗性疾病，如反复发作性粘连性肠梗阻、恶性肿瘤等；⑤其他重症疾病，如急性重症胰腺炎、肝肾衰竭等。

（二）肠外营养途径

肠外营养液可经周围静脉或中心静脉两种途径输注。①周围静脉途径是经浅表静脉输注，具有应用方便、安全性高、并发症少等优点，如长时间或高浓度溶液输入易损伤静脉内膜，导致静脉炎，使用时间一般不超过 2 周；②中心静脉途径可经锁骨下静脉或颈内静脉或贵要静脉插入中心静脉导管并留置，输入的液体能被快速稀释而不易损伤静脉内膜，故可输入以高浓度（25%～50%）葡萄糖为主要能源的 PN，可 24 小时连续滴注，并可较长期使用。

（三）肠外营养制剂

肠外营养制剂由糖类、脂肪乳剂、氨基酸、水、维生素、电解质和微量元素等基本营养素组成，以提供患者每日所需的能量及各种营养物质，维持机体正常代谢。

1. 糖类制剂　葡萄糖是肠外营养的主要能源物质，其来源丰富，价格低廉，无配伍禁忌，符合生理需求，效果肯定。PN 时葡萄糖的供给量一般为 3～3.5g/（kg·d），供能约占总热量的 50%。严重应激状态下葡萄糖的供给量降为 2～3g/（kg·d）。

2. 脂肪乳剂　是 PN 中较理想的能源物质，可提供能量、生物合成碳原子及必需脂肪酸，脂肪乳剂与葡萄糖相比，它具有许多优点：①不从尿中排泄、富含必需脂肪酸；②其理化性能稳定，脂肪微粒直径与机体乳糜直径相同；③溶液接近等渗，对静脉壁无刺激，可经周围静脉输入；④脂肪能量密度大，供热充足，尤其适合于糖代谢受限制、脂肪氧化代谢加快的创伤、感染患者。一般情况下，PN 中脂肪乳剂供能应占总热量的 30%～40%，剂量为 0.7～1.3g 三酰甘油 /（kg·d），严重应激状态下应用脂肪乳剂供能可占 50% 非蛋白热量，其剂量可增至 1.5g 三酰甘油 /（kg·d）。

3．氨基酸制剂　氨基酸是 PN 的氮源物质，是机体合成蛋白质所需要的底物。因各种蛋白质是由特定的氨基酸组成，所以输入的氨基酸液中各种氨基酸的配比应合理，才能提高氨基酸的利用率，有利于蛋白质的合成。PN 理想的氨基酸制剂是含氨基酸种类较齐全的平衡型氨基酸溶液，包括所有必需氨基酸。一般输入量为 1.2～2.0g/（kg·d），严重分解代谢状态下需要量可增加。复方氨基酸的配制模式按临床不同需要而定，如用于急性肾衰竭的营养液，其氨基酸系含有 8 种必需氨基酸和少量精氨酸、组氨酸等；肝衰竭的氨基酸溶液含较高浓度支链氨基酸，而芳香氨基酸较少；用于严重创伤或危重患者的制剂中含有更多的支链氨基酸，或含谷氨酰胺二肽。

4．电解质制剂　PN 时应注意同时补充的电解质主要是钾、钠、氯、钙、镁和磷 6 种。

5．维生素及微量元素制剂　维生素制剂有水溶性和脂溶性维生素（维生素 A、维生素 D、维生素 E、维生素 K）共 12 种。常用的微量元素复合液有锌、铜、铬、碘等多种元素。较长期使用 PN 的患者，可能有维生素及微量元素缺乏。但其缺乏症的表现往往没有特异性，不易被察觉。临床上则以预防性使用为原则。用于 PN 的维生素和微量元素均分别制成复合液，每支注射液包含正常人各种维生素和微量元素的每日需要量。

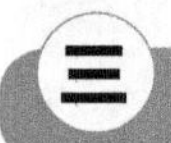

三　外科营养常见并发症

（一）肠内营养的并发症

肠内营养的并发症主要包括：①胃肠道并发症，如恶心、呕吐、腹痛、腹泻、腹胀等，多数可以通过合理的操作来预防和及时纠正、处理；②代谢性并发症，主要有水、电解质和酸碱代谢异常，糖代谢异常，微量元素、维生素及脂肪酸的缺乏等；③机械性并发症，主要有鼻、咽及食管损伤，喂养管堵塞及拔出困难，造口并发症等；④感染性并发症，肠内感染主要与营养液的污染有关。吸入性肺炎是肠内营养最严重的并发症，常见于幼儿、老年患者及意识障碍患者。防止胃内容物潴留及反流是预防吸入性肺炎的重要措施。一旦发现误吸应积极处理。

（二）肠外营养的并发症

对肠外营养并发症的及时预防和处理，将直接关系到肠外营养的疗效。

1．代谢性并发症　有高渗性非酮性昏迷、高血糖或低血糖、电解质紊乱及微量元素缺乏。其中最严重的是高渗性非酮性昏迷，主要由于在单位时间内输入大量高浓度葡萄糖，而内生胰岛素的量一时不能相应增加，此时糖代谢的平衡难以调节；同时，血液内高浓度的葡萄糖可引起渗透性利尿，造成脱水、电解质紊乱和中枢神经功能失调，患者出现昏迷，但尿内无酮体。

2．静脉导管相关并发症　分为非感染性并发症和感染性并发症。①非感染性并发症多发生于中心静脉导管的置管过程中，如气胸、血胸、空气栓塞、血管神经损伤等，少数发生于长期置管、护理不当或拔管操作时，如导管脱出、折断、堵塞等；②感染性并发症主要指与中心静脉导管相关的感染，如导管性脓毒症是 PN 最常见、最严重的并发症。若采用周围静脉输注，可发生血栓性静脉炎。

3．脏器功能损害　长期肠外营养可引起肝脏损害，其原因与长期禁食导致肠内缺乏食物刺激、肠道激素的分泌受抑制、过高的能量供给或不当的营养物质摄入等有关，主要的病理改变是肝脂肪浸润和胆汁淤积。此外，长期禁食可致肠黏膜上皮绒毛萎缩、肠黏膜上皮通透性增加、肠道免疫功能障碍，从而导致肠源性感染。

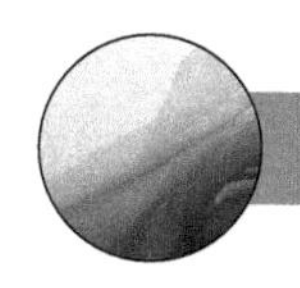

自 测 题

一、名词解释

1. 肠内营养
2. 肠外营养

二、选择题

A_1/A_2 型题

1. 对心力衰竭的患者最好是在心力衰竭控制多长时间后进行择期手术（　　）
   A. 3 天之后　　B. 1 周之后
   C. 2 周之后　　D. 3～4 周之后
   E. 1 个月之后
2. 腹部手术选择开始进流质饮食的时间是（　　）
   A. 切口疼痛轻微　　B. 体温低于 37.5℃
   C. 肛门排气之后　　D. 患者要求进食时
   E. 恶心、呕吐消失
3. 关于术后患者早期活动的优点，下列说法不恰当的是（　　）
   A. 减少肺部并发症
   B. 减少下肢静脉血栓形成
   C. 有利于减少腹胀
   D. 有利于减少尿潴留
   E. 有利于减少切口感染
4. 关于术后腹胀的处理不包括（　　）
   A. 肛管排气
   B. 胃肠减压
   C. 局部热敷
   D. 新斯的明 0.5mg 肌内注射
   E. 发生后即采取手术处理
5. 急性阑尾炎术后，7 天拆线，切口无红肿、无渗液、无压痛，记录为（　　）
   A. Ⅱ / 甲　　B. Ⅱ / 乙
   C. Ⅲ / 甲　　D. Ⅲ / 乙
   E. 甲 / Ⅲ
6. 患者，男性，65 岁。行胃大部切除术后 1～3 天，输液量过大，滴注速度过快，易发生（　　）
   A. 切口感染
   B. 切口裂开
   C. 肺不张或肺内感染
   D. 急性肺水肿
   E. 深静脉血栓形成
7. 患者，女性，30 岁。近 20 天来一直用类固醇皮质激素治疗，拟于 3～5 天内行甲状腺瘤切除术，对于激素应采取（　　）
   A. 立即停药
   B. 减半给药
   C. 逐渐减量
   D. 术前 3 天开始每日 50mg 肌内注射，手术日 100mg 肌内注射
   E. 术前 3 天开始每日 100mg 肌内注射，手术日 200mg 肌内注射

三、简答题

1. 如何理解术前谈话是一门艺术？
2. 如何防止术后切口裂开？
3. 肠外营养的并发症有哪些？如何防治？
4. 肠内营养实施的注意事项有哪些？

（周毕军）

第9章 外科感染

外科感染一般是指需外科手段进行治疗的感染性疾病，包括在创伤、手术、介入性诊疗操作后并发的感染。目前，发病率占外科疾病的1/3～1/2。外科感染具有以下特点：①多为混合感染，是指由几种需氧菌与厌氧菌混合导致的感染，而非单一菌的感染。②内源性感染为主，病原菌多来自人体的正常菌群。③多数局部表现突出，多数有明显的局部表现，如红、肿、压痛等。④手术治疗为主。

外科感染的发生受到致病菌的毒力、局部及全身的抵抗力、及时和正确的治疗等因素的影响，近年来，越来越多的研究关注到肠道细菌易位与外科感染的关联。尤其是危重患者，大量的细菌和内毒素易位，引发机体过度的炎症反应，甚至可能发展为多器官功能衰竭。

外科感染处理的关键在于恰当的外科干预和抗菌药物的合理应用。去除感染灶、通畅引流是外科治疗的基本原则，任何一种抗菌药物都不能取代引流等外科处理。一般来说，抗菌药物在外科感染治疗中仅起到辅助作用。

第1节 概　述

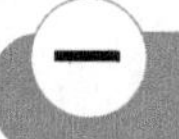

一、病因

外科感染由病原微生物和寄生虫入侵人体引起，微生物以细菌最常见，其次为病毒和真菌等，常见的细菌有金黄色葡萄球菌、溶血性链球菌、结核杆菌、厌氧梭状芽孢杆菌等；正常情况下，寄居在皮肤、口鼻咽腔、肠管、阴道、尿道等部位的病菌不致病，甚至有益无害，只有当致病微生物的数量与毒力增加或人体免疫力下降时，才引起感染。目前外科感染多以混合感染的条件致病菌（需氧菌、厌氧菌和真菌）为主，研究还发现革兰氏阳性球菌、真菌引发的感染有增多的趋势。

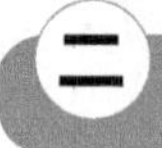

二、分类

1. 按致病菌种类及特性分类

（1）非特异性感染：即没有特异性、不专一的感染，又称化脓性感染或一般性感染，如疖、痈、丹毒、急性阑尾炎等。特点：同一种致病菌引起几种不同的化脓性感染，或者不同的致病菌引起同一种化脓性感染。具有化脓性感染的共同特征，即红、肿、疼痛甚至形成脓肿，防治原则基本相似。常见致病菌有葡萄球菌、链球菌、大肠埃希菌等。

（2）特异性感染：即有特异性、专一性的感染，如结核病、破伤风、气性坏疽、炭疽及放线菌病等。其特点是由相同的致病菌引起较为独特的、特殊的感染。各病的临床表现和防治原则基本相同。

2. 按感染发生的情况分类

（1）原发性感染：指伤口直接污染造成的感染。

（2）继发性感染：指在愈合过程中出现的病菌感染。

3. 按感染来源分类

（1）外源性感染：指病原菌来源于体表以外侵入人体造成的感染。

（2）内源性感染：指病原菌来源于体内原有的病原菌，通过体内的某些途径如空腔脏器造成的感染。

4. 按感染的条件分类

（1）条件（机会）性感染：指原为非致病或致病力弱的病原菌，在具备了某种条件（如入侵数量增多、毒性增大、人体局部或全身抵抗力下降等）时发生的感染。

（2）医院内感染：指本无感染，经过在医院诊治后发生的感染，如诊治创伤、烧伤、呼吸和泌尿系等疾病出现的感染，包括医务人员无菌操作不严格导致的感染。

（3）二重感染：亦称菌群交替症，是指为预防或治疗感染，长时间使用广谱抗菌药物而诱发的新感染。主要是因抑制了多数敏感菌使耐药菌大量生长繁殖所致，常于用药20天内发生，好发于婴儿及年老体弱、严重疾病、腹部大手术后和长期使用激素等免疫功能低下者。主要病原微生物为金黄色葡萄球菌、真菌及革兰氏阴性杆菌，常导致假膜性结肠炎、白念珠菌感染、真菌性败血症等。

5. 按感染的病程分类

（1）急性感染：病程在3周内。

（2）亚急性感染：病程为3周至2个月。

（3）慢性感染：病程超过2个月。

三 临床表现

（一）局部症状

局部症状为红、肿、热、痛和功能障碍五大典型症状。可以不同时出现，病变小或深时，无局部症状；病变大或浅时，局部症状突出。

（二）全身症状

轻者无全身症状。较重者常有发热、头痛、全身不适、乏力、食欲减退、实验室检查白细胞计数增加和核左移等。严重者，出现白细胞降低和中毒颗粒、体温下降、脉搏快、水电解质和酸碱平衡紊乱、感染性休克。病程长者，可出现贫血、消瘦或水肿等慢性营养消耗性表现。

四 诊断

根据病史、症状、体征和白细胞计数及分类，可确诊。细菌培养阳性是诊断感染的重要指标，或使用微生物快速自动诊断仪。利用PCR技术扩增血中或组织中共有或某种特有细菌DNA片段进行检测更精确。波动感是诊断脓肿的主要依据。深部脓肿波动感不明显，表面常有水肿，局部有压痛，全身症状明显，可诊断性穿刺抽脓。抽到的脓液行细菌培养和药物敏感试验，为选择抗菌药物提供依据。深部的感染灶，还可行超声波、X 线、CT 和 MRI 等辅助检查。

此外，对脓毒症或并发休克者尚需连续监测重要器官系统的功能。

五 预防

增强人体全身和局部免疫力，减少致病菌入侵，是防止感染发生的两个重要环节。

六 治疗

原则上应大力增强人体的抗感染和组织修复能力，及时杀灭致病微生物，适时引流脓液或清除坏死组织。

（一）局部疗法

1. 患部制动、休息　对感染的肢体，可适当抬高，必要时可用夹板或石膏绷带固定。

2. 外用药　浅部感染早期或中期可外用：①莫匹罗星软膏。② 2% 鱼石脂软膏。③ 50% 硫酸镁溶液湿敷。④ 0.25% 普鲁卡因加青霉素 80 万 U 或庆大霉素 16 万 U 作病灶周围封闭。⑤中药外敷，如新鲜蒲公英、马齿苋等捣烂。已破溃的感染，则行引流和更换敷料。厌氧菌感染伤口可用 3% 过氧化氢溶液冲洗，浸泡。

3. 物理疗法　用热敷或湿热敷和红外线、超短波理疗，能改善局部血液循环，有促进感染吸收或局限化的作用。

4. 手术治疗　包括切开引流术、病灶切除术、病灶清除术等。已形成脓肿的切开引流、清除坏死组织；肠管坏死切除；结核病灶清除；气性坏疽紧急切开减张、引流等，以减轻局部症状，阻止感染继续扩散。

（二）全身疗法

重症患者应加强全身重要脏器的监测及病情严重性评估。

1. 改善全身症状　目的是改善全身情况和增加免疫力。①充分休息，提供高能量、高蛋白、高维生素的饮食。②维持水、电解质与酸碱平衡和营养支持，少量多次输新鲜血，注射胎盘球蛋白、丙种球蛋白增强免疫力。③缓解症状，如有高热用冷敷或解热镇痛药物降温，体温过低注意保暖。

2. 合理应用抗菌药物　可提高外科感染的防治效果；反之，可增加致病菌对药物的耐药性，引起二重感染，甚至危及生命。凡一些轻微的局部感染如毛囊炎、疖或表浅化脓性伤口可不用抗菌药物。对较严重、无局限化倾向的感染，需配合手术治疗使用，如急性腹膜炎、肝脓肿、气性坏疽、手部感染等手术治疗的前后，应及时大量使用抗菌药物。

第 2 节　皮肤和软组织的急性化脓性感染

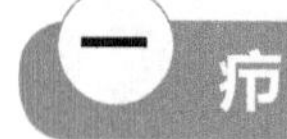

一 疖

疖为单个毛囊及其所属皮脂腺的急性化脓性感染，可累及皮下组织。主要致病菌为金黄色葡萄球菌，其次为表皮葡萄球菌。疖好发于毛囊和皮脂腺丰富的部位，如颈、头、面、背、腋下、腹股沟及会阴和小腿。炎热夏季多见。在全身免疫力减低时，全身多个疖同时或反复发生，称为疖病。多见于营养不良、糖尿病、免疫缺陷等患者。

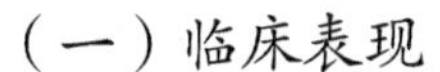

（一）临床表现

早期局部出现红、肿、热、痛的小硬结，逐渐肿大呈锥形隆起，数日后在顶端中央形成黄白色脓栓（下方组织已坏死、液化成脓），再经数日，脓栓脱落、破溃，脓液排出，炎症消退而愈。

一般无明显全身症状，但在全身免疫力减弱时，可出现全身不适、畏寒、发热、头痛和厌食等脓毒症症状。面部特别是上唇周围和鼻部（鼻根部和两侧口角之间的区域称危险三角区）的疖，若被挤压，致病菌可经内眦静脉、眼静脉进入颅内，引起化脓性海绵窦静脉炎，有眼部及周围组织进行性红肿的大片硬结、结膜充血、眼球外凸、头痛、呕吐、寒战、高热甚至昏迷等临床表现，病情严重且死亡率高。

（二）预防

保持皮肤清洁，勤洗头、洗澡、换衣服、剪指甲。盛夏可用金银花、野菊花煎汤代茶饮。

（三）治疗

早期局部涂擦络合碘、外敷鱼石脂软膏或金黄散、50%硫酸镁湿热敷或采用物理疗法（透热、红外线或超短波）等。已有脓头时，可点涂苯酚或碘酊，有波动时，可用针尖或小刀头将脓栓剔出或切开引流，禁忌挤压，以免引起感染扩散。

危险三角区的疖，严禁挤压，卧床休息，少言语，进高营养饮食，全身使用有效抗菌药，一般可消散吸收。疖病患者应加强全身支持疗法，提高免疫力，肌内注射丙种球蛋白，静脉使用抗菌药物，治疗糖尿病。

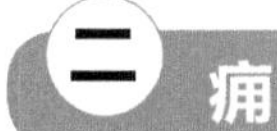

痈

痈是邻近多个毛囊及其所属皮脂腺、汗腺的急性化脓性感染，或由多个疖融合而成。主要致病菌为金黄色葡萄球菌，好发于颈项、背等皮肤厚韧处。多见于糖尿病等免疫力低下的成年患者。

（一）临床表现

1. 多个脓头隆起的紫色浸润区　质地坚韧，界线不清，在中央部有多个脓栓，破溃后呈蜂窝状，以后中央坏死、溶解、塌陷，形成火山口状，而周围呈浸润性水肿。系感染从一个毛囊底部开始，沿阻力小的脂肪柱蔓延至深筋膜，并向四周扩散，波及邻近脂肪柱，再向上侵及毛囊群所致。

2. 局部剧痛或区域性淋巴结肿大、疼痛。

3. 全身症状明显　寒战、高热、头痛、厌食、白细胞计数及中性粒细胞增加等。

4. 易并发全身化脓性感染。

（二）治疗

1. 休息和加强营养。

2. 局部湿敷　初期仅有红肿时，可用50%硫酸镁湿敷及鱼石脂软膏、金黄散等敷贴，争取病变范围缩小。

3. 有效抗菌药物应用　可先选用青霉素类或磺胺甲噁唑，以后根据细菌培养和药物敏感试验结果更换敏感药物。

4. 控制糖尿病。

5. 应用新鲜血浆、白蛋白　病情严重的患者，可考虑使用。

6. 补液。

7.“＋、＋＋”形切开　若感染灶中心坏死组织多，宜在局部浸润麻醉或全身麻醉下，作“＋、＋＋”形切口，达深筋膜，保留皮瓣，清除坏死组织，用0.9%氯化钠溶液浸泡纱布或凡士林纱布填塞止血（图9-1）。术后换药，用生肌散，如创面直径超过4cm，可植皮。

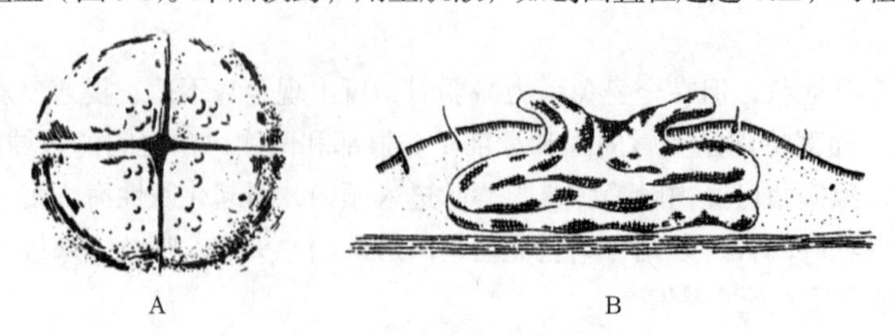

图9-1　痈的切开引流示意图

A．痈的“＋”形切口；B．纱条填塞切口

8．唇痈　禁忌手术、挤压，可外用3%过氧化氢溶液或0.1%氯己定溶液等湿敷，去除脓栓及坏死组织。

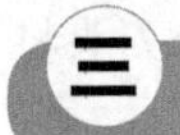

三　急性蜂窝织炎

急性蜂窝织炎是皮下、筋膜下、肌间隙等疏松结缔组织或深部蜂窝组织的急性弥漫性化脓性感染。主要是由皮肤或软组织损伤后感染，或局部化脓性感染灶直接蔓延或经淋巴、血行播散引起。致病菌主要为溶血性链球菌，其次为金黄色葡萄球菌或大肠埃希菌或其他型链球菌等。

（一）临床表现

1．浅表感染　红肿，剧痛，快速向四周扩散，肿胀明显，出现水疱、疼痛加剧，发红皮肤指压后稍褪色，红肿边界不清。病灶中央部位常有组织坏死，系缺血坏死所致。邻近淋巴结肿痛。严重时，水疱溃破，流出水样液，部分皮肤变褐色。

2．深层感染　红肿不明显，常有局限水肿、深部压痛；全身感染中毒症状较重，有高热、寒战、头痛、全身乏力、白细胞计数及中性粒细胞增加等。

由于病菌的种类与毒性、患者状况和感染部位不同，可有如下几种特殊类型。

（1）口底、颌下蜂窝织炎：小儿多见，感染多起于口腔或面部。口腔炎症可波及咽喉，导致喉头水肿，压迫气管，出现呼吸困难甚至窒息；检视颌下皮肤轻度红热但肿胀明显，伴有高热，呼吸急迫，吞咽困难，不能进食，口底肿胀。面部感染常向颌下或颈深部蔓延，可累及颌下或颈阔肌后的结缔组织，亦引起吞咽和呼吸困难甚至窒息。

（2）产气性皮下蜂窝织炎：致病菌以厌氧菌为主，如肠球菌、兼性大肠埃希菌、变形杆菌、拟杆菌或产气荚膜梭菌，下腹与会阴部比较多见，常在皮肤受损且污染较重的情况下发生。病变主要局限于皮下结缔组织，不侵及肌层。其主要表现为初期类似一般性蜂窝织炎，但病变进展快，全身症状重，局部皮下产气有捻发音，有蜂窝组织和筋膜坏死，并伴进行性皮肤坏死，破溃后其脓液恶臭。

（3）新生儿蜂窝织炎：亦称新生儿皮下坏疽，特点是起病急、发展快，病变不易局限，皮下组织广泛坏死，致病菌主要为金黄色葡萄球菌，背部与臀部多见，偶尔见于枕部、肩、腿、腰骶和会阴等容易受压部位。冬季易发，与皮肤不洁、擦伤、受压、受潮和粪便浸渍清理不及时引起感染有关。表现为初起时皮肤发红，稍硬。范围扩大时，中心部变暗变软，皮肤与皮下组织分离，触诊有皮下浮动感，或脓液多时有波动感。皮肤坏死时呈灰褐色或黑色，可破溃。严重时可有全身感染症状。

（二）治疗

1. 休息，加强全身营养。

2. 应用有效抗菌药物 一般先用新青霉素或头孢类抗生素，有厌氧菌感染时加用甲硝唑。根据临床治疗效果或细菌培养与药敏试验结果调整用药。

3. 早期湿敷，中药外敷或理疗 可用50%硫酸镁湿敷，或敷贴金黄散、鱼石脂软膏等，或红外线、超短波理疗。

4. 扩散者，应做广泛多处切开引流。

5. 对症处理 高热时可选额头、颈侧、腋下和腹股沟等大血管部位作冷敷物理降温；进食困难者输液维持营养和体液平衡；呼吸急促时给予吸氧或辅助通气等。

6. 口底、颌下的急性蜂窝织炎尽早切开减张引流，以防喉头水肿，引起窒息。

7. 产气性皮下蜂窝织炎亦应及早做广泛切开引流，清除坏死组织。

8. 产气性皮下、新生儿蜂窝织炎必须及时隔离，伤口用3%过氧化氢溶液冲洗、湿敷等。

四 丹毒

丹毒是指皮肤及其网状淋巴管的急性非化脓性炎症。主要由乙型溶血性链球菌引起，可从病变远端皮肤、黏膜的细小破损处侵入人体，好发于下肢及面部，扩散迅速，但很少发生组织坏死或化脓，但全身炎症反应明显。足癣的患者易发。

（一）临床表现

1. 全身症状 起病急，常有头痛、畏寒、发热、全身不适等。

2. 局部表现 患处烧灼样痛，出现边界清、稍高出皮面的片状鲜红色红疹，可伴小水疱，手指轻压红疹褪色，松手后很快复红。红肿区向外扩展时，因中心区红肿消退、脱屑，肤色变暗为棕黄色。区域淋巴结肿大、疼痛。足癣和血丝虫感染可反复诱发下肢丹毒，重者因淋巴管阻塞和淋巴管淤滞、皮肤粗厚，发展成“象皮腿”。

（二）预防和治疗

1. 注意皮肤清洁，及时处理小伤口。

2. 防止接触性传染 在接触患者或换药前后，应洗手消毒，防止交叉感染。

3. 积极治疗相关疾病，避免复发，如足癣、溃疡、鼻窦炎、血丝虫病等。

4. 休息，抬高患肢。

5. 湿热敷 局部用50%硫酸镁溶液或70%乙醇溶液湿热敷。

6. 全身抗菌药物应用 静脉滴注青霉素、头孢类敏感的抗生素，并在症状消失后继续应用3～5天，以免丹毒复发。

7. 由于丹毒不发生化脓，一般无须切开引流。

五 急性淋巴管炎与急性淋巴结炎

致病菌如乙型溶血性链球菌、金黄色葡萄球菌等，从皮肤、黏膜破损处或其他感染病灶侵入淋巴流，导致淋巴管与淋巴结的急性感染，分别称为急性淋巴管炎和急性淋巴结炎。一般属非化脓性感染，皮下淋巴管分浅、深两层，浅层淋巴管炎在皮下结缔组织层内，表现为网状淋巴管炎（丹毒）与管状淋巴管炎。深层淋巴管炎病变深、体表无变化。浅部急性淋巴结炎的好发部位多在颌下、颈部、腋窝、肘内侧、腹股沟或腘窝。多来源于口咽炎症、足癣、皮肤损伤以及各种皮肤、皮下化脓性感染等。

（一）临床表现

浅层淋巴管炎：浅层网状淋巴管炎表现如丹毒；管状淋巴管炎多见于四肢，下肢更常见，可见在病变部位近侧表皮下出现一条或多条“红线”，硬而有压痛，中医称之为“红丝疔”。

深层淋巴管炎：不出现红线，可有条形触痛带。患肢表现为肿胀和压痛。

全身感染症状：全身不适、畏寒、发热、头痛、乏力和食欲减退等。

急性淋巴结炎：轻者淋巴结疼痛、肿大和局部压痛，可清晰触及肿痛的淋巴结，常可自愈。较重者，肿大淋巴结可粘连成团形成肿块，局部红、肿、热、痛，伴有全身症状。及时治疗，红肿消退，或仅遗留一小硬结；严重者淋巴结炎表面皮肤可发红、发热，疼痛加重；可因坏死形成局部脓肿而有波动感，或溃破流脓，并有发热、白细胞增多等全身感染症状。

病情轻重取决于病菌的毒性和感染程度，常与原发感染有密切关系。

（二）治疗

1. 主要治疗原发感染病灶，如足癣、手部感染、扁桃体炎、龋齿、疖、痈、急性蜂窝织炎、丹毒等。

2. 发现皮肤有红线条时，可用呋喃西林等湿温敷；如果红线条向近侧较快延长，可在皮肤消毒后用粗针头沿红线分别垂直刺入皮下几个点，局部再湿敷抗菌药液。

3. 局部淋巴结炎可湿敷抗菌药液或外敷药物。已形成脓肿者，可先穿刺吸脓，再做切开引流。

4. 有全身症状者应全身使用抗菌药物。

六 脓肿

脓肿是指组织感染、坏死、液化所形成的四周具有完整的脓腔壁，中央有脓液积聚（内含大量病原菌、中性粒细胞和坏死组织）的肿物。常分为浅部脓肿和深部脓肿。浅部脓肿一般在体表软组织内，常继发于疖、急性蜂窝织炎、急性淋巴结炎等；深部脓肿常位于深部组织内，或体腔、脏器内，多继发于浅表脓肿蔓延、损伤后或各类深部手术后的感染，或经血流或淋巴转移而来的远处感染灶。

（一）临床表现和诊断

浅部脓肿：典型症状是局部常隆起，有红、肿、热、痛和波动感。

深部脓肿：局部常无隆起，红不明显，可有凹陷性水肿、深压痛，无波动感。全身反应：头痛、发热、食欲缺乏和白细胞总数及中性粒细胞增高等。

小而表浅的脓肿一般无全身反应，多发或大而深的脓肿多有明显的全身反应。

波动试验：将左手示指轻压在表浅脓肿的一侧，右手示指在其对侧或垂直方向分别冲击脓肿，左手示指均感到有液体波动感，即为波动试验阳性。在波动感或压痛明显处用粗针穿刺，抽出脓液，即可确诊。

（二）治疗

1. 伴有全身症状时可予以全身支持、抗菌药物及对症处理。

2. 小脓肿或波动感未形成时可参照疖的治疗。

3. 脓肿已有波动感或穿刺抽到脓液，应切开引流。切口应选在波动最明显处或脓肿最低位；较大脓肿，脓腔用手指分开间隔，清除坏死组织，用 3% 过氧化氢溶液和 0.9% 氯化钠溶液反复冲洗，凡士林纱布或碘伏纱条填塞，尾端留于切口外；更大的脓腔可留置外端固定的橡皮管引流，外加厚敷料、绷带包扎。术后敷料被浸透应及时更换。

第3节 手部急性化脓性感染

由于解剖结构的特殊性，手部急性化脓性感染具有如下临床病理特点。

1. 手背肿胀明显，易误诊为手背感染　手背部皮肤、皮下组织松弛，富有弹性；手掌皮肤角化明显、厚而坚韧，故掌面皮下化脓感染的炎症不易从手掌表面溃破，其渗液通过淋巴或反流到手背，致手背肿胀明显，易误诊为手背感染。

2. 手掌炎症不易向周围扩散，易向深部蔓延　手掌面皮下组织在鱼际处比较疏松，而手心部皮下组织则较为致密，有许多垂直的纤维束紧密地将皮肤与掌腱膜相连，致该处皮下组织被分隔成许多密闭的小腔隙。故掌心发生感染时，炎症不易向周围扩散，而向掌深部蔓延，侵及深层组织，导致腱鞘炎、滑囊炎和掌深间隙感染。

3. 疼痛剧烈，易出现指骨缺血、坏死、骨髓炎　手部的组织结构致密，感染后组织内压力极高，压迫神经末梢产生剧烈疼痛，全身症状也十分明显。特别是手指末节掌面皮肤与指骨骨膜间纵行的纤维束，将末节手指内的软组织分成许多密闭的小腔隙，感染后手指腔内压力升高，虽无明显肿胀，但疼痛特别剧烈，并可压迫滋养血管，导致指骨缺血、坏死和骨髓炎。

4. 肌腱与腱鞘感染，易致局部功能障碍　肌腱与腱鞘感染可导致局部的缩窄或瘢痕，将严重影响手的灵活性与手指的触觉等功能，全身症状可不明显。

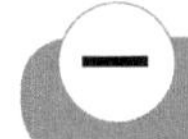

一　甲沟炎和脓性指头炎

（一）甲沟炎

指甲一侧或两侧甲沟及其周围组织的化脓性细菌感染，称甲沟炎。多因针刺伤、挫伤、倒刺逆剥或剪指甲过短等损伤而引起，致病菌主要为金黄色葡萄球菌。

1. 临床表现　常发生在一侧甲沟皮下，先为局部的红、肿、热、痛，有时可自行消退。化脓时甲沟皮下出现白色脓点，有波动感，不易破溃。炎症蔓延至甲根或另一侧甲沟，形成半环形脓肿；向甲下蔓延形成甲下脓肿，在甲下积有黄白色脓液，使指甲与甲床分离。继续向深层蔓延可导致指头炎或慢性甲沟炎。慢性甲沟炎可有甲沟旁小脓窦口，有肉芽组织外突，可继发真菌感染。感染加重时常伴有疼痛加剧和发热等全身症状。

2. 治疗

（1）早期热敷，浸泡在70%乙醇或50%硫酸镁溶液中，外用碘酊、鱼石脂软膏或三黄散等，或超短波、红外线等理疗，并口服头孢拉定等抗菌药物。

（2）已化脓者，可在两侧甲沟作纵行切开、引流；已形成甲下脓肿者，可分离拔除一部分或全部指甲，手术时应注意勿损伤甲床，以利指甲再生。要采用指神经阻滞麻醉，不可在病变邻近处行浸润麻醉，以免感染扩散。切口或创面置凡士林纱布或乳胶片引流（图9-2）。

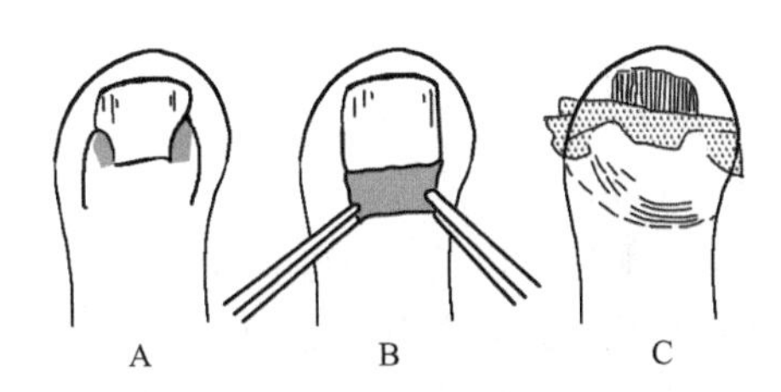

图9-2　甲沟炎的手术

A. 沿甲沟做纵行切口；B. 将甲根部皮瓣掀起；C. 凡士林纱条引流

3. 预防

（1）不可剪指甲过短或逆剥倒刺伤及软组织。

（2）手指有微小伤口，可外涂碘伏，包扎保护，以防感染。

（二）脓性指头炎

手指末节掌侧皮下组织的急性化脓性细菌感染，称为脓性指头炎，多由刺伤、甲沟炎加重引起。致病菌多为金黄色葡萄球菌。因手指末节内部有许多密闭小腔，感染的渗出物可迅速形成高压，压迫末节指骨神经末梢及血管，引致剧痛，并引起指骨缺血、坏死和骨髓炎。

1. 临床表现

（1）搏动性跳痛：初起，指头为针刺样疼痛，而后，随着组织肿胀加重，疼痛越来越剧烈，当指动脉受压时，疼痛转为搏动性跳痛，可使患者彻夜难眠。

（2）红肿：开始轻度肿胀，继而指头肿胀加重，皮色由红转白。

（3）骨坏死、骨髓炎：感染加重时，神经末梢因受压和营养障碍而麻痹，指头疼痛反而减轻；皮色由红转白，局部组织趋于坏死；若末节指骨并发骨髓炎，化脓指头破溃溢脓后，因指骨坏死或形成慢性骨髓炎，创口常经久不愈。

（4）全身表现：感染严重时出现，可有发热、全身不适、白细胞计数及中性粒细胞增高等表现。

2. 治疗

（1）悬吊前臂平置患手。指头炎初发时可减轻下垂引起的疼痛。

（2）早期理疗，70% 乙醇溶液及热盐水等浸泡，金黄散糊剂敷贴患指。

（3）应用抗菌药物，控制炎症。可用青霉素等敏感抗菌药物。

（4）切开减压引流。一旦出现搏动性跳痛及指头张力增高，即应做患指侧面纵行切开减压引流，但不可超过末节，以免损伤腱鞘，必要时做对口切开引流。切口内可放置乳胶片，如有死骨应取出（图 9-3）。

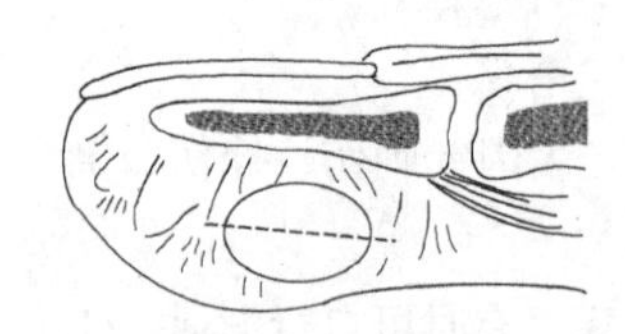

图 9-3　脓性指头炎手术切口示意图

二　急性化脓性腱鞘炎、滑囊炎

由于刺伤或附近感染病灶蔓延，导致手指肌腱和腱鞘出现急性化脓性的感染，称为急性化脓性腱鞘炎。肌腱被同名的腱鞘包绕，分掌侧屈指肌腱和背侧伸指肌腱两部分。伸指肌腱的化脓性腱鞘炎很少见，掌侧的多见，致病菌多为金黄色葡萄球菌。手掌的尺侧和桡侧各有一滑液囊，分别称尺侧滑液囊和桡侧滑液囊。小指的腱鞘与尺侧滑液囊相通，拇指的腱鞘与桡侧滑液囊相通，故手指的腱鞘炎可蔓延至滑液囊，导致滑液囊的感染，也可由外伤直接引起，这种化脓性感染称为化脓性滑囊炎。致病菌亦多为金黄色葡萄球菌。

1. 临床表现

（1）化脓性腱鞘炎：病情发展迅速，24 小时后即可出现明显的局部与全身症状。

1）疼痛：非常剧烈，被动或主动伸指剧痛。

2）肿胀：患指呈半屈状，均匀肿胀，以近、中指节为著。

3）压痛：整个感染腱鞘均有压痛，张力高而无波动感。

4）全身症状：寒战、高热、恶心、呕吐等均明显，白细胞计数及中性粒细胞显著增高。

如腱鞘内感染不及时切开引流减压，可因鞘内积脓、压力骤增，致使患指肌腱受压缺血、坏死而丧失功能；炎症亦可蔓延到手掌深部间隙或经滑液囊扩散到腕部和前臂。

（2）化脓性滑囊炎：桡侧和尺侧滑液囊的感染，分别由拇指和小指的腱鞘炎引起。

1）桡侧滑囊炎表现为拇指肿胀、微屈、不能外展和伸直，拇指及大鱼际处压痛明显。

2）尺侧滑囊炎表现为小指、环指肿胀呈半屈曲位，伸指剧痛，小指腱鞘区及小鱼际处有压痛，以小鱼际隆起与掌横纹交界处最为明显。

2．治疗

（1）早期治疗与脓性指头炎相同。

（2）如无好转且局部肿痛明显时，应及时切开引流减压，以防肌腱受压坏死。手指腱鞘感染应在中、近两指节侧面，沿长轴作平行长切口，不能在掌面作切口。纵行打开整个腱鞘。分离皮下时注意认清腱鞘，避免伤及神经和血管。应避开手指、掌的横纹以免伤及肌腱影响患指伸屈。

（3）手指尺侧滑液囊炎和桡侧滑液囊炎时，切口分别作在小鱼际及大鱼际处，切口近端至少距离腕横纹 1.5cm，以免切断正中神经分支，可放乳胶片引流。也可各作两个小切口作对口引流。排出脓液后，前者切口内置入乳胶片引流；后者也可采用两根细塑料管分别插入腱鞘与滑囊，作脓腔引流与抗生素溶液灌洗。术后将手抬高并固定在功能位（图 9-4）。

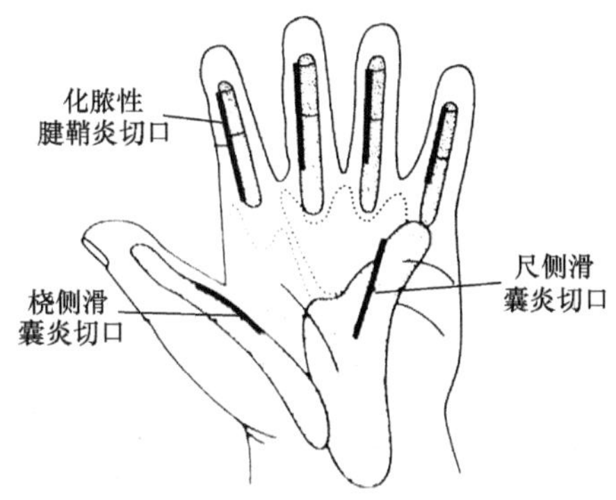

图 9-4　化脓性腱鞘炎、滑囊炎手术切口示意图

三　掌深间隙急性细菌性感染

由腱鞘炎蔓延或直接刺伤所引起的掌深间隙的急性炎症称为掌深间隙急性细菌性感染。致病菌多为金黄色葡萄球菌。

掌深间隙位于手掌屈指肌腱和滑液囊深面的疏松组织间隙。外侧和内侧分别为大、小鱼际肌。掌腱膜与第三掌骨相连的纤维结构将此间隙分隔成桡侧的鱼际间隙与尺侧的掌中间隙。掌深间隙急性细菌性感染就是指发生在掌中、鱼际两间隙的感染。

掌中间隙感染多为中指和环指腱鞘感染蔓延引起；鱼际间隙感染常为示指腱鞘感染蔓延而成，也可因指节刺伤发生感染。

1．临床表现

（1）掌中间隙感染：掌心隆起，掌心凹消失、局部发白、紧张压痛，手背组织因疏松而肿胀明显，中、环、小指呈半屈位，伸指剧痛，可抽出脓液明确诊断。

（2）鱼际间隙感染：掌心凹存在，大鱼际和拇指指蹼肿胀、压痛，拇指外展略屈，示指半屈，活动受限，拇指不能对掌，也可抽脓确诊。

掌深部间隙感染均伴有较重的全身感染症状，如高热、头痛、脉搏快、白细胞计数及中性粒细胞增高等，还可继发腋窝淋巴结肿大、触痛。

2．治疗

（1）可用大剂量抗生素。

（2）局部早期处理同脓性指头炎。

（3）如无好转，应切开引流。

掌中间隙感染应纵行切开中指与环指指蹼掌面，切口不应超过手掌远侧横纹，以免损伤掌浅动脉弓。亦可在环指相对位置的掌远侧横纹处作一小横切口，进入掌中间隙。

鱼际间隙感染引流的切口可直接作在鱼际最肿胀和波动最明显处，皮肤切开后，使用钝头血管钳轻柔分离，避免损伤神经、血管、肌腱。亦可在拇指、示指间指蹼处（虎口）作切口，或在第2掌骨桡侧作纵切口。手掌部脓肿常表现为手掌肿胀，切开引流应当在掌面进行，不可在手背部切开（图9-5）。

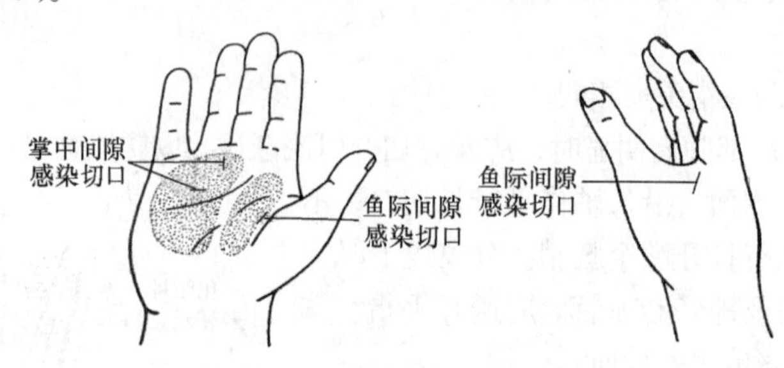

图9-5　掌深间隙感染引流切口

术后应抬高患肢，将手包扎固定在功能位。急性感染控制后，即开始作主动和被动活动，避免指关节强直及肌腱粘连。

第4节　全身性外科感染

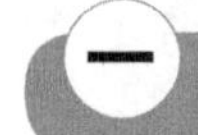

一　全身炎症反应综合征

感染和非感染的致病因素作用于机体诱导多种炎症介质，以及细胞因子如肿瘤坏死因子、氧自由基等释放过量超出机体调控能力，导致体液平衡失调，组织细胞缺血、缺氧，脏器受损及功能障碍、感染性休克、多器官功能障碍等一系列综合征，称为全身炎症反应综合征（SIRS）。最常见的病因是感染因素，即各种病原菌所致的感染。因感染因素引起的SIRS又称为脓毒症。

（一）病因

1. 感染因素　为SIRS的常见原因，其发生与病原菌的繁殖和其产生的内、外毒素的毒性以及它们诱导的多种炎症介质的释放量、机体抗感染能力有密切关系，细菌经繁殖和裂解游离、释放毒素，毒素除其本身的毒性外，还刺激机体产生多种炎症介质，包括肿瘤坏死因子（TNF）、白细胞介素（IL）-1、白细胞介素-6、白细胞介素-8等，以及氧自由基、一氧化氮等，这些炎症介质适量时起防御作用，过量时就可造成组织损伤。如得不到及时控制，可因炎症介质的失控，导致严重的全身炎症反应综合征，引发多器官功能衰竭（MODS）、感染性休克甚至死亡。

2. 非感染因素　包括各种程度的损伤、休克、胰腺炎、自身免疫性疾病或缺血再灌注损伤等，这些因素所产生的变性坏死组织及其产物、缺氧、免疫复合物均可激活炎症细胞，释放大量炎症介质，导致过度的全身反应即SIRS产生，如进一步恶化也可发生MODS甚至死亡。

（二）诊断

SIRS诊断标准是指任何致病因素作用于机体所引起的全身性炎症反应，只要具备下列两项或两项以上的体征即可诊断：①体温>38℃或<36℃。②心率>90次/分。③呼吸>20次/分或$PaCO_2$<32mmHg。④外周血白细胞计数>12×10^9/L，或未成熟粒细胞>10%。

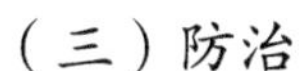

（三）防治

防治 SIRS 的策略，除外科清除或引流病灶，应用抗生素控制感染和维护器官的功能外，重点应放在抑制激活的炎症细胞，从不同水平阻断过度释放的炎症介质，补充严重不足的内源性抑制物，调整机体的免疫状态，以缓和、局限机体的炎症反应，目前较有前途的两方面：①炎症介质拮抗剂的应用，如内毒素、TNF-α、IL-1 的单克隆抗体或受体拮抗剂等。②免疫调理治疗，如吲哚美辛等。③中药调理剂。此外还有糖皮质激素、IL-10、NO 抑制核转录因子等的使用。

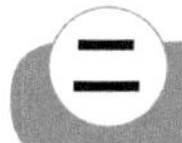

二 脓毒症

脓毒症属于全身炎症反应，是病原菌因素引发的，体温、循环、呼吸、神志等出现明显改变的外科感染的统称。当脓毒症合并器官灌注不足表现，如神志改变、少尿、低氧血症等时，则称为脓毒综合征。当细菌已侵入血液循环，血培养阳性时，称为菌血症。其不仅仅限于一过性菌血症的概念，即拔牙、内镜检查时，血液在短时间内出现细菌。目前多指临床有明显感染症状的菌血症。

（一）病因

1. 常继发于严重创伤后的感染　如大面积烧伤创面感染、开放性骨折合并感染、外科大手术后感染，导致级联反应引起脓毒症。

2. 各种化脓性感染如弥漫性腹膜炎、胆道或尿路感染，甚至局限性感染均可引起脓毒症。

3. 诱发因素　①机体免疫力低下，如年老体弱、营养不良、严重贫血和慢性疾病（如糖尿病、尿毒症）等。②长期使用抗癌药物、糖皮质激素、免疫抑制剂等。③长期使用广谱抗生素导致非致病菌或条件致病菌大量繁殖引发的感染。④局部病灶处理不当，伤口有异物、无效腔、引流不畅或清创不彻底等。⑤长期留置静脉导管所致感染。⑥各种因素引发肠黏膜抵抗力下降导致肠源性感染等。

4. 全身性感染的常见致病菌

（1）革兰氏染色阴性杆菌：常见的有大肠埃希菌、铜绿假单胞菌、肠杆菌、变形杆菌、克雷伯菌等，现代外科感染中，革兰氏染色阴性杆菌感染已超越革兰氏阳性球菌，且不断因抗生素的过度使用，出现一些较生疏的机会菌，如鲍曼不动杆菌、嗜麦芽窄食单胞菌等。多数抗生素只能杀其菌体，但对其产生的主要致病的内毒素及其诱导的多种炎症介质一般则无效。因此，革兰氏阴性杆菌所致的脓毒症表现比较严重，可出现“三低”现象（即低温、低白细胞、低血压），且较易发生感染性休克。

（2）革兰氏染色阳性球菌：较常见的有 3 种。①金黄色葡萄球菌：由于多重耐药性菌株的出现，感染概率大增。这类菌株易于血液播散，可随血液流动在体内形成转移性脓肿。有些菌株局部感染也可引起全身表现如高热、全身皮疹甚至休克等。②表皮葡萄球菌：对医用塑料制品如静脉导管、气管导管等有易黏附性，菌体被包埋于黏质中，易使机体的防御与抗生素失去杀菌作用。③肠球菌：是人体肠道中的常驻菌，近年来感染率明显增加。对于出现不易找到原发灶且耐药性较强的脓毒症要考虑可能是来自肠道的肠球菌所致。

（3）无芽孢厌氧菌：常见的有拟杆菌、梭状杆菌、厌氧葡萄球菌和厌氧链球菌。因在普通细菌培养基上无法检出，故常被忽略。近来随着厌氧培养技术的提高，阑尾脓肿、腹腔脓肿、肛旁脓肿、脓胸、脑脓肿、吸入性肺炎、口腔颌面部坏死性炎症、会阴部感染等均能检测出厌氧菌的存在。有 2/3 的厌氧菌感染同时有需氧菌感染。两类细菌协同作用，可使坏死组织增多，形成脓肿。脓液常有粪臭样恶臭味。

（4）真菌：属于条件性感染。①在持续应用抗生素情况下，特别是应用广谱抗生素时，真菌得以过度生长，成为一般细菌感染后的二重感染；②基础疾病重，加上应用激素、免疫抑制剂等，进一步削弱免疫功能；③长期留置静脉导管。应特别注意白念珠菌、曲霉菌、毛霉菌、新型隐球菌等真菌可经血行播散，血液培养一般不易发现，在多个内脏可形成肉芽肿或坏死灶。曲霉素、毛霉素有嗜血管性，易导致血管栓塞、组织坏死。深部血行播散真菌病常继发于细菌感染之后，或与细菌感染混合存在，临床不易区别，容易漏诊、误诊。

（二）临床表现

1. 原发感染灶表现　表现为原发病系统出现相对应的症状及感染症状，例如，弥漫性腹膜炎（表现为消化系统症状＋感染症状）有持续剧烈腹痛、腹胀和腹膜刺激征＋畏寒、发热；尿道感染（表现为泌尿系统症状＋感染症状）有腰痛、尿道刺激症状和脓血尿＋发热等。只要结合详细的病史、体检和辅助检查多能发现感染灶。

2. 全身炎症反应表现　起病急，病情重，发展迅速；骤起寒战、高热。热型以弛张热多见，或者不规则热、稽留热，体温可达40～41℃或低温<36.5℃（老年人或免疫力低下患者）。白细胞计数增加，达（20～30）$\times 10^9$/L以上，或降低（免疫力低下者），左移、幼稚型增多，出现中毒性颗粒；白细胞计数可降低；可有不同程度的酸中毒、氮质血症、血乳酸水平增高、血肌酐水平升高、血小板减少、高胆红素血症、溶血，尿中出现蛋白质、血细胞、酮体等，代谢失衡和肝、肾受损征象；寒战发热时抽血进行培养，较易发现细菌。

3. 器官灌注不足及功能不全表现　如心率加快、脉搏细速，呼吸急促或困难，血氧分压下降、尿少、神志改变，如烦躁、头痛、头晕、恶心、呕吐、腹胀、面色苍白或潮红，出冷汗，淡漠、谵妄、昏迷等；严重时可出现休克及器官衰竭表现。

4. 常有肝脾大、皮下出血、瘀斑或黄疸，病程长时可有转移性脓肿。

（三）诊断

在原发病变基础上，有典型全身炎症反应临床表现，证实有细菌存在或有高度可疑感染灶，脓毒症的诊断可确立。可根据原发病灶的性质及其脓液性状，结合一些特征性的临床表现和实验室检查结果综合分析，可大致区分病菌为革兰氏染色阳性或阴性杆菌。对临床表现如寒战、发热、脉搏细速、低血压、腹胀、黏膜皮肤瘀斑或神志改变，不能用原发感染病来解释时，也应提高警惕。应密切观察和进一步检查，以免误诊和漏诊。确定致病菌应作体液和分泌物的细菌培养，应多次、最好在发生寒战和发热时抽血作细菌培养，可提高阳性率。对多次血液培养阴性者，应考虑厌氧菌或真菌性脓毒症，可抽血做厌氧性培养，或作尿和血液真菌检查与培养。

●案例分析

患者，男性，50岁。臀部肿块，出现红、肿、疼痛5天，伴寒战、发热。查体：T 39℃，臀部肿物2cm×4cm，触之有波动感。

问题： 1. 当给予局部引流、抗生素静脉滴注后，患者仍寒战、高热，应如何处理？

2. 试述行血培养最好的采血时间。

（四）治疗

应用综合治疗，关键是处理原发感染灶。

1. 原发灶的处理　脓肿应及时切开，清除坏死组织、异物，伤口敞开，充分引流；手术去除病灶，拔出感染的导管等。对找不到病灶者，应全面检查，找出并清除全部病灶。解决潜在的感染源和感染途径。解除相关的病因，如血流障碍、梗阻等因素。疑为肠源性感染时，及时纠正休克，恢复肠黏膜的血流灌注；通过早期肠道营养尽快修复肠黏膜；口服肠道生态制剂维持肠道正常菌群等。

2. 联合应用有效抗生素　一般先依据原发感染灶诊断和分泌物性质，经验性选用广谱抗生素或联合应用两种抗生素；然后根据疗效、病情演变、细菌培养及抗生素敏感试验结果，针对性调整或选用抗生素。对真菌性脓毒症应停用广谱抗生素，改用有效窄谱抗生素，并加用酮康唑或两性霉素 B 等抗真菌药物。

3. 全身营养支持疗法　输注新鲜血液、白蛋白及多种维生素，纠正低蛋白血症、贫血，处理原有的糖尿病、肝硬化、尿毒症及水电解质和酸碱失衡。

4. 防治肾、肝、心、肺等重要脏器功能不全。

5. 抑制或阻断过度释放的炎症介质，下调激活的炎症细胞，同时补充内源性抑制物或免疫调节剂等方法，目前尚有待进一步临床验证。

第 5 节　厌氧菌感染

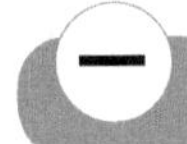

一　无芽孢厌氧菌感染

（一）病因和发病机制

无芽孢厌氧菌是正常人群数量最大的菌群，栖息在皮肤、口腔、肠道、阴道和其他黏膜上，和需氧菌共同维持环境平衡。当上述部位解剖屏障遭到损害、血液循环障碍、组织坏死或微生态环境失衡，特别是局部缺血，深部又存在坏死组织或异物时，局部氧分压减低；或同时存在需氧菌混合感染，需氧菌的耗氧为厌氧菌创造出易于生长繁殖的缺氧环境，组织坏死增多，脓肿极易形成，进一步使病情严重化、复杂化。由于无芽孢厌氧菌来源于人体本身，故其引起的感染称为内源性感染。临床常见的病原菌有革兰氏阴性类杆菌属、梭形杆菌、革兰氏阳性的消化球菌和消化链球菌等。

（二）临床表现与诊断

临床表现因感染部位不同而不同。无芽孢厌氧菌所致全身感染多为混合感染，故与一般细菌性脓毒症难以区分，但可有下列线索供临床参考：①常发生在缺血、有异物或大量坏死组织的伤口。②多见于胃肠道穿孔、结直肠手术后、会阴部感染、吸入性肺炎、深部肌肉坏死和脓肿患者，属内源性感染。③病变组织间可有皮下捻发感。④创口分泌物恶臭，有脓肿形成倾向。⑤脓液普通培养无菌生长，革兰氏染色却有菌存在，需作厌氧菌培养。

（三）治疗

治疗原则为手术配合抗厌氧菌药物的应用。

1. 手术清除伤口内坏死组织、异物、无效腔并充分引流　修补胃肠道穿孔，切除坏死病变组织、灌洗腹腔、引流脓胸或深部脓肿；重建软组织缺血部位的血运等。

2. 抗厌氧菌药物　可选用替硝唑、甲硝唑或能兼顾抗需氧与厌氧菌的第二、三代广谱抗生素，这些都有较好疗效。

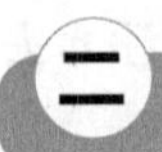

二 有芽孢厌氧菌感染

（一）破伤风

破伤风是破伤风杆菌由皮肤或黏膜伤口侵入人体，在缺氧环境下生长繁殖，并分泌外毒素而引起的急性特异性感染。临床上以患者局部或全身肌肉持续性痉挛和阵发性抽搐为其特征。

1. 病因 破伤风杆菌为革兰氏阳性厌氧梭状芽孢杆菌，其芽孢生命力很强，十分耐高温煮沸。广泛存在于自然界的泥土、灰尘、人畜的粪便中。破伤风杆菌通过皮肤和黏膜伤口侵入人体，在缺氧环境中生长、繁殖，产生外毒素而致病。主要见于战伤和交通、生产事故中，战场中污染率可达25%～80%。但破伤风的发病率只占污染者的1%～2%，提示发病必须具有某种特殊因素，这种特殊因素主要就是指缺氧环境，尤其是口小且深、血运差、坏死组织多、有异物及引流不畅的伤口，亦可见于消毒不严格的接生、人工流产及产后感染，偶可见于体内异物摘除术后、肛肠术后或骨髓炎等患者。

2. 发病机制 破伤风杆菌只有在伤口局部缺氧环境中才能生长繁殖，产生痉挛和溶血两种外毒素。菌体及其外毒素，在局部并不引起明显的病理改变，伤口甚至无明显急性炎症或可能愈合。痉挛毒素有较高的神经亲和力，能经血液循环和淋巴系统，附和在血清球蛋白上，到达脊髓灰质前角或脑干的运动神经核，与联络神经细胞的突触结合，抑制突触释放抑制性传递介质甘氨酸或氨基丁酸，运动神经元因失去中枢抑制而兴奋性增强，致使全身横纹肌强直性收缩或阵发性痉挛。同时破伤风毒素还可阻断脊髓对交感神经的抑制，使交感神经过度兴奋，导致大汗、体温升高、心率增快、血压升高等症状出现。而溶血毒素则可导致组织的局部坏死和心肌损害。

3. 临床表现

（1）破伤风的潜伏期平均为6～10天，亦有短于24小时或长达数月或数年者，或仅在摘除体内异物后才发病。新生儿破伤风一般在断脐带后7天左右发病，故俗称“七日风”。一般潜伏期越短、症状越重，死亡率亦越高，预后越差。

（2）患者常先有乏力、头晕、头痛、咬肌紧张酸胀、烦躁不安、打哈欠等前驱症状。

（3）典型症状是在肌紧张性收缩的基础上，阵发性强烈痉挛。最初是咬肌，以后顺序发展为面部表情肌、颈项肌、背肌、腹肌、四肢肌群、膈肌、肋间肌的持续收缩和阵发性痉挛。患者开始咀嚼不便、张口困难，随后有牙关紧闭、苦笑面容、颈项强直、角弓反张（头后仰；因背部肌群较为有力，躯干因而扭曲成弓，结合颈、四肢的屈膝、弯肘、半握拳等痉挛姿态，形成“角弓反张”或“侧弓反张”），肢体可出现屈膝、弯肘、半握拳姿态。当膈肌、肋间肌收缩时，则发生呼吸困难，甚至可致呼吸停止；若喉部肌肉痉挛，可引起窒息。新生儿因肌肉纤弱而症状不典型，表现为不能啼哭和吸乳，少活动，呼吸弱或困难。

（4）任何轻微的刺激，如光线、声响、震动或触碰，均可诱发强烈的抽搐。每次发作持续数秒至数分钟，患者面色发绀，呼吸急促，口吐白沫，流涎，磨牙，头频频后仰，四肢抽搐不止，全身大汗，非常痛苦。病情较重时，抽搐发作频繁，间歇期则短，持续时间长。

（5）发病期间，患者神志始终清楚，表情痛苦，病程一般为3～4周。自第二周后，随病程的延长症状逐渐减轻，但肌紧张与反射亢进可持续一段时间；恢复期间还可出现一些精神症状，如幻觉、言语、行动错乱等，多可自行恢复。少数局限性患者，临床经过很轻，仅表现为局部的肌肉抽搐和痉挛。预后较好。

4. 并发症

（1）骨折。强烈的肌痉挛，可使肌断裂，甚至发生骨折。

（2）尿潴留。膀胱括约肌痉挛可引起尿潴留。

（3）窒息和呼吸停止。持续的呼吸肌和膈肌痉挛，可造成呼吸骤停。

（4）呼吸系统并发症：主要有呼吸困难，进而咳痰困难，呼吸道不畅，易继发肺不张和肺部感染。

（5）水电解质紊乱和酸碱失衡：呼吸道不畅，换气不足使 CO_2 蓄积而致呼吸性酸中毒。肌痉挛、缺氧和禁食，使体内酸性产物淤积，导致代谢性酸中毒。由于进食困难和补充不足，常出现低钾血症，并由此引发腹胀。多汗又可进一步加重电解质失衡。

（6）循环系统并发症：缺氧、中毒，可发生心动过速，时间久后可致心力衰竭，甚至发生休克或心脏停搏。

患者死亡原因多为窒息、心力衰竭或肺部并发症。

5．诊断与鉴别诊断　破伤风的症状比较典型，诊断主要根据临床表现。凡有外伤史者不论伤口大小、深浅，如果伤后出现肌紧张、酸胀痛、张口困难、颈部发硬、反射亢进等，均应考虑此病的可能性。实验室检查很难发现该菌。临床上需与下列疾病相鉴别。

（1）化脓性脑膜炎：也有角弓反张、颈项强直等体征，但无阵发性痉挛；患者常发生剧烈头痛、昏迷、高热和喷射性呕吐，脑脊液检查压力增高、白细胞计数增多。

（2）狂犬病：有被疯狗或病猫咬病史，以吞咽肌痉挛为主。有恐水症，听见水声或看见水，咽肌即发生痉挛、剧痛、喝水不能下咽，并流出大量唾液。

（3）其他如颞颌关节炎、癔症、腹膜炎等。

6．预防　破伤风是可以预防的疾病，最可靠的预防方法是注射破伤风类毒素。预防破伤风发生的重要措施是创伤后早期彻底清创，改善局部循环。

（1）正确处理伤口：所有伤口都应早期清创。清除一切坏死及无活力的组织、异物，打通无效腔，敞开伤口，充分引流。如接生消毒时，可用3%过氧化氢溶液清洗脐部，涂以碘酊消毒。

（2）主动免疫：采用破伤风类毒素抗原注射，使人体产生抗体以达到免疫目的。目前小儿计划免疫通常实施的是破伤风、百日咳和白喉三联疫苗的免疫注射。成人皮下注射破伤风类毒素3次，第一次0.5ml，4～6周后再注射第二次0.5ml，第二针后6～12个月再注射第三次0.5ml，此三次注射称为基础注射。以后每隔5～7年皮下注射类毒素0.5ml，作为强化注射。接受全程主动免疫者，伤后仅需肌内注射0.5ml类毒素，即可在3～7天内形成有效的免疫抗体，不需要注射破伤风抗毒素。

（3）被动免疫：对伤前未接受自动免疫的伤员，尽早皮下注射破伤风抗毒素（TAT）（从动物如牛或马血清中精制所得）1500～3000U或破伤风免疫球蛋白（TIG）。因为破伤风的发病有一潜伏期，尽早注射有预防作用，伤后24小时内，皮下或肌内注射TAT 1500U，血液中抗体达到有效预防浓度，一般仅维持10天左右，故对深部创伤及有潜在厌氧菌感染可能的患者，需在1周后重复注射。注射前常规做过敏试验，阳性者需采用脱敏注射。伤后尽早注射破伤风抗毒素适用于未注射过类毒素而有下列情况之一者：①污染明显的伤口。②小而深的伤口。③严重的开放性损伤，如开放性颅脑损伤、开放性骨折、烧伤等。④未能及时清创或处理欠妥的伤口。⑤因某些陈旧性损伤需施行手术，如异物摘除术等。

目前最佳的被动免疫是肌内注射250～500U TIG。它是由人体血浆免疫球蛋白中提纯或用基因重组技术制备的，一次注射后在人体可存留4～5周，免疫效能10倍于破伤风抗毒素，且无血清反应，不必做过敏试验。

7. 治疗　治疗原则：消除毒素来源，中和游离毒素，控制和解除痉挛，保持呼吸道通畅和预防并发症等。

（1）伤口清创：目的是消除毒素来源。有伤口者应在抗毒素血清治疗后并用麻醉控制痉挛下，施行彻底清创，扩大伤口，清除坏死组织、异物，用3%过氧化氢溶液或1∶5000高锰酸钾溶液冲洗、湿敷，伤口周围注射TAT 10 000U。伤口看上去已愈合者，应注意有无窦道或无效腔形成。

（2）TAT应用：目的是中和游离毒素。TAT和人体TIG均不能中和已经与神经组织结合的毒素，故只在早期使用才有效。一般用TAT 10 000～60 000U加入5%葡萄糖溶液500～1000ml内，缓慢静脉滴注；用药前应作皮内过敏试验。连续或大剂量应用并无意义，且易致过敏反应和血清病。新生儿破伤风可用20 000U抗毒素静脉滴注或做脐周注射。目前推荐应用TIG 3000～6000U，一次深部肌内注射，注意早期应用有效。需要注意的是破伤风的发病不能确保形成对破伤风的免疫，在确诊破伤风1个月后，应给予0.5ml破伤风类毒素，并行基础免疫注射。

（3）控制和解除痉挛：患者应单间暗室隔离，避免光、声等刺激。根据情况可交替使用镇静、解痉药物，以减少患者的痉挛和痛苦。①病情较轻者，使用地西泮10mg肌内注射，或10%水合氯醛溶液20～40ml保留灌肠，或苯巴比妥钠0.1～0.2g肌内注射，一般每日1次。但新生儿破伤风要慎用镇静解痉药物，可酌情用洛贝林、尼可刹米等。②病情较重者，如无低血容量时，可用冬眠合剂1号（氯丙嗪、异丙嗪各50mg，哌替啶100mg）加入5%葡萄糖溶液500ml缓慢静脉滴注，每日1～2次。③抽搐严重者，静脉注射2.5%硫喷妥钠0.25～0.5g。但要警惕发生喉头痉挛和呼吸抑制，必要时应及早做气管切开，以防窒息，并早期应用呼吸机支持呼吸。④如仍不能解除抽搐，可采用强有力的麻醉剂控制抽搐。在控制呼吸条件下，使用肌肉松弛剂，如氯化琥珀胆碱、氯化筒箭毒碱、三季铵酚、氨酰胆碱等。⑤如并发高热，可加用氢化可的松200～400mg静脉滴注，每日1次。

（4）保持呼吸道通畅，做好护理管理。对病情严重者，应及早做气管切开术，清除呼吸道分泌物，保持呼吸道通畅，以免并发症发生。病床旁应备有吸引器、人工呼吸机和氧气等，以便急救。必要时采用人工辅助呼吸、高压氧舱等治疗。气管切开患者应注意做好呼吸道管理，包括气道雾化、湿化、冲洗等。要定时翻身、拍背，以利排痰，预防压疮。必要时专人护理，防止意外，严格无菌技术，防止交叉感染。已并发肺部感染者，根据菌种选用抗生素。

（5）抗生素的应用：大剂量青霉素和甲硝唑可抑制破伤风杆菌，并有助于预防其他感染。青霉素80万～100万U，肌内注射，每4～6小时1次，或大剂量青霉素钠320万U，每8小时1次静脉滴注。也可给予甲硝唑2.0g，每日分4次口服或静脉滴注，持续7～10天。据文献报道，甲硝唑对破伤风的疗效比青霉素好。如伤口有混合感染，则选用相应的抗菌药物。

（6）全身支持疗法，防治并发症：由于患者不断出现阵发性痉挛、大汗等，每日热量消耗和丢失水、电解质较多，故应维护水、电解质平衡，纠正酸中毒，注意营养（高热量、高蛋白、高维生素）补充。对不能进食者，放置鼻胃管管饲要素饮食，或用全胃肠外营养和输少量的新鲜血。

（二）气性坏疽

1. 病因　气性坏疽亦称梭状芽孢杆菌性肌坏死，是由革兰氏阳性梭状芽孢厌氧杆菌引起的急性特异性感染。此感染发展迅速，预后差。梭状芽孢杆菌有许多种，以产气荚膜杆菌、水肿杆菌、腐败杆菌等为主，其次为溶组织杆菌等。临床上所见气性坏疽，常为混合感染。梭状芽孢杆菌广泛存在于泥土及人畜粪便中，通过伤口侵入但不一定致病。在人体免疫力下降和伤口缺氧时，会大量繁殖，如伤口大片组织坏死，深层肌损毁，特别是大腿和臀部肌肉丰富部位损伤，弹片存留，开放性骨折，使用止血带时间过长或石膏包扎过紧，邻近肛周、会阴部位的严重创伤等，并可产生α毒素、卵磷脂酶、胶原酶、透明质酸酶、溶纤维酶和脱氧核糖核酸酶等，引起溶血，损害心、肝、肾等器官。部分酶能引起组织的糖和蛋白质分解，产生恶臭味气体硫化氢。由于气、水夹杂，急剧膨胀，局部张力迅速增加，皮肤表面可变得如木板样硬，筋膜下张力急剧增大，压迫微血管，进一步加重组织的缺血、缺氧与失活，促进细菌繁殖生长，形成恶性循环。细菌穿透组织间隙，快速扩散，沿肌束或肌群向上下扩展，肌肉转为砖红色，外观如熟肉，失去弹性。如侵犯皮下组织，气肿、水肿与组织坏死可迅速沿筋膜扩散。活体组织检查可发现肌纤维间有大量气泡和大量革兰氏阳性粗短杆菌。大量的组织坏死和外毒素吸收，还可引起严重的毒血症。

2. 临床表现

（1）潜伏期一般为1～4天，最短8～10小时，最长5～6天。

（2）临床特点是病情急剧恶化，烦躁不安，伴有恐惧或欣快感；皮肤、口唇变白，大量出汗、脉搏快速、体温逐步上升。随着病情的发展，可发生溶血性贫血、黄疸、血红蛋白尿、酸中毒，全身情况可在12～24小时内全面迅速恶化。

（3）伤肢沉重感或疼痛持续加重，以后突然出现伤肢“胀裂样”剧痛，进行性肿胀。

（4）伤口周围皮肤水肿、苍白、紧张、发亮，快速变为紫红色，进而变成紫黑色，并出现大小不等的水疱。伤口内有血性或浆液性恶臭渗出物流出，可渗湿厚层敷料。轻压伤口周围可有捻发音或气泡逸出。局部张力使皮肤受压、发白，浅部静脉回流障碍，故皮肤表面可出现如大理石一样的斑纹（大理石样斑纹）。

（5）肌肉坏死呈砖红色或深灰色，无弹性，如熟肉，刀割时不出血。

（6）患者极度衰弱时，有头晕、头痛、恶心、呕吐、出冷汗、高热、脉搏快、呼吸急促，并有进行性贫血。晚期有血压下降、黄疸、谵妄和昏迷。

3. 诊断和鉴别诊断　早诊断和早治疗是保住伤肢和挽救生命的关键。

（1）凡创伤或手术后，伤口突然剧烈“胀裂样”剧痛，局部肿胀迅速，并有全身严重的中毒症状，应考虑到本病可能。

（2）伤口周围触诊有捻发音，伤口内分泌物涂片检查有大量革兰氏阳性粗大杆菌，X线摄片、CT、MRI检查发现肌群间积气，是诊断气性坏疽的三个重要依据。

（3）血红蛋白迅速下降或进行性贫血，白细胞计数不超过（12～15）$\times 10^9$/L，组织学检查以广泛肌坏死为主而炎症改变轻，血中磷酸肌酐激酶水平升高等，有助于本病的诊断。

（4）厌氧菌培养和病理活检对明确诊断最准确，因需时较长，易延误治疗，故不能等结果出来后再行治疗。

（5）鉴别诊断：①厌氧性链球菌和革兰氏阴性杆菌混合感染所致蜂窝织炎，虽都有肿胀、产气甚至肌肉坏死等共性表现，但本病发展缓慢，局部疼痛和全身中毒症状轻，仅有一般炎症性表现，渗出液涂片可发现链球菌和革兰氏阴性杆菌，给予及时切开减压、引流、抗感染等治疗，预后较好。②兼性需氧菌感染，如大肠埃希菌、克雷伯菌感染都产气，但主要是可溶性CO_2气体，组织间积聚量不大，且无特殊臭味。③某些脏器破裂，如食管、气管因手术、损伤或病变导致破裂溢气，体检也可出现产气表现，如皮下气肿、捻发音等，但不同的是不伴有全身中毒症状；局部的水肿、疼痛、皮肤改变也不明显，而且气体会随时间推移慢慢吸收。

4. 预防　要特别警惕开放性骨折合并大腿、臀部广泛肌肉损伤或挤压伤者，有重要血管损伤或继发血管栓塞者；用止血带时间过长、石膏包扎太紧者。挫伤、挤压伤的软组织在早期较难判定其活力者要在24～36小时内密切观察。对腹腔穿透性损伤，特别是结肠、直肠、会阴部创伤，也应警惕此类感染的发生。

（1）彻底清创：是预防创伤后发生气性坏疽的关键，也是最可靠的方法。一切开放性创伤，特别是泥土污染和损伤严重、无活力的肌肉、有异物特别是非金属性异物都应及时彻底清创，以3%过氧化氢或1∶5000高锰酸钾等溶液冲洗、湿敷；对战伤伤口、深而不规则的伤口应充分敞开引流。筋膜下张力增大者，应早期进行筋膜切开减张。

（2）首选大剂量青霉素。在预防气性坏疽中有较好作用，可于清创前后应用以防交叉感染。也可选用甲硝唑类（如甲硝唑、替硝唑）药物应用。

（3）严格隔离患者。凡用过的床单、衣服、器材等，均须单独收集高压灭菌，敷料则须焚毁，医务人员则应穿隔离衣，换药时戴手套。

5. 治疗　对疑为气性坏疽的伤口，应完全敞开，以大量3%过氧化氢或1∶5000高锰酸钾溶液冲洗和湿敷。一旦确诊，积极抢救。主要措施如下。

（1）紧急手术处理：术前静脉滴注青霉素1000万U、大环内酯类或甲硝唑，补液及输血。一般采用全身麻醉，注意不要用局麻、止血带。术中应给氧，继续输血、补液和应用上述大剂量抗生素。准备时间应尽量缩短。深部病变往往超过表面显示的范围，在病变区要做广泛、多处切开，切除已无活力的肌组织（变色、不收缩、不出血的肌肉），直至出现有正常颜色、弹性和能流出鲜血的肌肉为止；因细菌扩散的范围常超过肉眼病变的范围，所以应整块切除肌肉，包括肌肉的起止点。如感染限于某一筋膜腔，应切除该筋膜腔的肌群。如整个肢体已广泛感染，应果断进行截肢以挽救生命，敞开伤口，包括残端，用3%过氧化氢溶液冲洗、湿敷，常更换敷料，必要时可再次清创。

（2）抗生素应用：首选青霉素，常见产气荚膜梭菌对青霉素多比较敏感，但剂量需大，每天应在1000万U以上。大环内酯类（如琥乙红霉素、麦迪霉素等）和甲硝唑类也有一定疗效。氨基糖苷类抗生素（如卡那霉素、庆大霉素等）对此类细菌已证实无效。具体用法：大剂量使用青霉素每日1000万～2000万U静脉滴注，至全身毒血症状及局部情况好转后，减量应用。甲硝唑静脉滴注1.0g，每8小时1次。

（3）全身支持疗法：输血纠正水、电解质代谢失衡，给予高蛋白、高热量和富含维生素的饮食。

（4）高压氧疗法：可提高组织含氧量，抑制气性坏疽杆菌的生长繁殖和停止产生α毒素。在3个大气压的纯氧下，一般3天内进行7次，每次2小时，间隔6～8小时。第一日做3次，第二、三日各做2次。每次高压氧治疗后，可重复清创，以尽可能保留患肢，减少致残率。

第6节　外科抗菌药物应用原则

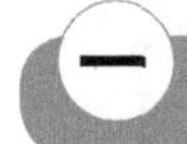

一　抗菌药物的合理选择

根据感染部位、脓液性状、细菌培养和药敏试验、抗菌药物的抗菌谱及毒副作用和价格，参照患者的肝肾功能等合理选用抗菌药物。在治疗最初阶段，缺乏致病菌的详细资料，可根据经验选择抗菌药物，先按临床诊断、脓液性状估计致病菌种类，选择适当抗菌药物。

（一）根据脓液性状大致判断致病菌的种类

1．葡萄球菌 革兰氏染色阳性，常存在于人的鼻、咽部黏膜和皮肤及其附属的腺体。主要产生溶血素、杀白细胞素和血浆凝固酶等。

金黄色葡萄球菌感染的特点是局限性组织坏死，脓液黏稠、黄色、不臭。常伴有转移性脓肿。

2．链球菌 革兰氏染色阳性。存在于口、鼻、咽和肠腔内。溶血性链球菌、草绿色链球菌和粪链球菌（肠球菌）是3种常见的致病菌。溶血性链球菌能产生溶血素和多种酶，如透明质酸酶、链激酶等，能溶解细胞间质的透明质酸、纤维蛋白和其他蛋白质，破坏纤维质所形成的脓肿壁，使感染容易扩散而缺乏局限化的倾向。脓液的特点是比较稀薄，淡红色，量较多，但一般不并发转移性脓肿。

草绿色链球菌是一些胆道感染和亚急性心内膜炎的致病菌。粪链球菌则是肠道和阑尾穿孔引起急性腹膜炎的混合致病菌之一，也常引起泌尿道感染。

3．大肠埃希菌 革兰氏染色阴性，大量存在于肠道内，纯大肠埃希菌感染产生的脓液并无臭味，但因常和其他致病菌一起造成混合感染，产生的脓液黏稠，有恶臭或粪臭。

4．铜绿假单胞菌 革兰氏染色阴性。常存在于肠道内和皮肤上。它对大多数抗菌药物不敏感，故成为继发感染的重要致病菌，特别是大面积烧伤的创面感染。脓液的特点是呈淡绿色，有特殊的甜腥臭味。

5．变形杆菌 革兰氏染色阴性。存在于肠道和前尿道，为尿路感染、急性腹膜炎和大面积烧伤感染的致病菌之一。变形杆菌对大多数抗菌药物有耐药性，故在抗菌药物治疗后，原来的混合感染可以变为单纯的变形杆菌感染，脓液具有特殊的恶臭。

6．克雷伯菌、肠杆菌、沙雷菌 革兰氏染色阴性，存在于肠道内，常为医院内感染的致病菌。往往和葡萄球菌、大肠埃希菌或铜绿假单胞菌等一起造成混合感染。

7．拟杆菌 革兰氏染色阴性的专属厌氧菌。存在于口腔、胃肠道和外生殖道，而以结肠内的数量最多。它常是阑尾穿孔所致腹膜炎和胃肠道手术后感染的致病菌，并常与其他需氧菌和厌氧菌一起形成混合感染。它还可引起浅表感染、深部脓肿、化脓性血栓性静脉炎和败血症等。脓液的特点是有恶臭，涂片可见到革兰氏染色阴性的杆菌，但普通培养无细菌生长。

（二）根据致病菌种类选择合适的抗生素

1．一般葡萄球菌 可用苯唑西林、氯唑西林、氨基糖苷类或头孢唑啉。金黄色葡萄球菌可用加酶抑制剂的青霉素、阿米卡星或万古霉素。

2．肠球菌 可用美西林、舒他西林、阿米卡星或万古霉素。

3．大肠埃希菌、变形杆菌、克雷伯菌属 可用氨基糖苷类、舒他西林、哌拉西林、氨曲南或第二、三代头孢菌素。

4．产气杆菌、阴沟杆菌、沙雷菌和不动杆菌 可用第三代头孢菌素、阿米卡星、喹诺酮类或亚胺培南。

5．铜绿假单胞菌 可用哌拉西林、氨曲南、阿米卡星、环丙沙星、头孢哌酮、头孢他啶或亚胺培南。

6．厌氧菌 可用甲硝唑、替硝唑。

7．需氧菌、厌氧菌混合感染 需联合用药，常用的是β-内酰胺类抗生素，或用第三代头孢菌素如头孢噻肟，与甲硝唑或替硝唑联用，对腹腔内的混合感染效果好。

8．真菌感染 经广谱、足量抗菌药物治疗1周以上仍无好转，兼有下列之一者，可考虑抗

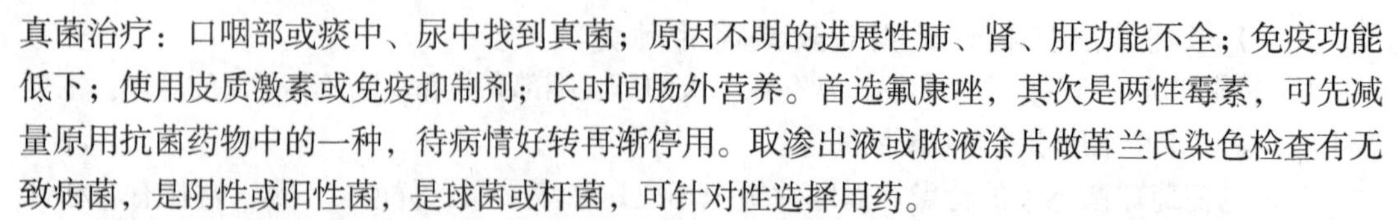

真菌治疗：口咽部或痰中、尿中找到真菌；原因不明的进展性肺、肾、肝功能不全；免疫功能低下；使用皮质激素或免疫抑制剂；长时间肠外营养。首选氟康唑，其次是两性霉素，可先减量原用抗菌药物中的一种，待病情好转再渐停用。取渗出液或脓液涂片做革兰氏染色检查有无致病菌，是阴性或阳性菌，是球菌或杆菌，可针对性选择用药。

（三）重症感染

患者须做血液、体液、脓液培养及药敏试验以合理选用抗菌药物。

（四）用药后，应在72小时后评定其效果。

一般不应频繁更换抗菌药物。病情好转但药敏报告细菌耐药，不需要更换抗菌药物，感染较重者可加用一种细菌敏感的药物。病情无好转甚至恶化，无论药敏结果如何，均应从药物种类、渗入感染组织能力、剂量、给药方法等方面认真分析，进行调整。方案经调整病情仍不好转，应考虑有无真菌或少见致病菌感染。

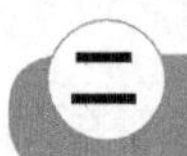

二 抗菌药物的给药方法

遵循“能口服不肌注、能肌注不静滴”的原则，对较轻或较局限的感染，可通过口服或肌内注射法给药。对严重的感染，应从静脉途径给药。一般来说，分次静脉注射给药较好，比静脉滴注的组织和血清内药物浓度高。

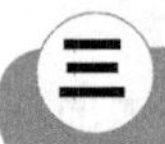

三 抗菌药物应用的时间

体温正常、全身情况和局部感染灶好转后3～4天停药。严重的全身感染如脓毒症，1～2周后停药。

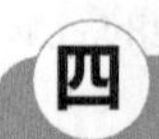

四 预防性抗菌药物的应用

污染后3小时内是机体抵抗致病菌种植伤口的决定性时间，故为使细菌入侵时组织内事先达到有效药物浓度，术前应给药1次，手术时间每超过4小时给药1次，一般术后用药24小时左右即可停药。预防性抗菌药物的应用主要针对术后感染发生率高或一旦发生感染后果严重的病例。

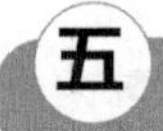

五 抗菌药物的联合应用

20世纪80年代以后，外科感染常出现几种需氧菌和厌氧菌的混合感染，使病情变得严重。为提高疗效，扩大抗菌谱，降低药物的剂量及毒副作用，延缓或防止耐药菌株的出现，常联用2种、一般不超过3种有效的抗菌药物。抗菌药物联合应用的适应证：脓毒症、耐药菌株感染、药物不易渗入部位的感染、致病菌不明的严重感染、混合感染、需长期用药的结核病及尿路感染。在给药方法上，宜采用静脉内分次、分别注射法。以免因2种以上药物混合，影响抗菌活力，降低疗效，应注意药物间的配伍禁忌。

六 应用抗菌药物的注意事项

1. 抗菌药物不能取代外科治疗　如严格的无菌操作、正规的清创缝合、脓肿的及时切开和通畅引流、清除感染灶、术中仔细止血、清除异物坏死组织等。

2. 抗菌药物的应用有明确的原则　遵循“能不用者绝不用，能少用者不多用，能窄谱者不广谱，能单独者不联合”的原则。应优选药物充足、价格较廉和副作用较小的抗菌药物。

3. 全身情况不良的患者，选用杀菌性抗菌药物，可较快控制感染。

4. 抗菌药物局部应用　可提高局部药物浓度，减轻药物全身毒性反应和耐药菌株的产生，提高抗感染疗效，如急性乳腺炎的乳房后青霉素注射等。

5. 要考虑抗菌药物的吸收、分布等特性　中枢感染可选用能较好透过血脑屏障的药物，如氯霉素、青霉素、氨苄西林等。胆道感染可选用在胆汁中浓度高于血清的大环内酯类。尿路感染可选用在尿液中浓度较高的青霉素类、头孢菌素类、氨基糖苷类等。

6. 避免引起病原菌的耐药性　尽量选用敏感率较高的抗菌药物，加强用药目的性，避免频繁地更换或中断抗菌药物及减少抗菌药物的外用等。

7. 防止毒性作用和过敏反应的发生　不适当地增加剂量或增加给药次数，可导致药物蓄积中毒。氨基糖苷类和头孢菌素类不合理联用可导致肾毒性增强。为防止过敏反应发生，用药前应了解既往药物过敏史，某些抗生素需要做皮肤过敏试验。

自测题

一、名词解释

1. 外科感染
2. 丹毒
3. 脓肿

二、选择题

A_1/A_2 型题

1. 破伤风最先发生收缩的肌肉是（　　）
   A. 面肌　B. 咀嚼肌
   C. 颈项肌　D. 背腹肌
   E. 四肢肌

2. 鼻、上唇及周围的疖的危险性是由于会引起（　　）
   A. 脓毒症　B. 眼部感染
   C. 海绵状静脉窦炎　D. 脑脓肿
   E. 面部蜂窝织炎

3. 预防性应用抗生素的适应证应除外（　　）
   A. 开放性骨折
   B. 大面积烧伤
   C. 甲状腺瘤术后
   D. 结肠手术前肠道准备
   E. 人造物置留手术

4. 气性坏疽的临床特点是（　　）
   A. 局部红、肿、热、痛不明显
   B. 一般白细胞不升高
   C. 体温正常
   D. 局部肌肉坏死，有血性分泌物、恶臭
   E. 休克发生早

5. 下列哪项不是脓肿切开排脓时的注意事项（　　）
   A. 切开前应穿刺抽脓，确定诊断
   B. 在波动最明显处切开
   C. 切口应低位、够大够长，以便充分引流
   D. 脓性指头炎应在末端指节掌面做纵行切口
   E. 选择适当引流物

6. 患者，男性，25岁。左手示指指甲旁红肿、疼痛1天。3天前该处曾被木刺刺伤。实验室检查：血WBC 15.0×10^9/L，N 79%。引起该患者感染的常见细菌是（　　）
   A. 金黄色葡萄球菌
   B. 草绿色链球菌
   C. 大肠埃希菌
   D. 破伤风梭菌
   E. 铜绿假单胞菌

7. 患者，男性，20岁。右足癣处红、肿、热、痛5天，2天前右小腿出现一条纵行红线，

有压痛，诊断为（　　）

A. 急性管状淋巴管炎

B. 急性网状淋巴管炎

C. 急性蜂窝织炎

D. 急性淋巴结炎

E. 气性坏疽

A_3/A_4 型题

（8、9 题共用题干）

患者，男性，20 岁。施工时左大腿发生开放伤，未发现骨折，行简单的创口缝合，2 天后受伤部包扎过紧，疼痛剧烈，患肢肿胀明显，缝合处血性液体渗出多，伴恶臭。

8. 该患者此时最可能的诊断为（　　）

A. 丹毒　B. 急性蜂窝织炎

C. 急性淋巴管炎　D. 伤口化脓感染

E. 气性坏疽

9. 导致这种感染最主要的原因是（　　）

A. 伤口包扎过紧

B. 未应用广谱抗生素

C. 初次缝合创面止血不充分

D. 未行静脉营养

E. 第一次清创不彻底

B_1 型题

（10～12 题共用备选答案）

A. 大肠埃希菌　B. 拟杆菌

C. 铜绿假单胞菌　D. 溶血性链球菌

E. 金黄色葡萄球菌

10. 脓液有甜腥臭味的是（　　）

11. 脓液量多、淡红色、稀薄的是（　　）

12. 脓液恶臭，普通细菌培养阴性的是（　　）

三、简答题

1. 外科感染的局部治疗措施有哪些？

2. 革兰氏染色阴性杆菌脓毒症有何临床特点？

（赵　军）

第10章　创　伤

●案例分析

患者，男性，32岁。因砍伤致右小腿疼痛、出血16小时入院，伤口处红肿，有渗液，X线检查未见明显异常。

问题：目前最适合的治疗措施是什么？依据是什么？

第1节　创伤概论

创伤是指机械性致伤因素作用于人体所造成的组织结构完整性的破坏或功能障碍。随着社会的发展和交通的发达，创伤的发生率日趋增高，在所有死亡原因中居第四位，故而引起全社会的高度重视。

一　创伤分类

（一）按伤情分类

创伤一般分为轻伤、中等伤、重伤。轻伤主要是局部软组织损伤，但无生命危险；中等伤主要是四肢开放骨折、大面积软组织损伤、肢体挤压伤、机械性呼吸道梗阻等，需手术，但一般无生命危险；重伤指严重休克和内脏伤，出现呼吸、循环、意识等障碍，危及生命，治愈后有严重残疾者。

（二）按伤后皮肤完整性分类

1．闭合性损伤　指皮肤保持完整无伤口者。①挫伤：钝性暴力所致软组织损伤。可有局部皮肤青紫、肿胀或血肿。器官的挫伤（如肠壁挫伤、脑挫伤等）是指损伤尚未造成器官破裂。②挤压伤：外力挤压组织所致，常可见于手、脚、躯干被钝性物体如门窗、机器或车辆等暴力挤压所致；也可见于爆炸冲击所致的挤压伤。可伤及内脏，造成肺及肝脾破裂等。更严重的挤压伤是泥土、石块的压埋，可引起身体一系列的病理改变，甚至并发休克和肾衰竭。③扭伤：在机体动力失衡时关节部位某一侧受到过大的牵引力所致。表现为局部青紫、肿胀，关节一时性半脱位和功能障碍，可有关节囊、韧带或肌腱损伤。④关节脱位和半脱位：肢体受暴力牵拉或动力失衡时造成构成关节的各骨失去正常的对合。⑤冲击伤：为高压、高速冲击波所致，又称爆震伤。肺、脑、胃肠等可发生冲击伤。

2．开放性损伤　指有皮肤破损者。①擦伤：为切线动力所致的表皮损伤，创面常有少量渗出和轻度的炎症反应。②撕裂伤：人体某部分皮肤受强作用力牵拉所致。伤口多不规则，皮肤和皮下组织与深部组织呈潜行性剥脱，可有大片创面暴露，污染严重。③挫裂伤：为钝性暴力冲击造成组织破裂，伤口可呈放射状，组织细胞挫裂较重。④切割伤和砍伤：为锐器所致，伤口整齐，深部血管、神经和肌腱可受累。所施暴力强大为砍伤，组织损伤多较严重，常并发骨折。⑤刺伤：为尖锐器具插入软组织所致，伤口小而创道较深。若伤及内脏、大血管、神经干等，因伤情隐蔽，可造成严重后果。⑥火器伤：枪弹或弹片等投射物击中人体所致，创道有特征性病理区，伤口污染严重并多有异物存留其中。

（三）按受伤部位分类

创伤通常可按大部位分为颅脑伤、颌面部伤、颈部伤、胸（背）部伤、腹（腰）部伤、骨盆伤、脊柱脊髓伤、四肢伤等。诊治时需进一步明确受伤的组织和器官，如软组织损伤、骨折、内脏破裂等；若为 2 种或 2 种以上原因引起的创伤为复合伤。

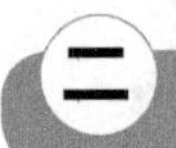

病理

在机械因素的作用下，机体迅速产生各种局部和全身性防御反应，目的是维持机体自身内环境的稳定，机体往往会同时产生局部和全身反应，而对不同的损伤反应也不同。

1．局部反应　是指创伤后组织结构破坏、细胞变性坏死、微循环障碍或病原微生物入侵等所致。主要表现为局部炎症反应，引起红、肿、热、痛等症状。局部反应的轻重与致伤因素的种类、作用时间、组织损害程度和性质，以及污染轻重和是否有异物残留等有关。创伤性炎症是非特异性的防御反应，有利于清除坏死组织、杀灭细菌及组织修复。

2．全身性反应　指人体受致伤因素刺激后所引起的非特异性应激反应。

创伤越严重，全身反应越显著，主要有以下 3 种反应。①神经内分泌系统的变化：伤后机体的应激反应首先表现为神经内分泌系统的改变，它起着调节各组织器官功能与物质代谢间相互关系的主导作用。通过下丘脑-垂体-肾上腺皮质轴和交感神经-肾上腺髓质轴产生大量的儿茶酚胺、促肾上腺皮质激素（ACTH）、抗利尿激素（ADH）、生长激素（GH）和胰高血糖素；同时，肾素-血管紧张素-醛固酮系统也被激活。以上 3 个系统相互协调共同调节全身各器官的功能和代谢，动员机体的代偿能力，对抗致伤因素的损害作用。②代谢变化：伤后由于神经内分泌系统的作用，机体基础代谢率增高，能量消耗增加，糖、蛋白质、脂肪分解加速，糖异生增加，使机体总体上处于一种分解代谢状态。因此伤后常出现高血糖、高乳酸血症，血中游离脂肪酸和酮体增加，尿素氮排出增加，从而出现负氮平衡状态。水、电解质代谢紊乱可导致水、钠潴留，钾排出增多及钙、磷代谢异常等。③免疫反应变化：创伤后机体可出现免疫功能紊乱，主要表现在吞噬细胞、淋巴细胞和细胞因子三方面。免疫功能减低导致机体对感染的易感性增加，而感染又是创伤常见和严重的并发症。

3．并发症　创伤后由于组织器官损伤、功能代谢紊乱，容易产生很多并发症，继而影响创伤治愈时间和患者的预后。①感染：居并发症首位。开放性创伤一般都有污染，如果污染严重，处理不及时或不当，加之免疫功能降低，很容易发生感染。闭合伤累及消化道或呼吸道，也容易发生感染。早期可为局部感染，重者可迅速扩散成全身感染。广泛软组织损伤，伤道较深，并有大量坏死组织存在，而且污染较重者，还可能发生破伤风、气性坏疽等。②休克：早期常为失血性休克，晚期由于感染发生可导致脓毒症甚至感染性休克。③脂肪栓塞综合征：常见于多发性骨折，主要病变部位是肺，可造成肺通气功能障碍甚至呼吸功能不全。

④应激性溃疡：发生率较高，多见于胃、十二指肠，小肠和食管也可发生。溃疡可为多发性，有的面积较大，且可深至浆膜层，可发生大出血或穿孔。⑤凝血功能障碍：主要是由于凝血物质消耗、缺乏，抗凝系统活跃，从而造成出血倾向。⑥器官功能障碍：严重创伤的全身反应或并发休克、感染后，容易并发急性肾衰竭、急性呼吸窘迫综合征等严重内脏并发症。此外，由于缺血缺氧、毒性产物、炎症介质和细胞因子的作用，还可发生心脏和肝脏功能损害。⑦挤压综合征：四肢或躯干肌肉丰富的部位受到压砸或长时间重力压迫后，可造成肌肉组织缺血坏死，出现以伤处严重肿胀、肌红蛋白尿、高钾血症和急性肾衰竭为特征的病理过程，临床上称挤压综合征。

4．创伤的修复　是一系列较为复杂的组织学、生理学和生物学的动态过程。修复的基本方式是由伤后增生的细胞和细胞间质再生增殖、充填、连接或替代损伤后的缺损组织。理想的创伤修复，是组织缺损完全由原来性质的细胞来修复，并完全恢复原组织的结构和功能，如表皮、黏膜、血管内膜等组织的修复。而心肌、骨骼肌等细胞增生能力弱，需由其他性质的细胞（常为成纤维细胞）增生来代替，且功能和形态不能完全复原，这种创伤组织修复形式称纤维组织瘢痕愈合。

（1）组织修复的基本过程：大致可分为三个阶段。①局部炎症反应阶段：创伤后立即发生，常可持续3～5天。主要是血管和细胞反应、免疫应答、血液凝固和纤维蛋白溶解，目的在于清除损伤或坏死的组织，为组织再生和修复奠定基础。②细胞增殖分化和肉芽组织生成阶段：局部炎症开始不久，即可有新生细胞出现。成纤维细胞、内皮细胞等增殖、分化、迁移，分别合成、分泌组织基质（主要为胶原）和形成新生血管，并共同构成肉芽组织。浅表损伤一般通过上皮细胞的增殖、迁移，覆盖创面而修复。大多数软组织损伤则需要通过肉芽组织生成的形式来完成。③组织塑形阶段：经过细胞增生和基质沉积，创伤组织得以初步修复。但是新生的组织如纤维（瘢痕）组织、骨痂等，在数量和质量方面并不一定适宜生理需要，则会随着机体状态的好转和活动的恢复而逐步变化调整。

（2）创伤的愈合类型：可分为两种类型。①一期愈合：组织修复以原来细胞为主，仅含少量纤维组织，局部无感染、血肿或坏死组织，再生修复过程迅速，结构和功能修复良好。多见于损伤程度轻、范围小、无感染的伤口或创面。②二期愈合：组织修复以纤维组织为主，不同程度地影响结构和功能的恢复，多见于损伤程度重、范围大、坏死组织多，且常伴有感染而未经合理早期处理的伤口或创面。因此，在创伤治疗时，应采取合理措施，争取达到一期愈合。

（3）影响创伤修复的因素：主要有局部和全身两个方面。伤口感染是局部因素中影响创伤修复最常见的原因，细菌感染不仅直接损害局部组织细胞和基质，还可以使局部形成化脓性病灶，对创伤的修复有明显的破坏作用，此外局部血液循环障碍、异物存留或血肿、局部制动不够等因素对创伤组织的修复均有不利影响。全身性因素主要有营养不良（蛋白质、维生素和微量元素的缺乏或代谢异常）、大量使用细胞增生抑制剂（如糖皮质激素等）、免疫功能低下及全身严重并发症（如多器官功能障碍）等。

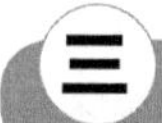

三 创伤的诊断与治疗

诊断创伤主要是明确损伤的部位、性质、程度、全身改变及并发症，特别是原发损伤部位相邻或远处内脏器官是否损伤及其程度。故必须详细了解受伤史，仔细进行全身检查，并借助相关辅助检查，综合分析判断，方能获得正确的诊断。

（一）受伤史

受伤史可按以下内容顺序询问，对了解伤者病情十分重要，若患者因昏迷等原因不能自述，需向家属、现场目击者等询问。

1. 受伤情况　首先要了解受伤原因、时间及部位等，进一步明确受伤类型、程度及性质。如左下胸或左上腹的撞击，跌倒时左侧身体着地，可发生脾破裂；腹部刺伤虽伤口不大，却可使内脏破裂。

2. 伤后表现及演变过程　不同部位创伤，伤后表现不尽相同。如神经系统损伤应了解是否有意识丧失、肢体瘫痪及持续时间等，胸部损伤是否有呼吸困难、咳嗽及咯血等；腹部创伤了解最早疼痛的部位、疼痛的程度和性质等；对于开放性伤口，还需要了解大致失血量、失血速度及口渴情况等。此外，还应了解伤后的处理情况，若在诊断未明确前使用止痛药，易致漏诊或误诊，如用止血带应计算使用时间。

3. 伤前情况　了解伤员是否饮酒，对判断其意识情况有重要意义。询问有无其他相关疾病，如原有高血压病史，伤后应根据既往血压水平估计创伤引起的改变。若伤员原有糖尿病、肝硬化或长期使用肾上腺皮质激素等情况，诊治时需考虑伤口继发感染或愈合延迟等并发症。

（二）体格检查

首先应从整体上观察伤员状态，判断伤员的一般情况，区分伤情轻重。对生命体征平稳者可逐步仔细检查；伤情危重者，须立即抢救，在抢救过程中进一步检查；检查步骤尽量简洁，可与采集病史同时进行，检查动作应谨慎轻柔，不可加重损伤；难以确诊的损伤，应在对症处理过程中严密观察，争取尽早确诊；遇伤员较多时，应切实关注因昏迷、深度休克、窒息而不能呼救的“沉默者”。

1. 全身情况的检查　注意呼吸、脉搏、血压、体温等生命体征，以及意识、面色、体位等。

2. 根据受伤史或某处突出的体征，进行细致的局部检查　应遵循各部位检查的要求，如腹部伤应观察腹部呼吸运动、触痛、肌紧张、压痛、反跳痛、移动性浊音、肝浊音界、肠鸣音等。还须对伤部邻近组织器官进行详细检查，如下胸部创伤可能伤及肝或脾，骨盆骨折可有尿道损伤。

3. 开放伤还须仔细观察伤口或创面　注意其形状、大小、深浅、出血、渗出物、外露组织、污染情况、异物存留、伤道位置（不宜用器械试探伤道）等。对伤情较重者，应在手术室进行伤口的详细检查，以保障伤员安全。

（三）辅助检查

辅助检查对诊断有重要价值，应针对伤员全身情况选择检查项目，切不可面面俱到，以免耽误抢救时间、耗费人力物力。

1. 实验室检查　血常规和血细胞比容可判断失血或感染情况，尿常规可提示泌尿系统损伤和糖尿病；血气分析、水电解质检查可判定有无呼吸功能障碍和电解质紊乱、酸碱平衡失调；肌酐和尿素氮等测定可反映肾功能状态。疑有胰腺损伤时，应做血或尿淀粉酶测定等。

2. 穿刺和导管术检查　诊断性穿刺是简单、迅速、安全的辅助检查，急诊室即可检查。如胸、腹腔穿刺可观察体腔内有无气体或出血等，以判断内脏器官的损伤，应注意阴性结果不能完全除外组织器官损伤的可能；留置导尿可辅助尿道和膀胱损伤的诊断；腹腔内留置导管可动态观察腹腔内出血或渗液情况。

3. 影像学检查　X线检查为骨折、胸腹部伤及有无异物存留的常用检查方法；超声检查可发现胸腹腔的积液和腹部实质性脏器损伤；选择性血管造影可帮助确定血管损伤或某些隐蔽的器官损伤；CT 可辅助诊断颅脑损伤和某些腹部实质性器官、腹膜后损伤；MRI 可辅助诊断脊髓的损伤。

4．其他 对于严重创伤，尤其是并发休克的患者，还需进行心、肺、脑、肾等重要器官功能的监测，有利于及时采取治疗措施。

虽然各种辅助检查技术的水平不断提高，但是手术探查仍然是诊断闭合性创伤的重要方法之一，不仅是为了明确诊断，更重要的是为了抢救和进一步治疗，但必须严格掌握手术探查指征。

四 创伤的处理

加强宣传教育，采取预防措施，可以预防和减少创伤的发生。如创伤一旦发生，其有效的救治工作就尤为重要。创伤救治必须是抢救组织管理与抢救技术两者的结合，共同发挥作用，才能使伤员及早得到合理救治，本节重点阐述后者。

（一）现场急救

急救的目的是抢救生命，应优先解除危及伤员生命的情况，然后再进行后续处理。较重和重症创伤要从现场着手急救，因地制宜选择抢救措施。近年来的经验总结表明，院前急救和院内急救的基本措施可概括为“CAB”支持，即循环（C）、气道（A）、呼吸（B）的支持。复苏和通气：心跳呼吸骤停者争分夺秒行心肺复苏救治；对舌根后坠者应头部侧向，抬起下颌，立即用口咽通气管，或将舌牵出固定；立即清除口腔及气道内异物、凝血块、分泌物等；颌面有移位的组织应立即进行复位和包扎；对开放性气胸用厚层敷料封闭伤口；对张力性气胸用粗针头作胸腔穿刺排气减压或闭式引流；连枷胸致反常呼吸时，可用棉垫加压包扎或牵引固定，吸氧，必要时作气管切开或气管插管接呼吸机辅助呼吸等。立即有效止血和维持循环功能对外出血可视情况应用指压法、加压包扎法、填塞压迫法、止血带（必须注明使用时间和有明显标志）或抗休克裤等方法止血；对内脏大出血者要进行手术处理，并采取有效措施（输液、输血或用药物等）改善心功能，恢复循环血量，必要时实施监测。严密包扎伤口和保护脱出的脏器，创伤组织长时间暴露，增加继续污染和继发感染的机会。对腹内脏器脱出、脑膨出等，应进行保护性包扎，以免污染、干燥或受压，在无菌操作下复位。固定骨折，防止继发性损伤：良好的骨折固定能减轻疼痛，避免搬动时伤处扭曲、震动致骨折断端移位，防止继发性神经血管损伤。对骨折、关节伤、肢体挤压伤、大块软组织损伤都要妥为固定。颈部疼痛、面部损伤和失去知觉的患者，都要疑及颈椎损伤，要注意固定或颅骨牵引，以免加重脊髓损伤。搬运伤员经过初步处理后，需送到医疗机构进一步检查和治疗。正确的搬运可减少伤员痛苦，并获得及时治疗。

（二）治疗

体位和局部制动：较重创伤的伤员应卧床休息，所取体位应有利于呼吸、伤处静脉回流和引流，如半卧位有利于呼吸和腹腔等处引流，抬高伤肢有利于减轻水肿。如较严重骨折、血管神经损伤、肌肉肌腱损伤更应重视制动。软组织损伤的处理：小范围的软组织损伤，早期可局部冷敷，以减少组织渗血。伤后 12～24 小时可用温敷和理疗，以利炎症消退。药物：以选用活血化瘀中药为主，内服或外敷。有血肿形成者，先加压包扎；伤后 48 小时在无菌操作下穿刺抽血，再加压包扎。防治感染：开放伤和有胸内、腹内脏器损伤的闭合伤，都应重视防治感染。主要措施是及时正确清创和闭合伤的手术处理，根据污染和组织损伤程度选用抗生素，并注射破伤风抗毒血清等。营养支持：为了减少创伤早期负氮平衡，有利于创伤修复和增强免疫功能，要重点注意能量和氮的补充。可口服高蛋白、高维生素、高热量的饮食。若不能口服或患者消化功能障碍，应选用要素饮食和静脉营养法。维持体液平衡：创伤后机体因失血、失液或饮食受限制、分解代谢亢进等，都可发生水、电解质和酸碱平衡失调，应及时调整。对症处理：在不妨碍伤情判别的情况下酌情选用药物镇痛、镇静、安眠和其他必要的对症处理。

（三）伤口处理

擦伤和表浅的小伤口出血，直接压迫3～5分钟即可止血，止血后可用70%乙醇溶液或碘伏涂擦，包以无菌敷料，保持局部干燥24～48小时。伤口内若有异物应取出后消毒包扎。其他一般开放伤口常需手术处理。伤口（包括手术切口）可分为3类，各类处理方法不同。清洁伤口指未被细菌污染的伤口，一般系手术切口（如甲状腺切除术、腹股沟疝修补术等），直接缝合后可一期愈合。污染伤口通过处理也可成为清洁伤口，可当即缝合，一般可达一期愈合。污染伤口是指伤口有细菌沾染，而尚未发展成感染。一般创伤后6～8小时以内伤口属于此类，可采用清创术处理。如果伤口污染严重或细菌毒力强，4～6小时即可发展成感染，不能视为污染伤口。感染伤口指伤口已感染甚至化脓，包括延迟处理的开放伤和继发感染的手术切口。伤口须经过换药（更换敷料）达到二期愈合。这种愈合其组织修复以纤维组织为主，愈合缓慢，经肉芽组织形成后达到瘢痕愈合，局部功能不良，且可能导致瘢痕挛缩或增生。故对面积较大的肉芽创面，应及时植皮使之愈合。

第2节 清 创 术

临床上通常把将污染伤口通过一般的外科处理转变为清洁伤口的方法称为清创术。其是处理开放性损伤最重要、最基本、最有效的手段。

1. 清创目的　对新鲜开放性污染伤口进行清洗去污，切除失活组织、清除血块和伤口内异物、止血等，使之变为清洁伤口，以加速组织修复，争取达到一期愈合。伤口处理得好坏，对伤口愈合、受伤部位的功能和形态恢复起决定性作用。

2. 适应证　适用于开放性创伤，除擦伤、浅而小的弹片伤、刺伤、切伤外，均可作清创术。清创在伤后8小时内进行；血运丰富部位（如头面部）、污染较少、失活组织不多的伤口，伤后12小时或更长时间仍可施行清创。

3. 麻醉和体位　根据伤情，伤口部位、大小及形状，可选用局部麻醉、静脉麻醉、臂丛麻醉或椎管内麻醉。根据伤口部位选取仰卧、侧卧或俯卧位等。

4. 术前准备

（1）充分了解伤情，判断伤口局部有无神经、血管、肌腱和骨损伤。

（2）防治休克，通常待休克控制，全身情况稳定后再清创。

（3）有活动性大出血者应先行止血。

（4）必要的实验室和其他检查。

5. 操作步骤　具体清创方法，依创伤部位、程度可有不同，但均包括以下主要步骤。

（1）清洁伤口：伤口内暂时填以无菌纱布，用洗手刷或钳夹纱布块蘸软性肥皂液（油污可用汽油、乙醚）洗净伤口周围皮肤，剃去毛发。揭去伤口纱布，用大量0.9%氯化钠溶液冲洗伤口，可按0.9%氯化钠溶液—过氧化氢—0.9%氯化钠溶液的顺序连续冲3遍。

（2）皮肤消毒：无菌纱布覆盖伤口，按常规消毒皮肤并铺巾。

（3）清理伤口：仔细检查伤口后，清除明显可见的血块、异物、组织碎片。切除明显挫伤的创缘皮肤（头面和手部皮肤除确有坏死者外，应尽量保留）、皮下组织等。由浅入深，充分暴露创腔深部。彻底切除失活组织、血凝块和异物等。充分止血并随时用0.9%氯化钠溶液冲洗。清理伤口直至比较清洁和显露血液循环较好的组织，通过清理的创壁与手术切口几乎无异。组织修复：皮肤重新消毒铺巾，术者更换手套和器械，然后根据各组织特点进行修复。①血管：非重要血管伤均可结扎。重要动、静脉伤应予及时修复，如血管修补、缝合、吻合、移植。吻合时，剪去内膜损伤的断端，清除血栓，适量剥离剪去断端外膜，在无张力情况下行端端外翻缝合。②神经：功能重要的神经断裂，先用锐刀片修齐断端，对齐后（营养血管标志）在无张力情况下，用5-0丝线间断缝合神经鞘。③肌腱：污染不重，清创彻底时，可将离断肌腱一期修复；若缺损过多，则行肌腱移植；如污染严重，处理较晚，可将断端缝在附近肌肉上（防回缩），待伤口愈合后1～3个月作二期修复。④骨：污染不重，清创彻底时，骨折可行直视下复位，同时作内固定。⑤关节囊：污染不重，清创彻底可作一期缝合，原则上关节腔不放引流，囊外放乳胶片引流。伤口缝合：按组织解剖层次一期缝合创缘。如仍有少量渗液，可留置橡皮片、软胶管等引流；如伤口污染严重或已超过伤后8～12小时而清创后仍有可能感染者，可只缝合深层组织，在伤口内放置引流物24～48小时后无感染再将伤口关闭（延迟缝合）。

6．术后处理

（1）患肢适当固定和抬高，特别是大量软组织损伤、骨折和血管修复后。并注意患肢血运。

（2）严密观察伤口渗液和引流情况，引流物在术后24～48小时取出；如有感染或出血，应立即拆除缝线，以利引流或止血。

（3）酌情给予抗生素预防感染，并按破伤风预防常规处理。

7．注意事项

（1）创伤清创术应尽早施行，越早效果越好。

（2）严格执行无菌操作规程，认真进行清洗和消毒。

（3）在清理伤口时，必须注意组织失活的判断和考虑形态及功能的恢复，尽可能保留和修复重要的血管、神经、肌腱，较大游离骨片仍应清洗后放至原位。

（4）除大出血外，不应在缚止血带情况下进行清创，并应彻底止血，以免形成伤口血肿。

（5）缝合时注意组织层次对合，勿留无效腔，避免过大张力。

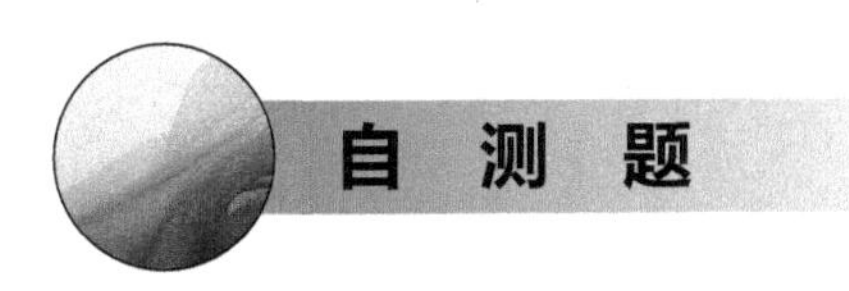

自 测 题

一、名词解释

1．一期愈合

2．二期愈合

二、选择题

1．四肢出血，使用止血带时间最长不能连续超过（　　）

A．20分钟　　B．30分钟

C．1小时　　D．1.5小时

E．2小时

2．下列哪一项不会影响伤口愈合（　　）

A．早期彻底清创

B．低蛋白血症

C．伤口内有异物和坏死组织

D．大量、长期使用糖皮质激素

E．伤口包扎过紧

3．下列属于清洁伤口的是（　　）

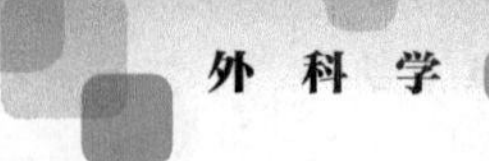

A. 甲状腺手术切口

B. 胸部刀割伤后 4 小时清创伤口

C. 头面部撞伤 14 小时的伤口

D. 胃大部切除术的切口

E. 胆囊切除术的切口

4. 关于创伤的急救，下列描述错误的是（　）

A. 较重或重症创伤必须在现场即开始急救

B. 抢救重症创伤应首先处理循环障碍、气道梗阻、呼吸障碍

C. 应特别注意先救治剧痛、呻吟患者，再处理较安静的患者

D. 骨折合并休克时，应先抢救休克

E. 防止抢救中再次损伤

三、简答题

1. 简述伤口或手术切口分类及其对应的处理方法。

2. 简述清创术的步骤及要点。

（李孟阳）

第11章 烧伤、冻伤和咬蜇伤

●案例分析

患者，男性，32岁，70kg。火灾中不幸烧伤了面颈部、右上肢、躯干前方和会阴部。

问题：1. 该患者烧伤面积为多少？

2. 第一个24小时，应输入的液体总量为多少？如何补？晶体液、胶体液各多少？

3. 第二个24小时如何补？

第1节 烧 伤

烧伤（burn）是指由热力、光、电流、化学物质、激光及放射线等所致的组织损伤。通常所称的烧伤一般指热力造成的烧伤，在临床上常见。其他因素所引起的烧伤，则冠以病因命名，如电烧伤、化学烧伤等。

知识链接

烧伤是外科常见损伤性疾病，大面积烧伤患者的救治常引起社会较多的关注。判断烧伤伤情的最基本要素是烧伤面积和深度，这也是临床经常使用的基本技能，应熟练掌握。大面积深度烧伤的全身反应重、并发症多、死亡率和伤残率高，临床经过复杂，诊疗中应注意多学科知识的运用。合并吸入性烧伤者，维持呼吸道通畅是首要解决的问题。

一 烧伤的临床过程

烧伤不仅造成局部组织的损伤，而且引起全身反应。临床上根据烧伤创面引起全身病理生理变化的阶段性，一般将烧伤病程分为四期，各期之间相互交替。

1．休克期（体液渗出期） 除损伤的一般反应外，烧伤后迅速发生的反应是体液渗出。烧伤面积大而深（Ⅱ度、Ⅲ度烧伤面积成人在15%，小儿在5%以上者），可有大量体液渗出。导致体液渗出的主要病理生理变化是烧伤区及其周围或深层组织毛细血管扩张和通透性增大，大量血浆样液体自血液循环渗入组织间隙形成水肿或自创面渗出，丧失了大量水分、钠盐和蛋白质，血流动力学发生急剧变化而出现低血容量性休克。体液渗出一般持续36～48小时；伤后2～3小时最为急剧，8小时达高峰，48小时渐趋恢复，渗出于组织间的水肿液开始回收。

2．急性感染期　烧伤创面的坏死组织和富含蛋白质的渗出液都是细菌生长的良好培养基，因此继休克后或休克的同时，急性感染即已开始，给伤员造成另一严重威胁。此时感染就上升为主要矛盾，直至创面愈合。伤后3～5天是急性感染的高潮，因机体经过早期休克的打击，全身免疫功能低下，对病原菌抵抗力下降。严重烧伤的组织，经历凝固性坏死，组织溶解阶段，至伤后2～3周，创面坏死组织广泛溶解，出现全身感染又一高峰期。若处理不当，感染还可侵入邻近的非烧伤组织，向四周及深部蔓延。大面积侵入性感染，痂下组织细菌含量可随病程进展而逐渐增多，但血液中往往不能检出细菌，故称烧伤创面脓毒症。或细菌进入血液循环导致败血症。

3．创面修复期　修复时间与烧伤创面的深度等因素有关。伤后第5～8天开始，直到创面痊愈称为修复期。浅度烧伤多能自行愈合，深Ⅱ度烧伤依靠残存的上皮岛在痂皮下融合修复；Ⅲ度烧伤的焦痂，在伤后2～3周或更长时间开始溶痂，须靠皮肤移植修复。

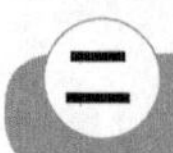

烧伤病情的判断

烧伤病情主要取决于烧伤的面积和深度，还要严密观察创面和全身的变化，警惕并发症的发生。

1．烧伤面积的计算　烧伤面积和深度是衡量烧伤严重程度的重要指标，是治疗烧伤的重要依据。常用的计算方法有两种。①新九分法：主要用于成人，是将全身体表分为11个9%进行计算；儿童因头部较大而下肢较小，应结合年龄进行计算。具体方法见表11-1、图11-1。②手掌法：适用于小面积烧伤计算，伤者手指并拢时的全手掌面积，为其全身体表面积的1%。应用计算机技术如图像自动扫描法，判断烧伤面积，可使判断更加准确。

表11-1　中国新九分法

部位			占成人体表（%）	占儿童体表（%）
头颈	发部	3	9×1	9+（12−年龄）
	面部	3		
	颈部	3		
双上肢	双上臂	7	9×2	9×2
	双前臂	6		
	双手	5		
躯干	躯干前	13	9×3	9×3
	躯干后	13		
	会阴	1		
双下肢	双臀	5	9×5+1	9×5+1−（12−年龄）
	双大腿	21		
	双小腿	13		
	双足	7		

注：成年女性的臀部和双足各占6%。

2．烧伤深度　国外和我国多通用三度四分法的分类标准。三度四分法是按热力损伤组织的层次，分为Ⅰ度、浅Ⅱ度、深Ⅱ度和Ⅲ度，各度烧伤的局部临床特点见表11-2。判断烧伤深度时，应特别注意：①烧伤深度划分是人为的，实际上各种烧伤深度是互相移行的，不易在伤后

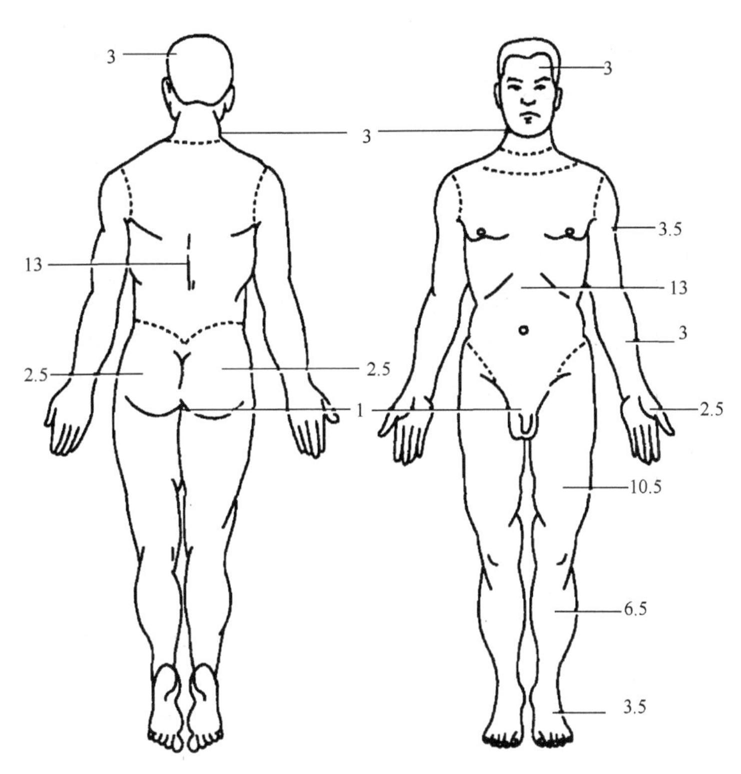

图 11-1 新九分法

即刻识别。②烧伤深度也可随病程变化而有所改变，如创面感染、受压等因素，烧伤深度可变深。③目前对烧伤深度判断主要靠肉眼观察，缺乏客观标准，往往不够准确。其他检查方法还未用于临床。

表 11-2 各度烧伤的局部临床特点

烧伤深度	损伤组织层次	表皮特征	创面外观	感觉	温度	愈合过程
Ⅰ度	表皮层	完整，红肿	红斑，干燥	灼痛，敏感	稍高	3～5 日脱屑无瘢痕
浅Ⅱ度	真皮浅层	水疱饱满易剥脱	渗液多，水肿，创底潮红	剧痛，敏感	增高	若无感染，2 周内愈合，不留瘢痕，短期色素沉着
深Ⅱ度	真皮深层，有皮肤附件残留	水疱小，不易剥脱	渗液少，水肿明显，创底浅红或红白相间，网状血管	稍痛，感觉稍迟钝	稍低	若无感染，3～4 周愈合，轻度瘢痕和色素沉着
Ⅲ度	皮肤全层或皮下组织，肌肉和骨骼	不易剥脱，坏死或炭化	蜡白或焦黄，干燥，皮革样，树枝状血管栓塞	感觉消失	凉	3～5 周焦痂脱落呈现肉芽创面，难愈合，愈合后留有瘢痕

3．烧伤严重程度估计 烧伤面积和深度可作为估计其严重程度的依据。烧伤严重性分度是设计治疗方案和抢救成批伤员的需要，我国常用下列分度法：①轻度烧伤，总面积在 10% 以下的Ⅱ度烧伤。②中度烧伤，Ⅱ度烧伤面积在 11%～30%；或Ⅲ度烧伤面积不足 10%。③重度烧伤，总面积 31%～50%；或Ⅲ度烧伤面积 11%～20%；或Ⅱ度、Ⅲ度烧伤面积虽不足 30%，但已发生休克等并发症、呼吸道烧伤或有较重的复合伤。④特重烧伤，总面积在 50% 以上；或Ⅲ度烧伤面积 20% 以上；或已有严重并发症。

4．吸入性损伤 以往称呼吸道烧伤，是指由热力、燃烧时的烟雾、爆炸时的粉尘等所含有

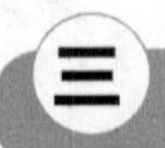

害的化学物质吸入所造成的烧伤，是较严重的特殊部位的烧伤。在火灾现场，死于呼吸性窒息者多于烧伤。临床上合并严重吸入性烧伤的救治仍是较为突出的难题，所以强调从急救开始就应十分重视呼吸道的通畅。

三 烧伤的并发症

1．感染　是引起烧伤患者死亡的主要原因。除了由于烧伤后皮肤屏障功能破坏、大量坏死组织和渗出形成了微生物的良好培养基、机体免疫功能受损等因素外，实验证明严重烧伤时肠黏膜屏障有明显的应激性损害，肠道微生物、内毒素均可移位进入肝、脾及血液，肠道成为一个主要的内源性感染的来源，常是早期暴发全身感染的原因。烧伤感染不仅是脓毒症和全身性炎症反应综合征的重要原因，而且直接影响创面的愈合，因此防治感染是烧伤救治和创面修复过程的中心环节之一。

2．休克　低血容量性休克是严重烧伤患者早期主要的并发症。特重烧伤患者因强烈损伤刺激，可立即并发休克。烧伤患者如不能平稳度过休克期，既极易引发感染，又广泛损害多个内脏，继发器官功能不全。

3．肺部感染　呼吸道烧伤、肺水肿、肺不张、脓毒症等都可引起肺部感染。还能继发成人呼吸窘迫综合征，导致急性呼吸衰竭。

4．急性肾衰竭　血容量减少可使肾缺血，加上血红蛋白、肌红蛋白、细菌毒素等对肾的损害，导致急性肾衰竭。

5．应激性溃疡和胃扩张　烧伤后发生十二指肠黏膜糜烂、溃疡、出血等，称 Curling 溃疡。烧伤患者早期胃蠕动减弱时口渴多饮可致胃扩张。

6．其他　由于缺血、缺氧、感染毒素等均可使心功能降低、脑水肿或肝坏死等。

四 烧伤的救治

烧伤创面的修复，是治疗烧伤的根本问题，它不仅贯穿于烧伤治疗的全过程，还影响患者全身生理变化及局部功能康复质量。

（一）治疗原则

①预防和治疗低血容量性休克。②保护创面，防止和尽量清除外源性沾染。③预防和治疗局部及全身感染。④尽早消灭创面，尽量减少瘢痕所造成的功能障碍和畸形。⑤预防和治疗多系统器官衰竭。

（二）现场急救

正确施行现场急救，可为后继治疗奠定基础，不可草率。

1．一般处理　①迅速脱离热源：采用可行办法灭火后，迅速用凉水冲淋或浸泡以降低局部温度。②避免受伤部位再损伤：伤处衣着不宜剥脱，要剪开取下。转运时勿使伤面受压。③减少创面沾染：用清洁布单、衣服等覆盖或包扎。④镇静止痛：安慰和鼓励患者保持情绪稳定。必要时使用地西泮、哌替啶等。⑤防治休克：如无静脉补液条件，一般伤员可口服烧伤饮料。⑥转诊：在作出初步处理后应及时转到有条件的医院进一步治疗。

2．保持呼吸道通畅　如火焰烧伤患者可能有吸入性烧伤，必要时可行气管切开、吸氧等。已昏迷患者也须保持呼吸道通畅。

3．优先处理复合伤　如果伤员有大出血、开放性气胸、骨折等应先施行相应的急救处理。

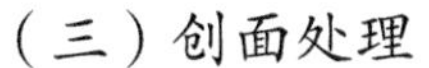

（三）创面处理

正确处理创面，是抢救烧伤患者成功的关键。Ⅰ度烧伤创面只须保持创面清洁，面积较大者可适当冷湿敷或用烧伤油膏涂于创面以缓解疼痛。Ⅱ度以上烧伤创面需作如下处理。

（1）早期清创：主要是将创面上烧坏的浮皮，沾在创面上的泥土、脏物和沾染的细菌清除掉。已发生休克者，应待休克纠正后进行。除小面积烧伤外，一般不宜采用“彻底”清创法。因彻底清创可能促使患者休克的发生与发展；即使采用彻底清创法，创面也不可能达到无菌，因而主张采用简单清创法。

（2）创面用药：应根据烧伤的深度和面积选择用药。例如：①小面积Ⅱ度烧伤，水疱完整者，可在表面涂以碘伏等，吸出疱内液体，加压包扎。②较大面积的Ⅱ度烧伤，水疱完整，或小面积水疱已破者，剪去水疱表皮；然后外用磺胺嘧啶银霜剂等或中药制剂。创面暴露或包扎。③Ⅲ度烧伤创面也可先外用碘伏，待去痂处理。

（3）创面包扎疗法：包扎敷料可保护创面，防止外源性沾染；加压包扎可减少创面渗出和减轻创面水肿。包扎疗法主要适用于肢体与部分躯干部位的新鲜浅度烧伤。方法是先将一层油纱布或几层药液纱布覆盖创面作为内敷料，再加厚度 2～3cm 吸水性强的棉垫作为外敷料，然后加压包扎（勿过紧）。以后随时精心观察患者体温、白细胞变化，以及局部创面疼痛加剧与否，有无臭味和敷料浸透等，以决定是否需要换药。

（4）创面暴露疗法：将创面彻底暴露，使创面凉爽、干燥，不利于细菌生长、繁殖，对深度烧伤能抑制焦痂液化与糜烂。暴露疗法主要适用于头颈部、会阴等不适宜包扎的部位及其他各部位的深度烧伤；沾染严重及感染创面也应暴露。采用暴露疗法要注意病室消毒，床单、治疗巾等皆经灭菌处理。切忌创面持久受压，应经常变换体位及翻身。病室保持一定温度和湿度，随时清理创面渗液和分泌物，保持创面清洁干燥。

（5）焦痂的处理深度：烧伤包括深Ⅱ度和Ⅲ度烧伤，其表面有一层像皮革样的凝固坏死物，称为焦痂。焦痂覆盖在创面上，常会引起一些并发症，特别是极易招致感染。为此，应及早处理，使创面早日愈合。目前焦痂处理办法主要有手术切痂、削痂。手术去痂宜在伤后 3～5 天进行。切痂主要用于Ⅲ度烧伤，将焦痂和坏死组织一并切除。削痂主要用于深Ⅱ度烧伤，削去坏死组织，使其成为新鲜创面。

（6）植皮：深度烧伤经切痂、削痂后，均需立即对创面进行植皮。对小面积深度烧伤可采用自体植皮。大面积深度烧伤自体皮源不足，可用大块异体或异种皮打孔加自体皮片嵌入，或大块异体皮加自体微粒皮移植术来覆盖创面。还有一些新技术，如自体表皮异体真皮皮浆复合皮移植术，还有取自体皮做培养，增容后用以代替先期移植的异体皮等。

（7）感染创面的处理：创面脓性分泌物，选用湿敷、半暴露法（薄层药液纱布覆盖）或浸浴法等去除。创面换药，每日或隔日一次。待感染创面基本控制，肉芽创面新鲜时，及时采用邮票状植皮。若创面大，自体皮源不足，可用异体皮或其他皮混合移植。

（四）全身治疗

中度以上烧伤除了处理创面，尚需防治休克、感染和重要器官衰竭等。

1. 防治休克　严重烧伤后，可发生低血容量性休克和代谢性酸中毒，必须及早采用液体疗法等，维持有效循环血量，有利于患者平稳度过休克期。

（1）液体的种类：由于烧伤丢失的液体主要是血浆成分，故所补的液体中应既有晶体成分如等渗盐水、平衡液等，又有胶体成分如血浆、右旋糖酐、羟乙基淀粉等，有时需要输全血。

（2）补液量：补液量的计算方法有多种，目前国内常用的方法见表 11-3。

表 11-3 Ⅱ度、Ⅲ度烧伤的补液量

	第一个 24 小时内			第二个 24 小时内
	成人	儿童	婴儿	
额外丢失量（每 1% 面积、每千克体重补液量）	1.5ml	1.8ml	2.0ml	第一个 24 小时的一半
基础需水量	2000ml	60～80ml/kg	100ml/kg	同左
晶体液：胶体液	中、重度 2：1 特重 1：1			同左

（3）补液方法：①第一个 24 小时的补液量应在伤后 8 小时内输入其 1/2 量，其余的两个 1/4，分别于第二个和第三个 8 小时输入。第二个 24 小时的补液量，晶体液和胶体液为第一日的 1/2，基础需水量不变。第三日因渗出液回收，静脉补液减少或口服补液。②输液量较大或需快速输液时，宜建立周围静脉和中心静脉通路。③先输入一定量晶体液后，继以一定量的胶体液和 5% 葡萄糖溶液，然后按此顺序重复。④休克严重者，应适量输入碳酸氢钠纠正酸中毒。⑤补液时观察脉搏、血压、尿量的变化，以调整补液速度和补液量。

2. 防治感染 在烧伤创面未愈之前细菌均有可能进入血液，引起全身感染。防治感染应从以下方面着手。

（1）处理创面：认真而积极地处理创面，否则其他方法也难以奏效。

（2）抗菌药物应用：抗生素的选择应根据创面分泌物的性状、细菌培养和药敏试验结果，选择有效抗生素。如预防性使用抗生素，其使用时机：①烧伤早期（伤后 2 周内）；②手术切痂前后；③有严重并发症时；④植皮手术后。

（3）免疫增强疗法：如伤后注射破伤风抗毒血清；还可用免疫球蛋白和烧伤免疫血清；新鲜血浆可增强一般的免疫功能。

3. 营养支持 烧伤后机体静息能量消耗增加，可经胃肠道和静脉进行营养补充。主要是：①补充足够热量；②摄入高蛋白、低脂肪、富含纤维素的食物；③必要时静脉高营养；④适量输全血、血浆或清蛋白。

（五）防治器官并发症

及时纠正低血容量、迅速逆转休克、预防和治疗感染等，是预防烧伤后器官并发症的基本方法。同时又要注意维护某些器官的功能，如出现肺部感染、肺不张等，应积极协助患者排痰、选用抗菌药物、改善通气功能、吸氧等；出现尿少、血红蛋白尿等，应考虑血容量不足、溶血等，应采取改善肾灌注、利尿、碱化尿液等措施。

第 2 节 电流烧伤和化学烧伤

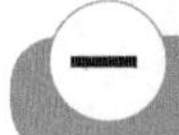

一 电流烧伤

电源直接接触所致的电接触烧伤，称电烧伤。电流通过人体可造成全身电击伤和局部电烧伤。主要是因为用电不慎、装备电器、雷击等引起，故应普及有关常识教育，以防电损伤事故发生。电流对人体的损伤作用可分为直接的局部作用和间接的全身作用。人体触电后，在电流的“入口”和“出口”处最明显的损伤是高温引起的烧伤，造成局部组织蛋白凝固或炭化、血栓形成等。电流通过皮肤后，即循阻力低的体液、血管传导而引起全身性损害，主要损害心脏。

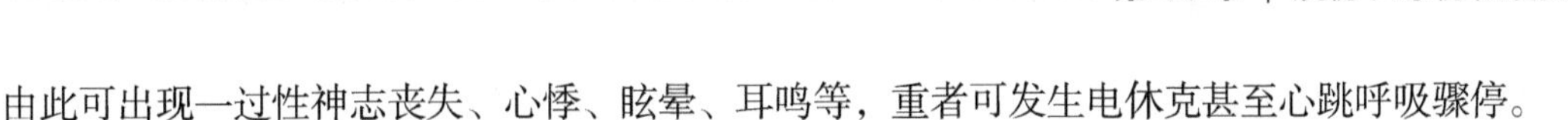

由此可出现一过性神志丧失、心悸、眩晕、耳鸣等，重者可发生电休克甚至心跳呼吸骤停。

（一）现场急救

措施：①切断电流或立即使患者脱离电源。②有衣着燃烧者，应立即扑灭火苗。③心跳呼吸骤停者，应立即进行复苏抢救。④昏迷或合并其他创伤者，应作相应的临时处理。

（二）临床表现和诊断

通常电流的“入口”损伤较“出口”严重，一般为Ⅲ度烧伤。皮肤烧伤范围多不太大，多为椭圆形，皮肤焦黄或炭化，中心下陷，严重者可形成裂口或洞穴。烧伤可深达肌肉、肌腱、骨骼或内脏。早期很难确定损伤范围和严重程度，深部损伤范围常远远超过皮肤“入口”处。烧伤 24 小时以后，伤处周围组织发红、肿胀，范围逐渐扩大。由于血管壁损害而形成血栓，可造成其供血组织缺血坏死。伤后 1 周开始出现广泛性组织坏死，可确定组织坏死范围，并可发生继发性大出血。坏死组织容易并发感染，多较严重，如湿性坏疽、脓毒症，有的甚至发生气性坏疽，而出现相应的表现。

（三）治疗

1．全身治疗　与热力烧伤基本相同，但输液量不应单纯按烧伤面积计算，应适当增加输液量，保持尿量每小时 50ml 以上。早期应给予利尿剂和碱性药物，预防肾衰竭。

2．局部治疗

（1）早期处理：全身情况稳定后，尽早清创。一般采用暴露疗法，保持局部清洁干燥，预防破伤风。如伤肢有环行Ⅲ度焦痂，严重影响血液循环，应即作焦痂纵行切开减压并将筋膜切开。

（2）坏死组织处理与创面修复：伤后 3～5 日，可行第一次手术。切除表面坏死皮肤和焦痂后，探查深部组织。如无明显感染，则较彻底切除失活组织。或隔 2～3 日再次手术探查，清除坏死组织。如此直至坏死组织彻底清除，待肉芽组织生长良好植皮，目前已采用带蒂皮瓣转移、带血管游离皮瓣移植术或大网膜覆盖创面。

（3）感染创面处理：已感染的伤口要充分引流，予以湿敷，逐日清除创面坏死组织和焦痂。暴露较大的伤口，床旁应备止血带或手术包，一旦出血，应缝扎出血点附近健康的血管。

（4）截肢：要慎重，严格掌握适应证，①因血液循环完全中断而致坏死；②威胁生命的严重感染，特别是厌氧菌感染；③血管、神经、骨骼严重损伤，无法修复或重建。

二　化学烧伤

化学烧伤以强酸类、强碱类或磷等化学物质致伤为多见。化学物质对局部的损伤作用，主要是细胞脱水和蛋白质变性；有的可产生高热灼伤组织；有的可从伤处吸收损害体内器官或引起中毒。

1．酸烧伤　高浓度强酸如硫酸、硝酸、盐酸与皮肤接触后，很快引起细胞脱水，使组织蛋白凝固，故创面干燥，分界清楚，肿胀较轻。创面初期呈黄色或棕黄色，硫酸可使组织炭化，皮肤呈黑绿色或深棕色。苯酚烧伤创面开始呈白色，后转为灰黄色或青灰色。苯酚从皮肤吸收有发生尿闭和尿毒症的风险。氟氢酸烧伤，通常不会立即出现明显疼痛，易被忽视，数小时后出现难忍的剧痛，不但引起皮肤和脂肪坏死，且有脱钙作用。急救时，用大量冷水较长时间（半小时左右）冲洗创面。但苯酚不溶于水，可先用乙醇中和，然后用水冲洗。创面较大者应予输液和使用利尿剂，并考虑早期切痂。氟氢酸烧伤创面冲洗后，随即用氧化镁甘油软膏涂抹、氯化钙或硫酸镁湿敷。创面经以上处理后予以暴露，保持创面干燥，待其痂下愈合或切痂植皮。

2. 碱烧伤 常因强碱如氢氧化钠、氢氧化钾、生石灰（氢氧化钙）等所致。强碱除了使组织细胞脱水外，还可与组织蛋白结合形成碱性蛋白盐，并可使脂肪皂化和溶解。皂化时产生的热量，可使深层组织继续坏死，烧伤加深。坏死组织脱落溶解后，创底较深，边缘潜行，疼痛较剧。急救时，主要用大量清水冲洗或进行较长时间浸浴。生石灰水烧伤，因石灰颗粒遇水后形成氢氧化钙并释放热量，可加重烧伤，应先将颗粒去除后再用水冲洗。此后，创面处理与热力烧伤相同，使创面干燥，深度烧伤争取及早去痂植皮。

3. 磷烧伤 磷颗粒可在体表自燃造成烧伤。磷氧化后所形成的五氧化二磷对皮肤有腐蚀作用，伤处灼痛剧烈，迅速形成焦痂。无机磷经创面吸收可致严重的肝、肾功能损害。磷燃烧所产生的五氧化二磷粉末吸入呼吸道可致肺水肿。急救时，先用大量清水冲洗或浸浴，并仔细清除磷颗粒。随后用1%硫酸铜冲洗和湿敷，可与磷化合成黑色磷化铜或磷酸铜，再用水冲去。磷为脂溶性，创面切不可用油脂敷料，以免加速吸收。在局部处理的同时，不可忽视全身治疗。

第3节 冻 伤

低温寒冷引起机体的损伤，统称为冻伤（cold injury）。依损伤的性质，冻伤可分为冻结性冻伤与非冻结性冻伤两类。非冻结性冻伤是在10℃以下、冰点以上，加上潮湿条件所致，如冻疮、浸渍足等。冻结性冻伤是指短时间暴露于极低温或长时间暴露于冰点以下低温所致，分局部冻伤（又称冻伤）和全身冻伤（又称冻僵）。

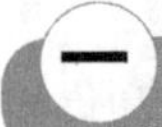

一 非冻结性冻伤

冻疮多发生在冬季或早春气温较低较潮湿的地区，长江流域多见。浸渍足（又名战壕足）在平时多发生于野外施工人员、部队值勤人员等。

1. 病理生理 机体局部皮肤暴露于冰点以上低温时，可引起血管收缩和血流滞缓，影响细胞代谢。当局部处于常温后，血管扩张、充血且有渗出，甚至可发生水疱。可发展为毛细血管、小动脉、小静脉受损而发生血栓，以至引起组织坏死。

2. 临床表现 耳廓、手、足或鼻尖常是好发部位。发病往往不自觉，待局部出现红肿才开始发觉。温暖时局部肿痒刺痛，可起水疱；水疱去皮后创面发红、有渗液：可并发感染形成糜烂或溃疡。

3. 预防和治疗 野外劳动、值勤要防寒保暖。曾患冻疮的人在寒冷季节要注意手、足、耳等处的保暖，保持鞋袜干燥，涂擦防冻疮霜剂。发病后若局部皮肤完整可涂冻疮膏，每日温敷数次。有糜烂或溃疡应换药，可用含抗生素和皮质甾的软膏、樟脑膏或桑寄生软膏。

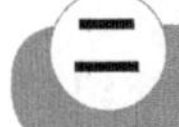

二 冻结性冻伤

冻结性冻伤多发生在意外事故或战时，如突然发生的暴风雪，陷入冰雪环境中等。

（一）病理生理

人体局部接触冰点以下低温时，发生强烈血管收缩反应；若接触时间稍久或温度过低，则细胞外液甚至连同细胞内液均可形成冰晶。冻融后，局部血管扩张、充血、渗出及血栓形成等；组织内冰晶融化后，可发生组织坏死、邻近组织炎症反应。全身受低温侵袭时，除了外周血管强烈收缩和寒战反应，体温由表及里降低，使心血管、脑及其他器官均受累。如不及时抢救，可直接致死。

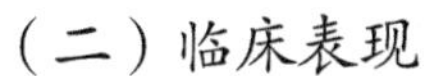

（二）临床表现

冻伤后局部麻木刺痛，皮肤苍白发凉等。冻融后按其损伤程度分为四度。

Ⅰ度冻伤：伤及皮肤表层。局部轻度肿胀，红斑损害，稍有麻木痒痛。1 周后脱屑愈合。

Ⅱ度冻伤：伤及皮肤真皮层。局部水肿，水疱损害。感觉迟钝。2～3 周后，如无感染，可痂下愈合，少有瘢痕。

Ⅲ度冻伤：伤及皮肤全层及皮下组织。局部由苍白转为黑褐色，可出现血性水疱，感觉消失。4～6 周后，坏死组织脱落形成肉芽创面，愈合缓慢，留有瘢痕。

Ⅳ度冻伤：伤及肌肉、骨骼等组织，甚至发生肢体干性坏疽。对复温无反应，感染后变成湿性坏疽，中毒症状严重。治愈后多留有功能障碍或残疾。

全身冻伤起始有寒战、苍白、发绀、疲乏、无力等表现，继而出现肢体僵硬、麻木、幻觉，继之神志模糊甚至昏迷。严重者可致心律失常、心跳呼吸骤停。

（三）治疗

1. 急救　①快速复温，使用 38～42℃恒温水浸泡伤肢，冻僵者全身浸泡。15～30 分钟后，使体温迅速提高而接近正常，指端甲床潮红且有温感。②如无复温条件，可利用常人腋窝、胸腹部复温。③快速复温后，应在 22～25℃室内继续保暖，卧床休息。④不能口服者可静脉输入加温至 37℃的葡萄糖液、能量合剂等，并防治休克。⑤对心跳呼吸骤停者要施行复苏术。

2. 局部创面处理　①Ⅰ度冻伤，保持创面干燥，数日可愈。②Ⅱ度冻伤，复温后水疱无菌抽液，干敷料保暖性包扎，或外涂冻伤膏后暴露。③Ⅲ度、Ⅳ度冻伤多采用暴露疗法，保持创面干燥，一般待坏死组织分界清楚后行切除，再行植皮，并发湿性坏疽常需截肢。

3. 全身治疗　对Ⅱ度以上冻伤需全身治疗，包括：①应用抗生素和破伤风抗毒血清。②冻伤常继发肢体血液循环不良，可用低分子右旋糖酐、妥拉唑啉、罂粟碱等，也可用活血化瘀中药改善血液循环。③给予高热量、高蛋白、高维生素饮食。④冻僵者复温后应重点防治多系统器官衰竭。

（四）预防

寒冷环境中的工作人员，要做到“三防”，即防寒、防湿、防静（适当活动）。在进入低温工作环境前，可进适量高热量饮食，但不宜饮酒，因饮酒可能增加散热。预计可能遭遇酷寒人员，应事先采取措施，如锻炼身体耐寒能力、保暖等。

第 4 节　咬　蜇　伤

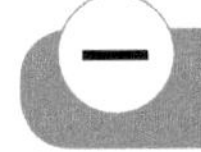

一 犬咬伤

目前，狂犬伤人事件有增多趋势，且狂犬咬伤后可使人发生狂犬病。患有狂犬病的狗咬人时，唾液中的狂犬病毒经伤口浸入人体，侵犯中枢神经系统。经潜伏期（一般 3～8 周）后，患者进食、饮水引起咽喉肌痉挛性疼痛。见水、闻水声或提及饮水均可诱发咽肌痉挛，故狂犬病又称恐水病。严重时有烦躁不安、恐惧、狂躁、惊厥等。后期出现进行性瘫痪、昏迷或呼吸衰竭。迄今狂犬病尚无有效的治疗方法，死亡率高。

（一）伤口处理

犬咬伤后，不论是否为狂犬，均应给患者及时处理伤口。先用 20% 肥皂水或大量的无菌水反复冲洗伤口，再用高锰酸钾或过氧化氢冲洗。如可疑狂犬咬伤，则应扩大伤口，彻底清创，再用过氧化氢冲洗。如果有免疫血清，可在伤口四周注射直至伤口底部。伤口开放，忌作一期缝合。

（二）狂犬病疫苗预防注射

狂犬咬伤或可疑狂犬咬伤，均应在伤后立即进行预防注射。①注射狂犬疫苗：每日一次，每次 2ml，14～21 次为一个疗程。②注射抗狂犬免疫血清：伤后可立即注射狂犬免疫血清 40U/kg，狂犬免疫球蛋白 20U/kg，在伤口周围或肌内注射。

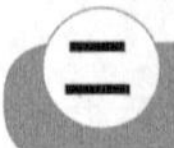

二 蛇咬伤

分布在我国的毒蛇近 50 种。毒蛇咬伤在我国南方农村和山区常见，其危害在于蛇毒中毒。

（一）临床表现

1. 血液毒中毒　包括心脏毒和血管毒，具有强烈的溶组织、溶血和抗凝作用。蛇咬伤后局部损伤严重，伤口剧痛、肿胀明显、皮下瘀斑或血性水疱，可出现广泛出血、心肌损害、休克、急性肾衰竭和肝性脑病等并发症。

2. 神经毒中毒　主要作用于延髓和脊神经节，且可阻断运动神经-肌肉接头的传导，引起呼吸肌麻痹和全身横纹肌松弛性麻痹。

3. 混合毒中毒　兼上述两种征象，以神经毒为主，局部损害也较重。

（二）治疗

急救：蛇咬伤后勿惊慌奔跑，肢体制动，可减少毒素吸收和扩散。立即在距伤口 5～10cm 的近心端绑扎，以能阻止静脉血和淋巴回流为度，待清创排毒后 3 小时解除，绑扎期间每 20～30 分钟松开 1～2 分钟。可在伤口周围挤压排毒或拔火罐吸出毒液。必要时可用口直接吸吮排毒。

1. 局部处理　①清创排毒：先用肥皂水或冷盐水反复冲洗伤口，再用 3% 过氧化氢溶液冲洗。以牙痕为中心做“＋”、“＋＋”形切口，用手由伤肢上部至下部、由外周向中心挤压。②局部降温：伤肢制动放低以减少毒素的吸收。③封闭疗法：可用胰蛋白酶 2000U 加入 0.5% 普鲁卡因溶液 10～20ml 中，在伤口周围封闭。

2. 全身治疗

（1）一般治疗：给予高热量、高维生素和易消化饮食。多饮水，必要时输液、输血，使用利尿剂，加强利尿排毒。

（2）应用解蛇毒药物：①中草药或中成药，如季德胜蛇药片。②抗蛇毒血清。

（3）危重情况的防治：呼吸肌麻痹、休克、心力衰竭、肾衰竭、肝性脑病为毒蛇咬伤的主要死亡原因，必须及时有效控制。

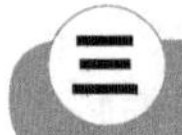

三 蜇伤

（一）临床表现

1. 蜂蜇伤　蜂毒与蛇毒相似，包含具有抗原性质的蛋白质混合物、激肽、组织胺和血清素。伤者可出现荨麻疹、血管神经性水肿、哮喘或过敏性休克；若被群蜂蜇伤，可出现明显的全身症状，如头晕、恶心、呕吐等，严重时可出现呼吸困难、休克、昏迷以至死亡，有的出现血红蛋白尿以至肾衰竭。

2. 蝎蜇伤　蝎的毒液为神经毒素和血毒素等。蜇伤局部剧痛，大片红肿，水疱、出血、麻木等；重者可出现寒战、高热、恶心、呕吐、头痛、头晕、肌肉强直或抽搐、流涎、呼吸困难、

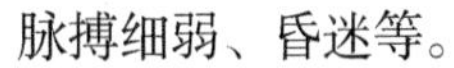

脉搏细弱、昏迷等。

3. 毒蜘蛛咬伤　毒蜘蛛毒液含神经蛋白毒。咬伤处局部苍白红肿或发生荨麻疹；全身症状以儿童为甚，少数患者可有腹肌痉挛，颇似急腹症。

4. 蜈蚣蜇伤　局部疼痛、红肿，可渗血；严重时可出现发热、头痛、眩晕、恶心、呕吐，甚至谵妄、昏迷等。

（二）治疗

1. 局部处理　①肥皂水和 0.9% 氯化钠溶液洗净，根据需要扩大伤口。②如有蜂刺、虫爪留在伤口内者，应尽可能迅速拔除。③并发蜂窝织炎或坏疽时，根据需要行引流术。④伤口周围封闭。⑤伤口周围可用季德胜蛇药等调糊外敷。

2. 全身治疗　目前尚无特异性的抗毒血清，对于全身反应较重者，应积极给予全身综合治疗。

一、名词解释

1. 吸入性损伤
2. 冻疮

二、选择题

A_1/A_2 型题

1. 烧伤休克的主要性质是（　　）
   A. 神经性　B. 心源性　C. 脓毒性　D. 过敏性　E. 低血容量性
2. 一般化学烧伤后的紧急处理为（　　）
   A. 创面消毒剂处理　B. 中和剂处理　C. 大量清水冲洗　D. 使用解毒剂　E. 镇痛
3. 下列哪项不是深Ⅱ度烧伤的特点（　　）
   A. 有皮肤附件残留　B. 有大水疱形成　C. 创面红白相间　D. 3～4 周愈合　E. 愈合后常有瘢痕
4. 成人右上肢占体表面积的（　　）
   A. 9%　B. 10%　C. 15%　D. 18%　E. 27%
5. 烧伤现场急救时，下列做法不正确的是（　　）
   A. 迅速脱离热源，用凉水浸泡或冲淋局部
   B. 剪去伤处衣、袜，用清洁被单覆盖
   C. 酌情使用地西泮、哌替啶等药镇静止痛
   D. 呼吸道灼伤者，应在严重呼吸困难时方行气管切开、吸氧
   E. 有严重复合伤时，应先施行相应的急救处理

三、简答题

1. 简述烧伤现场的急救要点及治疗原则。
2. 烧伤分几度，各度的烧伤面积及深度如何？

（李孟阳）

第12章　肿　　瘤

第1节　概　　述

肿瘤（tumor）是机体细胞在各种始动与促进因素作用下产生的增生与异常分化所形成的新生物。新生物形成后，不会因病因消除停止增生，其生长不受正常机体的生理调节，破坏正常的组织和器官。

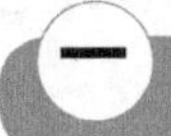

一　病因

恶性肿瘤的病因尚未完全了解。目前认为致癌过程是机体内部因素与外界因素联合作用的结果。估计约80%以上的恶性肿瘤与环境因素有关。

（一）外界因素

①化学物质：如有机农药、沥青、煤焦油可致肺癌等，亚硝胺可致消化道肿瘤，染料与膀胱癌和肝癌有关等；②物理因素：如X线与白血病和皮肤癌、紫外线与皮肤癌、滑石粉与胃癌等有关；③生物因素：主要为病毒病因，如乙型肝炎病毒与肝癌、EB病毒与鼻咽癌、单纯疱疹病毒与宫颈癌等有关。

（二）内部因素

①遗传因素：癌症具有遗传易感性，即遗传倾向性，其中结肠息肉病、肾母细胞瘤、神经纤维瘤、视网膜母细胞瘤等有明显的遗传倾向。*BRCA1*基因突变者易患乳腺癌，*APC*基因突变易患肠道息肉。②内分泌因素：如雌激素和催乳素与乳腺癌有关，雌激素与子宫内膜癌有关，生长激素可促进肿瘤的生长。③免疫因素：先天或后天免疫缺陷者易患肿瘤，如艾滋病患者和器官移植后长期使用免疫抑制剂的患者等。

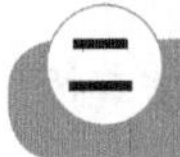

二　病理

（一）肿瘤的分类与命名

根据肿瘤的形态学及肿瘤对机体的影响，可将肿瘤分为良性和恶性两类。良性肿瘤一般称为“瘤”。恶性肿瘤来自上皮组织，称为“癌”；来自间叶组织称为“肉瘤”；胚胎性肿瘤称为“母细胞瘤”，如神经母细胞瘤、肾母细胞瘤。但某些恶性肿瘤仍沿用传统名称“瘤”或“病”，如恶性淋巴瘤、白血病等。

（二）恶性肿瘤的转移途径

恶性肿瘤有4个转移途径。①直接蔓延：可直接累及周围的组织和脏器，如胃癌可蔓延至肝、横结肠、脾等。②淋巴转移：癌细胞多数首先转移至区域淋巴结，继而至更远的引流淋巴结，但也可出现跳跃式转移；如乳腺癌首先转移至腋窝淋巴结，然后至锁骨下及锁骨上淋巴结。③血行转移：常转移至肺、肝、骨、脑等处。④种植转移：胸腔、腹腔内脏器表面的癌细胞可脱落种植在胸膜或腹膜上。

三　临床表现与诊断

目前各种治疗恶性肿瘤的方法，可以对患者造成永久的损害或严重的毒副作用，因此在开始治疗前明确诊断是非常重要的。肿瘤的临床诊断取决于肿瘤性质、发生组织、所在部位及发展过程。完整的诊断应包括肿瘤的性质、部位、恶性程度、分期等。恶性肿瘤早期多无症状，即使有症状也常无特征性。待患者有特征性症状时病变已属晚期。因此早期发现、早期诊断、早期治疗的“三早原则”是恶性肿瘤治疗工作的重要原则。

（一）局部表现

1. 肿块　位于体表或浅在的肿瘤常是肿瘤的一项重要表现，部位较浅者易发现。因肿瘤性质不同其硬度、移动度及边界均可不同，良性肿瘤的肿块一般生长较慢、质软或韧、光滑、边界清、易推动；恶性肿瘤一般生长快、质硬、不光滑、边界不清、固定不易推动。

2. 疼痛　是因为肿瘤生长、破溃或感染使内脏被膜受到牵拉、神经受到压迫或侵犯及器官梗阻等所致。良性肿瘤一般不痛，恶性肿瘤晚期可出现剧痛，尤以夜间为重。

3. 溃疡　肿瘤生长过快，如体表或胃肠道的肿瘤可因供血不足发生坏死，并可继发感染形成溃烂。恶性溃疡周边隆起、中央凹陷、底部不平、有恶臭血性分泌物，长期换药也不能愈合。

4. 出血　体表及与体外相交通的肿瘤，发生破溃，血管破裂可致出血。来自恶性溃疡或瘤体破裂，可表现为少量或大量出血，如上消化道肿瘤可出现呕血和柏油样便，下消化道肿瘤可有便血，肺癌可有咯血，肾癌和膀胱癌可有血尿，子宫颈癌可有阴道出血等。

5. 梗阻　肿瘤压迫或侵犯空腔脏器所致，随其部位不同可出现不同症状，如肠道肿瘤致肠梗阻，胆道和胰腺肿瘤致胆道梗阻，胃癌致幽门梗阻，食管癌致食管梗阻等。

6. 转移症状　如区域淋巴结肿大，腹水，肢体水肿，静脉曲张及病理性骨折等。

（二）全身表现

良性肿瘤对全身影响多不明显；恶性肿瘤早期全身症状不明显，晚期可有乏力、食欲减退、消瘦、贫血等恶病质的表现。

（三）辅助检查

1. 实验室检查　①常规检查：包括血、尿及便常规检查。如血尿提示泌尿系统肿瘤、大便潜血阳性提示消化系统肿瘤、前列腺癌患者血清酸性磷酸酶增高、肝癌和骨肉瘤的碱性磷酸酶增高。②血清学检查：用生化方法测定人体内肿瘤标志物。肿瘤标志物可以是酶、激素、糖蛋白、胚胎性抗原或肿瘤代谢产物。如甲胎蛋白（AFP）提示肝癌，癌胚抗原（CEA）提示消化系统肿瘤或肺癌、乳腺癌，绒毛膜促性腺激素（hCG）提示滋养层细胞瘤等。③流式细胞分析术是了解细胞分化的一种方法，分析染色体DNA倍体类型、DNA指数等，结合肿瘤病理类型用以判断肿瘤恶性程度及推测其预后。

2. 影像学检查　①X线：平片常用于骨骼、胸部检查，钡剂常用于消化道检查，如钡餐检查和钡灌肠检查等，泛影葡胺等碘剂可用于血管、泌尿系统器官、胆道等造影。②超声：常用于肝、胆、胰、子宫、卵巢等的检查。③CT：可用于颅脑及其他部位检查。④磁共振（MRI）：可用于神经系统及其他软组织检查。⑤内镜：可直接观察肿瘤并可取组织进行病理学检查，常用的有胃镜、气管镜、结肠镜、腹腔镜、膀胱镜、直肠镜、乙状结肠镜、纵隔镜、阴道镜、子宫镜等。

3. 病理检查　是确定肿瘤及其性质的依据。①细胞学检查：此方法取材方便，易被接受，临床广泛应用，但准确性较差，如取胃液、尿液、胸腔积液、腹腔积液做离心沉淀；鼻咽、宫颈刮出物涂片；细针穿刺涂片等。②组织学检查：根据肿瘤所在部位、大小及性质等，应用不同的取材方法。如用特制的粗针穿刺、经内镜钳夹、手术切除肿块等；此类检查结果准确，但可能使肿瘤扩散，应在术前短期内或手术中完成。现在快速冰冻切片病理检查已广泛用于临床，可在手术中切取肿瘤组织进行快速检查，然后根据肿瘤性质制订手术方案。

4. 肿瘤分子检查

（1）免疫组织化学检查：具有特异性强、敏感性高、定位准确、形态与功能相结合等优点；对提高肿瘤诊断准确性，判断组织来源，发现微小癌灶，正确分期及判断恶性程度等有重要意义。

（2）病理组织的基因检查：利用目前的基因测序技术对病理组织中的相关基因进行直接测序以了解其突变的情况并指导临床相关治疗。

（3）液体活检：由于临床上肿瘤标本的获取较为困难，目前将从各种体液中获得肿瘤分子诊断的手段统称为液体活检。液体活检具有创伤小、可重复进行的优点。

知识链接

肿瘤的分期

恶性肿瘤的分期有助于制订合理的治疗方案、评价疗效、判断预后。国际抗癌联盟提出的TNM分期法是目前大多数肿瘤采用的分期法，各种肿瘤的具体标准由各专业会议协定。T是指原发肿瘤（tumor），N是指淋巴结（node），M是指远处转移（metastasis）；根据肿块的大小程度和淋巴结转移情况分别在字母T、N后标以0、1、2、3、4等数字，0表示没有发现肿块，1表示肿块小，2、3表示肿块较大，4表示肿块大；无法判断原发肿瘤体积时用T_x表示；M只分0和1两种情况，0表示无远处转移，1表示有远处转移。后来随着早期恶性肿瘤发现率越来越高，增加了原位癌，原位癌是指癌细胞局限于上皮内未破坏基膜者，用T_{is}表示。

四　治疗

良性肿瘤及临界肿瘤以手术切除为主，临界肿瘤必须彻底切除，否则极易复发或恶变。

恶性肿瘤的治疗方法主要有手术疗法、放射疗法、化学疗法3种手段，手术疗法和放射疗法只能作用于局部，属于局部治疗方法；化学疗法因药物可作用于全身各处属于全身治疗方法；另外还有生物治疗和中医药治疗等。目前认识到恶性肿瘤是一种全身性疾病，血行播散是常见的，在确诊时许多患者可能已有亚临床转移。所以制订治疗方案时不能仅着眼于局部，还应从整体考虑，根据肿瘤的性质、分期及全身情况，拟定综合治疗方案。一般Ⅰ期以手术治疗为主；Ⅱ期以局部治疗为主，肿瘤可行手术切除或放疗再辅以全身化疗；Ⅲ期综合应用手术、放疗和化疗；Ⅳ期以全身治疗为主，辅以局部治疗。

（一）外科治疗

肿瘤外科是用手术方法将肿瘤切除，对于大多数早期和较早期实体肿瘤来说手术是首选的治疗方法。肿瘤外科按其应用目的可分为预防性手术、诊断性手术、根治性手术、姑息性手术和减瘤手术等

1. 预防性手术　用于治疗癌前病变，防止其发生恶变或发展成进展期癌。

2. 诊断性手术　正确的诊断是肿瘤治疗的基础，故诊断性手术能为正确诊断、精确的分期、进而进行恰当合理的治疗提供可靠的依据。

（1）切除活检术。

（2）切取活检术。

（3）剖腹探查术。

3. 根治性手术　切除原发癌所在器官的部分或全部，连同周围正常组织和区域淋巴结整块切除。适用于恶性肿瘤早期和部分中期患者。

4. 姑息性手术　是为了改善生存质量，减轻痛苦，延长生存期，减少和防止术后并发症。多用于恶性肿瘤晚期患者或因其他原因不宜做根治术者。常用的手术方式有癌肿姑息性切除、肠造口术（如直肠癌晚期患者行乙状结肠造瘘术）、捷径转流术（如胃癌晚期行胃空肠吻合术）、内分泌腺切除术（如对乳腺癌患者行卵巢切除术）等。

5. 减瘤手术　仅适用于原发病灶大部分切除后，残余肿瘤能用其他治疗方法有效控制者。

肿瘤外科治疗原则：除遵循外科学一般原则外，还应遵循不切割原则、整块切除原则、无瘤技术原则。

（二）化学疗法

化学疗法目前已成为最主要的治疗手段之一。有一些肿瘤单独应用化疗已可能治愈，如睾丸精原细胞瘤、绒毛膜上皮癌、部分白血病等。化疗方案的药物组成通常是将作用于细胞不同周期的药物联合应用。

抗肿瘤药物对正常细胞也有一定的影响，尤以增殖期细胞对其敏感，可出现各种不良反应：①骨髓抑制，如白细胞减少；②消化道反应，如恶心、呕吐；③毛发脱落；④免疫功能降低，易发生感染。化疗期间应经常检查血常规、肝功能、肾功能等。

药物分类：按作用原理分为以下几类。

1. 细胞毒素类药物　烷化剂类，由其氮芥基团作用于 DNA 和 RNA 酶及蛋白质，导致细胞死亡，如环磷酰胺。

2. 抗代谢类药物　此类药物对核酸代谢物与酶结合反应相互竞争，阻断核酸合成，如氟尿嘧啶。

3. 抗生素类　具有抗肿瘤作用，如丝裂霉素。

4. 生物碱类　干扰细胞内纺锤体形成，使细胞停留在有丝分裂中期，如长春新碱。

5. 激素类　改变内环境，影响肿瘤生长，增强机体对肿瘤侵害的抵抗力，如他莫昔芬。

6. 其他　不属于以上诸类，如丙卡巴肼、羟基脲等。

7. 分子靶向药物　是一些以肿瘤相关特异分子作为靶点而尚未明确归类的药物，如赫赛汀、美罗华等。分子靶向药物有较明确的作用靶点，因此治疗的选择性较强，副作用较轻。

（三）放射疗法

放射疗法是肿瘤的主要治疗手段之一。现在大约 70% 的恶性肿瘤患者需接受放疗。目前常

用的放射治疗机：①加速器，如电子直线加速器、电子感应加速器，电子直线加速器是当前临床上应用最多的放疗设备；② ^{60}Co 治疗机，可放射出 γ 射线，在发展中国家应用较广泛；③深部 X 线机，已很少使用；④立体定向放射外科。

对放射治疗高度敏感的肿瘤：恶性淋巴瘤、骨髓瘤、精原细胞瘤等；中度敏感的肿瘤：皮肤癌、鼻咽癌、食管癌、肺癌、子宫颈癌、乳腺癌等；低度敏感的肿瘤：软组织肉瘤、骨肉瘤、消化道腺癌、黑色素瘤等。放疗与手术综合治疗的肿瘤：主要有乳腺癌、淋巴结转移癌、食管癌、支气管癌等。

放射疗法对正常的细胞也会产生损伤，主要副反应为骨髓抑制、皮肤黏膜改变及胃肠道反应。

（四）生物治疗

生物治疗包括免疫治疗和基因治疗，正处于发展阶段。

（五）中医中药治疗

中医中药治疗恶性肿瘤有一定的效果，可以补气益血，调理脏腑；配合化学治疗、放射治疗和手术治疗可减轻毒副作用。

五 肿瘤的预防

国际抗癌联盟认为 1/3 的癌症是可以预防的，1/3 的癌症如能早期诊断是可以治愈的，1/3 的癌症可以减轻痛苦延长寿命。据此提出了恶性肿瘤三级预防概念。

一级预防也称病因预防。消除或减少可能致癌的因素，其目标是防止癌症的发生。其任务包括研究各种癌症病因和危险因素，针对化学、物理、生物等具体致癌、促癌因素和体内外致病条件，采取预防措施，并针对健康机体，采取加强环境保护、适宜饮食、适宜体育活动等措施，以增进身心健康。

二级预防是指癌症一旦发生，如何在其早期阶段发现并予以治疗，也称临床前预防、“三早”预防。其目标是防止初发疾病的发展；其任务包括针对癌症症状出现以前的那些潜在或隐匿的疾病，采取“三早”（早期发现、早期诊断、早期治疗）措施；如对高危人群进行定期检查，及时治疗癌前病变，尽可能早发现恶性肿瘤等。

癌前病变：可能发生癌变的良性疾病称为癌前病变。例如：①皮肤黏膜，如慢性溃疡、色素痣、黏膜白斑等；②消化系统，如胃溃疡、萎缩性胃炎、肝硬化、息肉等；③乳腺，如囊性增生症、纤维腺瘤等；④生殖系统，如宫颈糜烂、葡萄胎、包茎、隐睾等。

三级预防是指治疗后的康复，提高生存质量及减轻痛苦，延长生命。其目标是防止病情恶化，防止残疾；任务是采取多学科综合诊断和治疗，正确选择合理诊疗方案，以尽早消灭癌症，尽可能恢复功能，促进康复，延年益寿，提高生活质量，甚至重返社会。

六 肿瘤的随访

肿瘤经治疗后仍有复发或转移的可能，所以对治疗后的患者应定期进行随访，以便早期发现复发或转移病灶，及时进行处理。随访还可观察疗效，利于进一步改进诊疗技术。恶性肿瘤患者一般术后第 2 年内，至少每 3 个月随访一次；以后每半年复查一次，超过 5 年后每年复查一次直至终生。

第2节　常见体表肿瘤

体表肿瘤是指来源于皮肤、皮肤附件、皮下组织等浅表软组织的肿瘤。

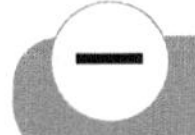

皮肤乳头瘤

皮肤乳头瘤系表皮乳头样结构的上皮增生所致，同时向表皮下呈乳头状伸延，易恶变为皮肤癌。

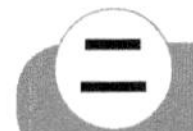

皮肤癌

皮肤癌以鳞状细胞癌和基底细胞癌最常见。好发于裸露部位，如头、面、颈及手背。它与长期强烈日晒有关。

（一）鳞状细胞癌

鳞状细胞癌生长较快，早期即形成溃疡，表面呈结节样或菜花状，边缘隆起不规则，底部不平，易出血，伴感染时可致恶臭、疼痛；可有区域性淋巴结转移。鳞状细胞癌以手术治疗为主，并行区域淋巴结清扫。

（二）基底细胞癌

基底细胞癌来源于皮肤或附件基底细胞，发展缓慢，呈浸润生长，很少有淋巴道转移。质较硬而后破溃为溃疡灶改变，不规则，边缘隆起，底部凹凸不平。好发于眼眶、鼻、前额等处。对放射线敏感，故可行放疗。

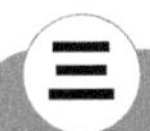

黑痣和黑色素瘤

（一）黑痣

黑痣为黑色素细胞组成的先天性色素斑块。可分为皮内痣、交界痣和混合痣。①皮内痣：最多见，痣细胞位于表皮下、真皮内，常稍突起于皮肤表面或呈乳头状凸起，有时带有汗毛，少见恶变；②交界痣：位于基底细胞层，向表皮延伸，生长活跃，扁平，色素较深，好发于手、足，可因外伤、磨损、感染而恶变；③混合痣：皮内痔与交界痣同时存在，位于表皮基层和真皮浅层，其交界痣部分，具恶变倾向。手掌、脚底等易摩擦部位的黑痣，或较大、扁平、形态不规则、边缘不清的黑痣，当黑痣色素加深出现瘙痒或疼痛时，为恶变可能，应及时完整切除，切口离痣缘约0.5cm，常规送病理检查，如有破溃出血时，更应提高警惕。不应做不完整切除或化学性烧灼，以免刺激恶变；激光或冷冻治疗，由于无法病检，难辨黑痣类型或是否恶变，不宜推广。

（二）黑色素瘤

黑色素瘤为高度恶性肿瘤，一部分由黑痣恶变而来（与长期摩擦有关），也可自行发生。黑痣恶变表现为迅速增大、色素加深、瘙痒不适、疼痛、溃烂、出血，周围出现色素环或卫星状小瘤，区域淋巴结肿大。黑色素瘤因发展快，较早转移至淋巴结、肺、脑、骨等器官，须及早行根治性切除。手术治疗为局部扩大切除，对于较晚期或切除困难者，可进行免疫治疗或冷冻治疗，局部控制后再作手术治疗。免疫治疗为卡介苗或白细胞介素及干扰素治疗。

四 脂肪瘤

脂肪瘤由分化良好的脂肪组织构成，是正常脂肪组织瘤状物。全身任何有脂肪组织的部位均可发生，大多数位于皮下组织内，为局限性肿块，好发于四肢及躯干。部分为多发性，以四肢及背部多见。肿块生长缓慢，无疼痛，呈圆形或扁圆形，质软富弹性，边界清楚，与皮肤不粘连，表面皮肤正常，基底较广泛，有时呈分叶状。

五 血管瘤

血管瘤是由血管组织构成的一种良性肿瘤，80%属先天性，女性多见。生长缓慢，有人认为这种肿瘤并非真性肿瘤，而是血管发育畸形或血管增生。常见的血管瘤结构如下。

（一）毛细血管瘤

毛细血管瘤由表浅的毛细血管扩张、迂曲而成（俗称“胎痣”）。多见于婴儿，一般出生后或出生后早期皮肤可见红点或小红斑，可迅速增大。全身各部位皮肤均可发生，以头面部多见。瘤体呈鲜红或紫红色，大小不一，形态不规则，边界清楚，表面平坦或隆起，压之褪色，松手后恢复原状。

（二）海绵状血管瘤

海绵状血管瘤由小静脉和脂肪组织构成。多数生长于皮下组织内，也可生长在肌内、肌间，少数可生长于骨或内脏等部位。肿块质地软而边界不太清，形态酷似海绵。瘤体由扩张的静脉和血管窦构成，皮肤正常，有毛细血管扩张时呈暗红或紫蓝色，具有压缩性和膨胀性，无搏动性杂音。可并发出血、感染或溃烂。

（三）蔓状血管瘤

蔓状血管瘤由较粗的迂曲血管构成，多为静脉，也可有动脉或动静脉瘘。发生于皮下和肌肉，侵入骨组织甚至超过一个肢体。血管瘤外观常见蜿蜒的血管，有明显的压缩性和膨胀性。

六 囊性肿瘤及囊肿

（一）皮样囊肿

皮样囊肿为囊性畸胎瘤，在胚胎发育中少量外胚叶组织遗留于皮肤、黏膜下或深部组织内所形成。囊肿好发于眼睑、眉外侧、鼻根、枕部等处。囊肿呈圆形，柔软无痛。位于皮下层，与皮肤不粘连，位置较深者，可与深筋膜或骨膜粘连而不易推动。囊壁有皮肤及汗腺、皮脂腺、毛囊等皮肤附属器。囊内容物呈粥样、浓稠，含有脱落上皮细胞、皮脂或毛发等。

（二）皮脂腺囊肿

皮脂腺囊肿为非真性肿瘤，为皮脂腺排汗受阻所致潴留性囊肿，俗称“粉瘤”。为体表最常见的肿物之一，其内容物似豆渣。常发生在成人头、面、背或臀部。肿块呈圆形、边界清楚，基底可推动，与皮肤粘连，有囊性感，中央处有时可见黑色毛囊孔，挤压或破溃后流出白色皮脂。生长缓慢，无症状。并发感染时，囊肿表面和周围有炎性反应，局部疼痛、红肿和触痛，破溃或切开引流有脓性豆渣样内容物，炎症消退后破溃处可愈合，囊肿又重新充盈。

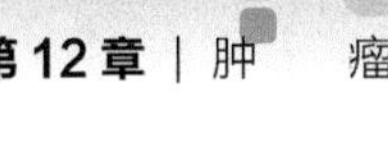

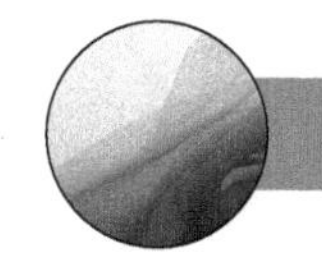

自 测 题

一、名词解释

1. 姑息性手术
2. 脂肪瘤

二、选择题

A_1/A_2 型题

1. 关于皮下脂肪瘤的描述错误的是（　　）
   A. 无疼痛　　B. 质软富弹性
   C. 边界清楚　　D. 与皮肤不粘连
   E. 发展迅速
2. 对放射疗法高度敏感的肿瘤为（　　）
   A. 精原细胞瘤　　B. 骨肉瘤
   C. 乳腺癌　　D. 直肠癌
   E. 鼻咽癌
3. 恶性肿瘤的特点为（　　）
   A. 生长缓慢　　B. 包膜完整
   C. 多呈浸润性生长　　D. 无转移
   E. 一般不危及生命
4. 肿瘤患者放疗或化疗期间，最主要的观察项目是（　　）
   A. 脱发程度　　B. 食欲缺乏
   C. 恶心呕吐　　D. 皮肤损害
   E. 血白细胞和血小板计数
5. 能确定肿瘤性质的检查方法是（　　）
   A. B超　　B. X线造影
   C. CT　　D. MRI
   E. 病理检查

三、简答题

简述肿瘤的三级预防。

（姚　强）

第13章 微创外科、显微外科、移植外科简介

第1节 微创外科

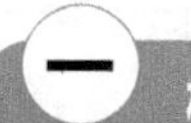

一 概述

微创外科（minimally invasive surgery，MIS）通常包括内镜外科或腔镜外科。微创外科涉及新理念、新技术、新材料等许多领域，因此它是一门综合性的学科。微创是伴随外科学发展壮大而渗透于外科学理论，外科理论的进步、操作技术的提高和辅助器械的更新促进了外科技术微创化的实现。微创指最大限度减少手术对人体全身或局部的损伤，同时取得最好的治疗效果。当前习惯上称以内镜和腔镜技术为代表的外科手术为微创外科，显然此概念仅为上述“微创化外科”的一部分，特指依赖于此类特殊器械实现的治疗效果与传统手术相同、相似或更佳效果的技术系统。我们认为，广义的微创化外科远非外科技术本身，涉及了医疗过程中“整体治疗观念”的人文关怀与关爱。历代外科学家就极力主张以减少组织损伤为目的，不片面追求速度，并明确提出了手术操作的基本原则：对组织轻柔操作，尽量保护正常组织结构不受破坏；正确止血，锐性解剖分离；避免大块结扎，不用有损伤的钳、镊夹持牵拉内脏组织；不要随意扩大切口，能用简单的手术治愈疾病绝不采用更大而复杂的手术方法来处理。诸如此类都属于微创外科的范畴。这种观念更有利于澄清微创化的全部内涵，有利于培养外科医生尤其是医学生和低年资外科医生的基本外科素质和操作技能，培养他们对外科基本操作技能的深层次理解，也有利于外科手术操作规范化、标准化、微创化目标的实现。

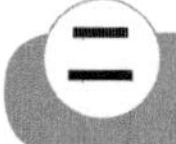

二 内镜技术

（一）内镜技术的起源

内镜的发展起源于近代，按其发展阶段分为硬管式内镜、半可屈式内镜、纤维内镜、超声与电子内镜等阶段。1806年德国的Bozzini制造了以蜡烛为光源的用于观察膀胱和直肠内部的器械。1879年德国泌尿科医生Nitze制成了第一个含光学系统的内镜，即膀胱镜。随着光学系统的引入，硬管式内镜不断完善发展，半可屈式内镜应运而生。1932年Wolf-Schindler胃镜研制成功，其特点是前端在胃内可屈，术者能清晰观察胃黏膜图像。1957年Hirschowitz制成了光导纤维胃十二指肠镜，为纤维内镜的发展拉开了帷幕。1983年借助微型图像传感器将图像显示

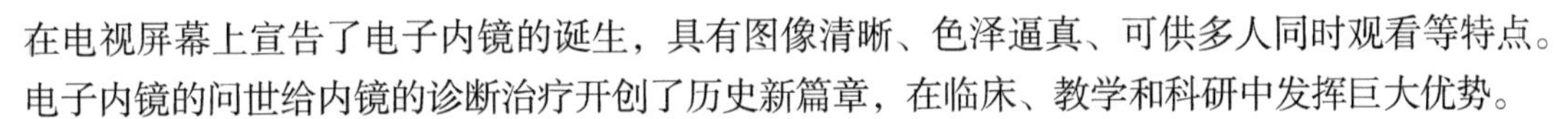

在电视屏幕上宣告了电子内镜的诞生，具有图像清晰、色泽逼真、可供多人同时观看等特点。电子内镜的问世给内镜的诊断治疗开创了历史新篇章，在临床、教学和科研中发挥巨大优势。

（二）内镜技术在外科临床中的应用

内镜手术的临床应用已经深刻改变和影响了人们对一些疾病的治疗思路。内镜治疗可以有效解决保守治疗难以解决的问题，简化复杂而危险的治疗方法或替代某些手术，对难以用常规手术治疗的患者进行有效的姑息性或治愈性治疗。其基本成熟的技术包括注射术、钳夹术、切除切开术、扩张术、支架导管置入术、穿刺术、缝合术等。

1. 消化内镜外科技术　目前，消化内镜技术发展最为成熟。例如，治疗消化道出血可经内镜注射硬化剂、使用结扎器结扎出血点、电凝、微波、激光或氩气刀等达到止血目的。直径小于 2cm 的消化道（食管、胃、结肠和直肠）原位癌、黏膜或黏膜下层癌，无远处淋巴结转移者，可采用内镜下黏膜切除术。纤维胆道镜可用于胆道探查取石、取异物、止血，也可以术中指引狭窄胆道扩张。治疗性胰胆管内镜技术已经成为胆胰疾病的重要治疗手段，经皮经肝胆道镜技术可以对肝内疾病进行有效诊治。

2. 呼吸内镜外科技术　主要用于恶性呼吸道肿瘤、良性肉芽肿、呼吸道异物等的治疗。

3. 泌尿外科内镜技术　应用范围最为广泛，约 90% 以上的泌尿外科手术可通过内镜完成。例如，泌尿系统结石已经很少需要开放式手术，可以通过经皮肾镜、输尿管镜、膀胱镜清除绝大多数结石。经尿道前列腺电切术也已经是治疗良性前列腺增生的标准术式。

（三）内镜技术的发展

1. 胶囊内镜　是一个塑料胶囊，包含摄像机、无线电发射装置。主要应用于不明原因的消化道出血、慢性腹痛腹泻等消化道检查。

2. 共聚焦显微内镜　是新的成像技术，在内镜检查过程中进行显微检查。通过将病理学与内镜学结合起来，发现细胞水平甚至亚细胞水平的病变。使内镜医师能够直接观察到组织细胞水平的变化，从而发现黏膜及黏膜下的病变，直接指导活检以及提供更有效的内镜治疗。共聚焦激光显微内镜涉足领域包括 Barrett 食管、炎症性肠病、败血症及结直肠癌的筛查与诊断等诸多方面。

3. 超声内镜　是 20 世纪 80 年代中后期开始发展的，同时拥有内镜和超声波检测的双重功能。通过内镜探查病变，再使用超声对病变进行定点观察，同时获得管壁各层的组织学特征及周围脏器的超声图像，发现食管、胃肠及肝、胆、胰的微小病变；在胃食管静脉曲张破裂出血方面也有着显著优势。超声内镜的发展进一步提高了内镜和超声的诊疗水平。

三 腹腔镜外科技术

腹腔镜手术是近些年外科领域极其重要的发展。腹腔镜手术是在腹腔内注入 CO_2，形成人工气腹以提供进行观察和操控的空间。手术器械通过穿刺孔经导管进入腹腔，进行分离、电凝、结扎及置夹等步骤。

（一）手术设备

腹腔镜手术设备包括以下几方面：①影像处理系统（腹腔镜镜头、摄像头、冷光源、显示器和录像设备）；②气腹机；③腹腔镜手术器械。

1. 影像处理系统

（1）腹腔镜镜头：现代腹腔镜依然采用 Hopkins 柱型透镜系统，透镜间填充空气，并用另外的补偿透镜纠正图像边缘的变形。临床常用直径 10mm、镜面视角 0° 和 30° 的腹腔镜。

（2）摄像头：连接在腹腔镜上，其图像通过光电耦合器（CCD）将光信号转换成数字信号然后通过数模转换器将信号输送到显示器。术中医师可以通过摄像头调节图像的色彩、亮度、对比度，使色彩逼真，图像清晰，便于手术操作。

（3）冷光源：通过光导纤维与腹腔镜相连以照亮手术野，灯泡有氙气灯、金属卤素灯、氩气灯、金属弧光灯等。目前临床上通常使用高亮度的300W氙气灯。

（4）显示器：目前应用的为全数字显示器，光信号通过CCD转换成数字信号经逐行扫描直接显示出来。

（5）录像设备：腹腔镜的使用带来了大量图片，手术图像可以方便打印和存入电脑。手术图像可以实时地捕捉并存储在电脑硬盘上并且进行编辑预处理。

2. 气腹机　常用电子控制的CO_2气腹机建立和维持气腹。气腹机具有连续可调节的压力控制和显示系统。

3. 腹腔镜手术器械　包括超声刀、电钩、分离钳、抓/持钳、肠钳、气腹针、穿刺器、剪刀、牵开器、血管夹、切割吻合器等，见图13-1。

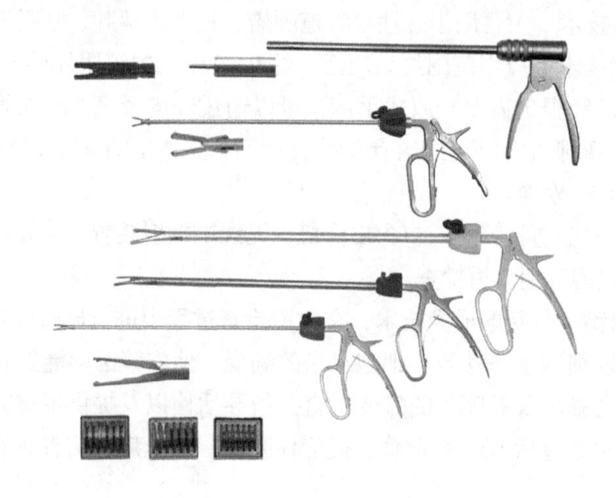

图13-1　腹腔镜手术器械

腹腔镜作为微创外科的代表，具有创伤小、恢复快、痛苦轻、治愈率高等优点，在外科领域被广泛应用，涉及许多病种和手术。

目前，腹腔镜手术的金标准是胆囊切除术，随着腹腔镜技术的日益完善和腹腔镜医生操作水平的提高，几乎所有的外科疾病都可以进行微创手术治疗，效果显著。

（二）腹腔镜手术适用范围

1. 肝胆系统手术　胆囊切除术，胆总管切开取石术，肝脏切除术，肝囊肿开窗引流术，肝脓肿引流术，胆肠内引流术。

2. 脾胰疾病手术　脾切除术，脾囊肿开窗引流术，胰腺假性囊肿内引流术，胰腺部分切除术。

3. 胃肠外科手术　胃大部切除，迷走神经干切断术，阑尾切除术，溃疡病穿孔修补术，胃减容术治疗肥胖症，肠粘连松解术，结肠直肠肿瘤切除术。

4. 妇科疾病手术　子宫切除术，子宫肌瘤剜除术，卵巢囊肿切除术，异位妊娠手术，输卵管手术，不育症探查，盆腔清扫术。

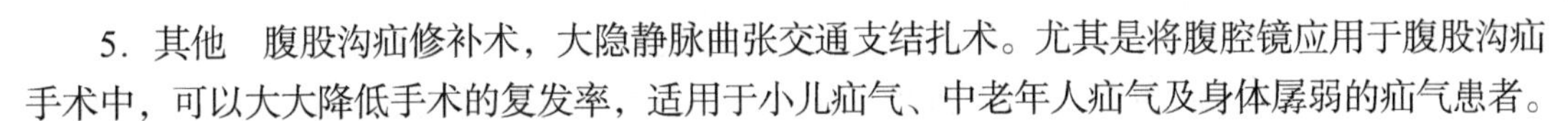

5. 其他　腹股沟疝修补术，大隐静脉曲张交通支结扎术。尤其是将腹腔镜应用于腹股沟疝手术中，可以大大降低手术的复发率，适用于小儿疝气、中老年人疝气及身体孱弱的疝气患者。

（三）腹腔镜外科手术并发症

1. CO_2 气腹并发症　不恰当的气腹压力和腹腔镜手术特有体位会导致患者出现高碳酸血症和低氧血症。术中膈抬高，肺底部运动受限，肺顺应性下降，影响通气功能。气腹针穿刺失误，气体直接注入腹膜外间隙，或者切口过大，尤其是腹膜、筋膜切口过大，或者手术时间过长，腹腔 CO_2 压力过高都能引起皮下气肿、气胸、纵隔气肿、气体栓塞、心包积气、心律失常等。

2. 腹壁穿刺并发症　暴力穿刺是损伤腹内脏器及大血管的主要原因。其他腹壁并发症主要与戳孔有关，如戳孔出血、腹壁血肿、感染、戳孔疝等。

第2节　显微外科

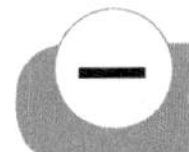

一　概述

显微外科是利用光学放大镜，使用显微器材对细小组织进行精细手术的学科，同时它作为一门技术，已广泛应用于手术学科的各个专业，如骨科、手外科、整形外科等，成为多学科的交叉和边缘学科。在手术野放大的情况下进行外科手术操作能够超越人类具有的视力限制，从宏观到微观，使手术者大大提高对人体细微解剖结构的辨认能力，以及对正常组织与病理组织的鉴别水平，从而使手术进行得更加精确细致，降低组织损伤而利于组织愈合。最早使用手术显微镜进行手术的是耳鼻喉科医生。1921 年瑞典的 Nylen 和 Helmgren 首先使用放大镜与双目手术显微镜为耳硬化患者进行内耳的手术。1960 年美国的 Jacobson 及 Suarez 首先指出显微血管外科的实用价值，报道了应用显微技术予 1.6～3.2mm 的小动脉进行吻合。从此显微外科进入了一个新的发展阶段，显微外科技术的临床应用范围日趋扩大。

二　纤维外科设备、器械和材料

1. 手术显微镜和放大镜　是显微外科重要的设备。显微镜的放大倍率一般能在 6～25 倍切换，这样可以满足不同的放大需要。每一手术者都要用两个目镜同时观察，所得的放大像才能是立体的，简称为双目式。按照能同时参加手术人数的多少，显微镜可分为单人双目式、双人双目式和三人双目式等。随着显微镜的发展，还增加了摄影、电视等各种附加装置，可满足示教、记录等各方面的需要，见图 13-2。目前临床上普遍应用头戴式放大镜，放大倍数为 6～20 倍。

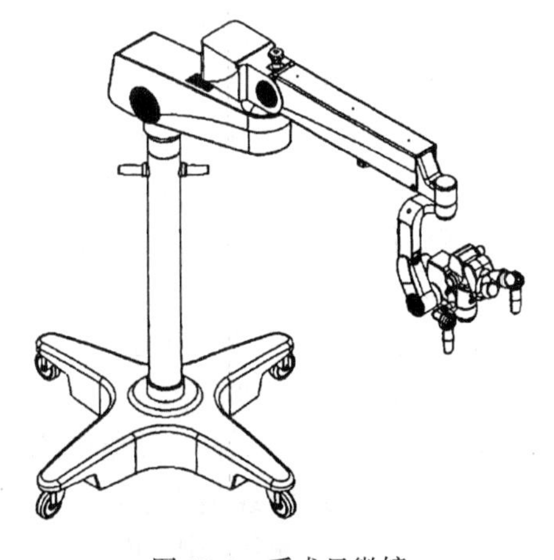

图 13-2　手术显微镜

2. 显微外科器械　镊子是显微外科中最重要的工具，常用于微小组织分离、夹持、支撑。镊子的尖端必须很精细，有直有弯。纤维剪刀为弹簧式，头部有弯、直两种，弯剪用来分离组织，直剪用来修剪血管。显微持针器咬合面光滑无齿，对合紧密，能稳固夹持显微缝合针线。不同大小的血管夹适用于不同口径的血管，既能阻断血流，又不损伤血管壁。其他还包括对抗器、微型血管钳、微型冲洗平针头等。

3. 显微缝合针线　缝线的一端连无损伤缝针。不同规格的针线适用于不同口径的血管（表 13-1）。

表 13-1　显微缝合针线一览表

针			线		用途
规格	直径（mm）	长度（mm）	直径（mm）	拉力（g）	
7-0	0.2	6	0.05	50	直径>3mm 的血管
8-0	0.2	6	0.38	50	直径 1～3mm 的血管
9-0	0.1	5	0.25	25	直径 1～3mm 的血管
11-0	0.07	4	0.018	10	直径<3mm 的血管

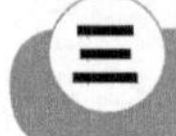

三　显微外科的基本手术技术

（一）显微血管缝合

1. 显微血管缝合原则　缝接的血管必须是正常的，创伤导致破裂的血管必须彻底切除，否则会导致血栓形成。保证缝合的血管有适当的张力，张力过大，容易导致吻合口出血，血管过长没有张力又会影响血流。严格遵守无创技术，手术医生的操作必须轻柔细致，严禁锐器进入血管腔，不能用镊子夹持血管壁，以免损伤血管内膜，只能用尖镊轻提血管外膜。缝合血管时需将断端的血管外膜切除，避免缝合时带入管腔，以免形成血栓。缝合血管的口径最好相近，如果血管两个断端口径轻度不同，一般可做对端缝合，如口径不一致，小于其直径的 1/4～1/3，需要将口径较小的血管断端沿其纵轴方向做 45° 斜向切断以增大口径再行缝合。如果断端口径相差超过直径的 1/2，一般宜做血管端侧缝合。

2. 小血管缝合技术

（1）放置血管夹，其位置最好离开断端 4～5mm。放置位置与断端过近容易滑脱，还会影响手术操作。

（2）修建血管外膜，以免在血管缝合时带入管腔而导致血栓形成。

（3）肝素生理盐水冲洗血管腔，用血管镊或血管扩张器插入血管腔，边扩张边冲洗。

（4）缝合血管：采用两定点或三定点间断缝合法，在不漏血的情况下尽量减少缝合针数。直径大于 3mm 的血管缝 10～14 针；直径 2～3mm 的血管缝 8～10 针；直径 1～2mm 的血管缝 6～8 针；直径 1mm 以下的血管缝 4～6 针。缝合的针距与边距应根据血管的口径、管壁厚度与管腔的血压而定。动脉缝合的边距相当于该血管壁厚度的 2 倍，针距为边距的 2 倍。静脉血管由于管壁薄，边距可适当增大。缝合血管时进针的方向应该与针的纵轴平行，否则易引起针体弯曲或折断。尽量使缝针与血管壁垂直，使管壁内外的厚度相等，以便断端良好对合。出针时应顺着缝针的弧度拉出。缝线打结时应将缝线轻轻上提，使血管壁轻度外翻，血管内膜达到良好对合。第一个结松紧适度，第二、三个结应紧，以免松脱出血。缝合顺序：常用 180° 定点法，即在血管的上下方各缝一针，打结作为牵引，根据缝合针数在其前壁顺序均匀加缝 2～4 针，然后翻转血管 180°，同样方法缝合后壁。缝合完毕后松开血管夹，观察血流通过吻合口的情况。如果漏血不多，用小纱布块轻压片刻即能自行止血。如吻合口呈喷射状出血应加缝针。

（二）显微神经缝合

1. 神经纤维缝合原则　创伤性神经的断端必须将损伤的神经束或者神经瘤彻底切除，直至神经束断端清晰正常方可缝合。手术显微镜下神经束务必判明方向后原位排列缝合，避免发生扭转，一旦将运动纤维和感觉纤维交叉缝合，其功能将会受到不可逆转的影响。缝合神经不能出现张力，否则即使神经外膜对合良好，但其中的神经束仍未对紧，也会导致断端有瘢痕组织形成，影响神经再生。分离显露神经时尽可能避免损伤神经营养血管。神经缝合处周围组织的血供必须保证正常。

2. 显微神经缝合技术

（1）神经外膜缝合：外膜缝合一般采用9-0无损伤单丝尼龙缝线行间断缝合，可先在相隔180°处缝合，每隔1mm缝合1针，只缝合外膜，一侧缝合完毕后翻转同样缝合另一侧。

（2）神经束膜缝合：先修去部分神经外膜，神经束分出数组，一般成组的神经束可缝合2～3针，单独神经束缝合1～2针。先缝合深部神经束。

（三）显微肌腱缝合

1. 断裂的肌腱　应尽快恢复肌腱本身的血液供应，加速肌腱愈合。禁止用镊子或血管钳尖端反复钳夹肌腱表面，防止造成过多的创伤而加重术后粘连。可以用镊子或钳子尖端夹住肌腱的断面进行牵拉与缝接，缝接必须无张力。

2. 显微肌腱缝合技术　目前有三种显微肌腱缝合法：Becker法、改良Kessler法、套圈法。Becker法是找到断离肌腱的两端，向两端各游离2～3mm，注意不要损伤腱旁组织。将断面切成斜坡形，将两个斜坡形的断面对合后在显微镜下缝合。这种缝合的方法最常用，能承受4kg的拉力而不出现间隙，而其他缝合方法不能承受大于1.4kg的拉力而迅速出现较大的间隙。

第3节　移植外科

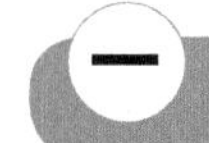

一　概述

移植是指将一个个体的细胞、组织或器官（移植物）用手术或者介入的方法移植到自体或另一个体的某一部位，统称为移植术。提供移植物的个体称为供体，接受移植物的个体称为受体。

人类移植学的发展始于20世纪初。1900年开展的输血技术是最早的细胞移植，1905年实施了世界首例角膜移植，1954年Murray等在同卵孪生兄弟之间进行了活体肾移植，移植肾获得长期良好的功能，这标志着器官移植进入了临床应用阶段。20世纪60年代第一代免疫抑制剂（硫唑嘌呤、泼尼松和抗淋巴细胞血清）问世及器官保存技术与外科血管吻合技术的发展，使得器官移植突飞猛进。此后，相继开展了原位肝移植、肺移植、胰腺移植、心脏移植、心肺联合移植和小肠移植。特别是至20世纪70年代末80年代初，新的免疫抑制剂环孢素的应用，使移植物的存活率和器官移植的临床疗效大为提高。同时推动了各种单克隆抗体制剂以及他克莫司、骁悉、西罗莫司等新型免疫抑制剂的开发应用，因此有了更多选择，可以更有效地实施个体化的治疗方案。我国器官移植开始于20世纪60年代，70年代末逐渐开展，80年代形成一定规模，90年代亦能开展各种器官移植。一些移植效果已经接近和达到国际先进水平。

按供体和受体是否为同一个体将移植分为自体移植和异体移植。按植入部位不同分为原位移植和异位移植。按供体和受体种系基因关系分类，基因完全相同的异体移植称为同系移植，如同卵双生间的移植，移植后不发生排斥反应。种系相同基因不同，称为同种异体移植，如人与人之间的移植，移植后会发生排斥反应。不同种系之间的移植，如人与狒狒之间的移植，移植后会发生强烈的排斥反应。

细胞移植是指将适量游离的具有某种功能的活细胞输注到受体血管、体腔或组织器官内的技术。其适应证是补充受体体内该种数量减少或功能降低的细胞，如骨髓与造血干细胞移植治疗白血病等血液系统恶性肿瘤。组织移植是指某一种组织如角膜、皮肤、筋膜、肌腱等，或整体联合几种组织如皮瓣等的移植。一般采用自体或异体组织行游离移植或血管吻合移植以修复某种组织缺损。器官移植是指实体器官整体或部分的并需要进行器官所属血管及其他功能性管道结构重建的移植，如肾移植、心脏移植和肝移植等。

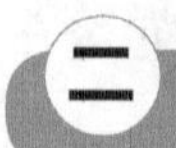

移植免疫

移植排斥是移植成功最大的障碍，其本质是一种受体对供体特异性的免疫反应，具有获得性免疫反应的特征。

（一）移植抗原

引起免疫应答的供体移植物抗原称为移植抗原，包括主要组织相容性复合体（MHC）、次要组织相容性抗原（mH 抗原）和内皮糖蛋白。

（二）移植抗原的识别与免疫应答

移植抗原识别分为直接识别和间接识别两种途径。直接识别是指供体来源的抗原提呈细胞经血液迁移至二级淋巴组织（脾和淋巴结），将表面的 MHC 分子或抗原肽-MHC 分子复合物直接提呈给受体淋巴细胞，使其识别并产生应答。间接识别是指供体移植物的脱落细胞或抗原经受体抗原提呈细胞摄取、加工和处理，以供体抗原肽-受体 MHC Ⅱ分子复合物的形式提呈给受体 T 细胞使之活化。Th 细胞激活后，通过分泌细胞因子，不但促进自身分裂增殖，同时也激活 $CD8^+$的细胞毒性 T 细胞、B 细胞等。细胞毒性 T 细胞通过分泌穿孔素、颗粒酶等形成对移植器官靶细胞的损伤。B 细胞主要通过转化为浆细胞，分泌抗体，经体液免疫或抗体介导的细胞免疫反应作用于移植物。

（三）移植免疫排斥反应分类

1. 超急性排斥反应　通常由于受体预先存在抗供体抗原的抗体。移植物再灌注后数分钟或数小时内，预存抗体迅速与移植物内皮细胞结合，激活补体和凝血反应，导致溶血反应，移植物微血管系统广泛微血栓形成。

2. 急性排斥反应　是最常见的排斥反应，可见于移植术后的任何时段。细胞免疫反应和体液免疫反应均发挥重要作用。

3. 慢性排斥反应　是移植物丧失功能的主要原因，是器官移植最大的障碍之一。其具体发生机制不明，多由于免疫因素如急性排斥反复发作，多种非免疫因素促进慢性排斥反应进展共同导致慢性移植物丧失功能。

4. 移植物抗宿主反应　为移植物中的特异性淋巴细胞识别宿主抗原所致，可导致移植失败甚至受体死亡。

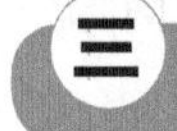

器官移植

临床器官移植有肾移植、肝移植、心脏移植、胰腺移植、肺移植、小肠移植等。通过器官移植许多患者生活质量得以改善，生命得以延长。

（一）肾移植

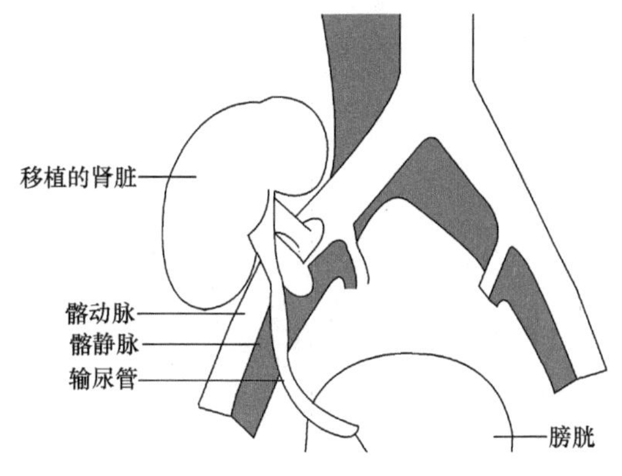

图 13-3 肾脏移植示意图

各类器官移植中肾移植疗效最为显著。肾移植的主要适应证是各种肾病进展到慢性肾衰竭尿毒症期，包括慢性肾小球肾炎、慢性肾盂肾炎、多囊肾、糖尿病性肾病、间质性肾炎和自身免疫性肾病等。肾移植术式已经定型，移植肾常规首选放于右髂窝，手术操作简便易行，解剖结构显露清楚，降低了手术难度，处于表浅部位，便于术后观察。肾动脉与髂内或髂外动脉吻合，肾静脉与髂外静脉吻合，输尿管经过膀胱浆肌层与膀胱黏膜吻合，见图 13-3。

（二）肝移植

肝移植的适应证包括进行性、不可逆性和致死性终末期肝病，无其他有效治疗方案。包括病毒性或酒精性肝硬化失代偿期、急性肝衰竭、先天胆道闭锁、肝豆状核变性和肝恶性肿瘤等。肝移植的经典术式包括原位肝移植、背驮式肝移植和改良背驮式肝移植。

（三）心脏移植

经内科治疗无效的广泛心肌不可逆损害，如扩张型心肌病、冠心病、瓣膜病和先天性心脏畸形等均可考虑心脏移植。原位心移植的手术方式有经典法、全心法、双腔静脉法等。

一、名词解释

1. 显微外科
2. 移植术

二、选择题

A_1/A_2 型题

1. 目前临床上应用最多的腹腔镜手术是（　　）
   A. 胆囊切除术　　B. 结肠切除术
   C. 阑尾切除术　　D. 疝修补术
   E. 甲状腺手术
2. 下列哪项不是内镜手术的基本技术（　　）
   A. 注射术　　B. 钳夹术
   C. 切除术　　D. 栓塞术
   E. 扩张术
3. 下列哪项不是 TAE 常用的栓塞剂（　　）
   A. 碘油　　B. 明胶海绵颗粒
   C. 泛影葡胺　　D. 聚乙烯醇颗粒
   E. 弹簧小钢圈
4. T 细胞完全激活需要的共刺激信号，由 APC 的共刺激分子提供，APC 包括（　　）
   A. 巨噬细胞和 B 细胞
   B. 巨噬细胞和树突状细胞
   C. 树突状细胞和 B 细胞
   D. B 细胞和 T 细胞
   E. 巨噬细胞和 T 细胞

三、简答题

简述移植免疫排斥反应的分类。

（姚　强）

第14章 颅内压增高与脑疝

颅腔容纳着脑组织、脑脊液和血液3种内容物，颅缝闭合后颅腔的容积是固定不变的，为1400～1500ml。颅腔内的上述3种内容物，使颅内保持一定的压力，称为颅内压（intracranial pressure，ICP）。

颅内压增高是颅脑损伤、脑肿瘤、脑血管病、脑积水和炎症等疾病使颅腔内容物对颅腔壁产生的压力上升，导致颅内压持续超过正常上限，从而引起的相应的综合征，是神经外科常见的临床综合征。

颅内压持续增高，可引起一系列中枢神经系统功能紊乱和病理变化，最终引起脑疝，是一种严重的危象，早期预防和治疗颅内压增高，减轻脑疝，治疗上才能取得良好预后。

第1节 颅内压增高

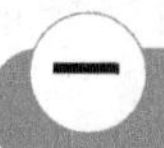

一 颅内压增高的病因

颅内压增高的病因可分为三大类。

1. 颅内自身内容物的体积增大 如脑组织体积增大（脑水肿）、脑脊液增多（脑积水）、颅内血容量增多（颅内静脉回流受阻或过度灌注）。

2. 颅内异常占位性病变 如颅内血肿、脑肿瘤、脑脓肿等。

3. 颅腔的容积变小 如先天性畸形，如狭颅症、颅底凹陷症等。

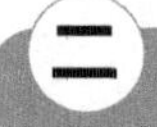

二 颅内压增高的病理生理

（一）正常颅内压

由于颅内的脑脊液介于颅腔壁和脑组织之间，通常以脑脊液的静水压代表颅内压力，通过侧卧位腰椎穿刺或直接脑室穿刺测量来获得该压力数值，成人的正常颅内压为70～200mmH_2O，儿童的正常颅内压为50～100mmH_2O，临床上颅内压还可以通过应用颅内压监护装置进行持续的动态观察。

（二）颅内压的调节与代偿

正常颅内压的波动与血压和呼吸关系密切，收缩期颅内压略有增高，舒张期颅内压稍下降；呼气时压力略增，吸气时压力稍降。颅内压增高时的调节主要是通过脑脊液量的增减来调节。当颅内压低于 70mmH_2O 时，脑脊液的分泌则增加，而吸收减少，使颅内脑脊液量增多，以维持正常颅内压不变。相反，当颅内压高于 70mmH_2O 时，脑脊液的分泌减少而吸收增多，使颅内脑脊液量保持在正常范围，以代偿增加的颅内压。另外，当颅内压增高时，有一部分脑脊液被挤入蛛网膜下腔，也起到一定的调节颅内压的作用。脑脊液的总量占颅腔总容积的 10%。颅内压部分依靠颅内的静脉血被排挤到颅外血液循环外调节。血液则依据血流量的不同占总容积的 2%～11%。颅内增加的临界容积约为 5%，超过此范围，颅内压开始增高。当颅腔内容物容积增大或颅腔容量缩减超过颅腔容积的 8%～10% 时，则会产生严重的颅内压增高。

（三）容积 / 压力关系曲线

以猴为动物实验的颅腔容积与压力关系实验表明，在幕上硬脑膜外放置一小球囊，每小时将 1ml 液体注入囊内，在到 5ml 时达到一个临界点，之前注液颅内压没有明显升高，之后只要向囊内注入极少量液体，颅内压就会有大幅度的升高，释放少量液体颅内压即显著下降。这种颅腔内容物的容积与颅内压之间的关系称为颅内容积 / 压力关系曲线，如图 14-1 所示。这种关系可以说明一些临床现象，如发生颅内占位性病变时，随着病变的缓慢增长，可以长期不出现颅内压增高症状，一旦超过临界点即失代偿，则病情将迅速发展，在短期内即可出现脑疝。

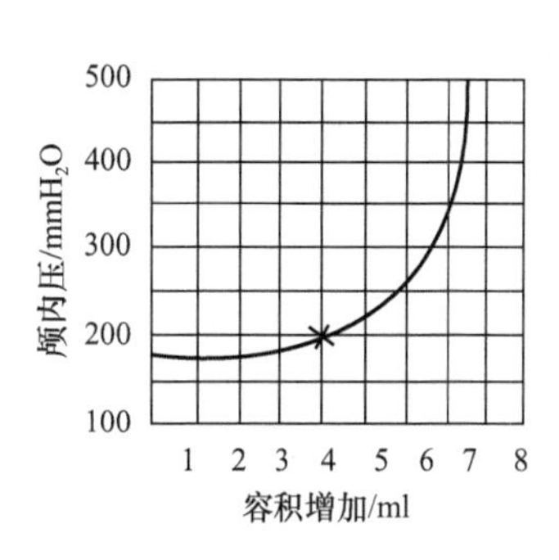

图 14-1　容积 / 压力关系曲线

（四）颅内压增高的类型

根据病因不同，颅内压增高可分为两类。

1. 弥漫性颅内压增高　其特点是颅腔内各部位及各分腔之间压力均匀升高，不存在明显的压力差，因此脑组织无明显移位。临床所见的弥漫性脑膜脑炎、弥漫性脑水肿、交通性脑积水等所引起的颅内压增高均属于这一类型。

2. 局灶性颅内压增高　因颅内有局限的病变，病变部位压力首先增高，使附近的脑组织受到挤压而发生移位，并把压力传向远处，造成颅内各腔隙间的压力差，这种压力差导致脑室、脑干及中线结构移位，易形成脑疝。

根据病变发展的快慢不同，颅内压增高可分为急性、亚急性和慢性三类。

1. 急性颅内压增高　见于急性颅脑损伤引起的颅内血肿、高血压性脑出血等。其病情发展快，颅内压增高所引起的症状和体征严重，生命体征变化剧烈。

2. 亚急性颅内压增高　病情发展较快，颅内压增高的反应较轻或不明显。亚急性颅内压增高多见于发展较快的颅内恶性肿瘤、转移瘤及各种颅内炎症等。

3. 慢性颅内压增高　病情发展较慢，可长期无颅内压增高的症状和体征。多见于生长缓慢的颅内良性肿瘤、慢性硬脑膜下血肿等。

急性或慢性颅内压增高均可导致脑疝发生，产生一系列危急症状。

（五）临床表现

1. 头痛　这是颅内压增高的主要症状，头痛以早晨或晚间较重，部位多在额部及颈部，头痛程度随颅内压的增高而进行性加重。当用力、咳嗽、弯腰或低头活动时头痛加重。头痛性质以胀痛和撕裂痛为多见。

2. 恶心、呕吐　当头痛剧烈时，可伴有恶心、呕吐。呕吐呈喷射性，易发生于饭后。

3．视神经乳头水肿　表现为视神经乳头充血，边缘模糊不清，中央凹陷消失，视盘隆起，静脉怒张。若视神经乳头水肿长期存在，则视盘颜色苍白，视力减退，视野向心缩小，称为视神经继发性萎缩。此时如果颅内压增高得以解除，往往视力的恢复也并不理想，甚至继续恶化和导致失明。

以上三者是颅内压增高的典型表现，称为颅内压增高"三主征"。颅内压增高的"三主征"各自出现的时间并不一致，可以其中一项为首发症状。

4．意识障碍及生命体征变化　早期意识障碍可出现嗜睡，反应迟钝。严重者可出现昏睡、昏迷，伴有瞳孔散大、对光反射消失、脑疝、去脑强直。中、重度颅内压增高可引起生命体征变化，即血压升高，呼吸、脉搏减慢，又称为Cushing综合征。严重者可出现体温升高、呼吸不规则甚至呼吸循环衰竭而死亡。

5．其他症状和体征　儿童患者可有头颅增大、颅缝增宽或分裂、前囟饱满隆起。头颅叩诊时呈破罐声，头皮和额眶部浅静脉扩张。

（六）诊断

全面而详细地询问病史和认真地进行神经系统检查，可发现许多颅内疾病。可由一些局灶性症状与体征作出初步诊断。如反复呕吐、进行性剧烈的头痛、癫痫发作、进行性瘫痪等，都应考虑到颅内压增高的可能。当发现有视神经乳头水肿及头痛、呕吐三主征时，颅内压增高的诊断可以基本肯定。应注意鉴别，应及时地作以下辅助检查，尽早诊断和治疗。

1．电子计算机X线断层扫描（CT）　是诊断颅内病变的首选辅助检查措施。它不仅能对绝大多数占位性病变作出定位诊断，而且还有助于定性诊断。优点：速度快，费用低廉。

2．磁共振成像（MRI）　在CT不能确诊的情况下，可进一步行MRI检查，以利于确诊。优点：成像清晰，能各方位扫描。缺点：速度慢，费用高。

3．数字减影血管造影（DSA）　主要用于疑有脑血管畸形或动脉瘤等疾病的病例。

4．头颅X线摄片　对于诊断颅骨骨折等具有重要价值。但单独作为诊断颅内占位性病变的辅助检查手段现已少用。

5．腰椎穿刺　对颅内占位性病变患者有一定的危险性，有时可引发脑疝，故应当慎重进行。

6．颅内压监护　以有创颅内压监护装置为主，可进行持续的动态观察以指导治疗。

（七）治疗原则

1．一般处理　密切观察神志、瞳孔、生命体征的变化；头部抬高30°～45°；保持头颈伸直，避免压迫；控制高血压，避免低血压；避免低氧血症等处理，以掌握病情发展的动态。

2．病因治疗　尽早查明病因，以明确诊断，尽快施行去除病因的治疗。颅内占位性病变，首先应考虑作病变切除术。不能根治的病变可作大部切除、部分切除或减压术；若有脑积水者，可行脑脊液分流术，将脑室内液体通过特制导管分流入蛛网膜下腔、腹腔或心房或体外。颅内压增高已引起脑疝时，应分秒必争地进行紧急抢救或手术处理。

3．药物治疗　适用于颅内压增高但暂时尚未查明原因或虽已查明原因但仍需要非手术治疗的病例。如20%甘露醇首次0.25～1.00mg/kg，快速静脉滴注，然后0.25mg/kg每日2～4次。根据病情适当应用镇静剂。

4．辅助治疗　过度通气使$PaCO_2$控制在30～35mmHg，低温疗法有利于降低脑的新陈代谢率，减少脑组织的耗氧量，防止脑水肿的发生与发展，对降低颅内压亦起一定作用。

第 2 节 脑 疝

●案例分析

患者，男性，35 岁。因头部外伤 2 小时来诊，昏迷约 0.5 小时后苏醒，在他人搀扶下起床小便 1 次。门诊头颅 CT 提示：右顶颅骨骨折，骨折线通过脑膜中动脉沟，但未发现血肿。入病房后，患者再次昏迷伴喷射性呕吐。体格检查：昏迷，右侧瞳孔散大，对光反射消失，左侧肢体刺痛反应差，左侧病理征阳性。

问题：1. 该患者是哪种类型的脑疝？

2. 应该采取哪些措施？

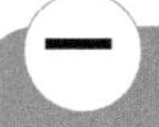

解剖学基础

颅腔由小脑幕分成幕上腔及幕下腔，幕下腔容纳脑桥、延髓及小脑。幕上腔又被大脑镰分隔成左右两分腔，容纳左右大脑半球。两侧幕上分腔借大脑镰下的镰下孔相通。中脑在小脑幕切迹裂孔中通过，其外侧面与颞叶的钩回、海马回相邻。发自大脑脚内侧的动眼神经越过小脑幕切迹走行在海绵窦的外侧壁直至眶上裂（图 14-2）。颅腔与脊髓腔相连处的出口称为枕骨大孔。延髓下端通过此孔与脊髓相连。小脑蚓锥体下部两侧的小脑扁桃体位于延髓下端的背面，其下缘与枕骨大孔后缘相对（图 14-3）。

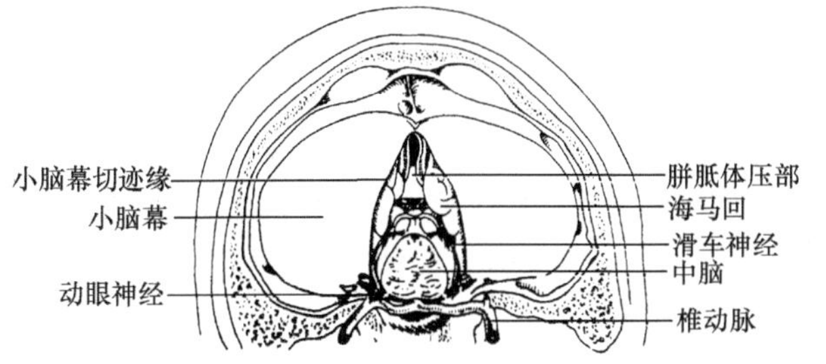

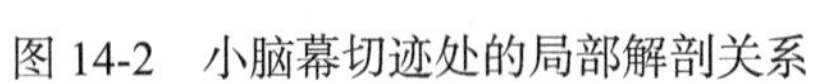
图 14-2 小脑幕切迹处的局部解剖关系

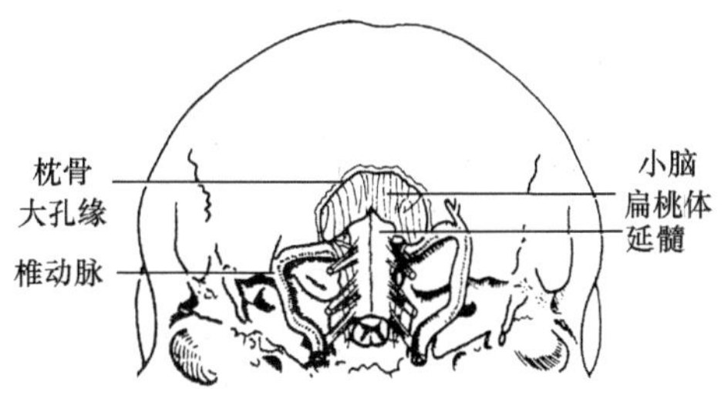

图 14-3 枕骨大孔处的局部解剖关系

当颅内某分腔有导致颅内压增高的病变时，在密闭的颅腔内，压力由高处向低处传递，导致脑组织血管及脑神经等重要结构受压和移位，经过颅内生理性或病理性孔腔，从而引发一系列临床症状，称为脑疝。

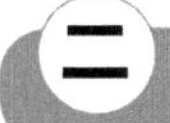

病因与分类

（一）常见病因

1. 外伤性 各种颅内血肿，如硬脊膜外血肿、硬脊膜下血肿及脑内血肿。

2. 肿瘤性 如颅后窝、中线部位及大脑半球的肿瘤。

3. 感染性 如脑脓肿、硬脊膜下积脓。

4. 血管性 如脑血管意外、蛛网膜下腔出血。

5. 医源性 对于颅内压增高患者行腰椎穿刺，脑脊液放出过多过快，使各分腔间的压力差增大形成脑疝。

6. 其他　颅内寄生虫病等。

（二）分类

脑疝通常分为三类（图 14-4）。

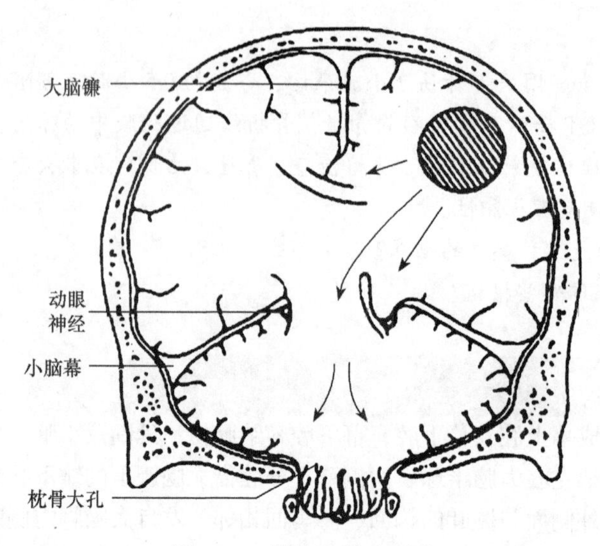

图 14-4　常见脑疝示意图

1. 小脑幕切迹疝（颞叶钩回疝）　颞叶的海马回、钩回通过小脑幕切迹被推移至幕下。

2. 枕骨大孔疝（小脑扁桃体疝）　小脑扁桃体及延髓经枕骨大孔被推挤入椎管内。

3. 大脑镰下疝（扣带回疝）　一侧半球的扣带回经镰下孔被挤入对侧分腔。

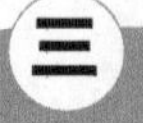

三　脑疝的病理生理

1. 脑干变化　移位的脑组织在小脑幕切迹或枕骨大孔处挤压脑干，同侧的大脑脚受到挤压而造成病变对侧偏瘫，急性延髓受压致呼吸中枢受损，可很快引起衰竭，病情急剧恶化。

2. 动眼神经损害　同侧动眼神经受到直接、间接挤压可产生动眼神经症状。

3. 脑脊液循环障碍　小脑幕切迹裂孔及枕骨大孔被移位的脑组织堵塞，使通路受阻，进一步加重了颅内压增高，形成恶性循环，使病情迅速恶化。

4. 大脑后动脉栓塞　移位的钩回、海马回可将大脑后动脉挤压于小脑幕切迹缘上致动脉缺血、栓塞，枕叶皮质缺血坏死。

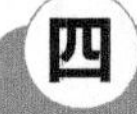

四　临床表现

（一）小脑幕切迹疝

1. 颅内压增高的症状　可为剧烈头痛，可伴喷射性呕吐。头痛程度进行性加重伴烦躁不安。部分患者视神经乳头水肿。

2. 意识改变　由于脑干内网状上行激动系统受累，患者随脑疝进展可出现嗜睡及不同程度昏迷。

3. 瞳孔改变　早期动眼神经受刺激导致患侧瞳孔变小，对光反射迟钝，中期动眼神经麻痹，患侧瞳孔逐渐散大，直接和间接对光反射均消失。晚期可致双侧瞳孔散大，对光反射消失，此时患者多已处于濒死状态。

4. 运动障碍 早期为病变对侧肢体的肌力减弱或麻痹，病理征阳性。中期出现肢体瘫痪，晚期可去脑强直发作，或双侧肢体活动消失。

5. 生命体征紊乱 由于脑干受压，脑干内生命中枢功能紊乱或衰竭，可出现生命体征异常，最终因呼吸循环衰竭死亡。

（二）枕骨大孔疝

患者剧烈头痛，频繁呕吐，颈项强直，强迫头位。生命体征紊乱出现较早，意识障碍出现较晚。因脑干缺氧，瞳孔可忽大忽小。由于位于延髓的呼吸中枢受损严重，患者早期可突发呼吸骤停而死亡。

枕骨大孔疝与小脑幕切迹疝的不同点：枕骨大孔疝生命体征中呼吸和循环障碍出现较早，瞳孔变化和意识障碍在晚期出现。而小脑幕切迹疝瞳孔变化和意识障碍出现早，脑干生命中枢功能紊乱出现迟（表 14-1）。

表 14-1 两种脑疝的鉴别诊断

项目	小脑幕切迹疝	枕骨大孔疝
病因	幕上病变	幕上（少）或幕下病变
病程	较长，进展较慢	较短，进程较快
意识障碍	有	急性发作有，慢性发作无
瞳孔	先病侧散大，后双侧散大	双侧先缩小，晚期散大
呼吸	慢而深，晚期不规律至停止	常突然停止

五 治疗原则

关键在于早期防治脑疝的出现，及时处理颅内压增高。

作出脑疝诊断的同时应快速静脉输注高渗降颅内压药物如甘露醇，以缓解病情，争取时间。

确诊后，应尽快去除病因。如清除颅内血肿或切除脑肿瘤等。在开颅手术中可能会遇到脑组织肿胀膨出，此时可将部分非功能区脑叶切除，以达到减压目的，称为内减压术。亦可采用去骨瓣外减压术，小脑幕切迹疝时可采用颞肌下减压术；枕骨大孔疝时可采用枕肌下减压术。

自 测 题

一、名词解释

1. 小脑幕切迹疝
2. Cushing 综合征
3. 颅高压“三主征”

二、选择题

A_1/A_2 型题

1. 下列哪项不是颅内压升高的临床表现（　　）
   A. 头痛　　B. 呕吐
   C. 瞳孔改变　　D. 视乳头水肿
   E. 意识障碍
2. 急性颅内压增高患者典型的生命体征表现是（　　）
   A. 脉搏快，血压升高
   B. 脉搏慢，血压降低
   C. 脉搏快，呼吸急促
   D. 脉搏快，血压降低
   E. 脉搏慢，呼吸深慢，血压升高

3. 出现颅内高压危象，首选的紧急处理是（ ）

A. 甘露醇快速滴入

B. 呋塞米

C. 肾上腺皮质激素

D. 细胞活化剂 ATP

E. 血浆或白蛋白

4. 小脑幕切迹疝最典型的临床表现是（ ）

A. 头痛加剧，意识障碍，一侧瞳孔散大

B. 意识清醒，一侧瞳孔散大

C. 昏迷，呼吸异常

D. 头痛，呕吐，强迫体位

E. 瞳孔散大后出现意识障碍

A_3/A_4 型题

（5、6 题共用题干）

患者，男性，58 岁。突然头痛、呕吐，伴意识丧失 30 分钟。查体：神志清楚，颈部抵抗，凯尔尼格征阳性。右侧眼睑下垂，右侧瞳孔 4mm，对光反射消失。

5. 该患者首选的诊断措施（ ）

A. 腰椎穿刺　　B. 脑电图

C. 视力检查　　D. 头颅 CT

E. 头颅 MRI

6. 引起患者右侧眼睑下垂，右侧瞳孔散大的最可能原因是（ ）

A. 面神经麻痹

B. 动眼神经麻痹

C. 小脑幕切迹疝

D. 糖尿病眼底病变

E. 右侧视神经损害

B_1 型题

（7、8 题共用备选答案）

A. 狭颅症　　B. 阻塞性脑积水

C. 脑肿瘤　　D. 脑缺氧

E. 颅内动静脉畸形

7. 颅腔容积变小为（ ）

8. 脑脊液增多为（ ）

三、问答题

简述枕骨大孔疝的临床表现。

（金　涌）

第15章 颅脑损伤

知识链接

颅脑损伤方式

1. 直接暴力

（1）加速性损伤：相对静止的头颅突然遭到外力打击，使其由静态转为动态，因此而发生的颅脑损伤，如棍棒或石块击伤。

（2）减速损伤：运动着的头颅突然碰撞到静止的物体上，使其由动态转为静态，因此而造成的脑损伤，如坠落和跌伤。

（3）挤压性损伤：即不同方向的外力同时挤压头部，使颅骨变形致伤，尤指婴儿头部的产伤。

2. 间接暴力

（1）传递性损伤：如坠落伤时，臀部或双足先着地，外力沿脊柱传递到颅底而致伤。

（2）甩鞭样损伤：由于惯性作用，当躯干遭受加速性暴力时，总是身体先运动而后头部才开始移动，作用力经颅颈连接部传至头部，运动的头颅与颈椎之间产生剪切应力，而引起的损伤。

（3）胸部挤压伤：又称创伤性窒息，因胸部受到猛烈的挤压时，骤然升高的胸膜腔内压致使上腔静脉的血流逆行灌入颅内，使上腔静脉所属胸、颈部及头面部皮肤和黏膜及脑组织发生弥散性点状出血。

第1节 头皮损伤

头皮损伤是颅脑损伤中最常见的一种，它的范围可由轻擦挫伤到整个头皮的撕脱伤，据此可判断颅脑损伤的部位及轻重。头皮损伤往往都合并不同程度的颅骨及脑组织损伤，可成为颅内感染的入侵门户。

一 头皮血肿

头皮血肿多因钝器伤所致，按血肿出现于头皮内的具体层次可分为皮下血肿、帽状腱膜下血肿（图 15-1）和骨膜下血肿 3 种。

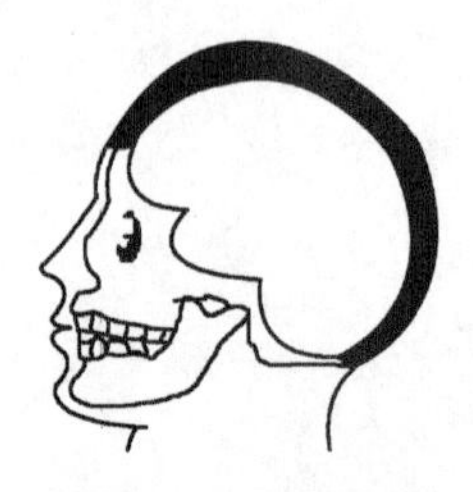

图 15-1　帽状腱膜下血肿

1. 皮下血肿　位于表层和帽状腱膜之间，受皮下纤维隔限制而有其特殊表现：体积小，张力高，疼痛十分明显，扪诊时中心稍软，周边隆起较硬，往往误诊为凹陷骨折，需用颅骨 X 线摄片作鉴别。一般不需要特殊处理。

2. 帽状腱膜下血肿　该层组织疏松可蔓延至全头部，临床特点：血肿范围宽广，严重时血肿边界与帽状腱膜附着缘一致。小儿及体弱者可导致休克或贫血。局部可适当加压包扎。为避免感染，一般不采用穿刺抽吸。如需穿刺，需排除颅骨骨折。

3. 骨膜下血肿　血肿周界止于骨缝。多见于颅骨受损之后，如产伤等。大多不需要特殊处理。

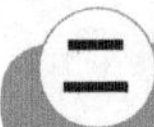

二 头皮裂伤

头皮裂伤可由锐器或钝器伤所致。由于头皮血管丰富，出血较多，可引起失血性休克。处理时须着重检查有无颅骨和脑损伤，对头皮裂伤本身除按照压迫止血、清创缝合原则处理外，尚应注意：

1. 头皮血供丰富，其一期缝合的时限允许放宽至 24 小时。

2. 须检查伤口深处有无骨折或碎骨片，如发现，勿移除嵌入颅内的碎骨片或异物，以免引起突发出血。

3. 伤口如果有脑脊液或脑组织外溢，须按开放性脑损伤处理。

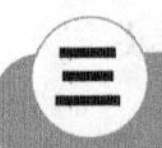

三 头皮撕脱伤

头皮撕脱伤多因发辫受机械力牵扯，使大块头皮自帽状腱膜下层或连同颅骨骨膜被撕脱所致。它可导致失血性或疼痛性休克，但较少合并颅骨骨折或脑损伤。治疗上可采用清创后血管吻合，原位再植；中厚皮片植皮术；对骨膜已撕脱者，需在颅骨外板上多处钻孔至板障，待肉芽组织生长后植皮。

第 2 节　颅 骨 骨 折

颅骨骨折指颅骨一块或多块发生部分或完全断裂的疾病，多由于钝性冲击引起，大多不需要特殊处理。颅骨骨折的伤者，不一定都合并严重的脑损伤；没有颅骨骨折的伤者，可能存在严重的脑损伤。

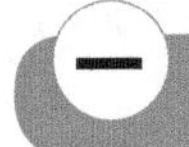

一 颅盖骨折

按骨折形态颅盖骨折分为线性骨折和凹陷性骨折（多伴粉碎性骨折）两种。

（一）临床表现

1. 线性骨折　局部压痛、肿胀，可伴有头皮血肿、裂伤和骨膜下血肿等。

2. 凹陷骨折　可伴偏瘫、失语、癫痫等神经系统定位病症。

（二）诊断

颅盖骨折主要靠颅骨 X 线摄片确诊。CT 可确定有无骨折、显示骨折陷入颅内的深度，并有助于脑损伤的诊断。

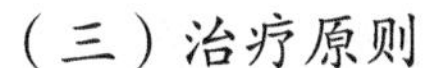

（三）治疗原则

1．线性骨折　单纯线性骨折本身不需要特殊处理，但应警惕是否合并脑损伤；骨折线通过脑膜血管沟或静脉窦所在部位时，要警惕硬脑膜外血肿的发生；需严密观察或行CT检查。骨折线通过气窦者可导致颅内积气，要注意预防颅内感染。

2．凹陷骨折　除外有手术适应证者，其余不做特殊处理。手术适应证：①闭合性凹陷性骨折＞1.0cm；②闭合性凹陷性骨折位于脑功能区，压迫导致神经功能障碍；③开放性凹陷性骨折；④闭合性凹陷性颅骨骨折压迫静脉窦导致血液回流，出现颅高压；⑤凹陷性颅骨骨折位于静脉窦未影响血液回流、无颅高压患者不宜手术。

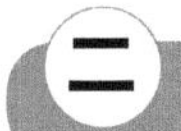

二　颅底骨折

按发生部位颅底骨折可分为颅前窝骨折、颅中窝骨折和颅后窝骨折。

（一）临床表现

1．颅前窝骨折　累及眶顶和筛骨，可有鼻出血、眶周广泛瘀斑（“熊猫眼”征）及广泛球结膜下出血等表现。其中“熊猫眼”征对诊断有重要意义。若脑膜、骨膜均破裂，使颅腔与外界交通，则合并脑脊液鼻漏。若筛板或视神经管骨折，可合并嗅神经或视神经损伤。

2．颅中窝骨折　颅中窝骨折往往累及岩骨而未累及蝶骨，可有鼻出血或合并脑脊液鼻漏，脑脊液经蝶窦由鼻孔流出。若累及颞骨岩部，可损伤内耳结构或中耳腔，患者常有第Ⅶ、Ⅷ对脑神经损伤，表现为听力障碍和面神经周围性瘫痪，脑膜、骨膜及鼓膜均破裂时，则合并脑脊液耳漏，脑脊液经中耳由外耳道流出；若鼓膜完整，脑脊液则经咽鼓管流往鼻咽部，可误认为鼻漏。若累及蝶骨和颞骨的内侧部，可能损伤垂体或第Ⅱ～Ⅵ对脑神经。若骨折伤及颈动脉海绵窦段，可因动静脉瘘的形成而出现搏动性突眼及颅内杂音；破裂孔或颈内动脉管处的破裂，可发生致命性的鼻出血或耳出血。

3．颅后窝骨折　累及颞骨岩部后外侧时，多在伤后数日出现乳突部皮下瘀斑（Battle征）。若累及枕骨基底部，可出现枕下部肿胀及皮下瘀斑；枕骨大孔或岩尖后缘附近的骨折，可合并后组脑神经损伤，见表15-1。

表15-1　颅底骨折的临床表现

骨折部位	脑脊液漏	瘀斑部位	可累及神经
颅前窝	鼻漏	球结膜下、眶周（“熊猫眼”征）	嗅、视神经
颅中窝	鼻漏、耳漏	颞肌下（不明显）	面、听神经
颅后窝	无	乳突部皮下瘀斑（Battle征）	后组脑神经

（二）诊断

颅底骨折的诊断及定位，主要依靠上述临床表现来确定。普通X线、CT、MRI检查对诊断有帮助。有脑脊液漏存在时，属于开放性脑损伤。

（三）治疗原则

1．颅底骨折本身无须特别治疗。

2．着重于观察有无脑损伤及处理脑脊液漏、脑神经损伤等合并症　合并脑脊液漏时，须预防颅内感染，不可堵塞或冲洗，不做腰椎穿刺，取头高位卧床休息，避免用力咳嗽、打喷嚏和擤鼻涕，给予抗生素。绝大多数瘘口会在伤后1～2周内自行愈合。如超过1个月仍未停止漏液，可考虑行手术修补硬脑膜，以封闭瘘口。对伤后视力减退，疑为碎骨片挫伤或血肿压迫视神经者，应争取在24小时内行视神经探查减压术。

3. 需要紧急处理的是致命的并发症　颅中窝骨折有时可引起严重大量鼻出血，可因休克或窒息致死，需要紧急处理。应立即行气管内插管，清除气道内血液，保证呼吸，随即填塞鼻腔，有时需经咽部堵塞鼻后孔；快速补充失血量；于患侧颈部压迫颈总动脉，必要时施行手术结扎以挽救生命。颅后窝骨折急性期若有呼吸功能紊乱或颈髓受压时，应及早进行气管切开，颅骨牵引，必要时作辅助呼吸或人工呼吸，甚至施行颅后窝及颈椎椎板减压术。若有休克应首先加以纠正。

第3节　脑　损　伤

脑损伤是由暴力作用于头部所造成的一种严重创伤。

1. 分类　脑损伤按发生的时间和机制分为原发性脑损伤和继发性脑损伤。前者是指暴力作用当时直接对脑造成的损害，包括脑震荡、脑挫裂伤和弥漫性轴索损伤；后者是指暴力作用一定时间后，逐渐发展起来的脑水肿和各种类型的颅内血肿等。脑损伤按伤后脑组织与外界相通与否，分为闭合性脑损伤和开放性脑损伤两大类，前者指脑膜完整，无脑脊液漏，脑组织与外界不相交通的损伤；后者指脑组织与外界相交通的损伤，有头皮颅骨开裂，并有脑脊液和（或）脑组织外溢。

2. 分级　国际上广泛采用格拉斯哥昏迷评分法（GCS）来确定，见表15-2。

表15-2　格拉斯哥昏迷评分法

睁眼反应	计分	语言反应	计分	肢体运动	计分
自动睁眼	4	对话切题	5	遵嘱动作	6
呼唤睁眼	3	交谈不切题	4	疼痛定位	5
刺痛睁眼	2	言词错乱	3	躲避疼痛	4
不睁眼	1	词意不明	2	刺激肢体屈曲	3
		不能言语	1	刺激肢体过伸	2
				不能活动	1

格拉斯哥昏迷评分法有睁眼反应、语言反应和肢体运动三个方面，累计的分数最高为15分，13～15分为轻型；9～12分为中型；8分以下为重型。分数越低，则意识障碍越重。按评判时的最好反应计分。

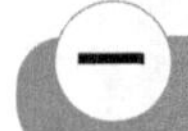

一　脑震荡

脑震荡是指头部遭受外力打击后，即刻发生短暂的脑功能障碍，镜下可见神经组织有结构变化。

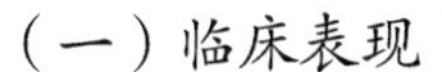

（一）临床表现

1．意识障碍　程度较轻而时间短暂，可以短至数秒钟或数分钟，但不超过半小时。

2．近事遗忘（逆行性遗忘）　清醒后不能回忆受伤当时及伤前一段时间的情况。

3．其他症状　常有头痛、头晕、恶心、厌食、呕吐、耳鸣、失眠、畏光、注意力不集中和反应迟钝等症状。

4．神经系统检查　无阳性体征。

（二）诊断

脑震荡的诊断主要以受伤史、伤后意识短暂昏迷（不超过半小时）、近事遗忘、无神经系统阳性体征作为依据。同时神经系统检查无阳性体征，腰椎穿刺及 CT、MRI 等影像学检查未见异常。

（三）治疗原则

脑震荡无须特殊治疗，适当休息，给予镇痛、镇静等对症治疗，预后好。

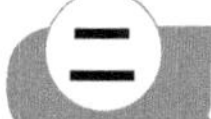

二　脑挫裂伤

脑挫裂伤是脑挫伤和脑裂伤的统称，单纯脑实质损伤而软脑膜仍保持完整者称为脑挫伤，如脑实质破损伴软脑膜撕裂称为脑裂伤。因脑挫伤和脑裂伤往往同时并存，故合称脑挫裂伤。

（一）临床表现

1．意识障碍　大多伤后立即昏迷，伤后昏迷时间一般超过 30 分钟，长期昏迷者多有广泛的脑皮质损害或脑干损伤。

2．局灶症状　根据脑皮质损伤情况，可有相应的瘫痪、失语、视野缺损、感觉障碍和局灶性癫痫等征象，亦可无明显症状，有新的定位体征出现时应考虑颅内继发性损害可能。

3．颅高压症　为最常见表现，如伤后持续剧烈头痛、频繁呕吐，如一度好转后再次加重，应明确有无血肿、水肿等继发性损害。

4．生命体征改变　根据损伤部位及程度，血压、呼吸、脉搏表现出不同变化。

5．脑膜刺激征　与相伴的蛛网膜下腔出血有关，表现为闭目畏光、颈项强直等。

（二）诊断

患者多有明确外伤史，有阳性体征者可根据定位征象和昏迷情况大致判断受损的部位和程度。多依靠 CT 扫描和其他检查明确诊断，CT 检查为首选，MRI 对微小挫伤灶的显示有重要意义。腰椎穿刺可了解脑脊液中是否含血，但有明显颅内压增高者应列为禁忌。

（三）治疗原则

1．如患者无意识改变和神经损害表现，药物能有效控制高颅压，CT 未显示明显占位效应，可在严密观察意识和瞳孔等病情变化下，行非手术治疗。行非手术治疗效果欠佳，病情进行性恶化应及时开颅行内外减压手术。

2．非手术治疗

（1）一般处理：予对症支持处理、防治脑水肿、密切观察病情、及时复查 CT 扫描等。已处于昏迷状态患者，给予侧卧位，将床头抬高 15°～30°，保持呼吸道通畅并吸氧，必要时行气管切开。

（2）控制颅内高压：可采取过度换气、脱水、降温等治疗。

（3）神经功能恢复治疗：给予神经功能恢复的药物，早期理疗、康复等功能锻炼及高压氧治疗。

3. 手术治疗

（1）如果出现进行性意识障碍和神经功能损害，药物无法控制高颅压，CT 出现明显占位效应，应该立刻行外科手术治疗。

（2）额颞顶叶挫裂伤体积＞20ml，中线移位＞5mm，伴基底池受压，应该立刻行外科手术治疗。

（3）通过脱水等药物治疗后颅内压≥25mmHg，脑灌注压≤65mmHg，应该行外科手术治疗。

知识链接

弥漫性轴索损伤

弥漫性轴索损伤是指在特殊外力作用下使脑组织内发生神经轴索断裂而出现一系列病理生理变化及伴随临床意识障碍的一种特殊类型的脑损伤。诊断标准：①脑损伤后持续昏迷＞6 小时，偶有清醒；② CT 或 MRI 示脑组织内有点状出血或正常；③颅内压多数较高，但也存在颅内压正常伴随临床状况较差者，考虑与血性脑脊液刺激有关；④无论颅脑结构是否异常但患者呈持续植物状态；⑤创伤后存在弥漫性肿胀及继发脑萎缩；⑥尸检组织切片可见特征病理征象。

第4节 颅内血肿

案例分析

患者，男性，10 岁。过年放鞭炮时头部被鞭炮炸及，无昏迷，自己回到家中，其后出现头痛并呈逐渐加重伴呕吐，1 小时后不省人事，急送医院。查体：BP 130/90mmHg，P 65 次 / 分，R 15 次 / 分。浅昏迷，右颞部头皮挫伤，左侧瞳孔 4mm，对光反射消失；右侧瞳孔 2.5mm，对光反射存在。

问题：1. 该患者最有可能是哪种类型的血肿？

2. 首选哪种影像学检查？该血肿的影像学特点是什么？

颅内血肿是颅脑损伤中常见且严重的继发性病变，常与原发性脑损伤相伴发生，发生率占重型颅脑损伤的 40%～50%。

按血肿的来源和部位可将颅内血肿分为硬脑膜外血肿、硬脑膜下血肿和脑内血肿。按血肿引起症状时间，将其分为急性血肿（3 天内）、亚急性血肿（3 天以后到 3 周内）和慢性血肿（超过 3 周）。

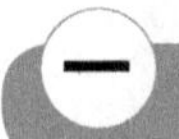

一 硬脊膜外血肿

硬脊膜外血肿是位于颅骨内板与硬脑膜之间的血肿，约占外伤性颅内血肿的 30%，其中绝大部分属于急性血肿，其次为亚急性血肿，慢性血肿较少。多因头部受到外力直接打击，产生着力点处的颅骨变形或骨折，伤及血管所致，故此硬脊膜外血肿最多见的部位是颞顶部，其次为额顶矢状窦旁。

（一）临床表现

1. 意识障碍　分为三种。

（1）当原发性脑损伤很轻（脑震荡或轻度脑挫裂伤），最初的昏迷时间很短，而血肿的形成又不是太迅速时，则在最初的昏迷与脑疝的昏迷之间有一段意识清楚时间，大多为数小时或稍长，超过 24 小时者甚少，称为中间清醒期，为临床最多见类型。

（2）如果原发性脑损伤较重，或血肿形成较迅速，表现为持续进行性加重的意识障碍。

（3）少数血肿是在无原发性脑损伤或脑挫裂伤甚为局限的情况下发生，早期无意识障碍，后期才出现意识障碍。

2. 瞳孔变化　在血肿形成后的早期，患侧动眼神经因牵扯受到刺激，患侧瞳孔可有一过性缩小，如血肿进展，随着动眼神经和中脑受压，患侧瞳孔逐渐散大，晚期对侧瞳孔亦散大。

3. 颅内压增高　常伴有血压升高，呼吸和心率减慢、体温升高，等到衰竭时，则血压下降、脉搏细弱及呼吸抑制。

4. 神经系统体征　早期多为原发脑损伤症状，血肿压迫功能区可有相应表现，脑疝早期可出现一侧肢体肌力减退，脑疝晚期为去大脑强直表现。

（二）诊断

患者有头外伤史，多有头皮损伤和颅骨骨折。伤后可短暂昏迷，随之清醒（即中间清醒期），但少数可无昏迷，之后因血肿增大引起脑受压而昏迷。头部 CT 为首选检查，CT 检查示颅骨内板与脑表面之间有双凸镜形或弓形密度增高影，常伴颅骨骨折和颅内积气（图 15-2）。颅骨 X 线摄片、MRI、脑血管造影等亦可辅助诊断。

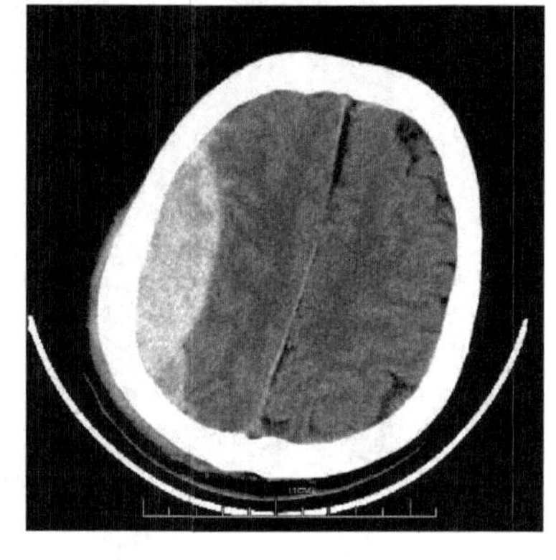

图 15-2　急性硬脊膜外血肿 CT 表现

（三）治疗原则

1. 急性硬脊膜外血肿＞30ml，颞部＞20ml，需立刻行开颅手术清除血肿。

2. 急性硬脊膜外血肿＜30ml，颞部＜20ml，最大厚度＜15mm，中线移位＜10mm，GCS 评分＞8 分，没有脑局灶损害症状和体征的患者可保守治疗。但必须住院严密观察病情变化，行头部 CT 动态观察血肿变化。一旦出现临床意识改变、高颅压症状甚至瞳孔变化或 CT 示血肿增大，都应该立刻行开颅血肿清除手术。

二　硬脊膜下血肿

硬脊膜下血肿是指颅内出血，血液积聚在硬脑膜下腔，在颅内血肿中发生率最高。根据伤后血肿发生的时间，分为急性硬脊膜下血肿（伤后 3 天以内）、亚急性硬脊膜下血肿（伤后 3 天至 3 周内发生）和慢性硬脊膜下血肿（伤后 3 周以上）。

（一）临床表现

1. 急性硬脑膜下血肿

（1）意识障碍：由于多数有脑挫裂伤及继发的脑水肿同时存在，故病情多较重。表现为意识障碍进行性加深，大多无中间清醒期或意识好转期表现。少数不伴脑挫裂伤的单纯性硬脑膜下血肿，其意识障碍过程可与硬脑膜外血肿相似，有中间清醒期。

（2）瞳孔变化：与急性硬脊膜外血肿相比，大多进展较快。

（3）颅内压增高：与急性硬脊膜外血肿类似。

（4）神经系统体征：起病多有原发脑损伤症状，因大多伴有脑挫裂伤，进展后为压迫及脑症表现。

2．亚急性和慢性硬脑膜下血肿　颅内压增高症状出现迟，慢性硬脑膜下血肿常于受伤1～3个月后出现如头痛、视物模糊、一侧肢体无力等。精神智力症状表现为记忆力减退、智力迟钝、精神失常等。局灶性症状表现为轻偏瘫、失语等。

（二）诊断

1．急性硬脊膜下血肿根据外伤史、颅压增高情况、伴有局灶体征，结合头颅CT扫描即可明确诊断。CT检查：颅骨内板与脑表面之间出现高密度、等密度或混合密度的新月形或半月形影（图15-3）。

2．慢性硬脊膜下血肿易漏误诊，多发生于老年人及血液病患者。多有轻微头部外伤史，部分没有外伤史，出现慢性颅内压增高症状时，及时经头颅CT、MRI检查即可确诊，CT一般表现为额颞顶部等密度或稍低密度影，有时会有较清晰上下分层，部分需MRI进一步明确（图15-4）。

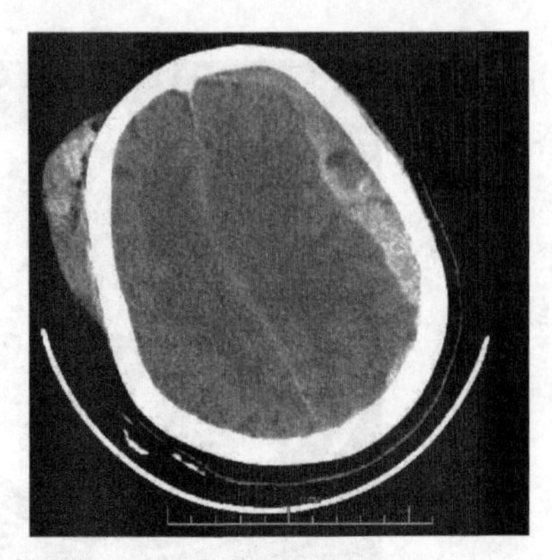

图15-3　急性硬脊膜下血肿CT表现

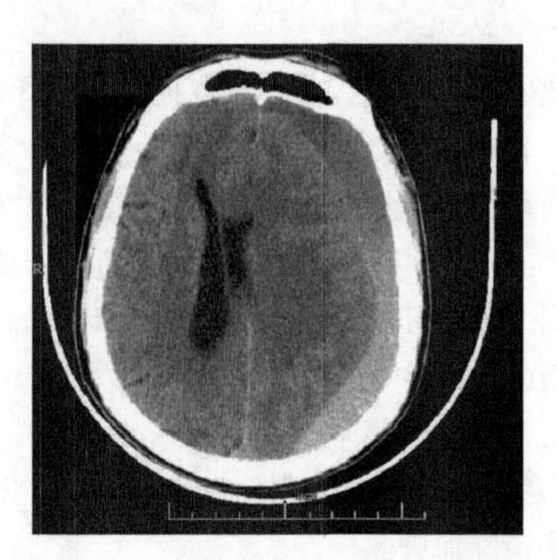

图15-4　慢性硬脊膜下血肿CT表现

（三）治疗原则

1．急性硬脊膜下血肿＞30ml、颞部＞20ml、血肿厚度＞10mm，或中线移位＞1.0cm的患者，需立刻行手术治疗以清除血肿。

2．急性硬脊膜下血肿＜30ml、颞部＜20ml、血肿最大厚度＜10mm，中线移位＜1.0cm、GCS评分＜9分的急性硬脊膜下血肿患者，可以先行非手术治疗。如果出现伤后进行性意识障碍，GCS评分下降＞2分，应该立刻行外科手术治疗。

3．对于具有ICP监测技术的医院，GCS评分＜8分的重型颅脑创伤合并颅内出血的患者都应行颅内压监测。

4．慢性硬脊膜下血肿临床出现颅高压症状和体征时应予手术，首选钻孔置管引流术。

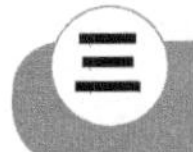

脑内血肿

急性脑内血肿是指脑实质内的血肿，可发生在脑组织的任何部位，往往与脑挫裂伤及硬脑膜下血肿相伴发。

（一）临床表现

外伤性脑内血肿绝大多数均属急性，少数为亚急性。脑内血肿的临床表现，依血肿的部位而定。位于额、颞前端及底部的血肿除颅内压增高外，多数无明显定位症状或体征。若血肿累及重要功能区，则可出现偏瘫、失语、偏盲、偏身感觉障碍及局灶性癫痫等征象。

（二）诊断

根据外伤史、临床表现和CT检查确诊，CT检查在脑挫裂伤灶附近或脑深部白质内见到圆形或不规则高密度血肿影，多可见血肿周围的低密度水肿区（图15-5）。

（三）治疗原则

同脑挫裂伤，予开颅，根据具体情况予血肿清除，必要时行去骨瓣外减压术。

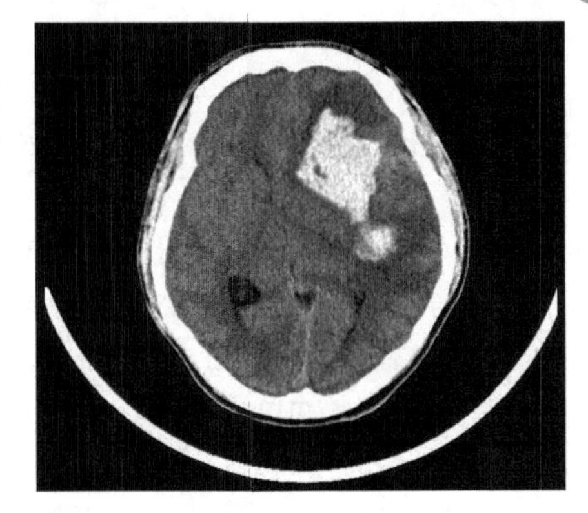

图15-5 脑内血肿

知识链接

急性颅后窝血肿

急性颅后窝血肿较为少见，由于颅后窝容量较小，血肿易引起小脑扁桃体疝，压迫延髓而出现中枢性呼吸、循环衰竭，因此病情多急而险恶，死亡率高。故急性颅后窝血肿，无论是硬脊膜外、硬脊膜下血肿还是脑内血肿，只要血肿>10ml、CT扫描有占位效应即应立刻进行外科手术治疗。

第5节 开放性颅脑损伤

开放性颅脑损伤是指各种因素造成头皮、颅骨、硬脑膜破损，致使脑组织直接或间接与外界相通的颅脑损伤。硬脑膜是否破裂是区分颅脑损伤为闭合性或开放性的分界线。

（一）临床表现

1. 创面的表现　重者可见伤口裂开，颅骨碎裂外露，碎烂的脑组织、脑脊液外溢；轻者如火器伤局部伤口可以很小，被头发掩盖而不易发现。

2. 全身症状　早期可出现休克及生命体征改变。休克的原因：头皮裂伤及颅内大的动脉、静脉破裂失血；开放性颅脑损伤脑脊液外漏，颅内压增高不明显，故颅内压增高引起的代偿性全身血压升高的改变减少。若颅脑损伤严重，临床征象大多以脑伤为主，容易漏诊复合伤。

3. 脑损害症状　开放性颅脑损伤患者常有不同程度的意识障碍，但不如闭合性颅脑损伤严重。脑重要功能区损害时可出现局灶症状。

（二）诊断

根据头部伤口可做初步诊断，需进一步行颅骨X线、CT检查以了解颅内损伤情况及有无异物残留。

（三）治疗原则

原则上均应作清创缝合手术，将开放伤转变为闭合伤，然后按闭合伤处理原则进行治疗。早期清创争取在6～8小时内进行，无明显污染并应用抗生素前提下可延长到72小时。对留置在创口内的致伤物不能轻易拔出，要在充分准备情况下取出，以免引起大出血。

知识链接

火器性脑损伤

伤情一般更复杂、更严重。高速的弹片或枪弹等投射物穿透脑膜入颅后，在脑内形成伤道。伤道内脑的病理改变如下。

1. 原发伤道区　指伤道中心区，内含毁损与液化的脑组织碎块、血块以及随致伤物进入的颅骨碎片、头发、泥沙、弹片或枪弹等。

2. 脑挫裂伤区　由于高速投射物穿入颅腔后的瞬间，在脑内形成暂时性空腔，产生超压现象，冲击波向周围脑组织传递，使脑组织顿时承受高压和相继的负压作用而引起脑挫裂伤。

3. 震荡区　脑挫裂伤区以外为震荡区。组织结构完整，神经元及神经纤维可因震荡而发生暂时性功能抑制，不伴有其他继发性损害，日后常能恢复。震荡区的大小不一，范围与传递给组织的能量有关。

颅脑火器伤的救治中颅脑创口的检查是一项特别重要的检查。出入口的部位、数目、形态、出血和污染情况均属重要因素，出入口的连线有助于判断穿通伤是否横过重要结构。

自 测 题

一、名词解释

1. 脑震荡
2. 逆行性遗忘
3. 中间清醒期

二、选择题

A_1/A_2 型题

1. 关于颅骨线性骨折下述不正确的是（　　）
   A. 骨折线通过硬脑膜血管沟可能形成硬膜下血肿
   B. 主要依靠颅骨X线摄片确诊
   C. 单纯线性骨折本身不需要特殊处理
   D. 骨折线通过气窦可导致颅内积气
   E. 骨折线通过静脉窦可能形成硬脊膜外血肿
2. 帽状腱膜下血肿（　　）
   A. 张力高、疼痛明显
   B. 不跨过颅骨骨缝
   C. 一般1～2周可自行吸收
   D. 范围多较广泛
   E. 常需切开引流
3. 颅前窝骨折最易损伤的脑神经是（　　）
   A. 嗅神经　B. 面神经
   C. 三叉神经　D. 展神经
   E. 滑车神经
4. 急性硬脊膜外血肿最具特征性的表现是（　　）
   A. 中间清醒期
   B. 双侧瞳孔不对称
   C. 颅骨骨折线跨过脑膜中动脉沟
   D. 进行性意识障碍
   E. 对侧肢体偏瘫
5. 有一名枕骨大孔疝患者，其诊断要点是（　　）
   A. 昏迷，患侧瞳孔散大，对侧肢体偏瘫
   B. 四肢共济失调
   C. 四肢瘫痪
   D. 去大脑强直发作
   E. 呼吸功能障碍早于意识障碍
6. 一学生上学途中被自行车撞倒，右颞部着地，当时昏迷达20分钟，醒后轻微头痛，

四肢活动自如，次日感头痛加重，呕吐数次，伴嗜睡，来院就诊。首选（　　）

A. 头颅CT　　B. 头颅MRI

C. 脑血管造影　　D. 脑池造影

E. 腰穿检查

7. 下列关于脑挫裂伤叙述错误的是（　　）

A. 临床表现在部分患者可无意识障碍

B. 意识障碍常是最突出的临床表现，昏迷时间常大于30分钟

C. 腰穿脑脊液呈血性

D. 多数有中间清醒期

E. 确诊常需CT扫描检查

8. 患者，男性，66岁。车祸伤8小时，伤后持续昏迷，GCS 5分，CT见左额颞大面积脑挫裂伤、脑实质内血肿，中线结构明显移位，应（　　）

A. 立即手术　　B. 卧床休息

C. 抗感染　　D. 无须特殊治疗

E. 镇静

9. 慢性硬脑膜下血肿的症状出现时间是在（　　）

A. 伤后2周以上　　B. 伤后1周以上

C. 伤后3天以上　　D. 伤后3周以上

E. 伤后4周以上

10. 有关火器性颅脑损伤的手术，以下错误的是（　　）

A. 尽早将开放伤转变为闭合伤

B. 碎骨片应力争彻底清除

C. 早期清创争取在24小时内进行

D. 对留置在创口内的致伤物尽早拔出

E. 清创术不可延长到72小时

A_3/A_4 型题

（11～13题共用题干）

患者，男性，28岁。头部被爆炸的弹片击伤，昏迷6小时。查体：体温39℃，脉搏100次/分，呼吸26次/分，血压105/83mmHg，浅昏迷，右额部可见伤口大小约3cm×4cm，有血性液体外流，两瞳孔等大，右上肢活动少。

11. 首先应检查（　　）

A. 头颅X线

B. 头颅CT

C. 头颅MRI

D. 头颅多普勒超声

E. 颅内压测定

12. 可除外的诊断是（　　）

A. 急性硬脊膜外血肿

B. 开放性颅脑损伤

C. 颅骨骨折

D. 急性颅脑火器伤

E. 脑挫裂伤

13. 最适宜的治疗措施是（　　）

A. 抗休克　　B. 伤口加压包扎

C. 应用抗生素　　D. 物理降温

E. 彻底清创，修补硬脑膜

（14、15题共用题干）

患者，男性，32岁。头部外伤。查体：呼之睁眼，不能正确回答问题，刺痛定位。

14. 该患者GCS分级为（　　）

A. 8分　　B. 9分

C. 10分　　D. 11分

E. 12分

15. 该患者颅脑损伤类型为（　　）

A. 轻型　　B. 中型

C. 重型　　D. 特重型

E. 以上均不是

三、简答题

简述急性硬脊膜外血肿的临床表现及治疗原则。

（金　涌）

第16章 颅内与椎管内外科疾病

第1节 颅脑、脊髓的先天畸形

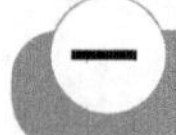

先天性脑积水

先天性脑积水指婴幼儿时期由于脑脊液循环受阻、吸收障碍或分泌过多致脑室或蛛网膜下腔扩大，形成的头颅扩大、颅内压增高和脑功能障碍。

（一）分类

1．梗阻性脑积水　由于脑室系统有梗阻所致，梗阻部位多在脑室系统的狭窄处，如室间孔、导水管或第四脑室出口处等，梗阻以上的脑室系统可显著扩大。

2．交通性脑积水　脑室和蛛网膜下腔之间并无梗阻，脑脊液可以流到枕大池和脊髓蛛网膜下腔，但不能到达幕上的蛛网膜下腔，产生脑积水。

（二）病因

1．脑脊液分泌过度造成的脑积水，如脉络丛乳头状瘤。

2．引起脑脊液吸收障碍导致脑积水，如上矢状窦阻塞。

3．脑脊液流通障碍引起脑积水，如产伤后颅内出血。

4．另有部分的脑积水病因不明。

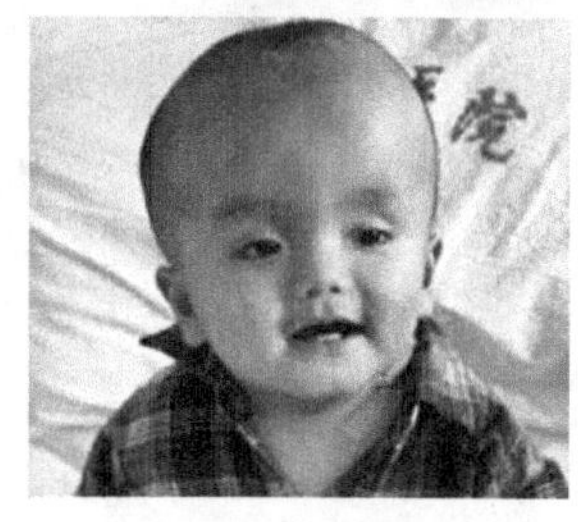

图16-1　先天性脑积水的外貌示意图

（三）临床表现

主要临床表现是因颅内压增高引起头颅进行性的异常增大，与周身发育不成比例。出生6个月内的脑积水患儿，其颅内压增高的表现并非头痛和视乳头水肿，而是头围明显增大，额顶凸出，囟门扩大隆起，颅缝增宽，头顶扁平，头发稀少，头皮静脉怒张，面颅明显小于头颅，颅骨变薄和叩诊呈“破罐音”。晚期出现眶顶受压变薄和下移，使眼球受压下旋以致上部巩膜外露，呈“落日状”。患儿智力低弱，可有抽搐发作（图16-1）。

（四）辅助检查

1．X线颅骨摄片　可显示颅腔扩大、颅骨变薄、囟门增大和骨缝分离。

2．CT检查　可显示脑室扩大程度和脑皮质厚度，推断梗阻的部位，同时可显示有无肿瘤等病变。CT检查并可用于复查或追踪脑积水的病情发展。

3. MRI 检查　能准确地显示脑室和蛛网膜下腔各部位的形态、大小和存在的狭窄，显示梗阻原因和其他合并异常情况较 CT 敏感，还可进行脑脊液动力学检查。

4. 其他　超声、放射性核素扫描等，较少应用。

（五）诊断

根据婴幼儿头颅增大突出等典型临床症状，结合 CT、MRI 等检查确诊。

（六）治疗原则

一般轻度脑积水应先试用非手术治疗，以脱水疗法和全身支持疗法为主。

除症状缓解、停止发展外，大多需手术治疗。手术方式多采用脑脊液分流术，如脑室-心房分流术，脑室-矢状窦分流术，脑室-腹腔分流术等。后一种术式安全，并发症少，使用较多。

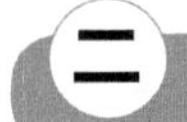

二 颅裂和脊柱裂

颅裂和脊柱裂都是由于胚胎发育障碍所致。颅裂和脊柱裂均可分为显性和隐性两类。隐性颅裂只有颅骨缺损而无颅腔内容物的膨出，隐性脊柱裂只有椎管的缺损而无椎管内容物的膨出，隐性颅裂和脊柱裂大多无须特殊治疗。下面仅讨论显性颅裂和脊柱裂。

颅裂

（一）分类

根据膨出物的内容颅裂可分为以下 4 种。

1. 脑膜膨出　内容物为脑膜和脑脊液。

2. 脑膨出　内容物为脑膜和脑实质，不含脑脊液。

3. 囊状脑膜脑膨出　内容物为脑膜、脑实质和部分脑室，脑实质与脑膜之间有脑脊液。

4. 囊状脑膨出　内容物为脑膜、脑实质和部分脑室，但在脑实质和脑膜之间无脑脊液存在。

（二）临床表现

颅裂多发于颅骨的中线部位。好发于枕部及鼻根部。出生时即可发现一局部肿块，随年龄的增长而增大。若为脑膜脑囊状膨出，其颅骨缺损直径可达数厘米，肿块可甚巨大，实质感，不透光，不能压缩，啼哭时张力不变，覆盖于肿块表面的皮肤变薄，极易发生破溃感染；若为脑膜膨出，则颅骨缺损直径较小，可小至数毫米，肿块较小，囊性感，能压缩，啼哭时张力可变。可有肢体瘫痪、挛缩或抽搐等脑损害征象。可压迫局部组织结构引起局部功能障碍、影响相应的脑神经，出现脑神经损害的症状和体征。

（三）辅助检查

X 线摄片显示有颅骨缺损，即可诊断为囊性颅裂。CT 检查能清楚地显示颅裂的部位、大小、膨出的内容以及是否合并脑发育不全、脑积水等。MRI 检查可更清晰地显示脑部畸形和膨出物的各种内容。

（四）诊断

根据病史、临床表现和影像学检查可确诊。

（五）治疗原则

尽早手术。手术治疗的目的是关闭颅裂处的缺损，切除膨出的肿块，将膨出的脑组织复位。位于颅盖者，颅骨缺损可暂不修补，只需修补硬脑膜和缝合头皮。位于颅底部者，常需开颅修补颅骨裂孔及硬脑膜。

脊柱裂

（一）分类

脊柱裂可分为以下3种。

1. 脊膜膨出　脊膜囊样膨出，含脑脊液，不含脊髓神经组织。

2. 脊髓脊膜膨出　膨出物含有脊髓神经组织。

3. 脊髓膨出　脊髓一段呈平板式地暴露于外界。

（二）临床表现

最常见的形式是棘突及椎板缺如，椎管向背侧开放，好发于腰骶部。

出生后可见背部中线有一囊性肿物，随年龄增大而增大，若囊壁较薄，囊腔较大，透光试验可为阳性。脊髓膨出则局部表面没有皮肤，椎管及脊膜敞开，又名脊髓外露。可伴脊髓、神经受损表现，可表现程度不等的下肢弛缓性瘫痪和膀胱、肛门括约肌功能障碍。

（三）辅助检查

X线摄片显示有骨缺损。MRI检查可更清晰地显示脊柱裂的各种内容。

（四）诊断

根据病史、背部肿块和影像学检查可确诊。

（五）治疗原则

显性脊柱裂均需手术治疗，手术时机在出生后1～3个月。分离松解与囊壁粘连的神经组织，严密缝合脊膜的开口，将裂孔加以修补。

知识链接

狭 颅 症

狭颅症又称颅缝早期融合症或颅狭窄畸形。表现有智能低下、精神活动异常、癫痫发作等。一般于出生后6个月至1岁时手术。由于颅缝过早闭合，以致颅腔狭小不能适应脑的正常发育。

第2节　颅内和椎管内肿瘤

一　颅内肿瘤

颅内肿瘤即各种脑肿瘤，是神经系统中常见的疾病之一。一般分为原发和继发两大类。肿瘤发生自脑、脑膜、脑垂体、脑神经、脑血管和胚胎残余组织者，称为原发性颅内肿瘤。由身体其他脏器组织的恶性肿瘤转移至颅内者，称为继发性颅内肿瘤。由于其膨胀的浸润性生长，不论其性质是良性还是恶性，最后都必使颅内压升高，压迫脑组织，危及患者生命。

（一）病因

发病原因目前尚不完全清楚。大量研究表明，细胞染色体上存在着癌基因加上各种后天诱因可使其发生。诱发脑肿瘤的可能因素有遗传因素、物理和化学因素及生物因素等。

（二）分类

2016版世界卫生组织（WHO）中枢神经系统（CNS）肿瘤分类首次在组织学基础上加

入了分子学特征，从而构建了分子时代 CNS 肿瘤诊断的新理念。大体分为弥漫性星形细胞和少突胶质细胞肿瘤、其他星形细胞肿瘤、室管膜肿瘤、其他胶质瘤、脉络丛肿瘤、神经元和混合性神经元-胶质肿瘤、松果体区肿瘤、胚胎性肿瘤、颅内和椎旁神经肿瘤、脑膜瘤、间质非脑膜上皮性肿瘤、黑色素细胞肿瘤、淋巴瘤、组织细胞肿瘤、生殖细胞肿瘤、鞍区肿瘤、转移瘤 17 类。

其中星形细胞肿瘤和胶质细胞肿瘤是颅内最常见的恶性肿瘤。脑膜瘤发病率仅次于前者，为颅内最常见的良性肿瘤。儿童及少年患者以颅后窝及中线部位的肿瘤为多，如属胚胎性肿瘤的髓母细胞瘤及松果体区肿瘤等。成年患者多为星形细胞和胶质细胞肿瘤，其次为脑膜瘤等。

（三）临床表现

颅内肿瘤可发生于任何年龄，以 20～50 岁为最多见。颅内肿瘤的发生部位往往与肿瘤类型有明显关系，如垂体瘤发生于鞍区、听神经瘤发生于小脑脑桥角，小脑蚓部好发髓母细胞瘤等。主要临床表现有两大类。

1．颅内压增高的症状　头痛、恶心、呕吐。头痛多位于前额及颞部，为持续性头痛阵发性加剧，以清晨从睡眠中醒来及晚间出现较多。视乳头水肿为颅内压增高的客观体征，可伴视力减退，除此以外，还有精神及意识障碍等。

2．局部症状与体征　主要取决于肿瘤生长的部位，因此可以根据患者特有的症状和体征作出肿瘤的定位诊断，如大脑半球肿瘤可出现精神症状、癫痫发作、感觉运动障碍等。

鞍区肿瘤可出现视力和视野改变、内分泌功能紊乱等。小脑半球肿瘤可出现步态不稳、脑积水症状等。

（四）辅助检查

1．CT　应用广泛，对诊断颅内肿瘤有很高的应用价值。主要通过直接征象即肿瘤组织形成的异常密度区及间接征象即脑室脑池的变形移位来判断。静脉滴注造影剂后可增强它的分辨力，图像更清晰。

2．MRI　对不同神经组织和结构的细微分辨能力远胜于 CT。具有无 X 线辐射，对比度高，可多层面扫描重建等优点，而且其成像脉冲序列丰富，可满足许多特殊组织成像扫描。

3．其他　包括头颅 X 线平片、脑血管造影、脑电图、脑电诱发电位、正电子发射断层扫描等。

（五）诊断

诊断包括定位及定性诊断。详细询问病史，全面和有重点地进行全身和神经系统查体，得出初步定位诊断，进一步选择 CT、MRI 等辅助性检查方法确定有无颅内肿瘤，肿瘤的部位和肿瘤的性质。

（六）治疗原则

1．手术治疗　凡手术能到达的部位的肿瘤，均应首先考虑手术。包括肿瘤切除、内减压、外减压和脑脊液分流术等姑息手术。

2．放射治疗　髓母细胞瘤、垂体腺瘤、颅咽管瘤及部分转移癌等部分神经肿瘤对放射线具有不同程度的敏感性，在手术治疗后可给予放射治疗。

3．化学治疗　有全身给药与局部给药，全身给药包括口服或静脉注射，局部给药包括鞘内注射、动脉内插管超选择肿瘤供血动脉灌注和瘤腔内给药。一般选用脂溶性较强、分子结构较小、较易透过血脑屏障的药物。

4．其他治疗　如热能治疗、光动力学治疗等。

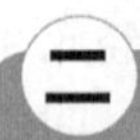

二　椎管内肿瘤

椎管内肿瘤是指生长于脊髓及与脊髓相近的组织，包括神经根、硬脊膜、血管、脊髓及脂肪组织等的原发、继发肿瘤。根据发生部位可分为髓内肿瘤、髓外硬脊膜内肿瘤、髓外硬脊膜外肿瘤。椎管内肿瘤的性质，成人以神经鞘瘤最多见；其次是脊膜瘤。儿童多为先天性肿瘤（皮样囊肿、上皮样囊肿及畸胎瘤）和脂肪瘤；其次为胶质瘤；第三位是神经鞘瘤。

（一）临床表现

由于肿瘤进行性压迫而损害脊髓和神经根。

髓内肿瘤多发生于20～50岁，以疼痛为最常见的首发症状，逐渐出现肿瘤节段以下的运动障碍和感觉异常，表现为肢体无力、肌肉萎缩和截瘫，肌张力和腱反射异常。

髓外硬脊膜内肿瘤多发生于20～60岁，典型症状为神经根疼痛，可出现夜间疼痛或平卧痛表现。以后出现肢体麻木、酸胀感或感觉减退。随着症状的进展可出现瘫痪及膀胱、直肠功能障碍。

髓外硬脊膜外肿瘤如转移瘤多见于老年人，病程进展较快，疼痛是最常见的首发症状，很快出现严重的脊髓压迫症。

（二）诊断

根据临床症状、体征、影像学检查，能基本定位诊断，对于肿瘤性质，可能还要依靠术后病理证实。

MRI是脊髓肿瘤最常用的检查方法，可清晰显示病变范围、特点，结合增强扫描，可直接观察肿瘤形态、部位、大小及与脊髓的关系。

（三）治疗

脊髓肿瘤目前唯一有效的治疗手段是手术切除。准确的定位、精细的显微外科技术、术中电生理监测是成功治疗脊髓脊柱肿瘤的关键。

第3节　颅内和椎管内血管性疾病

脑血管疾病是构成人类死亡的三大疾病之一，发病率和死亡率都很高，有些颅内和椎管内血管疾病，如颅内动脉瘤、血管畸形、脑卒中需外科手术治疗。

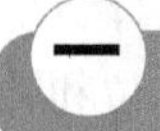

一　自发性蛛网膜下腔出血

蛛网膜下腔出血是由于多种原因引起的脑血管突然破裂，使血液进入颅内或椎管内的蛛网膜下腔所引起的综合征，它并非一种疾病，而是某些疾病的临床表现。临床将蛛网膜下腔出血分为自发性和外伤性两类。此处描述的是自发性蛛网膜下腔出血。自发性蛛网膜下腔出血，是一种常见且致死率极高的疾病。

（一）病因

本病病因主要是动脉瘤，约占全部病例的85%，其他病因包括中脑周围非动脉瘤性出血、血管畸形、硬脑膜动-静脉瘘、凝血功能障碍、吸食可卡因和垂体卒中等。

（二）临床表现

单侧眼眶或球后痛伴动眼神经麻痹是常见的先兆。起病突然，以数秒钟或数分钟速度发生

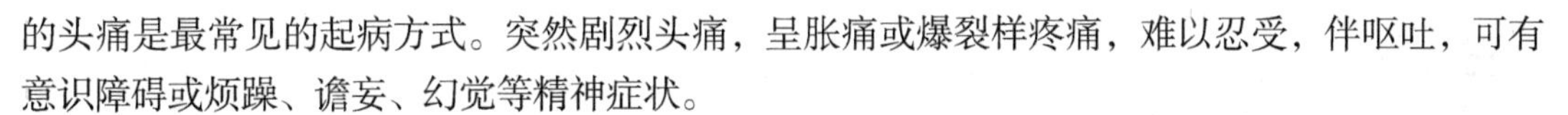

的头痛是最常见的起病方式。突然剧烈头痛，呈胀痛或爆裂样疼痛，难以忍受，伴呕吐，可有意识障碍或烦躁、谵妄、幻觉等精神症状。

（三）诊断

突发剧烈头痛，并伴有恶心、呕吐、意识障碍、癫痫、脑膜刺激征阳性，以及头颅 CT 检查发现蛛网膜下腔呈高密度影，即可确诊。

CT 是诊断 SAH 的首选方法，也可选用 MRI，诊断确定后应该进一步检查寻找病因，如脑血管造影等。其中 CT 血管成像（CTA）和 MR 血管成像（MRA）是无创性的脑血管显影方法，但敏感性、准确性不如数字减影血管造影（DSA），DSA 是明确 SAH 病因、诊断颅内动脉瘤的金标准。

（四）治疗

予卧床、止血、对症支持等治疗。预防再出血最根本的措施是针对病因治疗，去除动脉瘤等潜在的风险，如介入栓塞颅内动脉瘤及开颅手术夹闭等。

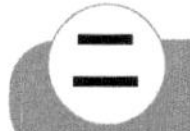

二 颅内和椎管内动静脉畸形

颅内和椎管内血管畸形属先天性中枢神经系统血管发育异常，其中以动静脉畸形最常见，其次是海绵状血管畸形。

（一）颅内动静脉畸形

在病变部位脑动脉和脑静脉之间缺乏毛细血管，致使动脉与静脉直接相通，形成动静脉之间的短路，导致一系列脑血流动力学的紊乱。

1．临床表现　常表现为癫痫与自发性脑出血。畸形血管破裂可导致脑内、脑室内或蛛网膜下腔出血，出现意识障碍、头痛、呕吐等症状。部分以抽搐为首发症状，近半数患者曾有头痛史。

2．诊断　青年患者，有自发性蛛网膜下腔出血或脑内出血者，特别是曾有局限性或全身性癫痫发作者应怀疑此病。诊断主要依靠特殊检查，尤其是脑血管造影检查。CT、MRI 有一定参考价值。

3．治疗　手术切除为治疗颅内动静脉畸形的最根本方法。合并颅内血肿者须紧急手术，可能时同时切除病变，复杂的可在部分栓塞后再行显微手术切除。非手术治疗适用于位于重要功能区、伴蛛网膜下腔出血而无血肿者。亦可采用放射治疗。

（二）脊髓血管畸形

脊髓血管畸形少见，男性多于女性，80% 患者发病年龄在 20～40 岁，主要为动静脉畸形。其次为脊髓内海绵状血管畸形，它不包括脊髓血管母细胞瘤等血管性肿瘤。

1．临床表现　在病变所在神经根分布区有放射性痛，体位改变可诱发疼痛，休息后可自行缓解。进行性神经根和脊髓功能障碍，典型症状为间歇性跛行，患者在行走一段距离后感到肌力弱、疼痛，休息后症状消失，再行走一段距离后症状反复。突然出血表现为剧烈神经根性疼痛、四肢瘫或截瘫。

2．诊断　脊髓血管造影是确诊的唯一方法。CT 平扫可检出髓内血肿和钙化，MRI 可三维全面认识髓内血管畸形的部位、大小等。

3．治疗　目前外科治疗脊髓血管畸形的方法有血管内栓塞术、病灶切除术、供血动脉结扎术和椎板切除减压术等。

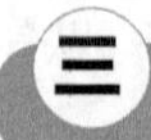

三 脑卒中的外科治疗

（一）缺血性脑卒中的外科治疗

脑的供应动脉狭窄或闭塞可引起缺血性脑卒中，严重者可引起死亡。缺血性脑卒中的发病率高于出血性脑卒中，占脑卒中总数的60%～70%。主要病因是动脉粥样硬化。

外科治疗方法如下。

1．颈动脉内膜切除术 作为治疗颈动脉狭窄、预防脑卒中的金标准，适用于颈内动脉颅外段严重狭窄，狭窄部位在下颌骨角以下，手术可及者。颈内动脉完全性闭塞24小时以内者亦可考虑手术，闭塞超过24～48小时，已发生脑软化者，不宜手术。

2．颅内外血管重建术 对预防TIA发作效果较好。可选用颞浅动脉-大脑中动脉吻合术，枕动脉-小脑后下动脉吻合术，枕动脉-大脑后动脉吻合术等。

3．其他外科手术 如去骨瓣减压术。

（二）出血性脑卒中的外科治疗

出血性脑卒中多发生于50岁以上高血压动脉粥样硬化患者，男性多于女性，冬春季易发，是高血压死亡的主要原因。出血是因粟粒状微动脉瘤破裂所致。

外科治疗：在国际上尚无公认的结论，临床常用的手术方式主要有以下几种。

1．标准开颅血肿清除术 主要优势是可在直视下较彻底地清除血肿，止血较为确切，同时可达到减压目的。

2．小骨窗开颅血肿清除术 创伤较常规骨瓣开颅明显减小，减压效果有时不够理想，不适合预计术后脑水肿明显、血肿量特别多的患者。

3．CT导引定向颅骨钻孔引流尿激酶溶解术 损伤小，但不稳定血肿，且血肿量较大，早期不宜行该手术。

4．立体定向血肿抽吸引流术 适合深部和较小体积血肿，对于脑出血量大、急性脑受压和颅内压增高严重者则不能及时有效地解除脑受压和缓解颅内压增高。

5．神经内镜下脑内血肿清除术 近年逐步成为主要手术方式之一，对手术者要求相对较高。

6．神经导航辅助微创手术等。

第4节 脑 脓 肿

脑脓肿是指化脓性细菌感染引起的化脓性脑炎、慢性肉芽肿及脑脓肿包膜形成，少部分也可能是真菌及原虫侵入脑组织而致。脑脓肿在任何年龄均可发病，以青壮年最常见。

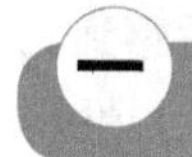

一 病因

根据细菌感染的来源途径脑脓肿常分为四类。

1．邻近感染灶的扩散所致的脑脓肿 以慢性中耳炎、乳突炎导致的脑脓肿最为多见，称为耳源性脑脓肿。由鼻窦炎引起的脑脓肿称为鼻源性脑脓肿，较少见。

2．血源性脑脓肿 如面部三角区的感染灶由静脉回流至颅内形成感染。

3．外伤性脑脓肿 化脓性细菌直接由外界侵入脑内所致，病原菌多为金黄色葡萄球菌或混合菌。

4．隐源性脑脓肿　临床上无法确定其感染源等。

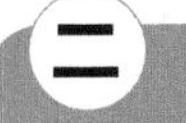

二 临床表现

1．全身症状　多数患者有近期感染或慢性中耳炎急性发作史，伴发脑膜炎者可有畏寒、发热、头痛、呕吐、意识障碍、脑膜刺激征等。

2．颅内压增高症状　可在急性脑炎阶段出现，但是大多数患者于脓肿形成后才逐渐表现出来。表现为头痛好转后又出现，且呈持续性，阵发性加重，剧烈时伴呕吐、脉缓、血压升高等。

3．脑部定位征　神经系统定位体征因脓肿所在部位而异。

4．脓肿溃破危象　脓肿接近于脑表面或脑室易溃破，则病情迅速恶化，表现为突然高热、昏迷、抽搐，血象和脑脊液白细胞剧增，死亡率高。

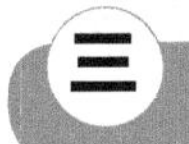

三 诊断

患者有化脓性感染病史，结合临床表现、必要的辅助检查，一般可明确诊断。CT、MRI 是目前诊断脑脓肿的主要方法，腰椎穿刺、头颅 X 线等有助于诊断，但颅内压增高明显者，病情危重时，一般不做腰椎穿刺。

四 治疗

一般治疗原则：当脓肿尚未形成之前，应以内科综合治疗为主。一旦脓肿形成，则应行外科手术治疗。

外科手术治疗方法如下。

1．穿刺持续引流术　此法简单易行，对脑组织损伤小。适用于脓肿较大，脓肿壁较薄，脓肿深在或位于脑重要功能区，婴儿、年老或体衰难以忍受手术者。

2．切开引流术　外伤性脑脓肿，伤道感染，脓肿切除困难或颅内有异物存留，常于引流脓肿同时摘除异物。

3．脓肿切除术　是最有效的手术方法。脓肿包膜形成完好，位于非重要功能区者；多房或多发性脑脓肿；外伤性脑脓肿含有异物或碎骨片者，均适于手术切除。

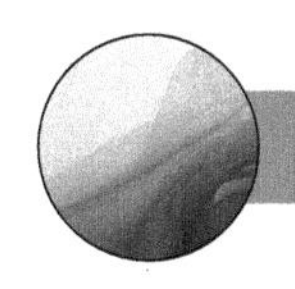

自　测　题

一、名词解释

间歇性跛行

二、选择题

A_1/A_2 型题

1．蛛网膜下腔出血最常见的原因是（　　）

A．动脉瘤　　B．颅脑外伤
C．血液病　　D．血管畸形
E．动脉粥样硬化

2．患者，男性，61 岁。突然意识不清 1 小时。头部 CT 显示右侧大脑半球 3cm×3cm×6cm 高密度影，最可能的诊断是（　　）

A．晕厥　　B．脑出血
C．脑栓塞　　D．脑血栓形成
E．高血压脑病

3．颅内动脉瘤的确诊依据为（　　）

A．腰椎穿刺为血性脑脊液
B．CT 扫描
C．经颅超声多普勒
D．脑血管造影
E．临床表现和体征

4. 诊断颅内占位病变，无痛、安全、准确的方法是（　　）

A. 头颅 CT　　B. 头颅 X 线平片

C. 脑电图　　D. 脑血管造影

E. 气脑造影

5. 大脑半球占位病变所致颅内压增高的首选降颅压措施是（　　）

A. 快速静脉滴注 20% 甘露醇 250ml

B. 静脉小壶滴注呋塞米 40mg

C. 静脉小壶滴注地塞米松 20mg

D. 静脉注射 50% 葡萄糖溶液 100ml

E. 脑室穿刺放液

6. 关于脑脓肿的临床表现不恰当的是（　　）

A. 可有癫痫发作

B. 可有脑膜刺激征

C. 可有颅内压增高表现

D. 均伴有全身感染症状

E. 可有肢体偏瘫

7. 动静脉畸形最常见的症状是（　　）

A. 癫痫　　B. 失语

C. 偏瘫　　D. 出血

E. 精神障碍

8. 关于椎管内肿瘤，下述正确的是（　　）

A. 儿童多为神经鞘瘤

B. 成人多为胶质瘤

C. 髓内肿瘤多发生于老年人

D. CT 是脊髓肿瘤最常用的检查方法

E. 儿童以先天性肿瘤多见

9. 诊断颅裂时，以下概念正确的是（　　）

A. 头部包块透光试验阴性可除外颅裂

B. 发生于头颅侧方的包块不会是颅裂

C. 头部包块硬韧者不考虑颅裂

D. 囊性颅裂患者头颅可无外观异常

E. 婴儿啼哭时如头部包块无明显增大则可除外颅裂

B_1 型题

（10～12 题共用备选答案）

A. 髓母细胞瘤　　B. 脑膜瘤

C. 星形细胞和胶质细胞肿瘤

10. 发生于儿童小脑蚓部的肿瘤为（　　）

11. 成人最多见的恶性肿瘤为（　　）

12. 成人最多见的良性肿瘤为（　　）

三、简答题

简述先天性脑积水的常见病因。

（全　涌）

第17章 颈部疾病

第1节 甲状腺疾病

甲状腺（thyroid grand）是人体重要的内分泌腺体，主要通过分泌甲状腺素调控机体的代谢与蛋白质合成速率从而影响个体生长、发育、代谢、活力等多方面功能。甲状腺疾病是内分泌系统常见的疾病，从内分泌功能上可以分为甲状腺功能亢进和甲状腺功能减退；病理上可分为甲状腺肿、甲状腺炎、甲状腺肿瘤和甲状腺发育异常等。

甲状腺位于颈前部，甲状软骨下方，由位于气管两侧的左右侧叶和气管前方的峡部构成。峡部一般位于第2～4气管软骨的前面，为左右侧叶的联结部，峡部有时向上伸出一锥体叶。两侧叶的上极平甲状软骨，下极多位于第5～6气管环，偶有下极达胸骨上窝甚至伸向胸骨柄后方（胸骨后甲状腺）者。成人甲状腺约重30g。

甲状腺的血液供应丰富，主要由两侧甲状腺上动脉（颈外动脉分支）和甲状腺下动脉（锁骨下动脉分支）供血，主要静脉有甲状腺上静脉、甲状腺中静脉、甲状腺下静脉，其中，甲状腺上、中静脉血液流入颈内静脉，甲状腺下静脉血液流入无名静脉。甲状腺的淋巴液流入甲状腺旁淋巴结及沿颈内静脉排列的颈深淋巴结。

来自迷走神经的喉返神经支配声带的运动。喉返神经走行在气管食管沟内，多在甲状腺下动脉的分支间穿过。来自迷走神经的喉上神经分为内外两支，内支（感觉支）分布在喉黏膜上；外支（运动支）与甲状腺上动脉贴近、同行，支配环甲肌，使声带紧张。

甲状腺的主要功能是合成、储存和分泌甲状腺素。甲状腺素由碘和酪氨酸合成，多与血清蛋白结合，其存在形式有四碘甲状腺原氨酸（T_4）和三碘甲状腺原氨酸（T_3）。甲状腺素的主要作用：①增加全身组织细胞的氧消耗及热量产生；②促进蛋白质、糖类和脂肪的分解；③促进人体的生长发育及组织分化。甲状腺功能主要调节的机制包括下丘脑－垂体－甲状腺轴控制系统和甲状腺腺体内的自身调节系统。垂体前叶分泌的促甲状腺素（TSH）直接刺激和加速甲状腺分泌和促进甲状腺素合成，而甲状腺素的释放又对TSH起反馈性抑制作用。TSH的分泌除受甲状腺素反馈性抑制的影响外，主要受下丘脑促甲状腺激素释放激素（TRH）的直接刺激。而甲状腺素释放增多时除对垂体TSH释放有抑制作用外，也对下丘脑释放的TRH有对抗作用，间接地抑制TSH分泌。此外，甲状腺本身还有一个能改变甲状腺素产生和释放的内在调节系统，即甲状腺对体内碘缺乏或碘过剩的适应性调节。甲状腺通过上述调节控制体系维持正常的生长、发育与代谢功能。

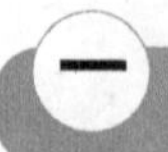

正常甲状腺在体格检查时不容易看到或触及。触及甲状腺常提示甲状腺大小或质地的改变。甲状腺借外层被膜固定于气管和环状软骨上，还借左、右两叶上极内侧的悬韧带悬吊于环状软骨上，因此，吞咽时甲状腺亦随之上、下移动，临床上常依此判断颈部肿块是否与甲状腺有关。

一 单纯性甲状腺肿

●案例分析

患者，女性，48 岁。发现颈部无痛性多发肿块 10 年余，近 2 年渐渐长大，随吞咽上下移动，否认近有声嘶改变，B 超示左侧甲状腺肿块 2cm×1.5cm、1cm×1.5cm，大者见囊性液，右侧甲状腺肿块 1cm×1.5cm、0.8cm×1.5cm，均探及囊性液，未探及颈淋巴结肿大。

问题：1. 根据上述描述你的印象是什么？相关依据是什么？

2. 需要与哪些情况鉴别？

3. 患者应如何处理？

（一）病因

环境缺碘是引起单纯性甲状腺肿（simple goiter）的主要因素。高原、山区土壤中的碘盐被冲洗流失，以致饮水和食物中含碘量不足，因此，我国多山各省（如云贵高原）的居民患此病者较多，故又称地方性甲状腺肿。由于碘的摄入不足，无法合成足够量的甲状腺素，便反馈性地引起垂体 TSH 分泌增高并刺激甲状腺增生和代偿性肿大。初期，因缺碘时间较短，增生、扩张的滤泡较为均匀地散布在腺体各部，形成弥漫性甲状腺肿，随着缺碘时间延长，病变继续发展，扩张的滤泡便聚集成多个大小不等的结节，形成结节性甲状腺肿（nodular goiter）。有的结节因血液供应不良发生退行性变时，还可引起囊肿或纤维化、钙化等改变。有些青春发育期、妊娠期或绝经期的妇女，由于对甲状腺素的需要量暂时性增高，也可发生轻度弥漫性甲状腺肿，称为生理性甲状腺肿。这种甲状腺肿大常在成年或结束妊娠以后自行缩小。

（二）临床表现

甲状腺不同程度的肿大和（或）结节形成，可压迫周围器官而出现症状。病程早期，甲状腺呈对称、弥漫性肿大，随后，在肿大腺体的一侧或两侧可触及多个（或单个）结节（图 17-1）。

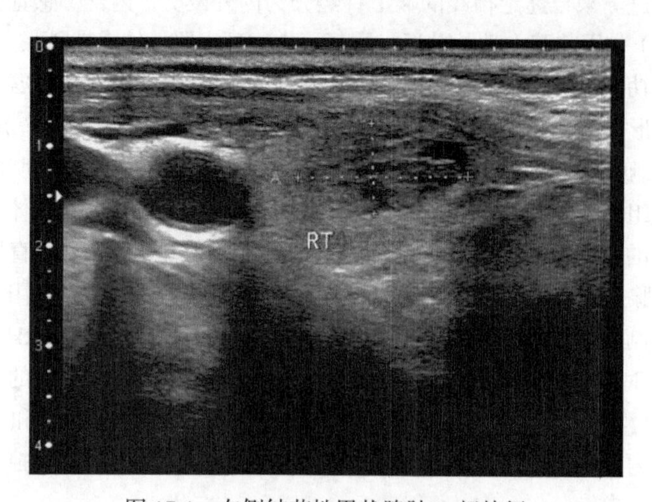

图 17-1 右侧结节性甲状腺肿 B 超特征

当发生囊肿样变的结节内并发囊内出血时，可引起结节迅速增大。体积巨大的甲状腺肿（图 17-2），除可下垂于颈下胸骨前方外，还可向胸骨后延伸生长形成胸骨后甲状腺肿。单纯性甲状腺肿体积较大时可压迫气管、食管和喉返神经，出现气管弯曲、移位和气道狭窄影响呼吸。还可压迫颈深部大静脉，引起头颈部静脉回流障碍，出现面部青紫、肿胀及颈胸部表浅静脉扩张。此外，结节性甲状腺肿可继发甲亢，也可发生恶变。

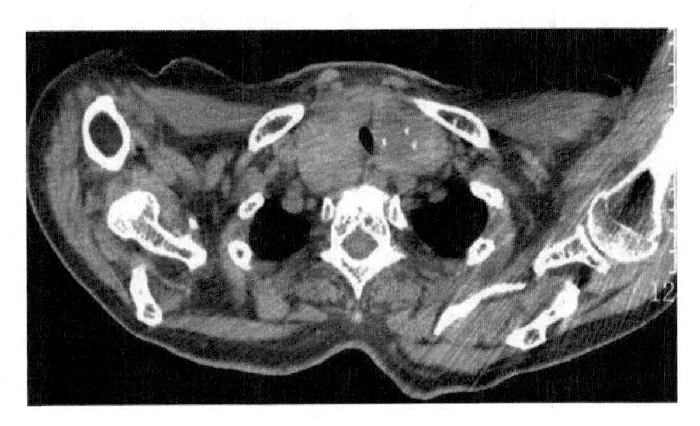

图 17-2　双侧巨大结节性甲状腺肿 CT 平扫的特征

（三）治疗原则

1. 生理性甲状腺肿　宜多食含碘丰富的食物如海带、紫菜等。

2. 对 20 岁以下的弥漫性单纯甲状腺肿患者　可给予小量甲状腺素，以抑制垂体前叶 TSH 分泌，缓解甲状腺的增生和肿大。常用剂量为 30～60mg，每日 2 次，3～6 个月为一疗程。

3. 有以下情况时，应及时施行甲状腺大部切除术　①因气管、食管或喉返神经受压引起临床症状者；②胸骨后甲状腺肿；③巨大甲状腺肿影响生活和工作者；④结节性甲状腺肿继发功能亢进者；⑤结节性甲状腺肿疑有恶变者。

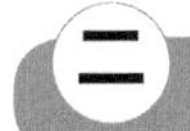

二　甲状腺功能亢进的外科治疗

●案例分析

患者，女性，46 岁。甲状腺弥漫性增大 6 个月，近 1 个月出现心慌，脉搏 110 次 / 分，多汗，易怒。B 超提示双侧甲状腺增大，血流丰富，查血 T_3、T_4 值高于正常。

问题：1. 根据上述描述你的印象是什么？相关依据是什么？

2. 需要与哪些情况鉴别？

3. 患者应如何处理？

甲状腺功能亢进（hyperthyroidism）（简称甲亢）是由各种原因引起循环中甲状腺素异常增多而出现以全身代谢亢进为主要特征的疾病总称。按引起甲亢的原因可分为：原发性甲亢、继发性甲亢和高功能腺瘤三类。①原发性甲亢，最常见，是指在甲状腺肿大的同时，出现功能亢进症状。患者年龄多在 20～40 岁。腺体肿大为弥漫性，两侧对称，常伴有眼球突出，故又称突眼性甲状腺肿。②继发性甲亢，较少见，如继发于结节性甲状腺肿的甲亢，发病年龄多在 40 岁以上。腺体呈结节状肿大，两侧多不对称，无眼球突出，容易发生心肌损害。③高功能腺瘤，少见，甲状腺内有单发的自主性高功能结节，结节周围的甲状腺组织呈萎缩改变。患者无眼球突出。

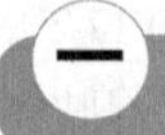

临床表现

甲状腺肿大、性情急躁、容易激动、失眠、两手颤动、怕热、多汗、皮肤潮湿、食欲亢进但却消瘦、体重减轻、心悸、脉快有力（脉率常在每分钟 100 次以上，休息及睡眠时仍快）、脉压增大（主要由于收缩压升高）、内分泌紊乱如月经失调以及无力、易疲劳、出现肢体近端肌萎缩等。其中脉率增快及脉压增大尤为重要，常可作为判断病情程度和治疗效果的重要标志。

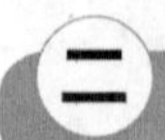

外科治疗原则

手术治疗指征：①继发性甲亢或高功能腺瘤；②中度以上的原发性甲亢；③腺体较大，伴有压迫症状，或胸骨后甲状腺肿等类型甲亢；④抗甲状腺药物或 ^{131}I 治疗后复发者或坚持长期用药有困难者。此外，鉴于甲亢对妊娠可造成不良影响（流产、早产等），而妊娠又可能加重甲亢，因此妊娠早、中期的甲亢患者凡具有上述指征者，仍应考虑手术治疗。

手术禁忌证：①青少年患者；②症状较轻者；③老年患者或有严重器质性疾病不能耐受手术者。

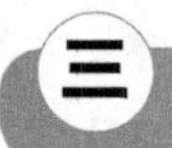

术前准备

术前应采取充分而完善的准备以保证手术顺利进行和预防术后并发症的发生。

1．一般准备　对精神过度紧张或失眠者可适当应用镇静和安眠药以消除患者的恐惧心情。心率过快者，可口服利血平 0.25mg 或普萘洛尔（心得安）10mg，每日 3 次。发生心力衰竭者，应给予洋地黄制剂。

2．术前检查　除全面体格检查和必要的实验室检查外，还应包括：①颈部透视或摄片，了解有无气管受压或移位；②详细检查心脏有无扩大、杂音或心律不齐等，并作心电图检查；③喉镜检查，确定声带功能；④测定基础代谢率，了解甲亢程度，选择手术时机。

3．药物准备　是术前用于降低基础代谢率的重要环节。有两种方法：①可先用硫脲类药物，通过降低甲状腺素的合成，并抑制体内淋巴细胞产生自身抗体从而控制因甲状腺素升高引起的甲亢症状，待甲亢症状得到基本控制后，即改服 2 周碘剂，再进行手术；②开始即用碘剂，2～3 周后甲亢症状得到基本控制（患者情绪稳定，睡眠良好，体重增加，脉率＜90 次 / 分，基础代谢率＜+20%），便可进行手术。需要说明碘剂只抑制甲状腺素释放，而不抑制其合成，因此一旦停服碘剂后，储存于甲状腺滤泡内的甲状腺球蛋白大量分解，甲亢症状可重新出现，甚至比原来更为严重。因此，凡不准备施行手术者，不要服用碘剂。

四 手术的主要并发症

1．呼吸困难和窒息　常见原因：①切口内出血压迫气管；②喉头水肿，主要是手术创伤所致，也可因气管插管引起；③气管塌陷，是气管壁长期受肿大甲状腺压迫，发生软化，切除甲状腺体的大部分后软化的气管壁失去支撑的结果；④双侧喉返神经损伤。后三种情况的患者，由于气道堵塞可出现喘鸣及急性呼吸道梗阻。术后应常规地在患者床旁放置无菌的气管切开包，以备急用。

2．喉返神经损伤　发生率约为 0.5%。大多数是因手术处理甲状腺下极时，不慎将喉返神经切断、缝扎或挫夹、牵拉造成永久性或暂时性损伤所致。

3．喉上神经损伤　外支损伤，引起声带松弛、音调降低。内支损伤，则喉部黏膜感觉丧失，进食特别是饮水时，容易误咽发生呛咳。一般经理疗后可自行恢复。

4. 甲状旁腺损伤　因手术时误伤及甲状旁腺或其血液供给受累所致，多在术后 1～3 天出现手足抽搐。口服葡萄糖酸钙或乳酸钙可改善症状。手术时注意避免甲状旁腺损伤。

5. 甲状腺危象　多在术后 48 小时内发生。危象时患者主要表现为高热（＞39℃）、脉快（＞120 次 / 分），同时合并神经、循环及消化系统严重功能紊乱，如烦躁、谵妄、大汗、呕吐等。治疗包括：①降温，用退热剂、冬眠药物和物理降温等。②碘剂，紧急时用 10% 碘化钠 5～10ml 加入 10% 葡萄糖溶液 500ml 中静脉滴注，以降低血液中甲状腺素水平。③镇静及激素应用，常用苯巴比妥钠 100mg；氢化可的松每日 200～400mg，分次静脉滴注。④静脉输入大量葡萄糖溶液补充能量，吸氧，以减轻组织的缺氧。

五　甲状腺炎

（一）亚急性甲状腺炎

亚急性甲状腺炎常发生于病毒性上呼吸道感染之后，是颈前肿块和甲状腺疼痛的常见原因。本病多见于 30～40 岁女性。主要临床表现为甲状腺突然肿胀、发硬、吞咽困难及疼痛，并向患侧耳颞处放射。常始于甲状腺的一侧，很快向腺体其他部位扩展。患者可有发热、红细胞沉降率增快。病程约为 3 个月，愈后甲状腺功能多不减退。

病前 1～2 周有上呼吸道感染史。病后 1 周内因部分滤泡破坏可表现为基础代谢率略高，但甲状腺摄取 ^{131}I 量显著降低，这种分离现象和泼尼松实验治疗有效有助于诊断。

泼尼松每日 4 次，每次 5mg，2 周后减量，全程 1～2 个月，同时加用甲状腺干制剂，效果较好。停药后如果复发，则予放射治疗，效果较持久。抗生素无效。

（二）慢性淋巴细胞性甲状腺炎

慢性淋巴细胞性甲状腺炎又称桥本甲状腺肿，是一种自身免疫性疾病，也是甲状腺肿合并甲状腺功能减退最常见的原因。由于自身抗体的损害，病变甲状腺组织被大量淋巴细胞、浆细胞和纤维化所取代。血清中可检出抗甲状腺球蛋白抗体、抗甲状腺微粒体抗体及抗甲状腺细胞表面抗体等多种抗体。主要临床表现为无痛性弥漫性甲状腺肿，对称，质硬，表面光滑，多伴甲状腺功能减退，较大腺肿可有压迫症状。

甲状腺肿大、基础代谢率低，甲状腺摄 ^{131}I 量减少，结合血清中多种抗甲状腺抗体可帮助诊断。疑难时，可行穿刺活检以确诊。

长期用甲状腺素片治疗，多有疗效。有压迫症状者应行活组织病理检查或手术以排除恶变。

六　甲状腺腺瘤

甲状腺腺瘤是最常见的甲状腺良性肿瘤。按形态学可分为滤泡状和乳头状囊性腺瘤两种。滤泡状腺瘤多见，周围有完整的包膜，乳头状囊性腺瘤少见，常不易与乳头状腺癌区分，诊断时要注意。本病多见于 40 岁以下的妇女。

（一）临床表现

颈部出现圆形或椭圆形结节，多为单发（图 17-3～图 17-5）。稍硬，表面光滑，无压痛，随吞咽上下移动。大部分患者无任何症状。腺瘤生长缓慢。当乳头状囊性腺瘤因囊壁血管破裂发生囊内出血时，肿瘤可在短期内迅速增大，局部出现胀痛。

（二）处理

甲状腺腺瘤有引起甲亢（发生率约为 20%）和恶变（发生率约为 10%）的可能，故应早期

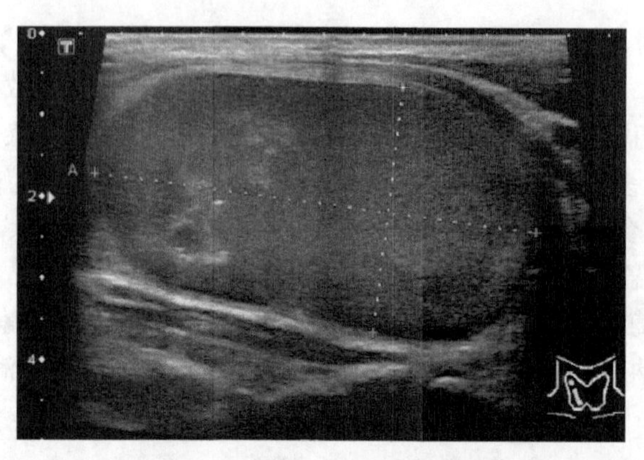

图 17-3　右甲状腺腺瘤 B 超特征

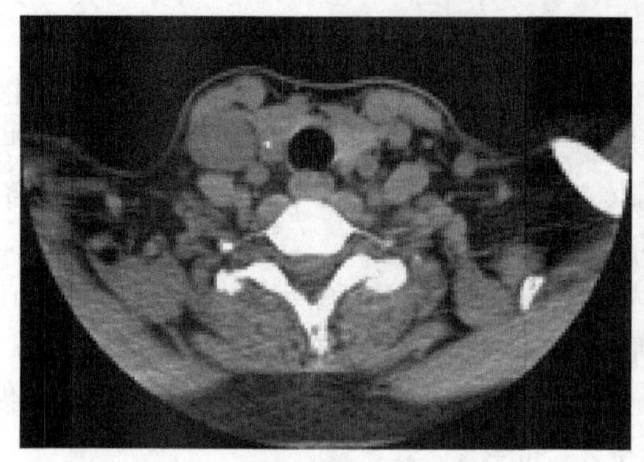

图 17-4　右甲状腺腺瘤 CT 平扫

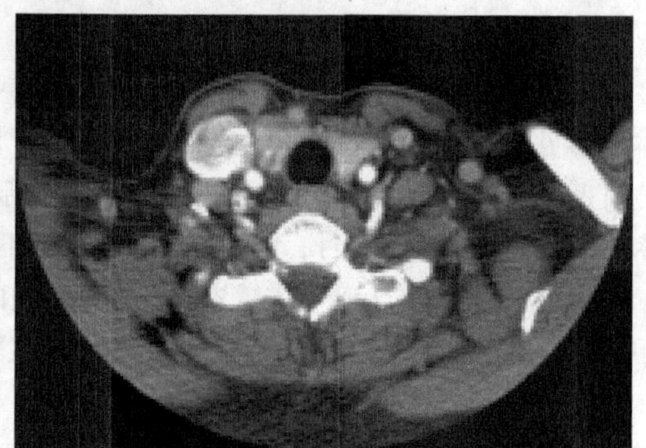

图 17-5　右甲状腺腺瘤 CT 增强

行包括腺瘤的患侧甲状腺大部或部分（腺瘤小）切除。切除标本必须立即行冷冻切片检查，以判定有无恶变。

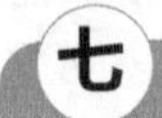

七　甲状腺癌

甲状腺癌（thyroid carcinoma）是最常见的甲状腺恶性肿瘤，约占全身恶性肿瘤的 1%。除髓样癌外，绝大部分甲状腺癌起源于滤泡上皮细胞。

●案例分析

患者，女性，56 岁。左侧甲状腺发现无痛性肿块 6 个月，渐长大，随吞咽上下移动，否认近期有声嘶改变，B 超示左侧甲状腺肿块 1cm×1.5cm，见沙粒样钙化灶，探及同侧肿大颈淋巴结 1 枚，肿大淋巴结内见钙化灶。

问题：1. 根据上述描述你的印象是什么？相关依据是什么？

2. 需要与哪些情况鉴别？

3. 患者应如何处理？

1. 临床表现　甲状腺内发现肿块，质地硬而固定、表面不平是各型癌的共同表现。腺体在吞咽时上下移动性小。未分化癌可在短期内出现上述症状，除肿块增长明显外，还伴有侵犯周围组织的特性。晚期可出现声音嘶哑、呼吸 / 吞咽困难，交感神经受压引起的 Horner 综合征，侵犯颈丛出现耳、枕、肩等处疼痛，局部淋巴结及远处器官转移等表现。颈淋巴结转移在未分化癌发生较早。有的患者甲状腺肿块不明显，因发现转移灶而就医时，应想到甲状腺癌的可能。髓样癌患者应排除Ⅱ型多发性内分泌腺瘤综合征的可能。对合并家族史和出现腹泻、颜面潮红、低血钙时注意不要漏诊。

甲状腺癌辅助检查图像见图 17-6～图 17-10。

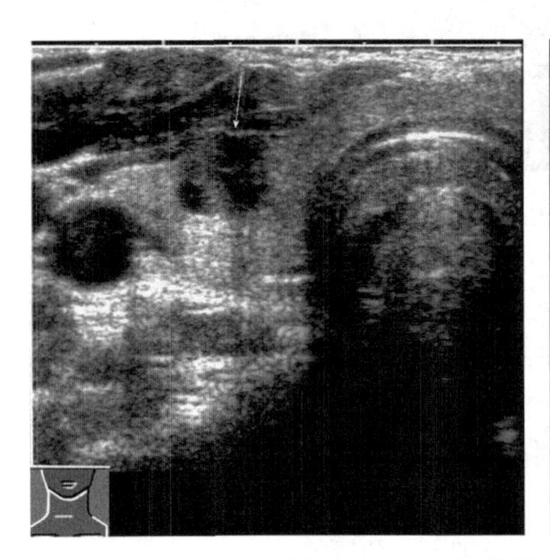

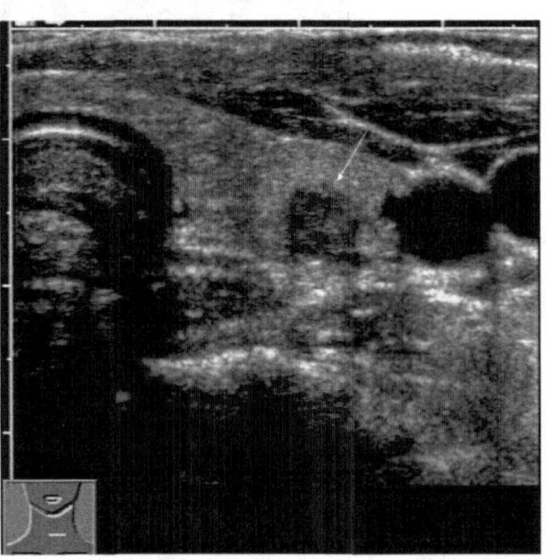

图 17-6　双侧甲状腺乳头状腺癌 B 超特征

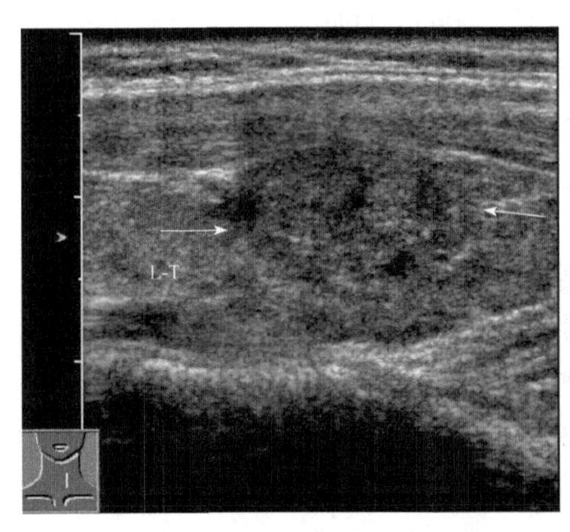

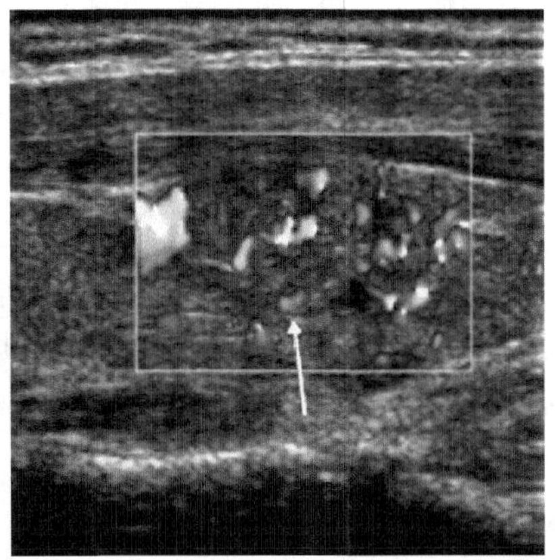

图 17-7　左甲状腺乳头状腺癌淋巴结转移 B 超特征

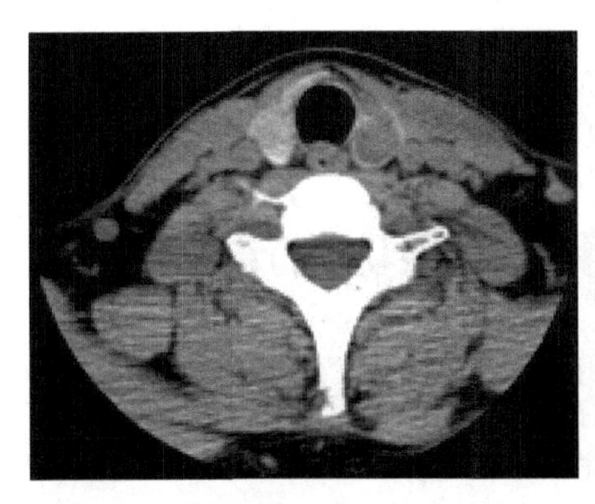

图 17-8　左甲状腺乳头状腺癌 CT 平扫

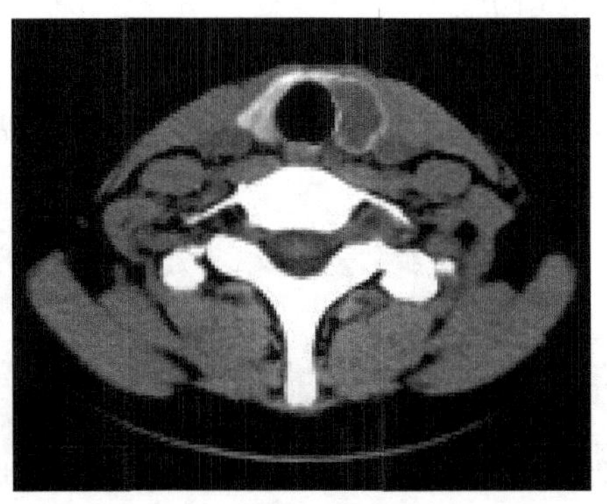

图 17-9　左甲状腺乳头状腺癌 CT 增强

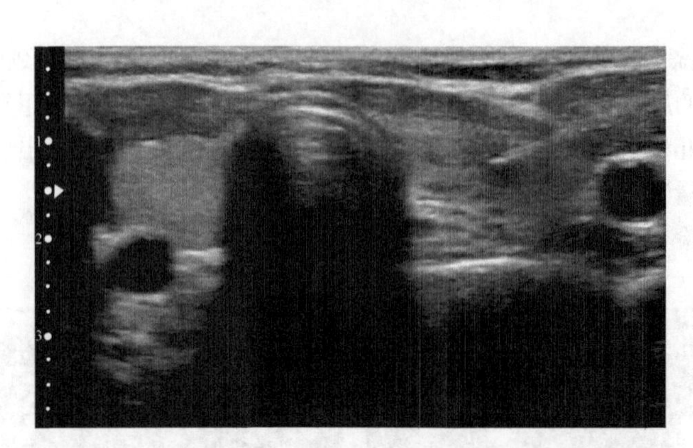

图 17-10　甲状腺结节 B 超引导下细针穿刺细胞学检查

2. 病理类型

（1）乳头状癌约占成人甲状腺癌的 70% 和儿童甲状腺癌的全部。多见于 30～45 岁女性，恶性程度较低，但预后较好。

（2）滤泡状腺癌约占 15%，常见于 50 岁左右中年人，肿瘤生长较快，属中度恶性，预后不如乳头状癌。

（3）未分化癌占 5%～10%，多见于 70 岁左右老年人，预后很差。

（4）髓样癌少见。预后不如乳头状癌，但较未分化癌好。

3. 诊断及鉴别诊断　甲状腺肿块质硬、固定，颈淋巴结肿大，或有压迫症状者，或存在多年的甲状腺肿块，在短期内迅速增大者，均应怀疑为甲状腺癌。应注意与慢性淋巴细胞性甲状腺炎鉴别，细针穿刺细胞学检查可帮助诊断。此外，血清降钙素测定可协助诊断髓样癌。

4. 处理　手术是除未分化癌以外各型甲状腺癌的基本治疗方法，并辅助应用核素、甲状腺激素及放射外照射等治疗。

（1）手术治疗：甲状腺癌的手术治疗包括甲状腺本身的手术，以及颈淋巴结清扫。可根据肿瘤的临床特点来选择手术切除范围：①腺叶次全切除术仅适用于诊断为良性疾病者，手术后病理诊断为孤立性乳头状微小癌。②腺叶加峡部切除术适用于肿瘤直径＜1.5cm，明确局限于一叶者。③近全切除术适用于肿瘤直径＞4cm，较广泛的一侧乳头状癌伴有颈淋巴结转移者。④甲状腺全切除术适用于高度侵袭性乳头状、滤泡状癌，明显多灶性，两侧颈淋巴结肿大，肿瘤侵犯周围颈部组织或有远处转移者。

（2）内分泌治疗：甲状腺癌作次全或全切除者应终身服用甲状腺素片，定期测定外周血 TSH，调整用药剂量。

（3）放射性核素 ^{131}I 治疗用于乳头状腺癌、滤泡状腺癌。

（4）放射外照射治疗主要用于未分化型甲状腺癌。

第 2 节　原发性甲状旁腺功能亢进

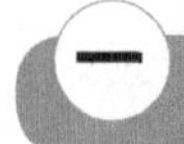

一　临床表现

原发性甲状旁腺功能亢进包括无症状型及症状型两类。无症状型病例可仅有骨质疏松等非特异性症状，常在普查时因血钙增高而被确诊。我国目前以症状型原发性甲状旁腺功能亢进多见。按其症状可分为三型：

Ⅰ型：最为多见，以骨病为主，也称骨型。患者可诉骨痛，易于发生骨折。骨膜下骨质吸收是本病特点，最常见于中指桡侧或锁骨外1/3处。

Ⅱ型：以肾结石为主，故称肾型。在尿路结石病患者中，甲状旁腺功能亢进者约占3%，患者在长期高血钙后，逐渐发生氮质血症。

Ⅲ型：兼有上述两型的特点，表现为骨骼改变及尿路结石。

其他症状可有消化性溃疡、腹痛、神经精神症状、虚弱及关节痛。

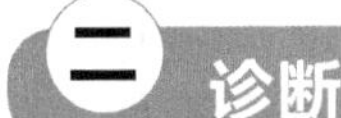

二 诊断

本病主要根据临床表现，结合实验室检查、定位检查来确定诊断。①血钙测定：是发现甲状旁腺功能亢进的首要指标，正常人的血钙值一般为2.1～2.5mmol/L，甲状旁腺功能亢进＞3.0mmol/L；②血磷值＜0.65～0.97mmol/L；③甲状旁腺素（PTH）测定值升高；④原发性甲状旁腺功能亢进时，尿中环腺苷酸（CAMP）排出量明显增高。对可疑病例，可作B超、核素扫描或CT检查，主要帮助定位，也有定性价值。

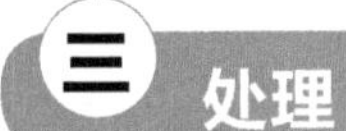

三 处理

本病主要采用手术治疗。术中B超可帮助定位，术中冷冻切片检查有助于定性诊断。

第3节　颈部肿块的诊断及处理原则

颈部肿块可以是颈部或非颈部疾病的共同表现。据统计，恶性肿瘤、甲状腺疾病及炎症、先天性疾病和良性肿瘤各占颈部肿块的1/3。其中恶性肿瘤占有相当比例，所以颈部肿块的鉴别诊断就具有重要意义。

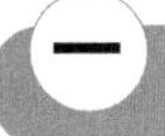

一 肿瘤

（一）原发性肿瘤

良性肿瘤有甲状腺瘤、舌下囊肿、血管瘤等。恶性肿瘤有甲状腺癌、恶性淋巴瘤（包括霍奇金病、非霍奇金淋巴瘤）、涎腺癌等。

（二）转移性肿瘤

原发病灶多在口腔、鼻咽部、甲状腺、肺、纵隔、乳房、胃肠道、胰腺等处。

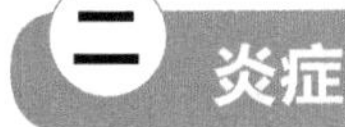

二 炎症

炎症包括急慢性淋巴结炎、淋巴结结核、涎腺炎、软组织化脓性感染等。

三 先天性畸形

先天性畸形包括甲状舌管囊肿或瘘、胸腺咽管囊肿或瘘、囊状淋巴管瘤（囊状水瘤）、颏下皮样囊肿等。

四 诊断

根据肿块的部位，结合病史和检查发现，综合分析，才能明确诊断。病史询问要详细，体格检查要仔细、全面，不要只注意局部。根据以上线索，选择适当的辅助检查，必要时可穿刺或切取活组织检查，并进行综合分析才能作出正确诊断。

五 几种常见的颈部肿块

（一）慢性淋巴结炎

慢性淋巴结炎多继发于头、面、颈部的炎症病灶。肿大的淋巴结散见于颈侧区或颌下、颏下区。在寻找原发病灶时，应特别注意肿大淋巴结的淋巴接纳区域。常须与恶性病变鉴别，必要时应切除肿大的淋巴结作病理检查。

（二）转移性肿瘤

转移性肿瘤约占颈部恶性肿瘤的3/4，在颈部肿块中，发病率仅次于慢性淋巴结炎和甲状腺疾病。原发癌灶绝大部分在头颈部，尤以鼻咽癌和甲状腺癌转移最为多见。锁骨上窝转移性淋巴结的原发灶，多在胸腹部（肺、纵隔、乳房、胃肠道、胰腺等），多经胸导管转移至左锁骨上淋巴结。

（三）恶性淋巴瘤

恶性淋巴瘤包括霍奇金病和非霍奇金病，来源于淋巴组织恶性增生的实体瘤，多见于男性青壮年。肿大的淋巴结常先出现于一侧或两侧颈侧区，以后相互粘连成团，生长迅速。需依靠淋巴结病理检查确定诊断。

（四）甲状舌管囊肿

甲状舌管囊肿是与甲状腺发育有关的先天性畸形。胚胎期，甲状腺是由口底向颈部伸展的甲状腺舌管下端发生的。甲状腺舌管通常在胚胎6周左右自行闭锁，若甲状腺舌管退化不全，即可形成先天性囊肿，感染破溃后成为甲状舌管瘘。本病多见于15岁以下儿童，男性发病人数为女性的2倍。表现为在颈前区中线、舌骨下方有直径1～2cm的圆形肿块，境界清楚，表面光滑，有囊性感，并能随吞咽或伸、缩舌而上下移动。治疗宜手术切除，需切除一段舌骨以彻底清除囊壁或窦道，并向上分离至舌根部以免复发。

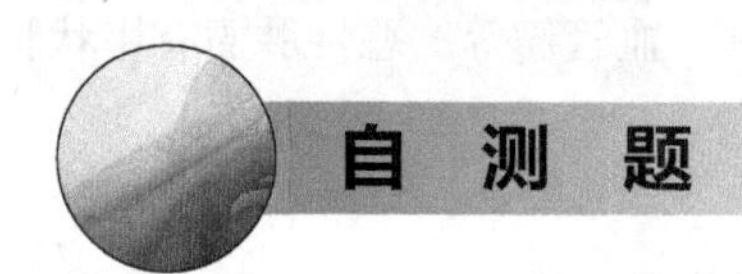

自 测 题

一、名词解释

甲状腺危象

二、选择题

A_1/A_2 型题

1. 甲亢患者手术适应证包括（　　）
   A. 青少年患者
   B. 症状较轻者
   C. 腺体较大有压迫症状者
   D. 老年人不能耐受手术者
   E. 重器质性疾病不能耐受手术者
2. 甲亢术前服用碘剂，作用是（　　）
   A. 减慢突眼症的进展
   B. 增加甲状腺血管充血
   C. 降低机体储存甲状腺素能力
   D. 抑制甲状腺素释放能力
   E. 缩小甲状腺滤泡体积
3. 甲状腺切除术后患者出现哪一症状，可能提示有术后抽搐的风险（　　）

A. 背痛
B. 吸痰时出现颈部肌肉收缩
C. 声嘶或音调降低
D. 饮水呛咳
E. 指尖针刺感

4. 甲状腺大部切除术后，进流食时出现呛咳、发音低沉，但不嘶哑，可能是（　　）
A. 喉头水肿
B. 喉上神经内侧支损伤
C. 喉上神经外侧支损伤
D. 喉上神经内、外侧支损伤
E. 双侧喉返神经损伤

5. 患者，女性，25岁。无意中发现甲状腺肿块7天，近3天来肿块迅速增大，伴胀痛。其初步诊断考虑为（　　）
A. 单纯性甲状腺肿
B. 结节性甲状腺肿
C. 甲状腺瘤
D. 甲状腺癌
E. 甲状腺囊腺瘤并囊内出血

6. 患者，女性，30岁。5年前右颈部触及花生米大小的肿块，随吞咽上下移动，无不适，近半年来增大明显且有声嘶。查体：甲状腺右叶有一直径2cm的肿块，无压痛，质硬，左叶不大。B超示右甲状腺单结节、边界欠清、血流丰富、内有强光点，右颈淋巴结肿大。测血T_3、T_4、TSH值正常，TPOAb不高。该患者最可能的初步诊断是（　　）
A. 甲状腺乳头状癌　B. 甲状腺腺瘤
C. 甲状腺未分化癌　D. 桥本甲状腺炎
E. 结节性甲状腺肿

7. 患者，女性，34岁。因原发性甲亢行甲状腺双侧次全切除术。有关术中操作，正确的是（　　）
A. 结扎切断甲状腺上动脉要远离甲状腺上极
B. 结扎切断甲状腺下动脉要靠近甲状腺背面
C. 切除腺体的70%～80%
D. 止血后不必放引流
E. 须保留腺体的背面部分

8. 甲状腺次全切除术后8小时，患者出现烦躁不安、呼吸困难、发绀、伤口肿胀、内层纱布少量血染，紧急处理应（　　）
A. 输氧
B. 肌内注射地西泮
C. 静脉滴注甘露醇、呋塞米及激素
D. 拆开缝线，清除血肿
E. 气管切开

A_3/A_4 型题

（9～12题共用题干）

患者，女性，50岁。发现右颈部肿块伴增大3年。查体：甲状腺右叶中上极可及一约4cm×3cm肿块，质硬，表面欠光滑，界尚清，随吞咽上下活动可，左甲状腺未及明显肿块，颈部未及明显肿大淋巴结。术前甲状腺B超示右甲状腺中上极低回声结节，大小约4cm×3cm，内部回声不均匀，并有沙粒状钙化，颈部未见异常淋巴结。甲状腺8项功能检查均无明显异常。

9. 该患者初步诊断可能为（　　）
A. 右结节性甲状腺肿伴钙化
B. 右甲状腺腺瘤
C. 右甲状腺癌
D. 右甲状腺囊肿
E. 亚急性甲状腺炎

10. 最佳手术方式为（　　）
A. 右甲状腺部分切除术
B. 右甲状腺腺叶切除术
C. 右甲状腺腺叶+峡部切除术
D. 右甲状腺腺叶+峡部切除术+右中央区淋巴结清扫术
E. 右甲状腺次全切除术

该患者术后8小时出现颈部压迫感，伴呼吸困难。查体：颈部高度肿胀，切口小量鲜红色血液渗出，颈部皮管引出暗红色血液100ml，BP 125/85mmHg。

11. 该患者可能出现的并发症为（　　）
A. 颈部内出血

B. 喉头水肿

C. 喉返神经损伤

D. 甲状旁腺功能低下

E. 气管痰液阻塞

12. 如何正确处理（　　）

A. 吸痰

B. 应用脱水剂

C. 大剂量糖皮质激素

D. 10% 葡萄糖酸钙

E. 敞开切口，清除血肿止血

三、简答题

1. 简述甲状腺全切除术可出现的并发症。

2. 简述甲状腺各类结节的处理原则。

（李伯友）

第18章　乳房疾病

第1节　概　　述

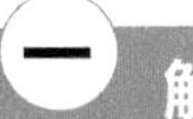

解剖生理概要

成年女性乳房是两个半球形的性征器官，位于胸大肌浅面，在第2肋和第6肋骨水平的浅筋膜浅、深层之间。外上方形成乳腺腋尾部伸向腋窝。乳头位于乳房的中心，周围的色素沉着区称为乳晕。乳腺有15～20个腺叶，每一腺叶分成很多腺小叶，腺小叶由小乳管和腺泡组成，是乳腺的基本单位。腺叶和乳管均以乳头为中心呈放射状排列。小乳管汇至乳管，乳管开口于乳头，乳管靠近开口的1/3段略为膨大，是乳管内乳头状瘤的好发部位。腺叶、小叶和腺泡间有结缔组织间隔，腺叶间还有与皮肤垂直的纤维束，上连浅筋膜浅层，下连浅筋膜深层，称Cooper韧带。

乳腺是许多内分泌腺的靶器官，其生理活动受垂体前叶、卵巢及肾上腺皮质等激素影响。妊娠及哺乳时乳腺明显增生，腺管延长，腺泡分泌乳汁。哺乳期后，乳腺又处于相对静止状态。平时，育龄期妇女在月经周期的不同阶段，乳腺的生理状态在各激素影响下呈周期性变化。绝经后腺体渐萎缩，为脂肪组织所代替。

乳房的淋巴网甚为丰富，其淋巴液输出有4个途径（图18-1）：①乳腺大部分淋巴液经胸大肌外侧缘淋巴管流至腋窝淋巴结-锁骨下淋巴结；②部分乳腺内侧的淋巴液通过肋间淋巴管流向胸骨旁淋巴结；③两侧乳腺间皮下有交通淋巴管；④乳腺深部淋巴网可沿着腹直肌鞘和肝镰状韧带通向肝。

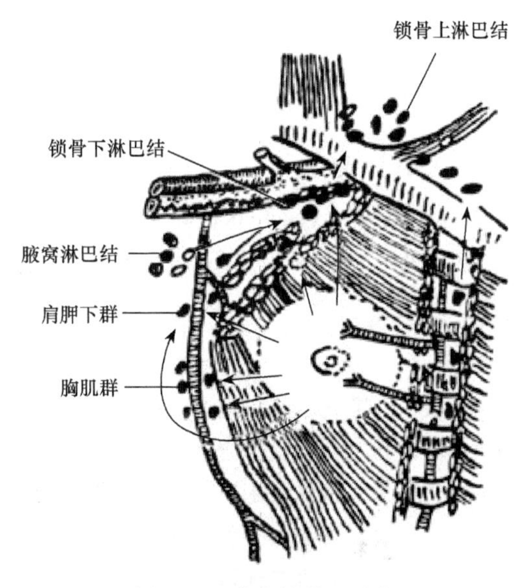

图18-1　乳房的淋巴回流

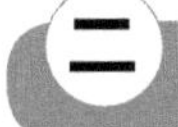

乳房检查方法

1. 视诊　观察两侧乳房的形状、大小是否对称，有无局限性隆起或凹陷，乳房皮肤有无发红、水肿及橘皮样改变，乳房浅表静脉是否扩张。两侧乳头是否在同一水平，如乳头上方有癌肿，可将乳头牵向上方，使两侧乳头高低不同。乳头内陷可为发育不良所致，若是一侧乳头近期出现内陷，则有临床意义，还应注意乳头、乳晕有无糜烂。

2. 触诊　患者端坐，两臂自然下垂，乳房肥大下垂明显者，可取平卧位，肩下垫小枕，使胸部隆起。检查者采用手掌指腹面轻触乳房，不要用手指捏乳房组织，否则会将捏到的腺组织误认为肿块。应循序对乳房外上（包括腋尾部）、外下、内下、内上各象限及中央区作全面检查。先查健侧，后查患侧。

发现乳房肿块后，应注意肿块大小、硬度、表面是否光滑、边界是否清楚及活动度如何。轻轻捻起肿块表面皮肤明确肿块是否与皮肤粘连。如有粘连而无炎症表现，应警惕乳腺癌的可能。一般来说，良性肿瘤的边界清楚，活动度大。恶性肿瘤的边界不清，质地硬，表面不光滑，活动度小。肿块较大者，还应检查肿块与深部组织的关系。可让患者两手叉腰，使胸肌保持紧张状态，若肿块活动度受限，表示肿瘤侵及深部组织。最后轻挤乳头，若有溢液，依次挤压乳晕四周，并记录溢液来自哪一乳管。

腋窝淋巴结有4组，应依次检查。检查者面对患者，以右手扣其左腋窝，左手扣其右腋窝。先让患者上肢外展，以手伸入其腋顶部，手指掌面压向患者的胸壁，然后嘱患者放松上肢，搁置在检查者的前臂上，用轻柔的动作自腋顶部从上而下扪查中央组淋巴结，然后将手指掌面转向腋窝前壁，在胸大肌深面扪查胸肌组淋巴结。检查肩胛下组淋巴结时宜站在患者背后，扪摸背阔肌前内侧。最后检查锁骨下及锁骨上淋巴结。

3. 活组织病理检查　目前常用细针穿刺细胞学检查，多数病例可获得较肯定的细胞学诊断，但应注意其有一定的局限性。对疑为乳腺癌者，可将肿块连同周围乳腺组织一并切除，做快速病理检查，而不宜作切取活检、乳头溢液未扪及肿块者，可作乳腺导管内视镜检查、乳头溢液涂片细胞学检查。乳头糜烂疑为湿疹样乳腺癌时，可作乳头糜烂部刮片或印片细胞学检查。

4. 影像学检查　超声显像，属无损伤性检查，可反复使用，主要用途是鉴别肿块系囊性还是实质性。B型超声结合彩色多普勒检查进行血供情况观察，可提高其判断的敏感性，且对肿瘤的定性诊断可提供有价值的指标。钼靶X线摄片对乳腺肿块有诊断意义。乳腺MRI增强＋磁共振弥散加权成像(DWI）可早期发现微小癌和多灶性癌，具有较强的诊断价值，为乳腺癌保乳手术提供了客观依据。

第2节　急性乳腺炎

急性乳腺炎（acute mastitis）是乳腺的急性化脓性感染，尤以初产妇更为多见，往往发生在产后3～4周，致病菌大多为金黄色葡萄球菌，少数为链球菌。

●案例分析

患者，女性，26岁。哺乳2周，右侧乳腺胀痛3天，乳腺内侧出现局部红肿，红肿包块2cm×4cm，界线不清，同时伴有全身发热，体温38.5℃。白细胞计数11×10^9/L，中性粒细胞0.79；B超示包块内液性暗区。

问题：1. 根据上述描述你的印象是什么？相关依据是什么？

2. 需要与哪些情况鉴别？

3. 患者应如何处理？

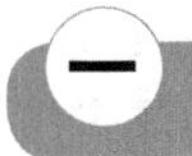

临床表现

起病时患者感觉乳房疼痛、局部红肿、发热。随着炎症发展，患者可有寒战、高热、脉搏加快，常有患侧淋巴结肿大、压痛，白细胞计数明显增高。

局部表现可有个体差异，应用抗菌药治疗的患者，局部症状可被掩盖。一般起初呈蜂窝织炎样表现，数天后可形成脓肿，脓肿可以是单房或多房性。脓肿可向外溃破，深部脓肿还可穿至乳房与胸肌间的疏松组织中。患急性乳腺炎的患者多是产后哺乳的妇女。

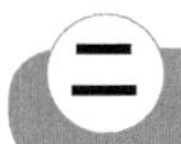

病因

1. 乳汁淤积　乳汁是理想的培养基，乳汁淤积将有利于入侵细菌的生长繁殖。

2. 细菌入侵　乳头破损或皲裂，使细菌沿淋巴管入侵是感染的主要途径。细菌也可直接侵入乳管，上行至腺小叶而致感染。多数发生于缺乏哺乳经验的初产妇。也可发生于断奶时，6个月以后的婴儿已长牙，易致乳头损伤。

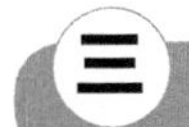

处理

治疗原则是消除感染、排空乳汁。早期呈蜂窝织炎表现时不宜手术，应用抗菌药可获得良好的结果。因主要病原菌为金黄色葡萄球菌，首选青霉素治疗。

脓肿形成后，主要治疗措施是及时作脓肿切开引流。手术时要有良好的麻醉，为避免损伤乳管而形成乳瘘，应作放射状切口，乳晕下脓肿应沿乳晕边缘作弧形切口，深部脓肿或乳房后脓肿可沿乳房下缘作弧形切口，经乳房后间隙引流之。切开后以手指轻轻分离脓肿的多房间隔，以利引流。脓腔较大时，可在脓腔的最低部位另加切口作对口引流（图 18-2）。

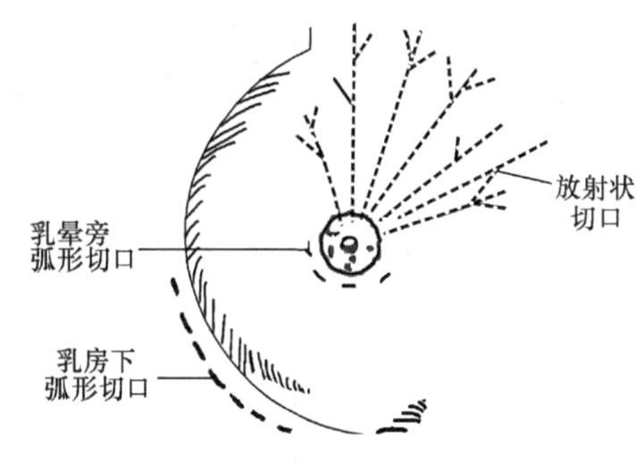

图 18-2　乳房脓肿的切口

急性乳腺炎患者一般不停止哺乳，因停止哺乳不仅影响婴儿的喂养，且提供了乳汁淤积的机会。但患侧乳房应停止哺乳，并以吸乳器吸尽乳汁，促使乳汁通畅排出，局部热敷以利早期炎症的消散。若感染严重或脓肿引流后并发乳瘘，应停止哺乳。

第 3 节　乳腺囊性增生病

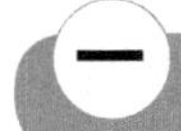

临床表现

突出的表现是乳房胀痛和肿块，特点是部分患者具有周期性。疼痛与月经周期有关，往往在月经前疼痛加重，月经来潮后减轻或消失，有时整个月经周期都有疼痛。少数患者可有乳头溢液。本病病程较长，发展缓慢。

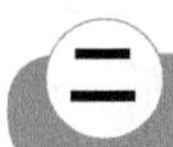

诊断及处理

根据以上临床表现，本病诊断并不困难。有无恶变可能尚有争论，但重要的是乳腺癌与本病有同时存在的可能，为了及早发现可能存在的乳腺癌，应嘱患者每隔 2～3 个月到医院复查。

治疗主要是对症治疗，可用中药或中成药调理。对局限性乳腺囊性增生病，予以观察并继续中药治疗。对局部病灶有可疑恶性病变时，应予切除并作快速病理检查。如果有不典型上皮增生，如有对侧乳腺癌或有乳腺癌家族史等高危因素者，以及年龄大，肿块周围乳腺组织增生也较明显者，可作单纯乳房切除术。

第 4 节 乳 房 肿 瘤

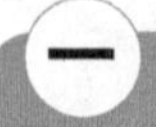

一 乳房纤维腺瘤

（一）临床表现

乳房纤维腺瘤是女性常见的乳房肿瘤，高发年龄是 20～25 岁，其次为 15～20 岁和 25～30 岁。好发于乳房外上象限，约 75% 为单发，少数属多发。除肿块外，患者常无明显自觉症状。肿块增大缓慢，质似硬橡皮球的弹性感，表面光滑，易于推动。月经周期对肿块的大小并无影响。B 超特点见图 18-3。

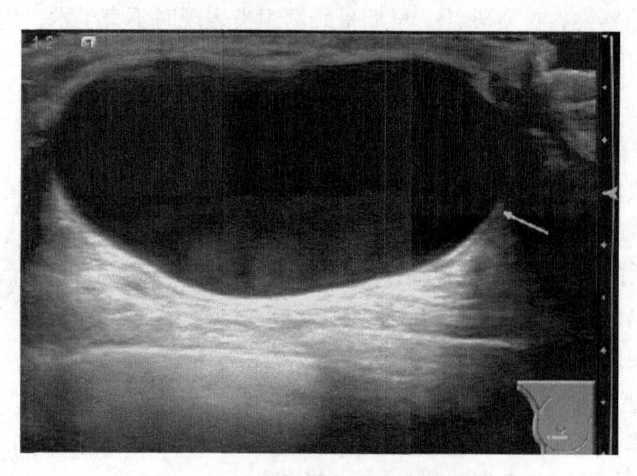

图 18-3　右乳腺纤维腺瘤 B 超特征

（二）病因

乳腺小叶内纤维细胞对雌激素的敏感性异常增高，可能与纤维细胞所含雌激素受体的量或质的异常有关。雌激素是本病发生的刺激因子，所以纤维腺瘤发生于卵巢功能期。

（三）处理

手术切除是治疗纤维腺瘤唯一有效的方法。由于妊娠可使纤维腺瘤增大，所以在妊娠前或妊娠后发现的纤维腺瘤一般都应手术切除。应将肿瘤连同其包膜整块切除，以周围包裹少量正常乳腺组织为宜，肿块必须常规做病理检查。

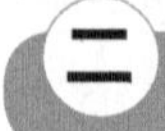

二 乳管内乳头状瘤

乳管内乳头状瘤多见于经产妇，以 40～50 岁为多。75% 病例发生在大乳管近乳头的壶腹部，瘤体很小，带蒂，有绒毛，且有很多壁薄的血管，故易出血（图 18-4）。发生于中小乳管的乳头状瘤常位于乳房周围区域。

（一）临床表现

患者一般无自觉症状，常因乳头溢液污染内衣而引起注意，溢液可为血性、暗棕色或黄色液体。肿瘤小，常不能触及，偶有较大的肿块。大乳管乳头状瘤，可在乳晕区扪及直径为数毫米的小结节，多呈圆形、质软、可推动，轻压此肿块，常可从乳头溢出血性液体。

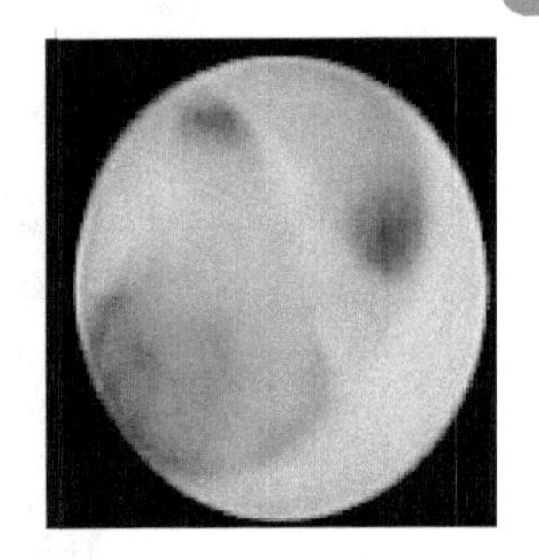

图 18-4 乳管内乳头状瘤乳管镜特征

（二）处理

以手术为主，对单发的乳管内乳头状瘤应切除病变的乳管系统。常规进行病理检查，如有恶变应施行乳腺癌根治术。对年龄较大、乳管上皮增生活跃或间变者，可行单纯乳房切除术。

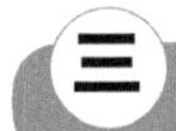

乳腺癌

乳腺癌（breast cancer）是女性最常见的恶性肿瘤之一，在我国占全身各种恶性肿瘤的7%～10%，仅次于子宫颈癌，但近年来有超过子宫颈癌的倾向，并呈逐年上升趋势，部分大城市报告乳腺癌居女性恶性肿瘤之首。

●案例分析

患者，女性，59岁。发现右乳一单发无痛性包块6个月，包块约2.5cm×3.0cm，质硬、不光滑、界线不清。皮肤呈橘皮样改变，乳头及乳晕正常，同侧腋下有1枚肿大淋巴结。

问题：1. 根据上述描述你的印象是什么？相关依据是什么？

2. 需要与哪些情况鉴别？

3. 患者应如何处理？

（一）临床表现

乳腺内无痛性肿块是乳腺癌最常见的症状。肿块质硬，表面不光滑，边界不清，在乳房内不易被推动。随着肿块增大，可引起乳房局部隆起。若累及Cooper韧带，可使其缩短而致肿瘤表面皮肤凹陷，即所谓“酒窝征”。如皮下淋巴管被癌细胞堵塞，引起淋巴回流障碍，出现真皮水肿，皮肤呈橘皮样改变。乳腺癌至晚期，可侵及胸肌筋膜，固定于胸壁而不易推动。如癌细胞侵及大片皮肤，可出现多数小结节甚至彼此融合。有时皮肤可溃破而形成溃疡，这种溃疡常有恶臭，容易出血。乳腺癌淋巴转移最初多见于腋窝。肿大淋巴结质硬、无痛、可被推动；以后数目增多，并融合成团，甚至与皮肤或深部组织黏着。乳腺癌转移至骨、肺、肝时，可出现相应的症状。

其他症状包括乳头血性溢液、乳头糜烂或乳头回缩。少数患者在原发灶被发现前已有腋淋巴结转移或其他全身性的血行转移，癌细胞可沿淋巴管自原发灶转移到同侧腋下淋巴结，堵塞主要淋巴管后可使上臂淋巴回流障碍而引起上肢水肿。

乳腺癌辅助检查图像见图18-5至图18-9。

（二）病因与病理类型

1. 病因　乳腺癌的病因尚未完全明了，20岁以前本病少见，45～60岁较高，绝经后发病率继续上升。雌酮、雌二醇与乳腺癌的发生有直接关系，雌三醇、孕酮起保护作用，催乳素则具有促进作用。初潮年龄早、初产年龄大于30岁者与乳腺癌的发生均有关。一级直系家族乳腺癌史与乳腺癌发生的关系为正常人群的2～3倍。接受放射电离辐射剂量与乳腺癌的发生呈正相关。脂肪饮食可增加乳腺癌的发病率。

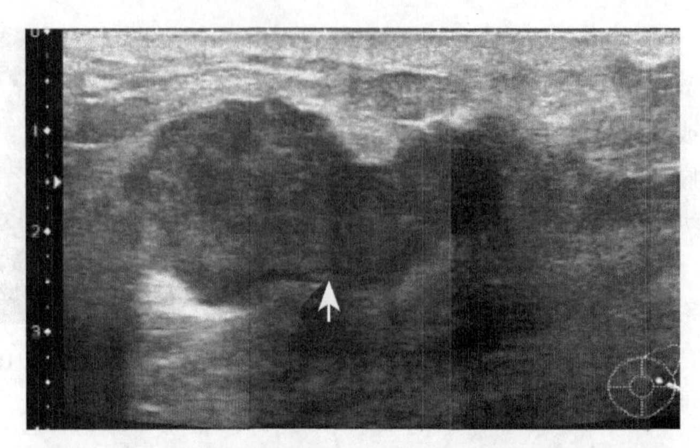

图 18-5　左乳腺癌 MRI 平扫＋增强＋DWI

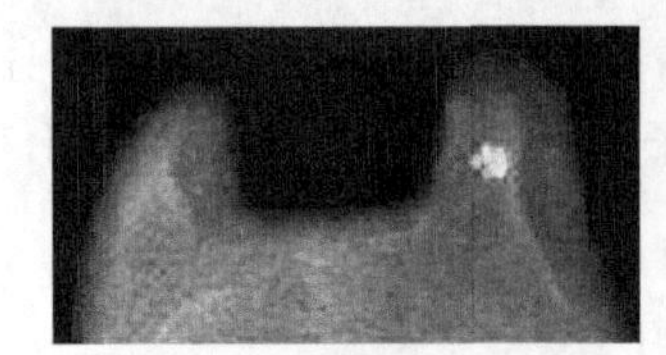

图 18-6　乳腺 DWI

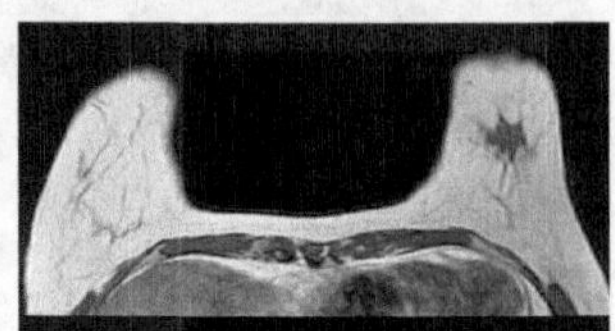

图 18-7　乳腺 T_1WI

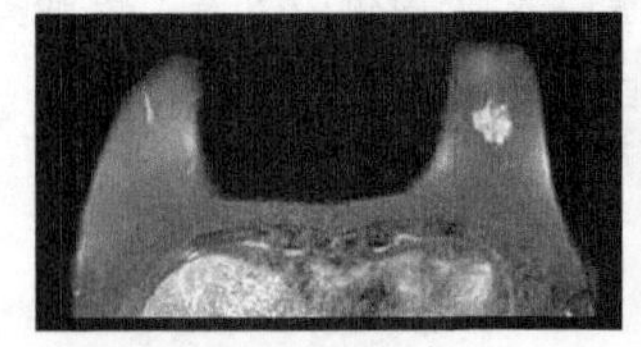

图 18-8　乳腺 T_2WI

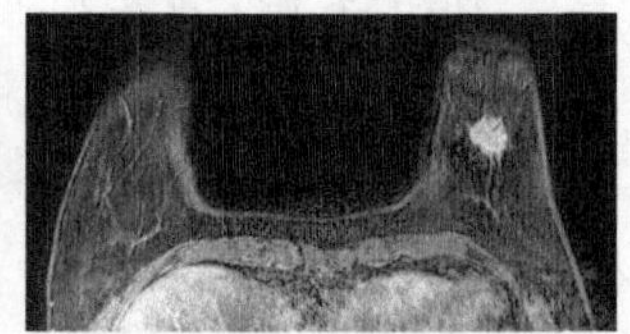

图 18-9　乳腺 MRI 增强

2. 病理类型　乳腺癌有多种分类方法，目前国内多采用以下病理分型：①非浸润性癌，如导管内癌（癌细胞未突破导管壁基膜）、小叶原位癌（癌细胞未突破末梢导管或腺泡基膜）、乳头湿疹样乳腺癌（Paget 病）；②早期浸润性癌，如浸润性导管癌（癌细胞突破导管壁基膜，开始向间质浸润）、早期浸润性小叶癌（癌细胞突破末梢导管或腺泡基膜，开始向间质浸润，但仍局限于小叶内）；③浸润性特殊癌，如乳头状癌、髓样癌（伴大量淋巴细胞浸润）、小管癌（高分化腺癌）、黏液腺癌、大汗腺样癌、鳞状细胞癌等；④浸润性非特殊癌，如浸润性小叶癌、浸润性导管癌、硬癌、髓样癌（无大量淋巴细胞浸润）、单纯癌、腺癌；⑤其他，如炎性乳腺癌等。

3. 转移途径

（1）局部扩散：癌细胞沿导管或筋膜间隙蔓延，继而侵及 Cooper 韧带和皮肤。

（2）淋巴转移：①乳腺大部分淋巴液经胸大肌外侧缘淋巴管流至腋窝淋巴结至锁骨下淋巴结，再经胸导管（左）或右淋巴管侵入静脉血流向远处转移；②部分乳腺内侧的淋巴液通过肋间淋巴管流向胸骨旁淋巴结至锁骨上淋巴结；③两侧乳腺间皮下有交通淋巴管；④乳腺深部淋巴网可沿着腹直肌鞘和肝镰状韧带通向肝。

（3）血行转移：癌细胞可以经淋巴途径进入静脉，也可以直接进入血液循环而发生远处转移。最常见的转移依次为肺转移、骨转移和肝转移等。

（三）诊断与鉴别诊断

1. 诊断　结合病史、临床表现、查体，以及辅助检查 B 超、钼靶片、远红外线等进行诊

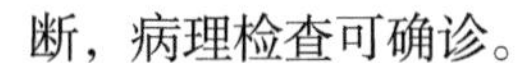

断，病理检查可确诊。

2．鉴别诊断

（1）乳腺纤维腺瘤：常见于青年妇女，肿瘤大多数为圆形或椭圆形，边界清楚，活动度大，发展缓慢，一般易于诊断。

（2）乳腺囊性增生病：多见于中年妇女，特点是乳房胀痛、肿块可呈周期性，与月经周期有关。肿块或局部乳腺增厚，与周围乳腺组织分界不清。

（3）乳腺结核：是由结核杆菌所致乳腺组织的慢性炎症。好发于中、青年女性。局部表现为乳房内肿块，肿块质硬偏韧，部分区域可有囊性感。

（四）临床分期

乳腺癌定性诊断后，还需根据病情进行临床分期。

TNM 分类

T-原发肿瘤，N-区域淋巴结，M-远处转移。

T_0 原发瘤未查出。

T_{is} 原位癌（导管内癌、小叶原位癌、无肿块的乳头 Paget 病）。

T_1　癌瘤长径≤2cm。

T_2　癌瘤长径＞2cm，≤5cm。

T_3　癌瘤长径＞5cm。

T_4　癌瘤大小不计，但侵及皮肤或胸壁，炎性乳腺癌亦属之。

N_0　同侧腋窝无肿大的淋巴结。

N_1　同侧腋窝有肿大的淋巴结，尚可活动。

N_2　同侧腋窝肿大的淋巴结彼此融合，或与周围组织粘连。

N_3　有同侧胸骨旁淋巴结转移。

M_0　无远处转移。

M_1　有锁骨上淋巴结或远处转移。

0期：$T_{is}N_0M_0$。

Ⅰ期：$T_1N_0M_0$。

Ⅱ期：$T_{0\sim1}N_1M_0$，$T_2N_{0\sim1}M_0$，$T_3N_0M_0$。

Ⅲ期：$T_{0\sim2}N_2M_0$，$T_3N_{1\sim2}M_0$，T_4 任何 NM_0，任何 TN_3M_0。

Ⅳ期：M_1 任何 TN。

1．手术治疗　是乳腺癌治疗中的首选。

（1）乳腺癌根治术：手术应包括整个乳房、胸大肌、胸小肌、腋窝及锁骨下淋巴结的整块切除。

（2）乳腺癌改良根治术：有两种术式，一种是保留胸大肌，切除胸小肌；另一种是保留胸大肌、胸小肌。前者淋巴结清扫范围与根治术相仿，后者不能清除腋上组淋巴结。

（3）乳腺癌扩大根治术：在上述清除腋下、腋中、腋上三组淋巴结的基础上，同时切除胸廓内动静脉及其周围的淋巴结（即胸骨旁淋巴结）。

（4）全乳房切除术：必须切除整个乳腺，包括腋尾部及胸大肌筋膜。适用于原位癌、微小癌及年迈体弱不宜做根治术者。

（5）保留乳房的乳腺癌根治术：手术范围包括完整切除肿块及腋淋巴结清扫。肿块切除时要求肿块周围包裹适量正常乳腺组织，确保切除标本的边缘无肿瘤细胞浸润。术后必须辅以放化疗。

2. 化学药物治疗　已经证明浸润性乳腺癌术后，应用化学药物辅助化疗可以改善生存率。应早期应用，联合化疗的效果优于单药化疗。

3. 内分泌治疗　①药物：三苯氧胺、抗雌激素药物，对雌激素受体（ER）、孕激素受体（PgR）阳性的绝经后妇女效果尤为明显。②卵巢切除术。

4. 放射治疗　是乳腺癌局部治疗的手段之一。对Ⅱ期乳腺癌可能降低局部复发率。

5. 生物治疗和中药治疗等。

自 测 题

一、名词解释

1. 酒窝征
2. 橘皮样改变

二、选择题

1. 急性乳腺炎最常见的病因是（　　）
   A. 乳汁淤积
   B. 雌激素分泌增加
   C. 雄激素分泌增加
   D. 卵巢内分泌功能失调
   E. 性激素的改变与紊乱
2. 乳房表浅脓肿切开引流，最佳切口应选择（　　）
   A. 轮辐状切口　B. 横切口
   C. “+”形切口　D. “++”形切口
   E. 竖切口
3. 乳腺癌最常发生的部位是（　　）
   A. 乳头及乳晕区
   B. 乳房外上象限
   C. 乳房内上象限
   D. 乳房外下象限
   E. 乳房内下象限
4. 乳腺癌的首发症状是（　　）
   A. 乳头凹陷　B. 橘皮样改变
   C. 无痛性肿块　D. 乳房弥漫性增生
   E. 两侧乳头位置不对称
5. 乳房触诊检查时，错误的方法是（　　）
   A. 患者取坐位，两臂自然下垂
   B. 手指掌面平放于乳房上顺序触诊
   C. 依次用手指抓捏检查乳房
   D. 依次检查乳房的5个区域
   E. 包括检查两侧腋窝淋巴结
6. 乳腺癌患者乳房局部皮肤出现橘皮样改变的原因是（　　）
   A. 粘连
   B. 肿物压迫
   C. 并发症
   D. 癌肿侵及Cooper韧带
   E. 癌细胞堵塞浅表淋巴结
7. 乳头血性溢液多见于（　　）
   A. 乳腺炎
   B. 乳腺癌
   C. 乳腺囊性增生病
   D. 乳腺结核
   E. 乳腺脓肿
8. 乳腺癌患者癌肿表面皮肤凹陷呈“酒窝征”，是因癌肿侵及（　　）
   A. 肉　B. 淋巴管
   C. 表皮　D. 乳房悬韧带
   E. 神经
9. 保乳手术适用于（　　）
   A. 乳房内单个肿瘤
   B. 肿块≤3cm
   C. 距乳头2cm以上
   D. 有或无腋窝淋巴结转移
   E. 以上均是
10. Paget病是指（　　）
   A. 甲状腺乳头状癌
   B. 甲状腺滤泡状癌

C. 甲状腺肉瘤

D. 乳腺肉瘤

E. 乳头湿疹样癌

A_3/A_4 题

（11、12 题共用题干）

患者，女性，51 岁。发现右乳房无痛性肿块 3 个月，初起肿块较少，近来生长较快，伴右腋窝淋巴结肿大，已停经，无乳房胀痛。查体：右乳房外上象限扪及 3cm×4cm 肿块，无压痛；质硬、活动度差，与周围组织边界不清，腋窝淋巴结肿大，但可推动，锁骨上未扪及明显肿大的淋巴结。肝脏 B 超无异常，胸部 CT 未见明显结节。

11. 该患者的可能诊断为（　　）

A. 右乳腺纤维腺瘤

B. 右乳腺囊性增生病

C. 右乳管内乳头状瘤

D. 右乳腺癌

E. 右乳房结核

12. 肿瘤 TNM 分期为（　　）

A. $T_1N_0M_0$　　B. $T_2N_0M_0$

C. $T_2N_1M_0$　　D. $T_1N_1M_0$

E. $T_3N_1M_0$

三、简答题

简述乳腺癌进行前哨淋巴结活检术的临床意义。

（李伯友）

第19章 胸部损伤

第1节 概 述

胸部损伤（chest trauma or thoracic trauma）是一种常见损伤，多由机械性致伤因素如机动车祸、高处坠落、塌方、刺伤和医源性损伤引起。胸部由骨性胸廓支撑保护胸内脏器，参与呼吸功能。骨性胸廓的损伤范围与程度往往表明暴力的大小。钝性暴力致肋骨骨折，可破坏骨性胸廓的完整性，并使胸腔内的心、肺发生碰撞、挤压、旋转和扭曲，造成组织广泛挫伤。正常胸膜腔负压双侧均衡，纵隔位置居中。一侧胸膜腔积气或积液会导致纵隔移位，患侧肺受压同时健侧肺受压，并影响腔静脉回流。起始于降主动脉的肋间动脉管径较大，损伤后可发生致命性大出血。上腔静脉无静脉瓣，胸膜腔内压骤升会使上腔静脉压力急剧升高，导致无静脉瓣的上腔静脉压急剧升高，上半身毛细血管扩张和破裂。膈肌分隔两个压力不同的体腔，胸腔压力低于腹腔，膈肌破裂时，腹内脏器和腹水会进入胸腔。闭合性或开放性胸部损伤，无论是否穿破膈肌，都可能同时伤及腹部脏器，这类胸和腹连接部同时累及的多发性损伤称为胸腹联合伤（thoraco abdominal injury）。胸部损伤占全身创伤的1/4，占外伤死亡病例的20%左右。

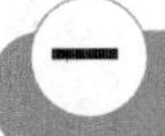

一 病因和分类

根据胸膜腔与外界是否相通，胸部损伤分为闭合性损伤和开放性损伤两类。

1. 闭合性损伤　多因暴力挤压、冲撞、高处坠落或钝器打击胸部所致。特点是壁胸膜保持完整，胸膜腔不与外界相通。

（1）暴力挤压胸部时，骤升的胸膜腔内压会使无静脉瓣的上腔静脉压急剧升高，致使头、颈、肩、眼结膜、颅内等毛细血管破裂出血，称为创伤性窒息（traumatic asphyxia）。

（2）高压气浪或水浪冲击胸部时，可引起小支气管和肺泡破裂及肺组织毛细血管出血，而产生严重的肺水肿，这种肺损伤称为肺挫裂伤（blast injury of lung）。

2. 开放性损伤　平时多因锐器，战时则由火器弹片等穿破胸壁所造成。特点是胸膜腔与外界相通，胸膜的完整性遭到破坏，常伴有胸内器官损伤及气、血胸。

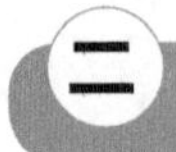

二 临床表现

1. 胸痛　是胸部损伤的主要症状，受伤处明显，并在深呼吸和咳嗽时加剧。其中尤以肋骨

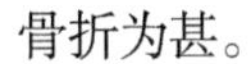

骨折为甚。

2．呼吸困难　胸痛使胸廓运动受限，呼吸浅快；气管、支气管内有血液或分泌物堵塞气道，不能咳出，或伤后肺水肿或肺挫伤后引起肺淤血、肺出血，可引起通气与换气功能障碍；损伤性血胸、气胸使患侧肺受压萎陷；多根多处肋骨骨折造成胸壁软化，引起胸廓反常呼吸运动，更易导致缺氧与二氧化碳潴留，使呼吸更加困难。

3．咯血　是肺与支气管损伤的表现，轻伤痰中带血或咯血，重伤时咯血量较多且出现较早，肺挫裂伤多咳出泡沫样血痰。

4．休克　多见于严重胸部损伤。

（1）胸腔内大量出血，血容量急剧减少。

（2）心包腔内出血，可引起急性心脏压塞。

（3）大量积气特别是张力性气胸，严重影响肺功能与静脉血液向心回流，致使回心血量减少。

5．体征　依据损伤性质和伤情轻重而有所不同，可有皮肤青紫、胸壁血肿、皮下气肿、骨摩擦音、胸廓变形、胸壁软化及反常呼吸运动；如伤口与胸膜腔相通，则可听到随呼吸而出现的气体响声。胸部检查叩诊：气胸呈鼓音，血胸呈浊音。听诊：呼吸音减弱或消失；严重损伤性血、气胸，可使气管和心脏移位。

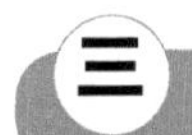

三　诊断

根据外伤史和上述临床表现，初步诊断不难。对疑有气胸、血胸者，可行诊断性胸腔穿刺，以明确诊断。胸部X线片，可判定有无肋骨骨折，胸腔积气、积血等情况。

四　治疗

1．保持肺通气及换气正常。

2．防治休克　尽快去除导致休克的病因。

3．轻者　给予镇痛剂、固定胸廓或行肋间神经阻滞，达到止痛的目的。胸部伤口给予清创缝合，应用抗生素防治感染，常规注射破伤风抗毒素（TAT）。

4．有气、血胸者需行胸腔闭式引流术，有胸壁软化、反常呼吸者，局部加压包扎稳定胸廓。开放性气胸应及时封闭伤口。

5．有下列情况者，需行剖胸探查术　①胸膜腔内进行性出血；②胸腔闭式引流后，漏气量大、呼吸仍困难，提示有肺裂伤或支气管断裂；③心脏损伤；④胸内存留较大的异物；⑤胸腹联合伤。

●案例分析

患者，男性，19岁。被水果刀刺伤左前外侧胸壁约30分钟，急诊入院。诉头昏、无力和气促。查体：血压80/60mmHg，脉搏110次/分，皮肤和黏膜苍白，左前外侧胸壁伤口为利器伤，宽约1.3cm，位于左锁骨中线第4肋间水平，无明显血液流出。胸部听诊左侧呼吸音降低，叩诊左侧胸部上部呈鼓音、下部呈浊音。床边心电图显示各导联低电压。

问题：1．考虑何种损伤？

2．应如何处理？

第2节 肋骨骨折

在胸部损伤中除胸壁软组织挫伤外，肋骨骨折（rib fracture）最为常见。以第4～7肋骨骨折最易发生。

知识链接

肋骨的特点及与骨折的关系

1. 第1～3肋骨较短，且有锁骨、肩胛骨和肌肉的保护，较少发生骨折。第4～7肋骨长而固定，最易折断。第8～10肋骨虽长，但前端与胸骨呈弓形连接，弹性较大，不易折断。第11、12肋是前端游离的浮肋，活动度大，不易折断。

2. 儿童肋骨富有弹性，不易折断。成人与老年人肋骨骨质疏松，脆性较大，容易发生骨折。

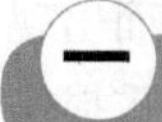

一、病因

1. 根据暴力作用方式不同　分为直接暴力和间接暴力两种。

（1）直接暴力：肋骨向内弯曲折断，可刺伤胸膜、肺或肋间血管，并发血、气胸。

（2）间接暴力：胸廓受到前后方向外力的挤压，使腋中线附近肋骨向外过度弯曲折断，较少发生胸内合并症，易刺破皮肤形成开放性骨折。

2. 根据暴力程度与作用部位不同　可分为单根或多根肋骨骨折；同一肋骨可发生一处或多处骨折。

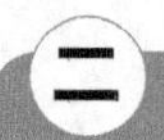

二、病理生理

肋骨骨折断端如向内刺破胸膜壁层、肋间血管与肺，可产生气胸、血胸或气血胸。多根多处肋骨骨折后，局部胸壁失去了肋骨的支撑而软化，类似农具连枷，称为连枷胸（flail chest）。此时出现反常呼吸运动：即吸气时，软化胸壁内陷；呼气时，软化胸壁向外凸出，与正常呼吸运动时相反。同时由于两侧胸膜腔压力不平衡，可使纵隔随呼吸而左右摆动称纵隔扑动。可造成缺氧、二氧化碳潴留和静脉血液回流障碍。损伤严重者，可出现呼吸与循环功能衰竭。另外，肋骨骨折导致的剧烈疼痛，使伤员呼吸浅促，不敢深呼吸、咳嗽，可导致呼吸道分泌物潴留，易引起肺不张及感染。

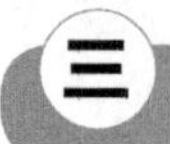

三、临床表现

1. 症状　骨折局部疼痛，在深呼吸、咳嗽或变动体位时疼痛加重，因疼痛致呼吸变浅、咳嗽无力，呼吸道分泌物增加，易致肺不张和肺部感染。合并气胸、血胸或反常呼吸时，有气促、呼吸困难、缺氧和休克发生。

2. 体征　骨折处压痛明显，骨折端有骨擦感。前后挤压胸部，可在骨折处出现疼痛。多根多处骨折时出现反常呼吸。合并气胸、血胸患者还有相应体征。

3. X线检查　可确定骨折的部位，以及有无气胸、血胸、肺部感染等。

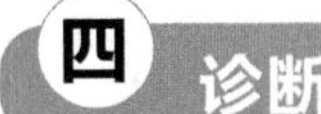

四 诊断

依据外伤史、临床表现及X线检查一般可诊断。

五 治疗

治疗重点是镇痛、固定、防治并发症。镇痛的方法甚多，可酌情使用口服或肌内注射镇痛药物，或使用镇痛泵、肋间神经阻滞甚至硬脊膜外置管镇痛。固定胸廓的方法因肋骨骨折的损伤程度和范围不同而异。鼓励患者咳嗽排痰，早期下床活动，减少呼吸系统的并发症。

（一）闭合性单处肋骨骨折

因有上、下肋骨和肋间肌支撑，闭合性单处肋骨骨折骨折端多无明显移位。治疗的重点是止痛、固定胸廓和防治并发症。范围小者可用叠瓦状宽胶布固定。

知识链接

叠瓦状宽胶布固定法

患者取坐位，用宽7～8cm、长超过前后正中线胶布数条，在患者深呼气末，自后向前、自下而上依次粘贴，上下胶布应重叠2～3cm，固定时间为2～3周。

这种方法有引起表皮水疱和限制呼吸的缺点。如患者皮肤对胶布过敏，可用多头胸带包扎胸部，亦可起到固定的作用。

（二）闭合性多根多处肋骨骨折

闭合性多根多处肋骨骨折有大块胸壁软化和反常呼吸，合并血胸、气胸等，严重影响呼吸和循环，应紧急处理。

1. 包扎固定法　适用于较小范围的胸壁软化治疗及现场急救处理，用厚纱布压于胸壁软化区，再行固定。

2. 牵引固定法　适用于大块胸壁软化或包扎固定不能奏效者，用巾钳经胸壁夹住中央游离段肋骨，再用绳子吊起，通过滑轮作重力牵引，重2～3kg，使浮动的胸壁复位，固定时间为1～2周。

3. 内固定法　即用手术或电视胸腔镜方法固定肋骨两断端或软化区肋骨。适用于大块胸壁软化、病情危重的患者。

（三）开放性骨折的处理

胸壁伤口需彻底清创，骨折端用钢丝固定。若胸膜已穿破，需行胸腔闭式引流。术后应用抗生素，以防感染。如合并胸内脏器损伤则需行剖胸探查术，予以相应处理。

第3节　气　　胸

各种原因导致空气进入胸膜腔引起胸膜腔内积气，称为气胸（pneumothorax）。因外伤引起的气胸，称为损伤性气胸。可分为闭合性、开放性和张力性气胸三类。气胸多因肺组织、气管、支气管、食管破裂，空气进入胸膜腔；或因胸壁伤口穿破胸膜，胸膜腔与外界沟通，外界空气进入所致。游离胸膜腔内积气通常位于胸膜腔上部；当胸膜腔因炎症、手术等原因发生粘连，胸膜腔积气局限于某些区域时，可出现局限性气胸。

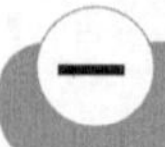

一 闭合性气胸

闭合性气胸（closed pneumothorax）指空气经胸部伤口或肺组织、气管、支气管破裂口进入胸膜腔，形成气胸，随之伤口闭合，空气不再继续进入胸膜腔。胸部损伤中较为常见，多为肋骨骨折的并发症。

（一）临床表现与诊断

轻者（肺压缩 30% 以下）可无症状。重者有胸闷、气促、呼吸困难。查体可发现患侧胸廓饱满，呼吸动度降低，气管向健侧移位，叩诊呈鼓音，听诊呼吸音减弱。X 线检查可明确诊断。胸部 X 线检查显示不同程度积气与肺萎陷或纵隔移位。

（二）治疗

轻者不需要特殊治疗，一般在 1～2 周内可自行吸收。重者须胸膜腔穿刺抽气，或行胸膜腔闭式引流术，促使肺复张。同时应用抗生素预防胸膜腔感染。

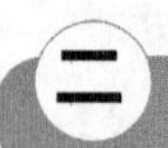

二 开放性气胸

开放性气胸（open pneumothorax）多为锐器或火器弹片伤及胸壁，使胸膜腔与外界相通，空气可随呼吸自由进出胸膜腔，称为开放性气胸。

（一）病理生理

1. 伤侧胸膜腔内负压消失，肺受压萎陷，由于两侧胸膜腔压力不等而使纵隔移位，健侧肺扩张受限。

2. 吸气时大量气体进入患侧，患侧压力明显高于健侧，纵隔向健侧进一步移位；呼气时空气由伤口排出体外，两侧胸膜腔压力差缩小，纵隔移回伤侧。纵隔随呼吸运动而左右移位的反常运动，称为纵隔扑动（mediastinal flutter）。纵隔扑动严重影响静脉血液回流心脏，可导致循环功能障碍。

3. 吸气时，健侧肺不仅从气管吸入外界新鲜空气，同时亦吸入来自患侧肺排出的含氧量低的气体；呼气时，健侧肺呼出气体，不仅由上呼吸道排出体外，同时，亦有部分气体进入伤侧肺。久之，含氧量低的气体在两肺内重复交换，造成严重缺氧，加重临床症状。

（二）临床表现与诊断

伤情多较严重，患者有明显气促、烦躁不安、呼吸困难，重者有发绀或休克表现。查体时，胸壁可见伤口与胸膜腔相通，并能听到随呼吸气体进出胸膜腔的响声，气管、心脏明显向健侧移位。伤侧胸部叩诊呈鼓音，听诊呼吸音减弱或消失。胸部 X 线透视检查显示纵隔来回摆动。

（三）急救与治疗

开放性气胸的急救处理，应迅速封闭胸壁的伤口，一般用多层凡士林纱布外加棉垫封闭伤口，再用胶布或绷带包扎。伤情稳定后，争取早期清创，缝闭伤口，并行胸膜腔闭式引流，同时使用抗生素及 TAT 治疗。如疑有胸腔脏器严重损伤或进行性出血，应剖胸探查。

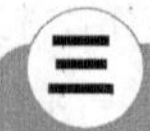

三 张力性气胸

张力性气胸（tension pneumothorax）又称高压性气胸（high pressurepneumothorax），常见于肺或支气管破裂后，裂口与胸膜腔相通，且呈活瓣状。每当吸气时，空气通过活瓣进入胸膜腔；呼气时，活瓣闭合，空气不能排出。胸膜腔压力不断升高，并超过大气压而呈高张状态，称为张力性气胸。

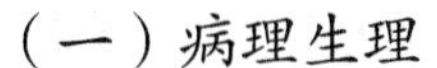

（一）病理生理

由于单向活瓣的作用，胸膜腔内积气不断增加，压力不断升高，患侧肺逐渐萎陷，纵隔严重向健侧移位，同时挤压健侧肺，导致呼吸与循环功能严重障碍。张力性气胸的高压气体可挤入纵隔，扩散至皮下组织，于颈部、面部、胸部等处形成广泛性皮下气肿。

（二）临床表现与诊断

患者出现极度呼吸困难、发绀和休克等症状。抢救不及时可危及生命。查体时发现气管向健侧移位，伤侧胸部饱满，呼吸运动减弱，可有面、颈、胸、上肢等处皮下气肿。胸部叩诊呈鼓音，听诊呼吸音消失。X线检查可见伤侧肺萎缩，纵隔向健侧移位。胸腔穿刺时可见高压气体外推针筒芯。

（三）急救与治疗

张力性气胸病情危急，如不及时抢救，患者将迅速死亡。

1. 急救的关键　尽快排出胸膜腔积气，以减低胸膜腔内压力。可用粗针头在伤侧第2肋间锁骨中线处刺入胸膜腔，暂时排气减压。在转送时可于针尾部缚一橡胶指套，顶端剪开1cm的小口，呼气时气体经剪开的小口排出；吸气时指套塌陷，阻止气体进入，以保证转运途中安全。

2. 立即于第2肋间锁骨中线处放置胸腔引流管，作闭式胸膜腔引流，持续减压排气。数天后，肺或支气管破裂口可自行闭合，肺亦复张。如不能有效地降低胸膜腔的压力，提示肺、支气管裂口较大，应尽早行剖胸探查，修补裂口。此外，还应使用足量的抗生素，以防治感染。

第4节　损伤性血胸

胸部损伤引起胸膜腔内积血，称为损伤性血胸（traumatic hemothorax）。可与气胸并存称为损伤性血气胸。

知识链接

损伤性血胸出血的来源与特点

1. 肺裂伤出血最为多见，由于肺循环压力低，出血量少且较缓慢，常可自行停止。

2. 肋间血管或胸廓内动静脉出血，因压力较高，出血量较多且快，常不易自止，需手术止血。

3. 心脏与大血管出血，出血量多而急，不易控制，很快导致失血性休克，往往等不到抢救就已死亡。

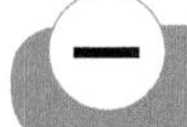

一、病理生理

早期主要是急性内出血和胸膜腔内积血，使肺受压、纵隔移位，造成呼吸循环功能紊乱，其危害程度取决于胸内出血量。心脏、肺及膈肌的不断运动，对胸腔内的积血起着去纤维蛋白的作用，使其不易凝固；当胸腔内迅速积聚大量血液，超过去纤维蛋白的速度时，积血可发生凝固，称为凝固性血胸。附在胸膜上的纤维蛋白和血块机化，逐渐形成较厚的纤维层，称为机化性血胸，限制肺膨胀及胸壁活动，影响呼吸功能。胸内积血易并发细菌感染，可发展为脓胸。

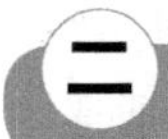

二、临床表现与诊断

少量血胸多无明显症状。中等量血胸（出血量500～1000ml）或大量血胸（出血量1000ml

以上），可表现为失血性休克及呼吸循环功能障碍，如面色苍白、口渴、脉快、血压下降、气促、呼吸困难、贫血等。查体时可见伤侧胸廓饱满，气管向健侧移位。叩诊呈浊音，听诊呼吸音减弱或消失。胸部X线检查可见胸腔积液表现。胸腔穿刺抽出血液可明确诊断。若继发化脓性感染，可表现为高热寒战、脉快而细弱、白细胞计数升高等现象。

有下列征象提示胸膜腔内进行性出血：①症状进行性加重，血压持续下降，经输血、补液血压仍不回升，或短暂升高又迅速下降；②红细胞、血红蛋白计数、血细胞比容等重复测定，持续降低；③胸膜腔闭式引流，连续3小时血量每小时超过200ml；④胸膜腔穿刺或引流因血液迅速凝固抽不出血液，但胸部X线连续检查胸膜腔积液阴影不断增大，表明出血量多而急。

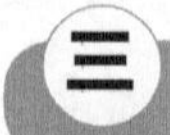

三 治疗

1. 非进行性血胸　小量血胸可自行吸收，无须穿刺抽吸治疗。中等量或大量血胸，应尽早行胸膜腔穿刺术或闭式引流术，排出积血，促使肺复张，改善呼吸功能，并应用抗生素防治感染。

2. 进行性血胸　在防治低血容量性休克的同时，应尽早开胸探查，寻找出血部位，修复破损脏器，缝扎止血，或切除毁损肺段、肺叶。

3. 凝固性血胸　最好在伤后2～3日内剖胸，清除积血或血块以防感染和机化。血块机化后，应行纤维板剥除术。血胸合并感染，按脓胸处理。

第5节　创伤性窒息

创伤性窒息（traumatic asphyxia）是钝性暴力作用于胸部所致的上半身广泛皮肤、黏膜、末梢毛细血管淤血及出血性损害。当胸部与上腹部受到暴力挤压时，患者声门紧闭，胸膜腔内压骤然剧增，右心房血液经无静脉瓣的上腔静脉系统逆流，造成末梢静脉及毛细血管过度充盈扩张并破裂出血。

临床表现为面、颈、上胸部皮肤出现针尖大小的紫蓝色瘀斑，以面部与眼眶部为明显。口腔、球结膜、鼻腔出现黏膜斑甚至出血。视网膜或视神经出血可产生暂时性或永久性视力障碍。鼓膜破裂可致外耳道出血、耳鸣甚至听力障碍。伤后多数患者有暂时性意识障碍、烦躁不安、头昏、谵妄甚至四肢痉挛性抽搐，瞳孔可扩大或极度缩小，上述表现可能与脑内轻微点状出血和脑水肿有关。若有颅内静脉破裂，患者可发生昏迷或死亡。

治疗创伤性窒息所致出血点及瘀斑，一般2～3周后可自行吸收消退。患者预后取决于承受压力大小、持续时间长短和有无合并伤。少数伤员在压力移除后可发生心跳呼吸停止，应做好充分抢救准备。一般患者在严密观察下对症处理，有合并伤者应针对具体伤情给予积极处理。

第6节　肺、心、膈肌损伤

肺损伤包括肺裂伤、肺挫伤和肺爆震（冲击）伤。肺裂伤伴有脏胸膜裂伤者可发生血气胸，而脏胸膜完整者则多形成肺内血肿。肺爆震伤由爆炸产生的高压气浪或水波浪冲击损伤肺组织。

肺挫伤大多为钝性暴力致伤，引起肺和血管组织损伤，在伤后炎症反应中毛细血管通透性增加，炎性细胞沉积和炎性介质释放，使损伤区域发生水肿，大面积肺间质和肺泡水肿则引起换气障碍，导致低氧血症。

肺裂伤所致血气胸的诊断与处理如前所述。肺内血肿大多在胸部X线检查时发现，表现为肺内圆形或椭圆形、边缘清楚、密度增高的团块状阴影，常在2周至数月内自行吸收。

肺挫伤患者表现为呼吸困难、咯血、血性泡沫痰及肺部啰音，重者出现低氧血症。常伴有连枷胸。X线胸片出现斑片状浸润影，一般伤后24～48小时变得更明显，CT检查准确率高于X线检查。治疗原则：①及时处理合并伤；②保持呼吸道通畅；③氧气吸入；④限制晶体液过量输入；⑤给予肾上腺皮质激素；⑥低氧血症使用机械通气支持。

心脏损伤（cardiac injury）根据致伤原因可分为钝性心脏损伤（blunt cardiac injury）和穿透性心脏损伤（penetrating cardiac injury）。钝性心脏损伤常见于撞击、坠落伤、挤压伤，可引起心肌挫伤甚至破裂。患者表现为心前区疼痛，心律不齐，心跳加快，休克或猝死。亦可因乳头肌撕裂或断裂，瓣膜关闭不全导致急性心力衰竭甚至死亡。出现急性心脏压塞或急性瓣膜关闭不全致难以控制的心力衰竭需手术治疗。

穿透性心脏损伤多为刀、剪等利器伤或子弹、弹片等火器伤所致。由于伤及心脏、大血管、冠状血管引起大出血致休克，往往迅速死亡。也有部分伤口不大，而因心包限制，出血积存于心包内，形成心脏压塞，出现Beck三联症：①静脉压增高；②心搏微弱，心音遥远而轻微；③动脉压降低。X线检查示心影增大，搏动减弱，心缘各弧弓平直。有时可见胸膜腔积液。心电图检查对了解心肌损伤部位及有无传导系统或冠状动脉损伤等很有参考价值。心包穿刺抽出血液有助于诊断，并对心脏有暂时解除压迫的作用。如为进行性出血，则应在积极处理休克、大量输血的同时进行剖胸探查术，做相应的止血缝合修补。值得注意的是，对胸部锐器伤的伤口在心脏体表投影区，或短时间休克，或出现Beck三联症等，都应高度警惕心脏损伤的可能。不应去作辅助检查，而应立即在局麻下扩创探查，若伤道方向是对向心脏，则进入胸内，迅速改全麻插管剖胸探查或心脏修补止血，以提高心脏穿通伤的抢救成功率。

膈肌损伤（diaphragmatic injury）可分为穿透性膈肌损伤或钝性膈肌损伤。

穿透性损伤多由火器或刃器致伤，伤道的深度与方向直接与受累的胸腹脏器有关，多伴有失血性休克。钝性损伤的致伤暴力大，损伤机制复杂，常伴有多部位损伤。而膈肌损伤的临床表现较轻，往往被其他重要脏器损伤所掩盖而漏诊，至数年后发生膈疝才被发现。

穿透性膈肌损伤：下胸部或上腹部穿透性损伤都可累及膈肌，造成穿透性膈肌损伤（penetrating diaphragmatic injury）。穿透性暴力同时伤及胸部、腹部内脏和膈肌，致伤物入口位于胸部，称为胸腹联合伤（thoracoabdominal injury）；致伤物入口位于腹部，称为腹胸联合伤（abdominothoracic injury）。受损胸部脏器多为肺与心脏，受损腹部脏器右侧多为肝、左侧常为脾，其他依次为胃、结肠、小肠等。火器伤动能大、穿透力强，多造成贯通伤，甚至造成弯隆状膈肌多处贯通伤；刃器则多导致非贯通伤。穿透性暴力所致单纯膈肌伤较为少见。胸腹或腹胸联合伤除了有躯体伤口处大量外出血、失血性休克等临床表现外，一般多同时存在血胸、血气胸、心包积血，腹腔积血、积气和空腔脏器穿孔所致的腹膜炎体征。床旁B超检查可快速、准确地判断胸腹腔积血情况。胸腔穿刺术和腹腔穿刺术，是判断胸腹腔积血简单而有效的措施。胸腹部X线检查和CT检查虽然有助于明确金属异物存留、血气胸、腹内脏器疝入胸腔、膈下游离气体和腹腔积血，但检查需耗费时间和搬动患者，伤情危重者需慎重选择。

穿透性膈肌损伤应急诊手术治疗。首先处理胸部吸吮伤口和张力性气胸，输血补液纠正休克，并迅速手术。根据伤情与临床表现选择经胸或经腹切口，控制胸、腹腔内出血，仔细探查胸、腹腔器官，并对损伤的器官与膈肌予以修补。

钝性膈肌损伤（blunt diaphragmatic injury）多由于膈肌附着的胸廓下部骤然变形和胸、腹腔之间压力梯度骤增引起膈破裂。交通事故和高处坠落是导致钝性膈肌伤的最常见原因。随着汽车速度增加与安全带的使用，钝性膈肌损伤日益多见。钝性伤所致膈肌裂口较大，有时达 10cm 以上，常位于膈肌中心腱和膈肌周边附着处。腹内脏器很容易通过膈肌裂口疝入胸腔，常见疝入胸腔的腹内脏器依次为胃、脾、结肠、小肠和肝。严重钝性暴力不单可致膈肌损伤，还常导致胸腹腔内脏器挫裂伤，并常伴有颅脑、脊柱、骨盆和四肢等多部位伤。

血气胸和疝入胸腔的腹腔脏器引起肺受压和纵隔移位，导致呼吸困难、伤侧胸部呼吸音降低，叩诊呈浊音或鼓音等。患者胸腔的腹内脏器发生嵌顿与绞窄，可出现腹痛、呕吐、腹胀和腹膜刺激征等消化道梗阻或腹膜炎表现。值得注意的是，膈肌破裂后初期可能不易诊断，临床体征和胸部 X 线检查结果均缺乏特异性，CT 检查有助于诊断。由于进入肠道的气体和造影剂可将疝入肠袢的部分梗阻转变为完全梗阻，故禁行肠道气钡双重造影检查。膈疝患者应谨慎作胸腔穿刺或闭式胸腔引流术，因为可能伤及患者胸腔的腹内脏器。对于怀疑有创伤性膈疝者，禁用充气的抗休克裤，以免增加腹内压。

一旦高度怀疑或确诊为创伤性膈破裂或膈疝，而其他脏器合并伤已稳定者，应尽早进行膈肌修补术。视具体伤情选择经胸或经腹手术径路。无论选择何种手术径路，外科医师均应准备两种不同径路的手术野，以备改善术中显露之需。仔细探查胸腹腔内脏器，并予以相应处理。使用不吸收缝线修补膈肌裂口，清除胸腹腔内积液，并置闭式胸腔引流。

第 7 节　胸膜腔闭式引流术

（一）原理

胸膜腔闭式引流是根据胸膜腔的生理特点设计的，依靠水封瓶中的液体使胸膜腔与外界隔离。当胸膜腔内因积液或积气形成高压时，胸膜腔内的液体或气体可排至引流瓶内；当胸膜腔内恢复负压时，水封瓶内的液体被吸至引流管下端形成负压水柱，阻止空气进入胸膜腔。由于引流管有足够的垂直长度和地心引力作用，水封瓶内的液体只能在引流管的下端形成一定高度的水柱，不能被吸至胸膜腔内，从而达到胸膜腔引流和减压的目的。

（二）适应证

损伤性气胸、血胸、急性脓胸，需要持续引流，排除积气、积血、积脓者及胸部手术切开胸膜腔者。

（三）手术方法

选定插管肋间隙：引流气体者，多在锁骨中线第 2 肋间；引流液体者，多在腋中线与腋后线之间第 6～8 肋间。

1．手术步骤　患者取半卧位，选定肋间，消毒胸部皮肤，用 1% 利多卡因溶液 3～5ml，局麻胸壁全层，切开皮肤约 2cm，用血管钳在肋骨上缘逐层分离肌层直至胸膜腔，随即经切口插入一个带有侧孔的橡胶管或软塑料管，插入胸膜腔内 4～5cm，引流管的外端连接无菌水封瓶，缝合切口并固定引流管。

2．术后观察与管理

（1）管道密封：使用前应严格检查引流管是否通畅和整个装置是否密封。

（2）妥善固定：将留有足够长度的引流管固定在床缘上。搬动患者应确保钳夹引流管近端，严防引流管脱出、引流瓶破碎、引流玻璃管松动脱出水面，防止发生气胸。胸腔闭式引流主要是靠重力引流，水封瓶应置于患者胸部水平下60～100cm，并应放在特殊的架子上，防止被踢倒或抬高。

（3）保持胸膜腔引流管通畅：胸膜腔引流管外端连接无菌水封瓶的长玻璃管插至水平面下3～4cm，管内水柱随呼吸上下移动，表明引流管通畅；如水柱不移动，表明引流管不通，应及时挤压引流管，以保持引流管通畅。

（4）观察引流物的性质：详细记录引流量，一般患者每日记录一次，疑有胸内大出血患者，则须每小时记录一次，以判断有无进行性出血。

（5）更换水封瓶：应先将引流管近端钳紧，更换完好后，方可松开钳夹。同时应注意无菌操作。

（6）拔管：引流气体或液体不再排出，肺膨胀良好，观察24小时，经胸部X线检查证实，或脓腔容量小于10ml，可拔除引流管。拔引流管时，先剪开引流管固定缝线，嘱患者深吸气后屏气，将管迅速拔出，随即用凡士林纱布紧压伤口，用胶布固定，或结扎预置切口的缝合线。

一、名词解释

1. 反常呼吸
2. 纵隔扑动

二、选择题

A_1/A_2 型题

1. 反常呼吸见于（　　）
   A. 多根单处肋骨骨折
   B. 多根多处肋骨骨折
   C. 开放性气胸
   D. 张力性气胸
   E. 闭合性气胸
2. 多根多处肋骨骨折的最主要影响是（　　）
   A. 胸部疼痛　　B. 妨碍正常呼吸
   C. 痰不易咳出　　D. 反常呼吸
   E. 骨折端摩擦
3. 下列哪项是开放性气胸的主要病理生理变化（　　）
   A. 反常呼吸运动
   B. 纵隔摆动
   C. 进行性伤侧肺压缩
   D. 呼吸无效腔增加
   E. 健侧肺受压
4. 现场急救开放性气胸患者的首要措施是（　　）
   A. 吸氧、输液　　B. 镇静、止痛
   C. 清创与缝合　　D. 封闭胸壁伤口
   E. 应用抗生素
5. 关于气胸患者胸膜腔闭式引流装置的叙述错误的是（　　）
   A. 在锁骨中线第2肋间插管
   B. 长玻璃管在水面下3cm
   C. 短玻璃管与大气相通
   D. 整个装置均须密封
   E. 水封瓶距离引流口30cm
6. 患者，男性，30岁。因车祸引起胸部损伤。查体：极度呼吸困难，发绀，肺呼吸音消失，并有严重的皮下气肿。诊断为张力性气胸，急救应立即（　　）
   A. 吸氧　　B. 快速静脉输液
   C. 输血　　D. 气管切开
   E. 胸膜腔穿刺排气
7. 某患者因肺切除术后行胸膜腔闭式引流，翻身时，胸膜腔导管不慎脱出，即时首要措施是（　　）
   A. 将引流管重新插入
   B. 用无菌敷料将伤口堵闭
   C. 手指捏紧引流口皮肤
   D. 急呼医生处理

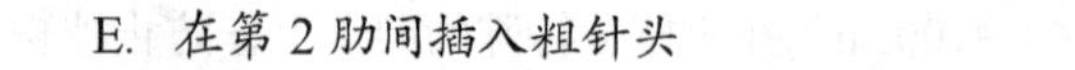

E. 在第2肋间插入粗针头

A_3/A_4型题

（8、9题共用题干）

患者，女性，49岁。胸部外伤致开放性气胸，出现呼吸困难和发绀，立即封闭伤口，行胸膜腔闭式引流术。

8. 行胸膜腔闭式引流术时，导管安放位置在患侧的（　　）
   A. 第2肋间锁骨中线处
   B. 第7、8肋间腋中线处
   C. 第6、7肋间腋前线处
   D. 第5、6肋间腋中线处
   E. 第9、10肋间腋后线处

9. 该患者胸膜腔闭式引流护理中，促使胸内气体排出的措施是（　　）
   A. 取半卧位
   B. 水封瓶低于引流口60cm
   C. 保持长玻璃管在水面下3cm
   D. 鼓励患者咳嗽和深呼吸
   E. 定时挤捏引流管

（10、11题共用题干）

患者，男性，25岁。被刀刺伤左前胸部1小时急诊入院。查体：BP 80/50mmHg。颈静脉怒张，脉搏细弱，心音遥远。

10. 首先要考虑的诊断是（　　）
    A. 张力性气胸　　B. 开放性气胸
    C. 血气胸　　D. 心脏损伤
    E. 急性心脏压塞

11. 首先要采取的急救措施是（　　）
    A. 输血补液抗休克
    B. 胸腔穿刺
    C. 心包穿刺
    D. 急诊剖胸探查
    E. 胸膜腔闭式引流

三、简答题

1. 简述肋骨骨折的临床表现、诊断及治疗方法。
2. 简述开放性气胸、张力性气胸的临床表现和急救措施。

（李雪涛）

第 20 章　胸壁、胸膜疾病

第 1 节　胸 廓 畸 形

胸廓畸形多为先天性疾病，常见于肋骨的发育畸形，表现为肋骨融合、分叉及数目的改变，也有由于一侧肋骨发育异常致胸壁不对称等畸形。肋骨畸形多无明显症状，不需要进行治疗。而胸骨畸形会造成胸腔容量的改变，引起一系列的病理生理改变，一般要求尽早矫正。其中漏斗胸是最为常见的胸廓畸形之一。

漏斗胸（pectus excavatum，PE）是指胸骨、肋软骨及部分肋骨向脊柱侧凹陷，呈漏斗样胸廓畸形，尤以胸骨体剑突交界处凹陷最深。该症具有家族遗传倾向并伴显性遗传，发病率为1‰～3‰，男女比例为 4∶1。根据前胸壁凹陷的范围和胸廓畸形形态，将漏斗胸分为广泛型、普通型、局限型、混合型或不规则型。有人认为此畸形是由于肋骨和肋软骨发育不均衡导致的，肋软骨发育速度较肋骨快，过度过快生长的肋软骨将胸骨挤向内方，导致胸骨向内凹陷形成漏斗胸；亦有人认为是因膈肌发育不良引起，膈肌纤维附着于胸骨体下端和剑突，当其中心腱过短时，将胸骨和剑突向后牵拉所致。

一　临床表现

婴儿期漏斗胸患者因其压迫症状较轻而无明显症状。有些虽出现吸气性喘鸣或胸骨吸入性凹陷，但常未引起家长注意，未能检查出呼吸道阻塞的原因。随着年龄增长，畸形及症状日渐明显。患儿常食量少，体形瘦弱，易患上呼吸道感染，有时活动后出现心慌气短。患者除了典型的漏斗形凹陷畸形外，还可伴有颈肩部前俯，两侧肋弓和上腹部凸出及驼背等特殊体型。绝大多数患者因体态缺陷，都有不同程度的心理障碍。胸部 X 线片可见下段胸骨向后凹陷，并显示心脏左移，心脏右缘与脊椎相齐，膈肌下降，胸廓纵轴增长。CT 显示畸形更为确切清晰。

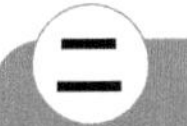

治疗

漏斗胸自愈的可能性很小，手术是治疗漏斗胸的最佳方法。早期手术效果较好，3 岁以后即可行手术治疗，目的是矫正畸形，解除胸部脏器的压迫，消除心理压力。过去最常用的是 Ravitch 矫形术及各种改良手术，其基本手术原则是充分游离胸骨和肋软骨，切除生长过长、内陷畸形的肋软骨，必要时在相应部位做一横行胸骨楔形切开，抬起下陷胸骨，矫正整个胸廓畸形，并妥善缝合固定。胸骨翻转术也是治疗漏斗胸的一种常见手术方法。手术方法：充分游离胸骨和肋软骨，依次切断所有畸形的肋软骨（通常为第2～7肋软骨），游离剑突，在第3肋软骨以上水平“V”形横断胸骨，形成游离的胸骨肋软骨骨瓣，翻转180°，修整肋软骨、肋骨及胸骨断端，依次缝合固定。1998年Nuss报道了胸腔镜辅助置入矫形板胸骨抬举术（又称Nuss术），利用胸腔镜将矫形板支撑于胸骨后，矫正胸骨及肋骨凹陷，术后2～5年拔除支架。该手术创伤小，操作简便，手术时间短，效果佳，已成为漏斗胸治疗的标准术式。

第2节 非特异性肋软骨炎

非特异性肋软骨炎（即Tietze综合征）是指肋软骨与胸（肋）骨交界处不明原因发生的非化脓性肋软骨炎性病变，表现为局限性疼痛伴有肿胀的自限性疾病。此病好发于20～30岁女性，各个肋软骨均可发病，病变部位多位于胸骨旁第2～4肋软骨处，偶亦可见于肋弓，单侧较多。本病发病原因不明，可能与劳损、慢性损伤、上呼吸道病毒感染、肋软骨局部营养不良等有关。

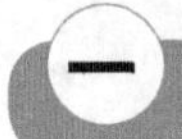

一 临床表现

局部肋软骨肿胀隆起，质硬，表面光滑而边界不清，皮肤正常。局部有压痛，疼痛部位常见于胸骨旁，疼痛位置表浅，性质多为钝痛、胀痛，偶伴针刺样疼痛。累及多根肋软骨时，可呈“串珠状”畸形。疼痛点固定不变，咳嗽、转身、患侧上肢活动时可使疼痛加重。病程长短不一，有时3～4周后自行痊愈，部分患者可反复发作，可持续数月至数年不等。

胸部X线片检查因肋软骨不能显影，对诊断无帮助。CT可显示肋软骨肿胀及软骨骨化，但不能显示软骨膜下活动性炎症。MRI可显示骨、软骨、滑膜及骨髓的活动性炎症，具有较高的特异性及敏感性。

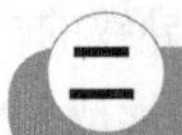

二 治疗

对非特异性肋软骨炎的治疗目前仍无特效的方法，一般采用综合性对症治疗，主要给予非甾体类镇痛消炎药。若疼痛明显，对症治疗效果不佳，可于患处软骨骨膜注射类固醇激素局部封闭治疗。还可采用热敷、超声波、低剂量激光及磁疗等物理治疗。抗感染治疗对非特异性肋软骨炎无效。少数非手术治疗无效，长期反复发作，肋软骨肿大明显且症状严重，以及不能排除恶性病变者，可进行病变肋软骨切除，以达到治愈目的。

第3节 脓 胸

脓胸（empyema）是指病原菌入侵胸膜腔，并产生化脓性渗出物积聚于胸膜腔的感染性疾病。脓胸按病理发展过程可分为急性脓胸和慢性脓胸；按病变范围分为全脓胸和局限性脓胸；按病原体不同可分为非特异性脓胸和特异性脓胸。

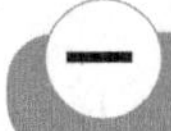

一 病因和病理

原发性脓胸临床较少见，绝大多数是胸膜腔内继发感染所致。脓胸的致病菌多来自肺内感染灶（如肺炎），也有少数来自胸膜腔内其他脏器或身体其他部位的病灶（如膈下脓肿、肝脓肿、纵隔感染、颈后深部软组织感染、食管破裂等），直接或通过淋巴管侵入胸膜引起脓胸。继发于脓毒血症或败血症的脓胸则多通过血行播散进入胸膜腔引起。细菌直接种植胸膜腔也是产生脓胸的一个原因，如胸壁穿透伤、食管或肺等污染性手术、胸腔穿刺术、胸腔置管引流等均可造成脓胸。胸腔内有无效腔存在，胸腔积液在吞噬防御功能严重受损时成为细菌的培养基，加上病原菌增殖和炎症细胞大量渗出的共同作用引起脓胸。

在抗生素问世前，肺炎球菌和链球菌是脓胸最常见的致病菌。但由于抗生素的应用，胸膜腔感染的微生物学发生了明显变化，葡萄球菌特别是耐药性金黄色葡萄球菌已成为呼吸系统最常见的致病菌，其次还有革兰氏阴性杆菌如假单胞菌属、肺炎杆菌、大肠埃希菌和产气杆菌等。

脓胸的病程分为 3 个阶段：①急性期（或渗出期）；②移行期（或纤维脓性期）；③慢性期（或机化期）。

1．急性期　此期的病理改变主要是明显的充血水肿，胸膜腔内大量渗出，渗出液稀薄清亮，细胞成分少，无纤维素沉着。若将胸膜腔渗出液排空，肺组织立即复张，无效腔消失。

2．移行期　在急性期的基础上细菌侵入，积液逐渐变得浑浊和黏稠，并含大量中性粒细胞，培养可见细菌。脏胸膜和壁胸膜上均有大量纤维素沉着并开始形成纤维素层，以限制胸腔积液的扩散，但也使肺膨胀受限。

3．慢性期　胸膜表面形成较厚的纤维素板，纤维素板机化变硬，使肺组织膨胀严重受限，牵拉胸廓内陷，纵隔向患侧移位，并限制胸廓的活动性，从而严重影响肺的舒缩作用和呼吸功能。脏胸膜和壁胸膜增厚明显，尤其是壁胸膜，厚可达 2～3cm，有时胸膜可出现钙化。脓腔存在于两层胸膜之间，内可见肉芽组织和脓液沉淀物。纤维板的机化常在发病后 7～10 天开始，于 4～6 周进入慢性期。

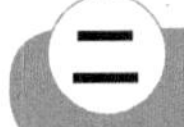

二 临床表现

急性脓胸常伴有高热、呼吸急促、心跳加快、胸闷、胸痛、食欲缺乏、全身乏力、白细胞增高等征象，有时可有咳嗽并咳出脓痰，严重者可伴有发绀和休克。体格检查可发现患侧胸廓呼吸活动度减弱，语音震颤减弱，肋间隙饱满增宽，叩诊呈浊音，听诊呼吸音减弱或消失，可闻及胸膜摩擦音。X 线检查可显示积液所致的致密阴影，大量胸腔积液时，气管和纵隔被推向健侧，而肺不张时气管和纵隔被拉向患侧。胸部 CT 能清楚显示胸膜腔内的病变，如积液量、部位及肺内病变等。超声波对胸腔积液与肺实变、肺不张的鉴别诊断提供了较大帮助，且可明确范围和准确定位，有助于脓胸诊断与穿刺。通过胸腔穿刺抽得脓液，可诊断为脓胸。对取得的脓液首先要观察其大体形态特征以及有无臭味，其次对脓液进行涂片镜检、细菌培养及药敏试验，以制订相应的治疗方案。

脓胸发作 4～6 周后进入脓胸的慢性期。慢性脓胸多由于急性脓胸未能及时发现，或未得到适当的治疗及引流不彻底所致。另外，原发感染灶未能得到彻底治疗、感染源仍存在、某些特异性感染源（如结核杆菌、真菌、阿米巴等）、胸内有异物残留等因素也可转变为慢性脓胸。慢性脓胸表现为长期低热、乏力、食欲缺乏、营养不良、消瘦、贫血、低蛋白血症等慢性全身中毒症状。体格检查可发现患侧胸廓塌陷变形，肋间隙缩窄，纵隔向患侧移位，呼吸音减低，有时可见杵状指（趾）。其放射学检查可见胸膜广泛增厚、钙化，伴支气管胸膜瘘时可见气液平面。脓腔造影或瘘管造影可明确脓腔范围以及与支气管胸膜瘘的关系。

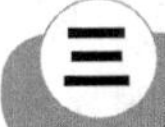

三 治疗

急性脓胸的治疗原则：①根据致病菌对药物的敏感性，全身和局部应用抗生素控制感染；②充分引流，彻底排净脓液；③促使肺复张，闭塞胸膜腔；④控制原发感染，全身支持治疗。

胸膜腔穿刺引流是最简单有效的排出积脓的方法。首先确定积脓位置，采用粗针进行穿刺抽脓，加上应用敏感的抗生素，治疗效果较好。若抽出浓稠的脓液，送实验室检查显示低pH、低葡萄糖量、高LDH，或经过治疗脓量不见减少，患者症状未见改善，或发现有大量气体，疑出现气管、食管瘘时，应及早进行胸膜腔闭式引流。若胸腔内脓液变得黏稠，并因纤维素沉着，使游离的胸腔出现分隔，胸膜腔闭式引流不能有效排脓，此时可采用肋骨切除胸腔引流术。若患者一般状况较好，脓胸已形成多房分隔，或单纯依靠胸腔引流肺组织不能自行膨胀，可早期开胸行胸膜剥脱术治疗脓胸。

慢性脓胸的治疗原则：①改善患者全身状况，增强患者体质；②消灭致病原因和脓腔；③尽量使受压的肺复张，保留肺的呼吸功能。慢性脓胸常用手术方法有改进引流、胸膜纤维板剥脱术、胸廓成形术和胸膜肺切除术。改进引流是针对引流不畅的原因，对原引流管的粗细、位置或深浅予以改进，以利脓液通畅引流，控制感染，减轻中毒症状，使脓腔缩小，为进一步根治手术做好准备。胸膜纤维板剥脱术适用于慢性脓胸早期、肺内无病变（如结核空洞、支气管扩张、支气管胸膜瘘等）的慢性脓胸及肺组织能复张的慢性脓胸。该术式通过剥除脓腔壁胸膜和脏胸膜上的纤维板，使肺得以复张，消灭脓腔，改善肺功能和胸廓呼吸运动。胸膜肺切除术适用于肺内同时有广泛而严重病变（如支气管扩张、结核空洞等）的慢性脓胸，可将胸膜纤维板剥除和病肺切除一次完成。胸廓成形术应用于单纯胸管引流感染的胸膜腔不能自行闭合，没有满意的肌肉瓣填塞或不能塞满脓腔，或者肺不能有效膨胀，需要去除胸廓局部坚硬组织，使胸壁内陷，以消灭两层胸膜之间的无效腔。该术式要求切除覆盖在脓腔上的肋骨及增厚的壁胸膜纤维板，但需保留肋间神经血管、肋间肌和肋骨骨膜来填充脓腔和堵塞支气管胸膜瘘。

第4节 胸壁结核

胸壁结核是指继发于肺、胸膜或身体其他脏器结核感染的肋骨、胸骨、胸壁软组织的结核性病变。其多发生于青、中年，表现为结核性寒性脓肿或慢性胸壁窦道。大部分胸壁结核患者患有肺结核、胸膜结核或身体其他脏器的结核，结核菌侵犯胸壁导致该病，结核菌来源：①胸内结核灶通过淋巴管累及胸壁淋巴结并发生干酪样变，穿透肋间组织，在胸壁软组织内形成结核性脓肿，也可穿破皮肤形成窦道。胸壁结核脓肿多起源于胸壁深处的淋巴结，穿透肋间肌蔓延至胸壁浅部皮下层，往往在肋间肌层内外各形成一个脓腔，两者以孔道相通，呈哑铃状。②浅表的结核灶可通过胸膜粘连直接扩散至胸壁。③结核菌经血液循环播散至肋骨或胸骨骨髓腔，后穿破骨皮质形成胸壁结核。

一 临床表现

胸壁结核全身表现多不明显。若原发结核灶尚有活动，可出现乏力、低热、盗汗、虚弱等症状。多数患者只有局部不红、不热、无痛的脓肿，称为寒性脓肿。若脓肿穿破皮肤，常排出稀薄浑浊的脓液，无臭，伴干酪样物质，经久不愈，形成溃疡或窦道，其边缘皮肤常有悬空潜行现象。若脓肿出现混合感染，可出现急性炎症症状。查体时发现胸壁无痛肿块，触及波动感，首先应考虑寒性脓肿可能性大。穿刺若抽得脓液，涂片及培养未见细菌感染，多可确定诊断。穿刺部位应选择于脓肿上方，避免垂直刺入致脓液沿针道流出形成瘘管。胸部X线多无明显异常发现。胸部CT可显示胸壁软组织囊性肿物，并可确定肺内或胸膜内是否存在结核灶，纵隔淋巴结是否有结核性感染，肋骨或胸骨是否存在骨质破坏。若有慢性瘘管或溃疡，可通过活检确诊。该病应与化脓性肋骨、胸骨骨髓炎、椎旁脓肿、胸壁放线菌病和胸壁肿瘤相鉴别。

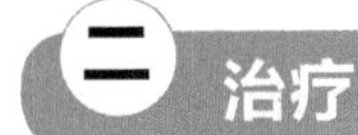

二 治疗

首先进行全身治疗，注意休息，加强营养，予抗结核药物治疗。如有活动性结核，暂不行手术治疗。如有胸壁结核性脓肿，可穿刺抽脓，并注入抗结核药。单纯寒性脓肿不应切开引流。手术治疗胸壁结核的适应证为胸壁结核脓肿或慢性窦道诊断明确，病情稳定，无活动性结核存在，应进行病灶彻底清除。治疗原则要求彻底切除病变组织，包括受侵的肋骨、淋巴结和有病变的胸膜，切开所有窦道，彻底刮除坏死组织和肉芽组织，冲洗脓腔后游离邻近带蒂肌瓣填充残腔。术后加压包扎，放置引流。如寒性脓肿合并化脓性感染，可先切开引流，待感染控制后按上述原则处理。

第 5 节 胸壁、胸膜肿瘤

胸壁、胸膜肿瘤可分为原发性和转移性两大类。原发性肿瘤又可分为良性和恶性两大类。胸壁肿瘤原发于骨组织者多发生于肋骨，前胸壁及侧胸壁多发生于后胸壁。常见的骨良性肿瘤有骨纤维瘤、骨瘤、软骨瘤等，恶性肿瘤多为肉瘤。原发于深部软组织的胸壁肿瘤有神经鞘瘤、脂肪瘤、血管瘤及各类肉瘤等。转移性胸壁肿瘤以转移至肋骨多见。胸膜肿瘤大部分为转移性肿瘤（约 95%），主要来源是肺癌胸膜转移，原发性胸膜肿瘤相对较少见。良性胸膜肿瘤有良性间皮瘤、假纤维瘤、脂肪瘤、胸膜囊肿等，原发恶性胸膜肿瘤主要为恶性间皮瘤。

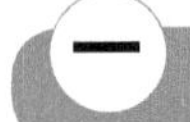

一 诊断

根据病史、症状和肿块的性质来进行诊断。肿瘤边界清楚、增长缓慢者多为良性肿瘤。如肿瘤生长迅速、边缘不清、疼痛、出现胸腔积液等，往往是恶性肿瘤的表现。其中，恶性间皮瘤患者早期出现隐匿的疼痛、气短和咳嗽，中晚期患者气短、胸痛症状明显加重，伴大量胸腔积液。X 线检查可明确肿瘤与胸腔的关系，还可明确是否存在胸腔积液。必要时可做肿瘤的针刺活检或切取活检，胸腔积液可行细胞学检查明确诊断。

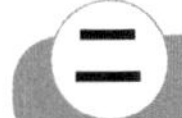

二 治疗

原发性良恶性胸壁肿瘤及良性胸膜肿瘤，在条件许可时均应及早切除。对于一些不能手术的恶性肿瘤患者，可采用放疗和化疗。局限性恶性间皮瘤首选手术治疗。而弥漫性恶性间皮瘤多因发现较晚，外科难以完全切除肿瘤，多数手术不成功，仅为开胸探查。治疗原则上一般不行手术处理，主要行放疗和化疗等综合治疗。转移性肿瘤若原发病变已经切除，亦可行手术治疗。

自 测 题

一、名词解释

1. Tietze 综合征
2. 哑铃状脓肿

二、选择题

A_1/A_2 型题

1. 最常见的胸廓畸形是（　　）

A. 鸡胸　　B. 漏斗胸
C. 胸骨裂　　D. 桶状胸

2. 利用胸腔镜辅助治疗漏斗胸的术式是（　　）
A. Ravitch 矫形术
B. 改良 Ravitch 矫形术
C. 胸骨翻转术
D. Nuss 术

3. 非特异性肋软骨炎好发于（　　）
A. 第 1～3 肋软骨　　B. 第 2～4 肋软骨
C. 第 3～7 肋软骨　　D. 第 4～7 肋软骨

4. 当前脓胸最常见的致病菌是（　　）
A. 肺炎球菌　　B. 肺炎链球菌
C. 金黄色葡萄球菌　　D. 肺炎杆菌

5. 脓胸致病菌多来自（　　）
A. 肺内感染灶
B. 胸腔手术感染
C. 纵隔内脏器感染灶
D. 身体其他部位的感染灶

6. 下列哪项不属于急性脓胸的表现（　　）
A. 发热　　B. 白细胞升高
C. 杵状指　　D. 胸痛

7. 患者，男性，41 岁。近来自觉低热、盗汗，胸壁见一半球形隆起，无压痛，有波动感，该患者首先考虑（　　）
A. 脓胸　　B. 胸壁肿瘤
C. 胸壁结核　　D. 胸壁放线菌病

8. 最常见的胸膜肿瘤是（　　）
A. 良性间皮瘤　　B. 恶性间皮瘤
C. 胸膜转移性肿瘤　　D. 脂肪瘤

三、简答题

简述急性脓胸的治疗原则。

（梁津逍）

第21章　肺部疾病的外科治疗

第1节　肺　　癌

肺癌（lung cancer）大多发生于支气管黏膜上皮，亦称支气管肺癌（bronchopulmonary carcinoma），其发病率和死亡率都呈上升趋势，是目前恶性肿瘤死亡的首要原因。

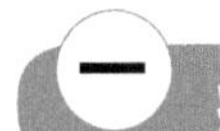

一 病因

肺癌的病因尚未完全明确，与下列因素有关：①长期大量吸烟是肺癌的重要致病因素。②肺癌发病率城市高于农村，可能与环境污染有关；工矿区高于居民区，可能与长期接触工业废气、放射性元素等有关。③个体因素，如肺部慢性疾病、免疫状态、遗传因素、代谢活动等。

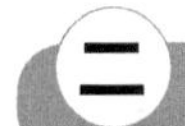

二 病理

肺癌起源于支气管黏膜上皮，局限于上皮内称原位癌。癌肿向腔内生长，引起支气管阻塞；癌肿向腔外生长，可侵犯邻近组织；并通过淋巴、血行转移扩散。

肺癌靠近肺门者，称为中心型肺癌；发生于肺段支气管以下，位于肺的边缘者，称为周围型肺癌。

1．肺癌组织学分类

（1）鳞状细胞癌（鳞癌）：肺癌中最为常见。患者多是50岁以上男性，与吸烟关系密切。多为中心型肺癌，生长较为缓慢，先经淋巴转移，血行转移较晚。

（2）腺癌：女性相对多发且年龄较小，多为周围型肺癌。早期多无明显临床症状，生长速度缓慢，有时早期即发生血行转移，发生淋巴转移则较晚。

（3）小细胞癌（未分化小细胞癌）：发病年龄较轻，多见于男性。大多为中心型肺癌。恶性程度高，生长快，较早出现血行和淋巴转移，对化疗、放疗较敏感。各类肺癌中预后最差。

（4）大细胞癌：此类型甚为少见，分化程度低，发生脑转移较早，预后很差。

2．肺癌的3种转移途径

（1）直接扩散：癌肿直接侵犯肺组织及邻近组织器官。

（2）淋巴转移：是肺癌常见的转移途径，癌细胞经支气管和肺血管周围淋巴管，到达肺门或隆突下淋巴结，最后累及锁骨上前斜角肌淋巴结和颈部淋巴结。

（3）血行转移：癌细胞侵入肺静脉，经心脏转移至全身各组织与器官，常见的有肝、脑、

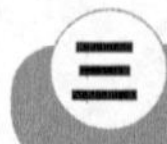

骨骼、肾上腺等。

三 临床表现

临床表现与癌肿的部位、大小、压迫或侵犯邻近组织器官的程度及有无转移等密切相关，常见的症状为刺激性干咳、痰中带血丝、血痰或少量咯血。早期肺癌特别是周围型肺癌可无任何症状，多数是在胸部 X 线检查时发现。中心型肺癌早期常有刺激性咳嗽，而被误诊为上呼吸道感染。癌肿阻塞较大支气管时，可引起肺不张，患者出现胸闷、气促、发热和胸痛等症状。影响支气管引流，继发感染时，则咳脓性痰且痰量较多。

肺癌晚期，常可出现下列表现：①压迫或侵犯膈神经。引起同侧膈神经、膈肌麻痹，呼吸急促。②侵犯或压迫喉返神经。引起声带麻痹、声音嘶哑。③压迫上腔静脉。引起上腔静脉压迫综合征，即头面部水肿。④侵犯胸膜。引起胸痛及血性胸腔积液。⑤侵犯纵隔。压迫食管引起吞咽困难。⑥压迫交感神经、臂丛神经引起相应症状。⑦由于癌肿产生内分泌物质，临床上呈现非转移性的全身症状。如骨关节病综合征、Cushing 综合征、重症肌无力、男性乳腺增大等，肺癌切除后，上述症状可能消失。

四 诊断

早期诊断具有重要意义。对 40 岁以上成人应定期普查，如出现久咳不愈或痰中带血，应高度重视，尽早检查。现主张积极应用薄层 CT 平扫检查。

1. 胸部 X 线检查　是肺癌普查的重要手段，但其敏感性低，一旦怀疑肺癌，应行 CT 检查。主要表现：①周围型肺癌可见肺内阴影，其轮廓不规则，常有小分叶或切迹，边缘模糊，可见毛刺。②中心型肺癌多表现为肺门增大。③肺不张、肺内液平、空洞等，但不具有特异性。

2. CT 检查　是目前诊断肺癌最重要的手段，能显示 1cm 以上甚至更小的病灶。CT 不仅能显示肿块的位置、大小、形态，还可了解侵犯程度和淋巴结情况等，尤其是增强 CT 已成为手术前必不可少的资料。

3. 痰细胞学检查　痰细胞学检查找到癌细胞，即可明确诊断。但假阴性多，故较少应用。

4. 纤维支气管镜检查　对中心型肺癌诊断率较高，可直接看到癌肿，还可活检行病理检查。

5. 经胸壁穿刺肺活组织检查　适用于周围型肺癌，其阳性率较高。但易引起气胸、血胸、感染及针道癌细胞种植等并发症。

6. 放射性核素检查　正电子发射断层扫描（PET）是肺癌定性诊断最好的无创检查，还能全面了解转移情况，有助于准确判断临床分期，但价格昂贵，尚未广泛开展。

7. 转移病灶活检　对已有表浅部位转移的病例，可切除病检，明确诊断。

8. 胸腔积液检查　抽取胸腔积液作涂片检查，寻找癌细胞，以明确诊断。

9. 剖胸探查或腔镜检查　经多方检查仍然不能明确诊断的，可开胸或胸腔镜探查，还可作纵隔镜取纵隔肿块或淋巴结活检。

10. 当明确或者怀疑肺癌时，应当使用 MRI 检查了解脑部转移、放射性核素骨扫描了解骨转移、腹部超声了解肾上腺转移的情况。

五 鉴别诊断

1. 肺结核　多见于青少年。①肺结核球应与周围型肺癌鉴别；②粟粒性肺结核与弥漫型细

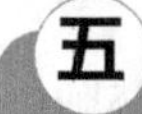

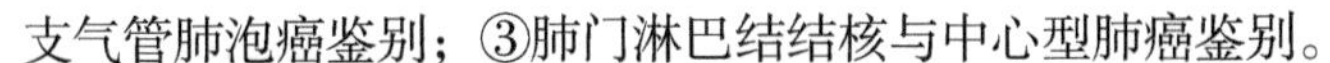

支气管肺泡癌鉴别；③肺门淋巴结结核与中心型肺癌鉴别。

2. 肺部炎症　肺癌早期可引起阻塞性肺炎，易误诊为支气管肺炎。若抗炎治疗 2 周后无改善，应高度怀疑肺癌。

3. 支气管腺瘤　是一种低度恶性肿瘤，与周围型肺癌相似。

4. 肺部良性肿瘤　错构瘤、纤维瘤、软骨瘤等亦应与周围型肺癌鉴别。

5. 炎性假瘤　也需与周围性肺癌鉴别。

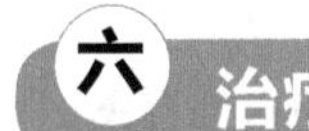

六　治疗

虽然部分肺癌患者在确诊时已失去手术机会，但手术仍然是肺癌最重要和最有效的治疗手段，放疗、化疗、中药等综合治疗可以提高肺癌的治疗效果。

非小细胞肺癌患者，尚未发现远处转移，一般状况较好，心肺功能可以耐受，均应尽早手术治疗。辅以综合治疗，可进一步提高生存率。对于小细胞肺癌，手术效果较差，多采用化疗、放疗。

由于技术的进步，目前对于单一远处转移的、经肺静脉侵犯左心房的、相对早期的小细胞肺癌患者均可手术治疗。这类患者的术前术后综合治疗更为重要。

知识链接

肺部孤立性小结节的治疗进展

随着人民群众健康意识和基层医疗水平的进步，近几年肺部孤立性小结节的发现率越来越高。以往多采用观察、随访的办法。有时观察数月即可出现包块迅速长大甚至转移的情况。由于腔镜和微创技术的发展，腔镜下肺部包块楔形切除已经成为胸外科最简单、安全的手术之一。所以，对于这类病例，越来越多的学者建议：无论病灶性质如何，都应当尽早外科切除，有利于实现肺癌的早发现、早诊断、早治疗，能够极大地改善肺癌的生存率，减轻社会和家庭的负担。

1. 手术治疗　目的是彻底切除肺部原发肿瘤及局部和纵隔淋巴结，尽量多保留健康的肺组织。

周围型肺癌一般采用肺叶切除术，中心型肺癌采用肺叶、全肺或者袖式切除术，术中系统的淋巴结清扫非常重要。手术可采用传统的开胸术式，亦可采用电视胸腔镜手术。胸腔镜技术因其安全、微创，得到了迅猛发展。

手术禁忌证：①全身情况差，心、肺、肝、肾功能不全的患者；②远处转移，如脑、骨、肝等转移；③严重侵犯周围组织器官，估计切除困难者；④广泛肺门、纵隔淋巴结转移，无法清除者。

2. 放射治疗　是局部消灭肺癌病灶的方法。小细胞肺癌对放射疗法敏感性较高，其次为鳞癌、腺癌。手术前放射疗法，可提高手术切除率；术后放射治疗，可杀伤残存的癌细胞，防止复发；晚期病例进行姑息性放疗，可以减轻症状。

3. 化学治疗　对分化程度低的肺癌，特别是小细胞肺癌疗效较好，对鳞癌、腺癌亦有一定疗效。手术前化疗，可提高手术切除率；术中、术后化疗，可减少复发；晚期非手术病例化疗，可延缓病程，延长寿命。

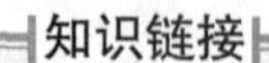

知识链接

靶向治疗

近年来，肺癌的治疗上出现了一种新的手段——靶向治疗，其已发展为与手术、化疗、放疗相当的第四种常用治疗方式。靶向治疗安全、方便、有效、不良反应小的特点，使其被迅速推广开来。靶向药物采用口服方式，其对于某些特定人群，尤其是女性腺癌患者的效果已经超过了放疗和化疗，部分晚期无法手术的患者口服靶向药物之后，包块也明显缩小，甚至达到“切除”的效果。易瑞沙和特罗凯是两种最常用的靶向药物，使用1个月的费用在万元以上，虽然昂贵，但是目前均可得到中华慈善总会的资助。用药前应行基因检测，如不适宜，则不应当选择。

第2节 肺 结 核

肺结核（pulmonary tuberculosis）必须采取药物治疗，外科手术是肺结核综合治疗的一个组成部分。术前术后的抗结核药物治疗，有利于减少手术并发症和降低复发率。肺结核手术治疗方法有肺切除术和胸廓改形术。

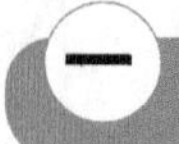

一 肺切除术

手术目的是切除结核病灶，可行肺段切除、肺叶切除或一侧全肺切除。

1．适应证

（1）肺结核空洞：①单侧纤维厚壁空洞，经内科治疗不能闭合者；②张力性空洞，引流不畅；③巨大空洞，空洞大于3cm以上，空洞周围纤维化且与胸壁粘连者；④下叶空洞，萎陷疗法不能闭合者。

（2）结核球：大于2cm，且难以除外肿瘤者。

（3）毁损肺：一侧肺叶或全肺组织，因结核造成的干酪样病变、空洞、支气管扩张症等，导致肺功能基本丧失，且成为反复感染源，而对侧肺无明显结核病灶、肺功能良好者。

（4）结核性支气管狭窄与扩张：继发反复感染，出现反复咳痰、咯血者。

（5）反复或持续咯血：经药物治疗无效，病情危急，将病肺切除以挽救生命者。

（6）原因不明的肺不张或块状阴影尚不能明确诊断，难以除外癌变者。

2．禁忌证

（1）肺结核活动期或肺内其他部位有较广泛的活动性病灶。

（2）一般情况差，重要脏器如心、肺、肝、肾等功能不全。

（3）肺外其他脏器结核、病情未能控制，或处于进展期。

3．围术期抗结核药物治疗

（1）术前规律抗结核6～8个月，过长时间用药容易产生耐药菌株。术前争取痰菌转阴。

（2）耐药菌株者，应采用新的药物作术前准备，可以注射用药。

（3）痰菌阳性者，应行支气管镜检，以排除支气管内膜结核。如有内膜结核，应继续抗结核治疗。

（4）术后继续抗结核治疗6～12个月。

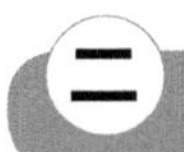

二 胸廓改形术

胸廓改形术是一种萎陷疗法。手术要点是将病肺部位相应的肋骨切除，使胸壁软组织下陷靠近纵隔压缩病肺。目前该术式已很少应用。

第 3 节 支气管扩张症

支气管扩张症（bronchiectasis）是由于支气管及其周围肺组织的反复感染和支气管阻塞，造成不可逆的支气管壁破坏、支气管扩张变形，是一种常见的慢性呼吸系统感染性疾病。发病的基本因素为支气管感染和阻塞，两者相互作用，互为因果。形态上可分为圆柱状扩张、囊状扩张和混合型扩张，临床上以圆柱状扩张多见。支气管扩张多发于下叶、舌叶和中叶，左肺多于右肺。

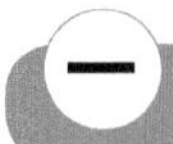

一 临床表现与诊断

支气管扩张症主要临床表现为咳嗽、咯血、咳大量脓痰，反复发作呼吸道和肺部感染。咳出的脓痰多有腥臭味，静置后分 3 层，上层为唾液泡沫，中层为黏液，下层为坏死组织和脓细胞。咯血呈反复性，有时为痰中带血或大咯血。久病者可能有贫血、营养不良或杵状指（趾）。

支气管造影检查是明确支气管扩张最可靠的依据，但现已较少使用。CT 是目前最重要的诊断依据，可显示病变部位、范围及程度。纤维支气管镜对于明确出血来源于何肺有较大价值。

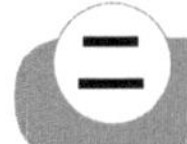

二 治疗

抗感染治疗可使炎症得以控制，但不能逆转支气管扩张的病理改变，故切除病肺是中度以上支气管扩张症的有效治疗方法。

1. 手术适应证与手术方式

（1）病变局限于一段或一叶者，可行肺段或肺叶切除术。

（2）病变累及一侧肺多叶或全肺，一般情况较好，对侧肺功能良好者，可行肺叶切除或一侧全肺切除术。

（3）双侧肺有病变且均集中于一叶，一般情况良好，心肺功能可耐受手术，可考虑分期或同期行肺叶切除术。一般先行病情重的一侧，间隔时间应在半年以上。

（4）大咯血经内科药物治疗仍难以控制，首选介入栓塞，如果效果不佳，且病变部位明确，可紧急切除病肺挽救生命。

2. 预后　手术效果较满意，少数病例可能于残肺内复发加重。

●案例分析

患者，男性，58 岁。2 个月前无明显诱因出现刺激性咳嗽，咳少量灰白色黏痰，伴右胸背胀痛，无发冷、发热、心悸、盗汗。曾用抗生素疗效不显著，1 周来间断痰中带血，发病以来无明显消瘦，既往无肺炎、结核病史。吸烟 30 余年，每日 1 包左右。查体：T 37℃，P 82 次 / 分，R 20 次 / 分，BP 124/84mmHg。发育正常，双侧锁骨上未及肿大淋巴结，气管中位，无声嘶，双胸廓对称，叩清音，右上肺可闻及干啰音，无湿啰音，左肺呼吸音正常。胸部 X 线片示右上肺前段有一约 3cm×4cm 椭圆形块状阴影，边缘模糊毛糙，可见细短的毛刺影。

问题：1. 根据病史特点，考虑诊断是什么？依据是什么？
2. 需要安排哪些进一步检查？
3. 最合适的治疗方案是什么？

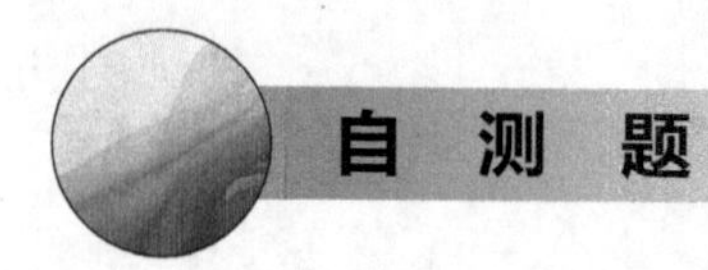

一、名词解释

中央型肺癌

二、选择题

A_1/A_2 型题

1. 中央型肺癌是指（　　）
   A. 肺鳞癌
   B. 起源于支气管的肺癌
   C. 起源于肺段支气管以上的肺癌
   D. 已有纵隔淋巴结转移的肺癌
   E. 发生于50岁以上男性的肺癌
2. 周围型肺癌长大阻塞支气管管腔时，X线表现是（　　）
   A. 膈肌抬高
   B. 全肺不张
   C. 气管明显移位
   D. 气管分叉角度增大
   E. 节段性肺炎或肺不张
3. 引起支气管扩张最基本最常见的原因是（　　）
   A. 继发于肺结核
   B. α_1 抗胰蛋白酶缺乏
   C. 机体免疫功能失调
   D. 继发于慢性支气管炎
   E. 支气管-肺组织感染及阻塞
4. 以下哪种情况不是肺结核行肺叶切除的指征（　　）
   A. 大于3cm的结核空洞
   B. 双肺弥漫粟粒样结节
   C. 既往曾有一次咯血，再次发作且药物控制无效
   D. 大于2cm的结核球
   E. 毁损肺且对侧肺功能良好
5. 患者，男性，62岁。慢性咳嗽10年，近半个月来出现阵发性干咳，持续痰中带血，胸部X线片示左肺下叶不张。为明确诊断，最有意义的检查方法是（　　）
   A. 纤维支气管镜检查
   B. 痰细菌涂片
   C. 结核菌素试验
   D. 肺功能测定
   E. 血清癌胚抗原测定

A_3/A_4 型题

（6、7题共用题干）

患者，女性，37岁。反复咳嗽咳脓痰10年，近两天出现咯血，每日250ml。查体：右下肺闻及湿啰音。

6. 最可能的诊断是（　　）
   A. 肺癌侵蚀支气管动脉
   B. 结核
   C. 肺心病
   D. 支气管扩张症
   E. 喉癌
7. 患者病情加重，咯血量突然增多，需要的治疗是（　　）
   A. 输血补液
   B. 抗感染治疗
   C. 止血治疗
   D. 积极准备，一旦无法控制，及时手术
   E. 以上均是

B_1 型题

（8～10题共用备选答案）

A. 周围型肺癌
B. 中央型肺癌
C. 小细胞肺癌

D. 肺结核球

E. 肺炎性假瘤

8. 肺部肿瘤中女性发病率相对较高的是（　　）

9. 肺部肿瘤中恶性程度高、预后最差的是（　　）

10. 肺部肿瘤中鳞癌最常表现为（　　）

三、简答题

1. 简述肺癌的手术禁忌证。

2. 简述肺结核肺切除术的适应证。

（李雪涛）

第22章 食管疾病

第1节 食 管 癌

食管癌（esophageal carcinoma，carcinoma of the esophagus）是一种常见的上消化道恶性肿瘤。目前被列为全球第九大恶性疾病。全世界每年约有30万人死于食管癌。我国是世界上食管癌高发地区之一。发病率男性高于女性。

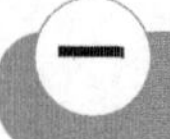

一 病因病理

（一）病因

食管癌的确切病因尚不明确，但和下列因素关系密切：食物和饮水中亚硝胺及其前身物（硝酸盐及亚硝酸盐）偏高；真菌及其代谢产物污染食物；微量元素钼、锌、氟、硒等缺乏；维生素A、维生素B、维生素C及动物蛋白缺乏；嗜好烟、酒；食物过热、过硬；遗传易感因素等。

（二）病理

1. 食管分段　①颈段：自食管入口（环状软骨水平）至胸廓入口处（胸骨上切迹下缘）。②胸段：又分为上、中、下3段。胸上段自胸廓入口至气管分叉平面；胸中段为气管分叉平面至贲门全长度的上一半；胸下段指气管分叉平面至贲门全长度的下一半。胸中段与胸下段食管的交界处接近肺下静脉平面处。③腹段：常将其包括在胸下段内。胸中段食管癌较多见，下段次之，上段较少。多系鳞癌，贲门部腺癌可向上延伸累及食管下段。

2. 病理形态上可分为4型　①髓质型：管壁明显增厚并向腔内外扩展，使癌瘤的上下端边缘呈坡状隆起。多数累及食管周径的全部或绝大部分。该型为切面呈灰白色均匀致密的实体肿块。②蕈伞型：瘤体呈卵圆形扁平肿块状，向腔内呈蘑菇样突起。隆起的边缘与其周围的黏膜境界清楚，瘤体表面多有浅表溃疡，其底部凹凸不平。③溃疡型：瘤体的黏膜面呈深陷而边缘清楚的溃疡。溃疡的大小和外形不一，深入肌层，阻塞程度较轻。④缩窄型：瘤体形成明显的环形狭窄，累及食管全部周径，出现阻塞症状较早。

3. 扩散及转移　癌肿最先向黏膜下层扩散，继而向上、下及全层浸润，很容易穿透疏松的外膜侵入邻近器官。癌转移主要经淋巴途径：首先进入黏膜下淋巴管，通过肌层到达与肿瘤部位相应的区域淋巴结。颈段癌可转移至喉后、颈深和锁骨上淋巴结；胸段癌转移至食管旁淋巴结后，可向上转移至胸顶纵隔淋巴结，向下累及贲门周围的膈下及胃周淋巴结，或者沿气管、支气管至气管分叉及肺门淋巴结。但中、下段癌亦可向远处转移至锁骨上淋巴结、腹主动脉旁和腹腔丛淋巴结，这均属晚期。血行转移发生较晚。

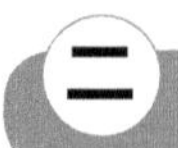

二 临床表现

（一）早期症状

症状多不明显，吞咽粗硬食物时可能偶有不适，如胸骨后烧灼样、针刺样或牵拉摩擦样疼痛。食物通过缓慢，并有停滞感或异物感。哽噎停滞感常通过吞咽水缓解消失。症状时轻时重，进展缓慢。

（二）中晚期症状

典型症状为进行性吞咽困难，先是难咽干的食物，继而半流食，最后水和唾液也不能咽下。患者逐渐消瘦、脱水、无力。持续胸痛或背痛表示癌已侵犯食管外组织。当癌肿梗阻所引起的炎症水肿暂时消退，或部分癌肿脱落后，梗阻症状可暂时减轻，常误认为病情好转。癌肿侵犯喉返神经可出现声音嘶哑；压迫颈交感神经节可产生Horner综合征；侵入气管、支气管，可形成食管-气管或食管-支气管瘘，出现吞咽水或食物时剧烈呛咳，并发生呼吸系统感染，最后出现恶病质。若有肝、脑等脏器转移，可出现黄疸、腹水、昏迷等状态。

体格检查时应特别注意锁骨上淋巴结有无肿大、腹部有无肿块和有无腹水、胸腔积液等远处转移体征。

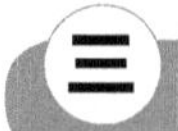

三 诊断与鉴别诊断

（一）食管吞钡X线检查

食管吞钡X线检查是诊断食管癌和贲门癌的常用手段（图22-1）。早期表现：食管黏膜皱襞紊乱、粗糙或有中断现象；小的充盈缺损；局限性管壁僵硬，蠕动中断；小龛影。中、晚期表现：有明显的不规则狭窄和充盈缺损，管壁僵硬。有时狭窄上方食管有不同程度的扩张。

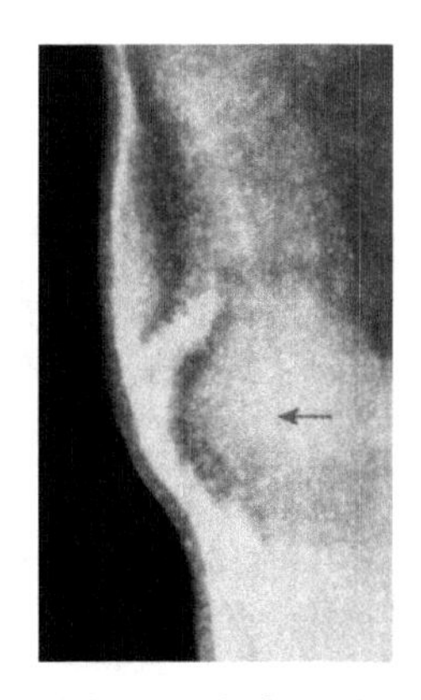

图22-1　钡餐显示食管中段充盈缺损

（二）食管内镜检查

食管内镜检查是诊断食管癌和贲门癌最有效的方法（图22-2）。不仅可直接观察到病变，还可取活检明确性质，能比钡餐发现更小更早期的病灶。内镜检查只能提供病灶距离门齿的距离，对于不同身高的患者，不能准确定位，故需要配合钡餐的定位优势来充分了解病变。

（三）带网气囊食管脱落细胞检查

带网气囊食管脱落细胞检查是一种简便易行的普查筛选诊断方法。

（四）CT检查

CT检查可判断食管癌的浸润层次，向外扩展深度及有无纵隔、淋巴结或腹内脏器转移等，对术前评估有很大帮助（图22-3）。

（五）鉴别诊断

早期无吞咽困难时，本病应与食管炎、食管憩室和食管静脉曲张相鉴别。已有吞咽困难时，应与食管良性肿瘤、贲门失弛缓症和食管良性狭窄相鉴别。诊断方法主要依靠食管吞钡X线检查和纤维食管镜检查。

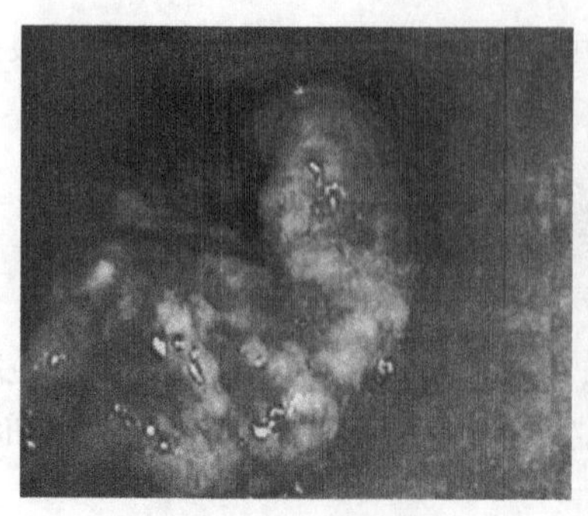

图 22-2　内镜显示新生物

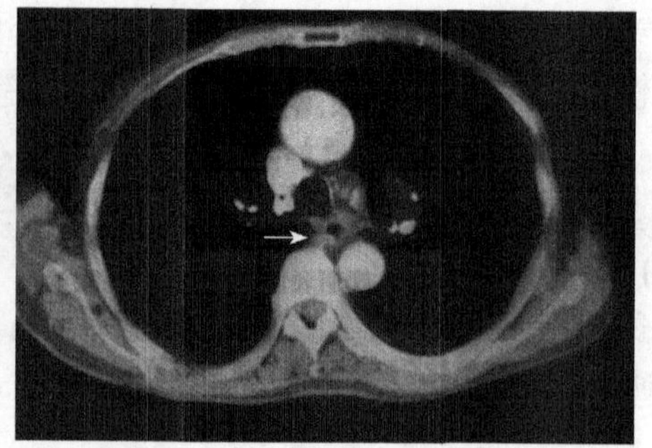

图 22-3　CT 显示食管壁增厚

四 治疗

治疗原则是以手术为主的综合治疗，即包括手术、放疗、化疗、中医中药及生物治疗等。

（一）手术治疗

手术治疗是食管癌首选的方法。

1. 手术禁忌证　原则上是能够手术尽量手术，由于食管是营养摄入的必经通道，非手术治疗的患者常死于营养不良而非肿瘤本身，故对于手术应当持积极态度。主要禁忌证：①全身情况差，恶病质，或有严重心、肺、肝、肾等功能不全。②病变外侵范围大，估计难以切除或者已造成穿孔、气管食管瘘等。③远处转移。

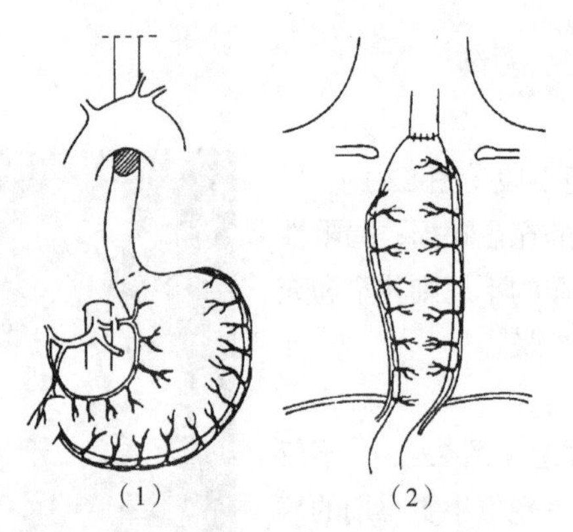

图 22-4　食管癌切除后胃代食管术

（1）上、中段食管癌的切除范围；（2）胃代食管颈部吻合术

2. 切除范围　根治性切除的范围应距肿瘤上、下各 5～8cm。切除的广度应包括肿瘤周围的纤维组织及所有淋巴结。淋巴结的清扫对于食管癌的远期生存至关重要。

3. 重建方法　胃代食管为最常用的重建方法，亦可用空肠或结肠代食管。吻合部位有主动脉弓下吻合、主动脉弓上吻合、颈部吻合（图 22-4）。

4. 手术类型　根治性切除，包括淋巴结清扫；姑息性切除；食管胃转流手术或腔内置管术等减症手术。

知识链接

食管癌的常用手术入路

食管癌手术入路分左胸和右胸两派，两种方法各有优劣。经左胸的好处是只需要胸部一个切口来完成手术，时间短、患者创伤较小；经右胸的好处是没有主动脉弓的遮挡，暴露好，易于操作，但由于肝上膈肌遮挡，还需要附加腹部切口才能完成胃的游离。无论是左胸入路还是右胸入路，上段食管癌还需要行颈部切口完成吻合。切口的选择主要取决于术者的习惯，同时也要考虑病灶位置和外侵的特点。近年来，腔镜下食管癌根治得到快速发展，熟练术者的耗时已接近开胸手术，未来有可能成为常规术式。

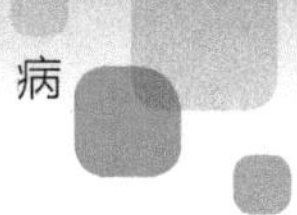

（二）放射治疗

放射治疗与手术配合应用，术前照射能使癌肿及转移的淋巴结缩小，肿瘤周围小血管和淋巴管闭塞，可提高切除率，减少术中癌扩散。对术中切除不全的病变，留置银夹标记，术后3～6周内开始作放射治疗。也可单纯放射治疗。

（三）化学治疗

目前食管癌、贲门癌的化疗效果并不理想。

（四）食管内支架治疗

近年来，采用钛镍记忆合金带膜支架，操作方便，支架进入食管后，在体温作用下弹性恢复，支撑力加强，扩张食管解决进食问题；带膜支架可以堵塞食管瘘及防止癌肿向支架腔内生长，是一种良好的姑息性治疗手段，可延长患者生命，为放疗和化疗提供机会。

五 预防

具体措施：①病因学预防，改良饮水（减少水中亚硝胺及其他有害物质）、防霉去毒、改变不良生活习惯等。②发病学预防，积极治疗食管上皮增生、处理癌前病变，如食管炎、息肉、憩室等。③大力开展防癌宣传教育，普及抗癌知识，在高发区人群中作普查、筛选。

第2节 食管良性疾病

一 食管良性肿瘤

食管良性肿瘤较少见，按发生部位分为腔内型、黏膜下型和壁间型，恶变较少。最常见的是食管平滑肌瘤，发生于食管肌层，属于壁内型。

（一）临床表现和诊断

食管良性肿瘤患者的症状和体征主要取决于肿瘤的解剖部位和体积大小。较大的肿瘤可以不同程度地堵塞食管腔，出现咽下困难、呕吐和消瘦等症状。较多患者有吸入性肺炎、胸骨后压迫感或疼痛感。食管良性肿瘤可经食管吞钡X线检查和内镜检查作出诊断。食管平滑肌瘤黏膜完整，呈椭圆形或螺旋形，食管X线钡餐检查可见半月状压迹，食管镜检查可见黏膜光滑完整，切勿做活检，避免破坏黏膜。

（二）治疗

症状明显时应手术治疗。

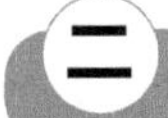

二 腐蚀性食管损伤

腐蚀性食管损伤（erosive burn of esophagus）多为误服强碱或强酸等化学腐蚀剂引起的食管化学性灼伤，并发食管瘢痕狭窄。

（一）病因和病理

腐蚀通常发生在食管3个生理狭窄处。强碱产生溶解性坏死，黏膜高度肿胀，甚至可以引起穿孔，最后形成瘢痕，引起食管狭窄；强酸产生蛋白凝固性坏死，损伤常局限于黏膜，水肿轻，形成的溃疡较浅，愈合后不一定形成瘢痕狭窄，但酸类吸收后常引起酸中毒，严重者可导致死亡。灼伤早期局部水肿和炎症反应可造成梗阻症状，水肿消退后梗阻症状可能减轻，但3～6周内发生肉芽增生，形成纤维瘢痕狭窄，梗阻症状又逐渐加重。

（二）临床表现和诊断

吞服腐蚀剂之后立即感到唇、口腔、舌、咽部及胸骨后、上腹部强烈的灼痛，随后出现反射性呕吐，吐出物常为血性。同时伴唇、口腔、舌和咽部灼伤。灼伤重时可出现虚脱、高热或昏迷等中毒症状。后期常有脱水、营养不良和贫血貌。吞钡X线检查见受累食管黏膜呈锯齿状，管腔狭窄，结合病史不难诊断。

（三）治疗

1. 早期治疗　伤后尽早服植物油或蛋白水以保护食管和胃黏膜，无条件时可吞服生理盐水或清水稀释，使用抗生素和皮质激素预防感染及减轻炎症症状，并补充营养和维持水电解质平衡。

2. 食管扩张疗法　对狭窄段较短的病例，可在灼伤2～3周急性炎症、水肿开始消退后进行，常需反复多次进行。

3. 手术治疗　对严重长段狭窄及扩张失败者应手术治疗。方法为切除或旷置狭窄段食管，游离胃或结肠（空肠），在胸腔或颈部与狭窄段以上的正常食管吻合。

三 贲门失弛缓症

贲门失弛缓症（achalasia）又称贲门痉挛或巨食管，是指吞咽时食管体部无蠕动，贲门括约肌松弛不良，临床表现为间断性吞咽困难。多见于20～50岁人群，女性稍多。

（一）病因病理

病因至今未明。一般认为本病系食管肌层内神经节的变性、减少或缺如，食管失去正常的推动力，蠕动功能减弱或消失，贲门松弛障碍，以致食物淤积、食管扩张及肌层肥厚。少数患者因食物长期刺激可发生癌变。

（二）临床表现

主要症状为间断性咽下困难、胸骨后沉重感或阻塞感。多数病程较长，症状时轻时重，发作常与精神因素有关。后期可呈持续性进食困难。还可导致呕吐、误吸和反复呼吸道感染。

食管X线钡餐检查，可见食管明显扩张并可有液平面，食管体部蠕动消失，食管下端及贲门部呈鸟嘴状狭窄，出现逆蠕动，边缘黏膜光滑完整。食管纤维镜检查可帮助排除癌肿。

（三）治疗

1. 非手术疗法　病程短且病情较轻者，可服解痉镇静药，改变饮食习惯，如少吃多餐，细嚼慢咽，避免吃过热或过冷食物。饭后散步有利于食物下排。部分轻症早期患者可先试行食管扩张术。扩张的方法有机械、水囊、气囊、钡囊等。

2. 手术疗法　通常采用经腹或经左胸作食管下段贲门肌层切开术（Heller手术），方法简单，效果良好。切开肌层应彻底，直至黏膜膨出。肌层剥离范围约至食管周径的1/2。但需注意防止切破黏膜或损伤迷走神经。也可在此手术基础上加作抗反流手术，如胃底固定术、幽门成形术等。近年来，本症多采用经腹腔镜或胸腔镜治疗，创伤小、恢复快。

四 食管憩室

食管壁的一层或全层局限性膨出，形成与食管腔相通的囊袋，称为食管憩室（diverticulum of the esophagus）。按发病机制，其可分为牵引型和膨出型两种。牵引型因系食管全层向外牵拉，也称真性憩室；膨出型因只有黏膜膨出，也称假性憩室。还可按憩室发生部位分为咽食管憩室、食管中段憩室和膈下憩室（图22-5）。

（一）咽食管憩室

1. 病因病理　因咽下缩肌与环咽肌之间有一薄弱的三角区，加上肌活动的不协调，即在咽下缩肌收缩将食物下推时，环咽肌不松弛或过早收缩，致食管黏膜自薄弱区膨出，属膨出型假性憩室

2. 临床表现　早期无症状。当憩室增大时，可在吞咽时有咕噜声。若憩室内有食物潴留，可引起颈部压迫感。淤积的食物腐败后可出现恶臭味，并致黏膜炎症水肿，引起咽下困难。体检有时颈部可扪到质软肿块，压迫时有咕噜声。巨大憩室可压迫喉返神经而出现声音嘶哑。如反流食物吸入肺内，可并发肺部感染。

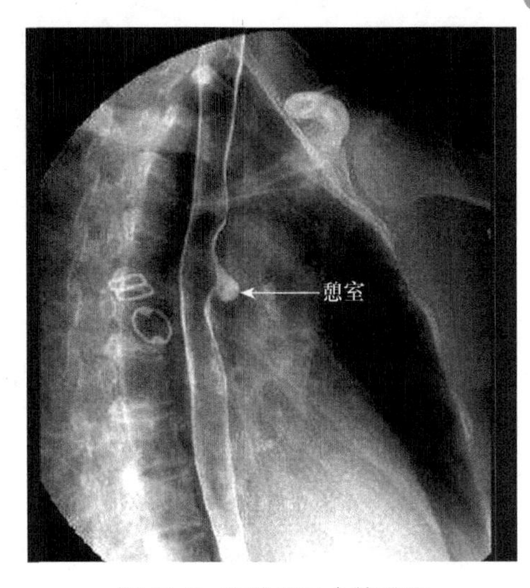

图 22-5　X 线显示食管憩室

3. 诊断　主要靠食管吞钡 X 线检查确诊。可显示憩室的部位、大小、连接部等。

4. 治疗　有症状的患者可考虑作手术治疗。切除憩室，分层缝合食管壁切口或采用器械闭合切口。若一般情况不宜手术者，可每次进食时推压憩室，减少食物淤积，并于食后喝温开水冲净憩室内食物残渣。

（二）食管中段憩室

1. 病因病理　气管分叉或肺门附近淋巴结炎症，可形成瘢痕，牵拉食管全层。大小一般为 1～2cm。可单发，也可多发。憩室颈口多较大，不易淤积食物。

2. 临床表现　常无症状。若发生炎症水肿时，可有咽下哽噎感或胸骨后、背部疼痛感。

3. 诊断　主要依靠食管 X 线钡餐检查确诊。有时作食管镜检查排除癌变。

4. 治疗　临床上无症状者无须手术，如果并发出血、穿孔或有明显症状者，可考虑手术治疗。游离被外牵的食管壁，予以复位或切除憩室。

（三）膈上憩室

1. 病因病理　食管下段近膈上处，从平滑肌层的某一薄弱处，因某种原因如贲门失弛缓症、食管裂孔疝等，引起食管内压力增高，致黏膜膨出。好发于食管下段后右方。少数为食管全层膨出形成真性憩室。

2. 临床表现　主要症状为胸骨后或上腹部疼痛。有时出现咽下困难或食物反流。诊断主要依据食管吞钡 X 线检查，可显示憩室囊、憩室颈及其位置方向。

3. 治疗　有明显症状或食物淤积者，可考虑切除憩室，同时处理食管、膈肌的其他疾病。

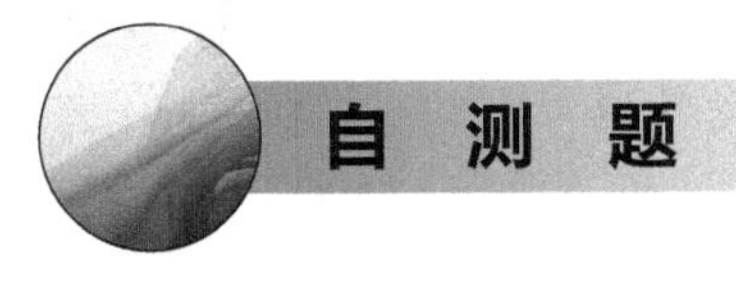

自测题

一、名词解释

进行性吞咽困难

二、选择题

A_1/A_2 型题

1. 食管癌患者有持续性胸背痛，多表示（　　）

A. 癌肿部有炎症

B. 癌已侵犯食管外组织

C. 有远处血行转移

D. 癌肿较长

E. 食管气管瘘

2. 食管癌起于食管的（　　）

A. 黏膜层　　B. 黏膜下层

C. 环行肌层　　D. 纵行肌层

E. 肌膜层

3. 较早出现食管阻塞的食管癌，其病理类型常是（　　）

A. 溃疡型　　B. 硬化型

C. 蕈伞型　　D. 髓质型

E. 癌侵及周围组织

4. 食管癌好发部位是（　　）

A. 颈部食管　　B. 胸部食管上段

C. 胸部食管中段　　D. 胸部食管下段

E. 腹部食管

5. 食管癌主要为（　　）

A. 小细胞未分化癌　　B. 腺癌

C. 神经内分泌癌　　D. 鳞癌

E. 鳞腺癌

6. 典型食管癌的临床表现是（　　）

A. 声音嘶哑

B. 锁骨上窝淋巴结肿大

C. 恶病质

D. 持续性下咽哽噎感

E. 进行性吞咽困难

7. 下列不符合食管癌的是（　　）

A. 进行性吞咽困难

B. 持续性下咽哽噎感

C. 老年人多见

D. 男性多于女性

E. 下段多于中段

8. 不符合食管癌瘢痕性狭窄的叙述是（　　）

A. 下咽困难

B. X线钡餐检查示食管壁有充盈缺损

C. 有误服腐蚀剂史

D. 男性多于女性

E. 营养不良

9. 食管憩室最主要的诊断依据是（　　）

A. 吞咽困难　　B. 吞咽疼痛

C. 呼吸异味　　D. 食管内压力升高

E. X线钡餐检查见到膨出影袋

10. 晚期食管癌的一般X线表现是（　　）

A. 食管黏膜呈串珠样改变，食管蠕动尚好

B. 食管出现充盈缺损，管腔狭窄梗阻

C. 食管下段呈光滑的鸟嘴样狭窄

D. 食管呈不规则线样狭窄

E. 食管移位、狭窄，黏膜正常

11. 下列哪项不是食管癌的手术禁忌证（　　）

A. 严重吞咽困难

B. 声音嘶哑

C. 气管食管瘘

D. 左锁骨上淋巴结转移

E. 严重恶病质者

12. 下列哪项不是我国食管癌病理分级标准（　　）

A. 病变长度　　B. 病变范围

C. 有无转移　　D. 消瘦和贫血程度

E. 病理形态和病理切片

13. 下列哪项不是早期食管癌的临床表现（　　）

A. 食管内异物感

B. 食物停滞感

C. 进行性吞咽困难

D. 进食时胸骨后不适或疼痛

E. 进食时胸骨后烧灼感

14. 下列哪项不是晚期食管癌的临床表现（　　）

A. 声音嘶哑　　B. 进食时呛咳

C. 胸骨后烧灼感　　D. 持续性胸背痛

E. 进行性吞咽困难

15. 下列哪项不是早期食管癌的X线表现（　　）

A. 局限性黏膜皱襞增粗和断裂

B. 局限性管壁僵硬

C. 局限性的充盈缺损

D. 小龛影

E. 管腔狭窄和梗阻

16. 下列哪项不是食管癌切除、食管胃重建的常用手术方法（　　）

A. 结肠代食管术

B. 空肠代食管术

C. 食管胃转流吻合术
D. 主动脉弓上食管胃吻合术
E. 主动脉弓下食管胃吻合术

17. 食管癌多发生在（　　）
A. 食管上段　　B. 食管下段
C. 食管中段　　D. 食管肌肉
E. 食管软骨

18. 食管癌主要发生于（　　）
A. 食管黏膜上皮细胞
B. 食管旁淋巴组织
C. 食管黏膜下腺体
D. 食管黏膜下结缔组织
E. 食管肌层

19. 进行性吞咽困难患者，突然出现吞咽困难改善或消失，上述情况多提示（　　）
A. 水肿及炎症消退
B. 部分癌肿组织脱落
C. 食管痉挛缓解
D. 食管癌穿孔
E. 癌肿组织细胞坏死

三、简答题

简述食管癌的手术适应证及禁忌证。

（张志勇）

第23章　纵隔与心脏外科疾病

第1节　先天性心脏病的外科治疗

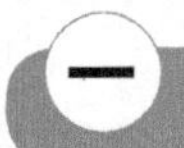

一　室间隔缺损

室间隔缺损（ventricular septal defect，VSD）是指心室间隔各部分发育不全或相互融合不良而引起心室间血流交通的一种先天性心脏病，是最常见的先天性心脏病，约占30%。室间隔缺损可以单独存在，也可是复杂先天性心脏病的一部分。根据其解剖部位的不同，室间隔缺损可分为膜周部缺损、漏斗部缺损和肌部缺损，其中膜周部缺损最为常见，其次为漏斗部缺损，肌部缺损较少见。

1．病理生理　室间隔缺损产生左向右分流，缺损大小、心室间压力阶差决定分流量多少。缺损小分流量少，左心室负荷略增加，不致引起肺动脉压升高，不影响人的自然寿命，但感染性心内膜炎发生率增加。缺损大分流多，左心室负荷明显加重，引起左心房、左心室扩大。若缺损直径超过主动脉根部直径的一半，由于肺循环血流量过高，肺小动脉痉挛产生肺动脉高压，导致右心室肥大。随着病程进展，形成梗阻性肺动脉高压，最后导致右向左分流，出现Eisenmenger综合征。

2．临床表现　室间隔缺损小，分流量少者，一般无明显症状，多在体检时发现心脏杂音，经心脏超声检查发现疾病。分流量大者症状出现较早，表现为反复呼吸道感染、充血性心力衰竭、发育迟缓、喂养困难、多汗、乏力、消瘦、劳累后心悸气急等症状，甚至出现发绀和右心衰竭。

体格检查可于胸骨左缘第3～4肋间闻及Ⅲ级以上粗糙的全收缩期杂音，肺动脉瓣第二心音亢进，杂音最响部位可触及收缩期震颤。伴肺动脉高压者杂音变得柔和、短促，而肺动脉瓣第二心音明显亢进。

中至大量分流心电图常可见左心室高电压和左心室肥厚。

胸部X线主要表现为心影扩大、肺血增多及肺动脉段凸起，肺动脉高压者肺门血管影增强，外周血管影稀疏，呈残根样改变。

超声心动图可见左心房及左心室内径扩大，二维超声可见室间隔缺损部位及大小，多普勒超声能判断分流方向及分流量，估测肺动脉压力。

3．治疗　约半数患者在3岁以前可能自然闭合。无症状及无房室扩大的患者可长期观察。

缺损和分流量大，婴幼儿期出现反复肺部感染、充血性心力衰竭或肺动脉高压者应尽早行手术治疗。缺损小但出现房室扩大者应在学龄前进行手术。肺动脉瓣下缺损容易出现主动脉瓣叶脱垂和主动脉瓣关闭不全，应及时手术。出现 Eisenmenger 综合征者禁忌行手术治疗。

导管伞封堵和胸前小切口外科伞封堵是治疗室间隔缺损的新方法，疗效有待观察。手术治疗依旧是目前治疗室间隔缺损的主导方法。目前手术基本方法：前胸正中切口进胸，建立体外循环，可在心脏停搏或搏动下修补缺损的室间隔。可根据缺损部位选择经右心房切口、右心室切口、肺动脉切口手术路径显露缺损。缺损小者可直接缝合，缺损大者可用补片法修补。

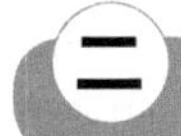

二 房间隔缺损

房间隔缺损（atrial septal defect，ASD）是指心房间隔先天性发育不全导致左右心房之间有异常血流交通，是最常见的先天性心脏病之一，仅次于室间隔缺损。根据房间隔缺损发生的部位可分为原发孔房间隔缺损和继发孔房间隔缺损，以后者多见。原发孔房间隔缺损位于冠状静脉窦前下方，缺损前方近主动脉壁，后方近房室结，缺损往往较大，常伴有二尖瓣或三尖瓣畸形。继发孔房间隔缺损位于冠状静脉窦后上方，根据其解剖位置可分为中央型（卵圆孔型）、下腔型、上腔型（静脉窦型）和混合型。继发孔房间隔缺损可独立发生，也可合并其他畸形如肺动脉瓣狭窄、部分型肺静脉畸形引流等。

1．病理生理　房间隔缺损产生左向右分流，其分流量取决于缺损大小、两侧心房压力差和两侧心室充盈阻力，其中原发孔房间隔缺损的分流量与二尖瓣反流程度有关。长期分流导致右心容量负荷过重，造成右心房、右心室扩大，肺动脉扩张。严重者后期可发生肺动脉高压。当右心房压力高于左心房时，可出现右向左分流，引起发绀，出现 Eisenmenger 综合征。继发孔房间隔缺损病程进展较慢，而原发孔房间隔缺损常伴二尖瓣、三尖瓣畸形，病程进展较快。

2．临床表现　原发孔房间隔缺损症状出现较早，病情较重，出现消瘦、乏力、多汗、活动后气促、反复肺部感染等症状。多数继发孔房间隔缺损患者儿童期可无明显症状，一般到青年期才出现气促、心悸、乏力等症状。当出现肺动脉高压时，患者可出现心房颤动、发绀和右心衰竭等症状。

体格检查可见心前区隆起，心界扩大，于胸骨左缘第 2～3 肋间闻及Ⅱ～Ⅲ级吹风样收缩期杂音，伴肺动脉瓣第二心音亢进及固定分裂。当分流量大时，可于三尖瓣区闻及三尖瓣相对狭窄产生的舒张期隆隆样杂音。晚期患者可出现心房颤动表现，以及颈静脉怒张、肝大、腹水、下肢水肿等右心衰竭体征。

典型的心电图表现为电轴右偏，不完全性右束支传导阻滞，部分患者有右心房、右心室肥大。

胸部 X 线检查表现为右心增大，肺动脉段隆凸，肺门影增大，肺血增多，主动脉结小，呈典型梨形心。透视可见肺门舞蹈征。

超声心动图可显示房间隔中断，右心内径增大，肺动脉增宽，三尖瓣活动幅度增大，多普勒彩超可观察到心房内左向右穿隔血流。

3．治疗　对无症状的患者，如缺损小于 5mm，可以临床观察，暂不行手术治疗。如有右心房、右心室扩大者一般主张行手术治疗，一般主张在学龄前行手术修补。内科治疗不佳、合并心房颤动者均可行手术治疗。出现 Eisenmenger 综合征者禁忌行手术治疗。目前手术基本方法：前胸正中切口或右侧第 4 肋间前外侧切口进胸，建立体外循环，直接缝合或用补片法修补缺损。原发孔房间隔缺损应先修复二尖瓣、三尖瓣畸形，再修补房间隔缺损。部分继发孔房间

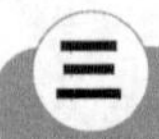

隔缺损如位置适合，可行经心导管介入治疗，将镍钛合金的封堵器夹在房间隔缺损处，闭合房间隔缺损，不用行开胸手术。

三 动脉导管未闭

动脉导管是胎儿时期连接降主动脉和肺动脉之间的正常血流通道，使胎儿血液可由肺动脉流入主动脉。大多数婴儿在出生后 2 个月内动脉导管自行闭合，形成动脉韧带，逾期不闭合者则构成病态，称动脉导管未闭（patent ductus arteriosus，PDA）。根据动脉导管的形态可分为管型、漏斗型和窗型 3 种常见类型。动脉导管未闭可单独存在，也可合并其他先天性心脏病一同存在。

1. 病理生理　由于出生后主动脉压高于肺动脉压，动脉导管未闭使主动脉血持续流向肺动脉，形成左向右分流。分流量大小与导管大小和主肺动脉压力差有关。左向右分流导致肺循环血量增加，左心容量负荷增加，导致左心室肥大。肺循环血量增多可使肺动脉压升高，引起肺小动脉反应性痉挛，引起肺小动脉管壁增厚和纤维化，右心阻力负荷加重，最终造成右心室肥大。当肺动脉压逐渐升高超过主动脉压时，出现右向左分流，形成 Eisenmenger 综合征。

2. 临床表现　分流量小者常无明显症状。分流量大者可出现咳嗽、气急、乏力、多汗、心悸、喂养困难、发育落后等症状。当出现右向左分流时，出现下半身青紫、左上肢轻度青紫、右上肢正常的症状，称差异性发绀。动脉导管未闭常见并发症为感染性肺炎、感染性心内膜炎、感染性动脉炎和充血性心力衰竭等。

体格检查可闻及胸骨左缘第 2～3 肋间连续性机器样粗糙杂音，占据整个收缩期和舒张期，以收缩末期最为响亮，并伴有震颤，向颈部及背部传导。婴儿期伴肺动脉高压者，由于主动脉和肺动脉之间压力差改变，可出现杂音消失或仅闻及收缩期杂音。如分流量大，可出现心浊音界扩大，心尖搏动增强，因相对性二尖瓣狭窄可闻及心尖舒张期隆隆样杂音，并可出现类似主动脉关闭不全的周围循环体征如脉压增宽、水冲脉、毛细血管搏动和周围动脉枪击声等。

心电图可正常或左心室肥大，肺动脉高压者可出现左、右心室肥大。

胸部 X 线可见肺充血，肺动脉影增粗，肺动脉圆锥平直或凸起，主动脉弓明显，左心室增大。半数患者可见主动脉结突出，呈漏斗状。

超声心动图可见左心内径增大，二维切面可见未闭的动脉导管，彩色多普勒超声可见主动脉左向右至肺动脉的血流。

3. 治疗　无明显症状者，除外禁忌证，原则上都应进行治疗，多主张学龄前择期治疗。出现反复肺部感染、心力衰竭等症状者应尽快治疗。动脉导管未闭患者如有并发症，一般先行内科治疗，待感染控制后行介入或手术治疗。目前，经心导管介入治疗已成为动脉导管未闭治疗的首选，主要有弹簧圈堵塞法和蘑菇伞堵塞法。如导管较粗，合并其他先天性心脏病以及因经济原因无法行介入治疗者可考虑行手术治疗。手术方式包括结扎或钳闭术、切断缝合术、内口缝合法等。

四 肺动脉狭窄

肺动脉狭窄（pulmonary stenosis，PS）是指右心室与肺动脉之间的通道存在先天性狭窄畸形。常见的狭窄类型有肺动脉瓣狭窄、漏斗部狭窄和肺动脉环、主干及分支狭窄，其中以肺动脉瓣狭窄最为常见。各种类型狭窄可各自单独存在，亦可并存。肺动脉狭窄可以是单独存在的先天性心脏病，也可与其他先天性心脏病同时存在。

1. 病理生理　肺动脉狭窄使右心室排血受阻，右心室收缩期负荷加重，压力增高。右心室负荷长期增加可引起右心室肥厚，进而出现右心室失代偿，右心房压力增高，导致右心衰竭。静脉回心血流减少，血液瘀滞，出现周围型发绀。若合并房间隔缺损或室间隔缺损，可产生右向左分流，出现中央型发绀。

2. 临床表现　肺动脉狭窄的症状与疾病发展和狭窄程度有关。轻度狭窄者可无症状或症状轻微。中重度狭窄者可出现活动后气急、劳动耐力差、心悸、胸闷、易疲劳等症状，有时可出现晕厥，口唇或肢端发绀。晚期患者可出现颈静脉怒张、肝大、下肢水肿、腹水等右心衰竭表现。

体格检查可闻及胸骨左缘第 2～3 肋间粗糙响亮的收缩期喷射样杂音，肺动脉第二心音常减弱或消失，并伴有收缩期震颤。其中漏斗部狭窄的杂音位置较低，肺动脉第二心音常正常。

心电图检查常可见电轴右偏，P 波高尖，T 波倒置和右心室肥厚。

胸部 X 线检查可见双肺野清晰，肺门血管阴影减少，右心增大，心尖圆钝，肺动脉圆锥隆出等表现。

超声心动图可明确狭窄的解剖部位和血流信号。

3. 治疗　轻度狭窄无明显症状者无须行手术治疗。中重度狭窄者有明显临床症状，心电图提示右心室肥大，休息时右心室收缩压在 70mmHg 以上或右心室肺动脉收缩期压差在 50mmHg 以上者均应行手术治疗。主要手术方法包括肺动脉瓣交界切开术、漏斗部肥厚肌束切除术、肺动脉瓣上狭窄矫治术和肺动脉瓣发育不良矫治术等。目前，经皮肺动脉球囊扩张术可用于单纯肺动脉狭窄，无须开胸，手术创伤小，也取得了满意的疗效。

五　法洛四联症

法洛四联症（tetralogy of Fallot，TOF）是最常见的青紫型先天性心脏病，主要包括 4 种解剖畸形：肺动脉狭窄、室间隔缺损、主动脉骑跨和右心室肥厚。其中右心室肥厚由肺动脉狭窄所致，主动脉骑跨的程度与室间隔缺损的位置和大小有关。该疾病常见的合并畸形有右位主动脉弓、左上腔静脉残留、房间隔缺损、动脉导管未闭、冠状动脉异常和三尖瓣异常等。

1. 病理生理　肺动脉狭窄使右心室排血受阻，右心室收缩期负荷加重，压力升高，引起右心室肥大。肺动脉狭窄可致肺血流量减少，导致氧交换减少，全身血氧含量减低，引起缺氧。慢性缺氧可刺激骨髓造血系统，导致红细胞和血红蛋白增多，并引起血液黏滞度增加。肺动脉狭窄程度、室间隔缺损部位与大小决定血流右向左分流量大小，而血流右向左分流量大小与主动脉骑跨程度决定血氧饱和度和发绀程度。

2. 临床表现　通常法洛四联症患者出生后 3～6 个月出现发绀，其出现的早晚和程度与肺动脉狭窄程度有关，常表现在唇、甲床、耳垂、鼻尖等毛细血管丰富的部位，随年龄增大逐渐加重。常出现呼吸困难、喂养困难、发育迟缓、耐力差、杵状指（趾）等症状。蹲踞是其特征性姿态，可使回右心血量减少并增加体循环阻力，减轻呼吸困难和发绀等症状。部分患者出现缺氧发作，婴儿期多见，常发生在吃奶或哭闹时，表现为突发发绀加重、呼吸困难、意识障碍、昏迷甚至死亡。

体格检查可闻及胸骨左缘第 2～4 肋间Ⅱ～Ⅲ级喷射性收缩期杂音，肺动脉瓣区第二心音减弱或消失，部分患儿可有收缩期细震颤。

心电图常提示电轴右偏，右心室肥大，右侧心前区各导联 R 波明显增高，T 波倒置。

胸部 X 线常表现为肺血减少，肺血管纹理减少，肺动脉段凹陷，心尖圆钝，呈靴形心，升主动脉增宽，部分患者可见右位主动脉弓。

超声心动图可显示心脏存在的畸形以明确诊断，并能观察到心室水平右向左分流的血流信号。

实验室检查可发现患者红细胞计数、血细胞比容与血红蛋白增高，与发绀成正比，动脉血氧饱和度降低。

3. 治疗　目前法洛四联症的主要治疗手段是手术，手术治疗分为根治性手术和姑息性手术。根治性手术的目的是疏通肺动脉狭窄并修补室间隔缺损。如患者左心室容量太小、两侧肺动脉发育差或冠状动脉畸形影响根治性手术，可行姑息性手术增加肺动脉血流，改善动脉血氧饱和度，促进左心室和肺动脉发育，为根治性手术创造条件。姑息性手术常见术式有锁骨下动脉-肺动脉吻合术和右心室流出道补片加宽术。

第2节　心脏瓣膜病的外科治疗

心脏瓣膜病是指由于炎症、黏液样变性、退行性改变、缺血性坏死、先天性畸形等原因引起的单个或多个瓣膜结构的功能或结构异常，导致瓣膜口狭窄或关闭不全，是最常见的心脏病之一。其中风湿热是临床上导致瓣膜病最常见的原因。在风湿性心脏瓣膜病中，最常累及二尖瓣，其次为主动脉瓣，三尖瓣和肺动脉瓣相对少见。其可单独损害一个瓣膜区，也可同时累及多个瓣膜区。近年来，由于加强了对风湿热的防治，瓣膜病的发病率也明显下降。

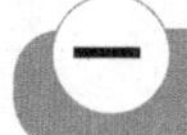

一　二尖瓣狭窄

二尖瓣狭窄最常见的病因为风湿热，女性发病多于男性。风湿性心内膜炎反复发作等原因造成二尖瓣瓣膜间发生融合粘连，瓣叶与腱索增厚、挛缩、变硬和钙化，瓣叶与腱索也可发生粘连，致瓣膜口狭窄，并限制瓣叶活动。按病变程度可分为隔膜型二尖瓣狭窄和漏斗型。隔膜型二尖瓣狭窄主瓣体病变较轻，尚可自由活动，主要是交界增厚粘连。而漏斗型二尖瓣狭窄的瓣膜有明显增厚、纤维化或有钙化，腱索和乳头肌相互粘连缩短，瓣叶向下牵拉，活动受限，形成漏斗状，常合并关闭不全。

1. 病理生理　正常成年人二尖瓣瓣口面积为4～6cm^2，当瓣口面积小于1.5cm^{2}时会出现明显的血流动力学改变及临床症状。当瓣口面积小于1cm^{2}时血流障碍更加严重，左心房压力增高，左心房增大，引起肺静脉压增高，顺应性降低，从而发生劳力性呼吸困难。当肺毛细血管压超过正常血浆渗透压30mmHg时可发生急性肺水肿。晚期患者由于肺小动脉痉挛、血管壁增厚等原因肺水肿发生率减少，但肺动脉压显著升高，使右心室负荷加重，逐渐增大、肥厚，最终导致右心衰竭。

2. 临床表现　当瓣口面积减小至2.5cm^{2}左右时听诊可闻及杂音，但患者无明显症状。当瓣口面积小于1.5cm^{2}时可出现活动后气促、咳嗽、咯血、发绀等症状。在剧烈体力活动、情绪激动、妊娠等情况下可诱发阵发性气促、端坐呼吸和急性肺水肿。咳嗽多在活动后和入睡后出现。部分患者可有咯血，如急性肺水肿引起则为粉红色泡沫样痰，如肺淤血引起则为痰中带血，如肺梗死引起则为暗红色血。晚期患者可有肝大、下肢水肿、尿少等右心衰竭体征。

体格检查常可见面颊和口唇轻度发绀，即二尖瓣面容。心尖区可闻及舒张中晚期隆隆样杂音，心尖区第一心音亢进。重度肺动脉高压伴肺动脉关闭不全的患者可于胸骨左缘第2～4肋间闻及舒张期高调吹风样杂音。

心电图检查中度以上二尖瓣狭窄可显示电轴右偏，P波增宽及右心室肥厚，病程长者常提示心房颤动。

胸部 X 线可见左心房、右心室扩大，主动脉结小，肺淤血及间质性肺水肿。

超声心动图是明确和量化二尖瓣狭窄的可靠方法，并可排除左心房血栓。

3．治疗　二尖瓣狭窄的治疗原则为去除诱因，限制体力活动，预防风湿热复发，纠正心房颤动、心力衰竭等并发症，并予以外科治疗或介入治疗。外科治疗的目的是扩张瓣口，解除症状，改善心功能。对无明显症状或心功能Ⅰ级者可暂不行手术治疗。心功能Ⅱ级及以上者均应行手术治疗。目前手术方式有二尖瓣分离术和二尖瓣置换术。其中二尖瓣分离术分为闭式分离术和直视分离术，闭式分离术应用较少，直视分离术应用于瓣叶钙化，病变累及腱索和乳头肌，左心房内有腹壁血栓者。二尖瓣置换术可用于心功能Ⅲ级，隔膜型二尖瓣狭窄伴明显关闭不全，漏斗型二尖瓣狭窄或瓣膜及瓣膜下有严重粘连、钙化或缩短者。

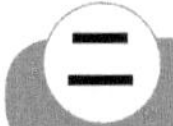

二尖瓣关闭不全

二尖瓣正常关闭功能依赖瓣叶、瓣环、腱索、乳头肌和左心室结构功能的完整，任何部位异常均可能引起二尖瓣关闭不全，可分为急性关闭不全和慢性关闭不全。风湿性心脏病可致瓣叶和腱索增厚、挛缩，使瓣膜面积缩小，瓣叶活动度受限及瓣环扩大，引起慢性二尖瓣关闭不全；感染性心内膜炎可破坏二尖瓣瓣叶，导致二尖瓣赘生物或穿孔；其他原因致乳头肌功能不全、二尖瓣脱垂等均可造成慢性二尖瓣关闭不全。急性二尖瓣关闭不全多因腱索断裂、瓣膜毁损或破裂、乳头肌坏死或断裂及人工瓣膜替换术后开裂而引起。

1．病理生理　慢性二尖瓣关闭不全在左心室收缩时，二尖瓣不能正常闭合，一部分血液反流回左心房，左心房血量增多，压力增高，左心房代偿性扩大和肥厚，导致左心室扩大和肥厚。随着左心扩大，二尖瓣瓣环也相应扩大，使二尖瓣关闭不全加重，左心长期负荷加重引起左心衰竭。同时可导致肺充血、肺动脉高压，最终引起右心衰竭。急性二尖瓣关闭不全患者左心房大小和顺应性正常，如出现急性二尖瓣反流，左心房压力和肺毛细血管楔压迅速升高，导致左心衰竭、肺淤血和急性肺水肿的发生。

2．临床表现　急性二尖瓣关闭不全患者若轻度反流，仅有轻微劳力性呼吸困难，而重度反流很快出现急性左心衰竭甚至心源性休克。轻度慢性二尖瓣关闭不全患者可长期无症状，而严重关闭不全或历时较久者可出现乏力、心悸、胸痛、劳力性呼吸困难等症状。如病情继续加重可出现端坐呼吸、心房颤动甚至急性肺水肿，最后导致肺动脉高压、右心衰竭。

体格检查可闻及心尖区全收缩期杂音，多向腋下和左肩胛间部传导，肺动脉瓣区第二心音亢进，第一心音减弱或消失。心尖搏动增强，向下移位，心尖区抬举样搏动及全收缩期震颤。

心电图可见电轴左偏，二尖瓣型 P 波，左心室肥大及劳损，而急性二尖瓣关闭不全者常见窦性心动过速。

胸部 X 线可显示左心房、左心室扩大，肺淤血，间质性肺水肿等表现。

超声心动图可确诊并评估二尖瓣反流程度。

心导管检查可显示肺动脉和肺毛细血管压升高，心排血指数下降。

3．治疗　急性二尖瓣关闭不全需降低心脏前后负荷，采用利尿药和扩血管药，必要时急诊手术。慢性二尖瓣关闭不全患者若无异常、心功能正常者无须特殊治疗。如症状明显，心功能受影响，心脏扩大时应对症处理并行手术治疗，手术方法包括二尖瓣修复成形术和二尖瓣置换术。若瓣膜损伤较轻，瓣叶无钙化，瓣下结构无严重病变者可行二尖瓣修复成形术。如二尖瓣严重损坏，不适于二尖瓣修复成形术者可行二尖瓣置换术。

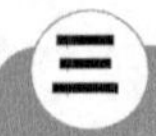

三 主动脉瓣狭窄

主动脉瓣狭窄主要是由风湿热、先天性主动脉瓣结构异常或老年性主动脉瓣钙化所致。其中风湿热是最常见的病因，单纯狭窄的病例较少，多合并主动脉瓣关闭不全或二尖瓣疾病。老年性主动脉瓣钙化是老年单纯性主动脉狭窄常见的原因。

1. 病理生理　正常成年人主动脉瓣瓣口面积大于 $3cm^2$。若瓣口面积小于 $1cm^2$，左心室排血遇阻，收缩压明显升高，左心室-主动脉跨瓣压显著增高，若大于 50mmHg，可出现临床症状。左心室壁逐渐肥厚，最终导致左心衰竭。由于左心室壁高度肥厚，射血时间延长，心肌耗氧量增加，左室舒张末期压力增高而主动脉根部舒张压低，导致冠脉血流量减少，出现心肌缺血症状。

2. 临床表现　轻度狭窄患者可无明显症状。中度以上狭窄者可出现呼吸困难、晕厥、心绞痛三联征。劳力性呼吸困难往往是心功能不全的表现，如心力衰竭继续加重，可出现夜间阵发性呼吸困难、端坐呼吸甚至急性肺水肿。晕厥见于 1/3 有症状患者，表现为黑矇，多发于直立、运动中或运动后，由脑缺血引起。心绞痛见于约 60% 的患者，主要由心肌缺血所致。

体格检查可闻及主动脉瓣区粗糙喷射样收缩期杂音，向颈部传导，胸骨右缘第 2 肋间最明显，常伴震颤。重度狭窄者常呈现脉搏细小、血压偏低和脉压小。

心电图可见电轴左偏，左心室肥大、劳损、T 波倒置。

胸部 X 线可见心影一般不大，左心缘向左向下延长，升主动脉根部见狭窄后宽大。

超声心动图用于明确诊断。

左心导管检查可测定左心室与主动脉之间的收缩压力差，明确狭窄程度。

3. 治疗　内科治疗原则同二尖瓣狭窄，血管紧张素转换酶抑制剂（ACEI）和 β 受体阻滞剂不能用于治疗主动脉瓣狭窄。无症状轻度狭窄者可不行手术治疗。若重度狭窄或临床上出现心绞痛、晕厥、心力衰竭者，应尽早行手术治疗。目前主要的手术方式是瓣膜置换术。

四 主动脉瓣关闭不全

主动脉瓣关闭不全有多种病因，其中包括风湿性心脏病、感染性心内膜炎、先天性主动脉瓣畸形、马方综合征、主动脉夹层、主动脉炎、人工瓣膜破裂等。

1. 病理生理　舒张期左心室除接受左心房的血液外，还要接受主动脉反流的血液，致左心室充盈过度，收缩力增强，逐渐引起左心室扩大、肥厚。如左心功能出现失代偿，心排血量减少，左心房和肺动脉压升高，出现左心衰竭。左心室收缩期心搏出量增多，收缩压高，而主动脉反流使舒张压降低，脉压增大，引起周围血管征。由于舒张压低，冠脉灌注量减少，加上左心室肥厚，耗氧量增加，造成心肌缺血。

2. 临床表现　轻度关闭不全者可无明显症状。中度以上关闭不全者早期症状为心悸、乏力、头部强烈搏动感。如疾病继续发展可出现心绞痛发作、呼吸困难、慢性心力衰竭等症状。

体格检查可见抬举性心尖搏动，向左下方移动。听诊可闻及胸骨左缘第 3～4 肋间舒张早中期或全舒张期高调叹气样杂音，向心尖部传导。重度关闭不全者可发现水冲脉、动脉枪击音等周围血管征。

心电图常显示电轴左偏，左心室肥大、劳损。

胸部 X 线可发现左心室明显增大，主动脉结隆起，主动脉弓突出，左心室和主动脉搏动增强。

超声心动图可用于明确诊断。

3. 治疗　临床上出现症状如心绞痛、左心扩大或左心衰竭者，可在数年内死亡，应尽早行瓣膜置换术。

第3节 纵隔肿瘤

纵隔是两侧纵隔胸膜之间全部器官与组织的总称，其间有心脏、大血管、食管、气管、神经、胸腺、胸导管、淋巴组织及结缔脂肪组织等。其前界为胸骨，后界为胸椎，两侧为纵隔胸膜，上界为胸廓入口，下界为膈肌。通常以胸骨角和第 4 胸椎下缘水平连线为界分为上纵隔和下纵隔。下纵隔以心包为界又分为前纵隔、中纵隔和后纵隔。

纵隔内组织器官较多，其胎生结构来源复杂，所以纵隔内肿瘤种类繁多，有原发性肿瘤，也有转移性肿瘤，并且这些肿瘤都有其好发部位。上纵隔常见胸腺瘤、胸骨后甲状腺肿等；前纵隔常见胸腺瘤、畸胎瘤、皮样囊肿等；中纵隔常见气管囊肿、食管囊肿、淋巴瘤、其他部位的转移淋巴结等；后纵隔常见神经源性肿瘤。

1. 临床表现　纵隔肿瘤症状与肿瘤大小、部位、生长方向和速度、质地、性质等有关。多数良性肿瘤由于生长缓慢，临床上常无症状，多于体检时发现。恶性肿瘤生长较快，侵犯或压迫胸腔内重要器官，临床症状出现较早。胸闷、胸痛是纵隔肿瘤最常见的症状，如疼痛剧烈，考虑恶性肿瘤可能性大。如肿瘤压迫或侵犯肺或支气管时可出现呼吸道压迫症状，表现为咳嗽、呼吸困难甚至发绀。如压迫交感神经干时可出现 Horner 综合征，压迫喉返神经引起声音嘶哑，侵犯膈肌可引起呃逆、膈肌麻痹，压迫脊髓引起截瘫。如肿瘤压迫或侵犯食管，可出现吞咽困难症状。如肿瘤压迫心脏、大血管可引起心慌、心律不齐、上腔静脉综合征、面部水肿等症状。某些纵隔肿瘤会出现一些特异性症状，如胸骨后甲状腺肿可随吞咽上下移动，畸胎瘤可咳出头发样细毛或豆腐渣样皮脂，胸腺瘤伴重症肌无力等。

纵隔肿瘤除上述临床表现对诊断有重要参考意义外，可通过 X 线、CT、MRI 检查纵隔占位，纵隔肿块穿刺明确诊断。

2. 治疗　除恶性淋巴瘤首选放化疗外，绝大多数原发性纵隔肿瘤排除禁忌证后均应首选外科治疗。即使良性肿瘤暂无临床症状，由于肿瘤逐渐长大，可能压迫毗邻器官且不除外恶变可能，应首选手术治疗。继发性肿瘤及原发性纵隔恶性肿瘤如侵犯周围器官无法切除或出现远处转移，可根据病理性质给予放疗或化疗。

第4节 胸主动脉瘤

胸主动脉瘤是指胸部主动脉壁因各种原因致正常结构损害，局部或多处向外不可逆性地扩张或膨出，形成“瘤样”包块。胸主动脉的各个部位，包括升主动脉、主动脉弓、降主动脉均可发病。胸主动脉瘤有多种病因，其中主要包括动脉硬化、主动脉囊性中层坏死或退行性变、创伤性动脉瘤、细菌感染和真菌性动脉瘤、梅毒、先天性动脉瘤等。按主动脉壁病变层次和范围可将胸主动脉瘤分为真性动脉瘤、假性动脉瘤和夹层动脉瘤，按病理形态可分为囊性动脉瘤、梭形动脉瘤和夹层动脉瘤。

1. 临床表现　胸主动脉瘤早期无明显症状，仅在压迫或侵犯邻近器官后出现症状。胸痛为最常见的症状，为撕裂样疼痛，也可为钝痛，呈持续性，随呼吸或活动而加剧。动脉瘤压迫气管、支气管可引起咳嗽、气急甚至呼吸困难；压迫喉返神经引起声音嘶哑；压迫食管导致吞咽困难；压迫膈神经引起膈肌麻痹；压迫交感神经导致 Horner 综合征；压迫胸骨引起胸痛。升主动脉根部动脉瘤长大后可使主动脉瓣瓣环扩大，产生主动脉瓣关闭不全的症状。胸主动脉瘤长大后外凸产生胸壁搏动性肿块。胸主动脉瘤破裂时可出现急性胸痛、休克、血胸、心脏压塞等，很快死亡。

可通过超声心动图、CT、MRI、CT及三维成像、胸主动脉造影等技术了解主动脉瘤的部位、范围、大小、与周围器官的关系，为治疗提供可靠信息。

2. 治疗　胸主动脉瘤直径大于5cm或动脉瘤直径增长每年大于0.5cm者，如无手术禁忌，应行手术治疗。如动脉瘤压迫邻近器官出现症状或由于主动脉瓣关闭不全引起心力衰竭时，应尽快行手术治疗。目前动脉瘤切除人工血管置换术是最有效的治疗方法。介入治疗从股动脉将覆膜支架推送到病变部位打开，将瘤腔隔绝，恢复胸主动脉正常血流状态，使血液不再冲击动脉瘤壁从而避免动脉瘤破裂，具有一定的优势。

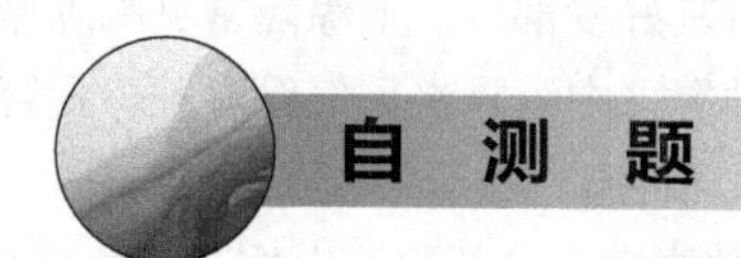

自 测 题

一、名词解释

继发性纵隔肿瘤

二、选择题

A_3/A_4 型题

（1～3题共用题干）

患儿，男性，4岁。出生后3个月发现心脏杂音。曾患3次肺炎。心电图示左心室高电压，左心室肥厚。二维超声可见膜部室间隔缺损，彩色多普勒超声发现缺损处血液左向右分流。

1. 该患者最可能的诊断是（　　）
   A. 法洛四联症　B. 室间隔缺损
   C. 动脉导管未闭　D. 房间隔缺损
2. 该患者心脏杂音听诊最可能是（　　）
   A. 胸骨左缘第2～3肋间闻及连续性机器样粗糙杂音
   B. 胸骨左缘第2～3肋间闻及Ⅱ～Ⅲ级吹风样收缩期杂音
   C. 胸骨左缘第3～4肋间闻及Ⅲ级以上粗糙的全收缩期杂音
   D. 胸骨左缘第2～3肋间闻及粗糙响亮的收缩期喷射样杂音
3. 如疾病继续进展，其X线典型表现为（　　）
   A. 心影扩大，肺血增多，呈典型梨形心
   B. 心影扩大，肺血减少，呈典型梨形心
   C. 心影正常，肺血增多，呈典型靴形心
   D. 心影扩大，肺血增多，可见肺门舞蹈征

（4～6题共用题干）

患者，女性，47岁。风心病病史11年。近3年来常因心力衰竭住院，长期服用地高辛。近来自觉食欲不佳，周身酸痛伴气急入院。查体：半卧位，颈静脉怒张，心界扩大，心率123次/分，心房颤动，二尖瓣主动脉瓣双期杂音，右肺叩诊浊音，肝大，腹水，下肢水肿。X线可见右胸中量胸腔积液。

4. 右侧胸腔积液产生的主要机制是（　　）
   A. 血浆白蛋白低
   B. 脏胸膜和壁胸膜静脉回流受阻
   C. 胸膜缺氧，毛细血管通透性增高
   D. 钠水潴留
5. 治疗后胸腔积液消失，能够平卧，但仍有食欲缺乏，下列哪项处置可明确是否存在洋地黄中毒（　　）
   A. 尿中地高辛浓度测定
   B. 血地高辛浓度测定
   C. 心电图检查是否存在洋地黄中毒表现
   D. 停用洋地黄，观察症状是否消失
6. 右心衰竭致肝大和肝病致肝大的鉴别点在于（　　）
   A. 氨基转移酶正常　B. 无黄疸
   C. 血浆白蛋白正常　D. 静脉压增高

三、简答题

纵隔不同部位常发生哪些肿瘤？

（梁津道）

第24章 腹 外 疝

第1节 概 述

腹外疝（abdominal external hernia）是腹内脏器或组织连同腹膜壁层离开其正常解剖位置，经腹壁先天性或后天形成的薄弱点或孔隙向体表突出，在局部形成包块的总称。本病为腹部外科的常见疾病之一。

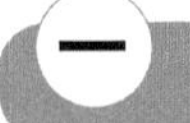

一 病因

形成腹外疝的主要原因为腹壁强度降低和腹内压力增高。

（一）腹壁强度降低

腹壁强度降低是腹外疝发生的解剖学基础。先天性因素常见于腹膜鞘状突未闭，腹内斜肌下缘位置过高，腹股沟三角宽大，脐环闭锁不全，腹白线缺损等；胚胎期内精索或子宫圆韧带斜穿腹前壁形成腹股沟管；股动、静脉垂直下穿盆腔底壁形成股管等属正常的解剖现象，但均系腹壁的薄弱部位。后天获得性因素有手术切口及引流口愈合不良、外伤、感染等造成的腹壁缺损；腹壁神经受损，过多脂肪浸润（肥胖者），年老体弱、久病等引起肌肉退化萎缩等均可造成腹壁局部强度降低。此外，组织胶原结构的改变亦可影响腹壁的强度。

知识链接

影响腹壁强度的生物学研究

腹股沟疝患者体内腱膜中胶原代谢紊乱，其主要成分之一的羟脯氨酸含量减少，腹直肌前鞘中成纤维细胞增生异常，超微结构中含有不规则的微纤维；吸烟直疝患者血浆中促进弹性组织离解活性显著高于正常人。由此可见，组织胶原结构的改变和弹性组织离解活性增高均可影响腹壁的强度。

（二）腹内压增高

腹内压增高为腹外疝的诱发因素。常见如慢性咳嗽、习惯性便秘、排尿困难、妊娠、婴儿经常啼哭、举重、腹水及腹内肿瘤等，均可使原有的腹壁薄弱或缺损逐渐加重。正常人因腹壁强度正常，即使时有腹内压增高的情况，亦不致引起腹外疝的发生。

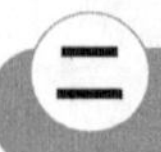

二 病理解剖

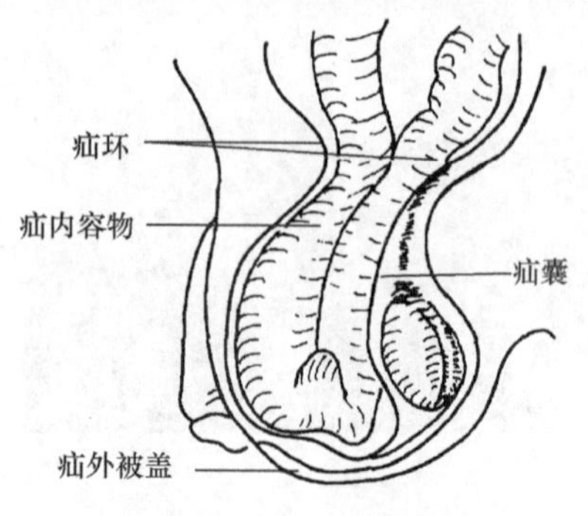

图 24-1 腹外疝的组成

典型的腹外疝由疝环、疝囊、疝内容物和疝外被盖 4 部分组成（图 24-1）。

（一）疝环

疝环又称疝门，多呈环形，为腹壁薄弱点或缺损处，是疝囊和疝内容物经此从腹腔向体表突出的门户，如腹股沟管的内环、股管的股环等。腹外疝多以疝环所在部位来命名，如腹股沟疝、股疝、脐疝等。

（二）疝囊

疝囊是腹膜壁层随疝内容物经疝环向外突出所形成的囊袋样结构，呈梨形或半球形，可分为颈、体、底三部分。疝囊颈是疝囊比较狭窄的部分，位于疝环处。常因疝内容物反复进出摩擦而增厚、发白，或呈辐射状皱襞，手术中常以此作为辨认疝囊颈的标志。

（三）疝内容物

疝内容物为进入疝囊的腹内脏器或组织，通常以活动度大的小肠、大网膜等为多见，盲肠、阑尾、乙状结肠、横结肠、膀胱、卵巢、输卵管、Meckel 憩室等亦可成为疝内容物，但较少见。

（四）疝外被盖

疝外被盖是疝囊以外的腹壁各层组织，一般为筋膜、肌肉、皮下组织和皮肤。

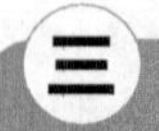

三 临床病理类型及表现

腹外疝按疝内容物的病理变化和临床表现，可分为易复性疝、难复性疝、嵌顿性疝和绞窄性疝 4 种类型。

（一）易复性疝

疝内容物容易还纳回腹腔的疝称易复性疝（reducible hernia）。一般无特殊不适，但巨形疝可有行走不便、下坠感或伴有腹部隐痛。早期，疝内容物仅在患者站立、行走、劳动及咳嗽、排便等一时性腹内压增高时脱出，在局部形成一椭圆形或半球形柔软包块，平卧或用手轻轻推压，包块即可还纳回腹腔而消失。若内容物为小肠，还纳时可听到咕噜音。疝内容物还纳后，在包块出现处，可触及腹壁裂隙，令患者咳嗽时有冲击感。若疝囊仅位于腹股沟管内，疝内容物进入疝囊后所形成的局部包块常不明显，此种疝称隐匿性斜疝，其内容物易于自行回纳。

（二）难复性疝

疝内容物完全不能回纳或仅部分可还纳回腹腔的疝称难复性疝（irreducible hernia）。一般不引起严重症状，可有轻度局部坠胀不适及不全性机械性肠梗阻症状，如腹痛、腹胀、便秘等。可触及局部包块，咳嗽时能触及冲击感，但难以触清腹壁缺损的范围。病程较长，腹壁缺损较大的疝，因较多的疝内容物长期滞留于疝囊内形成持久的下坠力，逐渐将疝囊颈上方的腹膜壁层，尤其是极为松弛的髂窝区腹膜一并牵出疝环，致使肠管或膀胱等随之下移而成为疝囊壁的一部分（图 24-2），这种疝称为滑动性疝，也属于难复性疝。

（三）嵌顿性疝和绞窄性疝

当腹内压突然过度增高时，疝内容物强行扩张窄小的疝囊颈而进入疝囊，随后疝环弹性回缩，将疝内容物卡住不能还纳腹腔，形成嵌顿性疝（incarcerated hernia）。此时疝块紧张，压痛明显。由于嵌顿物多为一段肠管，患者常出现腹部绞痛、恶心、呕吐、腹胀和肛门停止排气排便等急性肠梗阻表现。若嵌顿物仅为非系膜侧的部分肠壁时，肠腔仍通畅，称肠管壁疝或Richter疝。若嵌顿的疝内容物是小肠的憩室（通常是Meckel憩室），则称Littre疝。若嵌顿的疝内容物是两个以上的肠袢，其在疝囊内呈“W”形，称逆行性嵌顿疝（图24-3）。如嵌顿不能及时解除，肠管及其系膜受压将进一步加重，最终导致动脉血完全阻断，即发展为绞窄性疝。儿童因腹壁肌薄弱，疝环组织比较柔软，疝嵌顿后较少发生绞窄。

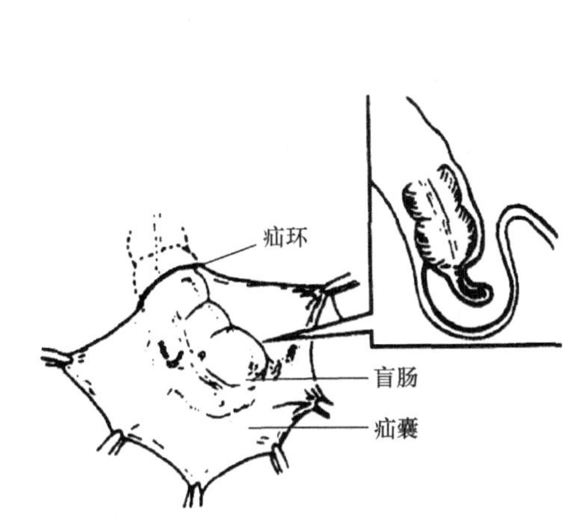

图24-2　滑动性疝
盲肠成为疝囊的组成部分

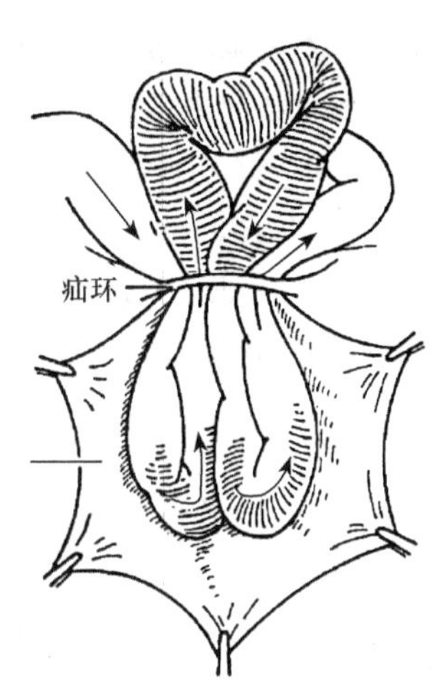

图24-3　逆行性嵌顿疝

绞窄性疝（strangulated hernia）是嵌顿性疝的进一步发展，属同一病理过程的两个连续性阶段，两者难以截然分开。手术处理嵌顿或绞窄性疝时，要正确判断肠管活力，特别警惕有无逆行性嵌顿疝。因这种类型疝的疝囊内各嵌顿肠袢之间的肠管可隐藏在腹腔内，一旦发生绞窄，不仅疝囊内的肠袢可发生坏死，腹腔内的中间肠袢亦可坏死，或疝囊内的肠管尚存活，而腹腔内的中间肠袢已发生坏死。因此，术中必须把腹腔内有关肠袢拖出仔细检查，以防遗漏隐匿于腹腔内坏死的中间肠袢。

四　诊断

（一）明确是否为腹外疝

腹外疝的疝内容物位于由腹膜壁层所构成的囊袋内。

（二）推断为何种腹外疝

根据疝环所在的解剖位置，确定其属腹股沟斜疝、直疝还是股疝等。

（三）判明疝的临床病理类型及有无嵌顿或绞窄

嵌顿或绞窄性疝常有以下三大主要特征：①疝内容物突然进入疝囊，疝块呈进行性肿大，伴有明显疼痛，难以还纳回腹腔；②疝块较坚实、有明显压痛，咳嗽时无冲击感；③有急性机械性肠梗阻的表现。

（四）详细了解发病诱因

注意有无引起腹内压增高的情况，如慢性支气管炎、前列腺增生、习惯性便秘、腹胀、妊娠、肿瘤、腹水、强力负重等。

五 治疗

腹外疝如不及时处理，疝块可逐渐增大，加重腹壁缺损而影响劳动力，还可因发生嵌顿或绞窄而威胁患者生命。因此，一般均应尽早手术治疗。难复性疝宜争取早期手术，嵌顿或绞窄性疝应急诊手术。

（一）非手术治疗法

1. 1岁以下婴幼儿腹股沟斜疝，可暂不手术，采用棉线束带或绷带压住腹股沟管深环（图 24-4），防止疝块突出，以助腹肌发育加强，随着时间的推移，患儿腹肌可随躯体生长发育而逐渐强壮起来，疝亦有可能自行消失。

2. 2岁以下直径小于1cm的小儿脐疝，将疝内容物还纳后，用略大于脐环、外包纱布的硬币或小木片压住脐环，然后用胶布或绷带加以固定，勿使移动，一般每隔1～2周更换一次。

3. 年老体弱或伴有其他严重疾病不能手术者，可在还纳疝内容物后，用医用疝带一端的软压垫压住疝环（图 24-5），以阻止疝块突出。

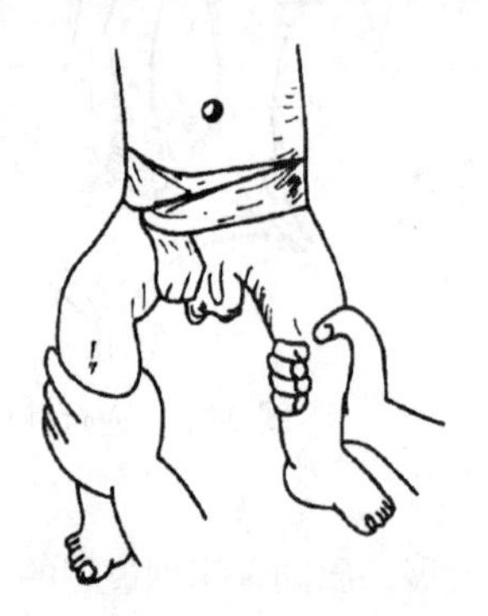

图 24-4　棉线束带法

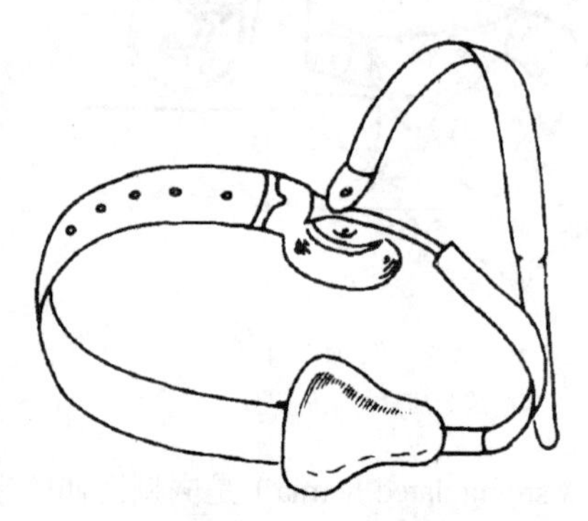

图 24-5　医用疝带

（二）手术治疗

腹外疝治疗最常用且最有效的方法就是手术，基本原则是高位封闭疝囊颈，加强或修补薄弱或缺损的腹壁。腹外疝手术方法繁多，主要可归纳为四大类，即单纯疝囊高位结扎术、张力疝修补术、无张力疝修补术和经腹腔镜疝修补术。

1. 单纯疝囊高位结扎术　适用于婴幼儿及绞窄性腹股沟斜疝有肠坏死者。前者因精索鞘膜未闭，随着时间推移，腹肌在成长发育中可逐渐强壮而使腹壁加强，单纯疝囊高位结扎就能获得满意的疗效，无须施行修补术；后者因有肠坏死、局部严重感染易致修补失败，一般也只采取单纯疝囊高位结扎，缺损的腹壁待以后择期手术修补或加强。方法：分离显露疝囊颈，达到内环口，术中以腹膜外脂肪为标志。将其在内环口处结扎、贯穿缝扎或荷包缝合，然后将疝囊予以切除。

2. 张力疝修补术　成年腹股沟疝患者存在不同程度的腹股沟管前壁或后壁薄弱或缺损，若只单纯高位结扎疝囊，术后易复发，为增强手术效果，在高位结扎疝囊后，还要加强或修补薄弱的腹股沟管管壁。因该手术需将不在同一解剖平面的组织如联合肌腱与腹股沟韧带强行缝合在一起，有较大张力，故称张力疝修补术。张力疝修补术又分修补腹股沟管前壁的佛格逊（Ferguson）法、修补或加强腹股沟管后壁的巴西尼（Bassini）法、哈斯特德（Halsted）法、麦克威（McVay）法及肖尔代斯（Shouldce）法。张力疝修补术后，手术部位有牵扯感。随着修补材料的发展及对腹股沟解剖特点的进一步认识，无张力疝修补术逐渐成为常规手术。

3. 无张力疝修补术（tension herniorrhaphy） 是在无张力情况下，利用人工高分子材料网片进行修补，具有术后疼痛轻、恢复快、复发率低等优点，但人工高分子修补材料毕竟属异物，在术野有感染征象或潜在危险时应禁用，以免引起迁延不愈的感染。临床常用术式为疝环充填式无张力修补术（Rutkow 手术），方法是使用一个锥形网塞置入已回纳疝囊的疝环中并加以固定，再用一成形补片置于精索后以加强腹股沟管后壁。

4. 经腹腔镜疝修补术（laparoscopic inguinal herniorrhaphy） 方法有 4 种：①经腹膜前法；②完全经腹膜外法；③经腹腔补片植入法；④单纯疝环缝合法。前三种方法的基本原理是从后方用网片加强腹壁的缺损；⑤最后一种方法是用钉或缝线使内环缩小，只用于较小的斜疝，如小儿斜疝。经腹腔镜疝修补术具有创伤小、术后疼痛轻、恢复快、复发率低、无局部牵扯感等优点，并能发挥腹腔镜视野广的优势，同时检查双侧腹股沟疝和股疝，可发现遗漏的对侧疝并同时予以修补。

（三）嵌顿性和绞窄性疝的处理原则

嵌顿性疝具备下列情况者可先试行手法复位：①嵌顿时间在 3～4 小时内，局部无腹膜刺激征者；②估计肠袢未绞窄坏死者；③年老体弱或伴有引起腹内压增高疾病且有疝脱出还纳史者。复位方法：患者头低足高仰卧位，适当注射镇静剂，或针刺大敦、三阴交、太冲等穴并配合局部热敷 10～ 20 分钟，以松弛腹肌。托起阴囊，持续缓慢地适度加压将疝块推向疝环，同时轻轻地按摩外环以协助疝内容物回纳。复位过程中手法须轻柔，切忌粗暴。手法复位有一定的危险性，须严格掌握手法复位的指征。复位成功的患者仍应择期手术修补，以防复发。

嵌顿性疝若手法复位失败，需要急诊手术治疗，以解除肠梗阻、防止疝内容物坏死。若绞窄性疝的内容物有坏死征象，更需手术。手术的关键在于正确判断疝内容物的活力。术中应注意：①切开疝囊前妥善保护切口，以防疝囊内渗出液污染切口；②仔细检查疝内容物，判明有无逆行性嵌顿及肠管坏死；③正确判断疝内容物的生命力，然后根据病情确定处理方法。方法是先扩张并切开疝环，解除疝环对肠管的嵌顿压迫后，观察肠管的色泽、弹性、蠕动能力及相应肠系膜内的动脉搏动等。若肠管呈紫黑色，失去光泽和弹性，刺激后无蠕动和相应肠系膜动脉无搏动者，表明该段肠管已坏死。如不能确认是否坏死，可在肠系膜根部注射 0.25% 普鲁卡因 20～40ml，再用温热等渗盐水纱布热敷该段肠管，或将其暂时送回腹腔，10～20 分钟后，再行观察。如肠壁转为红色，肠蠕动和肠系膜动脉搏动恢复，则证明肠管无坏死，可还纳入腹腔。如疝内容物为大网膜，可作切除。有时因麻醉后疝内容物自行回纳腹内，术中切开疝囊后无疝内容物可见。遇此情况，必须探查肠管，以免遗漏坏死肠袢于腹腔内。必要时作腹部探查手术。肠袢坏死施行肠切除吻合术后，一般只作单纯的疝囊高位结扎，二期再作疝修补术。

第2节 腹股沟疝

根据疝内容物的走行方向、疝环与腹壁下动脉的关系，腹股沟疝可分为腹股沟斜疝和腹股沟直疝 2 种。斜疝疝囊从腹壁下动脉外侧的腹股沟管内环口进入腹股沟管，向内及前下斜行，穿出外环口进入阴囊中。若疝内容物仅停留于腹股沟管内而未进入阴囊内，称隐匿性斜疝或不完全性斜疝。直疝疝囊从腹壁下动脉内侧的“直疝三角区”直接由后向前突出，不经内环，也不会进入阴囊。腹股沟疝在各类腹外疝中约占 85%，斜疝占腹股沟疝的 85%～95%。男性多于女性，右侧多于左侧。

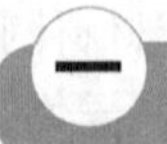

一 解剖概要

（一）腹股沟区解剖特点

腹股沟区为前外下腹壁的一个三角形区域，其上界为髂前上棘到腹直肌外缘的一条水平线，下界为腹股沟韧带，内侧界为腹直肌外缘。腹股沟区的腹壁层次由浅及深依次为皮肤、皮下组织、浅筋膜、肌层（腹外斜肌、腹内斜肌、腹横肌及它们的腱膜）、腹横筋膜、腹膜外脂肪和腹膜壁层。在腹股沟内侧 1/2 区域，腹内斜肌和腹横肌的弓状下缘与腹股沟韧带之间，有一个极为薄弱的腹壁“空隙”区，仅为一层腹外斜肌腱膜和一层薄的腹横筋膜，缺少腹内斜肌与腹横肌等强有力的保护，抵抗力薄弱，这是腹外疝好发于腹股沟区的解剖学因素。人体直立时，该区所承受的腹内压力要比平卧位增加 3 倍左右，为腹外疝的发生提供了外部条件。

（二）腹股沟管解剖特点

腹股沟管位于腹前壁、腹股沟韧带的内上方，自外上向内下、由深向浅斜行。成年人长 4～5cm，有内、外两口和上、下、前、后四壁。内口即深环（腹环），为腹横筋膜上的卵圆形裂隙，体表位于腹股沟韧带中点上方约 1.5cm 处；外口即浅环（皮下环），为腹外斜肌腱膜内下方的三角形裂隙，位于耻骨结节外上方，正常人可容纳一指尖，斜疝发生后，浅环常变大。腹股沟管的前壁有皮肤、皮下组织及腹外斜肌腱膜，外侧 1/3 部分尚有腹内斜肌覆盖；后壁为腹横筋膜和腹膜，内侧 1/3 有腹股沟镰；上壁为腹内斜肌、腹横肌的弓状下缘；下壁为腹股沟韧带和腔隙韧带（图 24-6、图 24-7）。腹股沟管内男性有精索（图 24-8）、女性有子宫圆韧带通过。

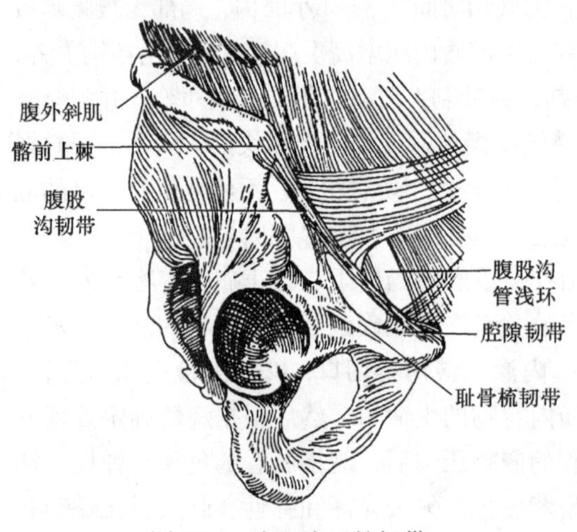

图 24-6 腹股沟区的韧带

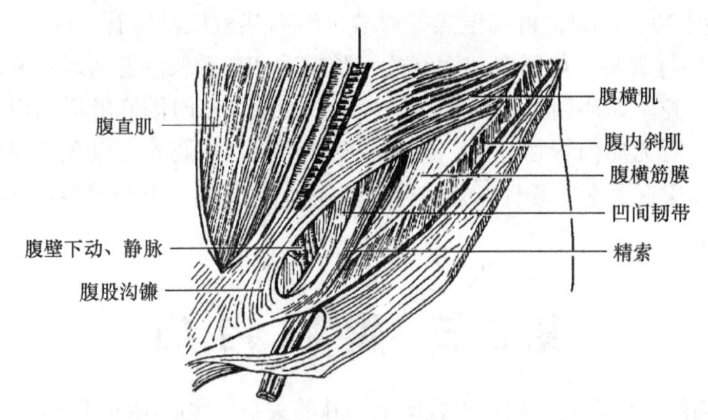

图 24-7 左腹股沟区解剖层次（前面观）

（三）直疝三角解剖特点

直疝三角位于腹股沟韧带内侧 1/3 的后上方，为腹壁下动脉（外侧边）、腹直肌外侧缘（内侧边）、腹股沟韧带（底边）构成的一个三角形区域。此处腹壁缺乏完整的腹肌覆盖，且腹横筋膜又比周围部分薄，为腹壁的薄弱区，故易发生疝。腹腔内组织或脏器由此从后向前突出形成直疝，故称直疝三角（Hesselbach triangle）（图 24-9）。

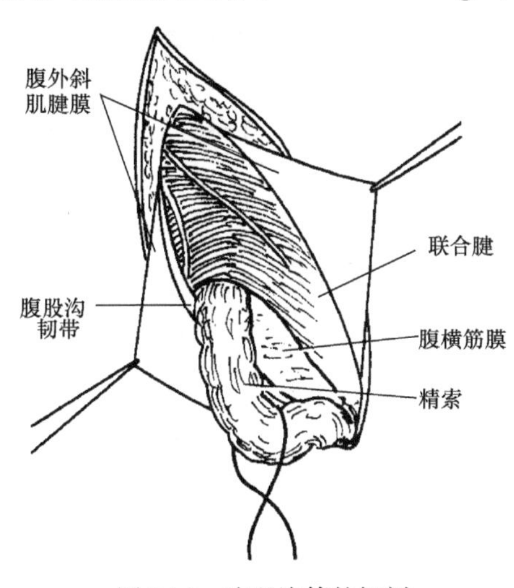

图 24-8　腹股沟管的解剖

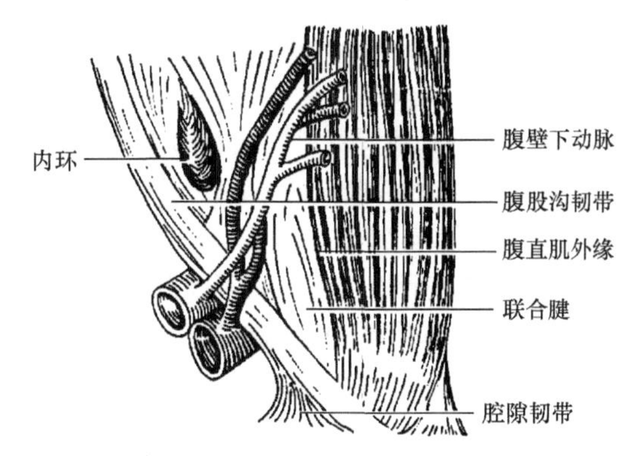

图 24-9　直疝三角（后面观）

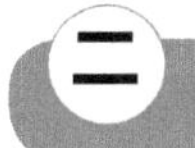

二 病因

（一）腹股沟斜疝

腹股沟斜疝（indirect inguinal-hernia）有先天性和后天性 2 种类型。

1. 先天性腹股沟斜疝　胚胎发育过程中，位于腹膜后第 2～3 腰椎旁的睾丸逐渐下降，在接近腹股沟管内环处带动腹膜下移，形成腹膜鞘状突，同时推动皮肤形成阴囊。睾丸紧贴在鞘状突后下坠，一同降入阴囊。正常情况下，鞘状突在婴儿出生后不久，除阴囊部分形成睾丸固有鞘膜外，其余部分即自行萎缩闭锁成为条索状组织。如不闭锁或闭锁不全，则鞘状突与腹腔相通，在小儿啼哭、咳嗽等腹内压增高的情况下，腹腔内脏器或组织即可进入其中形成先天性腹股沟斜疝（图 24-10），而未闭锁的鞘状突则成为其疝囊。右侧睾丸下降较迟，鞘状突闭锁也较晚，故右侧腹股沟斜疝较左侧多见。

2. 后天性腹股沟斜疝　较先天性腹股沟斜疝多见，发生原因系腹股沟区存在着解剖上的缺陷，即腹内斜肌和腹横肌弓状下缘发育不全或位置过高。腹内斜肌与腹横肌对腹股沟管和内环括约作用减弱，一旦腹压增高，腹内脏器或组织即可由松弛的内环经腹股沟管突出于体表，形成后天性腹股沟斜疝（图 24-11），而内环处的腹膜向外突出则成为疝囊。

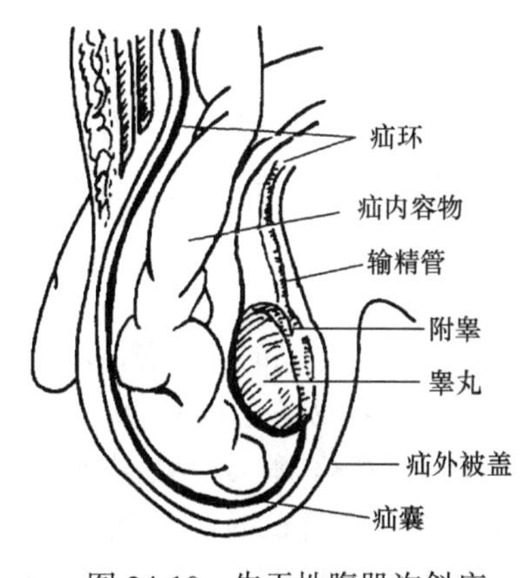

图 24-10　先天性腹股沟斜疝

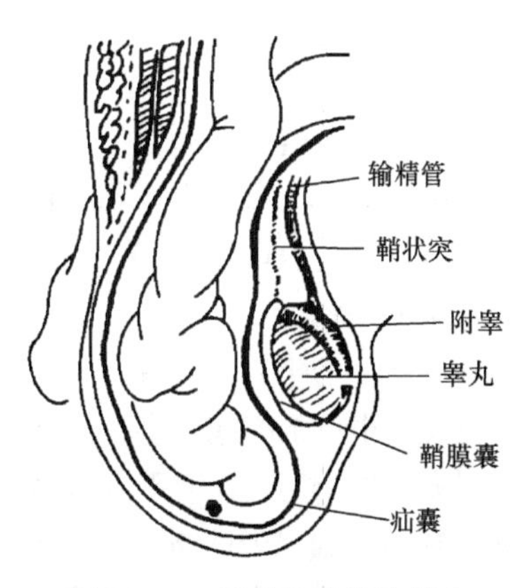

图 24-11　后天性腹股沟斜疝

（二）腹股沟直疝

腹股沟直疝（direct inguinal hernia）是后天性的，多由于老年人腹横筋膜及腹内斜肌退行性变，萎缩变薄，降低了腹壁抵抗力所致。若存在慢性咳嗽、排尿困难或习惯性便秘等因素，腹内压经常性或突然性增高，就可能迫使腹腔内脏器或组织由直疝三角向外突出，形成直疝。

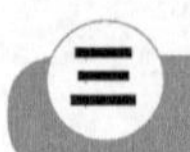

临床表现

腹股沟疝的临床表现可因疝囊的大小、疝内容物的性质、病程的长短、临床类型的不同及有无并发症而有所差别。

（一）腹股沟斜疝

1. 易复性斜疝　开始时，常于久站、行走、劳动、咳嗽或婴儿啼哭时于腹股沟区出现包块，体积较小，平卧或用手向腹腔内轻轻推送可消失。偶感局部坠胀或腹部钝痛（因肠系膜受牵拉所致）。随着病情发展，包块日渐增大，可自腹股沟下降至阴囊内或大阴唇，严重者致行走不便及影响正常生活。包块带蒂柄，多呈梨形，上端狭小，下端宽大。包块还纳后，以手指尖经阴囊皮肤循精索向上伸入外环，可发现外环口松弛扩大，患者咳嗽，指尖有冲击感。用手指经腹壁皮肤紧压腹股沟管内环处，嘱患者站立并用力咳嗽，包块不出现；将手指移开，再增加腹压，可见包块自腹股沟中点自外上方向内下膨出。疝内容物如为肠袢，触诊包块较柔软、表面光滑，叩诊呈鼓音，听诊可闻及肠鸣音。还纳肠袢时，常有阻力，一旦开始回纳，包块较快消失，并可闻及咕噜声。内容物如为大网膜，则包块坚韧无弹性，叩诊为浊音，回纳缓慢。作阴囊透光试验，包块一般不透光。

2. 难复性斜疝　除坠胀感稍重外，包块完全不能消失或仅部分能消失。有时盲肠或乙状结肠可进入疝囊，成为疝囊壁的一部分，即形成滑动性斜疝。因盲肠或乙状结肠常与疝囊前壁发生粘连，除了包块不能完全回纳外，尚有“消化不良”和便秘等症状。滑动性斜疝多见于右侧，左右发病率之比约为1∶6。滑动性斜疝虽不多见，但滑入疝囊的盲肠或乙状结肠可能在行疝修补术时未能被辨认出来而被误切，应予注意。

3. 嵌顿性斜疝　常发生在重体力劳动、阵咳或用力排便等腹内压骤增时，表现为包块突然增大，伴有明显腹痛，平卧或用手推送不能使其还纳，紧张变硬，触痛明显。嵌顿的内容物如为大网膜，局部疼痛常较轻微，如为肠袢，则局部疼痛明显，还可伴有恶心、呕吐、便秘、腹胀等急性肠梗阻症状。斜疝一旦嵌顿，若不及时解除梗阻，症状常逐渐加重，终将发展成绞窄，肠管壁因缺血而坏死甚至穿孔。Richter疝可因腹股沟区局部包块不明显及缺乏肠梗阻典型症状易被忽视。

4. 绞窄性疝　临床症状多严重，绞窄时间较长者，由于疝内容物发生坏死感染，侵及周围组织，可引起疝外被盖组织的急性炎症，严重者可有脓毒症的全身表现，加之有肠梗阻等，病情甚为严重。有时肠袢绞窄发生坏死穿孔时，疼痛可因包块局部压力骤降而暂时有所缓解。因此单有疼痛减轻而包块不消失者，不可认为是病情好转。

（二）腹股沟直疝

腹股沟直疝常见于年老体弱者，主要表现为患者站立或腹压增高时，腹股沟内侧端、耻骨结节外上方出现一半球形隆起，多不伴疼痛及其他症状。疝内容物经宽大的疝囊颈从后向前突出，不进入阴囊，易于还纳，或平卧后多能自行消失，极少发生嵌顿。还纳后在直疝三角区可触及腹壁圆形缺损，嘱患者咳嗽，指尖有膨胀性冲击感。指压内环试验，不能阻止包块出现。疝内容物多为小肠或大网膜。有时膀胱可进入直疝疝囊，成为疝囊壁的一部分，称为滑动性直疝，手术时应予注意。

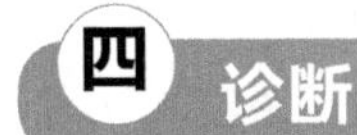

四 诊断

根据腹股沟疝的病史及临床表现多可作出诊断。诊断发生困难时可选用无创性检查，如CT或立位超声检查，有助于了解肠袢膨出、腹壁缺损的大小，还有助于术式的选择和鉴别诊断。

五 鉴别诊断

（一）腹股沟斜疝、直疝与股疝的鉴别

腹股沟斜疝、直疝与股疝的鉴别见表24-1。

表24-1 腹股沟斜疝、直疝与股疝的鉴别要点

项目	斜疝	直疝	股疝
发病年龄	多见于儿童及青壮年	多见于老年	多见于中年经产妇
突出途径	经腹股沟管突出，可进阴囊	由直疝三角突出，不进阴囊	经股管突出
疝块外形	椭圆或梨形，上部呈蒂状	半球形，基底较宽	半球形、较小柄状
疝块位置	由内环斜至阴囊	腹股沟韧带内上方	腹股沟韧带内下方
回纳疝块后压住内环	疝块不再突出	疝块仍可突出	疝块仍可突出
外环口指诊	外环扩大，咳嗽时有冲击感	外环大小正常，无咳嗽冲击感	外环大小正常，无咳嗽冲击感
精索与疝囊的关系	精索在疝囊后方	精索在疝囊前外方	—
疝囊颈与腹壁下动脉的关系	疝囊颈在腹壁下动脉外侧	疝囊颈在腹壁下动脉内侧	与腹壁下动脉无关
嵌顿机会	较多	极少	最易

（二）睾丸鞘膜积液

肿物全部局限在阴囊内，有囊性感，无蒂柄进入腹股沟管内。可清楚地触及上缘（上界），睾丸扪不清，肿物出现后不能还纳，透光试验阳性，值得注意的是幼儿疝，因疝内组织菲薄，常能透光，勿与其混淆。

（三）精索鞘膜积液

肿物位于腹股沟区睾丸上方，体积较小，出现后不能回纳，与体位变动无关，边界清楚，有囊性感。牵拉同侧睾丸时，肿物可随之上下移动，透光试验阳性。

（四）交通性鞘膜积液

阴囊肿物于起床或站立活动后出现，并逐渐增大，平卧和睡觉后逐渐缩小。用手挤压阴囊，肿物体积可缩小，透光试验阳性。

（五）隐睾

睾丸下降不全时，可停留于腹股沟管内形成包块，体积较小，边界清楚，压之出现特有的胀痛感，患侧阴囊空虚。

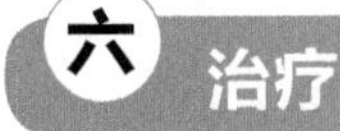

六 治疗

腹股沟疝一般不能自愈，若不及时治疗，疝块可逐渐增大，加重腹壁的缺损，甚至给以后的治疗增加困难。斜疝还可能因嵌顿或绞窄而发生严重并发症。因此，腹股沟疝一般均应施行

手术治疗。易复性疝常行择期手术，难复性疝宜争取早期手术，嵌顿性和绞窄性疝应急诊手术。年老体弱或伴其他严重疾病不宜手术者，可配合中医、针灸等治疗，以缓解症状。

1 岁以下小儿可用棉线束带或绷带压住腹股沟管深环以防疝内容物突出，如观察治疗 6 个月以上，疝块依然经常脱出，则应考虑手术治疗。

第3节 股　疝

疝囊通过股环、经股管向大腿根部卵圆窝突出的疝，称为股疝（femoral hernia）。多见于中年以上的经产妇女，约占腹外疝的 5%。

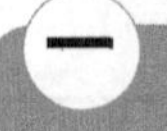

股管解剖

股管是腹股沟韧带内侧下方的一个狭长形潜在性间隙，呈漏斗状，管长 1～1.5cm，内含脂肪、疏松结缔组织和淋巴结。股管上口称股环，呈椭圆形，直径约 1.5cm，有股环隔膜覆盖。其前缘为腹股沟韧带，内缘为陷窝韧带，后缘为耻骨梳韧带，外缘为股静脉，其间有纤维隔。股管下口为卵圆窝，位于腹股沟韧带内下方，是股部深筋膜（阔筋膜）上的一薄弱部分，其上有一层叫筛状板的薄膜覆盖。

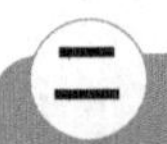

病因病理

女性骨盆较宽大，联合肌腱和腔隙韧带常发育不全或薄弱，以致股管上口宽大松弛，腹内压增高如咳嗽、妊娠时，使下坠的腹内脏器或组织连同腹膜壁层和腹膜外脂肪组织经股环进入股管，自卵圆窝突出形成股疝。疝内容物多为小肠和大网膜。因股环较狭小，周围韧带较坚韧，股管几乎是垂直而下，疝块在卵圆窝处向前转折时形成一锐角。因此股疝最易嵌顿，在腹外疝中，发生率高达 60%，股疝一旦发生嵌顿，可迅速发展为绞窄性疝，应予特别注意。

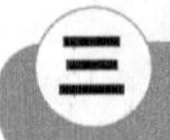

临床表现

（一）易复性股疝

症状较轻，易被忽视，尤其是肥胖者。主要症状是腹股沟韧带下方股部卵圆窝处有一半球形隆起，常为核桃或鸡蛋大小，质地柔软，可还纳。疝内容物回纳后，有时由于疝囊外有丰富的脂肪组织，疝块并不完全消失。咳嗽时，包块冲击感常不明显。久立后或腹内压增高时略感患处有不同程度的坠胀、疼痛及不适。

（二）嵌顿性股疝

局部包块不能还纳，有明显压痛。出现疼痛阵发性加重及急性肠梗阻表现，严重者甚至可以掩盖股疝的局部症状而导致误诊。若为嵌顿性 Richter 疝，腹痛较明显，但肠梗阻症状不重。

四　诊断与鉴别诊断

通过详细询问病史、结合临床表现及体检，诊断一般不难。但需与下列疾病鉴别。

（一）腹股沟斜疝

腹股沟斜疝位于腹股沟韧带内上方，疝块呈梨形，长轴指向大阴唇。股疝则位于腹股沟韧带下方，呈半球形，不进入大阴唇。还纳包块后，指压腹股沟管内环，患者咳嗽，包块仍可出现。值得注意的是，较大股疝的疝块有可能一部分经皮下伸展到腹股沟韧带上方，出现

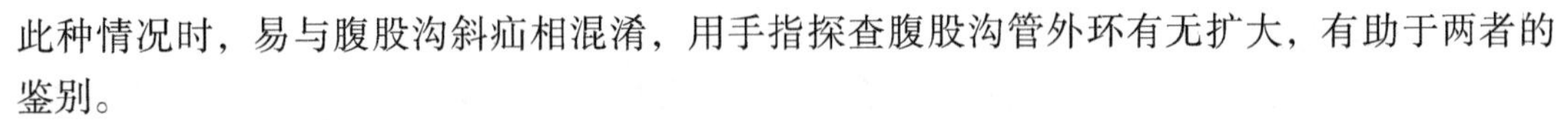

此种情况时，易与腹股沟斜疝相混淆，用手指探查腹股沟管外环有无扩大，有助于两者的鉴别。

（二）大隐静脉曲张结节样膨大

大隐静脉曲张可在腹股沟韧带内下方卵圆窝处出现结节样膨大包块，此包块在站立或咳嗽时增大，平卧时消失，可能被误诊为易复性股疝。但此包块质甚软、无压痛，若用手指压住股静脉近心端，可使结节样膨胀增大，而股疝则无此种表现，此外患者下肢其他部位同时也有静脉曲张。

（三）股部淋巴结肿大

肿块为实质性硬结，呈椭圆形，可有明显触痛，或有局部红肿或波动感，常可在同侧下肢找到原发感染灶。

（四）髂窝部结核性脓肿

髂窝部结核性脓肿多位于腹股沟的外侧部分，偏髂窝处，局部有较明显的压痛、波动感。脊柱检查结合 X 线摄片可发现脊柱结核病灶。

五 治疗

股疝一经确诊，应及时手术治疗。嵌顿性或绞窄性股疝，应行急诊手术。常用术式为 McVay 法。

第4节 其 他 疝

一 切口疝

切口疝（incisional hernia）是指腹内脏器或组织自腹部手术切口瘢痕突出所形成的疝。多见于腹部纵向切口，尤以经腹直肌切口为常见。切口疝的疝环一般比较宽大，很少发生嵌顿。

（一）病因

1. 解剖因素　①纵向切口会离断构成腹壁除腹直肌以外的各层肌及筋膜、鞘膜等组织的横向走行纤维；②缝合线容易从横向走行的纤维间滑脱；③肌肉横向牵引力易使已缝合的组织从切口处哆开。

2. 手术操作不当　是导致切口疝的重要原因。如切口感染致腹壁组织破坏、留置引流物过久、切口过长致肋间神经切断过多、腹壁切口缝合不严密、术中麻醉效果不佳、张力缝合致组织撕裂等均可致切口裂开。

3. 术后腹内压增高　如剧烈咳嗽、术后腹部明显胀气、腹水等致腹壁切口内层哆裂。

4. 切口愈合不良　由切口内形成血肿、肥胖、老龄、糖尿病、营养不良及应用皮质激素类药物等所致。

（二）临床表现

腹壁切口瘢痕处逐渐膨隆形成肿块。肿块通常于站立或用力时更明显，平卧休息后则消失或缩小。有时疝内容物可达皮下，常可见肠型和蠕动波，并可闻及肠管的咕噜声。肿块回纳后，多数可触及切口裂开形成的疝环边缘。较大的切口疝可伴有牵拉感、腹部隐痛、恶心、便秘等表现。多数切口疝无完整的疝囊，疝内容物常可与腹膜外组织粘连，部分或完全不能回纳，称难复性切口疝，有时还伴有不完全性肠梗阻。

（三）治疗

以手术修补为主。在原切口周围作梭形切口，解剖出腹壁各层组织，切除手术瘢痕和疝囊，回纳疝内容物，如有大网膜粘连可一并切除，如疝环最大距离小于 3cm，可逐层无张力缝合。若缺损太大，疝环最大距离超过 3cm 甚至 5cm，估计无张力修补有困难时，可用人工高分子材料补片直接架于腹壁与疝环缺损处进行修补。术后使用腹带。

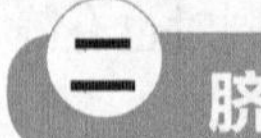

二 脐疝

腹内脏器或组织自脐环突出，称脐疝（umbilical hernia）。可分婴儿型和成人型 2 种。临床上以婴儿脐疝较常见，常因脐环闭锁不全或脐部瘢痕组织薄弱，婴儿经常啼哭，使腹内压增高所致，多为易复性疝，很少发生嵌顿。成人脐疝为后天性，较为少见，见于中年以上经产妇女，在多次妊娠、肥胖、慢性咳嗽等腹内压增高时发病，由于疝环狭小，易嵌顿或绞窄。

（一）临床表现

典型临床表现为脐部出现包块。婴儿脐疝包块可在婴儿啼哭、直立或排便时增大而紧张，平卧后消失；成人脐疝发生嵌顿后，包块逐渐增大、有触痛、不能回纳，如为肠管，则可出现肠梗阻症状，如处理不及时易发展成绞窄。

（二）治疗

1. 非手术疗法　2 岁以下的小儿，可于脐环局部加压防止疝块脱出，待其自行闭锁。

2. 手术疗法

（1）脐疝手术修补原则：切除疝囊，缝合疝环，必要时可重叠缝合疝环两旁的组织。手术时注意保留脐眼，以免对患者（特别是小儿）产生不利心理影响。术后使用腹带。

（2）手术适应证：①经 1 年以上非手术疗法无效的儿童脐疝；②年龄超过 2 岁，疝环直径仍大于 2cm 的儿童脐疝；③ 5 岁以上儿童及成人脐疝。

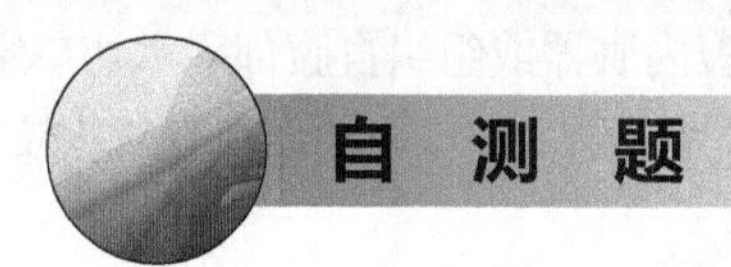

自 测 题

一、名词解释

1. 嵌顿性疝
2. 滑动性疝
3. Richter 疝
4. 逆行性绞窄性疝

二、选择题

A_1/A_2 型题

1. 腹股沟疝或复发症的发病机制为（　　）
   A. 未闭的鞘状突为一条细小管道
   B. 鞘状突下段闭锁而上段未闭
   C. 鞘状突两段闭锁而中段未闭
   D. 右侧睾丸下降迟于左侧
   E. 腹内斜肌弓状下缘发育不全或位置偏高
2. 小儿 1 岁以内腹股沟斜疝，应采用（　　）
   A. 非手术治疗
   B. 疝囊切除，高位结扎疝囊
   C. Ferguson 修补法
   D. Bassini 修补法
   E. 疝成形术
3. 右腹股沟疝多见的原因为（　　）
   A. 未闭的鞘状突为一条细小管道
   B. 鞘状突下段闭锁而上段未闭
   C. 鞘状突两段闭锁而中段未闭
   D. 右侧睾丸下降迟于左侧
   E. 腹内斜肌弓状下缘发育不全或位置偏高
4. 交通性睾丸鞘膜积液（　　）
   A. 未闭的鞘状突为一条细小管道
   B. 鞘状突下段闭锁而上段未闭

C. 鞘状突两段闭锁而中段未闭
D. 右侧睾丸下降迟于左侧
E. 腹内斜肌弓状下缘发育不全或位置偏高

5. 关于肠管壁疝嵌顿时易误诊的原因，下列不正确的是（　　）
A. 局部肿块不明显
B. 嵌顿疝内容物为大网膜
C. 无肠梗阻表现
D. 不易引起绞窄
E. 临床上少见

6. 最容易引起嵌顿的疝是（　　）
A. 切口疝　　B. 股疝
C. 脐疝　　D. 腹股沟直疝
E. 腹股沟斜疝

7. 嵌顿性疝与绞窄性疝的根本区别是（　　）
A. 肠壁动脉血流障碍
B. 肠壁静脉血流障碍
C. 疝囊内有渗液积累
D. 疝块迅速增大
E. 发生急性机械性肠梗阻

8. 滑动疝最易发生的部位是（　　）
A. 外伤处
B. 小网膜孔
C. 脐血管穿过的脐环
D. 髂窝区后腹膜与后腹壁结合处
E. 愈合不良的手术切口

9. 患者，女性，42岁。嵌顿性股疝6小时，经用力按压还纳疝块后2小时，腹部持续性痛伴下腹压痛，肌紧张，反跳痛，肠鸣音消失，此时应考虑（　　）
A. 股疝内容物血运不佳
B. 回纳疝内容物为大网膜并坏死
C. 嵌顿疝内容物未完全还纳
D. 肠坏死穿孔腹膜炎
E. 并发附件炎

10. 患者，男性，36岁。右腹股沟肿块10年，可回纳，今晨突然咳嗽后，出现肿块增大，局部出现持续性痛，阵发性加重，查肿块局部红肿有压痛，穿刺抽出暗红液少许，处理应为（　　）
A. Ferguson 法　　B. Bassini 法
C. Halsted 法　　D. 疝成形术
E. 腹部探查肠切除术

11. 患者，1岁3个月。其母发现其右腹股沟区肿块3个月，在哭闹时明显，查右腹股沟区肿块约鸽卵大小，压迫内环后肿块不出现。其手术治疗的方法为（　　）
A. McVay 法　　B. Ferguson 法
C. Halsted 法　　D. 疝囊高位结扎法
E. 疝成形术

12. 患者，男性，30岁。右腹股沟可复性肿块5年，逐渐增大，站立时出现，平卧后消失，查外环超过1指，压迫内环后肿块不出现，诊断最可能是（　　）
A. 先天性睾丸鞘膜积液
B. 精索肿物
C. 精索鞘膜积液
D. 腹股沟斜疝
E. 腹股沟直疝

13. 患者，男性，70岁。多年排尿不畅，呈滴淋状，近2年双侧腹股沟区出现半圆形肿块，站立时明显，平卧后消失，体检时压迫内环肿块仍出现，诊断为（　　）
A. 腹股沟斜疝　　B. 腹股沟直疝
C. 股疝　　D. 切口疝
E. 巨大疝

14. 患者，男性，35岁。右腹股沟肿块10年，站立时明显，平卧后消失，有时可降入阴囊，可还纳。查体：右腹股沟肿块，拳头大小，可还纳腹腔，外环容3指，压迫内环后肿块不再出现。该患者最可能的诊断为（　　）
A. 精索鞘膜积液　　B. 股疝
C. 腹股沟直疝　　D. 腹股沟斜疝
E. 先天性鞘膜积液

15. 患者，男性，35岁。右腹股沟肿块10年，站立时明显，平卧后消失，有时可降入阴囊，可还纳。查体：右腹股沟肿块，拳头大小，可还纳腹腔，外环容3指，压迫内环后肿块不再出现。该患者最佳手术

方式为（　　）

A. 疝囊高位结扎　B. 紧缩内环

C. 疝前壁修补术　D. 疝后壁修补术

E. 疝囊高位结扎＋紧缩内环＋疝后壁修补术

16. 患者，男性，35岁。右腹股沟肿块10年，站立时明显，平卧后消失，有时可降入阴囊，可还纳。查体：右腹股沟肿块，成人拳头大小，可还纳腹腔，外环容3指，压迫内环后肿块不再出现。该患者最容易出现的并发症为（　　）

A. 逆行性嵌顿疝

B. 急性肠梗阻

C. 感染性休克

D. 嵌顿疝并绞窄性肠梗阻

E. 以上均不是

三、简答题

1. 疝手术较严重的并发症主要有哪些？
2. 简述无张力性疝修补术的特点。

（张志勇）

第25章　急性腹膜炎

第1节　急性化脓性腹膜炎

由细菌、物理、化学等各种因素，刺激或损害腹腔脏腹膜和壁腹膜产生的急性渗出性炎症反应，称为急性腹膜炎，也称为急性化脓性腹膜炎。主要表现为急性腹痛、恶心呕吐、腹膜刺激征和全身感染中毒症状，是外科常见的急腹症。

一　解剖生理概要

腹膜是由间皮细胞组成的浆膜，面积与体表几乎相等，分为壁腹膜、脏腹膜两部分。紧贴腹壁内面的为壁腹膜；紧贴腹腔脏器表面的为脏腹膜，其借助自身所形成的系膜、韧带和网膜将脏器悬垂、固定于膈肌、腹后壁和盆壁上。壁、脏腹膜两层间移行的间隙称腹膜腔。男性密闭，女性经输卵管间接与外界相通。腹膜腔分大腹膜腔、网膜囊（小腹膜腔）两部分，经网膜孔互相联通（图 25-1）。网膜囊是位于胃及小网膜（由连接肝脏和胃、十二指肠的腹膜

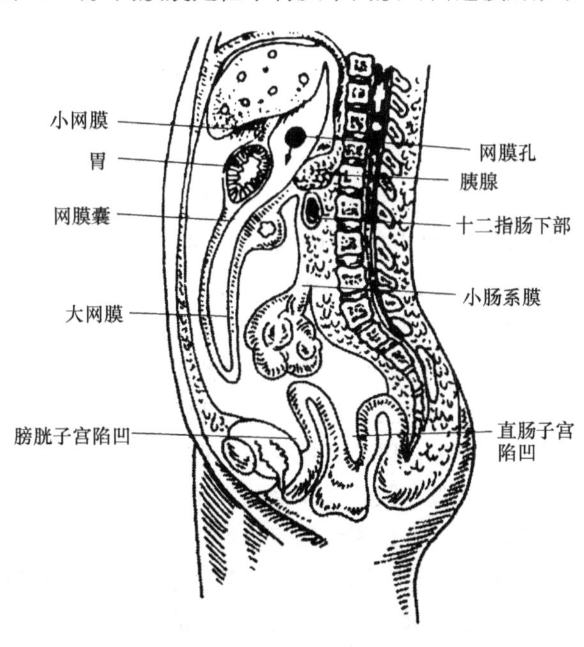

图 25-1　腹膜解剖模式图

所构成）后的小腔，平卧位时其上部是腹腔的最低部位。腔内正常有草黄色液体 75～100ml，起润滑作用。

悬垂于胃和横结肠以下、小肠之前的为大网膜，大网膜含有脂肪组织，血供丰富，活动度大，有炎性病灶时能移动、包裹、填塞，使炎症局限，起修复作用。腹膜壁层和脏层由不同的神经支配。壁腹膜主要受来自躯体神经的肋间神经和腰神经支配，对痛觉敏感，定位准确，受到刺激可引起腹肌收缩，出现肌紧张；膈肌腹膜受刺激后，疼痛牵涉邻近体表，通过膈神经传导，引起肩部放射痛和呃逆。脏腹膜受内脏交感和副交感神经支配，属于自主神经系统，对牵拉、膨胀、压迫及炎症等刺激敏感，多于脐周产生钝痛，定位差，受到强刺激可引起心动过缓、血压下降和肠麻痹。腹膜面积大，约 $2m^2$，有分泌和吸收功能，受到刺激，腹膜有大量液体渗出，起到减少刺激、稀释毒素的作用。在炎症时，液体中的白细胞能吞噬细菌和其他颗粒物质，纤维蛋白沉积在病变周围，发生粘连，防止感染的扩散并修复受损的组织，同时因形成腹内广泛粘连，造成肠管成角、扭曲或内疝，而引起粘连性肠梗阻。腹膜存在腹膜孔，以膈下及腹上部为多，它能吸收腹腔内的积液、血液、空气和毒素等；但腹膜大量渗出可引起水电解质平衡失调，而大量吸收毒性物质又能导致感染性休克，故术后患者常取半卧位。综上所述，腹膜可归为 4 种生理功能：①润滑。腹膜腔内含少量黄色澄清液，润滑内脏，减少摩擦。②吸收和渗出。腹膜对液体、微小颗粒吸收能力很强，也能吸收空气、血液和毒素，其中上部腹膜吸收能力明显强于盆腔腹膜；腹膜也可渗出大量的液体，内含电解质、纤维蛋白、淋巴细胞和巨噬细胞等。③防御。炎症刺激时，大网膜移至病灶部位，将其填塞、包裹；炎性渗出液可稀释毒素，减轻腹膜刺激；所含的抗体和炎症细胞起到中和毒素及吞噬细菌和异物颗粒的作用，纤维蛋白沉积则能使病变局限。④修复。腹膜自身修复缺损的能力很强，因此也易形成粘连。

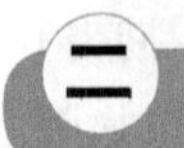

二 分类

急性化脓性腹膜炎按发病机制分为原发性腹膜炎和继发性腹膜炎。按累及范围可分为弥漫性腹膜炎和局限性腹膜炎；腹腔内炎症范围广泛而无明显界线，累及整个腹腔称为弥漫性腹膜炎；腹腔内炎症仍局限于病灶周围或腹腔的某一部分，称为局限性腹膜炎，如上腹部、下腹部、左腹部或右腹部；如炎症被大网膜和肠曲包裹则形成局部脓肿。

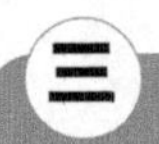

三 病因

1. 继发性腹膜炎（secondary peritonitis） 腹腔内原发病变波及腹膜所引起的腹膜炎（图 25-2）称为继发性腹膜炎，是最为常见的腹膜炎，约占腹膜炎的 98%。最常见的原因是腹腔空腔脏器穿孔和外伤引起的腹壁或内脏破裂。具体有以下原因：①空腔脏器急性穿孔，由炎症及溃疡等疾病造成，如急性阑尾炎穿孔、胃十二指肠溃疡穿孔、胆囊炎胆石症引起胆囊穿孔等。②外伤，可引起腹壁或内脏破裂，如实质脏器（肝、脾破裂）或空腔脏器破裂（胃、肠、胆囊等）或大血管损伤等；腹壁伤口进入细菌及腹腔污染，含有细菌的渗出液在腹腔内扩散，可很快形成腹膜炎。③腹腔内脏器急性炎症扩散，腹膜内感染是急性化脓性腹膜炎常见的原因，如急性阑尾炎、胆囊炎、胰腺炎及女性生殖器官炎症或产后感染。④脏器坏死病变，如绞窄性肠梗阻所致肠坏死。⑤医源性因素，主要是指手术或介入性诊疗操作引起腹膜的感染，如吻合口瘘，手术损伤胆道、胰腺、输尿管，手术污染或异物存留等。致病菌主要是胃肠道常驻菌群，以大肠埃希菌最多见，其次为厌氧菌、链球菌、变形杆菌等，一般为混合性感染，故致病力强。

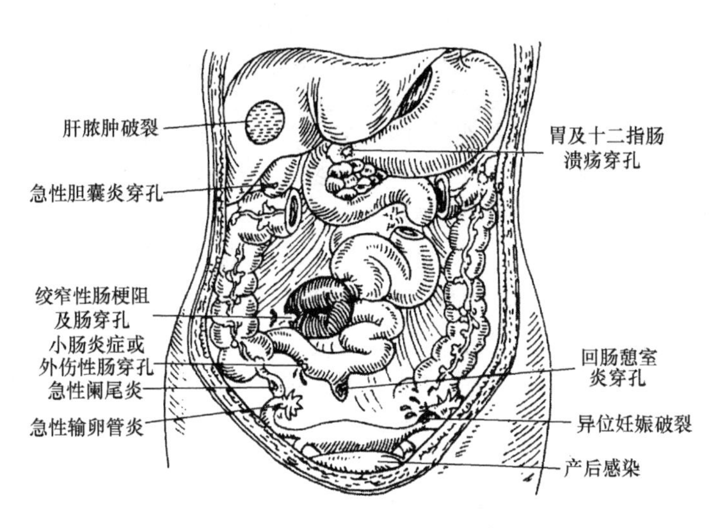

图 25-2 急性腹膜炎的常见病因

2. 原发性腹膜炎（primary peritonitis） 是指腹腔内无原发病灶的急性腹膜炎，又称自发性腹膜炎，致病菌多为溶血性链球菌、肺炎双球菌或大肠埃希菌，常发生于 10 岁以下的女孩，成人少见。常见的溶血性链球菌的脓液稀薄，无臭味。主要病因是致病菌直接侵入腹膜引发感染，其途径包括以下 4方面。①血行播散：致病菌从腹腔以外脏器（如呼吸道）的感染病灶，经血液循环到达腹膜，如婴幼儿的原发性腹膜炎。②上行性感染：女性生殖道内的病原菌，通过输卵管进入腹膜腔，如淋病性腹膜炎。③透壁性感染：是指在机体抵抗力低下的情况下，肠腔内细菌可穿透肠壁直接进入腹腔引起的腹膜炎，如肝硬化腹水、肾病、猩红热或营养不良等。④直接扩散：细菌通过腹膜层直接扩散至腹膜腔，如泌尿系感染。

四 病理生理

胃肠内容物和细菌入腹腔后，腹膜立即出现充血、水肿并失去光泽，产生大量浆液性渗出液以稀释毒素，巨噬细胞、中性粒细胞也随体液渗出，继而发生细胞坏死、纤维蛋白凝固，渗出液变浑浊而形成脓液。以大肠埃希菌为主的脓液呈黄绿色，常与其他致病菌混合而变得稠厚，并有粪便样臭味。腹膜炎形成后，其结局取决于两方面，一方面是患者全身和腹膜局部的防御能力，另一方面是致病细菌的数量、致病毒力，因患者的个体差异和细菌数量、毒力等的不同，可产生不同后果。如抵抗力强，致病菌毒力弱，原发病变轻，与大网膜和邻近肠管粘连，腹膜炎可局限消散而痊愈。若渗出物未能完全吸收而积聚于膈下、肠间、盆腔等处，则可形成腹腔脓肿。若抵抗力弱，病情严重，细菌毒力较强或治疗不当，感染可迅速扩散并加剧，腹膜严重充血、水肿并渗出大量液体，腹内脏器浸泡在脓性液体中，出现麻痹性肠梗阻，进而影响呼吸循环功能，引发脱水和电解质紊乱，血浆蛋白降低和贫血，加之发热、呕吐，肠腔内大量积液使血容量明显减少，导致低血容量性休克的发生。若细菌和毒素侵入血液循环，激活大量的炎性介质，则可发生全身炎症反应，甚至导致感染性休克，损害器官，造成多器官衰竭和死亡。腹膜炎痊愈后，腹腔可遗留不同程度的纤维性粘连，严重者可形成粘连性肠梗阻。腹腔内感染的临床特点：①常为需氧菌和厌氧菌等多种细菌所致的混合感染。②感染多为内源性，来源于腹内脏器。③腹腔内脓肿以脆弱类杆菌等厌氧菌为主，症状出现较慢，脓液恶臭。

五 临床表现

原发性腹膜炎的特征是发病前可能已有上呼吸道感染，多突然发病，腹痛部位不定，常伴有恶心、呕吐和腹泻，腹膜刺激征广而明显，但缺乏局限、固定的压痛部位。

继发性腹膜炎多先有原发病的表现，然后逐渐出现腹膜炎的征象。

1. 腹痛　为最主要的症状，呈持续性，一般较为剧烈、难以忍受，程度随病因、感染轻重而异，咳嗽、深呼吸、转动体位时加重；疼痛先从原发病灶处开始，可随炎症扩散至全腹。

2. 恶心、呕吐　是最早出现的症状，开始是腹膜受刺激的反射性恶心、呕吐，呕吐物多为胃内容物。后期形成肠麻痹，属溢出性呕吐，呕吐物常含黄绿色胆汁，甚至是棕褐色粪样内容物。

3. 体温、脉搏　原发炎症性病变，未发生腹膜炎时体温就已升高，发生腹膜炎后体温更高。脉搏加快而体温不升甚至下降，多提示病情恶化。

4. 全身感染中毒症状　多见于弥漫性腹膜炎患者，主要表现为高热、脉速、大汗、口干、呼吸浅快等表现，进一步发展可出现眼窝凹陷、皮肤干燥、舌干苔厚、呼吸急促、面色苍白、四肢发冷、口唇发绀、脉细微弱、体温骤升或下降、尿量减少、血压下降、神志不清等失水、代谢性酸中毒及休克的征象。

5. 腹部体征　腹部膨隆、腹式呼吸减弱甚至消失。腹膜炎的典型症状就是腹膜刺激征，以原发病灶处最为明显，但儿童、年老体弱者可不明显。胃肠和胆囊穿孔时，可出现明显的腹肌紧张（板状腹），腹腔内有游离气体，叩诊呈鼓音，肝浊音界缩小或消失，移动性浊音可阳性（一般积液≥500ml），肠鸣音减弱或消失。直肠指检：盆腔感染或脓肿时，可发现直肠前窝饱满或触痛。

6. 实验室及其他检查　①血常规：白细胞计数和中性粒细胞均有不同程度的增高，或有中毒性颗粒，核左移。②X线检查：可见大、小肠管普遍胀气或出现多个气液平面等肠麻痹征象，空腔脏器穿孔腹部立位X线片多数可见膈下游离气体。③B超检查：可显示腹腔内积液，有助于判断原发病灶所在的部位。④腹腔或阴道穹后部穿刺术或腹腔灌洗：可鉴别腹水的性质，进而判断病因。结核性腹膜炎为草绿色透明腹水；胃十二指肠急性穿孔，可抽出黄色、浑浊、不臭，含胆汁、食物残渣的液体；急性阑尾炎穿孔时，可抽出略带粪臭味的稀薄脓液；绞窄性肠梗阻常抽出恶臭的血性液；急性重症胰腺炎可抽出淀粉酶含量高的血性液；一般链球菌感染脓液稀薄无臭味，不含食物残渣；肺炎双球菌脓液稍稠，呈淡黄绿色或草绿色。有臭味者，多为大肠埃希菌和厌氧菌混合感染所致。如腹腔穿刺抽不出液体可根据需要行腹腔灌洗。⑤CT检查：腹痛、腹胀剧烈，超声又查不出原因者可行CT检查，对实质性脏器病变及腹水量的评估其准确率可达95%。⑥MRI可用于腹腔脓肿和腹内实质脏器病变的诊断，但清晰度不如CT，适用于腹膜后病变的检查。

六 诊断和鉴别诊断

根据详询病史和典型体征，白细胞计数及分类、腹部X线、B超声、CT检查、腹腔诊断性穿刺术或灌洗检查等，一般均可确诊。对难以确定病因，而有肯定手术指征者，应尽早行剖腹探查，以便及时发现和处理原发灶。对儿童原发性腹膜炎要注意与肺部炎症相鉴别。

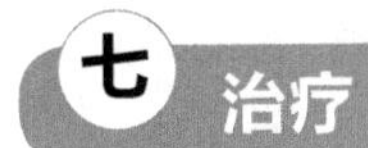

七 治疗

原发性腹膜炎主要采用非手术治疗。继发性腹膜炎的治疗原则是以手术治疗为主，积极控制感染性休克，尽早施行剖腹探查，治疗原发病，清除和引流腹腔内脓性渗出物，改善全身状况，纠正生理紊乱，促进腹腔炎症局限或消退。

非手术疗法适应证：①继发性腹膜炎早期病因明确，炎症较轻且病变局限，或发病超过 24 小时，腹部体征有所减轻并趋于局限者；②原发性腹膜炎或盆腔感染引起的腹膜炎；③腹膜炎病因未明，但病变局限、全身情况良好。

1．一般治疗

（1）体位：应绝对卧床休息，在无休克时采用半卧位，以利炎性渗液引流至盆腔，减少毒素吸收，促使感染局限，同时促使腹内脏器下移，腹肌松弛，减轻因腹胀挤压膈肌而对呼吸和循环造成的影响。

（2）禁食、持续胃肠减压：可以减轻胃肠内积气，减少消化道内容物进入腹腔，减轻对腹膜的疼痛刺激，减少毒素吸收，降低肠壁张力，改善胃肠壁的血供，有利于炎症吸收及胃肠功能的恢复。

（3）纠正水、电解质紊乱和代谢性酸中毒，给予营养支持。

2．病因治疗

（1）抗感染：合理应用抗生素，可早期、足量、联合使用有效的抗菌药物。原发性腹膜炎主要选用针对革兰氏阳性球菌的广谱抗菌药物；继发性腹膜炎注意兼顾革兰氏阴性菌和厌氧菌，氨苄西林＋庆大霉素＋甲硝唑是用药的基本方案（世界卫生组织推荐）。重者第二、三代头孢菌素联用甲硝唑疗效更佳，以后视细菌培养和药敏结果选用有效抗生素。

（2）手术治疗

1）适应证：原发病变严重或伴胃肠 / 胆囊穿孔、绞窄性肠梗阻、腹腔脏器损伤性破裂、术后早期胃肠吻合口瘘等；炎症重，有大量积液、严重肠麻痹或中毒症状，尤其有休克征象者；病因不明，无局限趋势；经非手术治疗 6～8 小时（一般不超过 12 小时），症状、体征不见缓解反而加重者。

2）术前准备：按一般治疗和病因治疗中的抗感染治疗做好术前准备。有休克者，应取平卧位、吸氧、补充血容量。休克纠正后再手术或边纠正休克边手术。

3）手术方法：病因不明确时，可行剖腹探查术。可选经腹直肌旁或腹正中切口，术中根据情况可再延长切口。基本步骤：首先是处理原发病，这是手术的主要目的。根据发病原因，采取相应的术式，如穿孔修补术、病灶切除术或坏死肠段外置、造口术等。其次是彻底清洗腹腔。清除所有异物、坏死组织和脓苔，吸净腹腔渗液，用生理盐水清洗腹腔，至吸出基本澄清的液体为止。最后是充分引流腹内间隙。若坏死病灶或组织未能完全去除，有较多渗血、渗液，或有局限性脓肿时，应放置橡胶管、硅胶管等引流物于膈下、盆腔和原发病变部位并妥善固定，引流出渗液或脓液，以利控制炎症，减轻中毒症状。手术的相关风险应向患者家属交代清楚。

3．对症治疗

（1）抗休克：有休克者，应平卧、吸氧、补充血容量、应用血管活性药物。

（2）镇痛：病因明确、腹痛明显者可使用哌替啶镇痛剂。诊断不明时禁止使用麻醉性镇痛剂，以免掩盖病情，延误诊治。

（3）高热：首选物理降温，给予乙醇擦浴或冰袋冷敷，无效者可给予肾上腺皮质激素。

（4）腹胀：明确病因可用溴新斯的明 0.5～1.0mg，肌内注射，1 次 / 天或 2 次 / 天；或加兰他敏 2.5～10.0mg，肌内注射，1 次 / 天；或 0.25% 普鲁卡因肾囊封闭。

八 预防

继发性腹膜炎的预防关键在于积极治疗原发疾病。原发性腹膜炎因发病绝大多数与机体抵抗力降低有关，故应及时改善全身状况，纠正营养不良；非手术治疗期间，应严密观察全身情况和腹部体征变化；术后注意观察腹腔引流液的量和性状。

第 2 节 腹 腔 脓 肿

化脓性腹膜炎的脓液如未吸收完全，可积存于原发病灶附近或腹腔其他部位，再被大网膜、肠袢包裹，纤维组织粘连形成局限性脓肿，称为腹腔脓肿，好发于盆腔、膈下及肠间（图 25-3），多为大肠埃希菌、肠杆菌和厌氧菌混合感染。

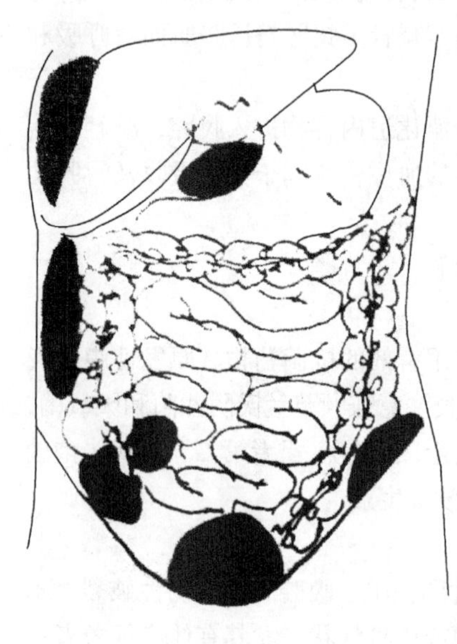

图 25-3 腹腔脓肿的常见部位

一 膈下脓肿

腹腔被横结肠及系膜分隔，分为其上方的结肠上区（膈下区）和下方的结肠下区。结肠上区又可分为肝上间隙和肝下间隙，肝的镰状韧带及圆韧带又把肝上及肝下间隙再次分为左、右侧，由此共分为 4 个间隙。如果脓液积聚在横结肠及其系膜以上的间隙内，称膈下脓肿。患者平卧时膈下最低，脓液常积聚于此。脓肿位置与原发病有关，临床上以右膈下脓肿多见，常继发于胃十二指肠溃疡穿孔、阑尾炎穿孔和肝胆系统急性感染的扩散。左膈下脓肿少见，多发生在脾切除或手术伤及胰尾时。病原菌主要有大肠埃希菌等革兰氏阴性菌和厌氧菌等，感染由原发病灶直接或经门静脉、淋巴途径到达膈下，再进一步蔓延至胸、腹腔，引起胸膜炎或弥漫性腹膜炎再发，还可穿破消化道，造成出血或内瘘。小的膈下脓肿可被吸收；较大的脓肿因全身感染中毒反应较严重，通常需要手术引流。

（一）临床表现与诊断

一般多在原发病好转后又出现寒战、发热、食欲减退、乏力、盗汗、脉快、消瘦等全身中毒症状；患侧季肋部、腹或胸部出现持续性钝痛，可放射至肩部或伴有呃逆；患侧呼吸运动减弱，局部皮温升高，出现压痛，凹陷性水肿，或明显叩痛，下胸部呼吸音减低，也可闻及湿啰音。血白细胞计数及中性粒细胞比例增加；X 线检查发现患侧膈肌抬高，肋膈角模糊，膈下有液平面及反应性胸腔积液；B 超和 CT 检查可显示液性暗区的部位、范围及与邻近器官的关系。

腹膜炎治疗好转或手术后出现感染症状，应考虑膈下脓肿的诊断。除结合 B 超和 CT 检查外，于局部压痛或水肿最明显处行诊断性腹腔穿刺可明确诊断。抽出液体送细菌培养和药敏试验，可为选择抗菌药物提供依据。

（二）治疗

膈下脓肿诊断一旦明确，须及早行切开引流术。

1. 一般疗法　主要为加强全身治疗，可给予补液、输血、营养支持。

2. 合理联用大剂量有效抗生素。

3. 手术治疗　在影像学检查下定位脓肿，再选择手术切口，一般选前腹壁肋缘下和后腰部两种切口，前者适用于位置靠前的肝右叶上、下或左膈下脓肿，在局麻或硬脊膜外阻滞麻醉下沿前肋缘下作切口，切开腹壁各层至腹膜，穿刺确定脓肿部位，钝性分离腹膜与膈肌进入脓腔，吸净脓液，放置多孔引流管或双套管并用负压吸引；后者则适用于位置靠后的肝右叶下或左膈下脓肿（图 25-4），可沿第 12 肋作切口，于骨膜下切除第 12 肋，穿刺确认脓肿位置后，平第 1 腰椎横行切开肋骨床，进入腹膜后间隙，将腹膜与膈钝性分离（图 25-4），进入脓腔，吸净脓液，放置多孔引流管，或双套管并用负压吸引。肝右叶上间隙高位脓肿宜用经胸壁切口。手术尽可能采用胸膜或腹膜外径路，以避免胸、腹腔污染。目前已少用。

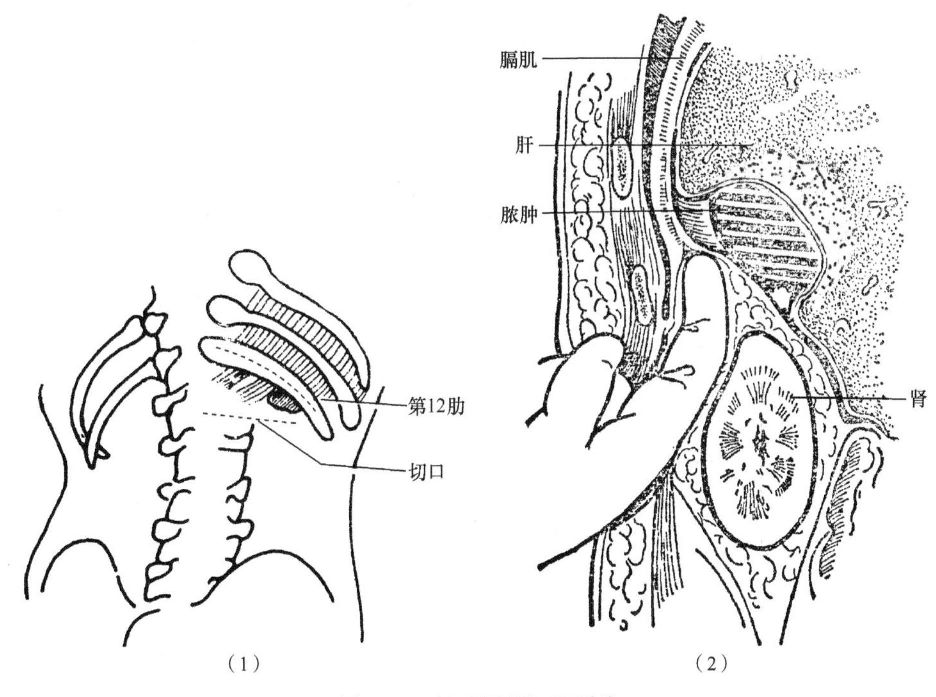

图 25-4　经后腰部切开引流

（1）示切口位置；（2）示分离后腹膜达肝右叶下脓肿

4. 经皮穿刺置管引流术　在 B 超或 CT 引导下确定穿刺部位、方向及深度，用套管针经皮穿刺先抽取 5ml 脓液送细菌培养和药敏试验，然后扩皮置入引流管并固定，外接引流瓶，定期用生理盐水或抗生素溶液冲洗，待症状消退，脓腔明显缩小，或每日引流量小于 10ml 时，予以拔管。对脓肿较小仅穿刺抽出少许脓液者，可不放入引流管。此法已经成为目前治疗膈下脓肿的主要方法。

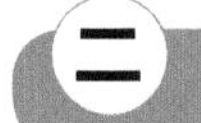

二　盆腔脓肿

盆腔处于腹腔的最低位置，腹腔内的渗出物或脓液易在此积聚而形成盆腔脓肿（pelvic abscess）。盆腔脓肿常见于急性阑尾炎穿孔或女性盆腔性腹膜炎后，多位于最低位置的凹陷处，即直肠子宫陷凹、膀胱直肠陷凹，因盆腔腹膜面积小，吸收毒素的能力低，故全身感染中毒症状轻，而局部症状常较明显。

（一）临床表现与诊断

典型表现是直肠、膀胱刺激症状，可有排便里急后重感、排黏液样大便，尿频、尿急、排尿困难等。多数有下腹部钝痛，全身中毒症状仅有体温持续不退或下降后又升高，一般为低热或中等度发热；腹部检查常无明显阳性体征。直肠指检有肛门括约肌松弛，或有触痛性包块向直肠内膨出，有时可触及波动感。

治疗中的急性腹膜炎、阑尾炎、肛肠手术后，如出现典型的直肠或膀胱刺激症状，应考虑此诊断，可行直肠指检及阴道检查，行 B 超或 CT 检查也可准确显示脓肿的位置和大小；经直肠前壁或阴道穹后部穿刺如能抽出脓液则可确定诊断。

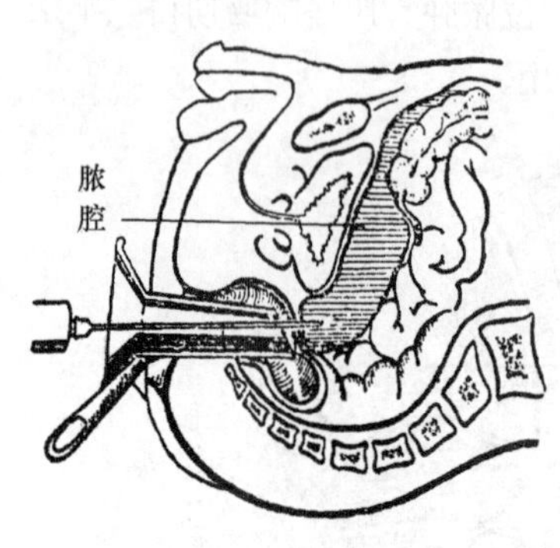

图 25-5　盆腔脓肿的穿刺

（二）治疗

非手术疗法适用于脓肿尚未形成或较小时，脓肿较大者需手术治疗。

1. 药物治疗　根据药敏试验可适当选用氨苄西林、甲硝唑、头孢类等抗生素控制感染。

2. 手术治疗　脓肿较大者，应在骶管或硬脊膜外阻滞麻醉下，经直肠前壁（已婚女性可经阴道穹后部）（图 25-5）行脓肿切开引流术。术前排空膀胱，取截石位，先于脓肿膨隆处试行穿刺，如抽出脓液再沿穿刺针道作一小横切口，血管钳扩大排脓后放置引流管，时间为 3～4 天。

3. 其他疗法　包括物理透热、热水坐浴、温热盐水灌肠等疗法，促进炎症吸收。

三　肠间脓肿

急性化脓性腹膜炎患者由于机体抵抗力低下，脓液吸收不彻底，残留脓液积聚于肠管、肠系膜与网膜之间，形成大小不等的肠间脓肿。可单发，也可多发。

（一）临床表现与诊断

患者局部有腹痛、腹胀、腹部压痛及边界不清的压痛性包块，脓肿周围粘连严重可出现粘连性肠梗阻，向内破溃也可产生肠管或膀胱内瘘，其脓液可随大小便排出；全身常有感染中毒症状，以发热为主。X 线检查可发现局部肠袢积气，肠管间距增宽，有多个气液平面等；B 超、CT 检查能显示脓肿部位、大小和范围。

（二）治疗

1. 全身支持治疗。

2. 应用抗菌药物，控制腹腔感染。

3. 腹部物理透热治疗。

4. 手术治疗　脓肿较大、非手术治疗无效或发生肠梗阻时，则应考虑剖腹探查解除梗阻，清除脓液并进行引流，术中分离肠间粘连时应仔细，以免损伤肠管造成肠瘘。对与腹壁粘连且靠近腹壁的单房脓肿，可以 B 超引导下行经皮穿刺置管引流术。

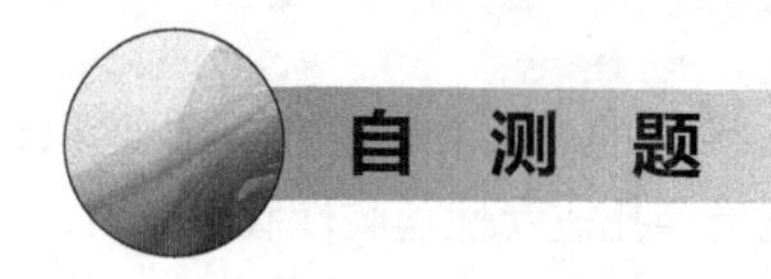

自测题

一. 名词解释

1. 原发性腹膜炎

2. 膈下脓肿

二、选择题

A_1/A_2 型题

1. 关于急性腹膜炎临床表现的叙述错误的是（　　）
   A. 有持续性腹痛
   B. 恶心、呕吐
   C. 腹肌紧张、压痛和反跳痛
   D. 积液较多时有移动性浊音
   E. 肠鸣音亢进
2. 对急性腹膜炎诊断价值最大的辅助检查是（　　）
   A. 白细胞计数及分类
   B. 急诊胃镜
   C. 血、尿淀粉酶
   D. 腹部 CT
   E. 腹腔穿刺
3. 腹膜炎的主要标志是（　　）
   A. 明显的腹胀
   B. 剧烈的腹部绞痛
   C. 腹部移动性浊音
   D. 肠鸣音消失或减弱
   E. 腹膜刺激征
4. 急性弥漫性腹膜炎最常见的原因是（　　）
   A. 急性胆囊炎穿孔
   B. 胃十二指肠溃疡穿孔
   C. 胆总管结石
   D. 肝破裂
   E. 肠扭转
5. 关于继发性腹膜炎的病原菌，其中毒症状严重的原因为（　　）
   A. 金黄色葡萄球菌感染
   B. 溶血性链球菌感染
   C. 大肠埃希菌感染
   D. 各种细菌混合感染
   E. 肺炎链球菌感染
6. 下列原发性腹膜炎的特点，应除外（　　）
   A. 是急性化脓性腹膜炎中罕见的一类
   B. 可发生在任何年龄，多见于青年
   C. 脓液培养，多为溶血性链球菌
   D. 与机体抗病能力低下有关
   E. 细菌性血运感染所致
7. 急性弥漫性腹膜炎伴有气腹最常见于（　　）
   A. 阑尾炎穿孔
   B. 十二指肠后壁损伤
   C. Meckel 憩室穿孔
   D. 急性胃十二指肠溃疡穿孔
   E. 外伤性回肠末段穿孔
8. 诊断化脓性腹膜炎的主要依据是（　　）
   A. 患者是否有脉快和休克
   B. 白细胞计数增高
   C. 腹部有无压痛、反跳痛、肌紧张
   D. 腹腔穿刺结果
   E. 腹部 X 线摄片结果
9. 急腹症诊断不明的处理中，下列错误的是（　　）
   A. 严密观察，定时反复检查
   B. 禁用泻药及灌肠
   C. 可以适当应用吗啡止痛
   D. 在观察过程中防治休克
   E. 应用抗生素，控制感染
10. 患者，男性，29 岁。饱餐后突然发生上腹痛，蔓延至全腹 8 小时，腹痛呈持续性。查体：舟状腹，全腹明显压痛，反跳痛，肝浊音界缩小，移动性浊音阳性，肠鸣音消失。该患者最适当的处理是（　　）
    A. 胃肠减压，使用抗生素
    B. 补充血容量
    C. 穿刺引流
    D. 急诊行剖腹探查术
    E. 观察 4～8 小时病情不见好转再手术

三、简答题

1. 急性腹膜炎的非手术疗法包括哪些措施？如何对常见的腹腔脓肿进行诊断和治疗？
2. 急性腹痛患者剖腹探查指征与适应证是什么？
3. 化脓性腹膜炎病因及典型临床表现有哪些？

（赵　军）

第26章 腹部损伤

第1节 概 述

腹部损伤（abdominal injury）是指机械性因素作用于腹部所造成的腹壁和腹内脏器组织结构完整性的破坏或功能障碍。在平时和战时都较多见，其发病率在平时占各种损伤的0.4%～1.8%，腹内脏器较多且脆弱，腹部受伤后常累及内脏，因此伤情较复杂、严重，死亡率达到10%。致死原因多为创伤性休克、内出血、严重的腹膜炎或全身感染等。早期准确诊断和及时处理是提高疗效、降低死亡率的关键。

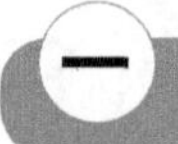

一 分类

腹部损伤按损伤深度可分为单纯腹壁损伤和腹内脏器损伤；按是否穿透腹壁、腹腔是否与外界相通可分为开放性和闭合性两大类。

单纯腹壁损伤，是指损伤仅局限于腹壁，而不伴腹内脏器损伤。腹部闭合性损伤时，腹壁皮肤完整，损伤部位可能仅限于腹壁，也可能同时伴有腹内多脏器损伤，后者伤情远比前者复杂而严重。因体表无伤口，要明确有无内脏损伤，有时很困难，故其临床意义更为重要。腹部开放性损伤时，腹壁皮肤有破损，有腹膜破损者为穿透伤（多伴有内脏损伤）；无腹膜破损者为非穿透伤（偶伴有内脏损伤）；其中有入口与出口者为贯通伤，有入口而无出口者为非贯通伤（盲管伤）。此类损伤的特点是伤口受外源性沾染，有的合并异物存留、内脏损伤或内脏脱出腹腔外。腹部开放性损伤伤口较深时，可伤及腹内多个脏器，因其伤情较直观，且常有出血、脏器外露等严重情况，易于明确诊断和得到重视，多能得到及时有效的治疗。此外，穿刺、内镜、灌肠、刮宫、腹部手术和介入性放射学等各种诊疗措施导致的腹部损伤称医源性损伤。

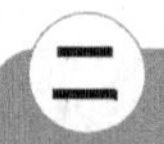

二 病因

开放性损伤常由刀刃、枪弹、弹片等利器引起，闭合性损伤常系坠落、碰撞、冲击、挤压、拳打脚踢、棍棒等钝性暴力所致。无论开放或闭合，都可导致腹部内脏损伤。常见受损内脏在开放性损伤中依次为肝、小肠、胃、结肠、大血管等；在闭合性损伤中依次是脾、肾、小肠、肝、肠系膜等。胰、十二指肠、膈、直肠等由于解剖部位较深，损伤发生率较低。

腹部损伤的严重程度、是否涉及内脏、涉及什么内脏等情况在很大程度上取决于暴力的强度、速度、着力部位和作用方向等因素，还受解剖特点、内脏原有病理情况和功能状态等内在因素的影响。例如，肝脾组织结构脆弱、血供丰富、位置比较固定，受到暴力打击容易导致破裂，尤其是原来已有病理情况者；上腹受挤压时，胃窦、十二指肠第三部或胰腺可被压在脊柱上而断裂；肠道固定部分（上段空肠、末段回肠、粘连的肠管等）比活动部分更易受损；充盈的空腔脏器（饱餐后的胃、未排空的膀胱等）比排空者更易破裂。

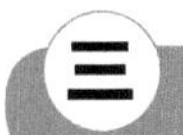

三 临床表现

由于致伤原因及伤情的不同，腹部损伤后的临床表现差异极大，从无明显症状体征到出现重度休克甚至濒死状态。一般单纯腹壁损伤的症状和体征较轻，可表现为受伤部位疼痛，局限性腹壁肿胀、压痛，或有时可见皮下瘀斑。如为内脏挫伤，可有腹痛或无明显症状。严重者主要的病理变化是腹腔内出血和腹膜炎。

实质性脏器如肝、脾、胰、肾等或大血管损伤主要临床表现为腹腔内（或腹膜后）出血，包括面色苍白、脉率加快、严重时脉搏微弱、血压不稳甚至休克。腹痛呈持续性，一般并不很剧烈，腹膜刺激征也并不严重。但肝破裂伴有较大肝内胆管断裂时，因有胆汁沾染腹膜；胰腺损伤若伴有胰管断裂，胰液溢入腹腔，可出现明显的腹痛和腹膜刺激征。体征最明显处一般即为损伤所在。肩部放射痛提示肝或脾的损伤。肝、脾包膜下破裂或肠系膜、网膜内出血可表现为腹部肿块。移动性浊音虽然是内出血的有力证据，但已是晚期体征，对早期诊断帮助不大，肾脏损伤时可出现血尿。

空腔脏器如胃肠道、胆道、膀胱等破裂的主要临床表现是弥漫性腹膜炎。除胃肠道症状（恶心、呕吐、便血、呕血）及稍后出现的全身性感染的表现外，最为突出的是腹部腹膜刺激征，其程度因空腔器官内容物不同而异。通常是胃液、胆汁、胰液刺激最强，肠液次之，血液最轻。伤者有时可有气腹征，而后可因肠麻痹而出现腹胀，严重时可发生感染性休克。腹膜后十二指肠破裂的患者有时可出现睾丸疼痛、阴囊血肿和阴茎异常勃起等症状和体征。空腔脏器破裂处也可有某种程度的出血，但出血量一般不大，除非合并邻近大血管损伤。如果两类脏器同时破裂，则出血和腹膜炎表现可以同时存在。

四 诊断

详细询问外伤史和仔细的体格检查是诊断腹部损伤的主要依据，但有时因伤情紧急，了解病史和体检常需和一些必要的急救措施（如止血、输液、抗休克、保持呼吸道通畅等）同时进行。腹部损伤不论是开放伤或闭合伤，应在已经排除身体其他部位的合并伤（如颅脑损伤、胸部损伤、肋骨骨折、脊柱骨折、四肢骨折等）后，首先确定有无内脏损伤，再分析脏器损伤的性质、部位和严重程度，最根本的是要明确有无剖腹探查指征。

开放性损伤的诊断要慎重考虑是否为穿透伤。有腹膜刺激征或腹内组织、内脏自腹壁伤口突出者显然腹膜已穿透，且绝大多数都有内脏损伤。穿透伤诊断还应注意：穿透伤的入口或出口可能不在腹部而在胸、肩、腰、臀或会阴等处；有些腹壁切线伤虽未穿透腹膜，但并不排除内脏损伤的可能；穿透伤的入、出口与伤道不一定成直线，因受伤时的姿势与检查时可能不同，低速或已减速投射物可能遇到阻力大的组织而转向；伤口大小与伤情严重程度不一定成正比。

闭合性损伤诊断中需要认真判断是否有内脏损伤，如不能及时确诊，可能贻误手术时机而导致严重后果。因此，腹部闭合性损伤的诊断思路如下。

（一）有无内脏损伤

多数伤者根据临床表现即可确定内脏是否受损，但仍有不少伤者因早期就诊而腹内脏器损伤体征尚不明显或者单纯腹壁损伤伴明显软组织挫伤，常难以判断。因此，需进行短时间的严密观察。值得注意的是，有些伤者在腹部以外另有较严重的合并损伤掩盖了腹部内脏损伤的表现。例如，合并颅脑损伤时，伤者可因意识障碍而不能提供腹部损伤的自觉症状；合并胸部损伤时，因明显的呼吸困难使注意力转移至胸部；合并长骨骨折时，骨折部的剧痛和运动障碍导致忽略了腹部情况。为防止漏诊，必须做到以下几方面。

1. 详细了解受伤史　包括受伤时间、受伤地点、致伤条件、伤情、伤情变化和就诊前的急救处理。伤者有意识障碍或因其他情况不能回答问话时，应向现场目击者和护送人询问。

2. 重视观察基本生命体征　包括血压、脉率、呼吸和体温的测定，注意有无休克征象。

3. 重视而有重点地体格检查　包括腹部压痛、肌紧张和反跳痛的程度和范围，是否有肝浊音界改变或移动性浊音，肠蠕动是否受抑制，直肠指检是否有阳性发现等。还应注意腹部以外部位有无损伤，尤其是有些火器伤或利器伤的入口虽不在腹部，但伤道却通向腹腔而导致腹部内脏损伤。

4. 进行必要的实验室检查　红细胞、血红蛋白与血细胞比容下降，表示有大量失血。白细胞总数及中性粒细胞升高不但见于腹内脏器损伤时，同时也是机体对创伤的一种应激反应，诊断意义不大。血、尿淀粉酶升高提示胰腺损伤或胃肠道穿孔，或是腹膜后十二指肠破裂穿孔，但胰腺或胃肠道损伤未必均伴有淀粉酶升高。血尿是泌尿系损伤的重要标志，但其程度与伤情可能不成正比。

通过检查如发现下列情况之一者，应考虑有腹内脏器损伤：早期出现休克征象者，尤其是出血性休克；有持续性甚至进行性加重的腹部剧痛伴恶心、呕吐等消化道症状者；有明显腹膜刺激征者；有气腹表现者；腹部出现移动性浊音者；有便血、呕血或血尿者；直肠指检发现前壁有压痛或波动感，或指套染血者。腹部损伤患者如发生顽固性休克，尽管同时有其他部位的多发性损伤，但其原因一般都是腹部脏器损伤所致。

（二）何种脏器损伤

腹内脏器损伤包括实质脏器、空腔脏器和血管损伤等多种情况。诊断时首先要确定是哪一类脏器受损，然后再考虑具体脏器和损伤程度。

1. 区分实质脏器与空腔脏器　实质脏器损伤：以内出血为主，腹痛一般不严重，病情进展较快，可出现低血容量性休克。空腔脏器损伤：以腹膜炎和腹膜后间隙感染为主，多有腹痛、恶心、呕吐、腹胀等胃肠道症状，体检最突出的表现为腹膜刺激征、肝浊音界改变、肠鸣音减弱或消失，严重者可发生感染性休克。血管损伤：可继发血性腹膜炎、腹膜后血肿或休克，大血管破裂后可立即致命。

2. 确定损伤脏器　根据损伤部位和临床特点可提供线索。如有下胸部肋骨骨折提示有肝或脾破裂可能；暴力打击脐周多有小肠损伤可能；有便血、气腹征者多为胃肠道损伤；有膈面腹膜刺激表现（同侧肩部牵涉痛）者，提示上腹部脏器损伤，尤以肝、脾损伤多见；血尿、排尿困难、会阴及外阴牵涉痛提示泌尿器官损伤等。

（三）是否有多发性损伤

严重的腹部损伤，往往有多脏器损伤，多发性腹内脏器损伤或腹外器官联合伤发生率可高达50%。各种多发性损伤可能有以下几种情况：腹内某一脏器有多处损伤；腹内有一个以上脏器受到损伤；除腹部损伤外，尚有腹部以外的合并损伤；腹部以外损伤累及腹内脏器。不论是哪种情况，在诊断和治疗中，都应该提高警惕，注意避免漏诊，否则必将导致严重后果。

（四）诊断困难怎么办

以上检查和分析未能明确诊断时，可采取以下措施。

1．其他辅助检查

（1）诊断性腹腔穿刺术和腹腔灌洗术：阳性率可达90%以上，对于判断腹腔内脏有无损伤和哪类脏器损伤有很大帮助。腹腔穿刺术的穿刺点最多选于脐与髂前上棘连线的中、外1/3交界处或经脐水平线与腋前线相交处。把有多个侧孔的细塑料管经针管送入腹腔深处，进行抽吸（图26-1）。抽到液体后，应观察其性状（血液、胃肠内容物、浑浊腹水、胆汁或尿液），借以推断哪类脏器受损。必要时可作液体的涂片检查。疑有胰腺损伤时，可测定其淀粉酶含量。如果抽到不凝血，提示系实质性器官破裂所致内出血，因腹膜的去纤维作用而使血液不凝。抽不到液体并不能完全排除内脏损伤的可能性，应继续严密观察，必要时可重复穿刺，或改行腹腔灌洗术。

诊断性腹腔灌洗术（图26-2）则是经上述诊断性腹腔穿刺置入的塑料管向腹内缓慢灌入500～1000ml无菌0.9%氯化钠溶液，然后借虹吸作用使腹内灌洗液流回输液瓶中。取瓶中液体进行肉眼或显微镜下检查，必要时涂片、培养或测定淀粉酶含量。此法对腹内少量出血者比一般诊断性穿刺术更为可靠，有利于早期诊断并提高确诊率。检查结果符合以下任何一项，即属阳性：灌洗液含有肉眼可见的血液、胆汁、胃肠内容物或证明是尿液；显微镜下红细胞计数超过100×10^9或白细胞计数超过0.5×10^9；淀粉酶超过100 Somogyi单位；灌洗液中发现细菌。

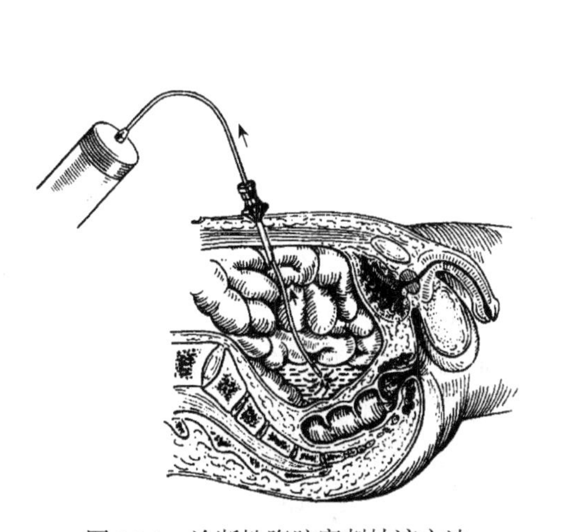

图26-1　诊断性腹腔穿刺抽液方法

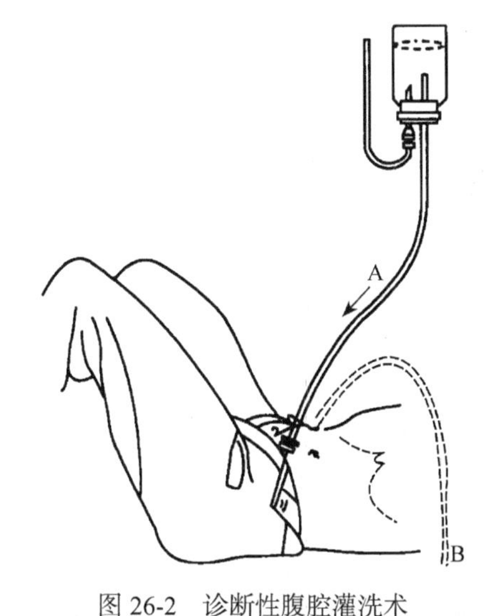

图26-2　诊断性腹腔灌洗术

A．向腹腔灌入无菌0.9%氯化钠溶液；B．腹内液体借虹吸作用流出

对于有严重腹内胀气，中、晚期妊娠，既往有腹部手术或炎症史及躁动不能合作者，不宜做腹腔穿刺。诊断性腹腔灌洗虽很敏感，但仍有少数假阳性及假阴性结果，因此如决定是否剖腹探查，仍应根据全面检查的结果，慎重考虑。

（2）X线检查：腹部立位X线透视或平片可见膈下有游离气体、腹内积液、气液平面、膈抬高且活动受限、实质脏器形态和位置的改变，若腹内脏器损伤的患者伤情紧急危重，甚至处于休克状态，X线检查时要尽量减少搬动，以免加重损伤。

（3）超声检查：是一种安全、简便、无创且可靠的诊断方法，可在病床旁检查，并可重复进行动态观察，准确率高达95%～99%，主要用于诊断肝、脾、胰、肾等实质脏器的损伤，可了解损伤的有无、部位和程度，以及周围积血、积液情况。

（4）CT 检查：具有高度的敏感性、特异性和准确性，能清晰显示病变的部位和范围，尤其对实质性脏器损伤有重要的诊断价值，但是要求被检查者病情稳定、可搬动。

（5）腹腔镜检查：可应用于一般状况良好而又不能明确有无或何种腹内脏器损伤患者的早期诊断。有些损伤，可在腹腔镜下进行治疗。施行腹腔镜检查与治疗时，要求患者腹腔内无广泛粘连、血流动力学状况稳定、能耐受全身麻醉及人工气腹等。现有应用无气腹腔镜检查的方法。

（6）实验室检查

1）血液：如空腔器官破裂，白细胞计数可明显增高。实质器官破裂可有红细胞、血红蛋白、血细胞比容下降。

2）尿液：常规检查尿中有大量红细胞时考虑肾损伤；血、尿淀粉酶值升高应警惕胰腺损伤。

2．进行严密观察　对于暂时不能明确有无腹内脏器损伤而生命体征尚平稳的患者，严密观察也是诊断的一个重要步骤。观察期间应反复检查伤情，并根据变化，不断综合分析，尽早作出诊断而不致贻误治疗。观察内容一般应包括：①每 15～30 分钟测定血压、脉率和呼吸 1 次；②每 30 分钟检查 1 次腹部体征，注意腹膜刺激征程度和范围的改变；③每 30～60 分钟测定 1 次红细胞数、血红蛋白和血细胞比容，了解是否有下降，并复查白细胞数是否上升；④必要时可重复进行诊断性腹腔穿刺和腹腔灌洗术、超声检查等。

3．剖腹探查　对以上方法未能排除腹内脏器损伤或在观察期间出现以下情况时，应考虑有内脏损伤，及时进行手术探查。①腹痛或腹膜刺激征有进行性加重或范围扩大；②全身情况有恶化趋势，出现口渴、烦躁、脉率增快或体温及白细胞计数上升或红细胞计数进行性下降；③肠鸣音逐渐减弱、消失或腹部逐渐膨隆；④膈下有游离气体，肝浊音界缩小或消失；⑤积极救治休克而情况不见好转或继续恶化；⑥消化道有出血；⑦腹腔穿刺抽出气体、不凝血、胆汁、胃肠内容物等；⑧直肠指检有明显触痛。

五　治疗

（一）急救处理

腹部损伤往往伴有腹部以外的合并伤，在急救时应全面衡量各种损伤的轻重缓急。首先处理对生命威胁最大的损伤，如心跳呼吸骤停应紧急进行心肺复苏；出现窒息应及时解除气道梗阻；大出血者应迅速控制明显的外出血；开放性气胸则应快速封闭患侧胸壁上的伤口；张力性气胸则可利用粗针头穿刺胸膜腔排气以达到暂时减压的目的；颅脑外伤致颅内压急剧增高者则应快速静脉滴注高渗降颅内压药物，以缓解病情，争取时间等；对已发生休克者应迅速建立通畅的静脉通路，及时补液，必要时输血，尽快恢复循环血容量、控制休克；对腹部开放性损伤，应妥善处理伤口，及时止血，做好包扎固定。穿透性损伤如伴腹内脏器或组织自腹壁伤口脱出，有扭转血管受压者，应及时解除，避免发生绞窄，切勿强行将外露肠管回纳腹腔，以免加重污染，可用清洁敷料覆盖并用碗、盆等加以保护后包扎，回纳应在医院手术室经麻醉后进行。

（二）非手术治疗

单纯腹壁闭合性损伤按一般软组织损伤处理。对于生命体征等一般情况尚平稳，暂时又不能明确有无腹内脏器损伤的患者或已经明确是轻微内脏损伤者，可在严密观察病情变化的前提下，考虑行非手术治疗，主要措施如下。

1．卧床休息　不宜随意搬动伤者，以免加重伤情。

2. 禁食禁饮　对确定或疑有腹内脏器损伤者，应禁食禁饮，以免有胃肠道穿孔而加重腹腔污染。疑有空腔脏器破裂或有明显腹胀时，应及时进行胃肠减压。

3. 营养支持　维持水电解质及酸碱平衡，给予营养支持。腹部损伤患者因不能正常进食，还有额外丢失，引起体液失衡和营养不足，应予以纠正和补充。

4. 防治感染和休克　腹内脏器损伤很容易发生休克和感染。因此，应积极采取抗休克措施，合理选用广谱抗生素，以预防或治疗可能存在的腹腔内感染。

5. 对症处理　诊断明确后，如疼痛剧烈，患者烦躁，可考虑使用镇静、止痛剂；未明确诊断者，禁用或慎用止痛剂，以免掩盖伤情。

（三）手术治疗

腹部穿透性开放损伤和闭合性腹内脏器损伤多需手术。手术方法主要为清创或剖腹探查，剖腹探查包括探查、止血、修补、切除，清理腹腔内残留液和引流。实质性脏器损伤可行修补术、部分切除术或切除术等。空腔脏器损伤可行修补术、肠切除及吻合术、肠造口术等。

1. 清创术　对腹壁非贯通伤应按治疗规范进行清创。腹部穿透性开放损伤合并腹内脏器损伤，腹壁伤口清创后，另作切口行剖腹手术，以免发生切口愈合不良；若有内脏脱出，将内脏清洗后还纳腹腔再清创。

2. 剖腹探查术　早期剖腹是治疗腹内脏器损伤的关键性措施。

（1）手术指征：①腹部穿透性开放损伤；②任何腹部伤已确诊或高度怀疑有腹内脏器损伤者；③在肩部、腰骶部、下胸部、臀部、会阴部的非贯通伤，有内出血或腹膜炎者；④任何腹部伤观察或非手术治疗期间出现提示腹内脏器损伤征象者。

（2）手术要点：①麻醉选择。镇痛完全、腹肌松弛好、对全身影响较小，能预防误吸。多选用气管内插管麻醉。②切口选择。常用正中切口，进腹迅速，创伤和出血较少，能满足彻底探查腹腔内所有部位的需要，还可根据需要向上下延长或向侧方添加切口甚至联合开胸。③探查重点。可能受伤的脏器、凝血块集中的部位、纤维蛋白沉积最多或网膜包裹处。④探查要求。动作轻柔、有序有重点、不遗漏伤情、不反复翻动腹内组织与器官。⑤探查顺序。损伤部位不能确定时，应进行有步骤的全面探查。进入腹腔后，首先控制活动性出血，继而钳闭胃肠裂口，污染重的下消化道裂口宜先钳闭，待查明伤情后一并处理。一般先检查肝、脾等实质性脏器，同时探查膈肌、胆囊等有无损伤，接着从胃开始，逐段探查十二指肠第一段、空肠、回肠、大肠及其系膜。然后探查盆腔脏器，而后则切开胃结肠韧带显露网膜囊，检查胃后壁和胰腺。如有必要，最后还应切开后腹膜探查十二指肠第二、三、四段。⑥处理顺序。对多脏器损伤，原则上先处理出血性损伤，后处理空腔脏器穿破性损伤；对于后者，则先处理沾染严重的损伤，后处理沾染轻的损伤。⑦关腹前应彻底清除腹内残留的液体和异物，恢复腹内脏器的正常解剖关系。用生理盐水冲洗腹腔，污染严重的部位应反复冲洗。根据需要放置烟卷引流、乳胶管引流或双套管进行负压吸引。腹壁切口污染不重者，可以分层缝合，污染较重者，皮下可放置乳胶片引流，或暂不缝合皮肤和皮下组织，留作延期处理。

第2节　常见腹内脏器损伤的处理原则

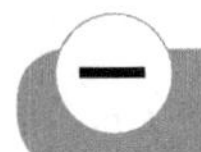

一 脾脏损伤

脾脏因结构脆弱、位置固定，是腹腔脏器最容易受损的器官之一，脾脏损伤（splenic

injury）的发生率在腹部创伤中可高达40%～50%，多因钝性外力作用于左下胸或左上腹部引起。脾脏有慢性病理性改变时，易发生破裂。根据损伤的范围，脾破裂分为中央型破裂（破裂在脾实质深部）、被膜下破裂（破裂在脾实质周边部分，但被膜完整）和真性破裂（脾实质和被膜均破裂）3种，前两者为不完全脾破裂，后者为完全性脾破裂。不完全破裂，因被膜完整，出血量受到限制，故临床上并无明显内出血征象而不易被发现，可形成血肿而最终被吸收。但是当出血达到一定程度时，可突然转为真性破裂，常发生于伤后1～2周，称为迟发性脾破裂，应予高度警惕。脾脏脏面尤其是邻近脾门的破裂，可引起致死性的大出血，常来不及救治即死亡。

临床所见脾破裂，约85%是真性破裂。破裂部位较多见于脾上极及膈面，有时在裂口对应部位有下位肋骨骨折存在。破裂如发生在脏面，尤其是邻近脾门者，有撕裂脾蒂的可能。若出现此种情况，出血量往往很大，患者可迅速发生休克，甚至未及抢救已致死亡。

（一）诊断要点

1．外伤史　左下胸或左上腹部外伤史。

2．临床表现　左上腹痛，可放射到左侧肩背部；真性脾破裂时因大量失血引起休克。查体：腹部隆起，左上腹压痛，叩诊有移动性浊音。不完全脾破裂表现可不典型，部分患者可于左上腹发现固定而逐渐增大的浊音区。

3．辅助检查　腹腔穿刺或灌洗：于左下腹抽出不凝血有确诊意义，腹腔灌洗液中红细胞计数$>0.1\times10^9$/L，有诊断意义。X线检查：可见脾影加宽，左膈肌升高和活动受限，胃泡向右前方移位，结肠脾区下降，胃大弯呈锯齿状，有时可见肿大而轮廓模糊的脾影。超声检查和CT：可见脾脏形态不完整、脾包膜破损、脾影增大或腹水等。选择性脾动脉造影：可见脾脏与侧腹壁间距增大，脾动脉支受血凝块挤压而分开，造影剂自血管外溢。

（二）治疗

1．不完全脾破裂　绝对卧床休息；禁饮食，静脉输血、补液；应用止血剂和抗生素；密切观察病情变化，尤其是腹部症状和体征。如有大出血征象，及时手术探查。

2．完全性脾破裂　常为多发性，其对患者最大的威胁是内出血。因此，一经确诊，应紧急手术治疗。传统的手术方式为脾切除，但是脾脏是人体最大的免疫器官，切除后机体免疫功能下降，尤其是小儿，易致以肺炎球菌为主的脾切除后凶险感染（OPSI）。目前提倡在抢救生命的前提下，行脾保留手术。常用手术方法：脾动脉结扎、脾修补术、脾部分切除术。对于脾脏严重破裂或脾蒂断裂者，则首选脾切除术，切除后可移植小块的脾组织于体内。

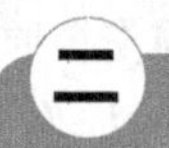

二　肝脏损伤

肝脏是腹腔内最大的实质性器官，质地脆弱，血运丰富，位置也比较固定。任何作用于右下胸或右上腹部的直接暴力，或作用于腹部的间接暴力均可造成肝脏损伤（liver injury），在腹部损伤中占20%～30%。右肝破裂较左肝为多。肝外伤的致伤因素、病理类型和临床表现与脾外伤相似，主要风险是失血性休克、胆汁性腹膜炎和继发感染。因肝外伤后可能有胆汁溢出，故腹痛和腹膜刺激征常较脾破裂伤者更为明显。肝破裂后，血液有时可通过胆管进入十二指肠而出现黑便或呕血，称外伤性胆道出血（traumatic hematobilia），诊断中应予注意。肝被膜下破裂也有转为真性破裂的可能，而中央型肝破裂则更易发展为继发性肝脓肿。

（一）诊断要点

1．受伤史　多见于右下胸或右上腹部受到钝性暴力的直接作用，也可由下腹部的暴力向上传导所致，特别是伴有肋骨骨折时。

2. 临床表现 浅表的肝裂伤出血可自行凝结止血，被膜下或中央型破裂形成局部血肿，临床表现常不重，仅有右上腹痛，可向右肩背部放射，肝浊音界扩大；较大的肝裂伤出血较多，可有急性失血表现。合并胆管或胆囊损伤时，血液和胆汁进入腹膜腔，腹部压痛、反跳痛、肌紧张明显，移动性浊音阳性，肠鸣音减弱或消失。若有血液经胆道进入十二指肠，可引起呕血或柏油样便，称为外伤性胆血症。

3. 辅助检查 诊断性穿刺：抽出不凝血或混有胆汁的血液，阳性率可达90%，可反复进行；X线检查：可见右侧膈肌抬高，活动受限；超声和CT检查：可明确肝破裂尤其是中央型和被膜下肝破裂的诊断。

（二）治疗

1. 非手术治疗 适用于轻度肝实质裂伤，或生命体征稳定或经补充血容量后保持稳定的伤者。方法为绝对卧床休息，酌情输血补液，使用抗生素和止血剂，并严密观察病情变化。

2. 手术治疗

（1）适应证：肝火器伤和累及空腔器官的非火器伤者；生命体征经补充血容量后仍不稳定或需大量输血才能维持者。

（2）基本要求：确切止血、彻底清创、清除胆汁溢漏、处理其他脏器损伤和建立通畅的引流。

（3）方法：①暂时控制出血，尽快查明伤情。开腹后发现肝破裂并有凶猛出血时，可用纱布压迫创面暂时止血，同时用手指或橡皮管阻断肝十二指肠韧带控制出血，以利探查和处理。常温下每次阻断的时间不宜超过20分钟，有肝硬化等病理情况时，每次不宜超过15分钟。若需控制更长时间，应分次进行。②根据损伤类型作进一步的处理。可分别采取肝单纯缝合术、间断缝合修补、肝动脉结扎术、肝切除术、纱布块填塞术等。③累及肝静脉或肝后下腔静脉的处理。对阻断肝十二指肠韧带仍有出血者，应阻断全肝血流对其进行修补。④引流。手术结束后，在创面或肝周围放置多孔硅胶双套管行负压吸引引流。

三 胰腺损伤

胰腺损伤（pancreatic injury）占腹部损伤的1%～2%，胰腺损伤常系上腹部强力挤压暴力直接作用于脊柱所致，损伤常在胰的颈、体部，常属于严重多发伤的一部分。由于胰腺位置深而隐蔽，早期不易发现，甚至在手术探查时也有漏诊可能。胰腺损伤后常并发胰液漏或胰瘘。因胰液腐蚀性强，又影响消化功能，故胰腺损伤后总死亡率高达20%左右。

（一）临床表现及诊断

胰腺破损后或断裂后，胰液可积聚于网膜囊内而表现为上腹明显压痛和肌紧张，还可因膈肌受刺激而出现肩部疼痛。外渗的胰液经网膜孔或破裂的小网膜进入腹腔后，可很快出现弥漫性腹膜炎伴有剧烈腹痛，结合受伤机制，容易考虑胰腺损伤的可能。但单纯胰腺钝性伤，临床表现不明显，往往容易延误诊断。部分病例渗液局限于网膜囊内，直至形成胰腺假性囊肿才被发现。

胰腺损伤所引起的内出血量一般不多，所致腹膜炎在体征方面也无特异性，血淀粉酶和腹腔穿刺液的淀粉酶升高，有一定参考价值。但血淀粉酶和腹腔淀粉酶升高并非胰腺创伤所特有，上消化道穿孔时也可有类似表现，且胰腺损伤也可无淀粉酶升高。重要的是，凡上腹部创伤，都应考虑到胰腺损伤的可能。超声可发现胰腺回声不均匀和周围积血、积液。诊断不明而病情稳定者可作CT检查，能显示胰腺轮廓是否整齐及周围有无积血、积液。

（二）处理

高度怀疑或诊断为胰腺损伤，凡有明显腹膜刺激征者，应立即手术治疗。因腹部损伤行剖腹手术，怀疑有胰腺损伤可能者，应探查胰腺。胰腺严重挫裂伤或断裂者，手术时较易确诊；但损伤范围不大者可能漏诊。凡在手术探查时发现胰腺附近后腹膜有血肿、积气、积液、胆汁者，应将此处切开，包括切断胃结肠韧带或按 Kocher 方法掀起十二指肠等探查胰腺的腹侧和背侧，以查明胰腺损伤。手术的目的是止血、合理切除胰腺、控制胰腺外分泌、处理合并伤及充分引流。被膜完整的胰腺挫伤，仅作局部引流即可。胰体部分破裂而主胰管未断者，可用丝线作褥式缝合修补。胰颈、体、尾部的严重挫裂伤或横断伤，宜作胰腺近端缝合、远端切除术。胰腺有足够的功能储备，不会发生内、外分泌功能不足。胰腺头部严重挫裂或断裂，为了保全胰腺功能，可结扎头端主胰管、缝闭头端胰体断端处，并行远端与空肠 Roux-en-Y 吻合术。胰头损伤合并十二指肠破裂者，必要时可将十二指肠旷置。只有在胰头严重毁损确实无法修复时才施行胰头十二指肠切除。

各类胰腺手术之后，充分而有效的腹腔及胰周引流是保证手术效果和预防术后并发症（腹水、继发出血、感染和胰瘘）的重要措施。术后务必保持引流管通畅，亦不能过早取出。可同时使用烟卷引流和双套管负压吸引，烟卷引流可在数日后拔除，胶管引流则应维持 10 天以上，因为有些胰瘘在 1 周后才逐渐出现。

如发现胰瘘，应保证引流通畅，一般多可在 4～6 周内自愈，有时可能需维持数月之久，但较少需再次手术。生长抑素八肽及生长抑素十四肽可用于防治外伤性胰瘘。另外，宜禁食并给予全胃肠外营养治疗。

四 胃、十二指肠损伤

腹部闭合性损伤时胃很少受累，约占腹部创伤的 3.16%，只在饱腹时偶可发生。上腹或下胸部的穿透伤则常导致胃损伤（gastric injury），且多伴有肝、脾、横膈及胰腺等损伤。胃镜检查及吞入锐利异物也可引起穿孔，但很少见。若损伤未波及胃壁全层（如浆膜或浆肌层裂伤、黏膜裂伤），可无明显症状。若全层破裂，立即出现剧烈腹痛及腹膜刺激征。肝浊音界消失，膈下有游离气体，胃管引流出血性物。但单纯胃后壁破裂时症状体征不典型，有时不易诊断。

手术探查必须包括切开胃结肠韧带探查后壁。部分病例，特别是穿透伤，胃前后壁都有穿孔，还应特别注意检查大小网膜附着处以防遗漏小的破损。边缘整齐的裂口，止血后可直接缝合；边缘有挫伤或失活组织者，需修整后缝合。广泛损伤者，可行部分切除术，必要时行全胃切除、Roux-en-Y 吻合。

十二指肠的大部分位于腹膜后，损伤的发病率比胃低，约占整个腹部创伤的 1.16%；损伤较多见于十二指肠第二、三段（50% 以上）。十二指肠损伤的诊断和处理存在不少困难，死亡率和并发症发生率都相当高。十二指肠损伤（duodenal injury）如发生在腹腔内部分，破裂后可有胰液和胆汁流入腹腔而早期引起腹膜炎，术前因症状明显，一般不致耽误手术时机。若损伤发生在腹膜后部分，可引起严重的腹膜后感染，明确诊断较困难，但是下述情况可为诊断提供线索：①出现持续而进行性加重的右上腹和腰部疼痛，腹部体征相对轻微而全身情况不断恶化；②有时可有血性呕吐物；③血清淀粉酶升高；④ X 线腹部平片可见腰大肌轮廓模糊，有时可见腹膜后呈花斑状改变（积气）并逐渐扩展；⑤胃管内注入水溶性碘剂可见外溢；⑥ CT 显示腹膜后及右肾前间隙有气泡；⑦直肠指检有时可在骶骨前扪及捻发音，提示气体已到达盆腔腹膜后间隙。

十二指肠损伤处理关键是全身抗休克和及时正确的手术处理。手术探查时如发现十二指肠附近腹膜后有血肿，组织被胆汁染黄或在横结肠系膜根部有捻发音，应高度怀疑十二指肠腹膜后破裂的可能。此时应切开十二指肠外侧后腹膜或横结肠系膜根部后腹膜，以便探查十二指肠降部与横部，以免漏诊。

十二指肠破裂手术处理方法：①单纯修补术，多数可用此方法治疗。②带蒂肠片修补术，适用于裂口较大，不能直接修补者；③损伤肠段切除吻合术；④十二指肠憩室化手术，适用于十二指肠严重损伤或同时伴有胰腺损伤者；⑤胰头十二指肠切除术，适用于十二指肠严重碎裂殃及胰头者。以上任何处理方法都应附加减压术，以利于十二指肠损伤愈合。

五 小肠损伤

小肠占据着中、下腹的大部分空间，故受伤的机会比较多。小肠损伤（small intestine injury）后可在早期即产生明显的腹膜炎，故诊断一般并不困难。小肠穿孔患者早期表现可以不明显，随着时间推移，可出现腹痛、腹胀等。而且，仅少数患者有气腹，所以如无气腹表现不能否定小肠穿孔的诊断。一部分患者的小肠裂口不大，或穿破后被食物残渣、纤维蛋白素甚至突出的黏膜所堵塞，可能无弥漫性腹膜炎的表现。

小肠损伤一旦诊断，除非外界条件不允许，均需手术治疗。手术时要对整个小肠和系膜进行系统细致的探查，系膜血肿即使不大也应切开检查以免遗漏小的穿孔。手术方式以简单修补为主，一般采用间断横向缝合以防修补后肠腔发生狭窄。有以下情况时，则应采用部分小肠切除吻合术：①裂口较大或裂口边缘部肠壁组织挫伤严重者；②小段肠管有多处破裂者；③肠管大部分或完全断裂者；④肠管严重挫伤、血运障碍者；⑤肠壁内或系膜缘有大血肿者；⑥肠系膜损伤影响肠壁血液循环者。

六 结肠损伤

结肠损伤发病率仅次于小肠，但因结肠内容物液体成分少而细菌含量多，故腹膜炎出现得较晚，但较严重。一部分结肠位于腹膜后，受伤后容易漏诊，常常导致严重的腹膜后感染。

由于结肠壁薄、血液供应差、含菌量大，故结肠损伤（colon injury）的治疗不同于小肠损伤。除少数裂口小、腹腔污染轻、全身情况良好的患者可以考虑一期修补或一期切除吻合（尤其是右半结肠）外，大部分患者先采用肠造口术或肠外置术处理，待3～4周后患者情况好转时，再行关闭瘘口。近年来随着急救措施、感染控制等条件的进步，施行一期修补或切除吻合的病例有增多趋势。对比较严重的损伤一期修复后，可加作近端结肠造口术，确保肠内容物不再进入远端。一期修复手术的主要禁忌证：腹腔严重污染；全身严重多发伤或腹腔内其他脏器合并伤，须尽快结束手术；全身情况差或伴有肝硬化、糖尿病等；失血性休克需大量输血（>2000ml）者，高龄患者、高速火器伤者、手术时间已延误者。

七 直肠损伤

直肠上段在盆底腹膜返折之上，下段则在返折之下，它们损伤后的表现是不同的。如损伤在腹膜返折之上，其临床表现与结肠破裂是基本相同的。如发生在返折之下，则将引起严重的直肠周围间隙感染，但并不表现为腹膜炎，诊断容易延误。腹膜外直肠损伤的临床表现：血液从肛门排出；会阴部、骶尾部、臀部、大腿部的开放伤口有粪便溢出；尿液中有粪便残渣；尿液从肛门排出。直肠损伤（rectal injury）后，直肠指检可发现直肠内有出血，有时还可摸到直肠破裂口。怀疑直肠损伤而指检阴性者，必要时行结肠镜检查。

直肠会阴部损伤后应按损伤的部位和程度选择不同的术式。直肠损伤的处理原则是早期彻底清创，修补直肠破损，行转流性结肠造瘘和直肠周围间隙彻底引流。直肠上段破裂，应剖腹进行修补，如属毁损性严重损伤，可切除后端端吻合，同时行乙状结肠双腔造瘘术，2～3个月后闭合造口。直肠下段破裂时，应充分引流直肠周围间隙以防感染扩散，并应施行乙状结肠造口术，使粪便改道直至直肠伤口愈合。

自 测 题

一、名词解释

外伤性胆道出血

二、选择题

A_1/A_2 型题

1. 腹部闭合性损伤诊断的关键在于确定有无（　　）
   A. 休克　　B. 内脏损伤
   C. 腹壁损伤　　D. 腹膜后血肿
   E. 颅脑损伤
2. 关于脾破裂以下不正确的是（　　）
   A. 行脾切除术
   B. 行脾缝合修补术
   C. 待失血性休克好转后手术
   D. 可收集腹腔内出血行自家输血
   E. 白细胞计数多升高
3. 腹部闭合性损伤中，较多见的实质性脏器损伤为（　　）
   A. 肝损伤　　B. 肾损伤
   C. 脾损伤　　D. 肾上腺损伤
   E. 胰腺损伤
4. 腹部最易损伤的空腔脏器是（　　）
   A. 结肠　　B. 胃
   C. 小肠　　D. 直肠
   E. 十二指肠
5. 诊断腹腔内脏损伤最有价值的方法是（　　）
   A. 超声波检查
   B. 腹腔穿刺、腹腔灌洗术
   C. 腹部压痛
   D. X线检查
   E. 同位素扫描
6. 腹部损伤行腹腔穿刺抽得不凝血液，应考虑诊断为（　　）
   A. 空腔脏器破裂　　B. 实质脏器破裂
   C. 后腹膜血肿　　D. 误穿入腹腔血管
   E. 前腹壁血肿
7. 腹部外伤合并失血性休克，主要处理原则为（　　）
   A. 快速补充液体
   B. 给予大量止血药物
   C. 主要为输血以补足血容量
   D. 应用大量抗生素控制感染
   E. 在积极治疗休克的同时手术探查止血
8. 腹部闭合性损伤患者，最有价值的症状体征为（　　）
   A. 腹部压痛　　B. 腹膜刺激征
   C. 肠鸣音亢进　　D. 肠鸣音减弱
   E. 恶心、呕吐
9. 在诊断闭合性腹部外伤合并内出血中以下哪项最重要（　　）
   A. 左季肋部挫伤合并肋骨骨折
   B. 血红蛋白80g/L，红细胞2.5×10^{12}/L
   C. 左上腹明显压痛及肌紧张
   D. 腹腔穿刺抽出不凝固血液
   E. 血压80/60mmHg，脉搏110次/分
10. 关于肝破裂的诊断下列错误的是（　　）
    A. 右上腹外伤
    B. 局部疼痛及压痛
    C. 血红蛋白值逐渐下降
    D. 心率加快

E. 必须等待腹腔穿刺抽出血液

11. 诊断腹部闭合性损伤胃破裂，最有意义的是（　　）
   A. 白细胞计数及中性粒细胞数增高
   B. 腹部肌紧张及反跳痛
   C. 有固定压痛点
   D. 膈下游离气体
   E. 超声波测出腹腔内有积液

12. 严重结肠损伤的最好治疗方法为（　　）
   A. 裂伤缝合
   B. 肠切除，肠吻合术
   C. 肠外置造口术
   D. 肠捷径吻合
   E. 以上都不是

三、简答题

腹部闭合性损伤剖腹探查的指征有哪些？

（张志勇）

第27章　胃与十二指肠疾病

第1节　概　　述

胃位于上腹部，大部分位于左季肋区，介于食管和十二指肠之间。胃小弯和胃大弯三等份连线将胃分为贲门胃底区、胃体区、胃窦幽门区。胃借助胃膈韧带、肝胃韧带、脾胃韧带、胰胃韧带、胃结肠韧带等与周围脏器连接，被固定在上腹部。胃的动脉血供由腹腔动脉及其分支供应，包括胃左动脉、胃右动脉、胃网膜左动脉、胃网膜右动脉等；胃的黏膜下层有丰富的血管网，胃的静脉与同名动脉伴行，汇入门静脉系统。胃的神经属于自主神经系统，由交感神经纤维和副交感神经纤维支配，前者抑制胃的分泌和运动；后者促进胃的分泌和运动。胃的副交感神经来自迷走神经，左、右迷走神经沿食管下行，左迷走神经于贲门前下行，分为肝支和胃前支；右迷走神经在贲门背侧下行，分为腹腔支和胃后支。胃前、后支均沿胃小弯在小网膜两层之间下行，发出胃壁支，分别进入胃前、后壁；最后的终末支在距幽门5～7cm处进入幽门窦，形似“鸦爪”，负责胃幽门排空功能。在行高选择性迷走神经切断术时，“鸦爪”是作为保留分支的标志。

十二指肠介于胃和空肠之间，长约25cm，分为四部分：①球部；②降部；③水平部；④升部。胆汁和胰液经乳头进入十二指肠，十二指肠黏膜的内分泌细胞则分泌促胃液素、胆囊收缩素、肠抑肽等内分泌激素。

目前，多数学者认为用H_2受体拮抗剂、质子泵抑制剂、抗幽门螺杆菌等药物系统治疗胃、十二指肠溃疡后，大多数可以治愈，有少数有严重并发症或经内科治疗无效者，才需外科治疗。手术主要适应证：①急性穿孔；②溃疡大出血；③瘢痕性幽门梗阻；④胃溃疡恶变及可疑者；⑤经内科系统治疗无效的顽固性溃疡。

第2节　胃十二指肠溃疡的外科治疗

一　概述

胃十二指肠黏膜的局限性圆形或椭圆形的全层黏膜缺损，称为胃十二指肠溃疡（gastroduodenal ulcers）。近年来由于强力胃酸分泌抑制药——质子泵抑制药的出现，对幽门螺杆菌（*Helicobacter pylori*，Hp）在胃十二指肠溃疡致病机制中作用的认识，以及内镜技术的发展等，内科治疗的效果大为改观，需要手术处理者减少。外科干预主要是针对溃疡产生的并发症。

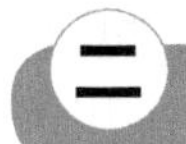

二 胃十二指肠溃疡急性穿孔

急性穿孔（acute perforation）是胃十二指肠溃疡的严重并发症，也是外科常见的急腹症之一，因其起病急、病情重、变化快，临床需要紧急处理。

（一）病因病理

溃疡的发生过程是胃十二指肠黏膜防御机制与损伤因子之间相互作用的结果。胃溃疡穿孔多见于胃小弯，十二指肠溃疡多发生在球部前壁。溃疡穿孔后酸性胃内容物流入腹腔，引起化学性腹膜炎，6～8 小时后，由于病原菌滋生，转变为化脓性腹膜炎，常见致病菌有大肠埃希菌、链球菌。

（二）临床表现

患者以往多有溃疡病史，常有过度疲劳、精神紧张等诱发因素。典型的溃疡急性穿孔表现为骤发腹痛，呈刀割或烧灼样。常伴有恶心、呕吐、面色苍白、出冷汗、肢体冰凉、呼吸浅快、脉搏细速等。患者表情痛苦，仰卧屈膝，不敢移动。腹式呼吸减弱或消失，全腹压痛，但以穿孔处最重。腹肌紧张呈“板状腹”，有明显的反跳痛。肝浊音界下移或消失，可有移动性浊音。肠鸣音减弱或消失。实验室检查白细胞计数升高，立位 X 线检查可见膈下新月状游离气体。

（三）诊断及鉴别诊断

既往有溃疡病史，突发上腹部刀割样剧痛，加上典型“板状腹”体征和 X 线检查的膈下游离气体，可以确定诊断。高龄、体弱及空腹小穿孔患者等临床表现与腹部体征可表现不典型，需注意与下列疾病相鉴别。

（1）急性胰腺炎：有胆道疾病、大量饮酒或暴食史，左上腹持续剧痛，可向左侧背部放射。血、尿和腹腔穿刺液淀粉酶测定升高明显。

（2）急性胆囊炎：反复发作的右上腹绞痛或持续性腹痛伴阵发性加剧，右上腹压痛、肌紧张。有时可触及肿大的胆囊，墨非征阳性，B 超可确定诊断。

（3）急性阑尾炎：转移性右下腹疼痛病史，腹痛症状由轻到重，腹部压痛主要局限在右下腹部。X 线检查膈下无游离气体。

（四）外科治疗

急性胃十二指肠溃疡穿孔以穿孔缝合术为主要术式，但术后仍要给予抗溃疡药物治疗。彻底的手术为胃大部切除术。迷走神经切断术已很少采用。非手术治疗适用于病史短、症状轻、体征局限、一般情况好的空腹穿孔患者。

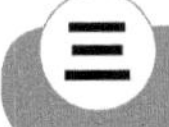

三 胃十二指肠溃疡大出血

胃十二指肠溃疡患者有大量呕血、柏油样黑便，引起红细胞、血红蛋白和血细胞比容明显下降，脉率加快，血压下降，出现休克前期症状或休克状态，称为溃疡大出血。胃十二指肠溃疡出血，是上消化道大出血中最常见的原因，占 50% 以上。

（一）病因病理

胃十二指肠溃疡基底部因炎症腐蚀到血管，导致破裂出血。多位于十二指肠球后壁或胃小弯。十二指肠溃疡出血多来源于胰十二指肠上动脉或胃十二指肠动脉，胃溃疡出血来源于胃左右动脉分支。

（二）临床表现

胃十二指肠溃疡大出血的临床表现主要取决于出血的量及出血速度。出血量少者仅有黑便，一般失血量在400ml以上时，有循环系统代偿的现象，如苍白、脉搏增速但仍强有力，血压正常或稍增高。继续失血达800ml后即可出现明显休克的体征，如出汗、皮肤凉湿、脉搏快弱、血压降低、呼吸急促等。

（三）诊断及鉴别诊断

胃十二指肠溃疡出血常有典型溃疡病史，表现为呕血、柏油样便。溃疡性出血主要与胃底食管静脉曲张破裂、胃癌和应激性溃疡引起的出血相鉴别。溃疡性出血患者通常有溃疡病史。胃底食管静脉曲张破裂出血患者有肝硬化病史。应激性溃疡患者多有重度感染、创伤、使用激素等引起应激的原因。胃镜检查可明确出血部位及原因。选择性动脉造影也可用于明确出血部位的诊断。

（四）治疗

治疗原则是补充血容量，防治失血性休克，尽快明确出血部位，并采取有效的止血措施，防止再出血。总体上，治疗方式包括非手术及手术治疗。

1. 非手术治疗　主要是针对休克的治疗，主要措施如下：①补充血容量，建立可靠畅通的静脉通道，快速滴注平衡盐液，做输血配型试验。同时严密观察血压、脉搏、尿量和周围循环状况，并判断失血量，指导补液。失血量达全身总血量的20%时，应输注羟乙基淀粉、右旋糖酐或其他血浆代用品，用量在1000ml左右。出血量较大时可输注浓缩红细胞，也可输全血，并维持血细胞比容不低于30%。输注液体中晶体与胶体之比以3∶1为宜。监测生命体征，测定中心静脉压、尿量，维持循环功能稳定和良好呼吸、肾功能十分重要。②留置鼻胃管，用生理盐水冲洗胃腔，清除血凝块，直至胃液变清，持续低负压吸引，动态观察出血情况。可经胃管注入200ml含8mg去甲肾上腺素的生理盐水溶液，每4～6小时1次。③急诊纤维胃镜检查可明确出血病灶，还可同时施行内镜下电凝、激光灼凝、注射或喷洒药物等局部止血措施。检查前必须纠正患者的低血容量状态。④止血、制酸、生长抑素等药物的应用，经静脉或肌内注射巴曲酶；静脉给予H_2受体拮抗药（西咪替丁等）或质子泵抑制药（奥美拉唑等）；静脉应用生长抑素（善宁、奥曲肽等）。

2. 手术治疗　手术治疗指征：①经非手术治疗无效者。②出血速度快，短期内出现休克症状者。③高龄患者伴有动脉硬化，出血自行停止可能性小。④偏远地区，无血库或血源者。⑤非手术治疗暂时止血，短期内可能再次出血者。经常采用的手术方法：①单纯止血手术，即（胃）十二指肠切开+腔内血管缝扎。②部分胃切除术。

四　胃十二指肠溃疡瘢痕性幽门梗阻

胃十二指肠溃疡瘢痕性幽门梗阻（pyloric obstruction）是指幽门附近的溃疡瘢痕愈合后，造成胃收缩时胃内容物不能通过，并因此发生呕吐、营养障碍、水电解质紊乱及酸碱平衡失调等一系列改变的情况。

（一）病因病理

溃疡引起幽门梗阻的原因：①幽门括约肌反射性痉挛，梗阻为间歇性；②幽门附近溃疡炎症水肿使幽门窄小，炎症水肿消退或减轻后，梗阻即缓解；③溃疡在愈合过程中，过多瘢痕组织形成，使幽门狭窄，梗阻为持续性。此三种情况可同时存在，但程度上有差异，前两种原因本身不构成手术治疗的适应证，而后一种原因必须进行手术治疗。

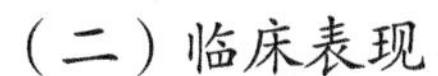

（二）临床表现

多数患者有长时期溃疡症状多次发作的病史。在幽门梗阻发生后，症状的性质和节律逐渐改变。原有的空腹疼痛为上腹部膨胀或沉重感所代替，后又可出现阵发性胃收缩痛，进食后反而加重。体检时所见为营养不良（皮肤干燥松弛，皮下脂肪消失），上腹隆起，有时可见自左肋下至右上腹的胃蠕动波，手拍上腹部时有振水音。

（三）诊断及鉴别诊断

根据长期溃疡病史、特征性呕吐和体征，结合生化及 X 线钡剂检查即可诊断幽门梗阻。瘢痕性幽门梗阻需与幽门痉挛水肿引起的梗阻鉴别，后者为短期性发作，呕吐虽剧烈但胃不扩大、无隔夜食物，经药物及胃肠减压处理后，梗阻和疼痛可消失。

（四）治疗原则

溃疡病并发瘢痕性幽门梗阻后即需要进行手术治疗，治疗的目的首先是解除梗阻，消除病因，术式首选胃大部切除术。

五 手术原则与手术方式

针对胃十二指肠溃疡的手术方式主要包括穿孔缝合术和胃大部切除术。

（一）穿孔缝合术

穿孔缝合术适用于胃十二指肠溃疡急性穿孔。缝合的针数根据溃疡穿孔大小决定，要求在溃疡穿孔处一侧沿胃纵轴进针，全层缝合，在穿孔处另一侧出针。

（二）胃大部切除术

胃大部切除术适用于胃十二指肠溃疡保守治疗无效或并发穿孔、出血、幽门梗阻、癌变者。包括胃切除及胃肠道重建两大部分。

1. 切除原则

（1）胃切除的范围：胃切除范围的解剖标志是从胃小弯胃左动脉第一降支的右侧到胃大弯胃网膜左动脉最下第一个垂直分支左侧的连线，按此连线大致可切除 60% 的胃。

（2）溃疡病灶的处理：胃溃疡病灶应尽量予以切除，十二指肠溃疡如估计溃疡病灶切除很困难时则不应勉强，可改用溃疡旷置术（Bancroft 术式）。

（3）吻合口的位置与大小：胃切除后，胃空肠吻合可置于横结肠前或横结肠后。食物通过的速度主要取决于吻合口与空肠肠腔的口径，胃空肠吻合口以 3～4cm（2 横指）为宜，过大易引起倾倒综合征，过小可能增加胃排空障碍。

（4）近端空肠的长度与走向：越靠近十二指肠的空肠，黏膜抗酸能力越强，日后发生吻合口溃疡的可能性越小。结肠后术式要求从 Treitz 韧带至吻合口的近端空肠长度为 6～8cm，结肠前术式以 8～10cm 为宜。

2. 吻合方式　胃大部切除后胃肠道重建基本方式是胃十二指肠吻合或胃空肠吻合。

（1）比尔罗特Ⅰ式吻合术胃大部切除术：远端胃大部切除后，将残胃与十二指肠吻合。优点是吻合后的胃肠道接近于正常解剖生理状态，术后因胃肠功能紊乱而引起的并发症较少。

（2）比尔罗特Ⅱ式吻合术胃大部切除术：即切除远端胃后，缝合关闭十二指肠残端，残胃和上端空肠端侧吻合。优点是即使胃切除较多，胃空肠吻合也不致张力过大，术后溃疡复发率低；缺点是术后并发症和后遗症较比尔罗特Ⅰ式吻合术多。

（3）胃空肠鲁氏 Y 形吻合：即远端胃大部切除后，缝合关闭十二指肠残端，在距十二指肠悬韧带 10～15cm 处切断空肠，残胃和远端空肠吻合，距此吻合口以下 45～60cm 空肠与空肠近侧断端吻合。此法有防止术后胆胰液进入残胃，减少反流性胃炎发生的优点。

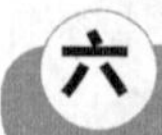

术后并发症

各类胃十二指肠溃疡手术后早期出现的并发症有些与手术操作不当有关；术后远期发生的一些并发症则常与手术自身带来的解剖、生理、代谢和消化功能改变有关。

（一）术后早期并发症

1. 术后胃出血　胃大部切除术后，可有少许暗红色或咖啡色胃液自胃管抽出，一般 24 小时以内不超过 300ml，以后胃液颜色逐渐变浅变清，出血自行停止。若术后不断吸出新鲜血液，24 小时后仍未停止，则为术后出血。

2. 胃排空障碍　胃切除术后排空障碍属动力性胃通过障碍，发病机制尚不完全明了。术后拔除胃管后，患者出现上腹持续性饱胀、钝痛，并呕吐带有食物和胆汁的胃液。X 线上消化道造影检查见残胃扩张、无张力，蠕动波少而弱，胃肠吻合口通过欠佳。

3. 壁缺血坏死、吻合口破裂或瘘　缺血坏死多局限于小弯黏膜层，局部形成坏死性溃疡的发生率为 20% 左右，溃疡大于 3cm 时可引起出血，导致胃壁全层坏死穿孔者少见。术中缝合胃小弯前后缘浆肌层，可预防此并发症。

4. 十二指肠残端破裂　发生在比尔罗特Ⅱ式吻合术胃大部切除术后早期的严重并发症，原因与十二指肠残端处理不当以及胃空肠吻合口输入袢梗阻引起十二指肠腔内压力升高有关。临床表现为突发上腹部剧痛、发热、腹膜刺激征及白细胞计数增加，腹腔穿刺可有胆汁样液体。一旦确诊，应立即手术。

5. 术后梗阻　包括吻合口梗阻和输入袢、输出袢梗阻，后两者见于比尔罗特Ⅱ式吻合术胃大部切除术后。

（1）输入袢梗阻：有急、慢性两种类型。临床表现为上腹部剧烈疼痛、呕吐伴上腹部压痛，呕吐物量少，多不含胆汁，上腹部有时可扪及包块。急性完全性输入袢梗阻属闭袢性肠梗阻，易发生肠绞窄，病情不缓解者应行手术解除梗阻。慢性不全性输入袢梗阻，表现为餐后 0.5 小时左右上腹胀痛或绞痛，伴大量呕吐，呕吐物为胆汁，几乎不含食物，呕吐后症状缓解消失。产生的原因是输入袢过长扭曲，或输入袢受牵拉在吻合口处成锐角而影响肠道排空。

（2）输出袢梗阻：比尔罗特Ⅱ式吻合术胃大部切除术后吻合口下方输出段肠管因术后粘连、大网膜水肿、炎性肿块压迫形成梗阻，或是结肠后空肠胃吻合，将横结肠系膜裂口固定在小肠侧，引起缩窄或压迫导致梗阻。临床表现为上腹部饱胀，呕吐含胆汁的胃内容物。钡剂检查可以明确梗阻部位。若非手术治疗无效，应手术解除病因。

（3）吻合口梗阻：吻合口太小或是吻合时胃肠壁组织内翻过多而引起，也可因术后吻合口炎症水肿出现暂时性梗阻。吻合口梗阻若经非手术治疗仍无改善，可手术解除梗阻。

（二）远期并发症

1. 碱性反流性胃炎　临床主要表现为上腹或胸骨后烧灼痛、呕吐胆汁样液和体重减轻。抑酸药治疗无效，较为顽固。治疗可服用胃黏膜保护剂、胃动力药及胆汁酸结合药物考来烯胺（消胆胺）。症状严重者可行手术治疗，一般采用改行鲁氏 Y 形胃肠吻合，以减少胆汁反流入胃的机会。

2. 倾倒综合征（dumping syndrome）　系由于胃大部切除术后，原有的控制胃排空的幽门窦、幽门括约肌及十二指肠球部解剖结构不复存在，加上部分患者胃肠吻合口过大（特别是比尔罗特Ⅱ式吻合术），导致胃排空过速所产生的一系列综合征。

3. 溃疡复发　由于胃切除量不够，胃窦部黏膜残留；迷走神经切断不完全；或是输入空肠过长等因素引起。也要警惕胃泌素瘤或促胃液素增多症引起的溃疡复发。

4. 营养性并发症　由于胃大部切除术后，胃容量减少，容易出现饱胀感，使得摄入量不足，引起体重减轻、营养不良。胃次全切除术后胃酸减少，壁细胞生成的内因子不足，使得铁与维生素 B_{12} 吸收障碍，可引起贫血。

5. 残胃癌　胃十二指肠溃疡患者行胃大部切除术后 5 年以上，残余胃发生的原发癌称残胃癌。随访显示发生率在 2% 左右，大多在手术后 20～25 年出现。可能与残胃常有萎缩性胃炎有关。患者有上腹疼痛不适、进食后饱胀、消瘦、贫血等症状，胃镜及活检可以确诊。一旦确诊应采用手术治疗。

第 3 节　胃　　癌

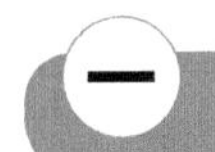

一　病因

胃癌病因和发病机制尚未阐明，研究资料表明胃癌的发生是多因素综合作用的结果。目前认为下列因素与胃癌的发生有关。

1. 环境因素　不同国家与地区发病率有明显差别，胃癌的发病与环境因素有关，其中最主要的是饮食因素。在人类，胃液中亚硝胺前体亚硝酸盐的含量与胃癌的患病率明显相关，可通过损伤 DNA 发生致癌作用。

2. 感染因素

（1）幽门螺杆菌（Hp）感染：流行病学调查表明胃癌发病率与 Hp 感染率呈正相关，胃癌高发区的 Hp 感染年龄提前。Hp 感染的致癌机制：①可能通过引起炎症反应，继而产生基因毒性作用。② Hp 感染诱导胃黏膜上皮细胞凋亡和增殖失平衡，促进癌变发生。③ Hp 感染导致胃内抗坏血酸明显减少，削弱其清除亚硝酸盐、氧自由基的作用。

（2）EB 病毒感染：胃癌患者的癌细胞中，大约 10% 有 EB 病毒感染，在癌旁组织中可检出 EB 病毒基因组。

3. 遗传因素　胃癌发病有家族聚集倾向，患者家属胃癌发病率高于一般人的 2～4 倍。不同 ABO 血型的人群胃癌的发病率可能有差异，不同种族间也有差异，均提示有遗传因素存在。

4. 基因调控　正常情况下胃黏膜细胞增殖与凋亡受到癌基因、抑癌基因、生长因子及其受体、细胞黏附因子及 DNA 修复基因等的调控。现已明确的癌基因有 *ras*、*met*、*c-myc*、*erb-B*2、*akt*-2 等。抑癌基因在细胞增殖分化中起稳定作用，*p*53、*p*16、*nm*23、*APC* 等抑癌基因的失活或突变可能与胃癌的发生和转移有关。

5. 癌前期变化　一致认为某些疾病是胃癌发生的癌前状态，如慢性萎缩性胃炎、胃溃疡、残胃、巨大黏膜皱襞症、胃息肉特别是直径超过 2cm 者。胃癌的癌前病变——肠组织转化，有小肠型和大肠型两种。

某些具有较强的恶变倾向的病变，包括癌前期状态（precancerous conditions）与癌前期病变（precancerous lesions），前者系临床概念，后者为病理学概念。

（1）胃的癌前期状态：包括慢性萎缩性胃炎、胃溃疡、胃息肉、残胃炎、胃黏膜肥厚等。

（2）胃的癌前期病变：包括异形增生、肠组织转化。异形增生是由慢性炎症引起的病理细胞增生，包括细胞异型、结构紊乱、分化异常。肠组织转化是指胃黏膜上出现类似肠腺上皮，具有吸收细胞、杯状细胞和潘氏细胞等，有相对不成熟性和向肠、胃双向分化的特点。

近端胃肿瘤，特别是胃食管连接处的肿瘤危险因素较明确，可能与吸烟有关，与 Hp 感染无关。胃食管连接处腺癌占胃癌的 25%，与远端胃肿瘤不同，近几十年来的发病率一直升高，多发生在 Barret 食管化生情况下，是食管腺癌的变型。

二 病理

胃癌可以发生在胃的任何部位，最多见于胃窦，其次为胃小弯，再次为贲门，胃大弯和前壁较少。

胃癌的大体形态，随病期而不同，宜将早期胃癌和进展期胃癌分开。

（1）早期胃癌：指所有局限于黏膜或黏膜下层的胃癌，不论其是否有淋巴转移。分为三型：Ⅰ型隆起型，癌块突出约 5mm 以上；Ⅱ型浅表型，癌块微隆与低陷在 5mm 以内，有 3 个亚型，Ⅱ a 表面隆起型，Ⅱ b 平坦型，Ⅱ c 表面凹陷型；Ⅲ型凹陷型，深度超过 5mm。最近我国有人提出小胃癌（癌灶直径 6～10mm）和微小胃癌（癌灶直径＜5mm）的概念，把胃癌诊断水平推向早期始发阶段，使经根治后 5 年存活率提高到 100%。

（2）进展期胃癌：①块状型癌，小的如息肉样，大的呈蕈伞状巨块，突入胃腔内，表面常破溃出血、坏死或继发感染。此型肿瘤较局限，生长缓慢，转移较晚。②溃疡型癌，癌中心部凹陷呈溃疡，四周边缘呈不规则隆起，溃疡直径一般大于 2.5cm，基底较浅，周围有不同程度的浸润，此型发生出血穿孔者较多见，转移的早晚视癌细胞的分化程度而有所不同。③弥漫浸润型癌，癌细胞弥漫浸润于胃壁各层内，遍及胃的大部或全部，胃壁僵硬，呈革袋状。此型癌的细胞分化较差，恶性程度较高，转移亦较早。

国际上多按传统的 Bomnann 分类，将胃癌分为 4 型：Ⅰ型即结节型；Ⅱ型指无浸润的溃疡型（井口样，边缘清楚，有时隆起呈围堤状而无周围浸润）；Ⅲ型指有浸润的溃疡型（边界不清，并向四周浸润）；Ⅳ型即弥漫型。

根据组织学结构胃癌可分为 4 型：①腺癌；②未分化癌；③黏液癌；④特殊类型癌，包括腺鳞癌、鳞状细胞癌、类癌等。有人根据胃癌的生物学特性，将其分为 2 种，即肠型癌、弥漫型癌。

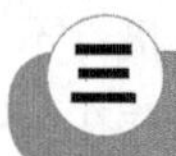

三 临床表现

（一）症状

胃癌早期，临床症状多不明显，也不太典型，如上腹不适、隐痛、嗳气、反酸、食欲减退、轻度贫血等，类似胃十二指肠溃疡或慢性胃炎等症状。晚期可出现以下几方面的症状。

（1）胃部疼痛为胃癌常见的症状，初期可隐痛、胀满，病情进一步发展疼痛加重、频繁、难以忍耐，肿瘤一旦穿孔，则可出现剧烈腹痛的胃穿孔症状。

（2）食欲减退、消瘦、乏力，这是一组常见而又不特异的胃癌表现。

（3）恶心、呕吐等，胃窦部癌增长到一定程度，可出现幽门部分或完全梗阻而发生呕吐，呕吐物多为宿食和胃液；贲门部癌和高位胃小弯癌可有进食梗阻感。肿瘤破溃或侵袭到血管，导致出血或突发上消化道大出血。

（4）再晚期，出现上腹肿块或其他转移引起的症状，如肝大、腹水、锁骨上淋巴结肿大。此时消瘦、贫血明显，终成恶病质。

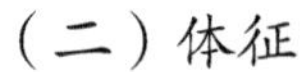

（二）体征

体检在早期多无特殊，晚期上腹肿块明显，多呈结节状，质硬，略有压痛；若肿块已固定，则多表示浸润到邻近器官或癌块附近已有肿大的淋巴结块。发生直肠前凹种植转移时，直肠指检可摸到肿块。

四 辅助检查

（一）实验室检查

1．胃液分析　正常胃液为无色或浅黄色，胃癌患者的胃酸多较低或无游离酸。当胃癌引起幽门梗阻时，可发现大量食物残渣，如伴有出血，则可出现咖啡样液体，对胃癌诊断具有一定的意义。

2．大便潜血　持续性大便潜血试验阳性，对胃癌的诊断有参考价值。

3．细胞学检查。

（二）X 线检查

钡餐造影主要观察胃的轮廓失常、黏膜形状的改变、蠕动及排空时间等从而做出诊断。X 线诊断胃癌的正确率为 70%～90%。不同类型的胃癌，其 X 线表现亦各不同，蕈伞型癌主要表现为突入胃腔内的不规则充盈缺损，黏膜破坏或中断。溃疡型癌表现为位于胃轮廓以内的溃疡龛影，溃疡边缘不整齐，附近胃壁僵直。浸润型癌表现为胃壁僵硬，蠕动和黏膜皱襞消失，胃腔缩窄而不光滑，钡剂排出较快。如整个胃受侵则呈革袋样胃。

（三）内镜检查

由于纤维内镜技术的发展和普遍应用，早期胃癌的诊断率和术后 5 年生存率明显提高。最近又有关于超声内镜的报道，胃癌可按 5 层回声带的改变来辨别浸润深度，甚至发现胃外淋巴结转移。

胃癌的确诊有待于胃镜进行活组织检查。

（四）血管造影检查（DSA）

胃癌的术前诊断，主要依靠 X 线双重对比造影及胃镜检查，但做定量诊断则是粗略的，可靠性不大。利用 DSA 进行胃癌的定量诊断技术可清楚地显示肿瘤浸润范围、深度、病灶数量、周围有无侵犯、病灶周围淋巴结及远隔脏器有无转移等情况，可为能否手术切除和切除范围提供影像学依据。

（五）腹部 CT 检查

CT 检查可显示胃癌累及胃壁向腔内和腔外生长的范围，邻近的解剖关系和有无转移等。胃癌的 CT 表现大多为局限性胃壁增厚（>1cm）。各型胃癌的 CT 上均可见胃内外缘轮廓不规则，胃和邻近器官之间脂肪层面消失。当观察到小网膜、大网膜、脾门、幽门下区淋巴结肿大时，多提示淋巴道转移。如有肝、肾上腺、肾、卵巢、肺等转移，均可在 CT 上清楚显示。

五 并发症

1．约 5% 的出血患者可发生大出血，表现为呕血和（或）黑便，偶为首发症状。

2．幽门或贲门梗阻取决于胃癌的部位。

3．穿孔比良性溃疡少见，多发生于幽门前区的溃疡型癌。

六 分期

1. 临床病理分期　是选择胃癌合理治疗方案的基础。国际上有关分期甚多，几经修改现今通用的是 1988 年由国际抗癌联盟（IUCC）公布的新 PTNM 分期。P 代表术后病理组织学证实，T 指肿瘤本身，N 指淋巴结转移，M 指远处转移。然后按照肿瘤浸润深度将 T 分为：T_1，不管肿瘤大小，癌灶局限于黏膜或黏膜下层的早期胃癌；T_2，癌灶侵及肌层，病灶不超过 1 个分区的 1/2；T_3，肿瘤侵及浆膜或未侵及浆膜，病灶超过一个分区的 1/2，但未超过 1 个分区；T_4，肿瘤已穿透浆膜或大小已超过 1 个分区。根据淋巴结转移至原发癌边缘的距离，将 N 分为：N_0，无淋巴结转移；N_1，1～2 个区域淋巴结转移；N_2，3～6 个区域淋巴结转移，包括胃左动脉、肝总动脉、脾动脉和腹腔动脉周围的淋巴结；N_3，7 个以上区域淋巴结转移。M 则分为：M_0，无远处转移；M_1，有远处转移，包括 12～16 组淋巴结转移。

2. 美国癌症联合委员会（AJCC）的 TNM 分类

胃癌 TNM 分期

原发肿瘤（T）

T_x　原发肿瘤无法评估

T_0　无原发肿瘤的证据

T_{is}　原位癌：上皮内肿瘤，未侵及固有层

T_1　肿瘤侵犯固有层或黏膜下层

T_2　肿瘤侵犯固有肌层或浆膜下层

T_{2a}　肿瘤侵犯固有肌层

T_{2b}　肿瘤侵犯浆膜下层

T_3　肿瘤穿透浆膜（脏腹膜）而尚未侵及邻近结构

T_4　肿瘤侵犯邻近结构

区域淋巴结（N）

N_x　区域淋巴结无法评估

N_0　区域淋巴结无转移

N_1　1～6 个区域淋巴结有转移

N_2　7～15 个区域淋巴结有转移

N_3　15 个以上区域淋巴结有转移

远处转移（M）

M_x　远处转移情况无法评估

M_0　无远处转移

M_1　有远处转移

组织学分级（G）

G_x　分级无法评估

G_1　高分化

G_2　中分化

G_3　低分化

G_4　未分化

0 期　　$T_{is}N_0M_0$

Ⅰ A 期　$T_1N_0M_0$

Ⅰ B 期　$T_1N_1M_0$

　　　　$T_{2a/b}N_0M_0$

Ⅱ期　$T_1N_2M_0$

　　　　$T_{2a/b}N_1M_0$

　　　　$T_3N_0M_0$

Ⅲ A 期　$T_{2a/b}N_2M_0$

　　　　$T_3N_1M_0$

　　　　$T_4N_0M_0$

Ⅲ B 期　$T_3N_2M_0$

Ⅳ期　$T_4N_{1\sim3}M_0$

　　　　$T_{1\sim3}N_3M_0$

　　　　任何 T 任何 NM_1

七 诊断

胃癌到了晚期，根据胃痛、上腹肿块、进行性贫血、消瘦等典型症状，诊断并不困难，但治愈的可能性已经很小。胃癌的早期诊断是提高治愈率的关键。问题是胃癌的早期症状并不明显，也没有特殊性，容易被患者和医务人员所忽略。为了早期发现胃癌，做到下列两点是重要的：①对于胃癌癌前病变者，如胃酸减少或胃酸缺乏、萎缩性胃炎、胃溃疡、胃息肉等，应定期系统随诊检查，早期积极治疗。②对于 40 岁以上，如以往无胃病史而出现早期消化道症状或已有长期溃疡病史而近来症状明显或有疼痛规律性改变者，切不可轻易视为一般病情，必须进行详细的检查，以做到早期发现。

八 鉴别诊断

1．胃溃疡　与溃疡型胃癌常易混淆，应精心鉴别，以免延误治疗。

2．胃结核　多见于年轻人，病程较长，常伴有肺结核和颈淋巴结核。胃幽门部结核多继发于幽门周围淋巴结结核，X 线钡餐检查显示幽门部不规则充盈缺损。胃镜检查时可见多发性匐行性溃疡，底部色暗、溃疡周围有灰色结节，应当取活检确诊。

3．胃恶性淋巴瘤　胃癌与胃恶性淋巴瘤鉴别很困难，但其鉴别诊断有其一定的重要性。因胃恶性淋巴瘤的预后较胃癌好，所以更应积极争取手术切除。胃恶性淋巴瘤发病的平均年龄较胃癌早，病程较长而全身情况较好，肿瘤的平均体积一般比胃癌大，幽门梗阻和贫血现象都比较少见，结合 X 线、胃镜及脱落细胞检查可以帮助区别。但有时最后常需要病理检查才能确诊。

4．胰腺癌　早期症状为持续性上腹部隐痛或不适，病程进展较快，晚期腹痛较剧。自症状发生至就诊时间一般平均为 3～4 个月。食欲减低和消瘦明显，全身情况短期内即可恶化。而胃肠道出血的症状则较少见。

九 治疗

目前综合治疗是提高胃癌生存率和生活质量的保证。综合治疗的目的：去除或杀灭肿瘤，提高患者的生存率；使原来不能手术切除的病例得以手术治疗；减少局部复发和远处转移播散的机会，提高患者的治愈率；改善患者的一般状况及免疫功能，提高生活质量和延长生存期。

胃癌综合治疗的基本原则：胃癌根治术是目前唯一有可能将胃癌治愈的方法。胃癌诊断一旦确立，应力争早日手术切除；胃癌因局部或全身的原因，不能行根治术也应争取做原发病灶的姑息性切除；进展期胃癌根治术后应辅以放疗、化疗等综合治疗；各种综合治疗方法应根据胃癌的病期、全身状况选择应用，而不是治疗手段越多越好；对不能手术者，应积极地开展以中西药为主的综合治疗，大部分患者仍能取得改善症状、延长寿命之效。

自 测 题

一、名词解释

1. 倾倒综合征
2. 残胃癌
3. 早期胃癌

二、选择题

A_1/A_2 型题

1. 患者，女性，34 岁。上腹部疼痛 3 天，右下腹疼痛 12 小时，体温 37.8℃，既往有溃疡病史，拟诊急性阑尾炎行手术探查。术中发现右髂窝内有较多淡黄色浑浊液体，阑尾外观无异常。应考虑的原发病为（　　）

A. 急性盆腔炎
B. 原发性腹膜炎
C. 单纯性阑尾炎
D. 右侧输尿管结石伴感染

2. 患者，男性，25 岁。因十二指肠溃疡急性穿孔行胃大部切除术，术后顺利恢复进食。第 8 天，在进半流质鸡蛋时，突然出现频繁呕吐，下列治疗中错误的是（　　）

A. 禁食、胃肠减压
B. 输液
C. 应用糖皮质激素
D. 肌内注射新斯的明
E. 紧急手术治疗

3. 关于胃十二指肠溃疡病，下列哪种情况不需要外科手术治疗（　　）

A. 胃十二指肠瘢痕性幽门狭窄
B. 胃十二指肠溃疡急性穿孔，腹腔污染严重
C. 溃疡恶变
D. 符合溃疡，经正规内科治疗无效
E. 36 岁男性患者，因十二指肠溃疡引起剧烈腹痛

4. 上消化道大出血的原因不包括（　　）

A. 胃十二指肠溃疡
B. 慢性胃炎
C. 门静脉高压症
D. 出血性胃炎
E. 胃癌

5. 关于溃疡病急性穿孔，下列哪一项对诊断最有意义（　　）

A. 均有溃疡病史
B. 突起脐周剧痛，转移至右下腹
C. 腹痛剧烈，辗转不安
D. 约 80% 的病例有膈下游离气体
E. 腹部剧痛数小时后缓解，提示病情好转

6. 确诊胃癌最可靠的方法是（　　）

A. 胃液分析　　B. 纤维胃镜
C. X 线钡餐　　D. 大便潜血试验
E. 胃液脱落细胞检查

7. 胃癌的主要转移途径是（　　）

A. 肝转移　　B. 血行转移
C. 淋巴转移　　D. 腹腔种植转移
E. 直接蔓延

8. 胃大部切除术后，进食后上腹胀，随后吐出食物，不含胆汁，应考虑（　　）

A. 吻合口瘘
B. 吻合口梗阻
C. 吻合口近端空肠梗阻
D. 吻合口远端空肠梗阻

E. 吻合口溃疡形成

9. 出现哪种情况胃癌可属晚期（　　）

A. 消瘦

B. 大便潜血试验持续阳性

C. 不规则疼痛

D. 上腹扪及肿块

E. 吐咖啡渣样血液

A_3/A_4 型题

（10～12 题共用题干）

患者，男性，32 岁。饱食后突感右上腹部剧痛，迅速转移到右下腹和下腹部，伴恶心，呕吐不能减轻腹痛。发病 6 小时来院急诊。查体：痛苦貌，血压 12/8kPa（90/60mmHg），脉搏 120 次 / 分，全腹肌紧张、压痛、反跳痛，以上腹和右上腹部为著，肠鸣音消失，肝浊音界存在，白细胞 16×10^9/L，中性粒细胞 0.9。

10. 最可能的诊断是（　　）

A. 肠扭转

B. 十二指肠溃疡急性穿孔

C. 急性胆囊炎伴穿孔

D. 急性胰腺炎

E. 阑尾炎穿孔致腹膜炎

11. 为明确诊断首先要进行（　　）

A. 血清淀粉酶测定

B. 急诊 X 线钡餐造影

C. 急诊静脉胆道造影

D. 腹部立位平片

E. 腹腔穿刺

12. 经检查决定行剖腹手术，术前准备中最关键的措施是（　　）

A. 禁食

B. 插胃管，胃肠减压

C. 半卧位

D. 应用抗生素

E. 补液，输血

三、简答题

1. 胃大部切除术后并发症主要有哪些？

2. 胃癌转移的淋巴结如何分组分站？

（丁佩剑）

第28章 小肠疾病

第1节 肠 梗 阻

各种原因所致肠内容物不能正常运行称为肠梗阻。肠梗阻在临床上甚为常见，其中急性肠梗阻是常见的外科急腹症之一，其发生率仅次于急性阑尾炎和胆管疾病。因其病因不同，起病后发展快慢不一，病理生理变化复杂，给临床治疗带来一定困难，目前仍有较高的死亡率。其死亡原因主要为诊断错误、手术时机延误、手术方式选择不当、水电解质和酸碱平衡失调及患者年龄大、并发心肺功能不全等。

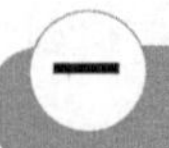

病因和分类

（一）按发病原因分类

1. 机械性肠梗阻　引起机械性肠梗阻的原因可以为肠腔内的梗阻、肠壁本身及肠外疾病所致的梗阻。肠腔的梗阻如肠套叠、粪石或者巨大的胆结石通过胆囊胆瘘进入肠腔引起堵塞，或毛发、大量不消化的植物纤维等在肠内引起梗阻。

机械性肠梗阻临床发病率最高，约占所有肠梗阻的90%以上。腹部术后腹腔内广泛肠粘连，是引起机械性肠梗阻的主要病因。

2. 动力性肠梗阻　因肠壁肌肉运动功能失调所致，又可分为麻痹性肠梗阻和痉挛性肠梗阻两种。麻痹性肠梗阻常继发于腹部手术后、腹膜炎及各种炎症性疾病如急性胰腺炎、急性肾盂肾炎、腹内脓肿，以及电解质紊乱如低血钠、低血钾、低血镁等；痉挛性肠梗阻则较少见，见于尿毒症、铅中毒及重金属中毒等。如果两者并存于同一患者不同肠段，则称混合型动力性肠梗阻。

3. 血运性肠梗阻　多为肠系膜上动脉血栓、门静脉或其汇入支血栓者造成肠壁血供障碍，运动消失。

（二）按肠壁血供有无障碍分类

1. 单纯性肠梗阻　有肠梗阻存在，但肠管本身并无血液循环障碍。动力性肠梗阻以及由肠腔内病变导致的机械性肠梗阻一般属于此类。

2. 绞窄性肠梗阻　在肠梗阻的同时肠壁血液循环发生障碍，甚至肠管缺血坏死。血运性肠梗阻均属于此类。

（三）按发生部位分类

按发生部位分类肠梗阻可分为高位小肠梗阻（空肠上段）、低位小肠梗阻（空肠下段和回

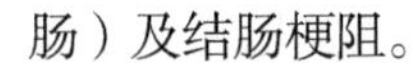

肠）及结肠梗阻。

（四）按发生缓急分类

按发生缓急肠梗阻可分为急性肠梗阻和慢性肠梗阻，两者在一定条件下可以相互转化。

（五）按梗阻程度分类

按梗阻程度分类肠梗阻可分为完全性肠梗阻和不完全性肠梗阻，同急性和慢性一样，两者在一定条件下可以相互转化。

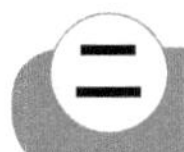

二 病理和病理生理

各种原因所致肠梗阻，均可引起肠管局部和全身一系列复杂的病理生理变化。这些改变如果不能得到及时纠正或发展至晚期，即使梗阻解除，亦可导致死亡。

（一）局部改变

局部改变主要为肠腔扩张，进一步可发生肠绞窄坏死。肠梗阻发生数小时之后，近端肠腔积聚大量气体和液体导致肠腔迅速扩张，肠管蠕动频率和强度增加，而远端仍保持正常动力，在排除残留肠内容物后因肠腔空虚而静止。

（二）全身改变

全身改变主要由体液、电解质和酸碱平衡紊乱，毒素的吸收和感染所致。

1．体液、电解质和酸碱平衡紊乱　体液丧失及由此引起的水、电解质紊乱与酸碱失衡，是肠梗阻很重要的病理生理改变。正常人每天分泌的唾液、胃液、胆胰液、小肠液及摄入的液体共 8～10L，几乎全部经由肠管（主要是小肠）吸收，仅 100～200ml 随粪便排出体外。肠梗阻时，肠腔内压增高，消化液的吸收发生障碍，越接近梗阻处吸收功能越差。近端肠腔液体大量滞留，加之频繁呕吐，导致液体丢失。同时由于肠壁静脉回流受阻，血管通透性增加，液体可渗入腹腔、肠腔和肠壁内，导致大量体液丧失，血容量减少和血液浓缩。

肠梗阻后禁食及消化液的丢失，造成电解质的缺失及酸碱平衡失调，但由于不同的梗阻部位消化液成分的不同，随着梗阻位置的高低、消化液丢失的性质而表现各异。高位小肠梗阻时，呕吐量多且较频繁，丢失多种消化液，表现为混合性缺水、低血钾、低氯性碱中毒。低位肠梗阻虽有反复呕吐，但次数少、量也少，而以肠液潴留肠腔内的丢失为主，丢失消化液主要为肠液，表现为低血钠、低钾性酸中毒。

2．感染与毒血症　正常情况下小肠内仅有少量细菌，空肠上段基本无菌，但肠梗阻时，梗阻近端肠内容物淤积，细菌大量繁殖，产生多种强烈的毒素。

3．休克　由于水、电解质及酸碱平衡的紊乱，以及感染和毒血症的发生，可导致休克。此外，肠扩张引起的膈肌上抬影响心肺功能，导致呼吸、循环功能障碍，并妨碍下腔静脉的回流，亦可参与休克的发生。

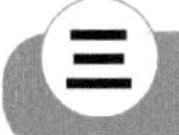

三 临床表现

（一）症状

根据发病的部位、原因、发病急缓等不同，各种类型的肠梗阻表现不尽相同。但肠内容物不能顺利通过肠腔的病理基础是一致的，所以均表现为腹痛、呕吐、腹胀及肛门停止排气排便。

1．腹痛　机械性肠梗阻发生时，由于梗阻部位以上强烈蠕动，表现为阵发性绞痛，有腹痛缓解间歇期，近端比远端梗阻发作更频繁。腹痛发作时患者常自感腹内有气体窜行，可见到或扪到肠型，听到高亢肠鸣音。若为不完全梗阻，当气体通过梗阻部位后，则疼痛骤然减轻或消失。绞窄性肠梗阻时，由于肠管缺血和肠系膜嵌闭，腹痛呈持续性伴阵发加重，疼痛剧烈。麻痹性肠梗阻时腹痛呈持续性全腹胀痛，少有阵发性绞痛。当近端小肠梗阻时，肠内容物可逆流入胃内而得到减压，这种减压不充分，但可以不出现痉挛性腹痛，而远端小肠梗阻初期最突出的表现是阵发性痉挛性腹痛，常无固定位置，持续1～3分钟，在两次发作之间腹痛可完全消失。当持续性剧烈腹痛代替腹部绞痛并出现腹膜炎时，应当怀疑绞窄的可能。

2. 呕吐　肠梗阻早期为反射性呕吐，呕吐物为含有胆汁的胃内容物。呕吐性质随梗阻部位的高低而不同。高位梗阻呕吐频繁，出现早，呕吐物量少，一般无臭味；低位梗阻者呕吐不频繁，出现也晚，但由于肠内容物中大量的细菌繁殖，呕吐物呈粪便样。

3. 腹胀　由于梗阻上段肠腔积气积液而产生腹胀。腹胀程度与梗阻是否完全及梗阻部位有关。梗阻越完全、部位越低，腹胀越明显。高位梗阻腹胀较轻，低位小肠梗阻及麻痹性肠梗阻时较明显，而以结肠梗阻最为显著。

4. 停止排便排气　完全性肠梗阻时排气排便停止。但梗阻早期，尤其是高位梗阻，可因梗阻以下部位尚残存粪便和气体，仍可排出，只是在排净之后不会再排气排便。不完全梗阻时，排气排便不会完全消失。

5. 全身表现　早期单纯性梗阻一般无明显全身症状，可有白细胞轻度增高。随着病情进展，出现脱水，表现为口干、眼窝深陷、皮肤无弹性、尿量减少、心跳加快等症状。绞窄性肠梗阻全身症状严重，如高热、中毒等症状。

（二）体征

腹部体征因梗阻部位、性质、病程早晚而异。可见腹部膨隆、肠型和肠蠕动波。单纯性肠梗阻腹壁柔软，可有轻度压痛，但无腹膜刺激征。绞窄性肠梗阻时，有较明显的局限性压痛，可伴有反跳痛和肌紧张。腹壁叩诊呈鼓音。绞窄性肠梗阻时，如果腹腔出现渗液大于1000ml，可出现移动性浊音。机械性肠梗阻时肠鸣音常亢进，可闻及气过水声或金属音。麻痹性肠梗阻时肠鸣音减弱或消失。

四 临床检查

（一）实验室检查

梗阻早期可有白细胞增高，中性粒细胞增加。出现脱水时血红蛋白及血细胞比容增高，尿比重亦增加。如果患者仍在排便，应作大便潜血检查。监测血清电解质变化，检查血气分析，了解酸碱平衡状况。

（二）直肠指检

肠梗阻患者应常规接受直肠指检以发现肠腔内包块。如果触及包块，可能为直肠肿瘤、低位肠腔外肿瘤或极度发展的肠套叠的套头。

（三）X线检查

X线检查对肠梗阻的诊断具有重要价值。最常用的方法是腹部透视和摄立卧位片，必要时辅以造影检查，可有助于肠梗阻诊断及梗阻部位的确定。小肠梗阻的征象：①梗阻近端肠曲扩张充气和积液；②水平方向投影显示肠曲内有气、液面；③小肠动力增加；④梗阻近端肠内容物通过迟缓；⑤结肠内气体减少或消失。

（四）B超

B超可见梗阻以上肠管扩张，管径明显增粗。绞窄性肠梗阻时可于腹腔探及腹水，并可发

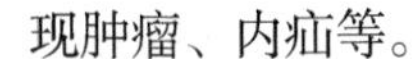

现肿瘤、内疝等。

（五）CT

多排螺旋CT（MSCT）对梗阻的部位、程度、病因的判断有较高的准确率，提高了常规CT进行成像判断的准确性。

（六）诊断性腹腔镜检查

腹腔镜下所见有助于进行肠梗阻的鉴别诊断，选择合理的手术方案。

五 诊断和鉴别诊断

根据典型的临床表现和X线、B超、CT等检查，临床上一般可对肠梗阻做出正确诊断。但要做出完整诊断，必须明确几个问题：①是否是肠梗阻；②梗阻的部位；③病因是什么；④有没有发生绞窄；⑤患者的一般情况如何（如水电解质及酸碱平衡紊乱情况）。其中最重要的是尽量避免绞窄性肠梗阻的漏诊、误诊。如果出现下列表现，应考虑有绞窄性肠梗阻的可能：①起病急，疼痛剧烈，持续性发作、阵发性加剧；②呕吐物或排出物为血性；③病情进展快，有休克症状；④有腹膜刺激症状，移动性浊音阳性；⑤局部有固定压痛或明显压痛的不对称包块；⑥腹部X线平片见孤立巨大肠袢，不随体位改变；⑦腹腔穿刺液为血性；⑧血磷升高。

六 治疗

根据肠梗阻的部位、程度、性质和患者的全身情况选择治疗方法。主要分非手术治疗和手术治疗两类。

（一）非手术治疗

非手术治疗是一切治疗的基础，也是必不可少的术前准备。

1．胃肠减压　持续胃肠减压可以缓解腹胀，减轻毒血症，改善肠壁淤血，有助于肠蠕动的恢复，也有利于手术操作。

2．液体治疗　患者诊断为肠梗阻后，应该尽早输入生理盐水和平衡液，以恢复血容量，留置尿管以迅速评估血容量和充分复苏，测定血清电解质并纠正异常，由于血容量不足或肠坏死引起的酸中毒必须尽快改善。必要时补充血浆、白蛋白等胶体。

3．抗生素的使用　选择针对革兰氏阴性杆菌和厌氧菌的抗生素对于绞窄性肠梗阻患者的治疗非常必要。

4．营养支持　不仅是一种支持手段，而且是一种重要的治疗措施。因为营养不良引起低蛋白血症，导致肠壁水肿，影响肠功能恢复，加重梗阻症状。所以肠梗阻患者必须保证足够的能量，必要时锁骨下静脉穿刺，行胃肠外营养。

5．生长抑素　国内外研究均已证实生长抑素可抑制胃肠胰液及胆汁分泌，增加肠管吸收，减少肠腔内液体，减轻肠管扩张和炎症程度，降低肠壁坏死概率，促进肠道再通，因此可以用于肠梗阻的治疗。可用施他宁6mg加入500ml生理盐水中，维持24小时静脉滴注，用药的时间长短根据病情程度而定。

（二）手术治疗

目的是解除梗阻，防止肠绞窄发生。如果出现下列情况，应积极手术治疗：肠梗阻有绞窄或有绞窄可能；保守治疗无效；肠梗阻长期不缓解或反复发作。手术方式包括粘连松解术、肠切除吻合术、肠造口、各种短路手术等。

1. 肠排列术　目的是通过肠排列使肠袢相互粘连在一个保持通畅的序列环境中，使肠内容物的运行不再梗阻。它分内、外排列两种术式。

2. 微创外科技术在肠梗阻中的应用　腹腔镜小肠梗阻手术具有创伤小、术后恢复快、复发率低等优点，是最能体现微创技术优越性的手术之一。它包括粘连松解、肠扭转复位、肠部分切除等术式。手术方法力求简单有效，术中宁伤腹壁，不伤肠管，如有必要，及时中转开腹。

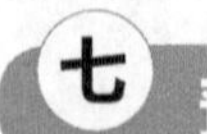

七 预后

肠梗阻病因复杂，病情进展快，如处理不当，预后欠佳。尤其是绞窄性肠梗阻，死亡率可高达 10%～20%。

第2节　小 肠 肿 瘤

小肠肿瘤的发病率较胃肠道其他部位低，仅占全部胃肠道肿瘤的 3%～7%。造成这一现象的原因可能是：小肠的内容物为碱性，且通过速度较快，减少了肠黏膜受致癌物质和机械刺激的影响；小肠内细菌相对较少，并存在保护性酶和高浓度免疫球蛋白，使得肠道内的潜在致癌物质产生较少、被分解和中和的较多；中肠在胚胎发育过程中形成较晚，不典型性组织植入的机会较少。

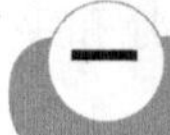

一 临床表现

小肠肿瘤多发生于青年和中年人，两性间发病率无显著区别。相当一部分小肠肿瘤缺乏显著的临床症状和体征，仅在体检过程或手术探查中偶然被发现。小肠肿瘤除类癌外，一般缺乏特异性症状，病程进展后可产生出血、腹痛、腹部包块、肠梗阻、肠穿孔等症状。

1. 腹痛是最为常见的症状，疼痛部位与肿瘤的发生位置有关，疼痛性质可以为隐痛、胀痛乃至剧烈绞痛。腹痛可以是肿瘤表面溃烂、刺激肠管引起肠痉挛所致，也可因存在不同程度的肠梗阻所致，并发肠梗阻时疼痛尤为剧烈。

2. 消化道出血是常见的首发症状，通常由肿瘤表面溃烂引起，多数表现为粪便潜血试验阳性，也可表现为间断发生的柏油样便或血便甚至大量便血。短时间内出血量较大或长期少量失血可以出现不同程度的贫血症状。

3. 腹部包块常在肿瘤体积较大、患者较消瘦时易于被触及，肿块活动度较大，位置常不固定。

4. 小肠肿瘤患者可伴有食欲缺乏、消化不良、消瘦乏力、低热等全身症状。

5. 小肠肿瘤引起肠梗阻的原因包括肠套叠、恶性肿瘤造成的肠腔挛缩和狭窄、内生型较大肿块导致肠腔阻塞、肿瘤造成邻近肠管粘连或受压迫；一旦肠梗阻发生，临床上即可出现典型的消化道梗阻的症状和体征。

6. 小肠肿瘤引起肠穿孔比较少见，多数为小肠恶性肿瘤发展到晚期所致。急性穿孔导致弥漫性腹膜炎，慢性穿孔则形成腹腔脓肿或肠瘘。

7. 小部分小肠类癌患者可出现类癌综合征，主要表现为阵发性头面部皮肤潮红、腹泻、支气管痉挛、心力衰竭等。

8. 其他症状　十二指肠肿瘤若压迫胆总管则产生梗阻性黄疸。

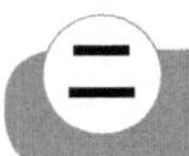

二 辅助检查

1．X线检查 上消化道造影是小肠肿瘤的首选检查方法，对怀疑十二指肠肿瘤的患者可行十二指肠低张造影。因小肠内容物通过较快且口服大量钡剂会造成冗长的小肠影像彼此重叠，因此空回肠钡剂检查较为困难，分次口服少量钡剂逐段连续仔细观察有可能提高检出率。向腔外生长的小肠肿瘤很少有明显的X线征，较小腔内型的肿瘤也常不易被发现。较大的腔内生长型小肠肿瘤可见充盈缺损，肿瘤浸润肠壁引起肠腔狭窄时可见到黏膜破坏、环状狭窄、钡剂通过受阻、近端小肠扩张等，小肠肿瘤引起肠套叠者可见“杯口征”。部分病例接受钡剂灌肠检查过程中，造影剂有时可以逆行进入回肠而发现小肠肿瘤。

2．内镜检查 有助于提高部分小肠肿瘤的诊断率。十二指肠镜可以直接观察病变部位、大小、形态，并可以做活组织检查，对诊断十二指肠部肿瘤的正确率甚高；内镜下超声检查还可显示肿瘤的浸润深度及其与周围组织的关系。行结肠镜检查过程中少数患者可以进入末端回肠，有可能发现局部病灶并可取活检。小肠镜和胶囊内镜检查均已问世多年，但应用范围有限，因技术和设备需求所限，尚不能推广。

3．选择性肠系膜血管造影 此造影有助于发现正在活动出血、血管丰富和部分体积巨大的病变。当有消化道出血量超过3～5ml/min时，选择性肠系膜上动脉造影检出率高且能确定病变部位。

4．体积较大的小肠肿瘤 腹部CT检查有助于显示病变的大致部位、体积及其与邻近脏器的关系，以及有无肝脏转移及周围淋巴结肿大等。但当肿瘤直径小于1.5cm时则难以发现。

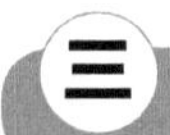

三 诊断

小肠肿瘤发生率较低，缺少典型的临床症状，术前诊断率低于50%。当患者以反复发作的黑便和不明原因的腹痛就诊时，经初步排查常见的病因后仍未能做出明确诊断时，应考虑到小肠肿瘤的可能，并安排进一步检查。但很多小肠肿瘤经过以上各种辅助检查后仍难以明确诊断，必要时可考虑行剖腹探查或腹腔镜探查。

四 治疗

良性小肠肿瘤也可以引起消化道出血、肠套叠、肠梗阻、肠穿孔等一系列严重并发症，并且有恶变可能，因此无论是诊疗过程中发现还是手术探查中偶然发现均应实施外科手术切除。体积较小或带蒂的肿瘤可以实施连同周围肠壁组织在内的局部切除手术；体积较大或区段内多发的小肠肿瘤宜实施小肠部分切除吻合手术。

高度怀疑或业已证实的小肠恶性肿瘤，则应实施切除范围到达安全界限、连同肠系膜及区域淋巴结清扫在内的根治性切除术。十二指肠恶性肿瘤多数需行胰头十二指肠切除，根据术后病理诊断和分期结果进行化疗或放射治疗。如病变广泛，无法根治，可行姑息性切除手术；如小肠肿瘤已与周围组织浸润固定，无法切除者，可做短路手术以解除或预防梗阻。

第3节 肠炎性疾病

肠炎性疾病（IBD）主要包括溃疡性结肠炎（ulcerative colitis，UC）和克罗恩病（Crohn’s

disease，CD），以慢性、反复发作为其特征。溃疡性结肠炎是结肠黏膜层和黏膜下层连续性炎症，疾病通常先累及直肠，逐渐向全结肠蔓延，克罗恩病可累及全消化道，为非连续性全层炎症，最常累及部位为末端回肠、结肠和肛周。

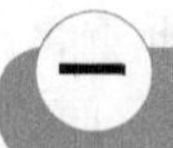

一 病因和发病机制

目前尚未完全明确，是近年来研究极其活跃的领域，目前认为本病是多因素相互作用的结果，主要包括感染、遗传、环境和免疫等因素。

（一）感染因素

微生物感染与IBD发病之间的关系一直是人们长期关注的目标。有报道显示，CD肠黏膜中检测出副结核分枝杆菌和麻疹病毒，UC则可能与表达特异黏附分子的大肠埃希菌有关，与双链球菌、志贺菌、RNA病毒有关，肠道感染可能是疾病的一种诱发因素，但至今并未发现直接特异性的病原体。

（二）遗传因素

本病有明显家族聚集性和种族差异，是一种多基因遗传性疾病。通常IBD一级亲属中发病率是普通人群的30～100倍。

（三）环境因素

在社会经济较发达的国家IBD发病率较高，以北欧和北美洲人群多见。随着经济的发展，我国也呈现上升趋势。脑力劳动者IBD发病率明显高于体力劳动者，因此环境因素起着一定的作用。

（四）免疫因素

IBD者肠黏膜固有层中有大量淋巴细胞、巨噬细胞及免疫系统的其他细胞浸润，免疫激活主要限于胃肠道，且处于反应持续状态。由于参与免疫炎症过程中因子和介质相当多，相互作用间重要的致病因子和信息传递有待进一步探讨。

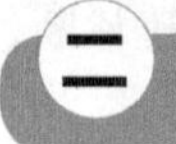

二 临床表现

本病一般起病缓慢，少数急骤。病情轻重不一。易反复发作，发作的诱因有精神刺激、过度疲劳、饮食失调、继发感染等。

（一）腹部症状

1．腹泻　血性腹泻是UC最主要的症状，粪便中含血液、脓液和黏液；轻者每日2～4次，严重者可达10～30次，呈血水样；CD腹泻为常见症状，多数每日大便2～6次，呈糊状或水样，一般无脓血或黏液，与UC相比，便血量少，鲜红色少。

2．腹痛　UC常为局限于左下腹或下腹部阵发性痉挛性绞痛，疼痛后可有便意，排便后疼痛暂时缓解。绝大多数CD均有腹痛。性质多为隐痛、阵发性加重或反复发作，部位以右下腹多见，与末端回肠病变有关，其次为脐周或全腹痛。餐后腹痛与胃肠反射有关。少数因急腹症手术，发现为克罗恩病肠梗阻或肠穿孔。

3．里急后重　因直肠炎症刺激所致。

4．腹块　部分CD可出现腹块，以右下腹和脐周多见，因肠粘连、肠壁和肠系膜增厚、肠系膜淋巴结肿大所致，内瘘形成及腹内脓肿等均可引起腹块。

5．肛门症状　CD偶有肛门内隐痛，可伴肛旁周围脓肿、肛瘘管形成。

6．其他表现　由恶心、呕吐、食欲缺乏等并发症引起的临床表现。

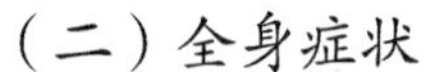

（二）全身症状

1．贫血　常有轻度贫血，疾病急性暴发时因大量出血，致严重贫血。

2．发热　急性重症病例有发热伴全身毒血症状，1/3 CD患者可有中等度热或低热，间歇出现，因活动性肠道炎症及组织破坏后毒素吸收引起。

3．营养不良　因肠道吸收障碍和消耗过多，常引起患者消瘦、贫血、低白蛋白血症等表现。年幼患者伴有生长受阻表现。

（三）体征

UC轻型者或在缓解期可无阳性体征。重型可有发热、脉速的表现，左下腹或全腹部可有压痛，伴肠鸣音亢进，常触及如硬管状的降结肠或乙状结肠。若出现腹部膨隆、叩诊鼓音，触诊腹肌紧张和压痛，伴发热、脱水、心动过速与呕吐，应考虑中毒性巨结肠。直肠指检常有触痛、肛门括约肌痉挛，急性中毒症状较重的患者可松弛，伴指套染血。CD者腹部可扪及腹块，可有急性或慢性胃肠道梗阻、肠穿孔和消化道出血体征，可有肛门周围炎症的体征。

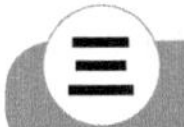

三　实验室及辅助检查

（一）血液检查

贫血常见，主要由失血引起，也可能与溶血有关。急性期常有中性粒细胞增多。CD者贫血与铁、叶酸和维生素B_{12}等吸收减少有关。由于血浆第Ⅴ、Ⅶ、Ⅷ因子的活性增加和纤维蛋白原增加，血小板数常明显升高，可引起血栓性栓塞现象，尤以肺栓塞和内脏血栓形成较为多见。严重者白蛋白降低与疾病活动有关。红细胞沉降率增快，C反应蛋白升高，疾病缓解时显著下降。血清钾、钠、钙、镁等也可下降。

（二）粪便检查

肉眼检查常见血液、脓液和黏液。涂片镜检可见红、白细胞。

（三）免疫学检查

血清中抗中性粒细胞核周胞质抗体（perinuclear antineutrophil cytoplasmic antibodies，pANCA）和抗酿酒酵母菌抗体（Anti-Saccharomyces cerevisiae antibodies，ASCA）在临床上用于诊断IBD，但由于诊断敏感性不强，应用价值受到一定限制。

（四）影像学检查

UC早期钡剂灌肠检查可见结肠黏膜紊乱、结肠袋形加深、肠壁痉挛、溃疡所引起的外廓小刺或锯齿形阴影；晚期可见结肠袋形消失、管壁强直呈水管状、管腔狭窄、结肠缩短、息肉引起的充盈缺损等。但急性期及重型患者应暂缓进行，以免穿孔。腹部平片有助于发现中毒性巨结肠等严重并发症。钡剂灌肠检查对CD诊断具有重要作用，特别是肠腔狭窄使内镜检查无法到达者。表现有胃肠道的炎性病变，如僵硬、裂隙状溃疡、黏膜皱襞破坏、卵石征、假息肉、瘘管形成等，病变呈节段性分布，单发或多发性不规则狭窄和扩张。全消化道造影可以了解末端回肠或其他小肠的病变和范围。腹部X线片可见肠袢扩张和肠外块影。腹部CT、MRI检查对确定是否有肠壁增厚且相互分隔的肠袢、腹腔内脓肿等诊断有一定价值。腹部超声检查可见不同程度的肠蠕动减弱、肠壁增厚与狭窄，近端肠腔扩张。

（五）内镜检查

对本病诊断有重要价值，但在急性期重型患者应暂缓进行，以防穿孔。UC结肠镜中表现：病变多从直肠开始，呈连续性、弥漫性分布；黏膜血管模糊、充血、水肿及附有脓性分泌物，呈细颗粒状；病变严重处见弥漫性糜烂和多发性浅溃疡；慢性病变见假性息肉，结肠袋变钝或

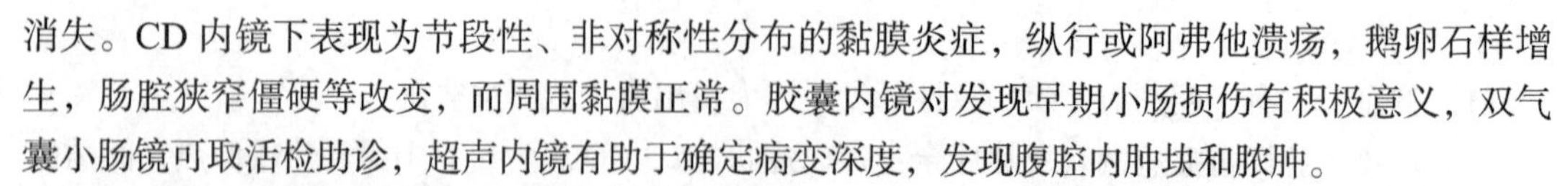

消失。CD 内镜下表现为节段性、非对称性分布的黏膜炎症，纵行或阿弗他溃疡，鹅卵石样增生，肠腔狭窄僵硬等改变，而周围黏膜正常。胶囊内镜对发现早期小肠损伤有积极意义，双气囊小肠镜可取活检助诊，超声内镜有助于确定病变深度，发现腹腔内肿块和脓肿。

（六）黏膜病理活检

UC 活动期时黏膜组织中有大量中性粒细胞、嗜酸粒细胞和慢性炎细胞浸润，可有隐窝炎和脓肿形成，黏膜中杯状细胞减少，黏膜表层糜烂、溃疡形成和肉芽组织增生。缓解期中性粒细胞消失，隐窝结构紊乱，腺上皮和黏膜肌层间隙增宽、潘氏细胞化生。CD 典型病理改变包括裂隙状溃疡和阿弗他溃疡、非干酪样肉芽肿、固有膜炎性细胞浸润，黏膜下层增宽、淋巴细胞聚集、淋巴管扩张，而隐窝结构大多正常，杯状细胞不减少。手术切除的肠段可见穿透性炎症，肠壁水肿、纤维化及系膜脂肪包绕，局部淋巴结有肉芽肿形成。

四 诊断

诊断 IBD 主要手段包括病史采集、体格检查、实验室检查、影像学检查、内镜检查和组织细胞学特征。

（一）UC 诊断标准

若有典型临床表现疑诊 UC 患者，应安排进一步检查；根据临床表现和结肠镜或钡剂灌肠检查中一项，可为拟诊 UC 者，若有病理学特征性改变，可以确诊；初发病例、临床表现和结肠镜改变均不典型，应密切随访；对结肠镜检查发现的轻度直肠、乙状结肠炎不能等同于 UC，需认真检查病因，观察病情变化。

UC 诊断中应包括疾病类型、病情程度、活动性、病变范围、并发症和肠外表现，以便选择治疗方案、用药途径和评估预后。

1. 临床类型　分为初发型、慢性复发型、慢性持续型和暴发型。

2. 临床病情程度　分为轻度、中度和重度。

（1）轻度：最常见，起病缓慢，排便次数增加不多，粪便可成形，血液、脓液和黏液较少，腹痛程度较轻，全身症状和体征少。

（2）中度：介于轻度和重度之间。但可在任何时候发展为重度，甚至发生急性结肠扩张和穿孔。

（3）重度：起病急骤，有显著腹泻、便血、贫血、发热、心动过速、厌食和体重减轻，甚至发生失水和虚脱等毒血症状。常有严重腹痛、满腹压痛，甚至发展成中毒性巨结肠。血白细胞增多，红细胞沉降率加快，出现低白蛋白血症。

3. 病变范围　分为直肠炎、直肠乙状结肠炎、左半结肠炎、广泛性结肠炎及全结肠炎。

4. 并发症

（1）中毒性巨结肠：见于急性暴发型，病情凶险，累及横结肠或全结肠，结肠内大量充气致腹部膨隆，肠鸣音减弱或消失。在结肠扩张易引起溃疡穿孔并发急性弥漫性腹膜炎。可能由于钡剂灌肠（检查前肠道准备）、低血钾或应用抗胆碱能药物或麻醉剂等因素诱发，也可能自发发生。

（2）结肠狭窄和肠梗阻：因修复过程中大量纤维组织形成瘢痕引起，多见于结肠远端。

（3）结肠息肉和结肠癌：由于反复肠道炎症刺激，使肠黏膜细胞增生，形成息肉。炎性息肉一般不需要摘除，但腺瘤样息肉一旦确诊应摘除。UC 病变的范围和时间长短与腺瘤癌变机会相关，病史长、病变范围广的 UC 患者更应密切随访。

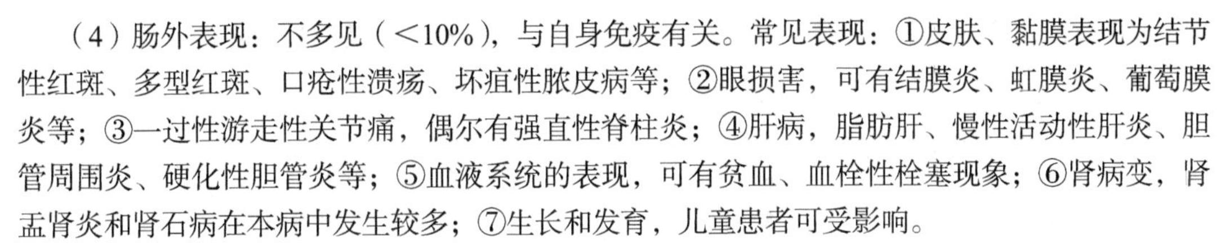

（4）肠外表现：不多见（<10%），与自身免疫有关。常见表现：①皮肤、黏膜表现为结节性红斑、多型红斑、口疮性溃疡、坏疽性脓皮病等；②眼损害，可有结膜炎、虹膜炎、葡萄膜炎等；③一过性游走性关节痛，偶尔有强直性脊柱炎；④肝病，脂肪肝、慢性活动性肝炎、胆管周围炎、硬化性胆管炎等；⑤血液系统的表现，可有贫血、血栓性栓塞现象；⑥肾病变，肾盂肾炎和肾石病在本病中发生较多；⑦生长和发育，儿童患者可受影响。

（二）CD 诊断标准

CD 诊断内容包括临床类型、严重程度、病变范围、肠外表现和并发症，以利于制订全面治疗方案。

1. 临床类型　分为狭窄型、穿透型和炎症型（非狭窄型和非穿透型），各型间有交叉或互相转化。

2. 临床病情程度　可分为轻、中、重度。无全身症状、腹部压痛、包块与梗阻者为轻度；有腹痛、腹泻及全身症状和并发症者为重度，介于两者之间者为中度。

3. 病变范围　分为小肠型、结肠型、回结肠型，此外消化道其他部位也可累及，如食管、十二指肠等，需标明。

4. 并发症　40% 以上病例有程度不等的肠梗阻，且可反复发生。急性肠穿孔占 10%～40%。可有肛门区和直肠病变、瘘管、脓肿、出血和癌变等。

5. 肠外表现　关节痛（炎）、疱疹性口腔溃疡、结节性红斑、坏疽性脓皮病、炎症性眼病、慢性活动性肝炎、脂肪肝、胆石症、硬化性胆管炎和胆管周围炎、肾结石、血栓性静脉炎、强直性脊柱炎、淀粉样变性、骨质疏松和杵状指等。

五　鉴别诊断

（一）UC 与急性自限性结肠炎

各种致病菌感染，如痢疾杆菌、沙门菌、耶尔森菌、空肠弯曲菌和阿米巴滋养体等，通常在 4 周后均能恢复正常。急性发作时可有发热、腹痛、腹泻、黏液血便，虽然粪便检查分离致病菌阳性率低于 50%，但致病菌检查有助于诊断，同时抗生素治疗有良好疗效。内镜中炎症分布多不均匀，可见片状充血水肿、糜烂或溃疡，结肠黏膜隐窝结构通常正常，固有层以多形核细胞浸润为主。

（二）UC 和 CD 的鉴别

两者临床表现、内镜和组织学特征均明显不同，特别是裂沟、瘘管、穿透性炎症、肛门病变和非干酪样肉芽肿具有重要的鉴别诊断价值。对于 10% 难于诊断的结肠炎症，尚不符合 UC 和 CD 的诊断标准，临床诊断为未定型结肠炎（indeterminate colitis，IC），在随访过程中可能最终能诊断为 UC 和 CD。但仍有部分 IC 患者临床特点与 UC 和 CD 不同，且 ANCA 和 ASCA 检测阴性，使 IC 诊断更加困难，也可能代表 IBD 分型中未定义的亚型，有待进一步验证。

（三）其他需鉴别的疾病

其他需鉴别的疾病包括缺血性结肠炎、放射性结肠炎、药物性肠病、Meckel 憩室、嗜酸性细胞肠炎、淋巴瘤等。

六　治疗

治疗是通过阻断炎症反应和调节免疫功能进行的。在治疗前，首先对病情进行综合评估，包括病变累及范围、部位，病程的长短、疾病严重程度及患者的全身情况，根据病情给予个体

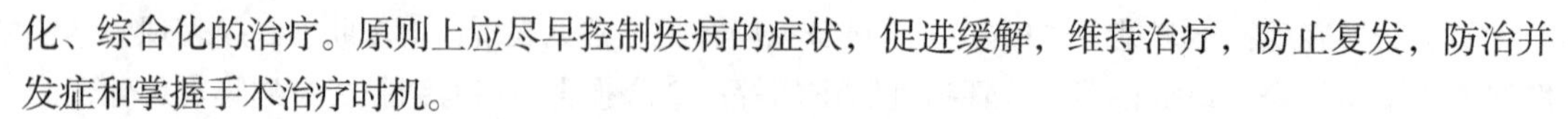

化、综合化的治疗。原则上应尽早控制疾病的症状，促进缓解，维持治疗，防止复发，防治并发症和掌握手术治疗时机。

（一）一般治疗

由于慢性疾病常伴有营养不良，一般主张给予高糖、高蛋白、低脂、低渣饮食，适当补充叶酸、维生素和微量元素，要素饮食适合家庭内营养，而全肠外营养适用于重症患者及有中毒性巨结肠、肠瘘、短肠综合征等并发症者。营养治疗有利于纠正营养不良，能控制疾病的活动性，延长疾病缓解时间。必要时予以输血。

（二）UC 治疗

氨基水杨酸类药和肾上腺皮质激素是目前控制本病最有效的药物。水杨酸偶氮磺胺吡啶（sulfasalazine，SASF）在结肠内由细菌分解为 5-氨基水杨酸（5-aminosalicylic acid，5-ASA）和磺胺。5-ASA 是治疗的有效成分，作用机制是通过对肠黏膜局部花生四烯酸代谢多个环节进行调节，抑制前列腺素、白三烯的合成，清除氧自由基，抑制免疫反应。

1．活动期治疗　轻度或中度 UC 选用柳氮磺胺吡啶（SASP）制剂 3～4g/d，或相当剂量 5-ASA 分次口服。对直肠和乙状结肠病变可用 SASP 栓剂 0.5～1.0g，每日 2 次，或 5-ASA 灌肠液 1～2g/d，或氢化可的松 100～200mg，或布地奈德（budesonide）2mg 保留灌肠，每晚 1 次。也可中药保留灌肠。中度 UC 对水杨酸类制剂反应不佳者，可加用糖皮质激素，如泼尼松 30～40mg/d。

重度 UC 由于病变范围较广，病情发展迅速，要密切观察，及时处理。口服或静脉予泼尼松或泼尼松龙 40～60mg/d，观察 7～10 天；若已使用糖皮质激素，可静脉滴注甲泼尼龙 48mg/d 或氢化可的松 300mg/d。激素治疗无效者，可考虑环孢素 2～4mg/（kg·d），静脉滴注 7～10 天，同时严格检测血药浓度。慎用解痉剂和止泻剂，避免诱发中毒性巨结肠。若发现中毒性结肠扩张，药物疗效不佳，全身症状越来越重，应行外科手术治疗。

2．缓解期治疗　除初发病例、轻症远段结肠炎患者症状缓解后，可停药观察外，所有患者均应维持治疗 3～5 年甚至更长时间。糖皮质激素无维持治疗的效果，症状缓解后减量，用氨基水杨酸 2～3g/d 接替激素治疗，硫唑嘌呤和 6-巯基嘌呤等用于氨基水杨酸不能维持或对激素依赖者，但用药后 3～6 个月才能显效。

3．手术治疗　有大出血、肠穿孔、中毒性巨结肠等内科治疗无效且伴有严重毒血症状者，应行紧急外科手术治疗。对长期依赖激素和硫唑嘌呤者，特别是发生不良反应者，采用全结肠切除术和回肠造瘘术。直肠回肠小袋吻合术，既切除全结肠，又保留了患者的肛门排便功能。

（三）CD 的治疗

常用药物与 UC 用药基本相仿，但是药物疗效差，疗程更长。免疫抑制剂、抗生素与生物治疗较普遍。

1．活动期治疗

（1）氨基水杨酸类药：SASP 仅对轻、中型活动型 CD 且病变局限于结肠者有一定疗效。5-ASA 控释剂对结肠和末端回肠有疗效。而小肠型 CD 需应用激素和 5-ASA 控释药物。在控制 CD 活动性和缓解期维持治疗时存在剂量效应，初始治疗剂量需足够，用法同 UC 的治疗。

（2）糖皮质激素：是治疗和诱导 CD 缓解作用最快、疗效较好的药物。常用剂量：泼尼松 0.5～0.75mg/（kg·d），严重病例可达 1mg/（kg·d），2 个月左右病情缓解，可在治疗初期即开始使用糖皮质激素。推荐使用布地奈德（budesonide），它是一种 16α-羟泼尼松龙，分子量大，在肠道局部浓度高，吸收后肝迅速代谢的激素类药物，仅 10% 的活性成分进入全身血液循环中，常用剂量为9mg/d，其对内源性激素的影响明显低于泼尼松40mg/d，2个月缓解率为43%～60%，缓解期维持剂量为3～6mg/d。

2. 缓解期治疗　药物治疗取得缓解后，可用5-ASA维持缓解；反复复发及病情严重者在使用激素诱导缓解后应加用AZA或6-MP维持缓解，不能耐受者改用小剂量MTX；使用英夫利昔诱导缓解者定期使用维持缓解，最好与其他免疫抑制剂一起使用，用药时间一般为3～5年甚至更长。

3. 手术治疗　CD患者若有完全性肠梗阻、瘘管与脓肿形成、急性穿孔、不能控制的大出血和癌变等并发症时可行手术治疗。手术切除病变肠段后，CD患者维持治疗十分重要，术后给予5-ASA 2～3g/d，1年后临床症状出现的复发率为18%～25%，低于对照组的41%～45%。AZA或6-MP在易于复发的高危患者中使用，预防用药推荐在术后2周开始，持续时间不少于2年。

自测题

一、名词解释

1. 绞窄性肠梗阻
2. 闭袢性肠梗阻
3. 肠扭转
4. 肠套叠

二、选择题

A_1/A_2 型题

1. 急性肠梗阻的治疗中，首要措施是（　　）
   A. 胃肠减压
   B. 纠正水、电解质及酸碱平衡失调
   C. 及时手术
   D. 输血
   E. 应用抗生素
2. 关于绞窄性肠梗阻临床表现的叙述错误的是（　　）
   A. 出现腹膜刺激征
   B. 持续剧痛无缓解
   C. 呕吐血性或棕褐色液体
   D. 肠鸣音消失
   E. X线显示膨胀突出的孤立肠袢随时间改变
3. 停止胃肠减压的指征是（　　）
   A. 术后24～48小时
   B. 引流量减少
   C. 腹胀减轻
   D. 体温正常
   E. 肛门排气排便
4. 婴儿肠套叠的三大典型症状是（　　）
   A. 腹痛、面色苍白、哭闹
   B. 腹痛、呕吐、血便
   C. 腹痛、肿物、血便
   D. 腹痛、呕吐、肿物
   E. 腹痛、肿物、哭闹
5. 患者，男性，25岁。饱食后劳动时突然发生腹部剧烈绞痛，继之休克，以往无腹痛史，最大可能是（　　）
   A. 肠套叠
   B. 急性肠系膜上动脉栓塞
   C. 小肠扭转
   D. 乙状结肠扭转
   E. 以上都不是
6. 机械性肠梗阻最特征的临床表现是（　　）
   A. 阵发性腹痛伴高调肠鸣音
   B. 恶心、呕吐
   C. 腹胀、腹式呼吸减弱
   D. 肛门停止排气排便
   E. 持续性腹痛、体温升高
7. 肠套叠肠切除术后5天，衰弱、呕吐、腹胀，腹膜刺激征（+），肠鸣音一度出现又消失，应考虑（　　）

A. 伤口感染　B. 伤口裂开
C. 肠粘连　D. 肠吻合口裂开
E. 肠套叠复发

8. 患者，男性，60岁。半年来经常便秘。3天前出现腹部持续疼痛，阵发性加剧，呕吐2次系胆汁性液体，约500ml。过去无类似发作史。查体：腹胀，BP 18/13kPa（135/97.5mmHg），T 37.5℃，右下腹稍压痛，腹软，未触及肿块，肠鸣音亢进，白细胞 9×10^9/L，其可能为（　）
A. 急性胃炎　B. 急性胆囊炎
C. 急性胰腺炎　D. 肠梗阻
E. 急性肠扭转

9. 诊断绞窄性肠梗阻最可靠的依据是（　）
A. 阵发性腹部绞痛
B. 有气过水声和金属音
C. X线检查小肠有多个阶梯状液平
D. 频繁呕吐，呕吐物为胃肠液
E. 腹肌紧张，有压痛和反跳痛

10. 属于绞窄性肠梗阻的是（　）
A. 粘连性肠梗阻
B. 肠蛔虫堵塞
C. 腹腔肿块压迫致肠梗阻
D. 肠扭转
E. 炎症性狭窄

三、简答题

1. 肠梗阻患者出现哪些情况均应考虑肠绞窄？
2. 肠梗阻患者疑为绞窄性肠梗阻，手术中如何判断肠管生机？如有可疑，如何处理？

（丁佩剑）

第29章 阑 尾 炎

第1节 急性阑尾炎

急性阑尾炎（acute appendicitis）是阑尾的急性化脓性感染，为外科最常见急腹症。本病以青壮年多见，20～30岁为发病高峰。部分患者因症状不典型，病情复杂，易误诊，引起严重并发症。

一 解剖生理概要

阑尾位于右髂窝部，是开口于盲肠末端的一条蚯蚓状狭细的盲管，根部是盲肠上三条结肠带的会合点，是术中寻找阑尾的标志。阑尾长2～20cm，一般为6～8cm，直径0.5～0.7cm，化脓时可增粗达1.0～2.0cm。其腹壁投影相当于麦氏（McBurney）点，即右髂前上棘至脐连线中外1/3交界处，是阑尾手术切口的标记点。阑尾尖端因移动可指向各个方位，较常见的指向有盲肠内侧位、下外侧位及后位（图29-1）；阑尾退化可缺如或蜿蜒过长，少数阑尾可部分或全部位于腹膜外，个别可随盲肠异位至右肋缘下、左上腹，甚至反位到左下腹。阑尾系膜由两层腹膜包绕构成，于小肠系膜下端呈三角形连接阑尾，因系膜短于阑尾本身，致使阑尾蜷曲。系膜的游离缘内有阑尾血管（动、静脉）、淋巴管、神经，行阑尾切除术时，应从系膜游离缘行血管结扎后再切断。阑尾的血运由阑尾动脉供给，阑尾动脉属肠系膜上动脉的回结肠动脉分支（图29-2），是一条无侧支的终末动脉，

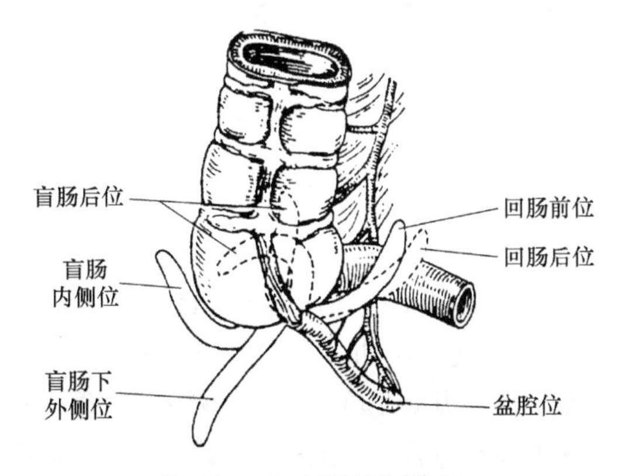

图29-1 阑尾的不同位置

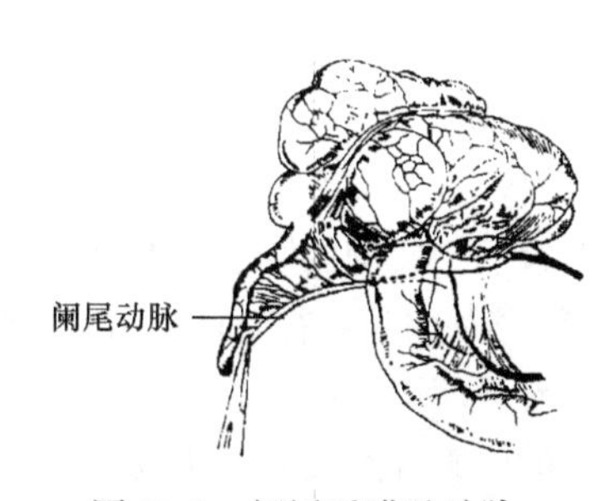

图29-2 阑尾系膜及动脉

易因血供障碍发生阑尾坏死。阑尾静脉经回结肠静脉和肠系膜上静脉回流入门静脉，阑尾炎症可导致门静脉炎和细菌性肝脓肿。阑尾的神经支配是经腹腔丛导入的交感神经纤维和内脏小神经，其传入的脊髓节段在第10、11胸节，在阑尾炎症初始，患者常有脐周及上腹部疼痛。

（一）病因

阑尾炎是由革兰氏染色阴性杆菌和厌氧类杆菌所致的混合性化脓性感染。其发病除全身抵抗力下降外，主要与下列因素有关。

1. 解剖因素　阑尾位置最低，在盲肠末端，管腔细窄、蜷曲，开口狭小，为盲管，这是人类阑尾解剖结构的特点，这种先天的不足，极易造成阑尾腔阻塞，最常见的是粪石进入阑尾腔而不易排出，这约占阻塞因素的35%；其他见于食物残渣、异物、蛔虫、虫卵进入或肿瘤压迫，最终结果都是导致阑尾腔阻塞，分泌液积聚，压力增高，血运障碍，引发炎症。据统计在坏疽性和穿孔性阑尾炎中，约有70%病例发现有阑尾腔阻塞因素的存在。

2. 细菌入侵　阑尾腔阻塞和炎症，致黏膜损伤，使细菌大量侵入，生长繁殖，释放毒素而加重感染。细菌可由阑尾腔直接侵入阑尾壁，也可经血运抵达阑尾。另外炎症致阑尾壁内淋巴滤泡明显增生，从而导致阑尾腔阻塞，这种情况约占阑尾腔阻塞因素的60%。

3. 胃肠道疾病影响　如急性肠炎、炎性肠病、血吸虫病等，直接延至阑尾，或胃肠功能失调，通过内脏神经反射引起阑尾壁肌肉和血管痉挛，致血供障碍，黏膜受损，细菌入侵而致炎症发生。

（二）病理类型

根据病理改变，急性阑尾炎可分为4种病理类型。

1. 单纯性阑尾炎　是早期局限于阑尾黏膜及黏膜下层的炎性病变。阑尾轻度肿胀，表面充血，浆膜失去光泽，附有少量纤维素性渗出物，腔内有少量渗液。阑尾壁有中性粒细胞浸润，黏膜出现小溃疡和出血点。临床症状和体征均较轻。

2. 化脓性阑尾炎　是深达阑尾肌层和浆膜层的炎性病变。阑尾明显肿胀、充血，表面覆盖脓性分泌物，阑尾黏膜溃疡加大，管壁形成多发小脓肿，腔内有大量积脓。阑尾周围可有大网膜、肠管粘连和稀薄脓液，形成局限性腹膜炎。临床症状和体征均较重。

3. 坏疽性及穿孔性阑尾炎　炎症进一步加剧，使阑尾壁坏死或部分坏死。阑尾呈暗紫色或黑色，当积脓过多时易穿孔，如未被包裹，可引起弥漫性腹膜炎。本型属重型阑尾炎，在儿童和老年人多见。

4. 阑尾周围脓肿　急性阑尾炎化脓、坏疽或穿孔，如果此过程较慢，阑尾可被大网膜和周围肠管包裹粘连，形成右下腹炎性肿块或阑尾周围脓肿。

以上4种过程是阑尾炎症发展的不同阶段。抵抗力强时，炎症则可消退、吸收或局限；当机体抵抗力弱时，炎症将加重、扩散。

（三）临床表现

1. 症状

（1）腹痛：典型的腹痛多起始于上腹部，逐渐向脐周和右下腹转移，最后经数小时（6～8小时）转移并固定在右下腹，70%～80%的患者具有这种典型的转移性右下腹痛特点，亦有部分病例和慢性阑尾炎患者一开始即出现右下腹痛。腹痛开始呈阵发性，是阑尾腔阻塞、扩张和收缩引起的内脏神经反射痛所致，然后逐渐加重并呈持续性，是炎症侵及浆膜，局部壁腹膜受到刺激引起的体神经定位痛。不同位置的阑尾炎，腹痛部位可不同，如盲肠后位者可出现在右腰部；盆腔位者在耻骨上区；肝下位者在右上腹部；罕见的左下腹阑尾炎可在左下腹部。不同病理类型阑尾炎腹痛不同，单纯性阑尾炎呈轻度隐痛，化脓性、坏疽性阑尾炎呈阵发性胀痛和持续性剧痛；一旦腹痛突减，常为阑尾穿孔、腔内压力骤减的结果，但当腹膜炎出现后腹痛又会持续加剧。

（2）胃肠道症状：早期常有食欲减退、恶心、呕吐，有的有便秘、腹泻、排便里急后重和尿频、尿痛症状。继发腹膜炎时还可出现腹胀等麻痹性肠梗阻症状。

（3）全身症状：早期有头痛、乏力等，炎症重时可出现心率增快、畏寒、发热、口干、出汗等全身感染中毒症状。单纯性阑尾炎体温轻度升高，一般不超过38℃；如有明显发热和全身中毒症状，常提示阑尾有化脓、坏疽；阑尾穿孔形成腹膜炎时可有畏寒、高热（达39～40℃），并发弥漫性腹膜炎时，可同时出现血容量不足及脓毒症表现，甚至合并其他脏器功能障碍。如发生门静脉炎还可有寒战、高热和轻度黄疸。

2．体征

（1）右下腹压痛：右下腹固定的压痛点是诊断阑尾炎最重要的体征，压痛点通常在麦氏点，可随阑尾位置变异而改变。当炎症扩散到阑尾周围时，压痛范围也扩大，而压痛点仍以阑尾部位最为明显。

（2）腹膜刺激征：早期或单纯性阑尾炎以及小儿、老人、孕妇和肥胖、盲肠后位或盆位阑尾炎时腹膜刺激征可不明显。当阑尾化脓、坏疽或穿孔时，可因壁腹膜受炎症刺激出现腹肌紧张、压痛、反跳痛，肠鸣音减弱或消失。腹膜刺激征随炎症扩散而不断扩大，但仍以右下腹阑尾部位最明显。

（3）右下腹包块：右下腹外观饱满，能扪及一压痛性、边界不清、位置较为固定的包块，应考虑阑尾周围脓肿。但同时应注意与回盲部肿瘤相鉴别。

（4）可作为辅助诊断的其他体征

1）结肠充气试验（Rovsing征）：仰卧位，先用右手压迫左下腹降结肠，再以左手挤压或冲击近侧结肠，使结肠内气体逆行传导至盲肠和阑尾，引起右下腹痛者为阳性，表明阑尾有炎症。

2）腰大肌试验（psoas征）：左侧卧位，将右大腿向后过伸，引起右下腹痛者为阳性。表明阑尾位置深，在盲肠后位或腹膜后位靠近腰大肌前方。

3）闭孔内肌试验（obturator征）：仰卧位，使右髋、右膝关节屈曲、内旋，诱发右下腹痛者为阳性，表明阑尾位置较低，靠近闭孔内肌。

4）直肠指检：盆位阑尾炎，直肠右前方有触痛；应与盆腔脓肿和阑尾穿孔相鉴别，前者可触及有波动感的痛性包块；后者直肠前壁有广泛压痛。

3．实验室检查　白细胞总数及中性粒细胞增高，当白细胞计数升高至（10～20）$\times 10^9$/L时，可发生核左移。单纯性阑尾炎或老年患者白细胞可无明显升高，如白细胞计数在18×10^9/L、中性粒细胞在0.9以上，应考虑阑尾有化脓、坏疽可能。尿常规检查如有少数红细胞和白细胞，有发炎的阑尾靠近输尿管或膀胱的可能。

4．影像学检查　彩超检查可发现阑尾肿大征象和阑尾腔内有低回声影像等，还可显示阑尾肿瘤、输尿管结石、卵巢囊肿、异位妊娠及肠系膜淋巴结肿大等，有助于急性阑尾炎的诊断和鉴别诊断。必要时可做腹部平片及螺旋CT或MRI检查。

5．诊断性腹腔穿刺　超声指引下的腹腔穿刺，适用于阑尾脓肿或穿孔性腹膜炎患者，亦适用于其他急腹症鉴别。

6. 其他 腹腔镜、后穹隆镜等也有助于诊断与鉴别诊断，腹腔镜还可以直接行阑尾切除术。

（四）诊断和鉴别诊断

根据转移性右下腹痛、右下腹固定的压痛点、体温及白细胞计数升高，多数急性阑尾炎可确诊。诊断特别困难时，可考虑选用彩超检查及其他影像学检查，甚至有的需行腹腔镜或剖腹探查术才能鉴别清楚。

急性阑尾炎常与下列疾病相鉴别。

1. 妇科疾病

（1）急性输卵管炎和急性盆腔炎：下腹痛逐渐发生并伴腰痛，无转移性右下腹痛，疼痛位置偏低，双侧下腹部均有压痛、脓性白带，阴道穹后部穿刺有脓液，直肠指检有对称性压痛，盆腔彩超有助于鉴别诊断。

（2）右侧输卵管妊娠破裂：近期有停经和不规则阴道出血史，可突然出现剧烈下腹痛，伴腹内出血体征甚至失血性休克症状，检查时如有宫颈举痛、附件肿块，腹腔或阴道穹后部穿刺抽到不凝固血液，尿妊娠试验阳性均有助于诊断。

（3）卵巢囊肿蒂扭转：突发腹部绞痛，下腹部可触及压痛性的肿块，妇科检查时，肿块与子宫相连，宫颈触痛明显。彩超检查为囊性肿块。

（4）卵巢滤泡或黄体囊肿破裂：临床表现与右侧输卵管妊娠破裂相似，但病情较轻。卵巢滤泡破裂多见于未婚青年月经后12～14天；黄体破裂则多见于已婚妇女月经后18～20天，尤多见于妊娠早期，可突发腹痛，再逐渐减轻，同时有急性失血表现，腹腔穿刺可抽到新鲜血液。

2. 内科疾病

（1）右下叶肺炎、胸膜炎：可出现反射性右下腹痛。常有上呼吸道感染史及胸痛、咳嗽、呼吸急促等呼吸系统症状，体温早期即明显升高，胸部听诊可闻及啰音、摩擦音、呼吸音减弱等，胸部X线可协助鉴别。

（2）急性胃肠炎：有不洁饮食史及腹痛、腹泻、恶心、呕吐、消化不良等症状。腹痛常为阵发性绞痛，便后减轻，压痛区不固定，无腹膜刺激征，大便检查有不消化食物残渣、脓细胞等。

（3）急性肠系膜淋巴结炎：多见于儿童。常有上呼吸道感染史，先发热后右下腹痛，不伴恶心、呕吐，腹部压痛部位偏内侧，范围大而不固定，可随体位变动，无明显肌紧张及反跳痛。彩超检查可有助于鉴别。

（4）Crohn病：多见于青壮年，起病隐袭，少数起病急，酷似急性阑尾炎或急性肠梗阻，多有腹泻、腹痛、低热和体重减轻四大表现。腹痛和腹泻常于进餐后加重，排便后暂时缓解；腹痛常呈痉挛性，位于右下腹或脐周，可有腹内包块及肠梗阻、营养不良表现。X线钡餐检查和纤维结肠镜有助于鉴别诊断。

3. 外科疾病

（1）胃十二指肠溃疡急性穿孔：多数有溃疡病史，发病急，腹部呈刀割样剧痛，有时出现休克症状。腹痛部位主要位于上腹或右上腹，伴有重度腹膜刺激征，可呈板状腹，肝浊音界消失，立位X线检查大多膈下有游离气体。腹腔穿刺有助于明确诊断。

（2）急性胆囊炎、胆石症：发病与进油腻饮食密切相关，无转移性右下腹痛，以右上腹痛明显伴右肩背部放射痛，可持续性腹痛伴阵发加剧，右上腹压痛、反跳痛、肌紧张，有时可扪

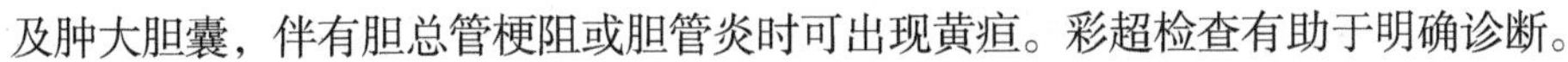

及肿大胆囊，伴有胆总管梗阻或胆管炎时可出现黄疸。彩超检查有助于明确诊断。

（3）右侧输尿管结石：右下腹阵发性绞痛，并向会阴及右腰部放射，右侧腰部及沿输尿管走行区有压痛，尿中有红细胞。腹部泌尿系彩超、X线平片或者CT可见结石影。

（4）先天性回肠憩室炎（Meckel憩室炎）或穿孔：当憩室发炎时与急性阑尾炎临床表现极为相似，憩室穿孔很难与阑尾急性穿孔相鉴别，故在拟行阑尾切除术时，如发现阑尾无肿胀、充血等炎症征象，则应检查末段100cm回肠是否有Meckel憩室存在，以免漏诊。

（5）盲肠癌：阑尾穿孔形成阑尾周围脓肿者，有时与盲肠癌难以鉴别，故对中老年患者尤应提高警惕，应根据病情多做相关影像检查，以免误诊。

除上述疾病以外还要注意与急性坏死性肠炎、肠伤寒穿孔、肠结核、肠套叠等疾病进行鉴别。

（五）治疗

早期阑尾炎一经确诊应首选行阑尾切除术，因早期手术既安全、简单，又可减少并发症的发生。如超过72小时，病变阑尾及盲肠组织变脆，加之与大网膜、肠管粘连严重，手术切除难度较大且并发症多，如炎症已趋局限最好先行非手术治疗，择期再行阑尾切除术。

1. 非手术治疗

（1）适应证：①急性单纯性阑尾炎，伴严重器质性疾病并有手术禁忌证者；②急性阑尾炎发病超过72小时，已形成阑尾周围脓肿并有局限趋势者；③急性阑尾炎早期患者不愿意手术或不具备手术条件者。

（2）治疗措施：①禁食或进流质饮食。②静脉补液。③全身应用抗生素。抗生素选用针对革兰氏阴性杆菌和厌氧类杆菌为主的抗生素，如庆大霉素、氨苄西林、甲硝唑等，可根据病情单独应用或联合应用。目前常采用头孢菌素或其他新型β-内酰胺类抗生素与甲硝唑联用。④中药。治疗原则主要是通里攻下、清热解毒、行气活血。临床上可选用复方大黄牡丹皮汤（大黄、丹皮、桃仁、冬瓜子、芒硝）为主方，再据气滞、血瘀、热毒等症状辨证加减。急性单纯性阑尾炎可用阑尾化瘀汤（金银花、川楝子、延胡索、牡丹皮、桃仁、木香、大黄），每日1剂，分2次服。急性化脓性阑尾炎可用阑尾清化汤（金银花、蒲公英、川楝子、赤芍药、牡丹皮、桃仁、大黄），每日1～2剂，分3～4次服。据临床观察和实验研究证明，金黄散（水调）局部外敷，对于炎症的消退、脓肿的吸收等具有良好作用。⑤针灸。适用于单纯性或轻型化脓性阑尾炎。常用穴位为足三里或阑尾穴、天枢及阿是穴，强或中等刺激，留针20～30分钟，每4～6小时1次，痛甚加合谷，呕吐加内关、中脘，腹胀加大肠俞、次髎，发热加曲池。

（3）如为急性化脓性阑尾炎，经非手术治疗炎症消退，3个月后可择期行阑尾切除，以防复发。

2. 手术治疗　急性阑尾炎诊断明确者，尽早于24小时内行阑尾切除术（开腹阑尾切除术或腹腔镜阑尾切除术）。并发弥漫性腹膜炎在切除阑尾的同时尽量吸除脓液，去除脓性纤维组织，再用大量盐水冲洗腹腔，放置引流。如形成脓肿无法切除阑尾，则行阑尾周围脓肿引流术。急性阑尾炎形成炎性肿块经非手术治疗好转及阑尾脓肿行引流术后，一般须待3～6个月后择期切除阑尾。腹腔镜阑尾切除术（laparoscopic appendectomy）一般用于单纯性阑尾炎、择期性阑尾炎，对阑尾炎诊断不肯定者，尤其是女性患者，还可协助诊断，但有下腹部手术史者则不适用。切下的阑尾术后均应做病理学常规检查。

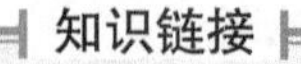

知识链接

阑尾切除术的技术要点

①麻醉：一般采用硬脊膜外麻醉，也可采用局部麻醉。②切口：右下腹麦氏点切口最常用，当急性阑尾炎诊断不明确或弥漫性腹膜炎疑为阑尾穿孔所致时，可采用右下腹经腹直肌切口。切开皮肤、皮下组织，腹外斜肌腱膜，分离肌层及腹膜外组织，小切口切开进入腹腔。③寻找阑尾：扩大腹膜切口，部分阑尾就在切口下，容易暴露。一般都是沿三条结肠带向盲肠顶端寻找，即可找到阑尾。另一种方法是沿末端回肠追踪盲肠，找到阑尾根部。如仍未找到阑尾，应考虑盲肠后位阑尾，可切开盲肠外侧腹膜寻找。④处理阑尾系膜：找到阑尾后，尽量将其置于切口中部或提出切口以外。如系膜菲薄，可于阑尾根部结扎切断，若阑尾系膜肥厚或水肿明显，应分次钳夹、切断或缝扎。要求阑尾系膜结扎要牢靠。⑤处理阑尾根部：再距阑尾根部约 0.5cm 处结扎并切断阑尾，残端碘伏消毒后荷包缝合，包埋于盲肠壁内。⑥近年来也有学者主张阑尾根部单纯结扎，不作荷包埋入缝合。

（六）并发症及其处理

1．急性阑尾炎的并发症

（1）腹腔脓肿：阑尾炎治疗不及时可产生腹腔脓肿。最常见的是阑尾周围脓肿，其次见于盆腔、膈下或肠间隙等处。临床表现为腹胀、压痛性包块和全身感染中毒症状，严重者可出现麻痹性肠梗阻。彩超和 CT 扫描可查到其部位及大小。一经确诊即应在超声引导下行穿刺抽脓置管引流术或切开引流术，术中仔细分离粘连，勿损伤肠管。也可选择应用中药治疗阑尾周围脓肿。治愈 3 个月后行择期手术切除阑尾。

（2）内外瘘形成：阑尾周围脓肿可向小肠或大肠内溃破，亦可向膀胱、阴道或腹壁溃破，形成内瘘或外瘘，此时瘘管可见脓液排出。想要了解瘘管走行可行 X 线钡剂检查或者经外瘘置管造影，一旦明确诊断应立即手术治疗。

（3）化脓性门静脉炎（pylephlebitis）：是阑尾炎最严重的并发症，因为阑尾静脉可沿肠系膜上静脉直达门静脉，故急性阑尾炎时有的感染性血栓可导致化脓性门静脉炎症。临床上常有高热、寒战、剑突下压痛、肝大、轻度黄疸等表现。虽属少见，一旦发生易并发感染性休克和脓毒症，如治疗不及时可发展为细菌性肝脓肿。治疗上应及时切除阑尾并大剂量使用抗生素治疗。

2．阑尾切除术后并发症

（1）切口感染：是阑尾炎术后最常见的并发症。表现为术后 2～3 天患者体温升高，伤口跳痛或胀痛，切口感染处红肿、压痛等。造成原因为手术切口污染，存留血肿或异物等。预防：应注意术中切口加强保护、清洗切口、止血彻底和消灭无效、及时更换污染的手术器械等。治疗：抽出脓液，拆除相应的缝线，扩大切口，排除线头等异物，放置引流，定期换药等。

（2）出血：多由阑尾系膜上血管切断后缝线结扎不牢固所致。主要表现为腹痛和腹胀、失血性休克等。关键在预防，打结确切牢固，结扎处距切断处要留有一定距离，必要时采取缝扎等措施。一旦发生，应边输液、输血，边开腹寻找到出血部位重新结扎止血。

（3）粘连性肠梗阻：由于腹腔污染严重或肠管浆膜损伤严重等所致。先按非手术疗法治疗，无效时考虑行粘连松解术，解除梗阻。

（4）阑尾残株炎：术后阑尾残株出现感染，仍可出现阑尾炎的表现。常见原因为阑尾残端保留过长，超过1cm或者粪石残留，也偶见术中未能切除或部分切除病变阑尾，而将其遗留或部分遗留，术后炎症再次复发。可行彩超或钡剂灌肠透视检查以明确诊断。症状较重者应再次手术切除阑尾残株。

（5）粪瘘：少见。产生原因常见于残端组织结扎线脱落、盲肠壁损伤，盲肠原有结核、肿瘤等疾病，也可见于引流管压迫盲肠壁引起的坏死。治疗：一般非手术疗法可闭合治愈；经久不愈时，可行瘘管的活组织检查，并行X线瘘管造影，以明确诊断，并依据诊断再做进一步处理。

第2节　慢性阑尾炎

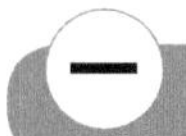

一 病因和病理

慢性阑尾炎（chronic appendicitis）多由于急性阑尾炎治疗不彻底转变而来，少数是一开始发病就是慢性过程。主要病变是慢性炎症细胞浸润和阑尾壁纤维组织增生。因管壁增厚，管腔狭窄、弯曲或闭塞，导致阑尾腔梗阻；另外阑尾腔内粪石、异物、虫卵等也可引起阑尾腔梗阻，致阑尾排空困难，压迫阑尾壁内神经产生疼痛症状，阑尾壁压力增高致血供障碍，阑尾出现充血、肿胀、渗出甚至缺血、坏死、穿孔。

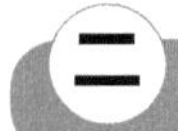

二 临床表现和诊断

患者常有急性阑尾炎发作史，症状可不典型，在剧烈活动或饮食不节诱发下，可出现阑尾炎急性发作，有不规则右下腹隐痛或消化不良症状。重要的体征是右下腹固定而局限性压痛，一般非急性发作时无肌紧张和反跳痛。左侧卧位有时还可触及条索状阑尾包块。

X线吞钡检查既可检查阑尾，也可排除小肠憩室，而钡灌肠检查可观察：阑尾不显影，阑尾腔充盈缺损或变细、中断，钡剂排出缓慢、阑尾充盈正常但排空时间延迟至48小时以上，充盈的阑尾位置有压痛或不易移动等。彩色多普勒超声可发现阑尾有异常回声，并有阑尾增粗增大，内有积液或粪石不同回声，有的可有盆腔积液。纤维结肠镜检可直接观察阑尾开口及周围黏膜的变化和活检，对鉴别诊断也有很大帮助，但一般很少采用。

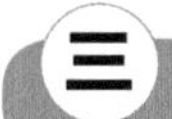

三 治疗

诊断明确后需行阑尾切除术，并做病理检查。当术中发现病变与诊断不符时，应探查附近脏器有无病变，以明确诊断。

第3节　特殊类型阑尾炎

一般的成人阑尾炎诊断上多无太大困难，早期疗效也满意，但遇到老年人、婴幼儿、妊娠的妇女诊治起来就比较麻烦，应予以重视。

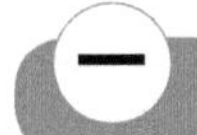

一 新生儿急性阑尾炎

新生儿急性阑尾炎少见，因发病后无法提供病史，早期又无特殊临床表现，故极易误诊或漏诊，穿孔率极高，可高达80%，死亡率也高。临床表现早期可有厌食、恶心、呕吐、腹泻、脱水等症状，发热和白细胞增高均不明显，应仔细耐心检查右下腹部压痛和腹胀等体征，力争早确诊，及早行阑尾切除术。但新生儿麻醉是一难点，易出现呼吸、心搏骤停，应慎重。

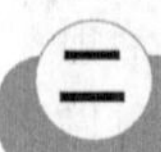

二 小儿急性阑尾炎

小儿不能明确提供病史、不能配合查体，大网膜发育不全，不能对炎症实行有效的包裹和局限，临床症状不典型，一旦发病，进展迅速，病情变重，阑尾穿孔率高且发生早。早期可有高热、呕吐甚至腹泻等，右下腹体征不明显，但有压痛和肌紧张，需在耐心取得患儿合作的情况下对比左、右下腹，观察患儿对检查的反应可做出正确判断。治疗原则是一旦确诊应尽早行阑尾切除术，并应用广谱抗生素。

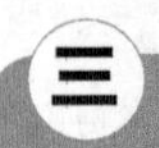

三 妊娠期急性阑尾炎

妊娠早期急性阑尾炎，一般为防止流产及妊娠后期阑尾炎复发造成处理不便，应尽早手术治疗。为防胎儿畸形，应慎重选用抗生素。妊娠中、晚期急性阑尾炎（约占80%），一方面增大的妊娠子宫将盲肠和阑尾推向右上腹，使压痛部位也随之升高，腹壁被抬高，发炎的阑尾无法刺激到壁腹膜，使腹膜刺激征不明显，造成诊断困难；另一方面大网膜也被增大的子宫推移，难以包裹发炎的阑尾，致使炎症易于扩散，形成弥漫性腹膜炎，从而导致流产或早产，威胁母子生命安全，故一旦确诊应及早行阑尾切除术。围手术期可加用黄体酮，手术切口应偏高，操作要轻柔，术中尽量减少对子宫的刺激，避免腹腔引流，术后使用广谱抗生素。临产期并发阑尾穿孔，应经腹行剖宫产术，同时切除阑尾。

四 老年人急性阑尾炎

随着人口老龄化，老年人急性阑尾炎的发病率也在迅速升高。老年人反应迟钝，对痛觉不敏感，腹肌薄弱，防御功能差，体温和白细胞升高可均不明显，常无转移性右下腹痛特点出现而发病，故自我感觉症状轻而实际上体征已很严重（即“症征不符”），常因就诊晚，易误诊而耽误治疗，同时阑尾壁薄，加之动脉硬化，阑尾动脉也发生改变，出现阑尾缺血坏死，一旦积脓最易穿孔（约30%就诊时阑尾已穿孔），穿孔后炎症又因大网膜萎缩而不易局限并发弥漫性腹膜炎，病情很快加重，再加上原有的老年病，使病情进一步复杂化。所以老年人急性阑尾炎一旦诊断明确应立即手术切除阑尾，高龄不是手术禁忌证。围手术期要注意处理好老年人伴发的心脑血管病、糖尿病、肾功能不全等疾病。

五 艾滋病患者阑尾炎

症状主要以腹痛为主，以后局限在右下腹，50%以下同时有恶心与呕吐，全部有低热。体征为右下腹压痛、肌紧张和反跳痛。其白细胞不高，易延误诊治。彩超或CT检查有助于诊断。主要的治疗方法是阑尾切除术，应早诊断早手术，以免穿孔（其穿孔率约占40%）。AIDS和HIV感染者并非是阑尾切除的手术禁忌证。术后应用高效广谱抗生素。

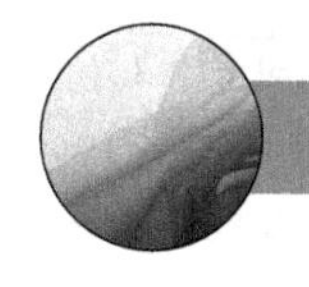

自 测 题

一、名词解释

1. Rovsing 征
2. 腰大肌试验

二、选择题

A_1/A_2 型题

1. 急性阑尾炎易发生阑尾坏死、穿孔的主要原因是（　　）
   A. 阑尾开口较小
   B. 阑尾系膜短，易屈曲扭转
   C. 阑尾淋巴丰富
   D. 阑尾蠕动较缓而弱
   E. 阑尾动脉系终末支，易致血运障碍
2. 诊断急性阑尾炎最有价值的体征为（　　）
   A. 右下腹有肌紧张
   B. 右下腹有反跳痛
   C. 右下腹有明显固定压痛点
   D. 阑尾穴有压痛
   E. 结肠充气试验阳性
3. 关于老年人急性阑尾炎的特点，下述错误的是（　　）
   A. 自觉症状轻微
   B. 腹部体征不严重
   C. 白细胞计数升高不明显
   D. 腹膜炎不易被局限
   E. 易行保守治疗
4. 急性阑尾炎的典型临床表现包括（　　）
   A. 腹泻、发热、右下腹痛
   B. 突发右下腹绞痛、板状腹、右下腹压痛
   C. 右下腹绞痛，向会阴部放射，恶心、呕吐
   D. 突发腹痛，恶心、呕吐，右下腹压痛、反跳痛
   E. 转移性右下腹痛，恶心、呕吐，右下腹压痛
5. 腰大肌试验是指（　　）
   A. 平卧、右腿前伸
   B. 患者取左侧卧位、右腿前伸
   C. 患者取右侧卧位、左腿前伸
   D. 患者取右侧卧位、左腿后伸
   E. 患者取左侧卧位、右腿后伸
6. 关于妊娠期急性阑尾炎，下述错误的是（　　）
   A. 腹部压痛部位上移
   B. 腹部压痛、反跳痛、肌紧张不明显
   C. 腹膜炎不易被局限
   D. 围手术期应加用黄体酮
   E. 妊娠后期应以保守治疗为主
7. 急性阑尾炎术后最常见的并发症是（　　）
   A. 出血
   B. 切口感染
   C. 粘连性肠梗阻
   D. 阑尾残株炎
   E. 粪瘘
8. 急性阑尾炎发病已4天，腹痛稍减轻，但仍发热，右下腹可触及压痛的肿块，应（　　）
   A. 立即手术切除阑尾
   B. 立即手术切除肿块
   C. 立即手术腹腔引流
   D. 暂不手术，用广谱抗生素治疗
   E. 用广谱抗生素治疗，不需要手术
9. 患者，女性，25岁，妊娠5个月。因转移性右下腹痛2小时就诊。诊断为急性阑尾炎。不宜采用的治疗措施是（　　）
   A. 行阑尾切除术
   B. 围手术期加用黄体酮
   C. 手术切口应偏低
   D. 尽量不用腹腔引流
   E. 可应用广谱抗生素
10. 患者，女性，20岁。转移性右下腹痛30小时，伴呕吐、发热，体温38.5℃，下腹部有压痛，右侧为重，并有反跳痛、肌紧

张，腹腔穿刺液应为（　　）

A. 黄色透明液体

B. 带臭味脓性液

C. 黄色浑浊无臭味

D. 浅红色水样液体

E. 暗红色血样液

三、简答题

1. 试述急性阑尾炎的临床表现及治疗措施。
2. 小儿急性阑尾炎的临床特点是什么？
3. 急性阑尾炎常见的并发症有哪些？

（赵　军）

第30章　结直肠与肛管疾病

第1节　概　　述

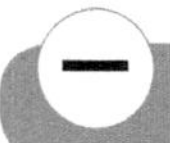

一　结、直肠与肛管解剖

（一）结肠

结肠包括升结肠、横结肠、降结肠和乙状结肠，下端与直肠相接。结肠在盲肠的直径约为6cm，以后逐渐变细，到乙状结肠的终部时直径为2～3cm。成人结肠全长平均约150cm（120～200cm）。结肠有3个解剖标志，即结肠袋、肠脂垂和结肠带。盲肠以回盲瓣为界与末端回肠相连接。回盲瓣具有括约功能，由于它的存在，结肠梗阻易发展为闭袢性肠梗阻。此外，残留回盲瓣的短肠综合征较已切除回盲瓣的相同长度的短肠综合征的预后相对较好。盲肠是大肠的起端，它的长度和宽度相仿，各约6.0cm，是大肠的最宽部分，它的肠壁最薄，有脏腹膜包绕，但无系膜，因而经常呈半游离状态，位于右髂窝内，但也可能高达肝下或低达盆腔内。升结肠与横结肠延续段称为结肠肝曲，横结肠与降结肠延续段称为结肠脾曲，肝曲和脾曲是结肠相对固定的部位。升结肠和降结肠为腹膜间位器官，前面及两侧有腹膜遮盖，后面以疏松结缔组织与腹后壁相贴，故其后壁穿孔时可引起严重的腹膜后感染。横结肠和乙状结肠为腹膜内位器官，完全为腹膜包裹，是结肠中活动度较大的部分，乙状结肠若系膜过长则易发生扭转。结肠的肠壁分为浆膜层、肌层、黏膜下层和黏膜层。

（二）直肠

直肠长度为12～15cm，直肠位于盆腔的后部，上端在第3骶椎平面与乙状结肠相接，下端在齿状线处与肛管相连。上部直肠与结肠粗细相同，下部扩大成直肠壶腹，是暂存粪便的部位。直肠分为上段直肠和下段直肠，以腹膜返折为界。直肠上1/3前面和两侧有腹膜覆盖，中1/3段前面有腹膜，然后腹膜向前反折覆盖于膀胱或子宫上，形成直肠膀胱陷凹或直肠子宫陷凹。如该陷凹有炎性液体或腹腔肿瘤盆底种植转移时，直肠指检可以帮助诊断；如有盆腔脓肿可穿刺或切开直肠前壁进行引流。下段直肠全部位于腹膜外。男性直肠下段的前方借直肠膀胱隔与膀胱底、前列腺、精囊腺、输精管壶腹及输尿管盆段相邻。女性直肠下段借直肠阴道隔与阴道后壁相邻。直肠后方是骶、尾骨和梨状肌。直肠的肌层与结肠相同。直肠环肌在直肠下端增厚而成为肛管内括约肌，属不随意肌，受自主神经支配，可协助排便，无括约肛门的功能。直肠纵肌下端与肛提肌和内、外括约肌相连。

直肠黏膜紧贴肠壁，内镜下与结肠黏膜易于区别，看不到结肠黏膜所形成的螺旋形皱襞，但在直肠壶腹部有上、中、下3条半月形的直肠横襞，内含环肌纤维，称为直肠瓣。直肠下端由于与口径较小且呈闭缩状态的肛管相接，直肠黏膜呈现8～10个隆起的纵行皱襞，称为肛柱。相邻两个肛柱基底之间有半月形皱襞，称为肛瓣。肛瓣与肛柱之间的黏膜形成口向上、底在下的袋状小窝，称为肛窦，深3～5mm，窦口向上，肛门腺开口于此。肛管与肛柱连接的部位，有三角形的乳头状隆起，称为肛乳头。肛瓣边缘和肛柱下端共同在直肠和肛管交界处形成锯齿状的环行线，称为齿状线，为直肠与肛管的分界线。

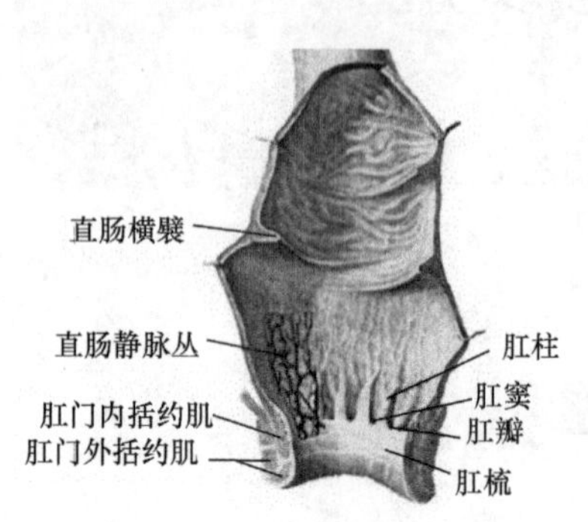

图 30-1　直肠内面观

直肠系膜指的是在中下段直肠的后方和两侧包裹着直肠的、形成半圈1.5～2.0cm厚的结缔组织，内含动脉、静脉、淋巴组织及大量脂肪组织，上自第3骶椎前方，下达盆膈。

肛垫位于直肠、肛管结合处，亦称直肠肛管移行区（痔区）。该区为一环状、约1.5cm宽的海绵状组织带，富含血管、结缔组织及与平滑肌纤维相混合的纤维肌性组织（Treitz肌）。Treitz肌呈网络状结构缠绕直肠静脉丛，构成一个支持性框架，将肛垫固定于内括约肌上。肛垫似一胶垫协助括约肌封闭肛门（图30-1）。

（三）肛管

肛管是消化道的末端，肛管上自齿状线，下至肛门缘，长1.5～2cm。肛管内上部为移行上皮，下部为角化的复层扁平上皮。肛管为肛管内、外括约肌所环绕，平时呈环状收缩封闭肛门。

齿状线是直肠和肛管的分界线，该分界线的上、下表层组织、神经、血管、淋巴液回流等都截然不同，为局部的症状、诊断、治疗提供了鉴别和处理的科学依据。其重要性有以下几方面：①神经分布不同，对疼痛反应不同，齿状线上内痔冷冻、结扎、注射治疗都不会疼痛，齿状线下肛裂、感染、血栓外痔等，均可产生剧烈疼痛。②齿状线以上由直肠上、下动脉供应，齿状线以下由肛管动脉供应。③齿状线以上的直肠上静脉丛通过直肠上静脉回流至门静脉；齿状线以下的直肠下静脉丛通过肛管静脉回流至腔静脉。④齿状线以上的淋巴引流主要入腹主动脉旁或髂内淋巴结；齿状线以下的淋巴引流主要入腹股沟淋巴结及髂外淋巴结。⑤排便中作用，当粪便下行达齿状线时，产生便意感。一旦遭到破坏，将影响排便感，容易使粪便积滞于直肠内。

白线位于齿状线与肛缘之间，是内括约肌下缘与外括约肌皮下部的交界处，外观不甚明显，直肠指检时可触到一浅沟，所以亦称括约肌间沟。

（四）直肠肛管肌

肛管内括约肌为肠壁环肌增厚而成，属不随意肌。肛管外括约肌是围绕肛管的环行横纹肌，属随意肌，分为皮下部、浅部和深部。皮下部位于肛管下端的皮下，肛管内括约肌的下方；浅部位于皮下部的外侧深层，而深部又位于浅部的深面，它们之间有纤维束分隔。肛管外括约肌组成3个肌环：深部为上环，与耻骨直肠肌合并，附着于耻骨联合，收缩时将肛管向上提举；外括约肌浅部肌环为中环，附着于尾骨，收缩时向后牵拉；皮下部为下环，与肛门前皮下相连，收缩时向前下牵拉。3个环同时收缩将肛管向不同方向牵拉，加强肛管括约肌的功能，使肛管紧闭。

肛提肌是位于直肠周围并与尾骨肌共同形成盆膈的一层宽薄的肌，左右各一。根据肌纤维的不同排布分别称为耻骨直肠肌、耻骨尾骨肌和髂骨尾骨肌。肛提肌起自骨盆两侧壁、斜行向下止于直肠壁下部两侧，左右联合呈向下的漏斗状，对于承托盆腔内脏、帮助排粪、括约肛管有重要作用。

肛管直肠环是由肛管内括约肌、直肠壁纵肌的下部、肛管外括约肌的深部和邻近的部分肛提肌（耻骨直肠肌）纤维共同组成的肌环，绕过肛管和直肠分界处，在直肠指检时可清楚扪到。此环是括约肛管的重要结构，如手术时不慎完全切断，可引起大便失禁。

（五）直肠肛管周围间隙

在直肠与肛管周围有数个间隙，是感染的常见部位。间隙内充满脂肪结缔组织，由于神经分布很少、感觉迟钝，故发生感染时一般无剧烈疼痛，往往在形成脓肿后才就医。由于解剖位置与结构上的关系，肛周脓肿容易引起肛瘘，故有重要的临床意义。在肛提肌以上的间隙：①骨盆直肠间隙，位于盆底腹膜与盆膈之间，在直肠两侧，左右各一。上方为盆腔腹膜，下界是肛提肌，内侧为直肠壁，外侧是盆壁肌肉，后方为直肠侧韧带，前方在男性有膀胱和前列腺，女性有子宫及阔韧带。此隙宽大并充满结缔组织。直肠指检可扪及直肠壶腹下份的两侧，即相当于此隙。②位于直肠筋膜与骶前筋膜之间的间隙，又称骶前间隙。向上与腹膜后隙相通，两侧借直肠侧韧带与骨盆直肠间隙相隔。此隙内有骶丛、奇神经节、直肠上血管、骶淋巴结及疏松结缔组织等。在肛提肌以下的间隙：①又称坐骨直肠窝，位于肛管和坐骨之间，左右各一，尖朝上、底向下，呈楔形。上部为肛提肌，外侧是坐骨结节及闭孔内肌，内侧有肛提肌和肛门外括约肌，前壁为尿生殖膈，后壁是臀大肌及骶结节韧带，底部为肛门两侧的浅筋膜及皮肤。此间隙有阴部内血管、淋巴管和神经通过。②肛门周围间隙，位于坐骨肛管横隔以下至皮肤之间，左右两侧也于肛管后相通（亦称浅部肛管后间隙）。

（六）结肠的血管、淋巴管和神经

右半结肠由肠系膜上动脉所供应，分出回结肠动脉、右结肠和中结肠动脉；左半结肠由肠系膜下动脉所供应，分出左结肠动脉和数支乙状结肠动脉。静脉和动脉相似，经肠系膜上静脉和肠系膜下静脉而汇入门静脉。结肠的淋巴结分为结肠上淋巴结、结肠旁淋巴结、中间淋巴结和中央淋巴结 4 组，中央淋巴结位于结肠动脉根部及肠系膜上、下动脉的周围，再引流至腹主动脉周围淋巴结。

支配结肠的副交感神经左右侧不同，迷走神经支配右半结肠，盆腔神经支配左半结肠。交感神经纤维则分别来自肠系膜上神经丛和肠系膜下神经丛。

（七）直肠肛管的血管、淋巴和神经

1. 动脉　齿状线以上的供应动脉主要来自直肠上动脉，其次为来自髂内动脉的直肠下动脉和骶正中动脉。齿状线以下的血液供应为肛管动脉。它们之间有丰富的吻合。

2. 静脉　直肠肛管有两个静脉丛。直肠上静脉丛位于齿状线上方的黏膜下层，汇集成数支小静脉，穿过直肠肌层汇成直肠上静脉，经肠系膜下静脉回流入门静脉。直肠下静脉丛位于齿状线下方，在直肠、肛管的外侧汇集成直肠下静脉和肛管静脉，分别通过髂内静脉和阴部内静脉回流到下腔静脉（图 30-2）。

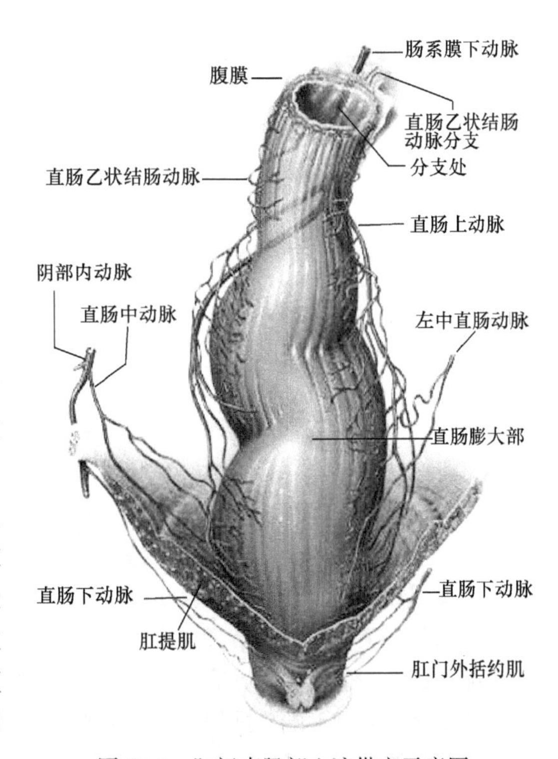

图 30-2　肛门直肠部血液供应示意图

3. 淋巴　直肠肛管的淋巴引流亦是以齿状线为界，分上、下两组（图 30-3）。上组在齿状线以上，有 3 个引流方向。向上沿直肠上动脉到肠系膜下动脉旁淋巴结，这是直肠最主要的淋巴引流途径；向两侧经直肠下动脉旁淋巴结引流到盆腔侧壁的髂内淋巴结；向下穿过肛提肌至坐骨肛管间隙，沿肛管动脉、阴部内动脉旁淋巴结到达髂内淋巴结。下组在齿状线以下，有两个引流方向。向下外经会阴及大腿内侧皮下注入腹股沟淋巴结，然后到髂外淋巴结；向周围穿过坐骨直肠间隙沿闭孔动脉旁引流到髂内淋巴结。上、下组淋巴网有吻合支，因此，直肠癌有时可转移到腹股沟淋巴结。

4. 神经　以齿状线为界，齿状线以上由交感神经和副交感神经支配（图 30-4）。交感神经主要来自骶前（上腹下）神经丛。该丛位于骶前、腹主动脉分叉下方。在直肠固有筋膜外组合成左右两支，向下走行至直肠侧韧带两旁，与来自骶交感干的节后纤维和第 2～4 骶神经的副交感神经形成盆（下腹下）神经丛。骶前神经损伤可使精囊前列腺失去收缩能力，不能射精。直肠的副交感神经对直肠功能的调节起主要作用，来自盆神经，含有连接直肠壁便意感受器的副交感神经。直肠壁内的感受器在直肠上部较少，越往下部越多，直肠手术时应予以注意。第 2～4 骶神经的副交感神经形成盆神经丛后分布于直肠、膀胱和海绵体，是支配排尿和阴茎勃起的主要神经，所以亦称勃起神经。在盆腔手术时，要注意避免损伤。

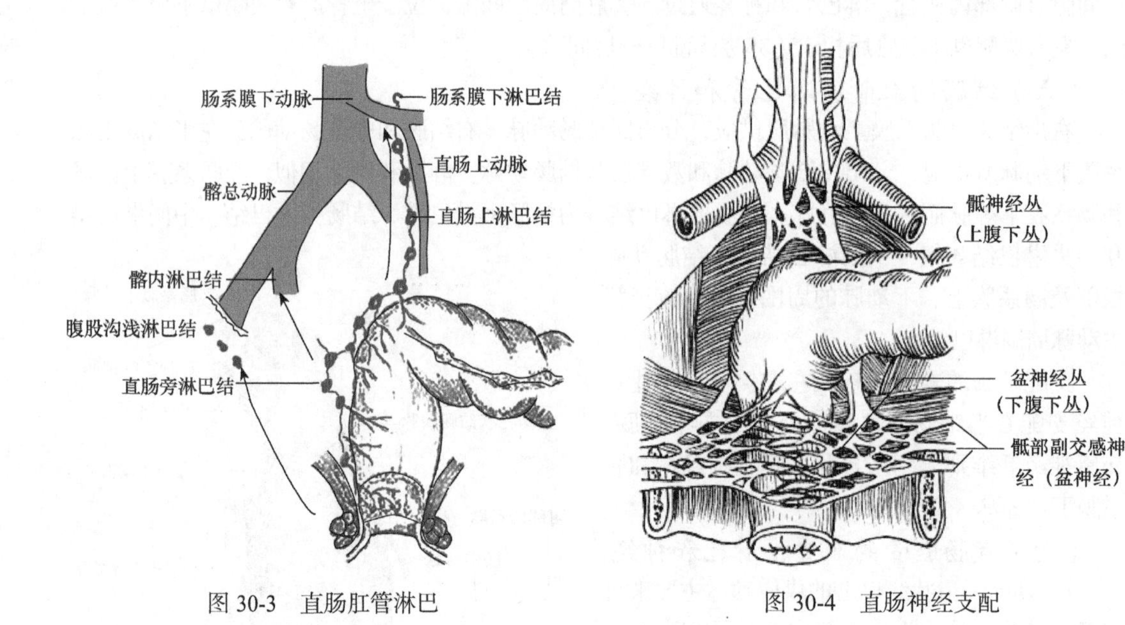

图 30-3　直肠肛管淋巴

图 30-4　直肠神经支配

齿状线以下的肛管及其周围结构主要由阴部神经的分支支配。主要的神经分支有肛直肠下神经、前括约肌神经、会阴神经和肛尾神经。肛直肠下神经的感觉纤维异常敏锐，故肛管的皮肤为疼痛敏感区。肛周浸润麻醉时，特别是肛管的两侧及后方要浸润完全。

结、直肠肛管的生理功能：结肠的主要功能是吸收水分，储存和转运粪便，也能吸收葡萄糖、电解质和部分胆汁酸。吸收功能主要发生于右侧结肠。此外，结肠能分泌碱性黏液以润滑黏膜，也可分泌数种胃肠激素。直肠有排便、吸收和分泌功能。可吸收少量的水、盐、葡萄糖和一部分药物；也能分泌黏液以利排便。肛管的主要功能是排泄粪便。排便过程有着非常复杂的神经反射。直肠下端是排便反射的主要发生部位，是排便功能中的重要环节，在直肠手术时应予以足够的重视。肠黏膜表面广泛地被覆着免疫球蛋白，直肠黏膜内有免疫活性物质，两者组成了体液免疫和细胞免疫体系。肠道分泌液中的免疫球蛋白，是直肠黏膜局部抗感染的重要物质，特别是肛管周围组织具有对抗肠内细菌的特殊免疫机构，即肛管自移行上皮至复层扁平上皮内，有散在的梭形分泌细胞（IgA）。

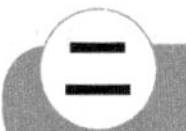

二 直肠肛管检查方法

（一）常见检查体位

根据患者的身体情况和检查目的，选择不同的体位（图 30-5）。

1. 侧卧位　一般用左侧卧位，以左侧身体着床，臀部靠近床边，左下肢略屈曲，右髋膝各屈曲 90° 贴近腹部。此体位适用于病重、年老体弱或女患者。

2. 截石位　患者仰卧，双下肢抬高并外展，搁在支腿架上，臀部移到手术台边缘。是直肠、肛管手术常用的体位。

3. 膝胸位　患者两膝关节屈曲，稍分开跪在床上，双前臂屈曲于胸前，头偏向一侧，臀部抬高，大腿与床垂直，使髋关节与股骨成 60° 角。膝胸位是检查直肠肛管的最常用体位，亦是乙状结肠镜检查用的体位，但不能维持太久。不适用于年老体弱者。

4. 蹲位　患者取下蹲排大便姿势，用力增加腹压，易于看清楚脱出肛门的直肠病变。适合检查内痔、脱肛和直肠息肉等。用此体位做直肠指检，可较其他体位扪及的距离高 1～2cm。

5. 弯腰前俯位　双下肢略微分开站立，身体前倾，双手扶于支撑物上，该方法是肛门视诊最常见的体位。

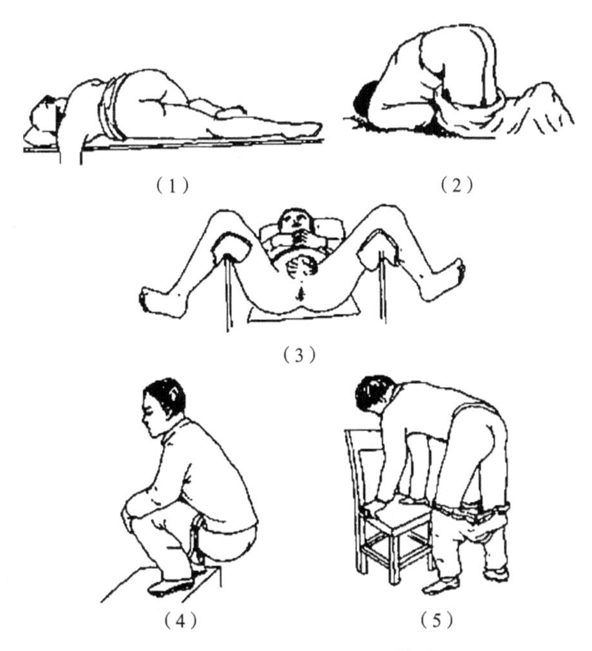

图 30-5　直肠肛管检查体位

（1）左侧卧位；（2）膝胸位；（3）截石位；（4）蹲位；（5）弯腰前俯位

（二）肛门视诊

先用两手将肛门分开，观察肛门部有无红肿、脓、血、粪便、黏液、肿块、瘘管外口、外痔、疣状物、溃疡及脱垂等。如有内痔、肛裂可有血迹；肛瘘和肛周脓肿常有脓液和波动的肿块；肛裂在肛管后正中处可见条形溃疡或前哨痔；血栓性外痔可见暗紫色的圆形肿块，与周围分界清楚；肛门失禁则可观察到肛门松弛，肛周有粪便；直肠脱垂可有黏液。嘱患者增加腹压，

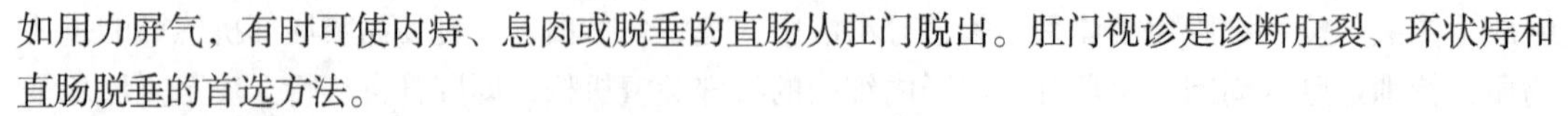

如用力屏气，有时可使内痔、息肉或脱垂的直肠从肛门脱出。肛门视诊是诊断肛裂、环状痔和直肠脱垂的首选方法。

（三）直肠指检

直肠指检是简单而重要的临床检查方法，对及早发现肛管、直肠癌意义重大。据统计 70% 左右的直肠癌可在直肠指诊时被发现，而 85% 的直肠癌延误诊断病例是由于未作直肠指检。

检查方法：检查者右手戴好手套，示指涂以液状石蜡润滑。首先进行肛门周围指检，检查肛缘有无肿块、压痛、结节及索状物，以及有无感染或其他异常情况。然后用手指轻轻按摩肛缘片刻，再将示指慢慢插入直肠。注意肛门松紧度（正常仅容纳一指并感到肛门环缩）、肛门直肠狭窄的程度和范围。通过指检可查到直肠癌、内痔、息肉等。指检时，在直肠前壁男性可扪及直肠壁外的前列腺，女性可扪及子宫颈，不要误诊为病理性肿块。指检完成抽出手指后，应注意观察手套上有无血迹或黏液，若有血迹而未触及病变，应行乙状结肠镜检查。

（四）肛门镜检查

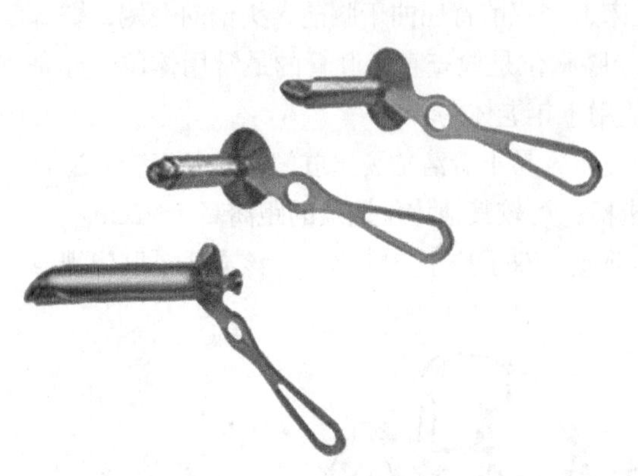
图 30-6　常用肛门镜

肛门镜检查是治疗肛门疾病的重要工具。肛门镜（肛窥）长度一般为 7cm，内径大小不一，肛门镜有不同的形状，如圆口形、斜口形、双叶张开形等（图 30-6）。肛门镜检查时多选用膝胸位，检查前应先做肛门视诊和直肠指检。检查时肛门镜的末端、镜身和镜芯涂以润滑剂，术者右手持肛门镜，拇指顶住镜芯，左手拇指将臀部向外拉开显露肛门。先用镜芯按摩肛缘，并令患者张口呼吸使肛门括约肌松弛，将镜的先端指向脐孔方向缓慢推入，通过肛管后，镜的先端指向骶凹将镜全部推进直肠，拔出镜芯，并注意镜芯上有无黏液及血迹。调好灯光，照入灯光仔细观察直肠黏膜一周的颜色及有无内痔、息肉、溃疡、出血、肿瘤、异物等，并且边退镜边观察，以防漏诊。使用斜口形肛门镜时如需转动镜身，在转动前应将镜芯推入后再转动，以防肛门镜的斜口损伤肛管及直肠黏膜。如需经肛门镜活检或治疗，术者用左手固定肛门镜，右手操作活检钳及治疗仪，活检后如创面出血，用棉球蘸孟氏液或止血粉按压创面数分钟，出血即可停止。活检后应留观 1 小时，无出血后方可离开。如局部有炎症、肛裂或妇女月经期或指检时患者已感到剧烈疼痛，除非急需，应暂缓肛门镜检查。

检查记录方法：一般采用时钟定位法记录，并标明体位。将肛门比作时钟，如检查时取膝胸位，则以肛门后方中点为 12 点，前方中点为 6 点。如取截石位则记录方法相反（图 30-7）。

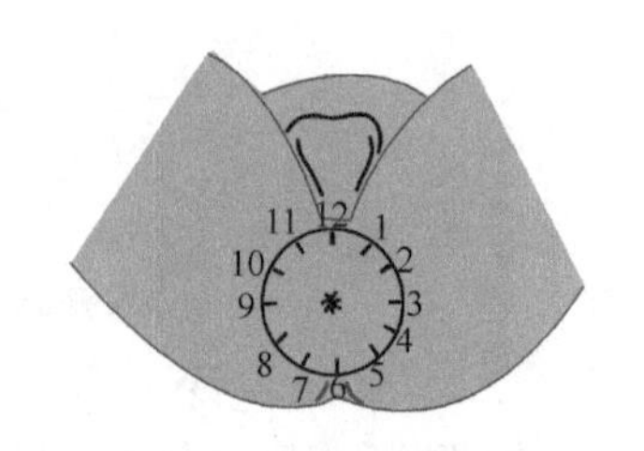

图 30-7　肛门检查的时钟定位法（截石位）

（五）乙状结肠镜检查

常见的乙状结肠镜有硬管乙状结肠镜和纤维乙状结肠镜，是直肠和乙状结肠下段病变早期诊断的重要方法。凡原因不明的便血、黏液便、脓血便、慢性腹泻、排便习惯改变、粪条变细等情况，均可作乙状结肠镜检查。

操作方法同肛门镜检查，应注意直肠的弯曲以及直肠与乙状结肠交界部分。镜入后缓慢退出，仔细观察整个肠壁情况，注意黏膜的色泽、充血程度，以

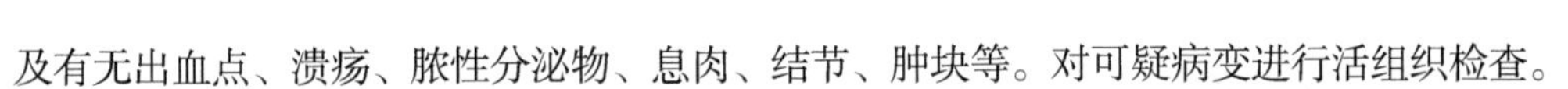

及有无出血点、溃疡、脓性分泌物、息肉、结节、肿块等。对可疑病变进行活组织检查。

（六）纤维结肠镜检查

临床上纤维结肠镜检查应用广泛，直肠疾病如息肉、肿瘤等应常规检查全部结肠。纤维结肠镜不仅能观察到直肠结肠的病变，还可进行大肠息肉的电灼摘除、下消化道出血点的止血、结肠扭转的复位、结直肠吻合口良性狭窄的扩张等治疗。

（七）直肠内超声检查

直肠内超声已是目前诊断肛管、直肠疾病的常用方法。可用于诊断直肠癌、直肠良性肿瘤、直肠外肿块压迫肠腔、溃疡性结肠炎等疾病。

（八）钡剂灌肠或气钡双重对比造影检查

钡剂灌肠及气钡双重对比造影检查对诊断直肠疾病有重要价值。钡剂灌肠对诊断直肠及乙状结肠的病变较好，气钡双重对比造影检查对诊断结肠的小息肉及溃疡较好，对大块病变及有蒂息肉的诊断有不足之处。这两种方法对肛管齿状线附近的病变显示不清，诊断较困难。

第 2 节　肠　息　肉

肠息肉及肠息肉病是一类从黏膜表面突出到肠腔内的隆起状病变的临床诊断。从病理上可分为：①腺瘤性息肉，包括管状、绒毛状及管状绒毛状腺瘤；②炎性息肉，包括黏膜炎性增生或血吸虫卵性及良性淋巴样息肉；③错构瘤性息肉，包括幼年性息肉及色素沉着息肉综合征；④其他，包括化生性息肉及黏膜肥大赘生物。多发性腺瘤如数目多于 100 颗则称为腺瘤病。

一　肠息肉

肠息肉可发生在肠道的任何部位。息肉为单个或多个，直径可从数毫米到数厘米不等，有蒂或无蒂。小肠息肉的症状常不明显，可表现为反复发作的腹痛和肠道出血。不少患者因并发肠套叠等引起注意，或在手术中才发现。结直肠息肉多见于乙状结肠及直肠，成人大多为腺瘤，腺瘤直径大于 2cm 者，约半数发生癌变。绒毛状腺瘤癌变的可能性较大。肠息肉约半数无临床症状，当发生并发症时才被发现。表现：①肠道刺激症状，腹泻或排便次数增多，继发感染者可出现黏液脓血便。②便血可因部位及出血量而表现不一，高位者粪便中混有血，直肠下段者粪便外附有血，出血量多者为鲜血或血块。③肠梗阻及肠套叠，盲肠息肉多见。

炎症性息肉主要表现为原发疾病如溃疡性结肠炎、肠结核、克罗恩病及血吸虫病等的症状，炎性息肉乃原发疾病的表现之一。

儿童息肉大多发生于 10 岁以下，以错构瘤性幼年性息肉多见，有时可脱出肛门外。

结直肠息肉诊断多无困难，发生在直肠中下段的息肉，直肠指检可以触及，发生在乙状结肠镜能达到的范围内，也容易确诊，位于乙状结肠以上的息肉需要做钡剂灌肠或气钡双重对比造影，或纤维结肠镜检查确认。

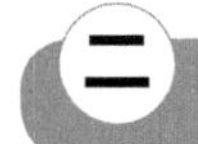

二　治疗

有蒂者内镜下可摘除或圈套蒂切除，直径≥2cm 的广基腺瘤性息肉或有癌变，多采用腹腔镜下或开腹肠段切除。中下段直肠的息肉，可经肛或在肛门镜下手术切除，要求切缘距离腺瘤 1cm 以上。

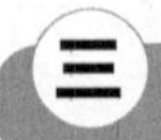

三 肠息肉病

在肠道广泛出现数目多于100颗的息肉，并具有其特殊临床表现，称为肠息肉病，目前进行*APC*、*MUTYH*、*MMR*基因检测，大多可作出遗传性诊断。常见的肠息肉病有以下几种。

（一）色素沉着息肉综合征

色素沉着息肉综合征（Peutz-Jeghers综合征）以青少年多见，常有家族史，可癌变，属于错构瘤的一类。多发性息肉可出现在全部消化道，以小肠为最多见，占64%。在口唇及其周围、口腔黏膜、手掌、足趾或手指上有色素沉着，呈黑斑，也可为棕黄色斑。此病由于范围广泛，无法手术根治，并发肠道大出血或肠套叠时，可行部分肠切除。

（二）家族性肠息肉病

家族性肠息肉病又称家族性腺瘤性息肉病（FAP），与遗传因素有关，由5号染色体长臂上的*APC*基因突变致病。其特点是婴幼儿期并无息肉，常开始出现于青年期，癌变的倾向性很大。直肠及结肠常布满腺瘤，极少累及小肠。

（三）肠息肉病合并多发性骨瘤和多发性软组织瘤

肠息肉病合并多发性骨瘤和多发性软组织瘤与遗传因素有关，多发生于30～40岁人群，癌变倾向明显。治疗原则与家族性肠息肉病相同；对肠道外伴发的肿瘤，处理原则与同样肿瘤而无肠息肉病者相同。

第3节 结直肠癌

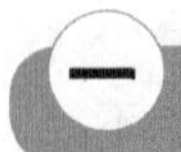

一 结肠癌

结肠癌（colon cancer）是胃肠道中常见的恶性肿瘤。我国以41～65岁人群发病率高。近年来，结肠癌发病率呈明显上升且有高于直肠癌的趋势。从病因看半数以上来自腺瘤癌变，随分子生物学技术的发展，同时存在的不同的基因表达逐渐被认识，从中发现癌的发生发展是一个多步骤、多阶段及多基因参与的细胞遗传性疾病。

结肠癌病因不明，但过多摄入动物脂肪，缺乏新鲜蔬菜及纤维素食品，缺乏适度的体力活动及遗传易感性是其发病的高危因素。

（一）病理与分型分期

根据肿瘤的大体形态结肠癌可分为（图30-8）以下3型。

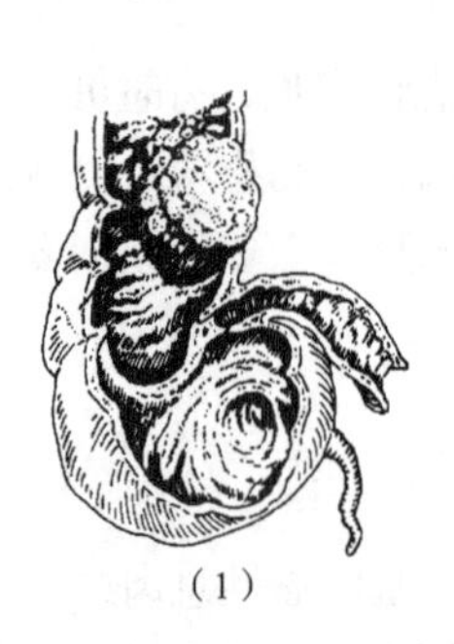

（1）

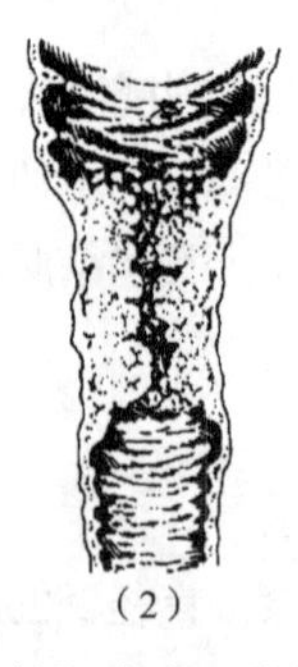

（2）

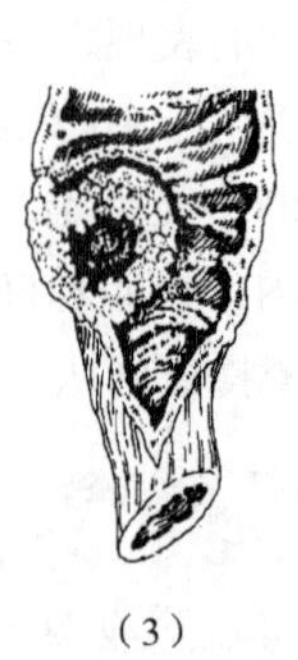

（3）

图30-8 结肠癌病理分型

（1）隆起型结肠癌；（2）浸润型结肠癌；（3）溃疡型结肠癌

1．隆起型结肠癌　肿瘤向肠腔内生长，易发生溃疡、出血、继发感染和坏死，恶性程度低，转移较晚。好发于右侧结肠，特别是盲肠。

2．浸润型结肠癌　肿瘤沿肠壁浸润，易引起肠腔狭窄和肠梗阻，转移早。多发生于左侧结肠。

3．溃疡型结肠癌　为结肠癌最常见类型，肿瘤向肠壁深层生长并向周围浸润，早期即可发生中央部坏死而形成大溃疡。易发生出血、感染和穿孔，转移早，恶性程度高。

显微镜下肿瘤的组织学可分为：①腺癌，占结肠癌的大多数；②黏液癌，预后较腺癌差；③未分化癌，因易侵入血管和淋巴管，预后最差。

结肠癌的分期一般沿用改良的 Dukes 分期及 UICC 提出的 TNM 分期法，根据我国对 Dukes 法的补充，分为：

A 期：癌仅局限于肠壁内。

B 期：癌穿透肠壁侵入浆膜和（或）浆膜外，但无淋巴结转移。

C 期：癌穿透肠壁且有淋巴结转移。又分为两个亚期：C_1 期，淋巴结转移仅限于癌肿附近如结肠壁及结肠旁者；C_2 期，肠系膜血管根部淋巴结有转移。

D 期：远处淋巴结转移或腹腔转移，或广泛侵及邻近脏器而无法切除。

结肠癌主要为淋巴转移，首先转移到结肠壁和结肠旁淋巴结，然后到肠系膜血管周围和肠系膜血管根部淋巴结。血行转移多见于肝，其次是肺、骨等，也可直接浸润邻近器官和腹腔种植。

（二）临床表现

结肠癌早期症状不明显，发展后主要有以下症状。

1．排便习惯和粪便性质的改变　为最早期症状。多表现为排便次数增多，粪便不成形或稀便，粪便带血、脓或黏液，亦可有便秘。

2．腹痛　也是早期症状之一，常为定位不确切的持续性隐痛，或有腹部不适或腹胀感，并发肠梗阻时腹痛加剧。

3．腹部肿块　在结肠部位出现硬而呈结节状的肿块，肿块在横结肠和乙状结肠时有一定活动度。如肿块发生肠外浸润或并发感染时肿块固定且有明显压痛。

4．肠梗阻症状　一般是结肠癌的中晚期症状。多呈慢性低位不完全肠梗阻。表现为腹胀、便秘，一旦发生完全肠梗阻症状则加重。部分左侧结肠癌患者的首发症状是急性完全结肠梗阻。

5．全身症状　由于慢性失血、肿瘤溃烂、感染、毒素吸收等，患者可出现贫血、消瘦、乏力、低热等。晚期还可出现肝大、黄疸、水肿、腹水、锁骨上淋巴结肿大及恶病质等。

由于右侧结肠癌和左侧结肠癌病理类型和部位的不同，临床表现也有区别。一般右侧结肠癌的临床表现以全身症状、贫血和腹部肿块为主，而左侧结肠癌则以排便习惯改变、肠梗阻、便血为主。

（三）诊断

结肠癌早期症状多不典型，易被忽视。凡 40 岁以上有以下任何一种表现者应视为高危人群：①直系亲属有结肠癌、直肠癌病史；②有癌症史或肠道有腺瘤或息肉史；③大便潜血试验阳性；④具有以下 5 项中的 2 项以上者：慢性腹泻、慢性便秘、黏液血便、慢性阑尾炎史及精神创伤史。

辅助检查：①钡剂灌肠或气钡双重对比造影及乙状结肠镜或纤维结肠镜检查，有助于明确诊断；②腹部 B 型超声、CT 扫描或 PET-CT 可了解腹内肿块和肿大淋巴结，发现肝内转移灶等；③约45%患者血清癌胚抗原（CEA）值高于正常，虽特异性差，但用于术后判断预后和复发更有价值；④大便潜血试验。

（四）治疗原则

治疗原则是以手术为主的综合治疗。

1. 手术治疗

（1）术前准备：术前肠道准备十分重要，主要方法如下。①排空肠道：术前2天进流质饮食，术前1天口服缓泻剂，如蓖麻油、硫酸镁或番泻叶等。有肠梗阻时，应禁饮食、补液、胃肠减压，反复清洁灌肠。②口服肠道抗菌药物（如新霉素、甲硝唑等）。③术前晚及手术日晨作清洁灌肠。

（2）结肠癌根治性手术：切除范围须包括癌肿所在肠袢及其系膜和区域淋巴结。①右半结肠切除术：适用于盲肠、升结肠、结肠肝曲的癌肿。对于盲肠和升结肠癌，切除范围包括右半横结肠、升结肠、盲肠和末端回肠15～20cm。②横结肠切除术：适用于横结肠癌，切除范围包括结肠肝曲和脾曲、全部横结肠及胃结肠韧带的淋巴结组。③左半结肠切除术：适用于结肠脾曲、降结肠癌。切除范围包括横结肠左半、降结肠并根据降结肠癌位置的高低切除部分或全部乙状结肠。④乙状结肠癌根治术：根据乙状结肠的长短和癌肿所在的部位，切除全部乙状结肠和全部降结肠或整个乙状结肠、部分降结肠及部分直肠。

（3）结肠癌合并急性肠梗阻的手术：结肠癌合并急性肠梗阻时应在进行胃肠减压、补液纠正电解质紊乱和酸碱失衡等适当准备后，尽早施行手术治疗。右半结肠癌可行右半结肠切除并一期回结肠吻合术。若患者情况不允许可先行盲肠造口解除梗阻，二期再行癌肿根治性切除。若癌肿不能切除，可行回肠横结肠侧侧切口。左侧结肠癌并发急性肠梗阻时，如癌肿不能切除，应在梗阻近侧作横结肠造瘘，术后辅助治疗，在肠道条件允许时做二期癌肿根治术。对于不能切除者，则行姑息性结肠造瘘。

2. 化学药物治疗　以氟尿嘧啶为基础用药，辅助化疗用于根治术后、Dukes B期及C期患者。化学治疗配合根治性手术，可提高5年生存率。最常用静脉化疗，也可经肛门用氟尿嘧啶栓剂或乳剂，以减轻化疗的全身毒性。还有经口服、动脉局部灌注及腔内给药等方法。

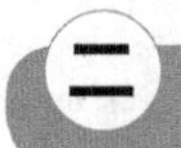

二 直肠癌

直肠癌是乙状结肠直肠交界处至齿状线之间的癌。

（一）病因及病理

1. 病因　直肠癌的发病原因目前尚不清楚，可能与下列因素有关：饮食因素，如高蛋白、高脂及少纤维素饮食；大肠炎性疾病的慢性刺激，如溃疡性结肠炎、血吸虫性结肠炎、克罗恩病（Crohn）等；癌前病变，如绒毛状腺瘤易癌变；遗传因素，直肠癌有家族易发倾向，如家族性结肠息肉病易癌变。

2. 病理

（1）大体分型：①溃疡型，多见，占50%以上，形状为圆形或卵圆形，中心凹陷，边缘凸起，肿瘤向肠壁深部组织浸润，易出血、感染，分化程度较低，转移较早；②隆起型，向肠腔突出，肿块增大时表面可产生溃疡，向周围浸润少，预后较好；③狭窄型，亦称浸润型，沿肠壁浸润，使肠腔狭窄，分化程度较低，转移早，预后差。

（2）组织学分型：分为腺癌、未分化癌、腺鳞癌。其中以腺癌多见。

（3）扩散与转移：①直接浸润。肿瘤直接向肠管周围及向肠壁深处浸润性生长，向肠壁纵

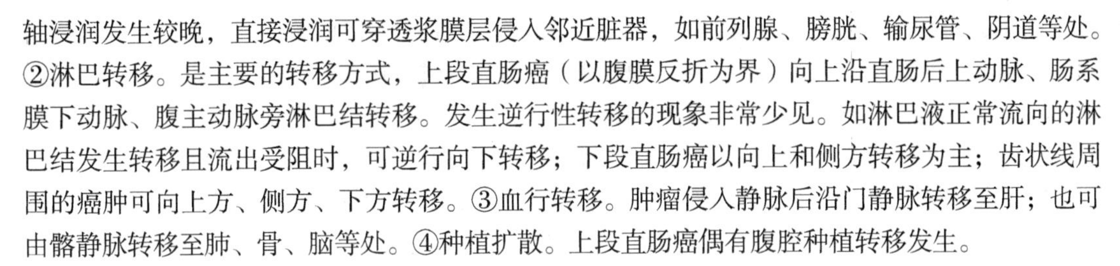
轴浸润发生较晚，直接浸润可穿透浆膜层侵入邻近脏器，如前列腺、膀胱、输尿管、阴道等处。②淋巴转移。是主要的转移方式，上段直肠癌（以腹膜反折为界）向上沿直肠后上动脉、肠系膜下动脉、腹主动脉旁淋巴结转移。发生逆行性转移的现象非常少见。如淋巴液正常流向的淋巴结发生转移且流出受阻时，可逆行向下转移；下段直肠癌以向上和侧方转移为主；齿状线周围的癌肿可向上方、侧方、下方转移。③血行转移。肿瘤侵入静脉后沿门静脉转移至肝；也可由髂静脉转移至肺、骨、脑等处。④种植扩散。上段直肠癌偶有腹腔种植转移发生。

（二）分期

临床上常按癌肿浸润深度和淋巴结的转移范围将直肠癌分为 4 期，可作为选择手术方式的依据。

1. 我国大肠癌协作组分期（1984 年）

A 期：癌肿浸润限于肠壁内，未侵及浆膜，无淋巴结转移，根据浸润肠壁的深度分为 A_1 期、A_2 期、A_3 期。

A_1 期：癌肿局限于黏膜下层。

A_2 期：癌突破黏膜下层，侵犯浅肌层。

A_3 期：癌肿侵犯深肌层。

B 期：癌肿侵及浆膜或穿透浆膜侵及周围组织或器官，尚能根治切除。

C 期：癌肿侵犯肠壁全层或未侵犯全层，但伴有淋巴结转移。

D 期：癌肿伴远处脏器转移，或因腹膜广泛扩散、淋巴结广泛转移或局部广泛浸润不能根治性切除。

2. 直肠癌国际 TNM 分期

分期	TNM	标志病变范围
0	$T_{is}N_0M_0$	原位癌
Ⅰ	$T_1N_0M_0$	癌局限于黏膜或黏膜下，无淋巴结转移，无远处转移
	$T_2N_0M_0$	癌侵及肌层，未超越浆膜，无淋巴结转移
Ⅱ	$T_2N_xM_x$	无远处转移
	$T_{3\sim5}N_0M_0$	癌穿透肠壁或浆膜，无淋巴结转移，无远处转移
Ⅲ	任何 TN_1M_0	任何深度的肠壁浸润，区域淋巴结有转移，无远处转移
Ⅳ	任何 T 任何 NM_1	任何深度的肠壁浸润，不论有无淋巴结转移，远处有转移

（三）临床表现

直肠癌早期局限于黏膜时常无症状，有时有少量出血，肉眼尚难觉察。当癌肿增大，刺激直肠，发生破溃、出血、炎症时才出现临床症状。

1. 大便习惯和性状的改变　是较早期症状。表现为便意频繁、排便不尽、里急后重、腹泻与便秘交替等。肿瘤破溃或并发感染出现黏液血便或黏液脓血便。

2. 肠腔梗阻　早期可发生粪便变细、变扁或不成形等，出现排便困难，可有肠梗阻表现，腹痛、腹胀和肠鸣音亢进。

3. 晚期表现　侵及膀胱出现膀胱刺激征，侵及盆腔、骶尾部神经出现持续性剧痛；癌转移至肝脏时，可有肝大、黄疸、腹水等症状。晚期患者可有消瘦、贫血、水肿或恶病质等。

（四）诊断

直肠癌根据病史、体检、影像学和内镜检查不难作出临床诊断，准确率可达 95%，直肠癌的筛查应按照由简单到复杂的步骤进行。常用的检查方法有以下几种。

1. 大便潜血试验　此为人群大规模普查或对高危人群进行初筛。

2. 直肠指检　是诊断直肠癌最重要的检查方法，70% 的患者可用手指扪到肿瘤。如触及肿块，应注意肿块的部位、形态、大小、范围、固定程度及指套上有无黏液、脓血等。

3. 内镜检查　对所有大便潜血试验阳性找不到原因，而指检触及肿块的患者，均应做直肠镜或乙状结肠镜检查，并可取肿瘤组织做病理检查。

4. 影像学检查　①钡剂灌肠检查：是结肠癌的重要检查方法，可排除结肠多发癌和息肉病。② MRI：用于评估肿瘤在肠壁内的浸润深度，对于中低位直肠癌的诊断及术前分期有重要意义。③ CT 检查：了解直肠癌在盆腔内的扩散情况。

5. 肿瘤标志物 CEA 检查　对诊断、治疗及判断预后均有重要意义。

知识链接

癌胚抗原检测

癌胚抗原（carcinoembryonic antigen，CEA）是一种在正常人肠黏膜中不存在，而在原始胚胎组织中存在的糖蛋白，故称为癌胚抗原。CEA 检测在诊断大肠癌患者中有一定作用，有 30%～40% 患者出现阳性，尤其是肝转移的患者阳性率较高。但血清 CEA 阳性不是大肠癌患者特有的指标，而乳腺癌、胃癌、肺癌等患者血清 CEA 也可呈阳性，甚至大量吸烟者、溃疡性结肠炎患者也可呈阳性。但 CEA 检测对判断大肠癌患者的预后有较大作用，如术前 CEA 的水平高，术后 1 个月左右恢复到正常水平，说明肿瘤切除较完全。恢复至正常后经过一个时期又逐渐升高，提示肿瘤有复发转移的倾向。

（五）鉴别诊断

大多数直肠癌的患者都有黏液血便，容易误诊为痔、细菌性痢疾、结肠炎等，尤其是这些疾病也是中年以上患者的常见病和多发病。因此，凡拟诊为痔、细菌性痢疾、肠炎的患者均应常规做直肠指检，必要时配合直肠镜或乙状结肠镜检查，以避免直肠癌的误诊和漏诊。

（六）治疗原则

手术切除是直肠癌的主要治疗方法，辅以放疗、化疗或免疫治疗及中药治疗等，可提高治疗的效果。

1. 手术治疗　根据癌肿的大小、部位、活动程度及肿瘤转移程度的不同，其手术方式也不同，常用的有直肠癌根治性切除术及姑息性切除术。

直肠癌根治术术前肠道准备：手术前 3 天进半流质饮食，术前 1 天进流质饮食。手术前 3 天每晚口服 25% 硫酸镁 30ml，术前 1 天 16:00 口服 50% 硫酸镁 80～100ml，接着在 2 小时内服完 5% 葡萄糖盐水或温开水 1000～1500ml。同时在术前 3 天开始每日 3 次口服卡那霉素 1g（或庆大霉素 8 万 U）、甲硝唑 0.4g、维生素 K 4.8mg。在行肠道准备期间应注意水、电解质平衡，术前 1 天适量补液。

手术方式如下。

（1）局部切除术：适用于早期瘤体小、局限于黏膜或黏膜下层、分化程度高的直肠癌。可经肛门或骶后径路局部切除肿瘤，手术仅切除肿瘤原发病灶，而清扫区域引流淋巴结。

（2）腹会阴联合直肠癌根治术（Miles 手术，见图 30-9）：适用于腹膜返折以下的直肠癌。切除范围：部分乙状结肠，全部直肠，肠系膜下动脉周围淋巴结，肛提肌，坐骨直肠窝组织，肛门周围直径 3～5cm 范围内的皮肤，皮下组织，全部肛门、括约肌。切除后结肠断端在左下腹部作永久性人工肛门，会阴伤口缝闭。手术时经腹游离，腹会阴部同时手术。

（3）经腹直肠癌切除术（直肠低位前切除术，Dixon 手术）：是目前应用最多的直肠癌根治术，适用于距齿状线 5cm 以上的直肠癌。切除范围：足够长的乙状结肠和直肠，相应的系膜及周围组织连同内含的淋巴结。切除后作结、直肠端端吻合。若吻合平面较低时可借助吻合器进行。该手术可保留肛门，若切除彻底是比较理想的手术方式。

（4）经腹直肠癌切除、近端造口、远端封闭手术（Hartmann 手术）：适用于因全身一般情况差，不能耐受 Miles 手术或急性肠梗阻不宜行 Dixon 手术的直肠癌患者（图 30-10）。

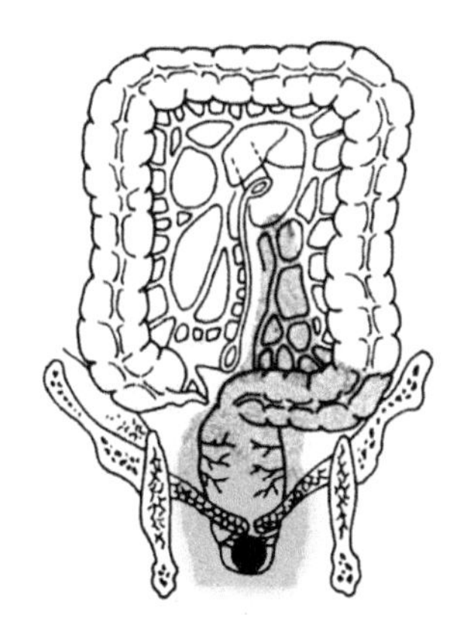

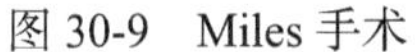

图 30-9　Miles 手术

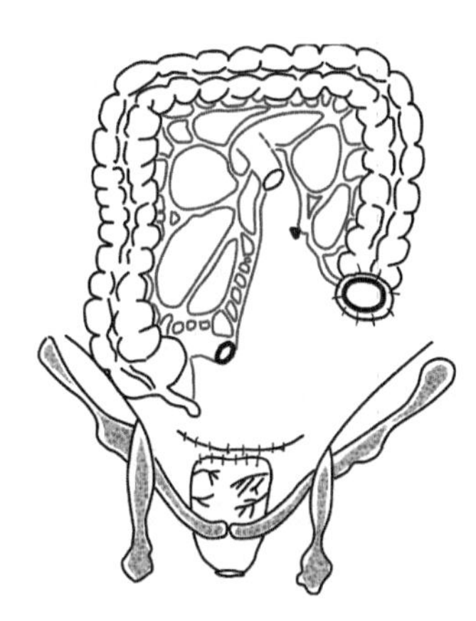

图 30-10　Hartmann 手术

（5）姑息性手术：对晚期直肠癌患者，仅作结肠造口术，可暂时解除肠梗阻，延长生命。

2. 放疗　是除手术治疗外的一个重要辅助方法。放疗分术前放疗、术中放疗和术后放疗。术前放疗可提高手术切除率；降低癌细胞活性，减少淋巴及血行转移，降低患者的术后复发率，提高远期疗效。除早期及广泛转移的直肠癌外，原则上都应行术前放疗。术后放疗仅适用于晚期患者、手术未达到根治或术后局部复发的患者。

3. 化疗　是治疗直肠癌的一个重要辅助手段。对已根治性切除者，其目的是预防和降低转移及复发率；对未能切除者，其目的是抑制肿瘤的发展，缓解症状，延长患者的生存期。由于化疗药物的不断更新，对直肠癌化疗的疗效也在不断提高。化疗分为术前化疗、术中化疗和术后化疗，常以术后化疗为主。

第 4 节　溃疡性结肠炎的外科治疗

溃疡性结肠炎是发生在结、直肠黏膜层的一种弥漫性的炎症性病变。人们通常将溃疡性结肠炎和克罗恩病统称为非特异性炎性肠病。可发生在结、直肠的任何部位，以直肠和乙状结肠最为常见，也可累及结肠的其他部位或整个结肠，少数情况下可累及回肠末端，称为倒流性回肠炎。病变多局限在黏膜层和黏膜下层，肠壁增厚不明显，表现为黏膜的大片水肿、充血、糜烂和溃疡形成。最常见的早期症状是血性腹泻，多为脓血便，轻到中度痉挛性腹痛，少数患者因直肠受累引起里急后重。

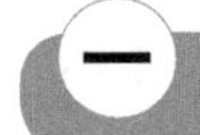

一　适应证

溃疡性结肠炎的外科指征包括中毒性巨结肠、穿孔、出血、难以忍受的结肠外症状（坏疽性脓皮病、结节性红斑、眼并发症、关节炎、肝功能损害等）及癌变。因结直肠切除是治愈性的治疗，当患者出现顽固性的症状而内科治疗无效时也可以考虑手术治疗。

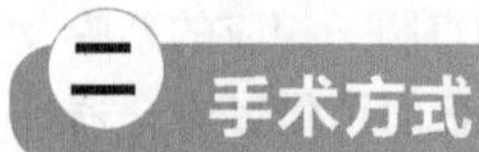

二 手术方式

外科手术主要包括以下 3 种手术方式。

（一）全结、直肠切除及回肠造口术

手术能彻底切除病变可能复发的部位，解除了癌变的风险，但患者永久性的回肠造口对生活质量有一定的影响。

（二）结肠切除、回直肠吻合术

该手术保留直肠、肛管功能，使患者避免回肠造口，但该手术没有彻底切除疾病复发的部位而存在复发和癌变的风险。

（三）结直肠切除、回肠储袋肛管吻合术

1947 年，Ravitch 和 Sabiston 推荐了经腹结肠切除、直肠上中段切除、直肠下段黏膜剥除，回肠经直肠肌鞘拖出与肛管吻合术。该手术的优点是切除了所有患病的黏膜，保留了膀胱和生殖器的副交感神经，避免永久性回肠造口，保留肛管括约肌。20 世纪 70 年代后期又进行重要的手术改进，制作回肠储袋与肛管吻合。常见的回肠储袋有“J”形、“S”形、“W”形、“H”形。该术式近年来在国内外被广泛采用。

第 5 节 先天性直肠肛管疾病

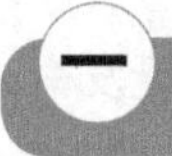

一 先天性直肠肛管畸形

先天性直肠肛管畸形居先天性消化道畸形的首位，是小儿肛肠外科的常见病，系胚胎时后肠发育障碍所致的消化道畸形，约 50% 以上伴有直肠与泌尿生殖系之间的瘘管形成。

1984 年世界小儿外科医师会议制订了直肠肛管畸形 Wingspread 分类法（表 30-1）。依据直肠盲端与肛提肌的相互关系来分类：直肠盲端在肛提肌以上为高位畸形；位于肛提肌中间或稍下方为中间位畸形；位于肛提肌以下为低位畸形。

表 30-1 直肠肛管畸形 Wingspread 分类法（1984 年）

女性	男性
（一）高位	（一）高位
1. 肛管直肠发育不全	1. 肛管直肠发育不全
（1）合并直肠阴道瘘	（1）合并直肠尿道前列腺瘘
（2）无瘘	（2）无瘘
2. 直肠闭锁	2. 直肠闭锁
（二）中间位	（二）中间位
1. 直肠前庭瘘	1. 直肠尿道球部瘘
2. 直肠阴道瘘	2. 无瘘的肛管发育不全
3. 无瘘的肛管发育不全	
（三）低位	（三）低位
1. 肛管前庭瘘	1. 肛管皮肤瘘

续表

女性	男性
2. 肛管皮肤瘘	2. 肛管狭窄
3. 肛管狭窄	
（四）一穴肛畸形	（四）少见畸形
（五）少见畸形	

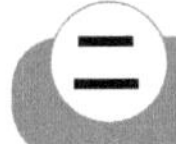

二 临床表现

大多数直肠肛管畸形患儿，在正常位置无肛门，易于发现。不伴有瘘管的直肠肛管畸形在出生后不久即表现为无胎粪排出，腹胀、呕吐。瘘口狭小不能排出胎粪或仅能排出少量胎粪时，患儿喂奶后呕吐，以后可吐粪样物，逐渐腹胀。瘘口较大者，在出生后一段时间可不出现肠梗阻症状，而在几周至数年逐渐出现排便困难。

高位直肠闭锁，肛门、肛管正常的患儿表现为无胎粪排出，或从尿道排出浑浊液体，直肠指检可以发现直肠闭锁。女孩往往伴有阴道瘘。泌尿系瘘几乎都见于男孩。从尿道口排气和胎粪是直肠泌尿系瘘的主要症状。

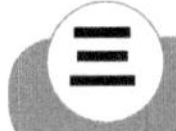

三 诊断

新生儿无胎粪排出，检查无肛门或仅有一凹陷，即可诊断。直肠闭锁肛管正常时，采用直肠指检确诊。阴道流粪，表明有阴道瘘。尿道口排气、排粪为直肠泌尿系瘘。全程排尿均有胎粪，尿液呈绿色为膀胱瘘。影像学检查多可明确直肠肛管畸形的类型。X 线倒置位摄片法可以了解直肠末端气体阴影位置，判断畸形位置。合并瘘管者可通过瘘管造影以明确诊断。

四 治疗

根据直肠肛管畸形的类型不同，治疗方法亦不同，但都必须手术治疗。肛管直肠闭锁则应在出生后立即手术。

（一）低位畸形

手术较为简单，手术经会阴入路即可完成。单纯肛膜闭锁，仅需切除肛膜，直肠黏膜与肛门皮肤缝合。肛管闭锁可游离直肠盲端，经肛门拖出，与肛门皮肤缝合，行肛管成形术。

（二）高位畸形

经腹、会阴部或后矢状切口入路行肛管直肠成形术。手术原则：①游离直肠盲端；②合并瘘管者，切除瘘管并修复；③肛门直肠成形。一般情况下，先行结肠造口，6~12 个月后再行二期手术。

第 6 节　直肠肛管周围脓肿

直肠肛管周围脓肿（peri anorectal abscess）是直肠肛管周围软组织内或其周围间隙发生的急性化脓性感染并形成脓肿。脓肿破溃或切开引流后自愈可能性极小，常形成肛瘘。脓肿是肛管直肠周围炎症的急性期表现，而肛瘘则为慢性期表现。

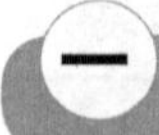

一 病因和病理

大多数的直肠肛管周围脓肿因肛隐窝感染引起，少数继发于肛管直肠外伤或血行感染。肛隐窝感染沿肛腺及淋巴引流扩散至直肠肛管周围间隙引发感染，化脓后分别形成肛门周围脓肿、坐骨肛管间隙脓肿和骨盆直肠间隙脓肿（图 30-11），脓肿破溃或切开引流后易形成经久不愈的瘘管，即为肛瘘。

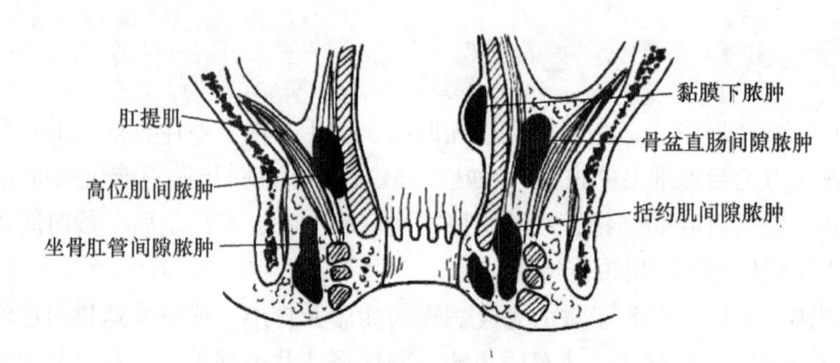

图 30-11　直肠肛管周围脓肿的类型

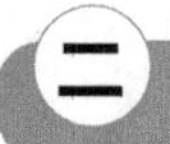

二 临床表现及诊断

1. 肛周脓肿　以肛门周围皮下脓肿最常见，常位于肛门后方或侧方皮下部，较表浅，一般不大。主要症状为肛周出现持续性跳痛，肛门旁病变处红、肿、热、痛明显，排便时疼痛加重，化脓后有波动感，可形成低位肛瘘。因脓肿表浅全身感染性症状不明显。

2. 坐骨肛管间隙脓肿　多由于肛腺感染经外括肌向外扩散至坐骨直肠间隙而形成（又称坐骨肛门窝脓肿）。因坐骨直肠间隙较大，形成的脓肿亦较大而深，故全身症状较明显，可出现畏寒发热、头痛乏力、食欲缺乏等症状；因脓肿位置较深，刺激直肠可有里急后重感；发病早期局部体征不明显，以后出现肛旁皮肤红肿逐渐扩散且红肿范围较广，有逐渐加重的触痛。直肠指检患侧触痛，有时有波动感。如不及时处理，溃破后可形成肛瘘。

3. 骨盆直肠间隙脓肿　多由肛腺脓肿或坐骨直肠间隙脓肿向上穿破肛提肌进入骨盆直肠间隙引起，少数继发于直肠炎、直肠溃疡，直肠外伤较为少见，脓肿位于肛提肌以上，此处间隙位置较深，局部表现不明显而全身症状严重。早期就有全身中毒症状，局部因脓肿刺激直肠有里急后重感，刺激膀胱致尿频、尿急和排尿困难。直肠指检可触到直肠壁隆起，有触痛和波动感，溃破后可形成高位肛瘘。

4. 其他　有肛管括约肌间隙脓肿、直肠后间隙脓肿、高位肌间脓肿和直肠壁内脓肿。由于位置较深，局部症状多不明显，主要表现为会阴、直肠部坠胀感，排便时加重。患者同时有不同程度的全身感染症状。直肠指检可触到直肠壁隆起、有触痛和波动感。

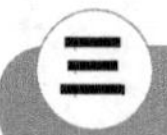

三 治疗原则

1. 非手术治疗　①抗生素治疗；②温水坐浴：高锰酸钾；③局部理疗；④口服缓泻剂或液状石蜡以减轻排便时的疼痛。

2. 手术治疗　脓肿切开引流是治疗直肠肛管周围脓肿的主要方法。手术方法：①肛旁皮下脓肿作放射状切口；②坐骨肛管间隙脓肿在局麻或骶麻下，穿刺抽到脓液后，距肛门 3～5cm 作前后方向的弧形切口，放置乳胶管引流脓液；③骨盆直肠间隙脓肿应在腰麻等麻醉下进行。

以上手术完成后均须认真换药，保证引流通畅，以免日后形成肛瘘。

第 7 节 肛　　瘘

肛瘘（anal fistula）是肛管或直肠与肛门周围皮肤相通的慢性感染性管道，由内口、瘘管和外口三部分组成。内口常位于肛窦，多为 1 个；外口位于皮肤上，可为 1 个或多个。肛瘘是常见的直肠肛管疾病，发病率仅次于痔，任何年龄均可发病，多见于青壮年男性。

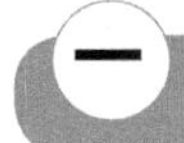

一 病因和病理

肛瘘多因肛周脓肿所致，少数因结核杆菌感染引起。瘘管一般有内口和外口，内口多在齿状线上肛窦处，外口是脓肿自行破溃或切开引流处，位于肛周皮肤。由于外口生长较快，脓肿常假性愈合，导致脓肿反复发作破溃或切开，形成多个瘘管和外口，使单纯性肛瘘成为复杂性肛瘘。肛瘘的分类方法有多种，目前多用 Parks 分类法，即根据瘘管与肛门括约肌的解剖关系分为四类。临床上也根据瘘管位于肛管直肠环以上或以下，而将肛瘘简单地分为高位肛瘘和低位肛瘘。

1．根据肛管与肛管直肠环的关系分类

（1）高位肛瘘：指瘘管位于肛门外括约肌深部以上者。

（2）低位肛瘘：指瘘管位于肛门外括约肌深部以下者。

2．Parks 分类法　根据瘘管与括约肌的关系分类（图 30-12）。

（1）肛管括约肌间肛瘘：占大多数，肛管位于内外括约肌之间，位置较低，多为低位肛瘘。内口多在齿状线部位，外口常只有 1 个，多位于肛缘附近，距肛门 3～5cm。

（2）经肛管括约肌肛瘘：瘘管穿过外括约肌、坐骨直肠间隙，开口于肛周皮肤上，位置稍高，可为低位或高位肛瘘。内口多在齿状线处，外口常不止 1 个。

（3）肛管括约肌上肛瘘：少见，瘘管沿括约肌向上延伸，越过耻骨直肠肌，然后向下经坐骨直肠窝穿透皮肤，为高位肛瘘。内口多在齿状线处，外口距肛门较远，由于瘘管常累及肛管直肠环，故治疗较困难，常需分期手术。

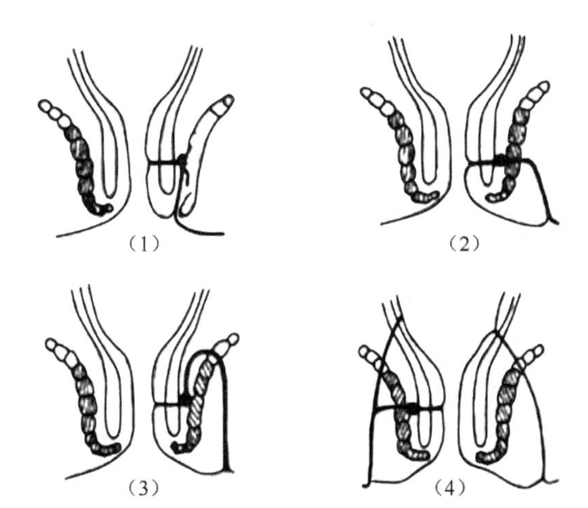

图 30-12　肛瘘的四种解剖类型
（1）肛管括约肌间肛瘘；（2）经肛管括约肌肛瘘；（3）肛管括约肌上肛瘘；（4）肛管括约肌外肛瘘

（4）肛管括约肌外肛瘘：最少见，瘘管自会阴部皮肤向上经坐骨直肠间隙和肛提肌，然后穿入盆腔或直肠，此种瘘多非腺源性感染，而是由于克罗恩病、肠癌或外伤所致，应注意原发病灶的治疗。

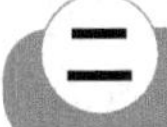

二 临床表现及诊断

1．症状　以自瘘外口反复流出少量脓性、血性、黏液性分泌物为主要症状。分泌物多少与瘘管长短、多少有关，新生瘘管流脓较多。由于分泌物刺激，肛周皮肤潮湿瘙痒。当外口阻塞或假性愈合时，瘘管内脓液积存，可感到局部肿胀疼痛甚至发热，之后封闭的瘘口破溃，症状才能消失。由于引流不畅，脓肿反复发作，可反复溃破出现多个外口。较大较高位的肛瘘，可有粪便或气体从外口排出。

2．体征　肛门周围可见 1 个或数个呈红色乳头状突起或是肉芽组织隆起的外口，挤压时可排出少量脓性、血性或黏液性分泌物，可有压痛，部分患者可发生湿疹。

（1）直肠指检：瘘管位置浅时可触及结节样内口及一条索状瘘管。

（2）肛门镜检查：有时可发现内口。

（3）特殊检查：若无法判断内口位置，可将白色纱布条填入肛管及直肠下端，并从外口注入亚甲蓝溶液，根据染色部位确定内口。

（4）瘘管碘油造影检查：在 X 线透视下经导管向瘘管注入 30%～40% 碘油，观察碘油在瘘管内的走行，并摄 X 线片观察瘘管分布。该检查多用于高位复杂性肛瘘。此检查是临床常规检查方法。

（5）探针检查：一般不用作诊断，只在术中用。因肛门未麻醉、括约肌不松弛，自外口探查肛瘘时有造成假性通道的可能，宜用软质探针。

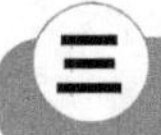

三　治疗原则

肛瘘极少自愈，治疗方法主要有两种。

1．堵塞法　用 0.5% 甲硝唑、生理盐水冲洗瘘管后，用生物蛋白胶自外口注入。该方法无创、无痛苦，治愈率较低，对于单纯性肛瘘可采用。

2．手术治疗　为临床较常用的治疗方式，原则是切开瘘管、敞开创面、促进愈合。根据瘘管的深浅、曲直及其与肛管直肠环的关系，选择不同的手术方式。

（1）肛瘘切开术：是将瘘管全部切开，靠肉芽组织生长使伤口愈合的方法。仅适用于低位肛瘘，因瘘管在外括约肌深部以下，切开后只损伤外括约肌皮下部和浅部，不会出现术后肛门失禁。手术将瘘管全部切开，并切除切口两侧边缘的瘢痕组织，使伤口呈“V”字形敞开，刮净瘘管内的肉芽组织，保持引流通畅。术后 48 小时便后或睡前用 1 : 5000 高锰酸钾温水坐浴，直肠内塞入痔疮栓，换药，每日 1 次，直到伤口愈合。

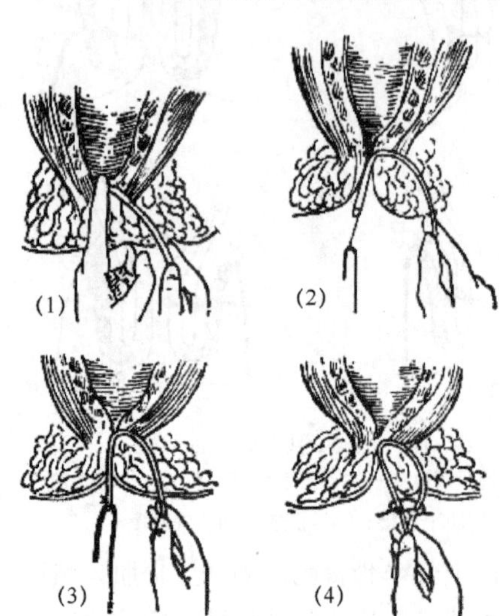

图 30-13　肛瘘挂线疗法

（1）用探针由瘘管外口探入内口，手指插入直肠或肛管内；（2）弯曲探针前端，将其拉到肛门口外；（3）探针前端缚一丝线，并接上一橡皮筋；（4）退出探针，把橡皮筋经瘘管拉出，提起拉紧，以线结扎

（2）肛瘘切除术：切开瘘管并将瘘管壁全部切除直至健康组织，创面敞开不缝合，若创面较大，可部分缝合，部分敞开，填入油纱布，使创面由底向外生长至愈合。适用于低位单纯性肛瘘。

（3）挂线疗法：是治疗肛瘘的最常用方法（图 30-13）。适用于高位单纯性肛瘘或距肛门 3～5cm 的低位肛瘘，或作为复杂性肛瘘切开、切除的辅助治疗。挂线疗法是利用橡皮筋或有腐蚀作用的药线的机械作用，使结扎处组织发生血供障碍、逐渐压迫组织，使之坏死。同时橡皮筋也有一定的引流作用，使瘘管内分泌物排出，在橡皮筋对表面组织慢性切割过程中，基底部创面逐渐愈合。此法最大的优点为不会造成肛门失禁。是利用缓慢的切割过程和在此过程中产生的局部炎症，使被切断的括约肌两端粘连、固定于周围组织上，不致因括约肌回缩过多造成肛门失禁。方法：患者取折刀位或截石位，腰麻或骶管麻醉。用软银质探针自瘘管外口轻轻地向内口方向探入，同时将左手示指伸入肛管内拉出。将带有橡皮筋的粗丝线缚在探针头上，然后将探针连同橡皮筋由内向外拉出，使橡皮筋贯通瘘管。切开瘘管内、外口之间的皮肤，提起拉紧橡皮筋，紧贴皮下组织将其钳夹住，在血管钳下方用粗丝线双重结扎橡皮筋，然后松开血管钳。术后每天尤其是便后用 1∶5000 温高锰酸钾溶液坐浴，更换敷料。若结扎组织较多，在术后 3～5 天再次扎紧挂线。一般术后 10～14 天肛瘘组织因橡皮筋结扎而坏死脱落，若未脱落，应紧缩橡皮筋，使组织缺血、坏死、脱落。脱落后留下一沟状肉芽创面，继续坚持坐浴 1～2 次 / 天，3 周左右愈合。

第 8 节　肛　　裂

肛裂（anal fissure）是齿状线以下肛管皮肤层裂伤后形成的小溃疡。好发部位多在肛管后正中线，方向与肛管纵轴平行，呈梭形或椭圆形，常引起肛周剧痛。分急性肛裂和慢性肛裂，任何年龄均可发病，但多见于青壮年。

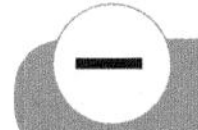

病因和病理

肛裂的病因目前尚不太清楚，可能与多种因素有关。

（一）外伤

慢性便秘患者，粪便干结，排便时损伤了肛管皮肤，反复损伤使裂伤不易愈合，而形成溃疡。其是大多数肛裂形成的直接原因。肛门镜等内镜检查或直肠指检方法不当，也容易造成肛管后正中的皮肤损伤，形成肛裂。

（二）解剖因素

肛管外括约肌浅部在肛门后正中形成较坚硬的肛尾韧带，伸缩性差，此区域血供差，并且皮肤较固定，肛直角在此部位成 90°，承受的压力较大，容易损伤形成肛裂。

（三）感染

齿状线附近的慢性炎症，如肛窦炎、肛乳头炎、直肠结核等均可引发肛管溃疡，形成肛裂。

肛裂与肛管纵轴平行，急性肛裂可见裂口边缘整齐、底浅，呈红色并有弹性，无瘢痕形成。慢性肛裂因反复发作，底深不整齐，质硬，边缘增厚纤维化，肉芽灰白，裂口上端的肛门瓣和肛乳头水肿，形成肥大肛乳头，下端皮肤因炎症、水肿及静脉、淋巴回流受阻，形成袋状皮垂，向下突出于肛门外，称前哨痔。因肛乳头肥大、肛裂、前哨痔常同时存在，称为肛裂“三联征”。

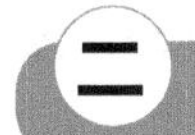

临床表现及诊断

肛裂患者的典型表现是疼痛、便血和便秘。

（一）疼痛

疼痛剧烈，呈周期性。排便时因肛门扩张，粪块刺激溃疡面的神经末梢立即引起肛门烧灼样或刀割样疼痛，称排便时疼痛，便后几分钟疼痛缓解，称疼痛间歇期。随后因肛门括约肌痉挛而引起持续性肛门剧痛，难以忍受，有的可放射至会阴部，直至内括约肌松弛，疼痛停止，疼痛可达数小时，临床称为括约肌挛缩痛。但下一次排便又产生这样的周期性疼痛。因害怕疼痛不愿排便，故因此引起便秘，便秘后粪便更为干结，因此便秘又加重肛裂，使疼痛加重，形成恶性循环。

（二）便血

排便时粪便和溃疡面发生摩擦出现便血，为粪便表面带有少量鲜血。出血多少与裂口大小、深浅有关，但很少发生大出血。

根据肛裂疼痛特点、便血及便秘，以及肛门检查时发现肛裂即可诊断。肛裂一旦确诊，一般不做直肠指检，以免引起剧痛，如一定要作检查，有时需在局麻下进行，动作要轻柔、娴熟。但手术前一般应做内镜检查，排除直肠癌及溃疡性结肠炎、克罗恩病等病变。并注意与结核、肛周肿瘤和梅毒性溃疡进行鉴别，必要时做活检。

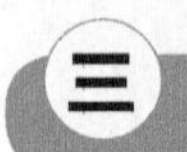

三 治疗原则

急性或初发的肛裂可用坐浴和润便的方法治疗；慢性肛裂可用坐浴、润便加扩肛的方法；经久不愈、非手术治疗无效且症状较重者采取手术治疗。

（一）非手术治疗

治疗原则是软化大便，保持大便通畅及保持肛门清洁，解除内括约肌痉挛及疼痛，促进创面愈合。

1. 软化大便，保持大便通畅　调节饮食，多吃蔬菜等富含纤维素的食物，口服缓泻剂或液状石蜡，使大便松软。定时大便，防治便秘。

2. 保持肛门清洁　便后或睡前用 1：5000 温高锰酸钾溶液坐浴，保持局部清洁。

3. 肛管扩张　适用于急性肛裂或慢性肛裂无前哨痔及肛乳头肥大者。多用指扩肛法，患者取左侧卧位或折刀位，局麻，消毒铺单后，将一示指伸入肛管，随后将另一手的示指伸入肛管，两手指轻轻地两侧牵拉 30 秒钟，接着插入中指及另一手的中指，四指轻柔扩张肛管 5 分钟。可以解除内括约肌痉挛，扩大创面，增加肛裂部位的血流，促进创面愈合。但此法复发率较高，可出现出血、肛周脓肿及大便失禁等并发症。

（二）手术治疗

手术治疗适用于经非手术治疗无效的慢性肛裂及有肛裂“三联征”者。常用的手术方法有以下 2 种。

1. 肛裂切除术　手术切除全部增殖的裂缘、前哨痔、肥大的肛乳头、发炎的陷窝和深部不健康的组织直至暴露肛管括约肌，可同时切断部分外括约肌皮下部或内括约肌，创面敞开引流。缺点是愈合较慢。

2. 肛管内括约肌切断术　肛管内括约肌为环形的不随意肌，它的痉挛收缩是引起肛裂疼痛的主要原因。手术方法是在肛管一侧作小切口达内括约肌下缘，确定括约肌间沟后分离内括约肌至齿状线，切断内括约肌，然后括肛至 4 指，并可同时切除肥大肛乳头、前哨痔，肛裂在数周后可自行愈合。治愈率高，但手术不当可导致肛门失禁。

第 9 节　痔

痔（haemorrhoids）是指直肠下段黏膜和肛管皮下静脉丛淤血、扩大、曲张而形成的静脉团。痔可发生在任何年龄，但随着年龄增长，其发病率增高，男性略多于女性。痔是最常见的肛肠疾病。

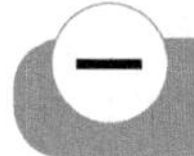

病因

病因尚未完全明确，可能与多种因素有关，目前主要有以下学说。

（一）肛垫下移学说

肛垫是位于齿状线至齿状线以上1.5cm左右的一层环状的由静脉（或称静脉窦）、平滑肌、弹性组织和结缔组织组成的肛管血管垫，也称直肠海绵体，在直肠下端呈唇状突起，是正常的结构。肛垫相当于肛门的垫圈，起到协助括约肌完全封闭肛门的作用。正常情况下，肛垫疏松地附着在肛管肌壁上，排便时主要受到向下的压力，排便后自行回缩到肛管内。如肛垫内正常的纤维弹力结构被破坏、静脉发生曲张及慢性炎症等，肛垫即可出现病理性肥大并向远侧移位形成痔。

（二）静脉曲张学说

门静脉系统无静脉瓣，同时直肠上、下静脉丛管壁薄弱、表浅、支持组织少，并且黏膜下组织疏松，如果有长期腹压增高，如慢性便秘、咳嗽、前列腺肥大、妊娠等因素影响，则容易发生静脉回流受阻，出现静脉丛的淤血、扩张、迂曲，从而形成内痔。

（三）其他因素

长期饮酒和进食大量刺激性食物可使局部充血；肛周感染可引起静脉周围炎，使肛垫肥厚；营养不良可使局部组织萎缩无力失去弹性，从而扩张成痔。

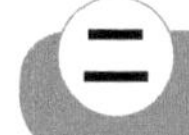

分类

根据所在的部位不同痔分为三类（图30-14）。

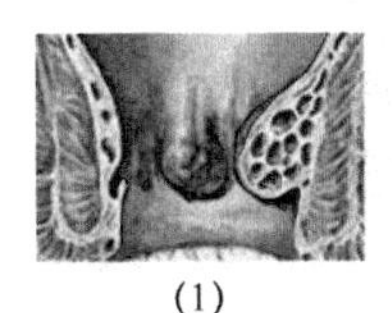
(1)

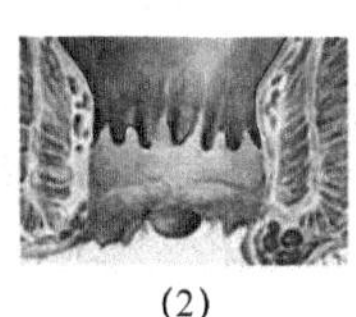
(2)

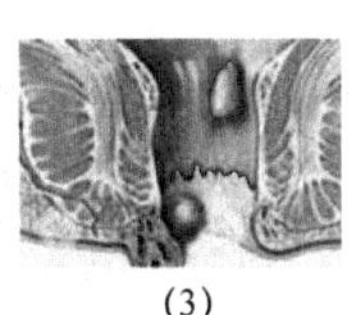
(3)

图30-14　痔的分类
（1）内痔；（2）外痔；（3）混合痔

（一）内痔

内痔临床上最多见，位于齿状线以上，由肛垫肥大、下移形成。表面由黏膜覆盖。内痔好发于截石位的3点、7点、11点位置。

（二）外痔

结缔组织外痔（皮垂）及炎性外痔常见。外痔位于齿状线以下，表面由皮肤覆盖，常见的有血栓性外痔，结缔组织外痔，痔外静脉丛淤血、曲张形成的单纯性外痔及炎性外痔。

（三）混合痔

混合痔位于齿状线上下，由皮肤和黏膜交界组织覆盖。由内、外痔静脉丛曲张并相互吻合贯通形成，具有内、外痔的共同特征。

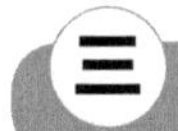

临床表现

（一）内痔

内痔主要临床表现是出血和脱出。无痛性间歇性便后出鲜血是内痔的常见症状。未发生血栓、嵌顿，感染时单纯性内痔无疼痛，部分患者可伴有排便困难，内痔的好发部位是截石位的时钟面3点、7点、11点位置。根据病变程度，将内痔分为4期：①一期，便时带血，排便时出血，血在大便表面，为鲜血，或有滴血及喷射状出血，无痛，便后出血可自行停止；痔块不脱出肛门外，用肛门镜检查可在齿状线上见到暗红色痔块（或称痔核）。②二期，主要的症状为

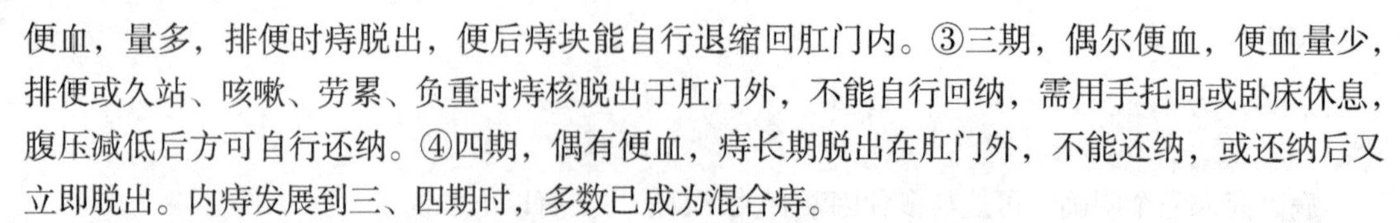

便血，量多，排便时痔脱出，便后痔块能自行退缩回肛门内。③三期，偶尔便血，便血量少，排便或久站、咳嗽、劳累、负重时痔核脱出于肛门外，不能自行回纳，需用手托回或卧床休息，腹压减低后方可自行还纳。④四期，偶有便血，痔长期脱出在肛门外，不能还纳，或还纳后又立即脱出。内痔发展到三、四期时，多数已成为混合痔。

（二）外痔

单纯性外痔无明显症状，主要表现是肛门不适、潮湿不洁，有时瘙痒。如静脉丛破裂出血时肛门部剧痛，可见皮下有蓝紫色半球形肿块，触痛明显，称为血栓性外痔，48 小时后疼痛才开始逐渐缓解。

（三）混合痔

混合痔具有内痔和外痔的临床特点，混合痔逐渐加重，呈环状脱出肛门外，脱出的痔块在肛周呈梅花状时，称为环状痔。脱出的痔块若被痉挛的括约肌嵌顿，出现水肿、淤血甚至坏死，临床上称为嵌顿性痔或绞窄性痔。

四 诊断与鉴别诊断

（一）诊断

诊断主要依靠肛门直肠检查，直肠指检虽对痔诊断意义不大，但可了解直肠内有无其他病变。最后作肛门镜检查，不仅可见到痔块的情况，还可观察到直肠黏膜有无充血、水肿、溃烂等。

1. 肛门视诊　用两手拇指将肛门向两侧牵开，三、四期内痔多能清楚看到，二期内痔有时亦可看到。对于有脱垂者，嘱患者取蹲位或做排便动作后使痔保持脱垂状态下立即观察，可清楚地看到痔核大小、形态、部位和数目。

2. 直肠指检　如内痔无血栓形成或纤维化，不易扪出。但对排除直肠其他病变十分重要，尤其要除外直肠癌、息肉和直肠黏膜下肿块等病变。

3. 肛门镜检查　可见到痔块情况及直肠黏膜有无充血、水肿、溃疡、肿块等。

（二）鉴别诊断

痔应与下列疾病鉴别。

1. 直肠癌　临床上常将直肠癌误诊为痔而延误治疗，其误诊的主要原因是仅凭便血等症状及大便化验来诊断，而未行直肠指检或直肠内镜检查。直肠癌为高低不平的实质性肿块，表面有溃疡，组织脆、易出血，指套有血迹。肿瘤较大时，肠腔有狭窄，并且肿块固定。

2. 直肠息肉　息肉如有糜烂可并发出血，低位有蒂息肉可脱出肛门外，有时易误诊为痔脱垂，但息肉呈淡红色，可活动，呈圆形或分叶状，触之呈实质感，多见于儿童。

3. 直肠脱垂　易误诊为环状痔，直肠脱垂呈环形，黏膜表面平滑，肛管括约肌松弛。环状痔脱垂黏膜呈梅花瓣状，括约肌不松弛。

五 治疗原则

痔的治疗原则：①无症状的痔无须治疗；②有症状的痔以减轻和消除症状为主；③以保守治疗为主。

（一）一般治疗

一般治疗适用于偶有便血的早期痔，一般用于早期或无症状时。①改善饮食：增加纤维性食物，改变不良大便习惯，保持大便通畅，防治便秘和腹泻，便秘者给予口服液状石蜡；②温水坐浴：每晚或便后用 1∶5000 高锰酸钾溶液坐浴，保持肛门清洁、干燥；③血栓性外痔经局部热敷、外敷消炎止痛药物，疼痛可缓解，不需要手术。

（二）注射疗法

无并发症的内痔均可用注射疗法，一、二期出血性内痔最适宜采用注射疗法（图 30-15）。注射硬化剂的作用是使痔和痔周围产生无菌性炎症反应，黏膜下组织纤维化，小血管闭塞，致使痔块萎缩，使下移的肛垫回缩固定于肌面上。最常用的硬化剂是 5% 石炭酸植物油、5% 鱼肝油酸钠、5% 盐酸奎宁尿素水溶液、4% 明矾水溶液等，切忌用腐蚀性药物。注射方法：在齿状线直肠壁向痔核上方处黏膜下层注射硬化剂，然后轻轻按摩注射部位。如果一次注射效果不理想，可在 1 个月后重新注射，如果痔块较多，也可进行 2～3 次注射。

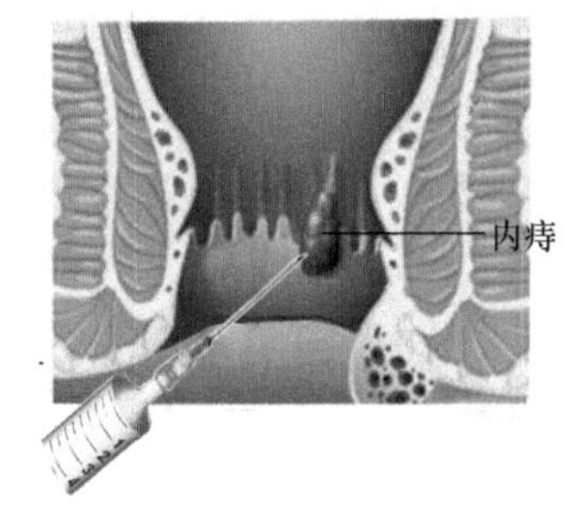

图 30-15　内痔注射疗法

（三）胶圈套扎疗法

胶圈套扎疗法适用于各期内痔，主要用于二、三期内痔。胶圈套扎疗法是将特制的小胶圈套入内痔的根部，利用胶圈的弹性作用阻断痔的血运，使痔缺血、坏死、脱落，创面逐渐愈合。注意痔块脱落时有可能出血。二、三期内痔应分 2～3 次套扎，间隔 3 周，因一次结扎可引起剧烈疼痛，一期内痔可 1 次结扎完毕。痔有感染等并发症时禁用此法（图 30-16）。

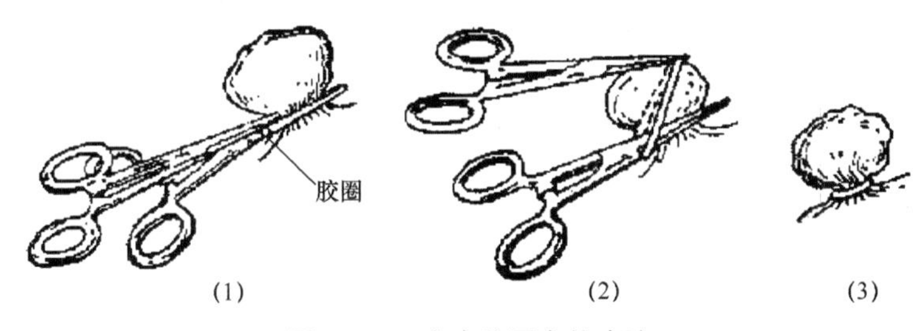

图 30-16　内痔胶圈套扎疗法

（1）钳夹痔根部；（2）套扎；（3）结扎完毕

（四）多普勒超声引导下痔动脉结扎术

多普勒超声引导下痔动脉结扎术适用于二到四期内痔。

（五）手术疗法

手术疗法适用于非手术治疗失败或不适宜非手术治疗的患者。

1. 痔单纯切除术　主要用于二、三期内痔和混合痔。嵌顿痔急诊切除时也可用此方法。

2. 吻合器痔上黏膜环切钉合术　又称吻合器行痔环形切除术，适用于三、四期环状脱垂性内痔，较传统手术具有疼痛减轻、术程较短及恢复快等特点。

3. 血栓性外痔剥离术　用于治疗血栓性外痔。在局麻下将痔表面的皮肤梭形切开，摘除血栓，伤口内填入油纱布，不缝合创面。

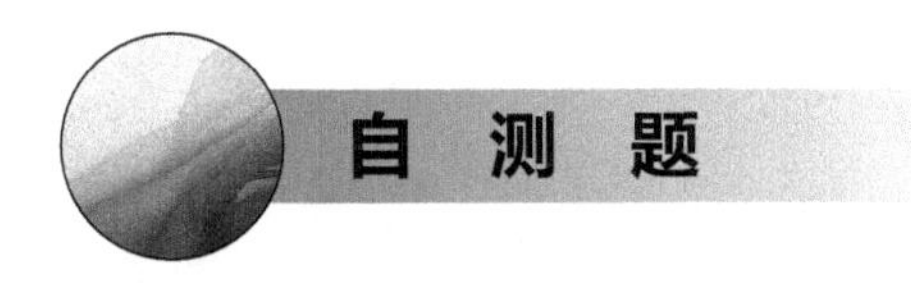

一、名词解释

1. 直肠肛管周围脓肿

2. 痔

3. 肛裂
4. 肛瘘

二、选择题

A_1/A_2 型题

1. 患者，男性，50 岁。发热、贫血、消瘦 3 个月，阵发性右下腹痛转为持续性，排黏液血便，右下腹触及包块，诊断上可能性最大的是（　　）
   A. 肠结核　　B. 升结肠癌
   C. 肠套叠　　D. 阑尾炎
   E. 右髂窝脓肿
2. 检测血液肿瘤标志物癌胚抗原（CEA）对直肠癌患者的意义是（　　）
   A. 早期诊断
   B. 确定有无转移
   C. 分期的依据
   D. 决定手术的方式
   E. 预测预后和监测复发
3. 距肛门 7cm 的直肠癌，最适宜的手术方式是（　　）
   A. 保留肛门直肠癌切除术
   B. 直肠镜肿瘤切除术
   C. 腹会阴联合直肠癌根治术
   D. 拉下式直肠癌切除术
   E. 经腹直肠癌切除、人工肛门、远端封闭术
4. 患者，男性，35 岁。肛门持续性剧痛 3 天。局部有肿物突出，无便血。查体：肛门旁有直径 1.0cm 的肿物，呈暗紫色，质硬，有触痛。最可能的诊断是（　　）
   A. 血栓性外痔
   B. 内痔脱出
   C. 肛门周围皮下脓肿
   D. 肛裂
   E. 直肠息肉
5. 患者，女性，35 岁。肛门胀痛伴发热 3 天。查体：T 38.5℃，肛门旁右侧皮肤红肿，有明显压痛和波动感。血 WBC 17.1×10^9/L，N 0.89。最有效的治疗措施是（　　）
   A. 应用抗生素　　B. 理疗
   C. 温水坐浴　　D. 切开引流
   E. 外涂消炎止痛药膏
6. 患者，女性，30 岁。里急后重伴排便不尽感 2 个月，大便带血近 1 个月。肛门见可复性肿物，直肠指检与直肠侧壁触及柔软光滑有蒂包块。对于诊断最有意义的检查是（　　）
   A. 经阴道 B 超
   B. 结肠镜
   C. 结肠 X 线钡灌肠检查
   D. 盆腔 CT
   E. 经直肠 B 超

三、简答题

1. 简述内痔的分期。
2. 直肠肛管检查的常见体位有哪些？
3. 简述结肠癌的临床表现。

（姚　强）

第31章 肝脏疾病

第1节 解剖生理概要

肝脏是人体内最大的实质性消化器官，大部分隐匿在右侧膈下和季肋部深面，小部分横过腹中线而达左上腹。成人肝重1200～1500g。肝脏的血液供应非常丰富，占心排血量的1/4，其中肝动脉供血25%～30%，门静脉供血70%～75%，肝动脉含氧丰富，占所需氧量的40%～60%，而营养物质则主要来自门静脉。肝动脉和门静脉分别进入肝脏，流经肝窦再进入肝中央静脉，经肝静脉回流入下腔静脉。门静脉、肝动脉和肝总管在肝脏脏面横沟各自分出左、右干进入肝实质内，称为第一肝门；肝静脉是肝血液的流出管道，三条主要的肝静脉在肝后方的静脉窝进入下腔静脉，称为第二肝门；肝脏还有小部分血液经过数支肝短静脉流入肝后方的下腔静脉，称为第三肝门。

在肝内，肝动脉、门静脉、肝胆管均被包裹在Glisson纤维鞘内，与肝静脉方向不同。肝静脉自成系统从肝上方进入下腔静脉。根据肝内血管、胆管的分布规律，将肝脏分为左半肝、右半肝，分别进一步划分为左外叶、左内叶和右前叶、右后叶、尾状叶，结合肝静脉的位置，目前一般把肝脏分为8段（Couinaud分段法）：Ⅰ段（尾状叶），Ⅱ、Ⅲ段（左外叶），Ⅳ段（左内叶），Ⅴ、Ⅷ段（右前叶），Ⅵ、Ⅶ段（右后叶）（图31-1）。

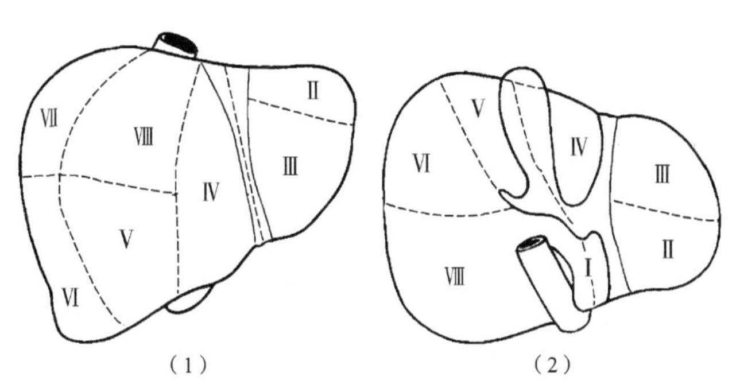

图31-1 肝脏的Couinaud分段法

（1）膈面；（2）脏面

肝脏担负着重要而复杂的生理功能，目前已明确的有以下几方面：①分泌胆汁，每日分泌胆汁600～1000ml，帮助脂肪消化以及促进脂溶性维生素A、D、E、K的吸收。②代谢功能，肝能将糖、蛋白质和脂肪转化为糖原，储存于肝内。当血糖减少时，又将糖原分解为葡萄糖，释入血液。肝脏是合成蛋白质的最重要部位，主要在蛋白质代谢过程中起合成、脱氨和转氨作用。还参与脂肪、维生素、激素的代谢。③凝血功能，肝除合成纤维蛋白原、凝血酶原外，还产生凝血因子Ⅴ、Ⅶ、Ⅷ、Ⅸ、Ⅹ、Ⅺ和Ⅻ。另外，储存在肝内的维生素K对凝血酶原和凝血因子Ⅶ、Ⅸ、Ⅹ的合成是必不可少的。④解毒作用，排出代谢过程中产生的毒物或外来的毒物。⑤吞噬或免疫作用，主要是单核吞噬细胞系统的吞噬作用，将细菌、抗原抗体复合物、色素和其他碎屑从血液中除去。

第2节 肝 脓 肿

常见的肝脓肿（liver abscess）有细菌性肝脓肿（bacterial liver abscess）和阿米巴性肝脓肿（amebic liver abscess）两种。阿米巴性肝脓肿主要在“内科学”中讲授，本节着重讨论其外科治疗问题。

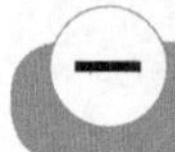

一 细菌性肝脓肿

当患者出现全身性细菌感染，特别是腹腔内感染时，细菌循各种途径侵入肝脏，可在肝内形成一个或多个脓肿。致病菌多为大肠埃希菌、金黄色葡萄球菌、厌氧链球菌、类杆菌属等。单个性肝脓肿容积有时可以很大；多个性肝脓肿的直径则可在数毫米至数厘米之间，数个脓肿也可融合成一个大脓肿。

（一）病因和病理

1．胆源性 是最常见的病因，多由胆道感染引起，细菌沿胆管上行，可以形成多个小脓肿。

2．血源性 全身各个部位的化脓性感染，如中耳炎、痈、全身的脓毒症等，细菌均可以经肝动脉进入肝脏，也可因腹腔内的感染如坏疽性阑尾炎、细菌性痢疾、痔核感染等经门静脉进入。

3．外伤性 开放性肝损伤时，细菌可直接经伤口侵入肝，引起感染而形成脓肿。

4．邻近组织、器官感染 细菌经淋巴系统侵入。

（二）临床表现

本病起病较急，主要症状是高热（伴或不伴寒战）、肝区疼痛和肝大。体温常可高达39～40℃，伴恶心、呕吐、食欲减退和周身乏力，多为弛张热。肝区钝痛或胀痛多属持续性，有的可伴右肩部牵涉痛，右下胸及肝区叩击痛，肿大的肝有压痛；如脓肿在肝前下缘比较表浅部位时，可伴有右上腹肌紧张和局部明显触痛。巨大的肝脓肿可使右季肋部呈现饱满状态，有时甚至可见局限性隆起，局部皮肤可出现凹陷性水肿。严重时或并发胆道梗阻者，可出现黄疸。

肝脓肿如不及时治疗，脓肿可能穿破进入腹腔、胸腔、心包，造成膈下脓肿、急性腹膜炎、胸腔或心包积液，偶有穿破血管致胆道出血。

（三）辅助检查

血常规检查示白细胞计数增高，明显左移；有时出现贫血。B超声检查可明确其部位和大小，其阳性诊断率可达96%以上，并可导引穿刺抽出脓液而确诊，为首选的检查方法。X线胸腹部检查：右叶脓肿可使右膈肌升高；肝阴影增大或有局限性隆起；有时出现右侧反应性胸膜炎或胸腔积液。左叶脓肿，X线钡餐检查有时可见胃小弯受压、推移现象。必要时可作CT和

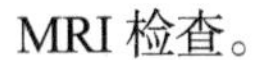

MRI 检查。

（四）诊断与鉴别诊断

根据病史、临床表现、辅助检查结果，即可诊断本病。必要时可在肝区压痛最剧处或超声探测导引下施行诊断性穿刺，抽出脓液即可证实本病。主要需与以下疾病进行鉴别。

1. 阿米巴性肝脓肿　此病起病较缓慢，常继发于阿米巴痢疾后，大便或乙状结肠镜检查可发现阿米巴滋养体或包囊，多在右叶，为单发性，在 B 超导引下穿刺为棕褐色无臭脓液。抗阿米巴药物治疗有好转。如合并感染，鉴别较难，可先按细菌性肝脓肿治疗（表 31-1）。

表 31-1　细菌性肝脓肿与阿米巴肝脓肿的鉴别

项目	细菌性肝脓肿	阿米巴肝脓肿
病史	继发于胆道感染或者其他化脓性疾病后	继发于阿米巴痢疾后
临床症状	起病急，全身中毒症状明显，有寒战、高热	起病较缓慢，病程长，可有高热或者不规则发热
血液检查	白细胞计数及中性粒细胞可明显升高，血液细菌培养阳性	白细胞计数可升高，如无继发细菌感染，血液细菌培养阴性，血清学阿米巴抗体检测阳性
粪便检查	无特殊表现	部分患者可找到阿米巴滋养体或包囊
脓液	多为黄白色脓液，涂片和培养可发现细菌	大多为棕褐色脓液，无臭味，镜检有时可找到阿米巴滋养体。若无混合感染，涂片和培养无细菌
诊断性治疗	抗阿米巴药物无效	抗阿米巴药物治疗有好转
脓肿	较小，常为多发性	较大，多为单发，多见于肝右叶

2. 原发性肝癌　当肝癌合并组织坏死、液化时，可出现类似肝脓肿表现，但肝癌患者有乙肝病史、甲胎蛋白（AFP）升高时，B 超、CT 检查肝肿瘤有丰富血供可做出鉴别。

（五）治疗

细菌性肝脓肿是一种严重的疾病，必须早期诊断，积极治疗。

1. 全身支持疗法　给予充分营养支持，纠正水和电解质平衡失调。可采用肠内或肠外营养支持，给予维生素、血浆清蛋白、血浆或人体免疫球蛋白增强营养和免疫能力。必要时多次小量输血和血浆等以纠正贫血和低蛋白血症。

2. 抗生素治疗　早期应大剂量使用广谱抗生素。及早做血液或脓液的细菌培养，然后根据结果选择敏感抗生素。由于肝脓肿的致病菌以大肠埃希菌、金黄色葡萄球菌、厌氧性细菌为常见，在未确定病原菌以前，可首选对此类细菌有作用的抗生素，如青霉素、氨苄西林加氨基糖苷类抗生素，或头孢菌素类、甲硝唑等药物。然后根据细菌培养（以原发化脓病灶的脓液或血液作培养）和抗生素敏感试验结果选用有效抗生素，还应考虑该药物最好在肝脏能达到较高浓度。

3. 引流治疗　下列情况应及时给予手术引流：①全身症状明显，脓肿为单发且有脓液时；②非手术治疗无效的胆源性肝脓肿；③脓肿穿破进入胸腔、心包或腹腔；④慢性肝脓肿。

（1）B 超导引下穿刺引流：适用于单个脓肿，随着超声介入治疗技术的发展，大多数的肝脓肿均可经此方法置管引流，并经引流管冲洗脓腔而逐渐获得痊愈。随着消化内镜技术的发展，部分胆源性肝脓肿也可在穿刺引流的同时配合内镜做胰胆管引流（ENBD）、Oddi 括约肌切开（EST）取石，或经皮肝胆管穿刺引流（PTCD）。

（2）经腹腔镜脓肿切开引流：适用于较大的脓肿或脓肿穿破入腹腔者。还可同时行胆囊或胆管的引流。

（3）经腹腔手术切开引流：当肝脓肿经穿刺引流失败或治疗无效，或因经过重要脏器超声导引下无法施行，或严重胆道感染合并单发或多发性胆源性肝脓肿，脓肿穿破胸腔、心包，脓肿导致胆道大出血等情况时，才适宜行经腹腔的手术切开引流。

（4）经腹膜外手术切开引流：经穿刺治疗无效的位于右后叶的脓肿，可经右侧第 12 肋骨床切开，在腹膜外到达脓腔，置管引流。

4. 中医中药治疗　多与抗生素和手术治疗配合应用，以清热解毒为主，常用方剂有五味消毒饮和柴胡解毒汤等加减。

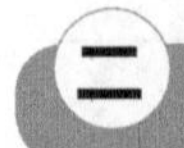

阿米巴性肝脓肿

阿米巴性肝脓肿（amebic liver abscess）是肠道阿米巴感染的并发症，绝大多数是单发的，主要应与细菌性肝脓肿鉴别。首先应考虑非手术治疗，以抗阿米巴药物（甲硝唑、氯喹、依米丁）治疗和必要时反复穿刺吸脓及支持疗法为主。大多数患者可获得良好疗效。外科手术治疗措施如下。

1. 经皮肝穿刺置管闭式引流术　适用于病情较重，脓肿较大，有穿破风险者，或经抗阿米巴治疗，同时行多次穿刺吸脓，而脓腔未见缩小者。应在严格无菌操作下，行套管针穿刺置管闭式引流术。

2. 切开引流　适用于经抗阿米巴治疗及穿刺吸脓，而脓肿未见缩小，高热不退者；脓肿伴继发细菌感染，经综合治疗不能控制者；脓肿已穿破如胸腹腔或邻近器官。切开排脓后采用持续负压闭式引流。

第 3 节　肝　肿　瘤

肝肿瘤（tumor of the liver）分为恶性和良性两种。常见的肝恶性肿瘤是肝癌，包括原发性肝癌（primary liver cancer）和转移性肝癌（metastatic cancer of liver）。肝肉瘤非常少见。

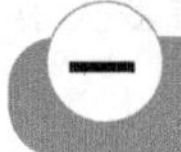

原发性肝癌

原发性肝癌，简称肝癌（liver cancer），是我国常见的恶性肿瘤。在我国，本病年死亡率居肿瘤死亡率的第二位。肝癌患者的年龄大多为 40～50 岁，男性比女性多见；东南沿海地区发病率较其他地区高。

（一）病因和病理

病因与发病机制尚未明确，目前认为，肝癌发病与下列因素有关。①肝炎病毒：其中乙型肝炎病毒在我国为主要因素，目前也已证明与丙型肝炎感染有关；②黄曲霉素：由于玉米、花生等粮食被黄曲霉素污染而霉变，产生的黄曲霉素是一种强烈的致癌物质；③水土因素：部分地区以饮用沟塘水的危险性最大，可能与化学品污染（如亚硝胺、农药等）、某些微量元素（如硒）含量低有关。

肝癌大体病理形态分为 3 型，①结节型：直径 3～5cm，无完整包膜，可为单个结节、多结节或多个结节融合。②肿块型：直径 5～10cm，有包膜，如直径超过 10cm 为巨块型。③弥漫型：癌肿很小，弥散分布在左、右肝的各个部位。按肿瘤大小，传统分为小肝癌（直径≤5cm）和大肝癌（直径>5cm）。新的分类：微小肝癌（直径≤2cm）、小肝癌（直径>2cm，≤5cm）、

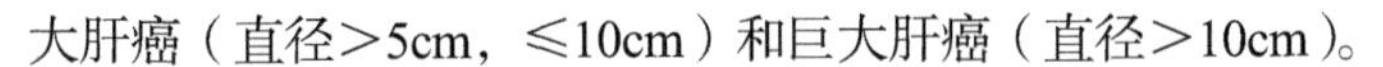
大肝癌（直径＞5cm，≤10cm）和巨大肝癌（直径＞10cm）。

肝癌组织细胞学类型分为肝细胞癌、胆管细胞癌和混合型癌，其中肝细胞癌约占91.5%。

肝癌细胞极易经门静脉系统在肝内播散，形成癌栓后阻塞门静脉主干可引起门静脉高压的临床表现；血行肝外转移最多见于肺，其次为骨、脑等。肝癌经淋巴转移者相对少见。可转移至肝门淋巴结以及胰周、腹膜后、主动脉旁和锁骨上淋巴结。在中晚期病例，肿瘤可直接侵犯邻近脏器及横膈，或发生腹腔种植性转移。

（二）临床表现

原发性肝癌早期缺乏典型临床表现，一旦出现症状和体征，疾病多已进入中、晚期。常见临床表现如下。

1. 肝区疼痛　多为持续性钝痛、刺痛或胀痛，主要是由于肿瘤迅速生长，使肝包膜张力增加所致。右半肝顶部的癌肿累及横膈，疼痛可放射至右肩背部。癌肿坏死、破裂，引起腹腔内出血时，表现为突发的右上腹剧痛，有腹膜刺激征等急腹症表现。

2. 全身及消化道症状　无特异性，常不易引起注意。主要表现为乏力、消瘦、食欲减退、腹胀等。部分患者可伴有恶心、呕吐、发热、腹泻等症状。晚期则出现贫血、黄疸、腹水及恶病质等。

3. 肝大　肝脏增大呈进行性，质地坚硬，边缘不规则，表面凹凸不平，呈大小不等的结节或肿块。

发生肺、骨、脑等脏器转移者，可产生相应症状。少数患者可有低血糖症、红细胞增多症、高钙血症和高胆固醇血症等特殊表现。

（三）诊断与鉴别诊断

肝癌诊断包括定性诊断和定位诊断，如有明显的临床症状、体征，诊断时多为晚期肝癌。

1. 肝癌血清标志物的检测　血清甲胎蛋白（AFP）检测是诊断肝细胞癌最常用和最有价值的指标。AFP≥400μg/L，持续性升高并能排除妊娠、活动性肝炎、生殖系胚胎性肿瘤等，应首先诊断为肝癌。如有影像学肝脏肿物的证据，则可诊断为肝癌，如AFP持续2个月超过正常值，应密切检测AFP变化并积极作各种影像学检查，注意发现或排除肝癌。

2. 影像学检查

（1）B超：是目前有较好诊断价值的非侵入性检查方法，可用作高发人群的普查工具。可显示肿瘤部位、数目、大小、形态及肝静脉或门静脉内有无癌栓等，诊断符合率达90%左右。

（2）CT：具有较高的分辨率，诊断符合率高达90%以上，目前多使用螺旋CT，能在短时间内获得肝脏动脉和门静脉期图像，可检测出直径1.0cm左右的微小癌灶。肝癌在CT平扫主要表现为低密度、动脉期为不均匀强化、静脉期显示为低密度。CT延迟扫描对鉴别肝癌和肝血管瘤有重要意义。

（3）MRI：诊断价值与CT相仿，但是对血管瘤的鉴别优于CT，而且可以进行肝静脉、门静脉、下腔静脉和胆道重建成像，可显示这些管腔内有无癌栓。

（4）选择性肝动脉造影：由于是创伤性检查，应用较少，但对于未能确诊或者拟行血管放射介入治疗的患者，动脉造影仍是常用检查方法。

（5）超声导引下肝穿刺针吸细胞学检查：如发现癌细胞有确诊的意义；但可能出现假阳性，偶尔会引起肿瘤破裂、穿刺针道出血和癌细胞沿针道扩散，临床上不主张采用。

原发性肝癌需与继发性肝癌、肝血管瘤、肝脓肿、肝硬化相鉴别，还需要与肝包虫病，右肾上腺、结肠肝曲、胃等处的肿瘤相鉴别。

（四）治疗

早期诊断、早期治疗是提高疗效的关键。外科治疗以手术切除的效果最好，目前仍是治疗肝癌首选和最有效的方法。综合治疗是防止术后复发、提高生活质量、延长生存期的主要措施。

1. 手术切除　包括部分肝切除和肝移植。

（1）部分肝切除：是治疗肝癌首选和最有效的方法。总体上，肝癌切除术后5年生存率为30%～50%，微小肝癌切除术后5年生存率可高达90%，小肝癌约75%。大多数医生仍然采用传统的开腹肝切除术；如果技术条件允许，也可有选择性地采用经腹腔镜肝切除术。切除范围包括肿瘤及周围1cm以上的肝组织，或者作肿瘤所在肝段或肝叶的切除。根治切除需要达到：肿瘤彻底切除、余肝无残癌、门静脉无癌栓、术后2个月AFP在正常值以下且不增高、影像学检查未见肿瘤残存及再发。

（2）肝移植：由于同时切除肿瘤和硬化的肝脏，因此可以获得较好的长期治疗效果。鉴于供肝匮乏和治疗费用昂贵，原则上选择肝功能C级的小肝癌病例行肝移植。国际上大多数按照肝移植米兰标准选择肝癌患者行肝移植。

2. 肿瘤消融　通常在超声引导下经皮穿刺行微波、射频、冷冻、无水乙醇注射等消融治疗。适应证是不宜手术或不需要手术的肝癌；也可在术中应用或术后用于治疗转移、复发瘤。优点：简便、创伤小，有些患者可获得较好的治疗效果。

3. 放射治疗　对一般情况较好，不伴有严重肝硬化，无黄疸、腹水，无脾功能亢进和食管静脉曲张，癌肿较局限，尚无远处转移而又不适于手术切除或手术后复发者，可采用放射为主的综合治疗。

4. 经肝动脉和（或）门静脉区域化疗或经肝动脉化疗栓塞（TACE）　用于治疗不可切除的肝癌或作为肝癌切除术后的辅助治疗。常用药物为氟尿嘧啶、丝裂霉素、顺铂、卡铂、表柔比星、多柔比星等；常用栓塞剂为碘化油。有些不适应一期手术切除的大或巨大肝癌，经此方法治疗后肿瘤缩小，部分患者可获得手术切除机会。

5. 全身药物治疗　包括生物和分子靶向药物及中医中药治疗。以上各种治疗方法，多以综合应用效果为好。

复发肝癌的治疗：随着早期诊断、早期治疗和手术技术的改进，肝癌手术切除率已大大提高，手术死亡率降到3%以下，总体疗效显著提高。然而，肝癌即使获得根治性切除，5年内仍有60%～70%的患者出现转移、复发，故患者手术后应坚持随诊，定期行超声检查及AFP检测，早期发现转移复发，及时积极治疗。治疗方法包括TACE、微波、射频、冷冻和无水乙醇注射等；如一般情况良好、肝功能正常，病灶局限，也可行再次手术切除。有资料表明，复发性肝癌再切除术后5年生存率可达53.2%。

肝癌破裂出血的治疗：如全身情况较好、病变局限，在技术条件具备的情况下，可行急诊肝切除治疗。如病情重，条件不允许，术中行肝动脉结扎或栓塞术，同时可作射频或微波治疗；情况差者只作填塞止血，尽快结束手术。对出血量较少，血压、脉搏等生命体征尚稳定，估计肿瘤不可能切除者，应在严密观察下进行输血、补液，条件许可时行TACE治疗。

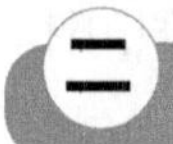

二 转移性肝癌

转移性肝癌又称继发性肝癌。肝是最常见的血行转移器官，尸检发现在各种转移性肿瘤中，转移性肝癌约占40%，其中一半以上来自消化系统的原发肿瘤，如结、直肠癌，胃癌和胰腺癌等。结、直肠癌仅有肝转移者，根治性切除后，有长期存活甚至治愈的可能性。肺癌、乳腺癌、肾癌、子宫颈癌、卵巢癌、前列腺癌和头颈部肿瘤等也可发生肝转移，多同时伴发肝外转移，手术效果有限。

转移性肝癌以肝外原发肿瘤所引起的症状为主要表现，肝转移癌结节较小时，一般无症状，常在影像学检查时被发现。甚至少数诊断为肝转移癌者找不到肝外的原发病变。随着转移病灶的增大，可出现上腹或肝区不适或隐痛；病情发展则出现乏力、发热、体重下降等。体检可扪及肿大的肝或触及坚硬的癌结节。晚期患者可出现贫血、黄疸、腹水等。超声、CT、MRI 和 PET 等影像学检查有重要诊断价值。肿瘤标志物：AFP 升高者较少；CEA、CA19-9、CA125 等对消化系统、肺、卵巢等器官癌肿的肝转移具有诊断价值。

转移性肝癌须根据原发性肿瘤的治疗情况，统筹计划行综合治疗。转移性肝癌的治疗与原发性肝癌相似，如转移性病灶为孤立性，或虽为多发但局限于肝的一叶或一段，而原发肿瘤已被切除，如患者全身情况允许，又无其他部位转移者，应首选肝切除。如原发癌和肝转移癌同时发现又均可切除，可行同期手术治疗，但术前要认真评估患者的耐受手术的能力。术中应常规做肝超声检查，如发现肝内新病灶，应修正原定手术方案。对不适应手术切除的肝转移癌或术中发现不能手术切除者，根据患者全身及原发肿瘤情况，选用区域灌注化疗、TACE、PEI、射频消融或冷冻等局部治疗，少数患者治疗后肝转移癌缩小，或肿瘤数目减少，因而获得手术切除的机会。

患者预后与原发癌的性质、原发癌切除后发生肝转移的时间、原发和转移癌发现时的严重程度和肿瘤对药物治疗的敏感度及个体因素等有关。总体上，转移性肝癌手术切除后 5 年生存率为 25%～46%。小肠类癌和胃、胰腺的神经内分泌癌肝转移，手术切除后可长时间缓解症状与存活。手术原则：完全切除肿瘤（切缘距肿瘤＞1cm），最大限度保留健康肝组织。术前应进行全面检查，评估是否可以手术切除及手术切除的范围。结肠镜检查了解是否有局部复发或新生肿瘤；胸部、腹部、盆腔影像学检查（如 CT、MRI、PET-CT），了解是否有肝外转移等。

转移性肝癌是否行肝移植治疗，多数学者持反对意见，但也有报道，经过认真筛选的病例，肝移植后 5 年生存率可达 69%。

三 肝良性肿瘤

随着超声等影像技术的普及应用，临床上发现的肝良性肿瘤病例明显增多，其中最常见的是肝海绵状血管瘤。本病常见于中年女性，多为单发，也可多发；左、右肝的发生率大致相等。肿瘤生长缓慢，病程长达数年以上。瘤体较小时无任何临床症状，增大后主要表现为肝大或压迫胃、十二指肠等邻近器官，引起上腹部不适、腹胀、嗳气、腹痛等症状。体格检查：腹部肿块与肝相连，表面光滑、质地柔软。有囊性感及不同程度的压缩感，有时可呈分叶状。根据临床表现，超声，CT、MRI 或肝动脉造影等检查，不难诊断。

手术切除是治疗肝海绵状血管瘤的最有效方法。但小的、无症状的肝海绵状血管瘤无须治疗，可每隔 3～6 个月作 B 超检查，以动态观察其变化。一般对肿瘤直径＞10cm，或直径 5～10cm 但位于肝缘，有发生外伤性破裂的风险，或肿瘤虽小（直径 3～5cm）而有明显症状者，可根据病变范围作肝部分切除或肝叶切除术。病变广泛不能切除者，可行肝动脉结扎术。我国手术切除的最大一例肝海绵状血管瘤的体积为 63cm×48.5cm×40cm，重达 18kg。肝海绵状血管瘤最危险的并发症是肝肿瘤破裂引起的腹腔急性大出血。

其他良性肿瘤，如肝细胞腺瘤、脂肪瘤、神经纤维瘤等，均少见。

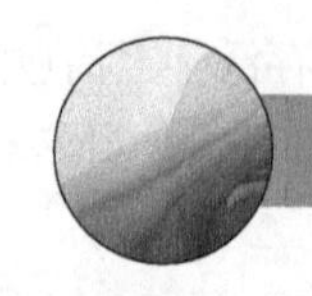

自 测 题

一、选择题

A_1/A_2 型题

1. 原发性肝癌最主要的转移部位是（　　）
   A. 肺　　B. 肝内播散
   C. 骨　　D. 左锁骨上淋巴结
   E. 脑
2. 对有明显黄疸及腹水的肝癌患者，不应选用的治疗是（　　）
   A. 全身化学治疗
   B. 介入治疗
   C. 肿瘤局部注射无水乙醇
   D. 肿瘤局部放射治疗
   E. 免疫治疗＋中医中药
3. 对肝癌的临床诊断最具特异性的是（　　）
   A. 肝区疼痛
   B. 进行性肝大，质硬
   C. 恶病质
   D. 梗阻性黄疸
   E. 肺部转移病灶
4. 细菌性肝脓肿的主要治疗是（　　）
   A. 抗生素治疗
   B. 穿刺抽脓，脓腔注入抗生素
   C. 切开引流
   D. 理疗
   E. 内引流术
5. 肝癌的临床表现中，提示属晚期表现的是（　　）
   A. 腹胀、乏力　　B. 肝区疼痛
   C. 食欲缺乏　　D. 肝区肿块
   E. 体重下降
6. 细菌性肝脓肿，细菌进入肝脏最常见的途径是（　　）
   A. 肝动脉　　B. 胆道
   C. 门静脉　　D. 外伤伤口
   E. 淋巴系统
7. 细菌性肝脓肿的特点是（　　）
   A. 补体结合试验阳性
   B. 甲胎蛋白阳性
   C. 右上腹绞痛及黄疸
   D. 穿刺抽出棕褐色脓液
   E. 突发寒战高热，肝区疼痛，肝大
8. 患者，男性，68 岁。肝右叶巨大肿瘤，腹水征阳性，血清生化检查：白蛋白 20g/L，总胆红素 60μmol/L，血管造影示门静脉右支闭塞。最适合的治疗方法为（　　）
   A. 扩大肝右叶切除术
   B. 肝动脉结扎术
   C. 全身化疗
   D. 肝动脉内抗癌药持续注入法
   E. 放射疗法

二、简答题

AFP、SGPT 和 B 超联合分析如何诊断原发性肝癌？

（张志勇）

第32章 胆道疾病

第1节 概　　述

胆道系统包括肝内胆管、肝外胆管。肝外胆管是指左右肝管、肝总管、胆囊、胆囊管和胆总管。

1. 胆管　分为肝内胆管和肝外胆管。肝内胆管的行程：起自毛细胆管→小叶间胆管→肝段、肝叶胆管→肝内部分的左右肝管。从出肝左右肝管开始为肝外胆管，汇合成肝总管，再与胆囊管汇合成胆总管。胆管的影像如同一棵树。左右肝管位于肝门横沟内，左肝管细长，长2.5～4cm，右肝管粗短，长1～3cm。肝总管长3cm、直径0.4～0.6cm。胆总管长7～9cm、直径0.6～0.8cm。胆总管分为4段：在十二指肠上缘部分为十二指肠上段，其左侧为肝动脉，门静脉位于两者后方，此段是胆道外科手术常切开的部分；十二指肠后方为十二指肠后段；继续下行至胰头后方为胰腺段；穿过十二指肠壁至乳头部分为十二指肠壁内段，此段有Oddi括约肌围绕，以控制胆汁和胰液的排出及防止十二指肠液反流。80%～90%的人胆总管与主胰管汇合形成膨大的壶腹（Vater壶腹）。肝胆管解剖常有变异，包括存在副肝管（6%～10%），肝叶胆管汇合异常，不汇合成左肝管或右肝管而直接汇合进入肝总管，胆胰管过早汇合或者分别注入十二指肠等（图32-1）。

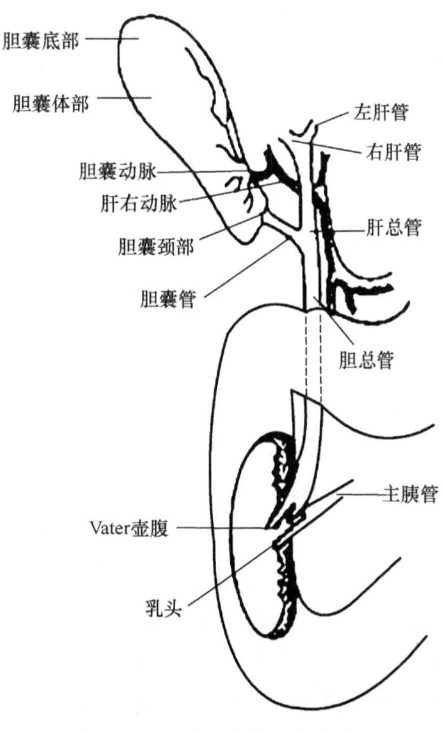

图32-1　肝外胆道系统解剖

2. 胆囊　呈梨形，位于肝脏脏面的胆囊窝内。长5～8cm，宽3～5cm，容量40～60ml。胆囊分为胆囊底、胆囊体和胆囊颈三部分，但无明显界线。胆囊底为盲端，向左上方延伸为体部，胆囊体借疏松组织及其壁上的腹膜返折附于肝脏脏面的胆囊窝上，胆囊窝内有小血管、淋巴管或迷走小胆管，手术中应妥善处理，以免术后出血或形成胆汁漏。胆囊颈为胆囊体向上弯曲变窄部分，颈上部呈囊性扩大，称Hartmann袋，结石常滞留于此处。胆囊颈延伸成胆囊管，长 2～3cm，直径 0.2～0.4cm，汇入胆总管。胆囊管汇入胆总管有很多变异，如汇入右肝管、与肝总管较长的并行段、从不同角度和位置汇入胆总管等，手术中需加以注意。

3. 胆囊三角（Calot 三角） 由胆囊管、肝总管、肝下缘构成的三角形区域。胆囊动脉发自肝右动脉，也有发自其他动脉如肝固有动脉、肝左动脉等，无论发自何处的胆囊动脉，90% 以上均由此区通过。通过此区的还有肝右动脉、副右肝管。胆囊淋巴结位于胆囊管和肝总管相汇处夹角的上方，可作为手术寻找胆囊动脉和胆管的重要标志。胆总管由胃十二指肠动脉、肝总动脉等相互吻合成丛状的血管网供血。胆囊和肝外胆道的静脉直接汇入门静脉。胆囊淋巴流入胆囊淋巴结和胆总管周围淋巴结，肝外胆管淋巴引流到肝总管和胆总管后方的淋巴结。

4. 生理功能 胆道系统具有分泌、储存、浓缩与输送胆汁的功能。

（1）胆管有输送胆汁、分泌黏液的功能：成人肝细胞和胆管每天分泌胆汁 800～1200ml，受神经内分泌调节。当进食时，刺激十二指肠黏膜分泌促胰液素和胆囊收缩素（CCK），引起胆囊平滑肌收缩、Oddi 括约肌松弛，使胆汁流入十二指肠。胆管还分泌少量的黏液保护胆管黏膜不受胆汁的侵蚀。

（2）胆囊有浓缩、储存和排出胆汁的作用：胆囊黏膜吸收水和电解质的功能很强，可将胆汁浓缩 5～10 倍后储存，根据食物的种类和数量由体液和神经调节排出胆道。胆囊黏膜能分泌少量黏液（每天约 20ml）以保护和润滑黏膜。当胆囊管梗阻时，胆汁中胆红素吸收，胆囊内仅存胆囊黏膜分泌的无色透明的黏液，故为白胆汁，这时的胆囊又称为胆囊积水。

（3）胆囊切除后，胆总管能代偿性扩大，管壁增厚，黏膜腺体肥厚增多，代偿胆囊的浓缩功能。

（4）肝脏分泌胆汁的分泌压最大为 39cmH_2O，当胆道梗阻时，胆管内压力如超过胆汁分泌压，即可发生胆-血反流，且胆汁停止分泌。

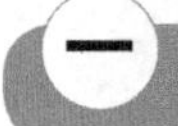

一 特殊检查方法

胆道疾病大多数可根据病史、临床表现和实验室检查做出诊断。但是，如果为明确疾病的位置、性质及进行鉴别诊断，还需要选择一些特殊检查。

（一）超声检查

B 型超声已经成为胆道疾病的筛选性检查方法。由于其具有无创、经济、准确的优点，是胆道疾病首选的检查方法。对胆囊结石的诊断准确率达 95% 以上，胆道结石一般显示强光团伴声影，如梗阻胆管，可见胆石以上的胆管扩张。对阻塞性黄疸的判断，根据胆管扩张部位、程度，以及是否为强光团或回声增强、有无声影等，准确率可达 90% 以上。此外，超声检查可使用特殊探头直接在手术中进行；还可以通过十二指肠镜置入超声探头，避免肠气和腹壁脂肪的干扰，作内镜超声检查，对鉴别十二指肠乳头、胆总管下段的病变有特殊的意义。

（二）经皮肝穿刺胆道造影

经皮肝穿刺胆道造影（percutaneous transhepatic cholangiography，PTC）是一种有创性检查，在 X 线监控或 B 超导引下用细长的穿刺针经皮肤穿刺肝内胆管，然后注入造影剂使肝内外胆管迅速显影，能得到清楚的胆管树的直接影像，对诊断胆道结石、判断胆道阻塞的原因和部位有很大的帮助。如果胆道梗阻引起黄疸，还可以同时置管引流（PTCD），使胆道减压、缓解黄疸。此检查的必要条件是无出血、凝血功能障碍。检查后可能出现的并发症有胆汁漏出、出血、胆道感染等，应注意避免，一旦出现应作相应的处理，必要时紧急行胆道引流手术。

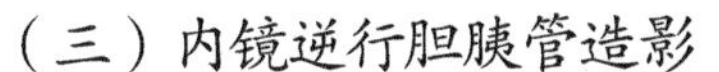

（三）内镜逆行胆胰管造影

内镜逆行胆胰管造影（endoscopic retrograde cholangiopancreatography，ERCP）也是一种有创性检查，使用纤维十二指肠镜，直视下从十二指肠乳头开口插入导管，注入造影剂摄片，获得肝内外胆管和胰管的影像，也可取材活检。如合并胆管开口狭窄或胆总管结石，可同时作Oddi括约肌切开或使用网篮套出结石。此检查可同时观察十二指肠乳头病变，其危险性在于可以诱发急性胰腺炎和胆道感染。

（四）CT、MRI或磁共振胆胰管造影

CT、MRI或磁共振胆胰管造影（MRCP）具有成像无重叠、对比分辨力高的特点。能清楚显示肝内外胆管扩张的范围和程度，对结石的分布，肿瘤的大小、部位和胆管梗阻的水平都非常清楚，但费用稍高。CT及MRI检查安全、准确且无损伤。

（五）术中和术后胆道造影

胆道手术中经胆囊管或胆总管置管行胆道造影，能了解胆道病变的情况，为手术方式的选择提供有意义的影像资料。手术后经术中放置的T管或胆道引流管造影，有助于确定结石残留和胆总管下端通畅的情况、确定能否拔除T管或引流管。

（六）胆道镜检查

胆道镜是适用于胆道检查和治疗的纤维内镜或电子内镜，外径一般在0.5cm以下。胆道镜能直接观察胆管内有无病变及病变的性质、部位，且能作为手术的补充治疗，如取出结石、扩张狭窄、活体组织检查、局部止血等、术中胆道镜可从胆总管切开处插入胆管内检查，术后胆道镜可经T管瘘管或皮下空肠袢插入。

（七）其他的放射学检查

其他的放射学检查包括腹部X线平片、口服法胆囊造影、静脉法胆道造影、低张十二指肠造影等。这些方法由于阳性率低、对疾病判断作用有限、影像不够清晰等，逐步被其他检查手段代替，临床上已较少应用。

二 常见胆道疾病

胆石症是全球性疾病，按结石部位分为胆囊结石、肝外胆管结石和肝内胆管结石（图32-2）。西方国家和我国的西北地区及大城市中胆囊结石的发病率较高，东方国家和我国的西南部、沿海地区及广大农村中肝内胆管结石的发病率较高。

胆石按其组成成分，分为三类（图32-3）。

（1）胆固醇结石：成分以胆固醇为主，含量超过70%，淡黄色，呈圆形或多面体形，表面光滑或呈草莓状，质硬，切面呈放射状；X线多不显影，主要位于胆囊内。

（2）胆色素结石：主要含胆色素，黑色或褐色，大小不一、形状不定，一种呈泥沙样，也可呈铸管形，质软、易碎，X线不显影，主要存在于肝内和肝外胆管；另一种为黑色的胆色素结石，质硬，常见于胆囊内。

（3）混合结石：由胆红素、胆固醇、钙盐等多种成分组成，60%在胆囊内，40%在胆管内。剖面中心呈放射状、外周为层状，含钙多的X线可显影。

胆石症最主要的风险是引起胆道感染，根据胆石症产生和存在部位的不同，可并发胆囊炎、胆管炎，如化脓性细菌感染可并发急性化脓性胆管炎甚至全身的脓毒症，继发多器官功能障碍综合征。

胆道寄生虫以胆道蛔虫最常见，华支睾吸虫也寄生于胆道。胆道肿瘤包括良性和恶性肿瘤，

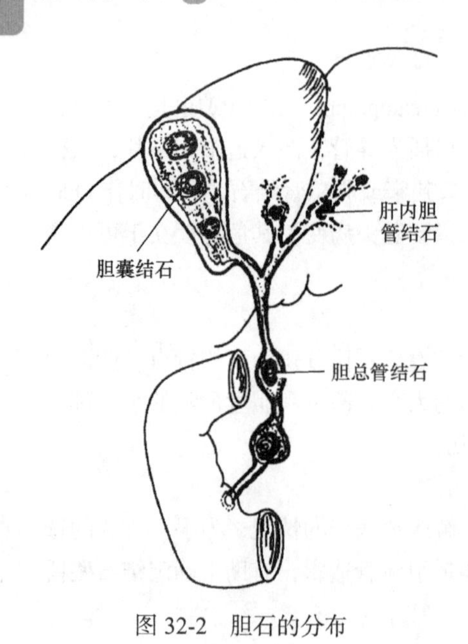

图 32-2 胆石的分布

(1)

(2)

(3)

(4)

(5)

图 32-3 胆石的分类

(1)混合性结石;(2)、(5)混合性结石横断面;
(3)胆色素结石;(4)胆固醇结石横断面

如胆囊息肉、胆道腺瘤、癌肿，随着检查技术的进步，胆管癌的诊断治疗已有较多的报道。

第2节 胆 石 症

胆石症（cholelithiasis）包括发生在胆囊和胆管的结石，是常见病和多发病。在欧美成人中发病率为10%～15%。我国胆石症的种类和发病率随着人民生活水平的提高也出现了很大的变化。我国胆囊结石的发病率已达10%，胆石症的收治率约占普通外科住院患者的11.5%，女性与男性比例约为2.57∶1，与胆管结石的比例从10年前的1.5∶1增至7.36∶1，其中胆固醇结石与胆色素结石的比例也由1.4∶1上升到3.4∶1。

胆石可发生在胆管系统的任何部位，胆囊内的结石为胆囊结石，左右肝管汇合部以下的肝总管和胆总管结石为肝外胆管结石，汇合部以上的为肝内胆管结石。

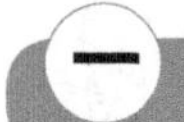

一 胆囊结石

胆囊结石（cholecystolithiasis）主要为胆固醇结石或以胆固醇为主的混合性结石和黑色素结石。主要见于成年人，发病率在40岁后随年龄增长，女性多于男性。

胆囊结石的成因非常复杂，与多种因素有关。任何影响胆固醇与胆汁酸和磷脂浓度比例和造成胆汁淤积的因素都能导致结石形成，如某些地区和种族的居民、女性激素、肥胖、妊娠、高脂肪饮食、长期肠外营养、糖尿病、高脂血症、胃切除或胃肠吻合手术后、回肠末段疾病和回肠切除术后、肝硬化、溶血性贫血等。在我国经济发达城市及西北地区的胆囊结石发病率相对较高，可能与饮食习惯有关。

（一）临床表现

大多数患者可无症状，称为无症状胆囊结石。随着健康检查的普及，无症状胆囊结石的发现明显增多。胆囊结石的典型症状为胆绞痛，只有少数患者出现，其他常表现为急性或慢性胆囊炎。主要临床表现包括：

1. 胆绞痛　典型症状是在饱餐、进食油腻食物后或睡眠中体位改变时，由于胆囊收缩或结石移位加上迷走神经兴奋，结石嵌顿于胆囊壶腹部或颈部，胆囊排空受阻，胆囊内压力升高，胆囊强力收缩而发生绞痛。疼痛位于右上腹或上腹部，呈阵发性，或者持续疼痛阵发性加剧，可向右肩胛部和背部放射，部分患者因剧痛而不能准确说出疼痛部位，可伴有恶心、呕吐。首次胆绞痛出现后，约 70% 的患者 1 年内会再发作，随后发作频度会增加。

2. 上腹隐痛　多数患者仅在进食过多、吃肥腻食物、工作紧张或休息不好时感到上腹部或右上腹隐痛，或者有饱胀不适、嗳气、呃逆等，常被误诊为胃病。

3. 胆囊积液　胆囊结石长期嵌顿或阻塞胆囊管但未合并感染时，胆囊黏膜吸收胆汁中的胆色素，并分泌黏液物质，导致胆囊积液。积液透明无色，称为白胆汁。

4. 其他　极少引起黄疸，即使引起黄疸也较轻；小结石可通过胆囊管进入并停留于胆总管内成为胆总管结石；进入胆总管的结石通过 Oddi 括约肌可引起损伤或嵌顿于壶腹部导致胰腺炎，称为胆源性胰腺炎；因结石压迫引起胆囊炎症慢性穿孔，可造成胆囊十二指肠瘘或胆囊结肠瘘，大的结石通过瘘管进入肠道偶尔可引起肠梗阻称为胆石性肠梗阻；结石及炎症的长期刺激可诱发胆囊癌。

5. Mirizzi 综合征　是特殊类型的胆囊结石，形成的解剖因素是胆囊管与肝总管伴行过长或者胆囊管与肝总管汇合位置过低，持续嵌顿于胆囊颈部的和较大的胆囊管结石压迫肝总管，引起肝总管狭窄；反复的炎症发作导致胆囊肝总管瘘管，胆囊管消失、结石部分或全部堵塞肝总管（图 32-4）。临床特点是反复发作胆囊炎及胆管炎，明显的梗阻性黄疸。胆道影像学检查可见胆囊增大、肝总管扩张、胆总管正常。

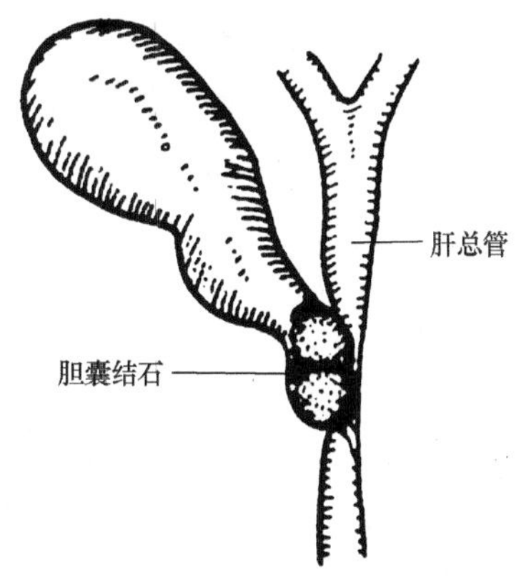

图 32-4　Mirizzi 综合征

（二）诊断

临床典型的绞痛病史是诊断的重要依据，影像学检查可辅助确诊。首选 B 超检查，其诊断胆囊结石的准确率接近 100%。B 超检查发现胆囊内有强回声团、随体位改变而移动、其后有声影即可确诊为胆囊结石。有 10%～15% 的患者结石含钙量超过 10%，这时腹部 X 线也可看到，有助确诊，侧位照片可与右肾结石区别。CT、MRI 也可显示胆囊结石，不作为常规检查。

（三）治疗

对于有症状和（或）并发症的胆囊结石，首选腹腔镜胆囊切除（LC）治疗，与开腹胆囊切除相比同样有效，且具有恢复快、损伤小、疼痛轻、瘢痕不易发现等优点。病情复杂或没有腹腔镜条件也可作开腹胆囊切除。无症状的胆囊结石一般不需要预防性手术治疗，可观察和随诊。但是，长期观察表明，约 30% 以上的患者会出现症状及合并症而需要手术。故下列情况应考虑行手术治疗：结石数量多及结石直径≥2～3cm；胆囊壁钙化或瓷性胆囊；伴有胆囊息肉＞1cm；胆囊壁增厚（＞3mm）即伴有慢性胆囊炎；儿童胆囊结石：无症状者，原则上不手术。

行胆囊切除时，有下列情况应同时行胆总管探查术：①术前病史、临床表现或影像检查提示胆总管有梗阻，包括梗阻性黄疸，胆总管结石，反复发作胆绞痛、胆管炎、胰腺炎。②术中证实胆总管有病变，如术中胆道造影证实或扪及胆总管内有结石、蛔虫、肿块。③胆总管扩张直径超过 1cm，胆管壁明显增厚，发现胰腺炎或胰头肿物，胆管穿刺抽出脓性、血性胆汁或泥沙样胆色素颗粒。④胆囊结石小，有可能通过胆囊管进入胆总管。术中应争取行胆道造影或胆道镜检查，避免使用金属胆道探子进行盲目的胆道探查从而造成不必要的并发症。胆总管探查后一般需置 T 管引流。

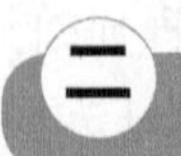

二 肝外胆管结石

（一）病因病理

肝外胆管结石分为原发性胆管结石和继发性胆管结石。原发性胆管结石是指在胆管内形成的结石，形成诱因有胆道感染、胆道梗阻、胆管阶段性扩张、胆道异物、缝线线结等，多为胆色素结石或混合性结石。胆管结石多见于胆总管下方，肝内结石多发生在肝左外叶和右后叶胆管。胆管结石多数会引起胆管炎，极少数单纯肝外胆管结石也可以无症状。

肝外胆管结石的病理改变主要为结石导致胆管梗阻引起胆汁淤滞，伴随细菌的滞留继发感染，胆管黏膜的炎症水肿、管壁瘢痕增厚加重梗阻，使不完全梗阻逐渐变为完全梗阻。当感染继续，胆管内压进一步增加时，含有细菌和毒素的脓性胆汁可经毛细胆管逆流入血，发生全身脓毒症，局部胆管糜烂可腐蚀周围血管，导致胆道出血。较长时间的胆道梗阻、肝细胞不能分泌胆汁，可发展到胆汁性肝硬化。感染细菌以大肠埃希菌、金黄色葡萄球菌及厌氧菌较多见。

（二）临床表现

平时一般无症状或仅有上腹不适，当结石造成胆管梗阻时可出现腹痛或黄疸，如继发胆管炎时，可有较典型的 Charcot 三联征：腹痛、寒战高热、黄疸的临床表现。

1. 腹痛　发生在剑突下或右上腹，多为绞痛，呈阵发性发作，或为持续性疼痛阵发性加剧，可向右肩或背部放射，常伴恶心、呕吐。这是结石下移嵌顿于胆总管下端或壶腹部，胆总管平滑肌或 Oddi 括约肌痉挛所致。若由于胆管扩张或平滑肌松弛而导致结石上浮，嵌顿解除，腹痛等症状缓解。

2. 寒战高热　胆管梗阻继发感染导致胆管炎，胆管黏膜炎症水肿，加重梗阻致胆管内压升高，细菌及毒素逆行经毛细胆管入肝窦至肝静脉，再进入体循环引起全身性感染。约 2/3 的患者可在病程中出现寒战高热，一般表现为弛张热，体温可高达 39～40℃。

3. 黄疸　胆管梗阻后可出现黄疸，其轻重程度、发生和持续时间取决于胆管梗阻的程度、部位和有无并发感染。如为部分梗阻，黄疸程度较轻，完全性梗阻时黄疸较深；如结石嵌顿在 Oddi 括约肌部位，则梗阻完全，黄疸进行性加深；合并胆管炎时，胆管黏膜与结石的间隙由于黏膜水肿而缩小甚至消失，黄疸逐渐明显，随着炎症的发作及控制，黄疸呈现间歇性和波动性。出现黄疸时常伴有尿色变深，粪色变浅，完全梗阻时呈陶土样大便；随着黄疸加深，不少患者可出现皮肤瘙痒。

体格检查：平日无发作时可无阳性体征，或仅有剑突下和右上腹深压痛。如合并胆管炎时，可有不同程度的腹膜炎征象，主要在右上腹，严重时也可出现弥漫性腹膜刺激征，并有肝区叩击痛。胆囊或可触及，有触痛。

实验室检查：当合并胆管炎时，实验室检查改变明显，如白细胞计数及中性粒细胞升高，血清总胆红素及结合胆红素增高，血清氨基转移酶和碱性磷酸酶升高，尿中胆红素升高，尿胆原降低或消失，粪中尿胆原减少。

影像学检查：除含钙的结石外，X 线平片难以观察到结石。B 超检查能发现结石并明确大小和部位，可作为首选的检查方法，如合并梗阻可见肝内、外胆管扩张，胆总管远端结石可因肥胖或肠气干扰而观察不清，但应用内镜超声（EUS）检查不受影响，对胆总管远端结石的诊断有重要价值。PTC 及 ERCP 为有创性检查，能清楚地显示结石及部位，但可诱发胆管炎及急

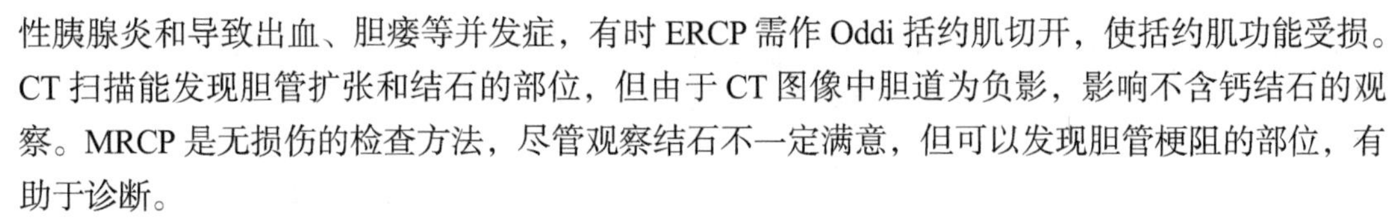

性胰腺炎和导致出血、胆瘘等并发症，有时ERCP需作Oddi括约肌切开，使括约肌功能受损。CT扫描能发现胆管扩张和结石的部位，但由于CT图像中胆道为负影，影响不含钙结石的观察。MRCP是无损伤的检查方法，尽管观察结石不一定满意，但可以发现胆管梗阻的部位，有助于诊断。

（三）诊断与鉴别诊断

胆绞痛的患者除了胆囊结石外，需要考虑肝外胆管结石的可能，主要依靠影像学诊断。合并胆管炎者有典型的Charcot三联征则诊断不难。腹痛应与下列疾病鉴别：①右肾绞痛，始发于右腰或胁腹部，可向右股内侧或外生殖器放射，伴肉眼血尿或镜下血尿，无发热，腹软，无腹膜刺激征，右肾区叩击痛或脐旁输尿管行程压痛。腹部平片多可显示肾、输尿管区结石。②肠绞痛，以脐周为主。如为急性肠梗阻，则伴有恶心、呕吐，腹胀，无肛门排气排便。腹部可见肠型，肠鸣音亢进，可有高调肠鸣音，或可闻气过水声；可有不同程度和范围的压痛和（或）腹膜刺激征。腹部平片显示有肠胀气和气液平面。③壶腹部或胰头癌，黄疸者需作鉴别，该病起病缓慢，黄疸呈进行性且较深；可无腹痛或腹痛较轻，或仅有上腹不适，一般不伴寒战、高热，体检时腹软、无腹膜刺激征，肝大，常可触及肿大的胆囊；晚期有腹水或恶病质表现。ERCP或MRCP和CT检查有助于诊断。EUS检查对鉴别诊断有较大帮助。

（四）治疗

肝外胆管结石仍以手术治疗为主。术中应尽量取尽结石、解除胆道梗阻、术后保持胆汁引流通畅。

1. 非手术治疗　也可作为手术前的准备。治疗措施：应用抗生素，应根据敏感细菌选择用药，经验治疗可选用胆汁浓度高、主要针对革兰氏阴性细菌的抗生素；解痉；利胆，包括一些中药和中成药；纠正水、电解质及酸碱平衡紊乱；加强营养支持和补充维生素，禁食患者应使用肠外营养；护肝及纠正凝血功能异常。争取在胆道感染控制后才行择期手术治疗。

2. 手术治疗

（1）胆总管切开取石、T管引流术：可采用开腹或腹腔镜手术。适用于单纯胆总管结石，胆管上、下端通畅，无狭窄或其他病变者。若伴有胆囊结石和胆囊炎，可同时行胆囊切除术。术中应细致缝合胆总管壁和妥善固定T管，防止T管扭曲、松脱、受压。放置T管后应注意：①观察胆汁引流的量和性状，术后T管引流胆汁200～300ml/d，较澄清。如T管无胆汁引出，应检查T管有无脱出或扭曲；如胆汁过多，应检查胆管下端有无梗阻；如胆汁浑浊，应注意结石遗留或胆管炎症未控制。②术后10～14天可行T管造影，造影后应继续引流24小时以上。③如造影发现有结石遗留，应在手术6周后待纤维窦道形成后行纤维胆道镜检查和取石。④如胆道通畅，无结石和其他病变，应夹闭T管24～48小时，无腹痛、黄疸、发热等症状可予拔管。

（2）胆肠吻合术：亦称胆汁内引流术。仅适用于：胆总管远端炎症狭窄造成的梗阻无法解除，胆总管扩张；胆胰汇合部异常，胰液直接流入胆管；胆管因病变而部分切除无法再吻合。常用的吻合方式有胆总管空肠Roux-en-Y吻合、胆总管十二指肠吻合。

（3）Oddi括约肌成形术：经十二指肠切开Oddi括约肌，避免胆肠吻合，适用于胆管远端出口狭窄病例。

3. 内镜治疗　如胆囊已切除或仅有胆总管结石时，可行内镜下Oddi括约肌切开取石。将十二指肠镜插至十二指肠，从十二指肠乳头置入取石网篮，将结石取出。在开腹手术中、手术后，也可以使用胆道镜取石。

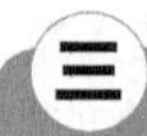

三 肝内胆管结石

（一）病因病理

肝内胆管结石又称肝胆管结石，是我国常见而难治的胆道疾病。其病因复杂，主要与胆道感染、胆道寄生虫（蛔虫、华支睾吸虫）、胆汁停滞、胆管解剖变异、营养不良等有关。结石绝大多数为含有细菌的棕色胆色素结石，常呈肝段、肝叶分布，但也有多肝段、肝叶结石，多见于肝左外叶及右后叶，与此两肝叶的肝管与肝总管汇合的解剖关系致胆汁引流不畅有关。肝内胆管结石易进入胆总管并发肝外胆管结石。病理改变：①肝胆管梗阻，可由结石的阻塞或反复胆管感染引起的炎性狭窄造成，阻塞近段的胆管扩张、充满结石，长时间的梗阻导致梗阻以上的肝段或肝叶纤维化和萎缩，如大面积的胆管梗阻最终引起胆汁性肝硬化及门静脉高压症。②肝内胆管炎，结石导致胆汁引流不畅，容易引起胆管内感染，反复感染加重胆管的炎性狭窄；急性感染可发生化脓性胆管炎、肝脓肿、全身脓毒症、胆道出血。③肝胆管癌，肝胆管长期受结石、炎症及胆汁中致癌物质的刺激，可发生癌变。

（二）临床表现

肝内胆管结石可多年无症状或仅有上腹和胸背部胀痛不适。多数患者因体检或其他疾病做超声等影像学检查而偶然发现。此病常见的临床表现是急性胆管炎引起的寒战、高热和腹痛，除合并肝外胆管结石或双侧肝胆管结石外，局限于某肝段、肝叶者可无黄疸。严重者出现急性梗阻性化脓性胆管炎、全身脓毒症或感染性休克。反复胆管炎可导致多发的肝脓肿，如形成较大的脓肿可穿破膈肌和肺形成胆管支气管瘘，咳出胆砂或胆汁样痰；长期梗阻甚至导致肝硬化，表现为黄疸、腹水、门静脉高压和上消化道出血、肝衰竭。如腹痛为持续性，进行性消瘦，感染难以控制，腹部出现肿物或腹壁瘘管流出黏液，应考虑肝胆管癌的可能。体格检查可能仅可触及肿大或不对称的肝，肝区有压痛和叩击痛。有其他并发症则出现相应的体征。

（三）实验室检查

急性胆管炎时白细胞升高、分类中性粒细胞增高并核左移，肝功能酶学检查异常。糖链抗原（CA19-9）或 CEA 明显升高应高度怀疑癌变。

（四）诊断

对反复腹痛、寒战高热者应进行影像学检查。B 超检查可显示肝内胆管结石及部位，根据肝胆管扩张部位可判断狭窄的位置，但需要与肝内钙化灶鉴别，后者常无相应的胆管扩张。PTC、ERCP、MRCP 均能直接观察胆管树，可观察到胆管内结石负影、胆管狭窄及近端胆管扩张，或胆管树显示不全、某部分胆管不显影、左右胆管呈不对称等。CT 或 MRI 对肝硬化和癌变者有重要诊断价值。

（五）治疗

无症状的肝胆管结石可不治疗，仅定期观察、随访即可。临床症状反复发作者应手术治疗，原则为尽可能取净结石、解除胆道狭窄及梗阻、去除结石部位和感染病灶、恢复和建立通畅的胆汁引流、防止结石的复发，手术方法如下。

1. 胆管切开取石　是最基本的方法，应争取切开狭窄的部位，沿胆总管向上切开甚至可达 2 级胆管，直视下或通过术中胆道镜取出结石，直至取净。难以取净的局限结石需行肝切除，高位胆管切开后，常需同时行胆肠吻合手术。

2. 胆肠吻合术　不能作为替代对胆管狭窄、结石病灶的处理方法。当 Oddi 括约肌仍有功能时，应尽量避免行胆肠吻合手术。治疗肝内胆管结石一般不宜应用胆管十二指肠吻合，而多采用肝管空肠 Roux-en-Y 吻合。适应证：①胆管狭窄充分切开后整形、肝内胆管扩张并肝内胆管结石不能取净者；② Oddi 括约肌功能丧失，肝内胆管结石伴扩张、无狭窄者；③囊性扩张并结石的胆总管或肝总管切除后；④为建立皮下空肠盲袢，术后再反复治疗胆管结石及其他胆道病变者；⑤胆总管十二指肠吻合后，因肠液或食物反流反复发作胆管炎者。对胆肠吻合后可能出现吻合口狭窄者，应在吻合口置放支架管支撑引流，支架管可采用经肠腔或肝面引出。或采用U管、两端分别经肠腔和肝面引出，为防止拔管后再狭窄，支撑时间应维持1年。

3. 肝切除术　肝内胆管结石反复并发感染，可引起局部肝的萎缩、纤维化和功能丧失。切除病变部分的肝，包括结石和感染的病灶、不能切开的狭窄胆管，去除了结石的再发源地，并可防止病变肝段、肝叶的癌变，是治疗肝内胆管结石的积极方法。适应证：肝区域性的结石合并纤维化、萎缩、脓肿、胆瘘；难以取净的肝叶、肝段结石并胆管扩张；不易手术的高位胆管狭窄伴近端胆管结石；局限于一侧的肝内胆管囊性扩张；局限性的结石合并胆管出血；结石合并癌变的胆管。

4. 术中的辅助措施　为取净结石，术中可应用胆道造影、超声等检查以确定结石的数量和部位，胆道镜还可行术中取石，也可用碎石器械行术中碎石治疗。

5. 残留结石的处理　肝内胆管结石手术后结石残留较常见，残留率为20%～40%。因此，后续治疗对减少结石残留有重要作用。治疗措施包括术后经引流管窦道胆道镜取石；激光、超声、微爆破碎石；经引流管溶石，体外震波碎石及中西医结合治疗等。

第3节　胆道感染

胆道感染主要是胆囊炎和不同部位的胆管炎，分为急性、亚急性和慢性炎症。胆道感染主要因胆道梗阻、胆汁淤滞造成，胆道结石是导致梗阻的最主要原因，而反复感染可促进结石形成并进一步加重胆道梗阻。

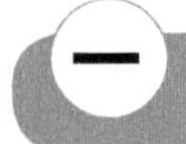

一 急性胆囊炎

急性胆囊炎（acute cholecystitis）是胆囊管梗阻和细菌感染引起的炎症，约95%以上的患者有胆囊结石，称为结石性胆囊炎；5%的患者胆囊无结石，称为非结石性胆囊炎。

（一）急性结石性胆囊炎

1. 病因　急性结石性胆囊炎初期的炎症可能是由结石直接损伤受压部位的胆囊黏膜引起，细菌感染在胆汁淤滞的情况下出现。主要致病原因：①胆囊管梗阻。胆囊结石移动至胆囊管附近时，可堵塞胆囊管或嵌顿于胆囊颈，嵌顿的结石直接损伤黏膜，以致胆汁排出受阻，胆汁滞留、浓缩。高浓度的胆汁酸盐具有细胞毒性，引起细胞损害，加重黏膜的炎症、水肿甚至坏死。②细菌感染。致病菌多从胆道逆行进入胆囊，或经血液循环或淋巴途径进入胆囊，在胆汁流出不畅时造成感染。致病菌主要是革兰氏阴性杆菌，以大肠埃希菌最常见，其他有克雷伯菌、粪肠球菌、铜绿假单胞菌等。常合并厌氧菌感染。

2. 病理　病变开始时胆囊管梗阻，黏膜水肿、充血，胆囊内渗出增加，胆囊肿大。如果此阶段采取治疗措施后梗阻解除，炎症消退，大部分组织可恢复原来结构，不遗留瘢痕，此为急性单纯性胆囊炎。如病情进一步加重，病变波及胆囊壁全层，囊壁增厚，血管扩张，甚至浆膜发生炎症，有纤维素或脓性渗出，发展至化脓性胆囊炎。此时治愈后也产生纤维组织增生、瘢痕化，容易再发生胆囊炎症。胆囊炎反复发作则呈现慢性炎症过程，胆囊可完全瘢痕化而萎缩。

如胆囊管梗阻未解除，胆囊内压力继续升高，胆囊壁血管受压导致血供障碍，继而缺血坏疽，则为坏疽性胆囊炎。坏疽性胆囊炎常并发胆囊穿孔，多发生在底部和颈部。全胆囊坏疽后因为黏膜坏死，胆囊功能消失。急性胆囊炎因周围炎症浸润至邻近器官，也可穿破至十二指肠、结肠等形成胆囊胃肠道内瘘，急性炎症可因内瘘减压而迅速消退。

3. 临床表现 女性多见，50 岁前为男性的 3 倍，50 岁以后为 1.5 倍。急性发作主要是上腹部疼痛，开始时仅有上腹胀痛不适，逐渐发展至阵发性绞痛；夜间发作常见，饱餐、进食肥腻食物常诱发发作。疼痛放射到右肩、肩胛和背部，伴恶心、呕吐、厌食、便秘等消化道症状。如病情发展，疼痛可为持续性、阵发性加剧。患者常有轻度至中度发热，通常无寒战，可有畏寒，如出现寒战高热，表明病变严重，如胆囊坏疽、穿孔或胆囊积脓，或合并急性胆管炎。10%～20% 的患者可出现轻度黄疸，可能是胆色素通过受损的胆囊黏膜进入血液循环，或邻近炎症引起 Oddi 括约肌痉挛所致。10%～15% 的患者可因合并胆总管结石导致黄疸。

体格检查：右上腹胆囊区域可有压痛，程度因个体不同而有差异，炎症波及浆膜时可有腹肌紧张及反跳痛，Murphy 征阳性。有些患者可触及肿大胆囊并有触痛。如胆囊被大网膜包裹，则形成边界不清、固定压痛的肿块；如发生坏疽、穿孔则出现弥漫性腹膜炎表现。

辅助检查：85% 的患者白细胞升高，老年人可不升高。血清谷丙转氨酶、碱性磷酸酶常升高，约 1/2 患者血清胆红素升高，1/3 的患者血清淀粉酶升高。B 超检查可见胆囊增大、囊壁增厚（＞4mm），明显水肿时呈“双边征”，囊内结石显示强回声，其后有声影；对急性胆囊炎的诊断准确率为 85%～95%。CT、MRI 检查均能协助诊断。

4. 诊断和鉴别诊断 根据典型的临床表现，结合实验室和影像学检查，诊断一般无困难。需要作出鉴别的疾病包括消化性溃疡穿孔、急性胰腺炎、高位阑尾炎、肝脓肿、胆囊癌、结肠肝曲癌或小肠憩室穿孔，以及右侧肺炎、胸膜炎和肝炎等疾病。

5. 治疗 急性结石性胆囊炎最终需手术治疗，原则上应争取择期手术。

（1）非手术治疗：也可作为手术前的准备。方法包括禁食、输液、营养支持、补充维生素、纠正水电解质及酸碱代谢失衡。抗感染可选用对革兰氏阴性菌及厌氧菌有效的抗生素和联合用药。需合用解痉止痛、消炎利胆药物。对老年患者，应监测血糖及心、肺、肾等器官功能，治疗并存疾病。治疗期间应密切注意病情变化，随时调整治疗方案，如病情加重，应及时决定手术治疗。大多数患者经非手术治疗能控制病情发展，待日后行择期手术。

（2）手术治疗：急性期手术力求安全、简单、有效，对年老体弱、合并多个重要脏器疾病者，选择手术方法应慎重。

1）急诊手术的适应证：发病在 48～72 小时内者；经非手术治疗无效或病情恶化者；有胆囊穿孔、弥漫性腹膜炎、并发急性化脓性胆管炎、急性坏死性胰腺炎等并发症者。

2）手术方法

胆囊切除术：首选腹腔镜胆囊切除，也可应用传统或小切口的胆囊切除术。

部分胆囊切除术：如估计分离胆囊床困难或可能出血者，可保留胆囊床部分胆囊壁，用物理或化学方法破坏该处的黏膜，胆囊其余部分切除。

胆囊造口术：对高危患者或局部粘连解剖不清者，可先行造口术减压引流，3 个月后再行胆囊切除。

超声导引下经皮经肝胆囊穿刺引流术（PTGD）：可减低胆囊内压，急性期过后再择期手术。适用于病情危重又不宜手术的化脓性胆囊炎患者。

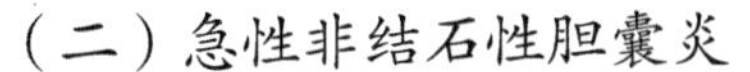

（二）急性非结石性胆囊炎

1. 病因及病理　急性非结石性胆囊炎发生率约占急性胆囊炎的5%。病因仍不清楚，通常在严重创伤、烧伤、腹部非胆道手术后如腹主动脉瘤手术、脓毒症等危重患者中发生，约70%的患者伴有动脉粥样硬化；也有人认为是长期肠外营养、艾滋病的并发症。本病病理变化与急性结石性胆囊炎相似，但病情发展迅速。致病因素主要是胆汁淤滞和缺血，导致细菌的繁殖且供血减少，更容易出现胆囊坏死、穿孔。

2. 临床表现　本病多见于老年男性患者。临床表现与急性胆囊炎相似。腹痛症状常因患者伴有其他严重疾病而被掩盖，易误诊和延误治疗。

对危重的、严重创伤及长期应用肠外营养支持的患者，出现右上腹疼痛并伴有发热时应警惕本病的发生。若有右上腹压痛及腹膜刺激征，或触及肿大胆囊、Murphy征阳性时，应及时作进一步的检查，发病早期超声检查不易诊断，CT检查有帮助，而约97%的患者经肝胆系统核素扫描可获得诊断。

3. 治疗　因本病易坏疽穿孔，一经诊断，应及时手术治疗。可选用胆囊切除或胆囊造口术，或PTGD治疗。未能确诊或病情较轻者，应在严密观察下行积极的非手术治疗，一旦病情恶化，及时施行手术。

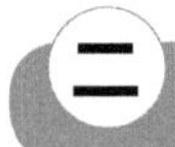

二 慢性胆囊炎

慢性胆囊炎是胆囊持续的、反复发作的炎症过程，超过90%的患者有胆囊结石。

（一）病理

特点是黏膜下和浆膜下的纤维组织增生及单核细胞的浸润，随着炎症反复发作，可使胆囊与周围组织粘连、囊壁增厚并逐渐瘢痕化，最终导致胆囊萎缩，完全失去功能。

（二）临床表现

常不典型，多数患者有胆绞痛病史。患者常在饱餐、进食油腻食物后出现腹胀、腹痛。腹痛程度不一，多在上腹部，牵涉到右肩背部，较少出现畏寒、高热和黄疸，可伴有恶心、呕吐。腹部检查可无体征，或仅有右上腹轻度压痛，Murphy征或呈阳性。

（三）诊断

有腹痛发作并胆囊结石证据提示慢性胆囊炎的诊断。B超检查可显示胆囊壁增厚、胆囊排空障碍或胆囊内结石。胃肠道钡餐、纤维胃镜、腹部CT、泌尿系静脉造影等检查对鉴别胃食管反流性疾病、消化性溃疡、胃炎、急性胰腺炎、消化道肿瘤、右肾及输尿管疾病等有帮助。

（四）治疗

对伴有结石或确诊为本病的无结石者应行胆囊切除，首选腹腔镜胆囊切除。对无症状者，或腹痛可能由其他并存疾病如消化性溃疡、胃炎等引起者，手术治疗应慎重。不能耐受手术者可选择非手术治疗，方法包括口服溶石药物、有机溶石剂直接穿刺胆囊溶石、体外震波碎石等，也可限制肥腻食物并服用消炎利胆药、胆盐、中药等治疗。

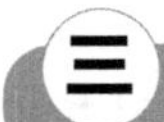

三 急性梗阻性化脓性胆管炎

急性梗阻性化脓性胆管炎（AOSC）是急性胆管炎的严重阶段，也称急性重症胆管炎（ACST）。本病的发病基础是胆道梗阻及细菌感染。急性胆管炎时，如胆道梗阻未解除，胆管内细菌引起的感染没有得到控制，逐渐发展至AOSC并威胁患者的生命。

（一）病因

在我国，最常见的原因是肝内外胆管结石，其次为胆道寄生虫和胆管狭窄。在国外，恶性肿瘤、胆道良性病变引起狭窄、先天性胆道解剖异常、原发性硬化性胆管炎等较常见。

（二）病理

实验证明，当胆道因梗阻压力＞15cmH_2O时，放射性核素标记的细菌即可在外周血中出现；而胆汁及淋巴液培养在胆道压力＜20cmH_2O时为阴性，但＞25cmH_2O时则迅速变为阳性。在梗阻的情况下，经胆汁进入肝内的细菌大部分被单核吞噬细胞系统吞噬，约10%的细菌可逆流入血，形成菌血症。

门静脉血及淋巴管内发现胆砂说明，带有细菌的胆汁也可直接反流进入血液，称胆血反流。其途径包括经毛细胆管-肝窦瘘进入肝静脉，胆源性肝脓肿穿破到血管，经胆小管黏膜炎症溃烂至相邻的门静脉分支，经肝内淋巴管等，细菌或感染胆汁进入循环，引起全身化脓性感染，大量的细菌毒素引起全身炎症反应、血流动力学改变和MODS。

胆管局部改变主要是梗阻以上的胆管扩张、管壁增厚，胆管黏膜充血水肿，炎性细胞浸润，黏膜上皮糜烂脱落，形成溃疡。肝充血肿大。光镜下见肝细胞肿胀、变性，汇管区炎性细胞浸润，胆小管内胆汁淤积。肝窦扩张，内皮细胞肿胀。病变晚期肝细胞发生大片坏死，胆小管可破裂。

致病的细菌主要是革兰氏阴性细菌，其中以大肠埃希菌、克雷伯菌最常见。在革兰氏阳性细菌感染中，常见的有肠球菌，有25%～30%合并厌氧菌感染。

（三）临床表现

男女发病比例接近，青壮年多见，多数患者有反复胆道感染病史和（或）胆道手术史。本病除有急性胆管炎的Charcot三联征外，还有休克、神经中枢系统受抑制表现，称为Reynolds五联征。

本病发病急骤，病情发展迅速。可分为肝外梗阻和肝内梗阻两种，肝外梗阻腹痛、寒战高热、黄疸均较明显，肝内梗阻则主要表现为寒战高热、腹痛，黄疸较轻。常伴有恶心、呕吐等消化道症状。神经系统症状主要表现为神情淡漠、嗜睡、神志不清甚至昏迷；合并休克者可表现为烦躁不安、谵妄等。体格检查体温常呈弛张热或持续升高达39～40℃以上。脉搏快而弱，血压降低。口唇发绀，甲床青紫，全身皮肤可能有出血点和皮下瘀斑。剑突下或右上腹有压痛，可有腹膜刺激征。肝常肿大并有压痛和叩击痛。胆总管梗阻者胆囊肿大。

实验室检查：白细胞计数升高，可超过20×10^9/L，中性粒细胞比例升高，胞质内可出现中毒颗粒。肝功能有不同程度的损害，凝血酶原时间延长。动脉血气分析可有PaO_2下降、氧饱和度降低。常见有代谢性酸中毒及缺水、低钠血症等电解质紊乱。

影像学检查：应根据病情选择简单、实用、方便的检查方法。B超可在床边进行，能及时了解胆道梗阻的部位、肝内外胆管扩张情况及病变性质，对诊断很有帮助。如病情稳定，可行CT或MRCP检查。对需要同时行经皮肝胆管引流（PTCD）或经内镜鼻胆管引流术（ENBD）减压者可行PTC或ERCP检查。

（四）治疗

原则是立即解除胆道梗阻并引流。当胆管内压降低后，患者情况常能暂时改善，有利于争取时间继续进一步治疗。

1. 非手术治疗　既是治疗手段，又可作为手术前准备。主要包括：维持有效的输液通道，尽快恢复血容量，除用晶体液扩容外，应加入胶体液。联合应用足量抗生素，经验治疗证明，应先选用针对革兰氏阴性杆菌及厌氧菌的抗生素，根据该抗生素的半衰期来确定使用次数和间隔时间。纠正水、电解质紊乱和酸碱失衡，常见的为等渗或低渗性缺水及代谢性酸中毒。对症治疗包括降温、使用维生素和支持治疗。如经短时间治疗后患者仍不好转，应考虑应用血管活性药物以提高血压、肾上腺皮质激素保护细胞膜和对抗细菌毒素，应用抑制炎症反应药物，吸氧纠正低氧状态。经以上治疗病情仍未改善，应在抗休克的同时紧急行胆道引流治疗。

2. 紧急胆管减压引流　只有使胆道压力降低，才有可能终止胆汁或细菌向血液的反流，阻断病情的恶化。胆道减压主要为抢救患者生命，方法力求简单有效，包括：①胆总管切开减压、T管引流。紧急减压后，病情有可能立即趋于稳定，但对较高位置的肝内胆管梗阻，胆总管切开往往不能有效减压。如手术中发现有较大的脓肿，可一并处理；如为多发小脓肿，则只能行胆管引流。胆囊造口术常难以达到有效的引流，一般不宜采用。② ENBD：此手术创伤小，能有效地降低胆道内压，并能根据需要持续放置2周或更长时间。但对高位胆管梗阻引起的胆管炎引流效果不肯定。③ PTCD：操作简单，能及时减压，对较高位胆管或非结石性阻塞效果较好，但引流管容易脱落和被结石堵塞，且需注意凝血功能。

3. 后续治疗　急诊胆管减压引流一般不可能完全去除病因，如不作后续治疗，可能会反复发作。如患者一般情况恢复，宜在1～3个月后根据病因选择彻底的手术治疗。

第4节　胆道肿瘤

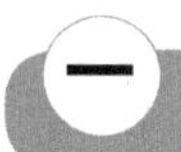

一　胆囊息肉和良性肿瘤

（一）胆囊息肉

胆囊息肉（gallbladder polyps）是形态学的名称，泛指向胆囊腔内突出或隆起的病变，可以是球形或半球形，有蒂或无蒂，多为良性。病理上可分为：①肿瘤性息肉，包括腺瘤和腺癌，其他少见的还有血管瘤、脂肪瘤、平滑肌瘤、神经纤维瘤等；②非肿瘤性息肉，如胆固醇息肉、炎性息肉、腺肌增生等，尚有很少见的如腺瘤样增生、黄色肉芽肿、异位胃黏膜或胰腺组织等。由于胆囊息肉术前难以确诊性质，故笼统称为胆囊息肉样病变（polypoid lesions of gallbladder）或胆囊隆起性病变。胆固醇息肉是胆囊黏膜面的胆固醇结晶沉积；炎性息肉是胆囊黏膜的增生，呈多发，直径常小于1cm，多同时合并胆囊结石和胆囊炎；胆囊腺肌增生是胆囊壁的良性增生性病变，如为局限型则类似肿瘤。

本病大部分是体检时由B超检查发现，无症状。少数患者可有右上腹疼痛、恶心呕吐、食欲减退；极个别病例可引起阻塞性黄疸，无结石性胆囊炎、胆道出血、诱发胰腺炎等。体检可能有右上腹压痛。对此病的诊断主要依靠B超，但难以区分是肿瘤性还是非肿瘤性息肉，是良性还是恶性病变。有助于确诊的方法：常规B超+彩色多普勒超声或声学血管造影检查；内镜超声（EUS）检查；CT增强扫描；超声引导下经皮细针穿刺活检。

少数胆囊息肉可发生癌变，也可能就是早期胆囊癌，临床上应予以重视。胆囊息肉恶变的危险因素：直径超过1cm；单发病变且基底部宽大；息肉逐渐增大；合并胆囊结石和胆囊壁增厚等，特别是年龄超过50岁者。

有明显症状的患者，在排除精神因素、胃十二指肠和其他胆道疾病后，宜行手术治疗。无症状的患者如有上述恶变危险因素的存在，应考虑手术。患者如无以上情况，不宜急于手术，应每6个月超声复查1次。直径小于2cm的胆囊息肉，可行腹腔镜胆囊切除；超过2cm或高度

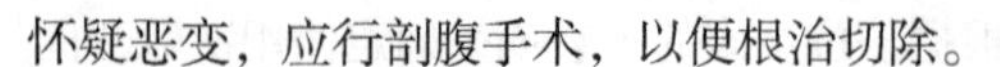

怀疑恶变，应行剖腹手术，以便根治切除。

（二）胆囊腺瘤

胆囊腺瘤是胆囊常见的良性肿瘤，约占胆囊切除标本的1.1%，多见于中、老年女性。可单发或多发，直径0.5～2.0cm，最大者可充满胆囊。腺瘤表面可溃破出血、坏死、感染。胆囊腺瘤的恶变率约为1.5%，一直被认为是胆囊癌的癌前病变，一旦确诊，宜手术切除。术中应将切除的胆囊连同腺瘤送冰冻切片或快速切片病理检查，术后还应作常规石蜡切片检查。

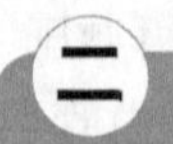

二 胆囊癌

胆囊癌（carcinoma of gallbladder）是胆道最常见的恶性病变，90%的患者发病年龄超过50岁，平均为59.6岁，女性发病率为男性的3～4倍，国内统计约占肝外胆管癌的25%，占胆道疾病的构成比例为0.4%～3.8%。

（一）病因

目前病因尚未明确，流行病学显示，70%的患者与胆结石有关。例如，胆囊癌合并胆囊结石是无结石胆囊癌的13.7倍，直径3cm的结石发生胆囊癌的比例是1cm结石患者的10倍，而胆囊结石至发生胆囊癌的时间为10～15年。这说明胆囊结石引起胆囊癌是长期物理刺激的结果，可能还有黏膜的慢性炎症、细菌产物中的致癌物质等综合因素参与。此外，胆囊空肠吻合、完全钙化的“瓷化”胆囊、胆囊腺瘤、胆胰管结合部异常、溃疡型结肠炎等因素与胆囊癌的发生也可能有关。

（二）病理

胆囊癌多发生在胆囊体部和底部。腺癌占82%，包括硬癌、乳头状癌、黏液癌，未分化癌占7%，鳞状细胞癌占3%，混合性癌占1%；其他少见的还有淋巴肉瘤、横纹肌肉瘤、网状组织细胞肉瘤、纤维肉瘤、类癌、癌肉瘤等。胆囊癌可经淋巴、静脉、胆管腔内转移、腹腔内种植和直接侵犯。转移沿淋巴引流方向较多见，途径多由胆囊淋巴结至胆总管周围淋巴结，再向胰上淋巴结、胰头后淋巴结、肠系膜上动脉淋巴结、肝动脉周围淋巴结、腹主动脉旁淋巴结转移。肝转移也常见，尤其是靠近胆囊床的体部肿瘤，常由直接侵犯或淋巴管转移。

（三）分期

胆囊癌的预后与分期有关，有多种分期方法。其中，Nevin分期较为易记及常用：Ⅰ期，黏膜内原位癌；Ⅱ期，侵犯黏膜和肌层；Ⅲ期，侵犯胆囊壁全层；Ⅳ期，侵犯胆囊壁全层及周围淋巴结；Ⅴ期，侵犯或转移至肝及其他脏器。这种分期方法对临床治疗有一定的指导作用。另外，还有根据肿瘤大小、有无淋巴结转移和远处转移判定的TNM分期。

（四）临床表现

早期无特异性症状，如原有的慢性胆囊炎或胆囊结石引起的腹痛、恶心呕吐、腹部压痛等，部分患者因胆囊切除标本病理检查意外发现胆囊癌。当肿瘤侵犯至浆膜或胆囊床时，则出现定位症状，如右上腹痛，可放射至肩背部。胆囊管受阻时可触及肿大的胆囊。若能触及右上腹肿物时往往已至晚期，常伴有腹胀、食欲差、体重减轻或消瘦、贫血、肝大，甚至出现黄疸、腹水、全身衰竭。少数肿瘤穿透浆膜，发生胆囊急性穿孔、腹膜炎，或慢性穿透至其他脏器形成内瘘；还可引起胆道出血、肝弥漫性转移导致肝衰竭等。

实验室检查：CEA、CA19-9、CA125等均可升高，但无特异性。细针穿刺胆囊取胆汁行肿瘤标志物检查更有诊断意义。

影像学检查：B超、CT检查均可显示胆囊壁增厚不均匀，腔内有位置及形态固定的肿物，应考虑胆囊癌的可能。超声造影、增强 CT 或 MRI 显示胆囊肿块血供丰富，则胆囊癌的可能性更大。

胆囊癌合并坏死、感染需要与胆囊炎或胆囊坏疽形成的脓肿鉴别，但胆囊癌血供丰富，CA19-9 升高。超声导引下细针穿刺活检对诊断有一定帮助。

（五）治疗

化学治疗或放射治疗效果均不理想。首选手术切除，手术切除的范围依据胆囊癌分期确定。

1．单纯胆囊切除术　适用于 Nevin Ⅰ期胆囊癌。这些病例几乎都是因胆囊结石、胆囊炎行胆囊切除后病理检查偶然发现的，癌肿局限于胆囊黏膜层，不必再行手术。如病理检查切缘浆膜阳性，应行再次手术切除全部胆囊床并做局部淋巴结清扫。

2．胆囊癌根治性切除术　适用于 Nevin Ⅱ～Ⅳ期胆囊癌。切除范围除胆囊外，还包括距胆囊床 2cm 以远的肝楔形切除及胆囊引流区域淋巴结的清扫术。

3．胆囊癌扩大根治术　如肝右三叶切除，甚至肝＋胰十二指肠切除，适应证为 Nevin Ⅲ、Ⅳ期胆囊癌。临床上虽有手术成功的病例，但实际意义存在争论。

4．姑息性手术　包括肝管空肠 Roux-en-Y 吻合内引流术，经皮、肝穿刺或经内镜在胆管狭窄部位放置内支撑管引流术及胃空肠吻合术等，主要用于减轻或解除肿瘤引起的黄疸或十二指肠梗阻。

（六）预防

总体上，胆囊癌手术后长期生存率依然很低，故重在预防其发生。对有症状的胆囊结石患者，特别是结石直径＞3cm 者；胆囊息肉单发、直径＞1cm 或基底宽广者；腺瘤样息肉及“瓷化”胆囊，应积极行胆囊切除。

三　胆管癌

胆管癌（carcinoma of the bile duct）是指发生在肝外胆管，即左、右肝管至胆总管下端的恶性肿瘤。随着诊断水平的提高，本病已属常见。

（一）病因

病因尚未明确，多发于 50～70 岁人群，男女比例约为 1.4∶1。本病可能与下列因素有关：肝胆管结石，约 1/3 的胆管癌合并胆管结石，而 5%～10% 的胆管结石发生胆管癌；原发性硬化性胆管炎；先天性胆管囊性扩张症；胆管囊肿空肠吻合术后；肝吸虫感染，慢性伤寒带菌者，溃疡性结肠炎等。

（二）病理

大体形态分为乳头状癌、结节状癌、弥漫性癌。组织学类型为腺癌、鳞状上皮癌、腺鳞癌、类癌等，其中腺癌占 95% 以上，其他均较少见。癌肿生长缓慢，极少发生远处转移。其扩散方式有局部浸润、淋巴转移及腹腔种植等。

根据肿瘤生长部位，胆管癌分为上段胆管癌、中段胆管癌、下段胆管癌。上段胆管癌又称肝门部胆管癌，位于左右肝管至胆囊管开口以上部位，占 50%～75%；中段胆管癌位于胆囊管开口至十二指肠上缘，占 10%～25%；下段胆管癌位于十二指肠上缘至十二指肠乳头，占 10%～20%。

（三）临床表现和诊断

1．黄疸　90%～98% 患者出现，逐渐加深，梗阻完全时大便呈灰白色，可伴有厌食、乏力、贫血。半数患者伴皮肤瘙痒和体重减轻。少数无黄疸者主要有上腹部疼痛，晚期可触及腹部肿块。

2. 胆囊肿大　病变在中、下段者可触及肿大的胆囊，Murphy 征可能阴性，而上段胆管癌胆囊不肿大甚至缩小。

3. 肝大　肋缘下可触及肝脏，黄疸时间较长可出现腹水或双下肢水肿。肿瘤侵犯或压迫门静脉，可造成门静脉高压症而导致上消化道出血；晚期患者可并发肝肾综合征，出现尿少、无尿。

4. 胆道感染　如发生，可出现典型的胆管炎表现：右上腹疼痛、寒战高热、黄疸，甚至出现休克。感染细菌最常见为大肠埃希菌、粪链球菌及厌氧菌。

5. 实验室检查　血清总胆红素、直接胆红素、碱性磷酸酶和γ-谷氨酰转肽酶均显著升高，而谷丙转氨酶（ALT）和谷草转氨酶（AST）只轻度异常。胆道梗阻致维生素 K 吸收障碍，肝合成凝血因子受阻，凝血酶原时间延长。血清肿瘤标志物 CA19-9 可能升高，CEA、AFP 可能正常。

6. 影像学检查　首选 B 超检查，可见肝内胆管扩张或见胆管肿物；彩色多普勒超声检查可了解门静脉及肝动脉有无受侵犯；ERCP 对下段胆管癌诊断帮助较大，或术前放置内支架引流用。CT、MRI 能显示胆道梗阻的部位、病变性质等，其中三维螺旋胆道成像和磁共振胆胰管成像（MRCP）将逐渐代替 PTC 及 ERCP 等侵入性检查。核素显像扫描、血管造影有助于了解癌肿与血管的关系。

（四）治疗

胆管癌化学治疗和放射治疗效果不肯定，主要采取手术治疗。根据不同部位的胆管癌采用不同的手术方法，如上段胆管癌可行胆管癌切除或合并肝切除、胆管空肠吻合手术；中段胆管癌可行肿瘤切除、肝总管空肠吻合术；下段胆管癌需行胰十二指肠切除术。如局部有转移的肿瘤还可行扩大根治术。

一些患者癌肿不能切除，为解除胆道梗阻，可行各种减黄手术如肝管空肠吻合术、U 形管引流术，下段癌可行胆囊空肠吻合术等。如胆管癌侵犯或压迫十二指肠造成消化道梗阻，可行胃空肠吻合术恢复消化道通畅。不能接受手术的患者可经皮肝穿刺胆道造影并引流（PTCD）或放置内支架、经内镜鼻胆管引流或放置内支架，以达到引流胆道的目的。

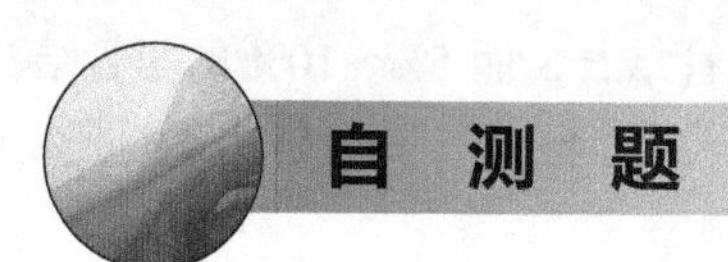

自 测 题

一、名词解释

1. Murphy 征
2. Reynold 五联征

二、选择题

A_1/A_2 型题

1. 急性胆囊炎最严重的并发症是（　　）
   A. 细菌性肝脓肿　B. 胆囊积脓
   C. 胆囊坏疽穿孔　D. 并发急性胰腺炎
   E. 胆囊十二指肠内瘘

2. 临床上壶腹癌最重要的症状是（　　）
   A. 黄疸　B. 上腹痛及腰背痛
   C. 寒战、发热　D. 消化道症状
   E. 贫血、消瘦

3. 急性胆道感染常见的严重并发症不包括（　　）
   A. 急性胰腺炎　B. 硬化性胆管炎
   C. 胆道出血　D. 感染性休克
   E. 肝脓肿

4. 急性梗阻性化脓性胆管炎最关键的治疗是（　　）

A. 输液、输血　　B. 抗生素
C. 纠正酸中毒　　D. 营养支持
E. 急诊胆道减压手术

5. 关于胆囊结石的描述错误的是（　　）
A. 胆囊结石均有症状
B. 进食油腻食物后症状加重
C. 大的单发结石不易发生嵌顿
D. 结石嵌顿于胆囊壶腹后，导致急性胆囊炎
E. 胆绞痛向右肩部放射

6. 治疗急性梗阻性化脓性胆管炎最常用的有效手术方式是（　　）
A. 胆囊造口术
B. 胆囊切除术
C. 胆总管切开、T管引流术
D. 胆管空肠吻合术
E. 胆囊空肠吻合术

7. 胆总管探查术，安放T管引流，拔除T管的时间最短为（　　）
A. 术后8天　　B. 术后10天
C. 术后12天　　D. 术后14天
E. 术后18天

8. 以查科（Charcot）三联征为典型表现的疾病是（　　）
A. 急性憩室炎
B. 急性出血性胰腺炎
C. 急性胆管炎
D. 十二指肠憩室
E. 胃溃疡

9. 胆囊切除手术中，不符合胆总管探查指征的是（　　）
A. 胆总管有扩张
B. 曾有梗阻性黄疸史
C. 胆囊水肿
D. 术中胆管造影示胆管结石
E. 胆总管触到结石

10. 下列需要急行胆道减压的疾病是（　　）
A. 急性胆囊炎
B. 胆囊结石
C. 肝内胆管结石
D. 急性梗阻性化脓性胆管炎
E. 胆囊结石嵌顿

11. 有关胆道蛔虫症的临床表现，错误的是（　　）
A. 呕吐蛔虫史
B. 疼痛呈间歇性发作
C. 伴恶心、呕吐
D. 发病12～24小时前出现较明显黄疸
E. 严重时可出现急性胆管炎

12. 黄疸患者合并肿大而无触痛的胆囊时，最可能是（　　）
A. 急性胆囊炎
B. 慢性胆囊炎、胆囊积水
C. 胆囊颈部结石嵌顿
D. 中下段胆管癌
E. 胆总管下段结石

13. 以查科（Charcot）三联征为典型表现的疾病是（　　）
A. 急性憩室炎
B. 急性出血性胰腺炎
C. 急性胆管炎
D. 急性胆囊炎
E. 先天性胆管扩张症

14. 引起急性胆囊炎的常见病因是（　　）
A. 胆道蛔虫进入胆囊
B. 胆囊息肉继发感染
C. 胆囊结石堵塞胆囊管
D. 胰腺炎致胰液反流
E. 胆总管下端梗阻

15. 有关胆道蛔虫症的临床表现，错误的是（　　）
A. 呕吐蛔虫史
B. 疼痛呈间歇性发作
C. 伴恶心、呕吐
D. 发病前12～24小时出现较明显黄疸
E. 严重时可出现急性胆管炎

16. 黄疸患者，女性，50岁。B超检查显示肝内胆管直径约1cm，应进一步选择的检查是（　　）
A. 静脉胆道造影

B. 核素扫描
C. 经皮肝穿刺胆道造影
D. 十二指肠低张造影
E. 腹腔动脉造影

17. 患者，女性，45岁。反复腹痛、发热、黄疸1年，近3天上述症状加重，高热、黄疸不退。入院体温40℃，脉搏120次/分，血压70/50mmHg，该患者首选的治疗为（　　）
A. 大剂量抗生素治疗感染后择期手术
B. 全胃肠外营养后手术
C. 立即手术
D. 积极抗休克同时及早手术
E. 应用血管收缩剂，血压升至正常后及早手术

18. 患者，女性，45岁。胆囊结石5年，曾胆绞痛发作3次，B超示胆囊结石5枚，直径1～2cm，首选的治疗方法是（　　）
A. 胆囊切除
B. 溶石治疗
C. 体外震波碎石治疗
D. 抗感染治疗
E. 排石治疗

19. 患者，男性，10岁。突发剑突下剧烈绞痛1小时，疼痛呈钻顶样，辗转不安。查体：腹肌柔软，右上腹部轻微压痛，首先考虑的诊断是（　　）
A. 急性胆囊炎　　B. 胆总管结石
C. 胆道蛔虫病　　D. 急性胰腺炎
E. 急性胃炎

20. 患者，女性，11岁。半天来突发右上腹钻顶样剧烈绞痛，伴恶心、呕吐，间歇期完全缓解，腹软，无局限压痛，最可能的诊断为（　　）
A. 急性胃炎　　B. 急性胆囊炎
C. 胆道蛔虫症　　D. 急性肝脓肿
E. 急性胰腺炎

21. 患者，女性，40岁。右上腹阵发性绞痛伴恶心、呕吐3小时来院急诊。体温37℃，右上腹轻压痛，Murphy征（－）。既往检查胆囊内有小结石。对该患者首先考虑胆囊结石合并（　　）
A. 急性胆囊炎　　B. 急性胆管炎
C. 急性胆绞痛　　D. 急性胰腺炎
E. 急性胃炎

三、简答题

1. 简述急性结石性胆囊炎急诊手术的指征。
2. 简述急性重症胆管炎的诊断依据及治疗原则。

（张志勇）

第33章 胰腺疾病

第1节 解剖生理概要

胰腺是位于腹膜后的一个狭长的器官，从右向左横跨第1～2腰椎的前方，胰腺长10～20cm，宽3～5cm，厚1.5～2.5cm，重75～125g。分为胰头、颈、体、尾4部分，各部无明显界线，临床上常将体尾部作为一个解剖单位。除胰尾可被浆膜包绕外，其余部分均位于腹膜后。因此胰腺病变的表现往往比较深而隐蔽。胰头较为膨大，被"C"形十二指肠包绕，其下部经肠系膜上静脉后方向左突出至肠系膜上动脉右侧，称钩突。肠系膜上静脉前方的部分胰腺为胰颈。胰颈和胰尾之间为胰体，占胰腺的大部分，其后紧贴腰椎，当上腹部发生钝挫伤时受挤压的机会最大。胰尾是胰左端的狭细部分，行向左上方抵达脾门，重要解剖标志是其后方也有腹膜包绕。

主胰管（Wirsung管），直径为2～3mm，横贯胰腺全长，由胰尾行至胰头，沿途接纳小叶间导管。约85%的人胰管与胆总管汇合形成共同通道，下端膨大部分称Vater壶腹，开口于十二指肠乳头，其内有Oddi括约肌；一部分虽有共同开口，但两者之间有分隔；少数人两者分别开口于十二指肠（图33-1）。这种共同开口或共同通道是胰腺疾病和胆道疾病相互关联的解剖学基础。在胰头部胰管上方有副胰管（Santorini管），通常与胰管相连，收纳胰头前上方的胰液，开口于十二指肠副乳头。

胰头血供来源于胃十二指肠动脉和肠系膜上动脉的胰十二指肠前、后动脉弓。胰体尾部血供来自脾动脉的分支——胰背动脉和胰大动脉。通过胰横动脉构成胰腺内动脉网（图33-2）。胰的静脉多与同名动脉伴行，最后汇入门静脉。

胰腺的淋巴也十分丰富，有多组淋巴结群引流。胰头部淋巴结、胰十二指肠沟淋巴结与幽门上下、肝门、横结肠系膜、小肠系膜及腹主动脉等处淋巴结相连通；颈部的淋巴结直接引流到肠系膜上动脉附近淋巴结；体尾部的淋巴结大部分汇入胰体上、下缘和脾门淋巴结。胰腺受交感神经和副交感神经的双重支配，交感神经是胰腺疼痛的主要通路，副交感神经传出纤维对胰岛、腺泡和导管起调节作用。

胰腺具有外分泌和内分泌两种功能。胰腺的外分泌物为胰液，是一种透明的等渗碱性液体，pH为7.4～8.4，每日分泌量为750～1500ml，其主要成分为水、碳酸氢钠和胰腺细胞分泌的各种胰酶。胰酶主要有胰淀粉酶、胰蛋白酶、糜蛋白酶、弹性蛋白酶、胶原酶、羧基肽酶、氨基肽酶、胰脂肪酶、胰磷脂酶、胰麦芽糖酶、核糖核酸酶和脱氧核糖核酸酶等。胰液的分泌受迷

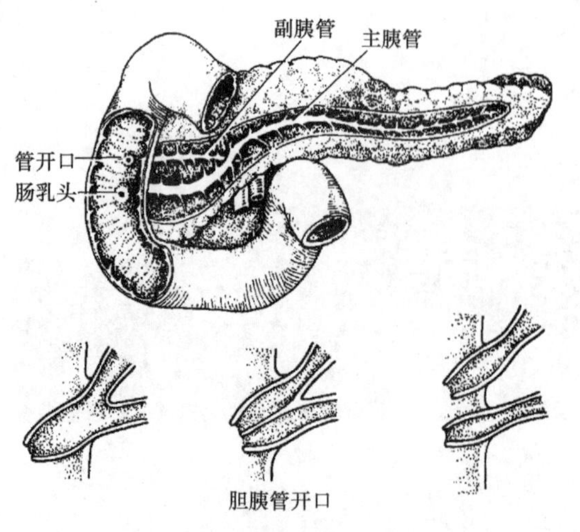

图 33-1　胰管的解剖关系

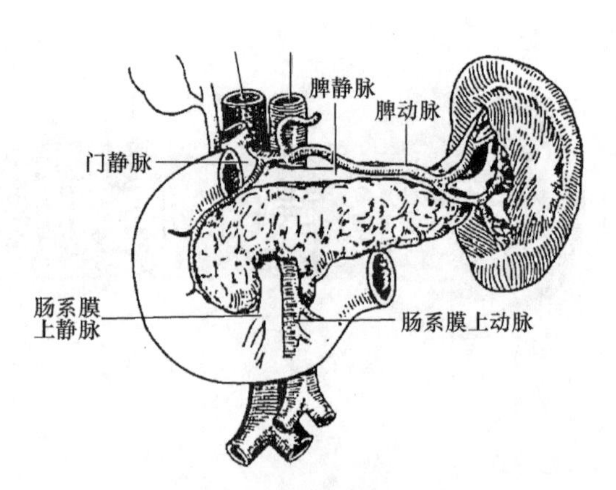

图 33-2　胰腺的血液供应

走神经和体液调节的双重支配，以体液调节为主，胰腺的内分泌来源于胰岛，胰岛是大小不一、散布在腺泡之间的细胞团，胰体尾部较多。人体胰岛主要由 A、B、D 三种细胞组成，其中 B 细胞分泌胰岛素，约占胰岛细胞的 80%；A 细胞分泌胰高血糖素，约占胰岛细胞的 10%；D 细胞分泌生长抑素，约占胰岛细胞的 8%。另外还有其他少数胰岛细胞：PP 细胞分泌胰多肽，D1 细胞分泌血管活性肠肽（VIP），G 细胞分泌促胃液素（胃泌素）等。

第 2 节　胰　腺　炎

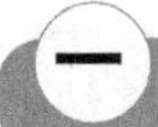

一　急性胰腺炎

急性胰腺炎（acute pancreatitis）是一种常见的急腹症。按病理改变过程可分为急性水肿性胰腺炎和急性出血坏死性胰腺炎，前者占 80%～90%。按临床病情分为轻型急性胰腺炎和重症急性胰腺炎，后者占 10%～20%。前者病情轻，有自限性，预后好，死亡率<1%；而后者则病情险恶，常常涉及全身多个脏器，死亡率高达 10%～30%。

（一）病因与发病机制

急性胰腺炎的病因和发病机制目前尚未完全明确。在我国，胆道疾病为常见病因，占 50% 以上，称为胆源性胰腺炎。在西方国家，主要与过量饮酒有关。常见病因如下。

1．胆道疾病　胆道结石可阻塞胆总管末端，此时胆汁可经“共同通道”反流入胰管，动物实验显示胆盐可直接导致腺泡细胞质钙离子增高，引起腺泡细胞坏死或胰管内高压诱发急性胰腺炎。

造成胆总管末端阻塞的原因还有胆道蛔虫以及因炎症或手术器械引起的十二指肠乳头水肿或狭窄、Oddi 括约肌痉挛等。

2．过量饮酒　是常见病因之一。其机制可归纳为：①酒精的刺激作用，大量饮酒能刺激胰腺分泌，引起 Oddi 括约肌痉挛和胰管梗阻，使胰管压力增高；②酒精对胰腺小管和腺泡有直接损伤作用。

3．十二指肠液反流　当十二指肠内压力增高时，十二指肠液可向胰管内反流。十二指肠内压力增高的原因：穿透性十二指肠溃疡、十二指肠乳头旁憩室、环状胰腺、十二指肠炎性狭窄、

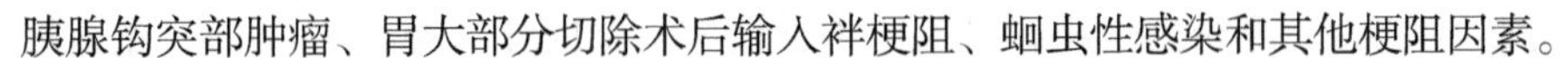
胰腺钩突部肿瘤、胃大部分切除术后输入袢梗阻、蛔虫性感染和其他梗阻因素。

4. 其他　暴饮暴食、手术创伤、高脂血症、高钙血症、内镜逆行胰胆管造影、脓毒症、病毒感染、妊娠、某些药物（如磺胺类药物、阿糖胞苷、雌激素等）、遗传和自体免疫性疾病等也可能是胰腺炎的发病因素。

（二）病理

基本病理改变是胰腺呈不同程度的水肿、充血、出血和坏死。

1. 急性水肿性胰腺炎　病变轻，多局限在体尾部。胰腺肿胀变硬、充血，被膜紧张，胰周可有积液。腹腔内的脂肪组织，特别是大网膜可见散在粟粒状或斑块状的黄白色皂化斑（脂肪酸钙）。腹水为淡黄色，镜下见间质充血、水肿并有炎性细胞浸润。有时可发生局限性脂肪坏死。

2. 急性出血坏死性胰腺炎　病变以胰腺实质出血、坏死为特征，胰腺肿胀，呈暗紫色，分叶结构模糊。坏死灶呈灰黑色，严重者整个胰腺变黑。腹腔内可见皂化斑和脂肪坏死灶，腹膜后可出现广泛组织坏死。腹腔内或腹膜后有咖啡或暗红色血性液体或血性浑浊渗液。镜下可见脂肪坏死和腺泡破坏，腺泡小叶结构模糊不清。间质小血管壁也有坏死，呈现片状出血，炎性细胞浸润。晚期坏死组织合并感染可形成胰腺或胰周脓肿。

（三）临床表现

1. 腹痛　是本病的主要症状。常于饱餐和饮酒后突然发作，呈持续性，腹痛剧烈，多位于左上腹，向左肩及左腰背部放射。胆源性者腹痛始发于右上腹，逐渐向左侧转移。病变累及全胰时，疼痛范围较宽并呈束带状向腰背部放射。

2. 腹胀　与腹痛同时存在，是腹腔神经丛受刺激产生肠麻痹的结果，早期为反射性，继发感染后则由腹膜后的炎症刺激所致。腹膜后炎症越严重，腹胀越明显。腹水时可加重腹胀。患者排便、排气停止。

3. 恶心、呕吐　该症状早期即可出现，呕吐往往剧烈而频繁。其特点为呕吐后症状不能缓解。呕吐物为胃十二指肠内容物，饮酒后呕吐物常呈咖啡色。

4. 腹膜刺激征　急性水肿性胰腺炎时压痛多局限于上腹部，常无明显肌紧张。急性出血性坏死性胰腺炎压痛明显，并有肌紧张和反跳痛，范围较广或延及全腹。移动性浊音多为阳性。肠鸣音减弱或消失。

5. 其他　较轻的急性水肿性胰腺炎可不发热或轻度发热。合并胆道感染常伴有寒战、高热。胰腺坏死伴感染时，持续性高热为主要症状之一。若结石嵌顿或胰头肿大压迫胆总管可出现黄疸。坏死性胰腺炎患者可有脉搏细速、血压下降乃至休克。早期休克主要是由低血容量所致，后期继发感染使休克原因复杂化且难以纠正。伴急性肺衰竭时可有呼吸困难和发绀。胰腺坏死伴感染时，可出现腰部皮肤水肿、发红和压痛。少数严重患者胰腺的出血可经腹膜后途径渗入皮下。在腰部、季肋部和下腹部皮肤出现大片青紫色瘀斑，称为Grey-Turner征；若出血在脐周，称为Cullen征。胃肠出血时可有呕血和便血。血钙降低时，可出现手足抽搐。严重者可有DIC表现及中枢神经系统症状，如感觉迟钝、意识模糊乃至昏迷。

（四）诊断

1. 实验室检查

（1）胰酶测定：血清、尿淀粉酶测定是最常用的诊断方法。血清淀粉酶一般在发病1～2小时后开始升高，24小时达高峰，4～5天后逐渐降至正常；尿淀粉酶在起病12～24小时后开始升高，48小时达高峰，下降缓慢，1～2周后恢复正常。血清淀粉酶值＞500U/L（正常值

40～180U/L，Somogyi 法），尿淀粉酶也明显升高（正常值 80～300U/L，Somogyi 法），有诊断价值。淀粉酶值越高，诊断正确率也越大，但升高的幅度和病变严重程度不呈正相关。血清脂肪酶明显升高（正常值 23～300U/L）是诊断急性胰腺炎较客观的指标。

（2）血钙：血钙降低与脂肪组织坏死和组织内钙的形成有关，其下降程度与预后明显相关。若血钙低于 2.0mmol/L，常预示病情严重。

（3）血糖：较长时间禁食后血糖仍超过 11.0mmol/L，同时伴有血钙明显降低，预示预后不佳。

（4）其他：白细胞升高，血气分析及 DIC 指标异常。

2．影像学检查

（1）腹部超声：经济、简便易行，但由于上腹部胃肠气体的干扰，可影响诊断的准确性。可发现胰腺肿大和胰周液体积聚。胰腺水肿时显示为均匀低回声，出现粗大的强回声提示有出血、坏死的可能。如发现胆道结石、胆管扩张，胆源性胰腺炎可能性大。

（2）CT 检查：是诊断胰腺炎及判断其程度的首选检查方法。急性水肿性胰腺炎时，胰腺弥漫性增大，密度不均匀，边界模糊，胰腺周围有渗出液；急性出血坏死性胰腺炎可在肿大的胰腺内出现泡状密度减低区，增强时更为明显。动态 CT 扫描可作为了解病情进展及治疗效果的重要依据。

（3）MRI：可提供与 CT 类似的诊断信息。在评估胰腺坏死、炎症范围及有无游离气体等方面有价值。MRCP 可较清晰地显示胰管及胆管，在复发性胰腺炎及原因不明的胰腺炎诊断中具有重要作用。

3．临床分型

（1）轻型急性胰腺炎：也称急性水肿性胰腺炎。主要表现为上腹痛、恶心、呕吐；一般全身状态良好，腹膜炎限于上腹，体征轻；血、尿淀粉酶增高；经及时的液体治疗短期内可好转，死亡率很低。

（2）重症急性胰腺炎：也称出血坏死性胰腺炎。除上述症状外，腹痛范围可波及全腹，呈弥漫性腹膜炎，腹胀明显，肠鸣音减弱或消失，出现全身中毒症状、休克、脏器功能障碍和严重的代谢障碍。腹腔穿刺液为血性。实验室检查：白细胞增多（$\geqslant 16\times 10^9$/L），血糖升高（＞11.1mmol/L），血钙降低（＜1.87mmol/L），血尿素氮和肌酐增高，酸中毒；PaO_2 下降（＜60mmHg），出现肾衰竭、ARDS 甚至 DIC，死亡率高。

针对重症急性胰腺炎，国际上有许多评定标准。如急性生理学和慢性健康评分标准Ⅱ（acute physiology and chronic health evaluation Ⅱ）≥8，提示重症急性胰腺炎，该标准对病情评估及预后估计有帮助。

4．临床分期

（1）急性反应期：发病至 2 周左右，可出现休克、呼吸衰竭、肾衰竭、中枢神经系统功能障碍。

（2）全身感染期：发病 2 周至 2 个月。以全身细菌感染和深部真菌感染及双重感染为主要并发症。

（3）残余感染期：发病 2 周至 2 个月。属于手术后期特殊表现，如全身营养不良，存在腹腔及后腹膜残余脓肿，常常引流不畅，窦道经久不愈，有的伴有消化道瘘口。

（五）急性胰腺炎的局部并发症

1．胰腺及胰周组织坏死　指胰腺实质的弥漫性或局灶性坏死，伴胰周（包括腹膜后间隙）

脂肪坏死。根据有无感染又分为感染性胰腺坏死和无菌性胰腺坏死。增强CT是目前诊断胰腺坏死的最佳方法。

2. 胰腺及胰周脓肿　指胰腺和（或）胰腺周围的包裹性积脓，由胰腺组织和（或）胰周组织坏死液化继发感染所致，脓液培养有细菌或真菌生长。

3. 胰腺假性囊肿　有胰液经由坏死破损的胰管溢出在胰腺周围积聚，被纤维组织包裹形成假性囊肿。

4. 胃肠道瘘　胰液的消化和感染的腐蚀均可使胃肠道壁坏死、穿孔而发生瘘。常见的部位是结肠、十二指肠，有时也发生在胃和空肠。

5. 出血　由于胰液的消化作用及感染腐蚀，特别是合并真菌感染，有时也会造成腹腔或腹膜后的大出血。

（六）治疗

根据急性胰腺炎的分型、分期和病因选择恰当的治疗方法。

1. 非手术治疗　适用于急性胰腺炎全身反应期、水肿性及尚无感染的出血坏死性胰腺炎。

（1）禁食、胃肠减压：持续胃肠减压可防止呕吐、减轻腹胀、降低腹内压。

（2）补液、防治休克：静脉输液，补充电解质，纠正酸中毒，预防治疗低血压，维持循环稳定，改善微循环。对重症患者应进行重症监护，吸氧，维持氧饱和度≥95%。

（3）镇痛解痉：在诊断明确的情况下，给予解痉止痛药，常用的解痉药有山莨菪碱、阿托品等。吗啡虽可引起Oddi括约肌张力增高，但对预后并无不良影响。

（4）抑制胰腺分泌：质子泵抑制剂或H_2受体阻滞剂，可间接抑制胰腺分泌；多数认为生长抑素及胰蛋白酶抑制剂也有抑制胰酶分泌的作用。

（5）营养支持：禁食期间主要靠完全肠外营养（TPN）。待病情稳定，肠功能恢复后可早期给予肠内营养，酌情恢复饮食。

（6）抗生素的应用：有感染证据时可经验性或针对性使用抗生素。常见致病菌有大肠埃希菌、铜绿假单胞菌、克雷伯杆菌和变形杆菌等。

（7）中药治疗：呕吐基本控制后，经胃管注入中药，常用复方清胰汤加减：金银花、连翘、黄连、黄芩、厚朴、枳壳、木香、红花、生大黄（后下）。酌情每天3～6次。注入后夹管2小时。呕吐不易控制者可用药物灌肠。

2. 手术治疗

（1）手术适应证：急性腹膜炎不能排除其他急腹症时；胰腺和胰周坏死组织继发感染；伴胆总管下段梗阻或胆道感染者；合并肠穿孔、大出血或胰腺假性囊肿。

（2）手术方式：最常用的是坏死组织清除加引流术。

酌情选用开放手术（经腹腔或腹膜后小切口途径）或使用内镜（肾镜等）行坏死组织清除引流术。

开腹手术可经上腹弧形或正中切口开腹，进入网膜囊清除胰周和腹膜后的渗液、脓液及坏死组织，彻底冲洗后放置多根引流管从腹壁或腰部引出，以便术后灌洗和引流。若坏死组织较多，切口也可部分敞开填塞，以便术后经切口反复多次清除坏死组织。同时行胃造口、空肠造口（肠内营养通道），酌情行胆道引流术。

经后腹膜途径需行腰肋部侧方小切口进入脓腔行坏死组织清除＋引流术。

若继发肠瘘，可将瘘外置或行近端肠管造口术。形成假性囊肿者，可酌情行内、外引流术。

（3）胆源性胰腺炎的处理：手术目的是取出胆管结石，解除梗阻，畅通引流，依据是否有胆囊结石及胆管结石处理方法不同。

仅有胆囊结石，且症状轻者，可在初次住院期间行胆囊切除。胰腺病情严重需要等待病情稳定后择期行胆囊切除。

合并胆管结石，且病情较严重或一般情况差，无法耐受手术者宜急诊或早期经纤维十二指肠镜行 Oddi 括约肌切开、取石及鼻胆管引流术。

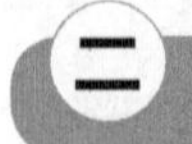

二 慢性胰腺炎

慢性胰腺炎（chronic pancreatitis）是各种原因所致的胰实质和胰管的不可逆慢性炎症，特征是反复发作的上腹部疼痛伴有不同程度的胰腺内、外分泌功能减退或丧失。

（一）病因

在我国慢性胰腺炎的病因以胆道疾病为主，其次是长期酗酒。甲状旁腺功能亢进的高钙血症和胰管内蛋白凝集沉淀均可形成胰管结石，从而导致本病。此外，高脂血症、营养不良、血管因素、遗传因素、先天性胰腺分离畸形以及急性胰腺炎造成的胰管狭窄等，也可能与本病的发生有关。

（二）病理

典型的病变是胰腺萎缩，呈不规则结节样变硬。胰管狭窄伴节段性扩张，可有胰石或囊肿形成。显微镜下见大量纤维组织增生，腺泡细胞缺失，胞体皱缩、钙化和导管狭窄。电子显微镜下可见致密的胶原和成纤维细胞增生并将胰岛细胞分隔。

（三）临床表现

腹痛最常见。疼痛位于上腹部剑突下或偏左，常放射到腰背部，呈束腰带状。疼痛持续时间较长。可有食欲减退和体重下降。约 1/3 患者有胰岛素依赖性糖尿病，1/4 患者有脂肪泻。通常将腹痛、体重下降、糖尿病和脂肪泻称为慢性胰腺炎的四联症。少数患者可因胰头纤维增生压迫胆总管而出现黄疸。

（四）诊断

依据典型临床表现，应考虑本病的可能。

粪便检查可发现脂肪滴（每天摄入脂肪 100g 超过 3 天，粪便脂肪含量超过 7g/d，脂肪泻诊断成立）。粪便弹性蛋白酶-1 测定，$<200\mu g/g$ 粪便提示胰腺外分泌功能不全。

超声可见胰腺局限性结节，胰管扩张，囊肿形成，胰腺肿大或纤维化；合并胰管结石者可有强回声及伴随的声影。

腹部 X 线平片可显示胰腺钙化或胰石影。CT 扫描可见胰实质钙化、呈结节状、密度不均，胰管扩张或囊肿形成等。ERCP 或 MRCP 可见胰管扩张或不规则呈串珠状。

（五）治疗

1. 非手术治疗　病因治疗：治疗胆道疾病，戒酒。镇痛：可用长效抗胆碱能药物，也可用一般止痛药，要防止药物成瘾。饮食疗法：少量多餐，高蛋白、高维生素、低脂饮食，控制糖的摄入。补充胰酶：消化不良，特别对脂肪泻的患者，应给予大量外源性胰酶制剂。控制糖尿病：控制饮食并采用胰岛素替代疗法。营养支持：长期慢性胰腺炎多伴有营养不良。除饮食疗法外，可有计划地给予肠外和（或）肠内营养支持。

2. 手术治疗　主要目的是减轻疼痛，延缓疾病的进展，但不能逆转病理过程。

（1）治疗原发疾病：若并存胆石症应行手术治疗，去除病因。

（2）胰管引流术：经十二指肠行 Oddi 括约肌切开术以解除壶腹部狭窄，使胰管引流通畅；

也可经ERCP行此手术。胰管空肠吻合术：常用术式为全程切开胰管，取出结石，与空肠作侧侧吻合。

（3）胰腺切除术：有严重胰腺纤维化而无胰管扩张者可根据病变范围选用下列手术。①胰体尾部切除术：适用于胰体尾部病变。②胰腺次全切除术：胰远侧切除达胆总管水平，适用于严重的弥漫性胰实质病变。术后有胰岛素依赖性糖尿病的风险，但大部分患者可缓解疼痛。③胰十二指肠切除术（Whipple手术）：适用于胰头肿块的患者。可解除胆道和十二指肠梗阻，保留了富有胰岛细胞的胰体尾部。④保留十二指肠的胰头切除术，残留胰腺与空肠施行Roux-en-Y吻合术，与Whipple效果相似。包括Frey手术，即局限性胰头切除＋胰管纵行切开空肠吻合术；Berne术式，即局限性胰头切除＋胰管空肠吻合术，与Frey手术相比，不需要纵行切开胰管，疗效与之相当。⑤全胰切除术：适用于病变范围广的顽固性疼痛患者。半数以上患者可解除疼痛，但术后可发生糖尿病、脂肪泻和体重下降，患者需终身注射胰岛素及口服胰酶制剂。

此外，对顽固性剧烈疼痛，其他方法无效时，可施行内脏神经切断术或内脏神经节周围无水乙醇等药物注射，以控制疼痛。

第3节 胰腺囊肿

（一）胰腺假性囊肿

胰腺假性囊肿（pancreatic pseudocyst，PPC）是最常见的胰腺囊性病变，多继发于急慢性胰腺炎和胰腺损伤。其形成原因是胰液外溢积聚在网膜囊内，刺激周围组织及器官的浆膜形成纤维包膜，囊内壁无上皮细胞，故称为假性囊肿。囊肿多位于胰体尾部，体积大者可产生压迫症状、合并出血，囊肿继发感染后可形成脓肿，也可能自行破溃，进入游离腹腔或空腔脏器，如胃、十二指肠和结肠等。

1. 临床表现和诊断　多继发于胰腺炎或上腹部外伤后，上腹逐渐膨隆，腹胀，压迫胃、十二指肠引起恶心、呕吐，影响进食。有时在上腹部可触及半球形、光滑、不移动、囊性感的肿物，合并感染时有发热和触痛。超声检查可确定囊肿的部位和大小，CT对胰腺假性囊肿的诊断具有较超声更高的敏感性和特异性，并可显示囊肿与胰腺的关系，如囊肿内见到气体提示感染，也可能是囊肿破裂入消化道所致。

2. 治疗　胰腺假性囊肿可无症状，经检查除外恶性后，可暂予非手术治疗。一旦囊肿性质不清或出现并发症则需进行适当的外科干预。其外科治疗的适应证：出现出血、感染、破裂、压迫等并发症；囊肿直径≥6cm；非手术治疗时囊肿无缩小反而增大；多发性囊肿；囊肿壁厚；合并慢性胰腺炎及胰管狭窄。常用手术方法：①内引流术。囊壁成熟后（6周以上）可作内引流术。常用囊肿空肠Roux-en-Y吻合术，若囊肿位于胃后壁，可直接将囊肿与胃后壁吻合。目前可用腹腔镜或胃镜完成此类手术。②外引流术：由于外引流术产生并发症和复发的概率较高，现已较少使用，主要用于假性囊肿继发感染经皮穿刺置管引流术失败、囊肿破裂等。胰腺假性囊肿切除术：适用于较小囊肿或内外引流效果不佳的多发性假性囊肿。

（二）先天性胰腺囊肿

先天性胰腺囊肿罕见，是胰管系统先天性畸形所致的胰腺真性囊肿，常为多发性，可合并肝、肾先天性囊肿，其内壁衬覆柱状、立方上皮。囊肿内含清亮或浑浊的黄色液体，囊液淀粉酶水平多正常或稍高。单纯性先天性胰腺囊肿首选手术治疗，位于胰腺体尾部的囊肿可行胰体尾切除术或囊肿摘除术，由于患者多为婴幼儿，应尽量保留脾脏；如囊肿位于胰头部或切除困

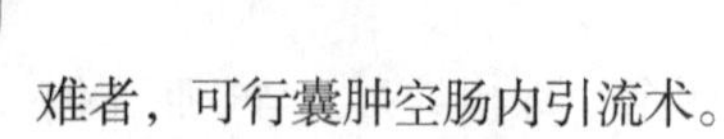

难者，可行囊肿空肠内引流术。

（三）潴留性囊肿

潴留性囊肿临床上较常见，为后天获得的胰腺真性囊肿，多由于胰管阻塞所致，如急慢性胰腺炎、胰管外压迫、胰管内阻塞（胰管上皮化生、结石、寄生虫、炎症等）。囊肿常位于胰尾部，直径为1～20cm。其内衬覆一般的导管上皮，但由于伴发炎症、出血，可无上皮，囊内可含多种胰酶。与胰腺假囊肿不易区分。治疗方法首选手术切除，同时须对原发疾病加以治疗。

第4节　胰腺癌和壶腹周围癌

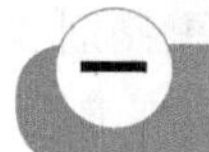

一　胰腺癌

胰腺癌（cancer of the pancreas）是一种发病隐匿，进展迅速，治疗效果及预后极差的消化道恶性肿瘤，其发病率有明显增高的趋势。40岁以上好发，男性多于女性。目前胰腺癌居常见癌症死因的第四位，居消化道癌症死因的第二位，仅次于大肠癌，5年生存率为1%～3%。

（一）病理

胰腺癌包括胰头癌、胰体尾部癌。临床上以胰头部最多见，其次为体尾部，全胰癌较少。组织学分类依次为导管细胞腺癌、腺泡细胞癌、黏液性囊腺癌。胰腺癌具有早期向周围神经和血管浸润并易经血运和淋巴系统发生转移的生物学行为特点。胰腺癌转移和扩散途径最多见的是淋巴结转移和局部浸润：①直接浸润，早期即可穿破胰管壁向周围组织浸润、转移。胰体尾部癌较胰头癌更易发生胰外浸润。沿着神经末梢扩散是胰腺癌特有的转移方式，癌细胞可直接破坏神经束膜，或经神经束膜的脉管周围侵入神经束膜间隙，并沿此间隙扩散。②淋巴转移早，多见于胰头前后、幽门上下、肝十二指肠韧带内、肝总动脉、肠系膜根部及腹主动脉旁的淋巴结，晚期可转移至锁骨上淋巴结。③血行转移和腹腔内种植是晚期胰腺癌的主要转移方式。血行转移可转移至肝、肺、骨、脑等。

（二）诊断

诊断主要依据临床表现和影像学检查。

1. 临床表现　最常见的临床表现为腹痛、黄疸、消瘦。胰头癌以腹痛、黄疸、上腹胀满不适为最常见；胰体尾部癌则以腹痛、上腹胀满不适、腰背痛为多见。

（1）上腹疼痛、不适：是常见的首发症状。早期因肿块压迫胰管，使胰管发生不同程度的梗阻、扩张、扭曲及压力增高，出现上腹不适，或隐痛、钝痛、胀痛。少数（约15%）患者可无疼痛。通常因对早期症状的忽视而延误诊断。中晚期肿瘤侵及腹腔神经丛，出现持续性剧烈疼痛，向腰背部放射，致不能平卧，常呈卷曲坐位，严重影响睡眠和饮食。

（2）黄疸：是胰头癌最主要的临床表现，多数是由于胰头癌压迫或浸润胆总管所致，呈进行性加重。黄疸出现的早晚和肿瘤的位置密切相关，癌肿距胆总管越近，黄疸出现越早。胆道梗阻越完全，黄疸越深。多数患者出现黄疸时已属中晚期，伴皮肤瘙痒、小便深黄、大便陶土色。体格检查可见巩膜及皮肤黄染，肝大，多数患者可触及肿大的胆囊。

（3）消化道症状：如食欲缺乏、腹胀、消化不良、腹泻或便秘。部分患者可有恶心、呕吐。晚期癌肿侵及十二指肠可出现上消化道梗阻或消化道出血。

（4）消瘦和乏力：患者因饮食减少、消化不良、睡眠不足和癌肿消耗等造成消瘦、乏力、

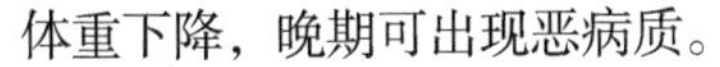

体重下降，晚期可出现恶病质。

（5）其他：胰头癌致胆道梗阻合并胆道感染，可出现寒战、高热。晚期患者可触及上腹肿块，质硬，固定，出现腹水和恶病质。少数患者有轻度糖尿病表现。

2. 实验室检查

（1）血清生化检查：早期可有血、尿淀粉酶增高，血糖增高，尿糖阳性。黄疸时，血清总胆红素和结合胆红素升高，碱性磷酸酶升高。

（2）肿瘤标志物检查：癌胚抗原（CEA）、胰胚抗原（POA）、糖链抗原（CA19-9）、胰腺癌相关抗原（PCAA）和胰腺癌特异抗原（PaA）可有升高，但缺乏特异性。肿瘤标志物联合检测可提高诊断的敏感性。相对而言，CA19-9对胰腺癌的诊断较为敏感，特异性较好。

3. 影像学检查

（1）B超检查：为诊断胰腺癌的首选方法。胰腺癌的声像图示：胰腺呈局限性肿大或弥漫性肿大；癌肿轮廓不规则，局部呈高回声、低回声或斑状回声；间接现象：癌肿压迫阻塞胆管和胰管，可见胆囊肿大，肝内外胆管扩张，胰管扩张。

（2）CT检查：诊断准确率高于B超。可显示胰胆管扩张和直径>0.5～1cm的胰腺病变，还可发现腹膜后淋巴结转移和肝内转移。通过静脉注射造影剂后，高性能CT血管成像（CTA）检查能够显示肿瘤与邻近血管的关系，对判断胰腺癌能否行根治性切除有较大帮助。

（3）MRI或磁共振胰胆管造影（MRCP）：单纯MRI诊断并不优于增强CT，MRCP可显示肝内外胆管扩张，胰管扩张。

（4）经皮肝胆管穿刺造影（PTC）：适用于胰腺癌引起胆管扩张或伴有黄疸者。可显示肝内外胆管扩张、胆囊肿大、胆管狭窄、充盈缺损、管壁僵硬。

（5）内镜逆行胰胆管造影（ERCP）：可直接观察十二指肠乳头区并能进行活检，收集胰液行细胞学、生化和酶学检查。造影可显示主胰管不规则狭窄，管壁僵硬、中断、移位、其末端呈鼠尾状截断。胆管、胰管均有扩张，呈“双管状”表现。

（6）超声内镜（LEUS）：不受腹壁和胃肠道气体的影响，具有定位准确和充分显示病变的优点。

（7）胃肠钡餐：可显示胰腺癌压迫引起胃和十二指肠形态改变的间接征象，胃十二指肠球部出现阴影缺损，降段有肿瘤压迫。

（8）细针穿刺细胞学：对难以确定诊断，但又高度怀疑的病例，可在B超或CT引导下采用细针穿刺胰腺肿块做细胞学检查。

（三）治疗

胰腺癌的治疗原则是早期手术治疗。手术切除是其有效的治疗方法。尚无远处转移的胰腺癌，均应争取手术切除以延长生存时间和改善生存质量。常用的手术方式如下。

1. 根治性手术

（1）胰十二指肠切除术：是胰头癌的标准术式，切除范围包括肝总管以下胆管（包括胆囊）、胰头（包括钩突部）、远端胃、十二指肠和部分空肠上段，同时清除肝十二指肠韧带内、腹腔动脉旁、胰头周围及肠系膜血管根部的淋巴结。切除后重建胰管、胆管和胃肠道通路。

（2）保留幽门的胰十二指肠切除术：适用于幽门上下淋巴结无转移、术中十二指肠切缘肿瘤细胞病理检查阴性者。

（3）胰体尾切除术：适用于胰体尾部癌。

2. 姑息性手术　适用于高龄、肿瘤不能切除、已有肝转移或合并明显心肺功能障碍不能耐受较大手术者。

（1）解除胆道梗阻：可行胆囊空肠吻合术或胆管空肠吻合术，也可行内镜下放置胆道支架以解除梗阻。

（2）解除或预防十二指肠梗阻：可行胃空肠吻合术。

（3）解除晚期胰腺癌的顽固性疼痛：术中双侧腹膜后内脏神经节周围注射 95% 乙醇行化学性内脏神经切断术或腹腔神经节切除术，以减轻疼痛。

（4）区域性介入治疗：经肝总动脉、脾动脉及肠系膜上动脉等插管局部灌注化疗药物，同时作放射治疗，争取使原不能切除的胰腺癌获得再次手术切除的机会。

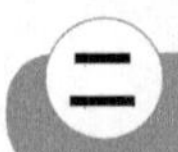

二 壶腹周围癌

壶腹周围癌（periampullary adenocarcinoma）主要包括壶腹癌、胆总管下段癌和十二指肠腺癌。壶腹周围癌的恶性程度明显低于胰头癌，手术切除率和 5 年生存率都明显高于胰头癌。

（一）病理

壶腹周围癌的组织类型主要是腺癌，其次为乳头状癌、黏液癌等。淋巴结转移比胰头癌出现晚。远处转移多转移至肝脏。

（二）诊断

常见临床症状为黄疸、消瘦和腹痛，易与胰头癌的临床表现混淆。术前诊断，包括实验室检查及影像学检查方法与胰头癌基本相同。壶腹周围癌三种类型之间也不易鉴别，ERCP 在诊断和鉴别诊断方面具有重要价值。

壶腹癌：黄疸出现早，可呈波动性，与肿瘤组织坏死脱落有关。常合并胆管感染，类似胆总管结石。大便潜血试验可为阳性。ERCP 可见十二指肠乳头隆起的菜花样肿物。胆管与胰管于汇合处中断，其上方胆胰管扩张。

胆总管下段癌：恶性程度较高。胆管壁增厚或呈肿瘤样，致胆总管闭塞，黄疸出现早，进行性加重，出现陶土色大便，多无胆道感染。胰管末端受累时可伴有胰管扩张。ERCP 胆管不显影或梗阻上方胆管扩张，其下端中断，胰管可显影正常。MRCP 也具有重要的诊断价值。

十二指肠腺癌：位于十二指肠乳头附近，来源于十二指肠黏膜上皮。胆道梗阻不完全，黄疸出现较晚，黄疸不深，进展较慢。由于肿瘤出血，大便潜血可为阳性，患者常有轻度贫血。肿瘤增长可致十二指肠梗阻。

（三）治疗

行 Whipple 手术或 PPPD，远期效果较好，5 年生存率可达 40%～60%。对于高龄、已有肝转移、肿瘤已不能切除或合并明显心肺功能障碍不能耐受较大手术的患者，可行姑息性手术，如胆肠吻合术、胃空肠吻合术，以缓解胆道、十二指肠梗阻及疼痛。

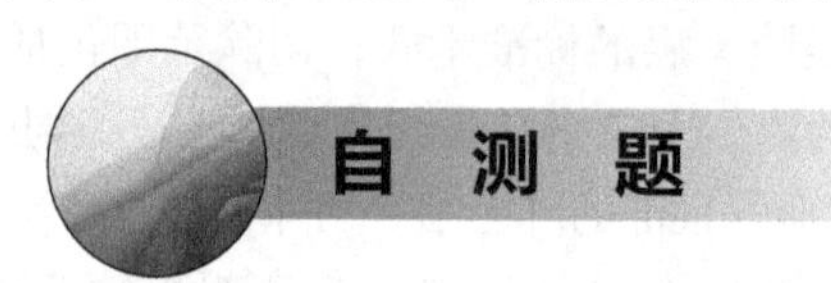

自 测 题

一、名词解释

1. Grey-Turner 征
2. Cullen 征

二、选择题

A_1/A_2 型题

1. 胰岛素瘤来源于胰腺的（ ）

A. A细胞　B. B细胞
C. G细胞　D. D细胞
E. D1细胞

2. 急性胰腺炎诊断中，不正确的是（　　）
A. 血清淀粉酶在发病后3～12小时开始升高
B. 血清淀粉酶在发病后24～48小时达到高峰
C. 血清淀粉酶值高于128 Winslow单位
D. 血清淀粉酶值高低与病情轻重成正比
E. 尿淀粉酶在发病12～24小时后开始上升

3. 胰腺癌和胆总管结石的主要鉴别点是（　　）
A. 腹痛的性质和程度
B. 肝功能改变
C. 血、尿淀粉酶改变
D. 胆囊肿大
E. 进行性加重的黄疸

4. 胰腺癌的好发部位是（　　）
A. 胰腺头部　B. 胰腺体部
C. 胰腺尾部　D. 全胰腺
E. 异位胰腺

5. 在中国，急性胰腺炎最常见的诱发因素是（　　）
A. 暴饮暴食　B. 酗酒
C. 胆道结石病　D. 胃肠炎
E. 甲状旁腺功能亢进

6. 下列各项诊断胰岛素瘤的方法中，效果不佳的是（　　）
A. Whipple三联征
B. 血胰岛素测定
C. 术前B超检查
D. 选择性动脉造影
E. CT+磁共振成像

7. 早期出现无痛性黄疸的疾病是（　　）
A. 胆总管下段结石　B. 急性胰腺炎
C. 胰腺假性囊肿　D. 壶腹部癌
E. 胆囊癌

8. 对壶腹部癌的诊断和鉴别诊断有重要价值的检查是（　　）
A. PTC检查　B. B超检查
C. CT检查　D. ERCP检查
E. 肿瘤标志物检查

9. 患者，男性，35岁。上腹痛2天，呕吐，腹胀，血淀粉酶750U（Somogyi法），血压80/50mmHg，脉搏120次/分，最可能的诊断为（　　）
A. 急性肝衰竭
B. 急性胰腺炎
C. 急性心肌梗死
D. 急性胃炎
E. 急性肝炎

10. 患者，男性，45岁。酗酒后8小时出现中上腹疼痛，放射至两侧腰部，伴恶心、呕吐，体检腹部有压痛、肌紧张及两侧腰腹部出现蓝棕色斑，血压75/55mmHg，脉搏110次/分，最可能的诊断是（　　）
A. 急性胆囊炎　B. 急性胃炎
C. 急性肠梗阻　D. 急性胰腺炎
E. 急性胆管炎

11. 患者，男性，65岁。进行性黄疸3个月，伴中上腹持续性胀感，夜间平卧时加重，消瘦显著。查体：慢性消耗性面容。皮肤、巩膜黄染。腹平坦，脐右上方深压痛，未及块物，Courvoisier征阳性。首先考虑的诊断是（　　）
A. 慢性胆囊炎　B. 胆石症
C. 原发性肝癌　D. 胃癌
E. 胰头癌

12. 患者，男性，40岁。晚餐后5小时开始上腹疼痛，向左肩、腰、背部放射及恶心、呕吐、腹胀，现已37个小时。曾有胆结石病史。查体：呼吸24次/分，体温38.9℃，血压90/75mmHg。巩膜可疑黄染，全腹压痛，以上腹部显著，伴肌紧张和反跳痛，移动性浊音阳性，血白细胞16×10^9/L，中性粒细胞0.89。为确定诊断，最有价值的检查是（　　）
A. 测定血淀粉酶

B. 测定尿淀粉酶
C. 腹腔穿刺液检查并测定淀粉酶
D. 腹部超声检查
E. 腹部X线检查

13. 患者，男性，45岁。急性胰腺炎，静脉应用广谱抗生素非手术治疗1周后，腹痛、腹胀加重，体温再度升高。此时应紧急选择最有诊断意义的检查是（　　）
A. 血白细胞计数十分类
B. 腹部平片了解有无肠麻痹
C. CT检查注意是否发生胰腺坏死
D. 腹腔穿刺检测渗出液淀粉酶含量
E. 检查血脂肪酶了解胰腺炎病情变化

三、简答题

胰头癌与壶腹周围癌如何区别？

（张志勇）

第 34 章 腹痛与消化道大出血的诊断与处理

第 1 节 急腹症的诊断与处理

急腹症（acute abdomen）是一组起病急、变化多、进展快、病情重，需要紧急处理的腹部病症。急腹症的诊断、鉴别诊断以及处理时机和方法的正确把握十分重要，一旦延误诊断，处理失当，常危及生命。

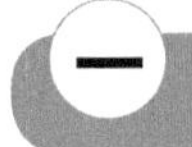

一 急腹症的临床诊断与分析

急腹症主要病因器官有空腔器官、实质性脏器和血管。

（1）空腔脏器的急腹症多源于：①穿孔，如胃十二指肠溃疡穿孔、阑尾穿孔、胃癌或结直肠癌穿孔、小肠憩室穿孔等。②梗阻，如幽门梗阻、小肠梗阻、肠扭转、肠套叠、胃肠道肿瘤引起的梗阻、炎性肠病的梗阻。③炎症感染，如急性阑尾炎、急性胆囊炎等。④出血，胃癌或结直肠癌伴出血、胃肠道血管畸形引起的出血。

（2）实质性脏器的急腹症多见于：①破裂出血，如肝癌破裂出血、肝脾创伤性破裂出血。②炎症感染，如急性胰腺炎、肝脓肿。

（3）血管原因引起的急腹症随着人口老龄化有增多趋势。常见的病因：①腹主动脉瘤破裂；②肠系膜血管血栓形成或栓塞；③由于其他原因所致的器官血供障碍，如绞窄疝、肠扭转。

（一）病史

1. 现病史

（1）腹痛：依据接受痛觉的神经分为内脏神经痛（visceral）、躯体神经痛（somatic）和牵涉痛（referred）。内脏神经主要感受胃肠道膨胀等机械和化学刺激，通常腹痛定位模糊，范围大，不准确。依据胚胎来源，前肠来源器官引起的疼痛位置通常在上腹部。中肠来源的器官在脐周。后肠来源的器官在下腹部。躯体神经属于体神经，主要感受壁腹膜和脏腹膜的刺激，定位清楚、腹痛点聚焦准确。牵涉痛也称放射痛，是腹痛时牵涉到远隔部位的疼痛，如肩部，这是因为两者的痛觉传入同一神经根。

1）诱因：急腹症发病常有诱因，如急性胆囊炎、胆石症发病常在进油腻食物后。急性胰腺炎多有过量饮酒或暴食史。胃或十二指肠溃疡穿孔常在饱餐后。肠扭转常有剧烈的运动史。

2）部位：腹痛起始和最严重的部位通常即是病变部位。如急性胃或十二指肠溃疡穿孔，腹痛起始于溃疡穿孔部位，很快腹痛可蔓延到全腹，但是穿孔处仍是腹痛最显著的部位。

转移性腹痛：是急性阑尾炎的典型腹痛类型。阑尾在炎症未波及浆膜层（内脏神经）时，先表现为脐周或上腹痛。随着病情发展，炎症波及浆膜层（躯体神经）后，疼痛定位于右下腹。有时急性十二指肠溃疡穿孔，肠内容物沿着右结肠旁沟下行也可引起类似腹痛，需要鉴别。

牵涉痛或放射痛：急性胆囊炎、胆石症患者诉右上腹或剑突下痛时，可有右肩或右腰背部的放射痛。急性胰腺炎或十二指肠后壁穿孔多伴有右侧腰背疼痛。肾或输尿管上段结石腹痛可放射到同侧下腹或腹股沟。输尿管下段结石可伴有会阴部放射痛。

腹腔以外的某些病变，如右侧肺炎、胸膜炎等可刺激肋间神经和腰神经分支（T_6～L_1）引起右上或右下腹痛，易被误诊为急性胆囊炎或急性阑尾炎。

3）腹痛发生的缓急：空腔脏器穿孔性疾病起病急，如胃或十二指肠溃疡一旦穿孔，立即引起剧烈腹痛。炎症性疾病起病缓，腹痛也随着炎症逐渐加重，如急性胆囊炎、急性阑尾炎。

4）性质：持续性钝痛或隐痛多为炎症或出血引起，如胰腺炎、肝破裂等。空腔脏器梗阻引起的疼痛初起呈阵发性，疼痛由于肠管痉挛所致，表现为绞痛，间隙期无腹痛，如小肠梗阻、输尿管结石等。持续性疼痛伴阵发性加剧则为炎症与梗阻并存。肠系膜血管栓塞患者多见于高龄患者，通常腹痛和体征不显著，临床症状与严重的全身状况（如休克症状）不匹配，需要警惕。

5）程度：炎症初期的腹痛多不剧烈，可表现为隐痛，定位通常不确切。随着炎症发展，疼痛加重，定位也逐渐清晰。空腔脏器穿孔引起的腹痛起病急，一开始即表现为剧烈绞痛。实质性脏器破裂出血对腹膜的刺激不如空腔脏器穿孔的化学刺激强，故腹痛和腹部体征也较弱。

（2）消化道症状

1）厌食：小儿急性阑尾炎患者常先有厌食，其后才有腹痛发作。

2）恶心、呕吐：腹痛发生后常伴有恶心和呕吐。病变位置高一般发生呕吐早且频繁，如急性胃肠炎、幽门或高位小肠梗阻等。病变位置低则恶心、呕吐出现时间迟或无呕吐。呕吐物的色泽、量和气味可以帮助判断病变部位。呕吐宿食且不含胆汁见于幽门梗阻。呕吐物含胆汁表明病变位于胆总管开口以远。呕吐物呈咖啡色提示伴有消化道出血。呕吐物如粪水状、味臭通常为低位小肠梗阻所致。

3）排便：胃肠道炎症患者多伴有便频。消化道梗阻患者可表现为便秘。消化道肿瘤患者可伴有血便。上消化道出血粪便色泽深，呈柏油状黑色。下消化道出血色泽鲜艳，依据其距肛缘的距离和滞留肠道的时间可呈紫色、暗红色或鲜红色。

（3）其他伴随症状：腹腔器官炎症性病变通常伴有不同程度的发热。急性胆管炎患者可伴有高热、寒战和黄疸。消化道出血患者可见贫血貌。肝门部肿瘤、胰头癌等引起梗阻性黄疸的患者可伴皮肤瘙痒。有尿频、尿急、尿痛者应考虑泌尿系疾病。

2. 月经史　有助于鉴别妇产科急腹症。育龄期妇女的末次月经时间有助于判断异位妊娠。卵巢滤泡或黄体破裂多发生在两次月经之间。

3. 既往史　既往有消化性溃疡病史者，突发上腹部疼痛，要考虑溃疡穿孔。有胆囊结石病史，出现腹痛、黄疸应怀疑胆石落入胆总管。既往有手术史者出现阵发性腹痛有助于粘连性肠梗阻的鉴别。

（二）体格检查

1. 全身情况　患者的面容、精神状态、体位可有助于判断病情。腹腔出血患者通常面色苍白，呈贫血貌；腹膜炎患者面容痛苦，体位屈曲，不敢伸展；脱水患者眼眶凹陷，皮肤皱缩、弹性下降；胆道梗阻患者伴有巩膜和皮肤黄染，皮肤有抓痕。

2. 腹部检查 应充分显露从乳头至腹股沟的整个区域。检查包括视、触、叩、听四个方面，按步骤进行。

（1）视诊：视诊时应充分显露整个腹部，包括腹股沟区。应注意腹部形态、皮肤色泽与弹性、腹壁浅表静脉和其他异常表现，如肠梗阻时腹部膨隆，腹壁浅表静脉显现。消化性溃疡穿孔时，腹部凹陷，呈舟状腹。幽门梗阻伴严重脱水时腹壁皮肤皱缩，弹性差。肝硬化患者可见腹壁浅静脉显露，皮肤可见蜘蛛痣，这有助于鉴别上消化道出血的病因。腹壁局部隆起伴肠型可见于肠扭转。腹股沟区或阴囊可见囊性肿块应考虑嵌顿疝。

（2）触诊：腹部触诊应取仰卧屈膝体位，以放松腹壁肌肉。必要时也可变更体位，如腰大肌试验。触诊时应从无腹痛或腹痛较轻的部位开始检查。腹腔有炎症时，触诊时有腹膜炎体征，包括压痛、肌紧张和反跳痛。腹膜炎体征的程度通常能反映病变的轻重。压痛最明显的部位通常就是病变部位，如急性阑尾炎起始阶段，患者主诉为脐周腹痛，但右下腹已有压痛。肌紧张反映腹腔炎症的程度。轻度肌紧张见于腹腔轻度炎症或出血。明显肌紧张显示腹腔内有较严重感染或化脓性炎症，如化脓性阑尾炎、化脓性胆囊炎等。高度肌紧张表现为"板状腹"，见于空腔脏器穿孔性疾病，如胃十二指肠溃疡穿孔。腹腔出血时，腹部反跳痛明显，但肌紧张程度可能较轻。

值得注意的是，老年患者、儿童、肥胖者、经产妇、体弱或休克患者腹部体征可比实际病情表现轻。

腹部触诊还应注意肝脾是否肿大，以及肿块的形态、大小、质地，有无搏动等。如肝癌破裂出血常可扪及肝脏肿块。男性患者需要注意睾丸是否正常，有无睾丸扭转。

（3）叩诊：也应从无痛区或轻痛区开始。叩痛明显区域常是病变所在处。腹部叩诊应注意音质和界限，实质性器官或肿瘤叩诊为实音。鼓音显示该区域下为气体或肠袢。移动性浊音表明伴有腹水或腹腔积血。消化道穿孔时肝浊音界可消失。

（4）听诊：腹部听诊多从脐部周围或右下腹开始，肠鸣音活跃表明肠蠕动增加，机械性肠梗阻初起时肠鸣音增加，音质高亢，常伴有气过水声。麻痹性肠梗阻、急性腹膜炎、低钾血症时肠鸣音减弱或消失。幽门梗阻或胃扩张时上腹部可闻及振水声。

3. 直肠指检 急腹症患者均应行直肠指检，检查时需明确直肠内有无占位，直肠腔外有无压迫性肿块。注意应区分肿物和粪块：肿物与肠壁相连，粪块可以活动。不要把女性子宫颈误认为肿物。还应注意直肠壁、子宫直肠陷凹有无痛感。观察指套上粪便性质和色泽，有无染血和黏液。

（三）辅助检查

1. 实验室检查 白细胞计数和分类提示有无炎症。红细胞、血红蛋白和血细胞比容连续测定有助于判断出血速度。尿液白细胞计数升高提示泌尿系炎症，出现红细胞显示泌尿系出血，可能源于肿瘤或结石损伤。尿胆红素阳性表明黄疸为梗阻性。血、尿和腹腔穿刺液淀粉酶明显升高有助于胰腺炎的诊断。腹腔穿刺液的涂片镜检见到革兰氏阴性杆菌常提示继发性腹膜炎，溶血性链球菌提示原发性腹膜炎，革兰氏阴性双球菌提示淋球菌感染。人绒毛膜促性腺激素（hCG）测定有助于判断异位妊娠。

2. 影像学检查

（1）超声：对于腹腔实质性器官损伤、破裂和占位的诊断以及结石类强回声病变诊断敏感，如胆囊、胆总管结石，患者必须空腹。输尿管、膀胱超声检查需要饮水充盈膀胱。由于气体影响，胃肠道一般不选择超声检查。超声检查可用于妇科盆腔器官检查，如子宫、卵巢。可协助对病变进行定位，判断形态和大小。超声可用于腹水和腹腔积血的定位和定量，并可协助进行腹腔定位穿刺引流。

（2）X线平片或透视：胸腹部X线平片或透视是最常用的诊断方法。它可协助了解横膈的高低，有无膈下游离气体，肠梗阻时腹部立位平片可以了解肠道气液平和肠袢分布。卧位片可以了解肠腔扩张程度，借以判断梗阻部位和程度。腹部X线平片也可发现阳性结石，胆囊结石多为阴性结石，泌尿系结石多为阳性结石。

（3）选择性动脉造影：对于不能明确出血部位的病变，可采用选择性动脉造影。它可以协助明确出血部位，并可用于栓塞出血血管。

（4）CT或MRI：已成为急腹症常用的诊断方法，可以帮助了解病变的部位、性质、范围以及与周边脏器的关系，如急性胰腺炎时，可以显示胰腺的肿胀程度、胰腺导管有无扩张，胰管有无结石、胰腺周围有无渗出等。

3. 内镜　是消化道病变常用的诊断和治疗方法。在消化道出血时，它可判断出血的部位、性质。也可以注射硬化剂、喷洒止血粉、上血管夹等。在急性胆管炎时它可以经十二指肠乳头放置经鼻胆管引流管或支架，进行胆管减压，避免急诊手术的风险，是急性胆管炎首选的治疗方法。

4. 诊断性腹腔穿刺　对于诊断不明者，可进行腹腔诊断性穿刺。穿刺点通常选在左侧或右侧的髂前上棘和脐连线中外1/3处。女性患者也可以选择经阴道穹后部穿刺。如穿刺抽得不凝血可以断定有腹腔内脏器出血。如穿得脓性渗液可以明确腹膜炎诊断。腹腔穿刺液的涂片镜检有助于鉴别原发性或继发性腹膜炎。对于已经明确诊断者或肠梗阻患者不宜采用腹腔穿刺。

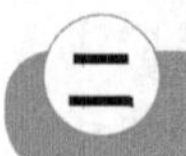

二 常见急腹症的诊断与鉴别诊断要点

（一）胃十二指肠溃疡急性穿孔

板样腹和X线检查膈下游离气体是溃疡穿孔的典型表现。患者既往有溃疡病史，突发上腹部刀割样疼痛，迅速蔓延至全腹部，明显腹膜刺激症状，典型的板样腹，肝浊音界消失，X线检查膈下游离气体可以确诊。部分患者发病前无溃疡病史。

（二）急性胆囊炎

进食油腻食物后发作右上腹绞痛，向右肩和右腰背部放射。体检时右上腹有压痛、反跳痛、肌紧张，Murphy征阳性。胆石症所致腹痛多在午夜发病，不少患者被误诊为“胃病”。超声检查可见胆囊壁炎症、增厚，胆囊内结石有助于诊断。

（三）急性胆管炎

上腹疼痛伴高热、寒战、黄疸是急性胆管炎的典型表现。急性胆管炎由于胆管的近端是肝血窦这一解剖特殊性，一旦感染，细菌很容易进入血液循环，导致休克和精神症状，宜尽早通过内镜进行经鼻胆管减压引流。如内镜插管失败需立即改行手术进行胆管减压引流。

（四）急性胰腺炎

急性胰腺炎常见于饮酒或暴食后。腹痛多位于左上腹，疼痛剧烈，呈持续性，可向肩背部放射。放射至腹部时伴有恶心、呕吐。呕吐后腹痛不缓解。血清和尿淀粉酶明显升高。增强CT可见胰腺弥漫性肿胀，胰周积液。胰腺有坏死时可见皂泡征。

（五）急性阑尾炎

转移性右下腹痛和右下腹固定压痛是急性阑尾炎的典型表现。疼痛始于脐周或上腹部，待炎症波及阑尾浆膜（脏腹膜）时，腹痛转移并固定于右下腹。阑尾炎病变加重达到化脓或坏疽

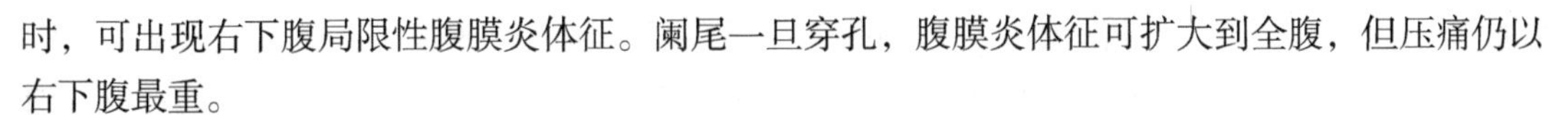

时，可出现右下腹局限性腹膜炎体征。阑尾一旦穿孔，腹膜炎体征可扩大到全腹，但压痛仍以右下腹最重。

（六）小肠急性梗阻

小肠梗阻时通常有腹痛、腹胀、呕吐和便秘四大典型症状，但视梗阻部位的不同有所变化。高位小肠梗阻症状以呕吐为主，腹胀可以不明显；反之，低位小肠梗阻时，腹胀明显，但呕吐出现较晚。小肠梗阻初期肠蠕动活跃，肠鸣音增强，可闻“气过水声”。梗阻后期出现肠坏死，肠鸣音减弱或消失。X 线立卧位平片可见气液平，肠腔扩张。超声检查对肠套叠引起的小肠梗阻有诊断意义，对其他类型的小肠梗阻无诊断价值。

（七）腹部钝性损伤

随着交通的现代化发展，腹部钝性损伤明显增加。腹部钝性损伤需鉴别有无合并腹腔实质性脏器破裂出血、空腔脏器破裂穿孔和血管损伤。有实质性脏器破裂出血或伴有血管损伤者应伴有心率加快、血压下降等血容量降低的相应临床表现。合并空腔脏器破裂穿孔者应伴有腹膜刺激症状和体征。单纯的腹壁挫伤和轻度实质性脏器损伤，全身情况稳定者可以先行非手术治疗，加强观察。合并严重实质性或空腔脏器损伤者都应进行手术探查。

（八）妇产科疾病所致急性腹痛

（1）急性盆腔炎：多见于年轻人，常由淋病奈瑟菌感染所致。表现为下腹部疼痛伴发热，腹部有压痛和反跳痛，一般压痛点比阑尾点偏内、偏下。阴道分泌物增多，直肠指检有宫颈举痛、阴道穹后部痛，穿刺可抽得脓液，涂片镜检白细胞内有革兰氏阴性双球菌可确诊。

（2）卵巢肿瘤蒂扭转：其中最常见的为卵巢囊肿扭转。患者有卵巢囊肿史。疼痛突然发作。出现腹膜炎体征提示有扭转肿瘤缺血、坏死。

（3）异位妊娠：最常见为输卵管妊娠破裂。有停经史，突发下腹疼痛，伴腹膜炎体征，应警惕异位妊娠。有出血征象，如心率快，血压下降，提示内出血。腹部压痛和肌紧张可不明显，但有明显反跳痛。阴道不规律流血，子宫颈呈蓝色，阴道穹后部抽得不凝血可确诊。实验室检查 hCG 阳性及盆腔超声也可协助确诊。

三 急腹症的处理原则

（1）尽快明确诊断，针对病因采取相应措施，如暂时不能明确诊断，应采取措施维持重要脏器的功能，并严密观察病情，采取进一步的措施明确诊断。

（2）诊断尚未明确时，禁用强烈镇痛剂，以免掩盖病情发展，延误诊断。

（3）需要进行手术治疗或探查者，必须依据病情进行相应的术前准备。

（4）如诊断不能明确，但有下列情况需要手术探查：①脏器有血运障碍，如肠坏死；②腹膜炎不能局限，有扩散倾向；③腹腔有活动性出血；④非手术治疗病情无改善或恶化。

腹腔镜手术已经较为广泛地应用到腹腔探查和急腹症手术中，如阑尾切除术、胆囊切除术、肠切除术等。比较开腹手术，腹腔镜具有手术创伤小、恢复快等优势。

第 2 节　消化道大出血的诊断与处理

上消化道包括食管、胃、十二指肠、空肠上段和胆道。上消化道出血的主要临床表现是呕血和便血，或仅有便血。在成人，全身总血量约为体重的 8%。如果一次失血超过全身总血量的 20%（800～1200ml 及以上），并引起休克症状和体征，称为上消化道大出血。上消化道大出血在临床上很常见；至今，其病因误诊率与病死率仍较高，分别为20%与10%左右，必须予以充分重视。上消化道大出血的病因多达几十种，而引起大出血并急需外科处理者，通常以下列5种疾病为多见。

1. 胃十二指肠溃疡　占40%～50%，其中3/4是十二指肠溃疡。大出血的溃疡一般位于十二指肠球部后壁或胃小弯，大多系由于溃疡基底血管被侵蚀破裂所致，多数为动脉出血。特别是慢性溃疡，伴有大量瘢痕组织，动脉裂口缺乏收缩能力，常呈搏动喷射性出血，单纯止血药物难以奏效，特别是年龄在50岁以上的患者，因伴有小动脉硬化，出血更不易自止。

在胃十二指肠溃疡中，有两种情况需予以注意：一种是药物损伤引起的溃疡，如长期服用阿司匹林和吲哚美辛等有促进胃酸分泌增加或导致胃黏膜屏障损害（抑制黏液分泌，加重胃局部血管痉挛）的作用，可诱发急性溃疡形成，或使已有的溃疡趋向活动化，导致大出血。另一种是吻合口溃疡，多发生于胃部分切除作胃空肠吻合术或单纯胃空肠转流术后的患者，在胃和空肠吻合口附近可发生溃疡。在前者发生率为1%～3%，在后者可高达15%～30%。发生时间多在术后2年内，也可在手术后十余日。50%吻合口溃疡会出血，少数患者可发生大出血而需手术处理。

2. 门静脉高压症　占20%～25%。肝硬化引起门静脉高压症多伴有食管下段和胃底黏膜下层的静脉曲张。黏膜因曲张静脉而变薄，易被粗糙食物所损伤；或由于胃液返入食管，腐蚀已变薄的黏膜；同时门静脉系统内的压力较高，易导致曲张静脉破裂，发生难以自止的大出血。原发性肝癌伴门静脉主干癌栓时，常引起急性门静脉高压而发生食管、胃底曲张静脉破裂大出血，临床上可表现为大量呕吐鲜血，易导致失血性休克，病情凶险且预后较差。

3. 应激性溃疡或急性糜烂性胃炎　占20%。近年来，其发生率有明显上升。多与休克、复合性创伤、严重感染、严重烧伤、严重脑外伤或大手术有关。在这种情况下，交感神经兴奋，肾上腺髓质分泌儿茶酚胺增多，使胃黏膜下血管发生痉挛性收缩，组织灌流量骤减，导致胃黏膜缺血、缺氧，以致发生表浅的（不超过黏膜肌层）、边缘平坦的溃疡或多发的大小不等的糜烂灶。这类溃疡或急性糜烂位于胃的较多，位于十二指肠的较少，常导致大出血。

4. 胃癌　消化道大出血多发生在进展期胃癌或晚期胃癌，由于癌组织的缺血性坏死，表面发生坏死或溃疡，可侵蚀血管而引起大出血。

5. 肝内局限性慢性感染、肝肿瘤、肝外伤　肝内局限性慢性感染可引起肝内毛细胆管或胆小管扩张合并多发性脓肿，脓肿直接破入门静脉或肝动脉分支，致大量血液涌入胆道，再进入十二指肠而出现呕血和便血，此称胆道出血。肝癌、肝血管瘤及外伤引起的肝实质中央破裂也能导致肝内胆道大出血。

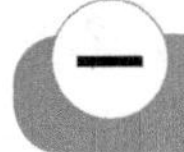

一　临床分析

对于上消化道大出血的患者，除非已处于休克状态需立即抢救外，应在较短时间内，有目的、有重点地完成病史询问、体检和实验室检查等步骤，经过分析，初步确定出血的病因和部位，从而采取及时、有效的治疗措施。

一般来说，幽门以上的出血易导致呕血，幽门以下的出血易导致便血。但如果出血量小，血液在胃内未引起恶心、呕吐，则血液通常从肠道排出。反之，如果出血量很急、量多，幽门以下的血液反流到胃，也可引起呕血。同样，在呕血颜色方面，如果出血量小，血液在胃内滞留时间较长，经胃酸充分作用而形成正铁血红素后，血液则呈暗红甚至鲜红色。血液经肠道排出时，经过肠液的作用，使血红蛋白的铁形成硫化铁，因此排出的血呈柏油样或紫黑色。但在个别病例，突然大量出血，由于肠蠕动亢进，排出的血也可呈暗红色，甚至相当鲜红，以至于被误认为是下消化道大出血。

概括地说，临床上表现为呕血还是便血以及血的颜色主要取决于出血的速度和出血量的多少，而出血的部位高低是相对次要的。呕血者一般比单纯便血者的出血量大；大便次数增多而黑便稀薄者，较大便次数正常、黑便成形者的出血量大。有便血的患者可无呕血，但呕血患者多伴有便血。

虽然如此，详细分析起来，不同部位的出血仍然有其不同的特点。抓住这些特点，进而明确出血的部位，这不仅对于诊断出血的病因有一定意义，而且在需要手术时对于寻找出血部位更有帮助。①食管或胃底曲张静脉破裂引起的出血，一般很急，来势很猛，一次出血量常达500～1000ml 以上，可引起休克。临床上主要表现为呕血，单纯便血者较少。即使采用积极的非手术疗法止血后，仍可再次发生呕血。②溃疡、糜烂性胃炎、胃癌引起的胃或十二指肠球部的出血，虽也很急，但一次出血量一般不超过 500ml，发生休克者较少。临床上可以呕血为主，也可以便血为主。经过积极的非手术疗法可止血，但若病因未得到及时治疗，日后仍可再次出血。③胆道出血，量一般不多，一次为 200～300ml，很少引起休克，临床表现以便血为主，采取积极的非手术治疗后，出血可暂时停止，但常呈周期性的复发，间隔期一般为 1～2 周。

如果仅从上消化道出血时的情况来判断出血的病因和部位，往往是不充分的，还必须结合病史、体检、实验室与影像学等检查进行综合分析，从而得出正确的诊断。

胃十二指肠溃疡患者，病史中多有典型的上腹疼痛，用抗酸解痉药物可以缓解，或过去史中曾经 X 线钡餐或内镜检查证实有消化性溃疡存在。对作过胃部分切除术的患者，应考虑有吻合口溃疡的可能。门静脉高压症患者一般有肝炎或血吸虫病病史，或过去经 X 线钡餐或内镜检查证实有食管静脉曲张。这些患者如果发生上消化道大出血，诊断上一般没有困难。然而，有些患者在出血前没有任何自觉症状，例如，10%～15% 胃十二指肠溃疡出血的患者没有典型的溃疡病史，许多胆道出血的患者没有肝外伤或肝内感染的病史，那么，要明确出血的病因和部位，就必须依靠客观的临床检查结果。

全面细致的体检是不可缺少的。体检时发现有蜘蛛痣、肝掌、腹壁皮下静脉曲张、肝脾增大、腹水、巩膜黄染等表现，多可诊断为食管或胃底曲张静脉破裂出血。但在没有腹水、无明显肝脾大的患者，尤其在大出血后，门静脉系统内血量减少，脾脏可暂时缩小甚至不能扪及，常增加诊断上的困难。胆道出血多以类似胆绞痛的剧烈腹痛为先兆，右上腹多有不同程度的压痛，甚至可扪及肿大的胆囊，同时伴有寒战、高热并出现黄疸，这些症状结合在一起，基本上可明确诊断。但若没有明显的胆绞痛、高热或黄疸，就不易与胃十二指肠溃疡出血作鉴别。

实验室检查：血红蛋白测定、红细胞计数和血细胞比容等在出血的早期并无变化。出血后，组织液回吸收入血管内，使血液稀释，一般需经 3～4 小时以上才能提示失血的程度。肝功能检查和血氨测定等有助于鉴别胃十二指肠溃疡与门静脉高压症引起的大出血。前者肝功能正常，血氨不高；而后者肝功能（胆红素、碱性磷酸酶、血清白蛋白、谷草转氨酶、谷丙转氨酶等）常明显异常，血氨升高。凝血功能检查结果也有重要参考价值。

需要指出的是，上述 5 种常见疾病中的某一种虽已明确诊断，但不一定它就是出血的直接原因，例如，在肝硬化门静脉高压症的患者，20%～30% 大出血可能是由门静脉高压性胃病引起，10%～15% 可能是合并的胃十二指肠溃疡所致。另一方面，有些十二指肠溃疡或胃癌病例，临床上常无任何症状，一发病就出现上消化道大出血，也应予以注意。经过临床分析，如果仍不能确定出血的病因，应考虑一些少见或罕见的疾病，如食管裂孔疝、胃多发性息肉、胃和十二指肠良性肿瘤、剧烈呕吐所形成的贲门黏膜撕裂综合征及血友病或其他血液疾病等，可作必要的辅助检查加以鉴别。

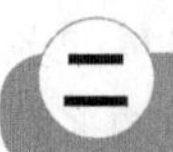

二 辅助检查

1．三腔二囊管的检查 三腔二囊管放入胃内后，将胃气囊和食管气囊充气压迫胃底和食管下段，用等渗盐水经第三管将胃内积血冲洗干净。如果没有再出血，则可证明为食管或胃底曲张静脉的破裂出血；如果吸出的胃液仍含血液，则门静脉高压症性胃病或胃十二指肠溃疡出血的可能性较大。对这种患者用三腔二囊管检查来明确出血部位更有实际意义。该检查简单易行，但需要取得患者的充分合作。

2．X线钡餐检查 上消化道急性出血期内进行钡餐检查可促使休克发生，或使原已停止的出血再出血，因而不易施行。休克改善后，为明确诊断，可作钡餐检查。食管静脉曲张或十二指肠溃疡是较易发现的；但胃溃疡，特别是较小的溃疡，由于胃内常存有血块，一般较难发现。常规的X线检查要确定有无溃疡龛影，需要手法按压，这可使出血处已凝固的血块脱落，引起再出血，故不宜采用。采用不按压技术作双重对比造影，约80%的出血部位可被发现，同时也较安全。

3．纤维内镜检查 可有助于明确出血的部位和性质，并可同时进行止血（双极电凝、激光、套扎和注射硬化剂等）。内镜检查应早期（出血后24小时内）进行，阳性率高达95%左右。镜检前用冰盐水反复灌洗，不但能发现表浅的黏膜病变，且能在食管或胃底静脉曲张与胃十二指肠溃疡两种病变同时存在时，明确主要是何种疾病导致的出血；如发现十二指肠壶腹部开口处溢出血性胆汁，即为胆道出血。

4．选择性腹腔动脉或肠系膜上动脉造影及超选择性肝动脉造影 对确定出血部位尤其有帮助。但每分钟至少要有0.5ml含有显影剂的血量自血管裂口溢出，才能显示出血部位。在明确了出血部位后，还可将导管插至出血部位，进行栓塞等介入止血治疗。此项检查比较安全，在有条件时应作为首选的诊断方法。

5．超声、CT检查 有助于发现肝、胆和胰腺结石、脓肿或肿瘤等病变或进行鉴别诊断；MRI门静脉、胆道重建成像，可帮助了解门静脉直径、有无血栓或癌栓及胆道病变等。

经过上述的临床分析、体检与各项辅助检查，基本上可明确上消化道大出血的病因和部位，从而针对不同情况有目的地采取有效的止血措施。

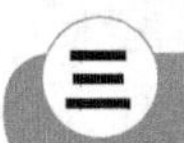

三 处理

1．初步处理 首先，建立1～2条足够大的静脉通道，如施行颈内静脉或锁骨下静脉穿刺置管输液，以保证迅速补充血容量。先滴注平衡盐溶液或乳酸钠等渗盐水，同时进行血型鉴定、交叉配血和血常规、血细胞比容检查。要每15～30分钟测定血压、脉率，或启用心电多功能监护仪实施生命指标动态监护，并观察周围循环情况，作为补液、输血的参考指标。一般说来，失血量不超过400ml，循环血容量的轻度减少可很快地被组织液、脾、肝贮血所补充，血压、脉率的变化不明显。如果收缩压降至70～90mmHg，脉率增速至130次/分，这表示失血量约达全身总血量的25%，患者黏膜苍白，皮肤湿冷，表浅静脉塌陷。此时即应大量补液、输血，将血压尽可能维持在90～100/50～60mmHg或以上，脉率在每分钟100次以下。需要指出的是，平衡盐溶液的输入量宜为失血量的2～3倍。只要保持血细胞比容不低于0.30，大量输入平衡盐溶液以补充功能性细胞外液与电解质的丧失，是有利于抗休克的。

已有休克的患者，应留置导尿管，记录每小时尿量。有条件时，作中心静脉压的测定。尿量和中心静脉压可作为指导补液、输血速度和量的参考依据。止血药物中可静脉注射维生素K_1、纤维蛋白原等。通过胃管应用冰盐水（内加肾上腺素）或5%碱式硫酸铁溶液（Monsel溶液）反复灌洗。适当应用血管加压素能促使内脏小动脉收缩，减少血流量，从而达到止血作用；但对高血压和有冠状血管供血不足的患者不适用。近年来多应用特利加压素，该药是激素原，注射后患者体内以稳定速率释放加压素，产生的副作用较轻。开始剂量为2mg，缓慢静脉注射（超过1分钟），维持剂量为每4小时静脉注射1～2mg，延续用药24～36小时，至出血停止。

2. 病因处理

（1）胃十二指肠溃疡大出血，如果患者年龄在30岁以下，常是急性溃疡，经过初步处理后，出血多可自止。但如果年龄在50岁以上，或病史较长，系慢性溃疡，这种出血很难自止。先给予初步处理，待血压、脉率有所恢复后，应即早期手术。手术行胃大部切除术；切除出血的溃疡是防止再出血的最可靠方法。如果十二指肠溃疡位置很低，靠近胆总管或已穿透入胰头，强行切除溃疡会损及胆总管及胰头，则可切开十二指肠前壁，用丝线缝合溃疡面，同时在十二指肠上、下缘结扎胃十二指肠动脉和胰十二指肠动脉，旷置溃疡，再施行胃部分切除术。

吻合口溃疡多发生在胃空肠吻合术后，出血多难自止，在早期施行手术，切除吻合口，再次行胃空肠吻合，并同时行迷走神经切断术。重要的是，在这种情况下，一定要探查原十二指肠残端。如果发现原残端太长，有胃窦黏膜残留的可能，应再次切除原残端，才能收到持久的疗效。

由药物引起的急性溃疡，在停用该药后，经过初步处理，出血多会自止。

（2）对由于门静脉高压症引起的食管或胃底曲张静脉破裂的患者，应视肝功能的情况来决定处理方法。对肝功能差的患者（有黄疸、腹水或处于肝性脑病前期者），应首先采用三腔二囊管压迫止血，或在纤维内镜下注射硬化剂或套扎止血，必要时可急诊作经颈静脉肝内门体分流术（TIPS）。对肝功能好的患者，应积极采取手术止血，不但可以防止再出血，而且是预防肝性脑病的有效措施。常用的手术方法是贲门周围血管离断术，通过完全离断食管下段和胃底曲张静脉的反常血流，以达到确切止血的目的。

（3）对于应激性溃疡或急性糜烂性胃炎，可静脉注射组胺H_2受体拮抗剂雷尼替丁或质子泵阻滞剂，以抑制胃酸分泌而有利于病变愈合和止血。人工合成生长抑素，止血效果显著。生长抑素不但能减少内脏血流量，抑制促胃液素的分泌，且能有效地抑制胃酸分泌；剂量250μg/h，静脉持续滴注。

经过这些措施后，如果仍然不能止血，则可采用胃大部切除术或选择性胃迷走神经切断术加幽门成形术。

（4）一旦明确为胃癌引起的大出血，应尽早手术。若肿瘤未发生远处转移，则应实行根治性胃大部或全胃切除术；若为晚期胃癌，为达到止血目的，也应力争施行姑息性胃癌切除术。

（5）胆道出血的量一般不大，多可经非手术疗法，包括抗感染和止血药的应用而自止。但反复大量出血时，可进行超选择性肝动脉造影，以明确性质；同时进行栓塞（常用吸收性明胶海绵）止血。如仍不能止血，则应积极采用手术治疗。在确定肝内局限性病变的性质和部位后，即施行肝叶切除术。结扎病变侧的肝动脉分支或肝固有动脉，有时也可使出血停止；但仅仅结扎肝总动脉常是无效的。困难在于有时不易确定出血部位。肝表面局限性的隆起；切开胆总管分别在左右胆管内插入细导尿管，观察有无血性胆汁流出，以及从哪一侧导管流出，以帮助定位；有条件时，可在术中行胆道造影或胆道镜检，帮助明确出血部位，决定肝切除的范围。

3. 对诊断不明的上消化道大出血　经过积极的初步处理后，血压、脉率仍不稳定，应考虑早期行剖腹探查，以期找到病因，进行止血。

一般行上腹部正中切口或经右腹直肌切口施行剖腹探查。进入腹腔后，首先探查胃和十二指肠。如果初步探查没有发现溃疡或其他病变，第二步即检查有无肝硬化和脾大，同时要注意胆囊和胆总管的情况。胆道出血时，胆囊多肿大，且因含有血性胆汁呈暗蓝色；必要时可行诊断性胆囊或胆总管穿刺。如果肝、脾、胆囊、胆总管都正常，则进一步切开胃结肠韧带，探查胃和十二指肠球部的后壁。另外，切不可忽略贲门附近和胃底部的探查。随后，提起横结肠和横结肠系膜，自空肠起始端开始，顺序往下探查空肠。临床实践中，已有不少由于空肠上段的病变如良性肿瘤、血管瘤、结核性溃疡等而引起呕血的报道。如果仍未发现病变，而胃或十二指肠内有积血，即可在胃大弯与胃小弯之间、血管较少的部位，纵行切开胃窦前壁，进行探查。切开胃壁时要结扎所有的黏膜下血管，以免因胃壁出血而影响胃内探查。胃壁切口不宜太小，需要时可长达 10cm 或更长些，以便在直视下检查胃内壁的所有部位。浅在而较小的出血性溃疡容易被忽视，多在胃底部，常在胃内壁上黏附着的凝血块下面；或溃疡中含有一动脉瘤样变的小动脉残端。如果仔细检查胃内壁后仍不能发现任何病变，最后要用手指通过幽门，必要时纵行切开幽门，来检查十二指肠球部后壁靠近胰头的部分有无溃疡存在。经过上述一系列的顺序检查，多能明确出血的原因和部位。

第 3 节　门静脉高压症的外科治疗

门静脉高压症是门静脉血回流受阻导致门静脉压力增高所引起的病症，临床表现为脾大、脾功能亢进、腹水、食管胃底静脉曲张破裂出血等。

（一）解剖特点

门静脉由肠系膜上、下静脉和脾静脉汇合而成，经肝静脉流入下腔静脉，位于两个毛细血管之间，一端是腹部内脏的毛细血管网，另一端是肝小叶内的肝窦，门静脉内无静脉瓣膜。门静脉与腔静脉之间存在 4 个交通支（图 34-1）：胃底-食管下段交通支、直肠下端-肛管交通支、前腹壁交通支、腹膜后交通支，当门静脉血入肝血流受阻时，可通过这些交通支分流到腔静脉。其中胃底-食管下段交通支是门静脉高压症引起上消化道出血的主要血管。

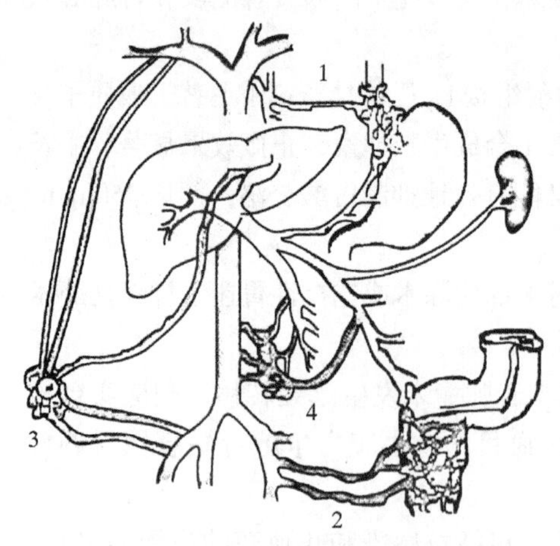

图 34-1　门静脉与腔静脉之间的交通支

1. 胃底-食管下段交通支；2. 直肠下端-肛管交通支；3. 前腹壁交通支；4. 腹膜后交通支

（二）病因

门静脉高压症分为肝外型和肝内型：①肝外型中，肝前门静脉高压症的常见病因是肝外门静脉血栓形成（如脐炎、腹腔内感染、创伤等）、先天性病变（闭锁、狭窄或海绵样变等）和外在压迫（转移癌、胰腺炎等）。肝后门静脉高压症的原因有巴德-吉亚利综合征（Budd-Chiari syndrome）、缩窄性心包炎等。②肝内型是常见的病因，分为肝窦型、窦前型和窦后型。在我国，最常见的是肝炎后肝硬化引起肝窦变窄或闭塞，形成肝窦和窦后阻塞性门静脉高压症；窦前型常见病因是肝血吸虫病。

知识链接

巴德-吉亚利综合征

巴德-吉亚利综合征也称布-加（Budd-Chiari）综合征，是指由肝静脉或其开口以上的下腔静脉阻塞引起的以门静脉高压或门静脉和下腔静脉高压为特征的一组疾病。最常见者为肝静脉开口以上的下腔静脉隔膜和肝内静脉血栓形成。

（三）病理生理

正常门静脉压力为 13～24cmH_2O，高于此压力则为门静脉高压，压力增高形成后可导致以下情况。

1. 脾大、脾功能亢进　门静脉血流受阻后，首先出现充血性脾大，脾窦扩张，脾内纤维组织增生，吞噬细胞增生和作用增强，导致周围血细胞减少，最常见的是白细胞和血小板减少，称为脾功能亢进。

2. 腹水　主要由于：①门静脉压增高致门静脉毛细血管滤过压增加；②肝硬化肝脏合成白蛋白能力下降，引起低蛋白血症；③血浆胶体渗透压下降和淋巴液生成增加，导致从肝表面、肠浆膜面漏出液体；④继发醛固酮分泌增加，导致钠水潴留。

3. 交通支扩张　胃底-食管下段交通支离门静脉主干和腔静脉最近，压力差最大，容易破裂引起上消化道出血。前腹壁交通支扩张可出现腹壁静脉曲张，容易发现。直肠下端-肛管交通支扩张可形成痔，可有大便带血。

（四）临床表现

本病多有血吸虫病或肝炎病史。主要表现为脾大、脾功能亢进、腹水、呕血或黑便或非特异性全身症状（如疲乏、嗜睡、厌食）。曲张的食管、胃底静脉一旦破裂，立刻出现消化道大出血，患者可因血小板减少、肝功能不良导致凝血功能障碍而不容易止血。出血后肝脏灌注不良、缺氧可发展为肝性脑病。

体检可发现腹壁静脉曲张，可能触及脾脏和质硬而不规整的肝脏，但有时肝硬化缩小而难以触及，腹部可叩出转移性浊音。如有肝炎病史，可有蜘蛛痣、肝掌等慢性肝病的表现。

实验室检查：血常规示血细胞计数较少，其中常见白细胞和血小板减少。肝功能检查常出现血浆白蛋白降低而球蛋白增高，白、球蛋白比例倒置，凝血酶原时间延长。乙型肝炎病原学检查有助于了解有无合并肝炎。AFP 检测有助于排除肝癌。

影像学检查：B 超检查或加作彩色多普勒超声检查可显示肝脏病变、有无腹水，还可测量门静脉内径甚至门静脉血流量；食管 X 线钡餐检查可显示食管下段静脉曲张；腹腔动脉造影的静脉相或直接肝静脉造影，可以使门静脉系统和肝静脉显影，确定静脉受阻部位及侧支回流情况，还可为手术方式的选定提供参考资料。

内镜检查：可直接观察食管胃底静脉曲张程度，并施行内镜下的注射硬化剂、曲张静脉套扎等治疗。

（五）诊断

主要根据肝炎和血吸虫等肝病病史和脾大、脾功能亢进、呕血或黑便、腹水等临床表现，一般诊断不困难；当出现消化道大出血时，应与其他原因引起的出血鉴别。

（六）鉴别诊断

上消化道出血应与其他病因的出血鉴别，如胃癌、溃疡病、胆道出血等。但是，门静脉高压症的肝硬化表现、脾大、血细胞计数减少，较为容易同其他疾病引起的上消化道出血鉴别。必要时可行内镜检查，以便确诊。

（七）治疗

外科主要治疗门静脉高压症的并发症。

1. 食管胃底静脉曲张破裂出血的治疗　主要是出血时的紧急处理。

（1）维持血容量：建立有效的输液通道，可作锁骨下静脉或颈静脉穿刺，输液、输血或血浆、血浆增量剂。监测呼吸、脉搏、血压、尿量和中心静脉压，测定血红蛋白、血细胞比容，以便调整输液速度和输液量。

（2）药物止血：血管加压素可促进内脏小动脉收缩、血流量减少，从而减少门静脉血流。常用20U加入5%葡萄糖溶液200ml于20～30分钟内滴入，必要时4小时后可重复使用；或者行选择性肠系膜上动脉插管，滴注血管加压素，每分钟0.2～0.4U，疗效则较好；生长抑素收缩内脏血管减少门静脉血流，能有效控制出血，是目前认为对食管胃底静脉破裂出血的首选药物，常用首次剂量250μg静脉注射，以后每小时250μg静脉滴注维持至出血停止；其他止血药物如氨甲苯酸、维生素K、云南白药等均可以应用。

（3）应用三腔二囊管止血（图34-2）：该管有三腔，分别与用以压迫胃底的圆形气囊、压迫食管下段的椭圆形气囊及胃腔相通。其原理是利用充气的气囊分别压迫胃底和食管下段的曲张静脉以达到止血目的。使用时按插入胃管方法插入该管，抽出胃液证实进入胃腔后，先往胃囊注气150～200ml，将管向外拖出至感觉受阻时（约40ml），用250g的重力牵引。如果经胃腔管冲洗胃腔，胃液逐渐变清，说明已经压迫胃底出血，达到止血目的；如果患者仍有呕血，则再向食管气囊注气100～150ml，以压迫食管下段的曲张静脉。每压迫12小时应放空气囊10～20分钟，以免受压的黏膜坏死。一般压迫24小时，放气时先放食管气囊、后放胃气囊，如再无出血，可继续留置12～24小时才拔除。如先后压迫胃气囊、食管气囊后胃管仍有出血，需考虑有无其他原因引起的出血。

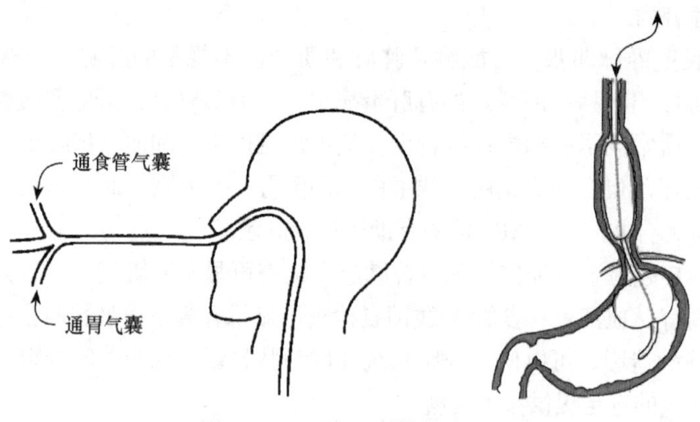

图34-2　三腔二囊管的应用

（4）内镜治疗：在准备手术的情况下，可行紧急纤维内镜检查，能明确出血的部位并直接注射硬化剂至曲张静脉或行食管曲张静脉套扎术等止血措施，但由于受内镜的视角限制，胃底曲张静脉出血可能较难止血。

（5）经颈静脉肝内门体分流术（TIPS）：是采用介入放射方法，经颈静脉途径在肝内从肝静脉穿刺门静脉并放置支架支撑建立通路，使压力高的门静脉血流流向肝静脉进入腔静脉，从而达到降低压力的目的，此方法适用于出血经非手术治疗无效而肝功能失代偿不能紧急手术者，但支架的狭窄和闭塞率较高。

（6）紧急手术：当非手术方法治疗无效时，无明显黄疸、无明显肝性脑病、腹水基本控制在中度以下，应行紧急手术，紧急手术应以贲门周围血管离断术为首选，该术式对患者打击较轻，对肝功能影响较小，手术死亡率及并发症发生率低，术后生存质量高，而且操作简单，易于在基层医院推广。

2. 择期手术

（1）肝功能的判定：行门静脉高压症手术前，必须评估患者的肝功能，才能避免可能出现的肝衰竭。目前常用的是 Child -Pugh 肝功能分级（表 34-1），按照分值相加，5～6 分为 A 级，7～9 分为 B 级，10～15 分为 C 级，C 级肝功能不宜行择期手术。

表 34-1 肝功能分级标准（Child-Pugh 分级）

项目	异常程度得分		
	1	2	3
血清胆红素（mmol/L）	＜34.2	34.2～51.3	＞51.3
血浆清蛋白（g/L）	＞35	28～35	＜28
凝血酶原延长时间（s）	1～3	4～6	＞6
腹水	无	少量，易控制	中等量，难控制
肝性脑病	无	轻度	中度以上

注：总分 5～6 分者肝功能良好（A 级），7～9 分者中等（B 级），10 分以上者肝功能差（C 级）。

（2）门-体静脉分流术：有非选择性分流术和选择性分流术两类。目前极少应用非选择性分流术如门静脉-下腔静脉端侧分流术。选择性分流手术有中心性或远端的脾静脉-肾静脉分流术，门静脉-腔静脉限制性分流或人造血管“桥式”（“H”形）分流术（图 34-3）。

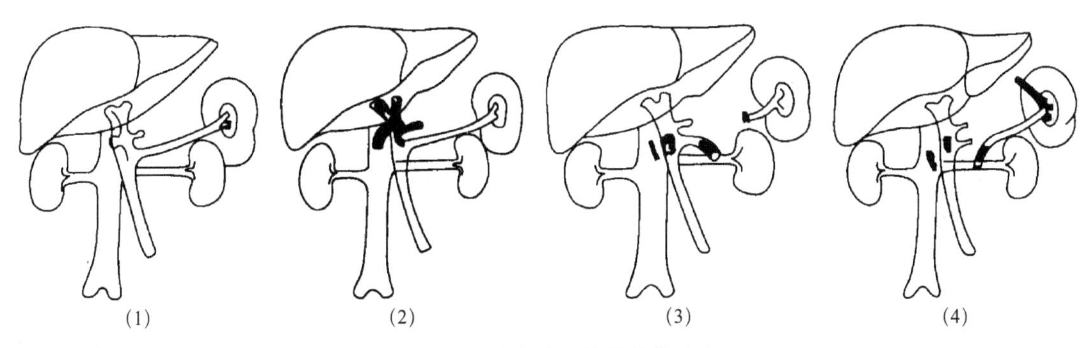

图 34-3 选择性门-体静脉分流术

（1）门静脉-腔静脉限制性分流术；（2）人造血管“桥式”分流术；（3）中心性脾静脉-肾静脉分流术；（4）远端脾静脉-肾静脉分流术

（3）断流手术：即手术阻断门静脉与奇静脉间的反常血流，达到止血目的。如贲门周围血管离断术，手术包括切除脾脏减少门静脉血流、结扎切断从胃角切迹到贲门以上 6～8cm 范围的胃和食管周围的血管，包括高位食管支或同时存在的异位高位食管支。这种手术相对简单、能达到有效止血。目前已发现，断流术后胃黏膜下仍有反常血流，还可合并门静脉高压性胃黏膜病变，导致术后再出血。

3. 脾大、脾功能亢进的治疗　如晚期血吸虫病或脾静脉栓塞，可行单纯脾切除手术，效果良好。

4. 顽固性腹水的治疗　可应用带有单向阀门的转流管行腹腔静脉转流术，但该管容易堵塞。门-体分流术（TIPS）也有一定疗效。彻底的治疗方法是肝移植，能有效解决门静脉高压和腹水，是治疗良性终末期肝病的理想方法。

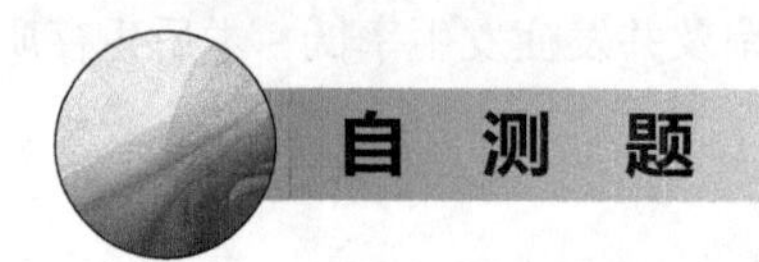

自测题

一、名词解释

1. 急腹症
2. 选择性门-体静脉分流术
3. 经颈静脉肝内门体分流术

二、选择题

A_1/A_2 型题

1. 关于门静脉高压症的治疗错误的是（　　）
   A. 下腔静脉与门静脉吻合易造成肝性脑病
   B. 食管胃底静脉曲张破裂出血非手术治疗首选三腔二囊管压迫止血
   C. 内镜下食管静脉呈蓝色曲张需紧急手术
   D. 食管胃底静脉曲张时可行食管内镜注入硬化剂治疗
   E. 静脉滴注垂体后叶素可以降低门静脉压
2. 门静脉高压症手术的主要目的是（　　）
   A. 治疗腹水
   B. 改善肝功能
   C. 预防和控制食管胃底曲张静脉出血
   D. 治疗肝性脑病
   E. 去除门静脉高压症的病因
3. 门静脉高压症择期手术治疗的最主要目的是（　　）
   A. 提高抵抗力
   B. 预防肝衰竭
   C. 预防肝癌
   D. 预防上消化道出血
   E. 减少腹水
4. 肝硬化门静脉高压症最具诊断价值的表现是（　　）
   A. 腹水
   B. 脾大、脾功能亢进
   C. 腹壁静脉曲张
   D. 食管下段、胃底静脉曲张
   E. 黄疸
5. 门静脉高压症的主要原因是（　　）
   A. 门静脉主干先天性畸形
   B. 肝静脉血栓形成、狭窄
   C. 肝段下腔静脉阻塞
   D. 肝硬化
   E. 各种原因致脾静脉血流量过大
6. 最能说明肝硬化患者已存在门静脉高压的表现是（　　）
   A. 腹水　　B. 门静脉增宽
   C. 脾大　　D. 痔核形成
   E. 食管静脉曲张
7. 贲门周围血管离断术需离断的血管中不包括（　　）
   A. 胃冠状静脉　　B. 胃短静脉
   C. 胃网膜右静脉　　D. 胃后静脉
   E. 左膈下静脉
8. 明确上消化道大出血原因的有效、可靠方法是（　　）
   A. 三腔管压迫试验
   B. B型超声检查
   C. 纤维内镜检查
   D. 选择性腹腔动脉造影检查
   E. X线钡餐造影检查
9. 外科急诊不适合作内镜检查的是（　　）
   A. 上消化道出血　　B. 下消化道出血
   C. 梗阻性黄疸　　D. 上消化道异物

E. 多种炎性急腹痛

10. 上消化道出血表现为呕血或黑便，主要取决于（　　）

A. 出血的速度和量 B. 出血部位的高低

C. 病变的性质 D. 凝血机制

E. 胃肠蠕动情况

11. 患者，男性，25 岁。3 年来右上腹部节律性疼痛，进食可缓解，伴有反酸，1 周前突然疼痛加重，伴有黑便，每日 2～4 次。引起下列各例患者消化道出血的病因最可能是（　　）

A. 食管静脉曲张破裂出血

B. 急性胃炎出血

C. 反流性食管炎出血

D. 食管贲门黏膜撕裂综合征

E. 消化性溃疡出血

12. 患者，女性，64 岁。进硬食后，突然呕血 800～1000ml，色红，呕血呈喷射状，当时心率 110 次 / 分，血压 13/6.5kPa（90/50mmHg），既往有慢性肝病史，平时常有肝区疼痛并伴有腹胀。引起患者消化道出血的病因最可能是（　　）

A. 食管静脉曲张破裂出血

B. 急性胃炎出血

C. 反流性食管炎出血

D. 食管贲门黏膜撕裂综合征

E. 消化性溃疡出血

三、简答题

简述食管胃底曲张静脉破裂出血非手术治疗的方法和特点。

（张志勇）

第35章 周围血管与淋巴管疾病

第1节 概 述

周围血管和淋巴管疾病种类较多，主要病理改变是狭窄、闭塞、扩张、破裂及静脉瓣膜关闭不全等。

临床表现各有异同，常见的症状体征如下。

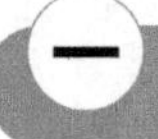

疼痛

疼痛是常见的症状，通常分为持续性和间歇性两类。

（一）间歇性疼痛

间歇性疼痛与下列3种因素有关。

1. 肢体活动　在慢性动脉阻塞或静脉功能不全时，步行时可以出现疼痛，患者被迫止步休息后疼痛缓解，称为间歇性跛行（claudication）。疼痛可表现为沉重、乏力、胀痛、钝痛、痉挛痛或锐痛。从开始行走到出现疼痛的时间，称为跛行时间，其行程称为跛行距离。在行走速度恒定的情况下，跛行时间和距离越短，提示血管阻塞的程度越严重。

2. 肢体体位　动脉阻塞性疾病时，疼痛因患肢抬高后供血减少而加重；因患肢下垂后血供增加而缓解。相反，静脉病变时，疼痛因患肢抬高后静脉回流改善而减轻；因患肢下垂后淤血而诱发或加重。

3. 温度变化　动脉阻塞性疾病时，热环境能舒张血管并促进组织代谢，如果需要量超过了所能供应的血液量，则疼痛加剧。血管痉挛性疾病，在热环境下疼痛减轻，寒冷刺激则使之加重；血管扩张性疾病则在热环境下症状加重。

（二）持续性疼痛

严重的血管病变，在静息状态下仍有持续性疼痛，又称为静息痛（rest pain）。

1. 动脉性静息痛　动脉闭塞时，可因组织缺血及缺血性神经炎引起持续性疼痛。急性病变，如动脉栓塞可引起急骤而严重的持续性疼痛。由慢性动脉阻塞引起者，症状常于夜间加重，患者常取抱膝端坐体位以求减轻症状而影响睡眠。

2. 静脉性静息痛　急性主干静脉阻塞时，肢体远侧因严重淤血而有持续性胀痛。伴有静脉回流障碍的表现，如肢体肿胀及静脉曲张等，抬高患肢可有一定程度减轻。

3. 炎症及缺血坏死性静息痛　动、静脉或淋巴管的急性炎症，局部有持续性疼痛。由动脉阻塞造成组织缺血坏死，或静脉性溃疡周围炎，因激惹邻近的感觉神经引起持续性疼痛；由缺血性神经炎引起的疼痛，为持续性，并伴有间歇性剧痛及感觉异常。

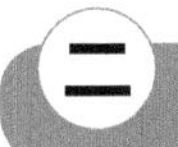

二 肿胀

静脉或淋巴回流障碍时，组织液积聚于组织间隙致肢体肿胀。

（一）静脉性肿胀

静脉性肿胀在下肢深静脉回流障碍或有逆流病变时出现，肿胀呈凹陷性，以足、踝部最明显，伴有浅静脉曲张、色素沉着或足靴区溃疡等表现。动静脉瘘造成局限性静脉性肿胀，程度较轻，局部温度升高，伴有震颤及血管杂音等症状。

（二）淋巴水肿

淋巴管阻塞时，肿胀一般硬实，多起自足趾，伴有皮肤粗糙增厚，后期形成典型的象皮肿。

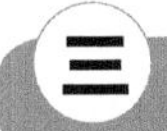

三 感觉异常

感觉异常主要有肢体沉重、浅感觉异常或感觉丧失等表现。

（一）沉重

行走不久，肢体出现沉重、疲倦，休息后可消失，提示早期动脉供血不足。静脉病变时，常于久站、久走后出现倦怠，平卧或抬高患肢后消失。

（二）异样感觉

动脉缺血影响神经干时，可有麻木、麻痹、针刺或蚁行等异样感觉。小动脉栓塞时，麻木成为主要症状。慢性静脉功能不全而肿胀时间较久者，皮肤感觉往往减退。

（三）感觉丧失

严重的动脉缺血病变，可出现缺血肢体远侧浅感觉减退或丧失；深感觉随病情进展而丧失，常伴有足（上肢为腕）下垂及不能主动活动。

四 皮肤温度改变

动脉阻塞性病变时血流量减少，皮温降低；静脉阻塞性病变时血液淤积，皮温高于正常；动静脉瘘时，局部血流量增多，皮温升高。皮肤温度的改变除患者能自我察觉外，可作皮肤测温检查。在恒温环境下，比较肢体两侧对称部位或同一肢体的不同部位，可查出皮温的差别或皮温改变的平面，如相差 2℃以上有临床意义。

五 色泽改变

皮肤色泽能反映肢体的循环状况。

（一）正常和异常色泽

正常皮肤温暖，呈淡红色。动脉供血不足时皮色呈苍白色或发绀，伴有皮温降低。皮色暗红，伴有皮温轻度升高，是静脉淤血的征象。

（二）指压性色泽改变

如以手指重压皮肤数秒后骤然放开，正常者皮肤受压时呈苍白色，放开后 1～2 秒即恢复。有动脉血流减少或静脉回流障碍疾病时，恢复时间延长。在发绀区，若指压后不出现暂时的苍白色，提示局部组织已发生不可逆坏死。

（三）运动性色泽改变

静息时正常，而在运动后肢端皮肤呈苍白者，提示动脉供血不足。

（四）体位性色泽改变

体位性色泽改变：又称 Buerger 试验，抬高下肢 70°～80°，或上肢高举过头持续 60 秒，正常者趾（指）、跖（掌）皮肤保持淡红色或稍微苍白，如呈苍白或蜡黄色，提示动脉供血不足；再将下肢下垂于床沿或上肢下垂于身旁，正常人皮肤色泽可在 10 秒内恢复，如恢复时间超过 45 秒，且色泽不均匀者，进一步提示动脉供血障碍。肢体持续下垂，正常人至多仅有轻度潮红，凡出现明显潮红或发绀者，提示为静脉逆流或回流障碍性疾病。

六 形态改变

动脉和静脉都可以出现扩张或狭窄性形态改变，并引起临床症状。

（一）动脉形态改变

动脉形态改变可有下列 3 方面征象：①动脉搏动减弱或消失，见于管腔狭窄或闭塞性改变。②杂音，动脉管腔狭窄或局限性扩张，或在动静脉之间存在异常交通，可在体表位置听到杂音，触到震颤。③形态和质地，正常动脉富于弹性，当动脉有粥样硬化或炎症病变后，扪触动脉时，可出现呈屈曲状、增硬和结节等变化。

（二）静脉形态改变

静脉形态改变主要表现为静脉曲张。肢体出现浅静脉曲张时，往往是静脉瓣膜破坏或回流障碍。如果曲张的原因为动静脉瘘，常常伴有皮肤温度升高，伴有杂音及震颤。曲张静脉感染后，可在局部出现硬结并与皮肤粘连。

七 肿块

由血管病变引起的肿块，可以分为搏动性和无搏动性两类。

（一）搏动性肿块

单个、边界清楚、表面光滑的膨胀性搏动性肿块，提示动脉瘤或假性动脉瘤。可伴有震颤和血管杂音。肿块边界不甚清楚，或范围较大，可能为蔓状血管瘤。与动脉走向一致，范围较大的管状搏动性肿块，多由动脉扩张所致，最常见于颈动脉。

（二）无搏动性肿块

静脉性肿块具有质地柔软、受压可缩小的特点。浅表静脉的局限性扩张，透过皮肤可见蓝色肿块，常见于颈外静脉、肢体浅静脉及浅表的海绵状血管瘤。深部海绵状血管瘤及颈内静脉扩张，肿块部位深在，边界不清。淋巴管瘤呈囊性，色白透亮。

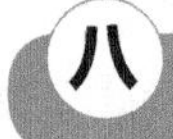

八 营养性改变

营养性改变主要有皮肤营养障碍性变化、溃疡或坏疽、增生性改变 3 类。

（一）皮肤营养障碍性改变

由动脉缺血引起的营养障碍性变化表现为皮肤松弛，汗毛脱落，指（趾）甲生长缓慢，变形发脆。慢性动脉缺血可引起肌萎缩。静脉淤血性改变表现为皮肤光薄、色素沉着，伴有皮炎、湿疹，好发于小腿足靴区。淋巴回流障碍时，因皮肤、皮下组织纤维化，汗腺、皮脂腺破坏，皮肤出现干燥、粗糙，有疣状增生物。

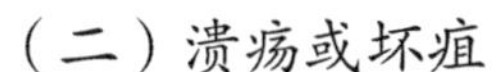
（二）溃疡或坏疽

动脉性溃疡好发于肢体远端、指（趾）端或足跟。溃疡边缘常呈锯齿状，底部为不易出血的灰白色肉芽组织，有剧烈疼痛。静脉性溃疡好发于足靴区，尤其以内侧多见；初期为类圆形浅溃疡，以后可为不规则较大溃疡，底部为易出血的湿润肉芽组织，其周围有皮炎、水肿和色素沉着等，愈合缓慢且易复发。坏疽性病灶提示动脉供血已不能满足静息时组织代谢的需要，初为干性坏疽，继发感染后转为湿性坏疽。

（三）肢体增长变粗

在先天性动静脉瘘的患者，肢体出现增长、软组织肥厚的改变，并伴有骨骼增长肥大。

第 2 节　周围血管损伤

周围血管损伤（peripheral vascular trauma）多见于战争时期，但在平时也屡有发生。主干血管损伤，可能导致永久功能障碍或肢体丢失甚至死亡等严重后果。

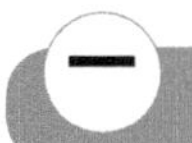

一 病因

（一）直接损伤

直接损伤包括锐性损伤，如刀伤、刺伤、枪弹伤、手术及血管腔内操作等开放性损伤；钝性损伤，如挤压伤、挫伤、外来压迫（止血带、绷带、石膏固定等）、骨折断端与关节脱位等，大多为闭合性损伤。

（二）间接损伤

间接损伤包括创伤造成的动脉强烈持续痉挛；过度伸展动作引起的血管撕裂伤；快速活动中突然减速造成的血管震荡伤。

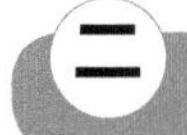

二 病理

血管连续性破坏，如血管壁穿孔，部分或完全断裂甚至部分缺损。血管壁损伤，但血管连续性未中断，可表现为外膜损伤、血管壁血肿、内膜撕裂或卷曲，最终因继发血栓形成导致管腔阻塞。由热力造成的血管损伤，多见于枪弹伤，除了直接引起血管破裂外，同时引起血管壁广泛烧灼伤。继发性病理改变，包括继发性血栓形成、血管损伤部位周围血肿、假性动脉瘤、损伤性动-静脉瘘等。

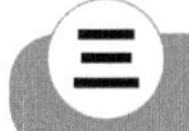

三 临床表现和诊断

发生于主干动、静脉行程中任何部位的严重创伤，均应疑及血管损伤的可能性。创伤部位出现大量出血、搏动性血肿、肢体明显肿胀、远端动脉搏动消失等动脉或静脉损伤的临床征象。

下列检查有助于血管损伤的诊断。

（一）超声多普勒

在创伤以远部位检测，出现单相低抛物线波形，提示近端动脉阻塞；舒张期末呈高流速血流波形或逆向血流波，提示近端存在动-静脉瘘。如果动脉压低于 10～20mmHg，应作动脉造影或 CTA。

（二）CTA

CTA能显示血管损伤的部位及范围，对动脉损伤的显示优于静脉。

（三）血管造影

诊断性血管造影适用于血管损伤的临床征象模糊、CTA显示不清或创伤部位的手术切口不能直接探查可疑的损伤血管。有明确的血管损伤临床表现，需作血管造影明确损伤部位和范围，为选择术式提供依据。根据伤情，选择在术前或术中施行。

（四）术中检查

术中主要辨认血管壁损伤的程度和范围。钝性挫伤造成的血管损伤，管壁色泽暗淡，失去弹性，或伴有血管壁血肿，外膜出现瘀斑。出现上述情况，即使仍有搏动存在，也应视为严重损伤。

四 治疗

血管损伤的处理包括急救止血及手术治疗两个方面。

（一）急救止血

创口垫以纱布后加压包扎止血；创伤近端用止血带或空气止血带压迫止血，必须记录时间；损伤血管暴露于创口时可用血管钳或无损伤血管钳钳夹止血。

（二）手术处理

基本原则：止血清创，处理损伤血管。

1. 止血清创　用无损伤血管钳钳夹，或经血管断端插入Fogarty导管并充盈球囊阻断血流。修剪无活力的血管壁，清除血管腔内的血栓、组织碎片及异物。

2. 处理损伤血管　主干动、静脉损伤在病情和技术条件允许时，应积极争取修复，对于非主干动、静脉损伤，或患者处于不可能耐受血管重建术等情况下，可结扎损伤的血管。损伤血管修复包括手术重建和血管腔内治疗，手术修复方法包括侧壁缝合术、补片成形术、端端吻合术、血管移植术等。

五 术后观察及处理

术后应严密观察血供情况，超声定期检测，如发现吻合口狭窄或远端血管阻塞，需立即纠正。如出现肢体剧痛、明显肿胀及感觉和运动障碍，且有无法解释的发热和心率加快时，提示肌间隔高压，应及时作深筋膜切开减压。术中、术后常规应用抗生素预防感染，每隔24～48小时观察创面，一旦发现感染，应早期引流，清除坏死组织。

第3节　血栓性闭塞性脉管炎

血栓闭塞性脉管炎又称为Burger病（Burger disease），是血管的炎性、节段性和反复发作的慢性闭塞性疾病。主要累及四肢中、小动静脉，以下肢多见，以北方多见。本病好发于男性青壮年。

一 病因

病因尚未完全明确，相关因素可归纳为两方面：①外来因素，主要有吸烟、寒冷与潮湿的生活环境、慢性损伤和感染；②内在因素，如自身免疫功能紊乱、性激素和前列腺素失调及遗传因素。其中，吸烟与发病的关系尤为密切。近年来免疫因素受到重视，有人认为本病是自身免疫性疾病。

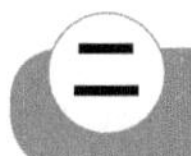

二 病理生理

病变常呈节段性，主要侵犯中、小动脉，伴行静脉亦多受累，病变血管之间可有比较正常的血管。病变动脉缩窄变硬，血管全层呈非化脓性炎症，血管壁的一般结构仍存在，管腔内血栓形成使血管闭塞。后期血栓机化，可使血管腔再通，但不能代偿正常的血流。静脉受累时的病理变化与动脉相似，尚有神经、肌肉、骨骼等组织的缺血性病理改变。

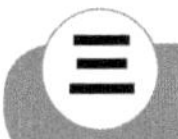

三 临床表现

绝大多数患者是男性青壮年，尤其是有长期吸烟嗜好者。起病隐匿，多为单侧下肢起病，常呈周期性发作，以后累及其他肢体。根据肢体缺血的程度，可分为 3 期。

（一）局部缺血期

局部缺血期为病变的初级阶段。主要表现为患肢肢体麻木、发凉、怕冷、酸胀、易疲劳、沉重和轻度间歇性跛行。当患者行走 500～1000m 路程后，小腿或足部肌肉出现胀痛；休息后疼痛立即缓解，间歇性跛行为本病典型征象。检查患肢皮温降低，皮色较苍白，足背动脉和（或）胫后动脉搏动减弱。40% 患者有下肢游走性静脉炎，约 2 周逐渐消失。

（二）营养障碍期

营养障碍期上述症状加重，间歇性跛行行走距离缩短，休息时间延长，疼痛转为静息痛，夜间更为明显。患肢皮温明显降低，皮色更加苍白，或出现紫斑、潮红，皮肤干燥，汗毛脱落，趾（指）甲增厚变形，小腿肌肉萎缩，足背动脉、胫后动脉搏动消失，腘动脉、股动脉搏动亦可减弱。

（三）组织坏死期

组织坏死期除上述症状继续加重外，静息痛更为严重，患者日夜屈膝抱足而坐，疼痛剧烈，经久不息。肢端组织缺血产生溃疡或坏疽，多为干性坏疽，继发感染后呈湿性坏疽，并可伴全身脓毒症表现。坏死组织脱落后，形成经久不愈的溃疡。

四 诊断

40 岁以下有吸烟史男性，肢体远端因缺血出现皮色苍白、皮温下降、感觉异常、乏力、营养障碍及局部溃疡、间歇性跛行及静息痛、远端动脉搏动减弱或消失，应考虑血栓闭塞性脉管炎。

为了确定动脉闭塞的部位、范围、程度及侧支循环形成情况，除一般检查外，还可行下列检查。

（一）肢体抬高试验（Buerger 试验）

患者平卧，患肢抬高 45°，3 分钟后观察足部皮肤色泽变化；然后让患者坐起，下肢垂于床旁，观察肤色变化。若抬高后足趾和足底皮肤呈苍白或蜡黄色，下垂后足部皮肤为潮红或出现斑块状发绀，为阳性结果。

（二）其他检查

（1）皮肤温度测定：患肢皮温较健侧低 2℃时，即表示血液供应不足。

（2）电阻抗血流图测定：通过测定组织的电抗组，了解血液供应状况和血管弹性。

（3）多普勒超声血管测定和血流测定：多普勒超声诊断仪可直接探查受累动脉，并显示病变动脉的形态、血管的直径和血流的流速等。

（4）动脉造影：可清楚显示动脉病变的部位、程度和范围及侧支循环情况。一般在作血管重建性手术前才考虑。

五 鉴别诊断

血栓闭塞性脉管炎应与其他动脉缺血性疾病相鉴别。

（一）下肢动脉硬化闭塞症

下肢动脉硬化闭塞症发病年龄较大，多数在45岁以上；常伴有冠状动脉粥样硬化、高血压、高脂血症或糖尿病；病变常位于大、中动脉，血管造影检查可显示动脉壁有钙化斑块，动脉狭窄、闭塞，伴扭曲、成角或虫蚀样改变。

（二）多发性大动脉炎

多发性大动脉炎多见于青年女性。活动期常有红细胞沉降率增高，免疫球蛋白升高；很少出现肢端坏死；动脉造影可见主动脉及其主要分支开口处狭窄或阻塞。

（三）糖尿病足

由糖尿病造成的肢体坏疽，多为湿性坏疽。有糖尿病史及其临床表现，且有尿糖阳性、血糖升高等实验室阳性结果。

（四）急性动脉栓塞

急性动脉栓塞突然起病，多有心房颤动病史，病情发展迅速，短期内远端肢体即可出现疼痛、麻木、运动障碍、苍白、动脉搏动减弱或消失等“5P”征（见44章第3节）表现。

（五）雷诺综合征

雷诺综合征多见于各年龄段的女性，患肢远端动脉搏动正常，发生坏疽者少见。

六 治疗

血栓闭塞性脉管炎的治疗原则是促进侧支循环，重建血流，改进肢体血供，减轻或消除疼痛，促进溃疡愈合及防治感染，保存肢体，以恢复劳动力。重点是改善患肢的血液循环。

（一）非手术疗法

1．一般疗法　患肢适当保暖，但不宜热敷或热疗，以免组织需氧量增加而加重症状。鼓励患者适当活动，患肢做Buerger运动，以促进动脉血液循环和增加新陈代谢，并促进侧支循环建立，防止肌肉萎缩和恢复肢体生理功能。严禁吸烟，防止受冷、受潮和外伤，勿穿硬质鞋袜，以免影响足部血液循环。疼痛较重者可用镇痛药。应给予高蛋白、低脂和富含维生素的补充饮食，禁食生冷、辛辣等刺激性食物；保证水分摄入，可改善循环，促进废物排泄，降低血液黏滞性，防止血栓形成。

2．中医中药　根据中医辨证和西医辨病相结合的方法，采用中药治疗。

3．药物治疗　应用血管扩张药物，可缓解血管痉挛和促进侧支循环。常用血管扩张药有妥拉唑啉、罂粟碱、硫酸镁、烟酸、酚苄明、酚妥拉明、布酚宁和丁酚胺等。低分子右旋糖酐能降低血液黏稠度和抗血小板聚集；去纤维蛋白治疗可降低纤维蛋白原和血液黏度；前列腺素E_1（PGE_1）可扩张血管、抗血小板聚集和预防动脉粥样硬化。

4．物理疗法　用超声波治疗仪，采用直接和间接接触法，对患肢进行治疗。肢体负压与正压交替疗法，有改善血流和增加侧支循环形成的作用。

5．高压氧疗法　高压氧可提高血氧含量，增加肢体的供氧量，对减轻疼痛和促进伤口愈合有一定疗效。

6．创面处理　加强创面换药，促进愈合，预防继发感染。已出现坏疽者，可予70%乙醇

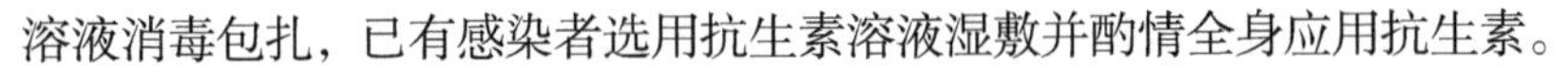

溶液消毒包扎，已有感染者选用抗生素溶液湿敷并酌情全身应用抗生素。

（二）手术疗法

目的是增加肢体血供和重建动脉血流管道，改善缺血引起的不良后果。根据病情可采取腰交感神经节切除术、动脉血栓内膜剥脱术、动脉旁路转流术、大网膜移植术、动静脉转流术和截肢术等方法。

知识链接

Buerger 运动

首先，患者平卧，同时将双脚抬高 45°～60°，可架在棉被上或倒置在椅背上，直到脚部皮肤发白、有刺痛感为止，持续 2～3 分钟。而后患者坐于床缘或椅子上，双腿自然下垂，脚跟踏于地面，踝部做背屈、跖屈及左右摆动动作。其次，脚趾上翘并尽量伸开，再向下收拢，每一组动作持续 3 分钟，此时脚部应变为完全粉红色。如果此时肤色变蓝或有疼痛时，应立刻平躺，高举脚部，直到感觉舒服为止。最后，患者恢复平卧姿势，双脚放平，并覆盖保暖，卧床休息 5 分钟后，做抬高脚趾、脚跟运动 10 次。如此每日 3 次，每次操作 5～10 次。

第 4 节　下肢静脉曲张

下肢静脉曲张系指下肢浅静脉系统内静脉血逆流，远端静脉淤滞，相应静脉迂曲扩张和不规则膨出。单纯性下肢静脉曲张，亦称原发性下肢静脉曲张，系指深静脉通畅情况下的下肢浅静脉曲张。大多发生在大隐静脉，少数合并小隐静脉曲张或单独发生在小隐静脉。持久站立工作、体力活动强度高、久坐者多见。

一　解剖生理

下肢静脉可分为深静脉与浅静脉。深静脉与同名动脉伴行于肌肉之间。浅静脉在筋膜浅面，分为大隐静脉与小隐静脉。在深、浅静脉之间，以及大、小隐静脉之间，有静脉交通支相互沟通（图 35-1）。

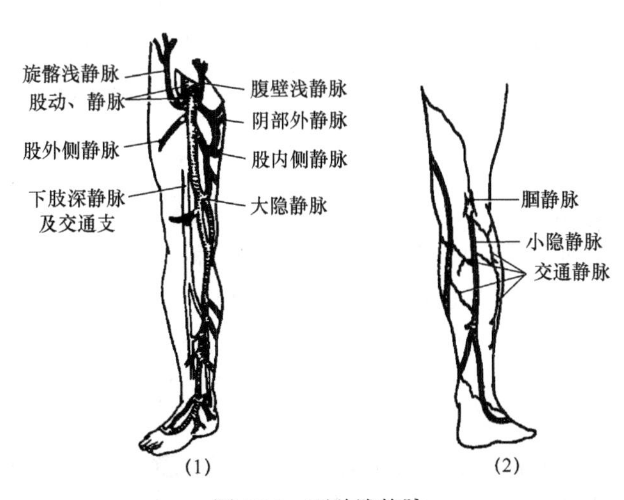

图 35-1　下肢浅静脉

（1）前面观；（2）后面观

在下肢深、浅静脉和交通支静脉内，都有瓣膜存在。静脉瓣膜呈单向开放，保持血流从远端向近端、由浅向深部流动。若瓣膜发生功能不全，则血液逆流而出现静脉曲张。

静脉壁由外膜、中膜和内膜构成。下肢远侧深静脉及小腿浅静脉分支的管壁比近侧薄，而静脉压力比近侧静脉高，因而易出现静脉曲张。当胶原纤维减少、断裂等静脉壁结构异常致强度下降时，也易致血管扩张。

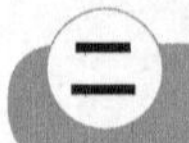

二 病因

单纯性下肢静脉曲张的病因为静脉瓣膜功能不全、静脉壁薄弱和静脉内压力持久增高。静脉瓣膜缺陷与静脉壁薄弱，为单纯性下肢静脉曲张的先天因素，与遗传因素有关；下肢血柱重力增加和循环血量超负荷是造成下肢静脉压力持久增高的重要原因，导致静脉瓣膜相对关闭不全，是单纯性下肢静脉曲张的后天因素，如长久站立和腹腔内压增高。

三 病理生理

静脉瓣膜和静脉壁离心脏越远，强度越低，而离心脏越远，则静脉内压力越高。因此，下肢静脉曲张的远期进展要比开始阶段迅速，而小腿部扩张迂曲的浅静脉远比大腿部位明显。在单纯性下肢静脉曲张中，只有在大隐静脉曲张进展到相当程度后，才会通过分支影响小隐静脉，并在其分布区域出现浅静脉曲张。

因血流淤滞和毛细血管壁的通透性增高，血管内液体、蛋白质、红细胞和代谢产物渗至皮下组织，引起纤维增生和色素沉着。局部组织缺氧、营养不良，使抵抗力降低，易并发皮炎、湿疹、溃疡和感染。上述病理改变，多发生在足靴区皮肤，一般在病变进入后期才出现。

四 临床表现

原发性下肢静脉曲张以大隐静脉曲张为多见，单独的小隐静脉曲张较少见；以左下肢多见，但双侧下肢可先后发病。多见于纺织工、理发员、售货员、交通警察及警卫员等经常从事站立工作者。早期可无明显症状。静脉曲张较重时，患者在站立稍久后，患肢出现酸胀、麻木、困乏、沉重感，容易疲劳，平卧休息或抬高患肢后，上述症状可消失。患肢浅静脉在站立位时隆起、扩张、迂曲成团，以小腿和足踝部明显，常无肿胀。若并发血栓性浅静脉炎，局部出现红、肿、痛，局部压痛明显，静脉呈硬条索状。血栓机化及钙化后可形成静脉结石。病程长、静脉曲张较重者，足靴区皮肤可出现萎缩、脱屑、色素沉着、湿疹及慢性溃疡等。静脉曲张因溃疡侵蚀或外伤致破裂可发生急性出血。

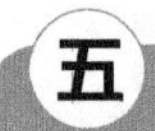

五 诊断

根据下肢静脉曲张的临床表现，诊断并不困难。必要时可选用超声、容积描记、下肢静脉压测定和静脉造影等辅助检查，以更准确地判断病变性质。

但常需进行以下检查和试验以明确浅静脉瓣膜功能、下肢深静脉回流情况和交通支瓣膜功能情况。

（一）下肢静脉功能检查

1. 大隐静脉瓣膜功能试验（Trendelenburg 试验）及大隐静脉与深静脉之间交通支瓣膜功能试验（Pratt 试验） 患者仰卧抬高患肢使曲张静脉排空，在大腿根部扎止血带阻止大隐静脉血液倒流。然后让患者站立，松解止血带后 10 秒钟内，大隐静脉立即自上而下充盈，提示大隐静脉瓣膜功能不全；若在松解止血带前 30 秒钟内大隐静脉已部分充盈曲张，松解止血带后，充盈曲张更为明显，说明大隐静脉瓣膜及其与深静脉间交通支瓣膜功能不全；若松解止血带前 30 秒钟内大隐静脉即有充盈曲张，而松解止血带后，曲张静脉充盈并未加重，说明大隐静脉与深静脉间交通支瓣膜功能不全，而大隐静脉瓣膜功能正常（图 35-2）。

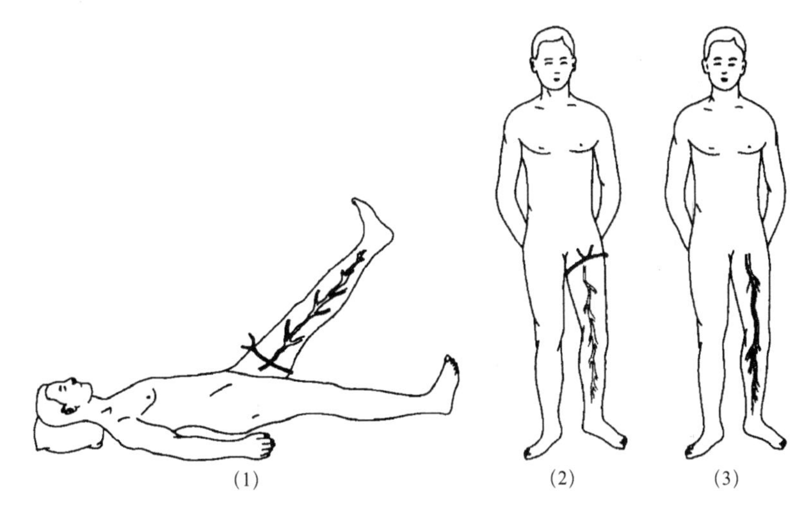

图 35-2　下肢静脉瓣膜功能试验

（1）平卧、抬高患肢扎止血带；（2）立位不放开止血带；（3）立位放开止血带

2. 小隐静脉瓣膜及小隐静脉与深静脉之间交通支瓣膜功能试验　除止血带扎于腘窝外，试验方法与上述试验相同，结果及意义相似。

3. 深静脉通畅试验（Perthes 试验）　站立时在患肢大腿根部扎止血带以阻断大隐静脉回流，然后嘱患者交替伸屈膝关节 10～20 次。若静脉曲张不减轻甚至加重，说明深静脉阻塞（图 35-3）。

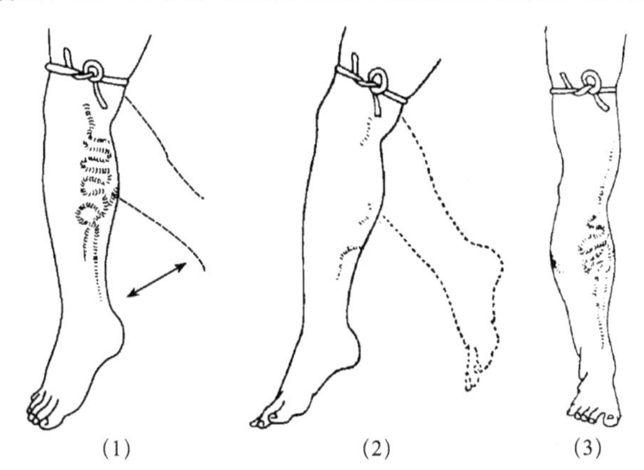

图 35-3　深静脉通畅试验

（1）患者站立，大腿上 1/3 扎上止血带；（2）交替伸屈膝关节 10 余次或行走；

（3）浅静脉曲张明显，小腿胀痛，即为深静脉阻塞

4. 交通静脉瓣膜功能试验　患者仰卧，抬高患肢使曲张静脉空虚，在大腿根部扎止血带阻止大隐静脉血液倒流。从足趾向上至腘窝缚扎第一根弹力绷带，再自止血带处向下缚扎第二根弹力绷带；让患者改站立位，一边向下松解第一根弹力绷带，一边向下缚扎第二根弹力绷带，如果在两根绷带的间隙内出现曲张静脉，即提示该处交通静脉瓣膜功能不全。

（二）下肢静脉造影

下肢静脉造影有顺行性与逆行性两种造影方法。单纯性下肢静脉曲张顺行性造影见浅静脉明显扩张，交通支静脉可有扩张及逆流，深静脉正常；逆行性造影见造影剂逆流通过隐股静脉瓣，大隐静脉近端呈囊状扩张，而股静脉瓣膜无逆流。

（三）血管超声检查

多普勒超声检查可以观察瓣膜关闭活动及有无血液逆流，也能观察静脉反流的部位和程度。

（四）其他检查

如容积描记等对诊断也有一定帮助。

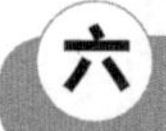

六 鉴别诊断

单纯性下肢静脉曲张须与下列几种疾病进行鉴别。

（一）原发性下肢深静脉瓣膜功能不全

原发性下肢深静脉瓣膜功能不全可继发较轻的浅静脉曲张，但下肢水肿、色素沉着、局部酸胀疼痛症状则较严重，早期即有较严重的溃疡。可通过下肢浅静脉测压试验、容积描记、血管超声检查或下肢静脉造影加以区别。最可靠的检查方法是下肢静脉造影，能够观察到深静脉瓣膜关闭不全的特殊征象。

（二）下肢深静脉血栓形成后遗综合征

下肢深静脉血栓形成后遗综合征有深静脉血栓形成病史，起病前多有患肢深静脉回流障碍表现，如早期浅静脉扩张伴有肢体明显肿胀。如鉴别诊断有困难，应作血管超声或下肢静脉造影等检查。

（三）动–静脉瘘

动-静脉瘘患肢皮肤温度升高，局部有时可触及震颤或闻及血管杂音。浅静脉压力明显上升，静脉血的含氧量增高，抬高患肢静脉不易排空。

七 治疗

（一）非手术疗法

非手术疗法适用于范围小、程度轻且无症状者；妊娠期妇女；全身情况差，重要生命器官病变，手术耐受力差者。

1. 患肢穿医用弹力袜或用弹力绷带　使曲张静脉处于萎瘪状态，适用于长期从事站立工作或强体力劳动者。

2. 避免久站、久坐，间歇抬高患肢　强调做工间操，或经常走动、做踝关节伸屈活动，使腓肠肌能发挥有效的泵作用，以减轻浅静脉的压力。

（二）硬化剂注射和压迫疗法

将硬化剂注入曲张的静脉内，静脉内膜发生无菌性炎症反应，使曲张静脉血管腔粘连闭塞。也可作为手术的辅助疗法，处理残留的曲张静脉。硬化剂注入后，局部用纱布卷压迫，自足踝至注射处近侧穿弹力袜或缠绕弹力绷带，立即开始主动活动。大腿部维持压迫 1 周，小腿部维持压迫 6 周左右。应避免硬化剂渗漏造成组织炎症、坏死或进入深静脉并发血栓形成。常用的硬化剂有 5% 鱼肝油酸钠、3% 十四羟基硫酸钠、酚甘油溶液及 5% 油酸乙醇胺溶液等。

（三）手术疗法

手术疗法的目的是去除曲张静脉和防止复发，为最常用的方法。凡是深静脉通畅，无明显手术禁忌证者均可施行手术治疗。手术方法如下。

1. 大隐或小隐静脉高位结扎术　适用于大（小）隐静脉瓣膜功能不全，而大（小）隐静脉与深静脉间交通支瓣膜功能正常者。

2. 交通支结扎术　适用于大、小隐静脉与深静脉间交通支瓣膜功能不全，而大、小隐静脉瓣膜功能正常者。

3. 大小隐静脉剥脱术　临床最为常用，适用于大、小隐静脉瓣膜功能不全，以及大小隐静脉与深静脉间交通支瓣膜功能不全者。

（四）微创治疗

近年来出现了静脉腔内激光治疗（EVLT）、内镜筋膜下交通静脉结扎术（SEPS）、旋切刀治疗及静脉内超声消融治疗等微创方法，有替代传统治疗方式的趋势。

八 并发症和处理

病程进展中可能出现下列并发症。

1. 血栓性静脉炎　曲张静脉易引起血栓形成及静脉周围炎，常遗留局部硬结与皮肤粘连，可用抗凝剂局部热敷治疗，伴有感染时应用抗生素。炎症消退后，应施行手术治疗。

2. 溃疡形成　踝周及足靴区易在皮肤损伤破溃后引起经久不愈的溃疡，愈合后常复发。处理方法：创面湿敷，抬高患肢以利回流，较浅的溃疡一般都能愈合，接着应采取手术治疗。较大或较深的溃疡，经上述处理后溃疡缩小，周围炎症消退，创面清洁后也应作手术治疗，同时作清创植皮，可以缩短创面愈合期。

3. 曲张静脉破裂出血　大多发生于足靴区及踝部。可以表现为皮下淤血，或皮肤破溃时外出血，因静脉压力高而出血速度快。抬高患肢和局部加压包扎，一般均能止血，必要时可以缝扎止血，以后再作手术治疗。

第 5 节　深静脉血栓形成

深静脉血栓形成可发生于全身主干静脉，多见于产后、盆腔术后、外伤、晚期癌肿、昏迷或长期卧床的患者。临床以下肢深静脉血栓形成较常见，但治疗效果不够理想，常遗留下肢深静脉阻塞或静脉瓣膜功能不全，影响工作生活甚至致残。

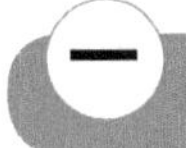

一 病因

深静脉血栓形成的三大因素为静脉血流缓慢、静脉壁损伤和血液高凝状态，其中血液高凝状态是最重要的因素。但任何一个单一因素往往都不足以致病，必须是各种因素的组合，尤其是血流缓慢和高凝状态，才可能引起血栓形成。

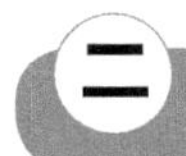

二 病理

静脉血栓有三种类型：①红血栓，最为常见。②白血栓。③混合血栓。

静脉血栓形成可引起静脉回流障碍、阻塞、远端静脉压升高，毛细血管淤血和渗透性增加，内皮细胞缺氧，阻塞远端肢体出现肿胀和浅静脉扩张。血栓可以机化、再管化和再内膜化，使静脉管腔能恢复一定程度的通畅。血栓可沿静脉血流方向向近心端蔓延，甚至累及对侧；血栓

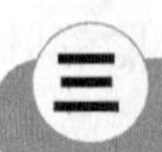

还可逆行向远端延伸。血栓与管壁一般仅有轻度粘连，容易脱落，可引起栓塞。激发炎症反应后，血栓与血管壁粘连也可较紧密。因管腔受纤维组织收缩作用影响，以及瓣膜本身的破坏，可致静脉瓣膜功能不全。

三 临床表现

本病的主要表现为血栓静脉远端回流障碍的表现，起病较急，患肢肿胀发硬、疼痛，活动后加重，常伴有发热、脉快。

（一）下肢深静脉血栓形成

1. 小腿肌肉静脉丛血栓形成（周围型） 为手术后深静脉血栓形成的好发部位。小腿部疼痛或胀痛，腓肠肌压痛，足踝部轻度肿胀。血栓若继续向近侧发展，可有小腿肿胀，浅静脉扩张，腘窝部沿腘静脉走行区域压痛。

2. 髂股静脉血栓形成（中央型） 以左侧多见。起病急骤，局部疼痛、压痛；腹股沟韧带以下患肢肿胀明显；浅静脉扩张，尤其腹股沟部和下腹壁明显；在股三角区，可触及股静脉充满血栓所形成的条索状物；伴有体温升高，但一般不超过38.5℃。

3. 整个下肢深静脉系统血栓形成 疼痛剧烈，整个下肢广泛性明显肿胀，皮肤紧张、发亮，呈发绀色，称为股青肿。有的可发生水疱，皮温明显降低，足背、胫后动脉搏动消失。全身反应明显，体温常达39℃以上，可出现休克及肢体静脉性坏疽。

（二）上肢深静脉血栓形成

1. 腋静脉血栓形成 前臂与手部肿胀和胀痛，手指活动受限。

2. 腋-锁骨下静脉血栓形成 整个上肢肿胀和疼痛，伴有上臂、肩部、锁骨上和患侧前胸部等部位的浅静脉扩张。上肢下垂时，上述表现加重。

（三）腔静脉血栓形成

1. 上腔静脉血栓形成 在上肢静脉血栓形成的基础上，出现面颈部肿胀，球结膜充血水肿；相应区域浅静脉扩张；伴有头痛、神经系统和原发病表现。

2. 下腔静脉血栓形成 双下肢深静脉回流障碍和躯干的浅静脉扩张，相应区域伴有疼痛。

（四）血栓脱落

血栓脱落可形成肺栓塞，出现咳嗽、胸痛、呼吸困难，严重时发生发绀、休克甚至猝死。后期血栓吸收机化，常遗留静脉功能不全，出现浅静脉曲张、色素沉着、溃疡、肿胀等，称为深静脉血栓形成后综合征。

四 诊断

结合病史、临床表现和体征，本病一般不难诊断。下列检查有利于确诊和了解病变的范围。

（一）放射性同位素检查

该法操作简便，无创伤，正确率高，可以发现较小静脉隐匿型血栓。

（二）多普勒超声检查

多普勒超声检查可闻及或描记静脉血流音，还可直接观察静脉直径及腔内情况，可了解栓塞的大小及所在部位。

（三）电阻抗体积描记检查

电阻抗体积描记检查可判断下肢静脉通畅度，以确定有无静脉血栓形成。

（四）静脉测压

静脉测压用于病变早期侧支血管建立之前，才有诊断价值。

（五）静脉造影

静脉造影为最准确的检查方法，能使静脉直接显像，可有效地判断有无血栓，能确定血栓的大小、位置、形态及侧支循环情况。后期行逆行造影，还可了解静脉瓣膜功能情况。

（六）实验室检查

实验室检查可了解血液黏滞程度；出血时间与凝血时间；出血倾向等。

五 治疗

（一）非手术疗法

1. 卧床休息和抬高患肢　卧床休息 1～2 周，避免活动和用力排便，以免引起血栓脱落。垫高床脚 20～25cm，改善静脉回流，减轻水肿和疼痛。开始下床活动时，需穿弹力袜或用弹力绷带。

2. 溶栓治疗　常用药物有尿激酶、重组链激酶和重组纤溶酶原激活物，静脉滴注 7～10 天。

3. 抗凝治疗　常作为溶栓治疗与手术取栓的后续治疗，常用的抗凝药物有肝素和香豆素类衍生物。

4. 祛聚疗法　临床常用的有低分子右旋糖酐、阿司匹林和双嘧达莫等，扩充血容量、稀释血液、降低血液黏稠度，防止血小板凝聚。

5. 中药　可用消栓通脉汤。

（二）手术疗法

1. 静脉血栓取出术　可切开静脉壁直接取栓，现多用 Fogarty 带气囊导管取栓，手术简便。

2. 经导管直接溶栓术　近年开展的血管腔内治疗技术，适用于中央型和混合型血栓形成。

3. 血管移植术　各种手术的目的均是加强侧支循环，克服血液回流障碍。手术方式有原位大隐静脉移植术、大隐静脉转流移植术、带蒂大网膜移植术。

第 6 节　雷诺综合征

雷诺综合征（Raynaud syndrome）是指由于寒冷刺激或情绪波动等引起小动脉阵发性痉挛。受累部位序贯出现苍白、发冷、青紫及疼痛、潮红后复原的典型症状。

一 病因与病理

病因尚未完全明确，但与下列因素有关：寒冷刺激、情绪波动、精神紧张是主要诱发因素，其他诱发因素为感染、疲劳等。本病多见于女性，且病情常在月经期加重，因而亦可能与性腺功能有关。患者常呈交感神经功能亢奋状态，应用交感神经阻滞剂可以缓解症状，因此本病与交感神经功能紊乱有关。患者家族中可有类似患者，提示与遗传因素相关。血清免疫检测多有阳性发现，提示与免疫功能异常有关。

早期病理改变为动脉痉挛造成远端组织暂时性缺血。后期出现动脉内膜增厚，弹性纤维断裂以及管腔狭窄和血流量减少。如有继发血栓形成致管腔闭塞时，出现营养障碍性改变，指

（趾）端溃疡甚至坏死。

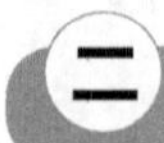

二 临床表现

本病多见于青壮年女性，初发年龄大多为 20 岁左右，很少超过 40 岁；好发于手指，常为双侧性，偶可累及趾、面颊及外耳。常于寒冷季节发病。上肢比下肢多见。典型的临床表现是肢端皮肤顺序出现苍白、青紫和潮红，常从指尖开始逐渐扩展至整个手指甚至掌部，呈双手对称性出现。发作时感局部发凉、麻木、针刺感和感觉减退，但很少有剧痛；热饮或饮酒及肢体暖和后常可缓解。

疾病早期发作的延续时间为数分钟至几十分钟，15～30 分钟恢复正常。随着病情进展，发作频繁，症状持续时间延长。伴指端营养性改变，指甲畸形脆弱、指垫萎缩、皮肤光滑、皱纹消失，但指尖溃疡很少见。发作间歇期，除手指皮温稍低外，无其他症状。桡动脉（或足背动脉）搏动正常。

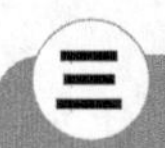

三 诊断

根据发作时的典型症状即可作出诊断。手浸泡于冰水 20 秒钟后测定手指皮温，显示复温时间延长（正常约 15 分钟）。此外，尚应根据病史提供的相关疾病，进行相应的临床和实验室检查，以指导临床正确治疗。

四 治疗

疾病初期，症状轻而发作不频繁者，采用保暖措施，往往能达到治疗要求。应戒烟，避免寒冷刺激、情绪激动，以及长期应用麦角胺、β 受体阻滞剂和避孕药。

药物治疗方面，一般以交感神经阻滞剂和直接扩张血管药物为主。继发于结缔组织疾病者，治疗以类固醇激素和免疫抑制剂为主。大多数患者经药物治疗后症状缓解或停止发展。长期内科治疗无效的患者，可以考虑手术治疗。交感神经末梢切除术，即将指动脉周围的交感神经纤维连同外膜一并去除一小段，近期效果较好。

第 7 节 淋 巴 水 肿

淋巴水肿（lymphedema）是慢性进展性疾病，由淋巴循环障碍及富含蛋白质的组织间液持续积聚引起。好发于四肢，下肢更为常见。

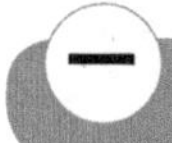

一 病因与分类

按发病原因淋巴水肿可分为两类。

1．原发性淋巴水肿　由淋巴管发育异常所致，大多数是淋巴管发育不良，少数为淋巴管异常增生扩大。根据发病时间分为：①先天性，1 岁前即起病，有家族史者称为 Milroy 病；②获得性早发性，于 1～35 岁发病，有家族史者称为 Meige 病；③获得性迟发性，35 岁以后发病。发病原因至今尚未明确，可能与淋巴管纤维性阻塞、扩张及收缩排空功能障碍有关。

2．继发性淋巴水肿　如感染（链球菌感染、丝虫感染）、肿瘤压迫、癌肿施行放射治疗和淋巴结清扫术后等引起的淋巴水肿。

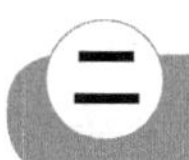

临床表现

先天性淋巴水肿以男性多见，常为双下肢同时受累；早发性则以女性多见，单侧下肢发病，通常不超越膝平面；迟发性，半数患者发病前有感染或创伤史。主要临床表现：①水肿。自肢体远端向近侧扩展的慢性进展性无痛性水肿，可累及生殖器及内脏。②皮肤改变。色泽微红，皮温略高；皮肤日益增厚，呈苔藓状或橘皮样变；疣状增生；后期呈象皮腿。③继发感染。多数为β溶血性链球菌感染引起的蜂窝织炎或淋巴管炎，出现局部红、肿、热、痛及全身感染症状。④溃疡。轻微皮肤损伤后出现难以愈合的溃疡。⑤恶变。少数病例可恶变成淋巴管肉瘤。

病程进展分期：潜伏期，组织间液积聚，淋巴管周围纤维化，尚无明显肢体水肿。Ⅰ期，呈凹陷性水肿，抬高肢体可大部分或完全缓解，无明显皮肤改变。Ⅱ期，非凹陷性水肿，抬高肢体不能缓解，皮肤明显纤维化。Ⅲ期，肢体不可逆性水肿，反复感染，皮肤及皮下组织纤维化和硬化，呈典型象皮腿外观。

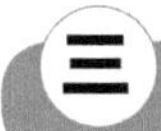

诊断

根据病史及体检不难作出临床诊断。原发性淋巴水肿以慢性进展性无痛性肢体水肿为特点，依据发病年龄及是否有家族史可分类；继发性淋巴水肿都有起病原因；晚期病例出现象皮腿。进一步检查的目的是确定淋巴阻塞的类型、部位及原因。主要方法：淋巴核素扫描显像、CT 与 MRI、淋巴造影等。

四 预防和治疗

原发性淋巴水肿目前尚无预防方法。继发性者可通过预防措施降低发生率，预防和及时治疗肢体蜂窝织炎或丹毒；尽可能减少为诊断或治疗目的施行的淋巴组织切除范围；控制丝虫病、结核等特殊感染性疾病。具体治疗方法如下。

1. 非手术治疗　①抬高患肢，护理局部皮肤及避免外伤，适当选用利尿剂，穿着具有压力梯度的弹性长袜。②利用套筒式气体加压装置包裹患肢，自水肿肢体远侧向近侧逐渐加压，促进淋巴回流。③手法按摩疗法：自水肿的近心端开始，经轻柔手法按摩水肿消退后，顺序向远侧扩展按摩范围。④烘绑压迫疗法：利用电辐射热治疗机（60～80℃）的热效应，促进淋巴回流与淋巴管再生和复通。治疗后用弹性绷带加压包扎。

2. 手术治疗　目前应用的手术疗法有如下 3 种：①促进淋巴回流的手术，如带蒂皮瓣移植术、大隐静脉移植术和大网膜移植术等。②重建淋巴循环的手术，如淋巴静脉系统吻合术和原有淋巴系统桥接术等。③切除病变组织的手术，如皮下淋巴脂肪抽吸术等。

自 测 题

一、名词解释

1. 间歇性跛行
2. 静息痛

二、选择题

A_1/A_2 型题

1. 患者，男性，58 岁。因右下肢剧烈疼痛、

麻木、发凉、苍白6小时就诊。既往有多年心房颤动病史。最可能的诊断是（ ）

A. 血管闭塞性脉管炎
B. 动脉硬化性闭塞症
C. 动脉栓塞
D. 雷诺病
E. 深静脉血栓形成

2. 广泛的下肢深静脉血栓形成最严重的并发症为（ ）

A. 下肢溃疡
B. 肺栓塞
C. 下肢浅静脉曲张
D. 伴动脉痉挛、肢体缺血
E. 腔静脉阻塞

3. 血栓闭塞性脉管炎早期最主要的临床表现是（ ）

A. 患肢萎缩
B. 足部及小腿酸痛
C. 间歇性跛行
D. 持续性静息痛
E. 肢端青紫

4. 处理下肢大隐静脉曲张的根本办法是（ ）

A. 穿弹力袜或用弹力绷带
B. 硬化剂注射和压迫疗法
C. 高位结扎和抽剥大隐静脉，并结扎功能不全的交通静脉
D. 内科药物治疗
E. 仅行静脉瓣膜修复术

5. 血栓闭塞性脉管炎（Buerger病）发生最重要的因素是（ ）

A. 吸烟　B. 寒冷的工作环境
C. 前列腺素失调　D. 遗传基因异常
E. 自身免疫功能紊乱

6. 非手术治疗单纯性下肢静脉曲张的主要方法是（ ）

A. 使用弹力绷带或穿弹力袜
B. 抬高患肢
C. 注意休息
D. 避免久站
E. 增加心功能

7. 下述哪种表现不是血栓闭塞性脉管炎的特点（ ）

A. 患者多为男性青壮年
B. 病变主要侵袭四肢中、小动静脉
C. 肢体缺血症多是周期性发作
D. 反复发作游走性浅静脉炎
E. X线检查显示动脉有钙化斑

8. 关于损伤性动静脉瘘的临床表现和检查，下列错误的是（ ）

A. 局部可有粗糙而连续的血管杂音
B. 局部浅静脉扩张
C. 局部静脉压力降低
D. 静脉含氧量高
E. 患肢可有营养性改变

9. 血栓闭塞性脉管炎早期最主要的临床表现是（ ）

A. 患肢趾端发黑
B. 患肢麻木、发凉，轻度间歇性跛行
C. 患肢发生坏疽、溃疡
D. 患肢皮肤出现紫斑、潮红
E. 患者小腿肌萎缩，足背、胫后动脉搏动消失

10. 有关血栓闭塞性脉管炎治疗措施的描述错误的是（ ）

A. 鼓励患者戒烟
B. 患者肢体发冷时用热水袋
C. 指导患者做Buerger运动
D. 吗啡止痛
E. 有条件使用高压氧

11. 血管间歇性跛行主要由于（ ）

A. 血栓静脉炎　B. 动脉供血不足
C. 动脉栓塞　D. 雷诺现象
E. 肌无力

12. 在我国动脉栓塞的栓子主要来源于（ ）

A. 心脏　B. 大动脉
C. 静脉　D. 脂肪
E. 羊水

13. 下肢静脉曲张的主要症状为（ ）

A. 下肢沉重感
B. 溃疡形成
C. 曲张静脉破裂出血
D. 血栓性静脉炎
E. 静脉血栓形成

14. 手术治疗下肢深静脉血栓形成的时机为（　　）
A. 发病后 1 天内　　B. 发病后 3 天内
C. 发病后 5 天内　　D. 发病后 10 天内
E. 越早越好

15. 下肢静脉曲张手术（　　）
A. 术后第 1 天下床活动
B. 术后第 2 天下床活动
C. 术后第 3 天下床活动
D. 术后第 4 天下床活动
E. 术后第 5 天下床活动

16. 下列哪种不是血栓闭塞性脉管炎的病因（　　）
A. 寒冷　　B. 吸烟
C. 性激素　　D. 贫血
E. 血液流变学异常

17. 患者，男性，45 岁。左足怕冷，有麻木感，步行稍长即感左下肢肌肉抽搐，休息后自行缓解，触足背动脉搏动减弱，应考虑为（　　）
A. 低血钙
B. 低血钾
C. 大隐静脉曲张
D. 血栓闭塞性脉管炎
E. 血栓性静脉炎

18. 患者，男性，35 岁。长期吸烟，右下肢反复发作静脉炎并有间歇性跛行，其可能的诊断是（　　）
A. 动脉栓塞
B. 血栓闭塞性脉管炎
C. 动脉硬化性闭塞症
D. 雷诺现象
E. 大动脉炎

19. 患者，女性，70 岁。患慢性冠状动脉供血不足 30 余年，伴心房颤动 10 年，3 小时前突然出现左下肢剧烈疼痛，开始时为大腿上部急性剧痛，触痛明显，足背动脉搏动消失。检查发现在大腿上部可触及一较明显变温带，足趾活动困难。最可能病变的部位在（　　）
A. 急性左下肢动脉栓塞
B. 左下肢深静脉血栓形成
C. 左下肢深静脉瓣膜功能不全
D. 动脉瘤
E. 血栓闭塞性脉管炎

三、简答题

简述慢性下肢动脉缺血的 Fontain 分期。

（张志勇）

第36章 泌尿、男性生殖系统外科检查和诊断

泌尿外科学（urology）是研究和防治泌尿系统、男性生殖系统及肾上腺外科疾病的一门学科，属于外科学范畴。全面系统地收集病史、掌握症状与体征，运用各种检查手段和诊断方法，对诊断、治疗和预防泌尿外科疾病有重要意义。

第1节 泌尿、男性生殖系统外科疾病的主要临床表现

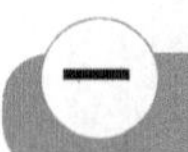

排尿异常

（一）尿频

尿频（urinary frequency）是指患者排尿次数明显增多，严重时几分钟排尿1次，每次尿量仅几毫升。正常成人排尿白天4～6次，夜间0～1次，每次尿量约300ml。尿频常由泌尿、生殖系统炎症和各种原因所致的膀胱容量减少或残余尿量增多引起；若排尿次数增加而每次尿量并不减少甚至增多，可能为生理性的，如饮水量多、食用利尿食物；或为病理性的，如糖尿病、尿崩症或肾浓缩功能障碍所致。有时精神因素（如焦虑）亦可引起尿频。

（二）尿急

尿急（urgency）指有尿意，即有排尿迫不及待而难以自控，每次尿量少，多伴有尿频、尿痛。常见于膀胱、后尿道炎症及膀胱容量过小者。

（三）尿痛

尿痛（dysuria）指排尿过程中出现膀胱区疼痛与不适，或尿道有程度不等的烧灼样痛、刺痛。多与膀胱、尿道炎症或结石有关。尿频、尿急、尿痛称为膀胱刺激征。

（四）排尿困难

排尿困难（difficulty of urination）指排尿延迟、费力、尿不尽、尿线细、射程短，尿流缓而不畅或呈滴沥状等。多由下尿路梗阻所致，常见于良性前列腺增生症。

（五）尿流中断

尿流中断（interruption of urinary stream）是指排尿过程中出现尿流突然中断，体位变动后又可以继续排尿。常伴疼痛，可放射至远端尿道。多见于膀胱结石，在膀胱颈部形成球状活塞，阻断排尿过程所致。也可见于良性前列腺增生，因侧叶增大引起间歇性尿道梗阻。

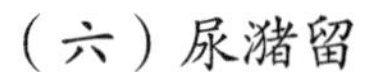

（六）尿潴留

尿潴留（urinary retention）指膀胱充满尿液而不能排出。分急性和慢性两类。急性尿潴留为突然不能自行排尿，尿液滞留于膀胱内，伴有膀胱区胀痛难忍。常见于膀胱出口以下尿路严重梗阻如急性前列腺炎、脊髓麻醉、尿道损伤、结石、会阴部手术等。慢性尿潴留见于膀胱颈部以下尿路不完全梗阻或神经源性膀胱。临床上表现为排尿困难，耻骨上区膨隆、不适或疼痛，严重时出现充溢性尿失禁。

（七）尿失禁

尿失禁（incontinence of urine）指尿液不自主地经尿道流出。分为以下 4 种类型。

1. 持续性尿失禁　又称真性尿失禁，指控制排尿能力丧失，尿液不分昼夜不断流出，膀胱呈空虚状态。常见于膀胱颈和尿道括约肌的损伤、先天性或获得性的神经源性疾病引起的尿失禁。

2. 充溢性尿失禁　又称假性尿失禁，因膀胱过度充盈使膀胱内压大于尿道阻力，导致尿液不断溢出。多见于良性前列腺增生、尿道狭窄等引起慢性尿潴留的患者。

3. 急迫性尿失禁　严重尿频、尿急而膀胱不受意识控制排出尿液而出现尿失禁。常见于急性膀胱炎、神经源性膀胱及重度膀胱出口梗阻。

4. 压力性尿失禁　当腹内压突然增高（咳嗽、喷嚏、大笑、运动等）时，尿液不自主地流出。常见于多次分娩或绝经后的妇女，是阴道前壁和盆底支持组织张力减弱或缺失所致。也见于根治性前列腺切除术的患者，因为此手术可能会损伤尿道括约肌。

（八）遗尿

遗尿（enuresis）指除正常自主性排尿外，睡眠中出现无意识的排尿。新生儿及婴幼儿遗尿为生理性的，3 岁以后除功能性外，可因神经源性膀胱、感染、后尿道瓣膜等病理性因素引起。大于 6 岁的儿童遗尿者应予泌尿系检查。

（九）漏尿

漏尿（leakage of urine）指尿液不经尿道口而由泌尿系其他部位或身体其他器官排出体外。漏尿应与尿失禁鉴别。漏尿常见于外伤、产伤、手术、感染、肿瘤等所致的尿道瘘、尿道-阴道瘘、膀胱-阴道瘘、尿道-直肠瘘、输尿管-阴道瘘，以及先天性输尿管开口异位、膀胱外翻、脐-尿管瘘等。

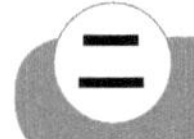

二　尿液异常

（一）血尿

血尿（hematuria）指尿液中含有较多红细胞。分为肉眼血尿（gross hematuria）和镜下血尿（microscopic hematuria）。前者为肉眼能见到血色的尿，通常在 1000ml 尿中含 1ml 血液即肉眼可见。镜下血尿为借助于显微镜见到尿液中含有红细胞，一般认为新鲜尿离心后尿沉渣每高倍视野红细胞在 3 个以上。根据排尿过程中血尿出现的先后又可分为初始血尿、终末血尿和全程血尿。初始血尿（initial hematuria）见于排尿初期，提示病变位于尿道；终末血尿（terminal hematuria）见于排尿终末，提示病变位于膀胱颈部或尿道前列腺部；全程血尿（total hematuria）最常见，见于排尿全程，提示病变位于膀胱和上尿路，以肿瘤可能性大。

血尿色泽因含血量、尿 pH 及出血部位而异。来自肾、输尿管的血尿或酸性尿，色泽较暗；来自膀胱的血尿或碱性尿，色泽较鲜红。严重的血尿可呈不同形状的凝血块，蚯蚓状血块为来自肾、输尿管的血尿，而来自膀胱的血尿可有大小不等的凝血块。膀胱病变引起的血尿，当凝血块通过尿道时，尿痛不会加重；而上尿路病变引起的血尿，当凝血块通过输尿管时，会产生下腹部的绞痛，类似于尿结石引起的肾绞痛。

尿液呈红色并不都是血尿。有些药物、食物能使尿液呈红色、橙色或褐色，如大黄、酚酞、利福平、四环素族、酚磺酞、嘌呤类药物等。有些药物能引起血尿，如环磷酰胺、别嘌醇、肝素及双香豆素等。由于严重创伤、错误输血等使大量红细胞或组织破坏，导致血红蛋白或肌红蛋白尿。由前尿道病变出血或邻近器官出血，滴入尿液所致，并非血尿。

（二）脓尿

脓尿（pyuria）指离心尿每高倍视野白细胞超过 3 个。提示泌尿生殖系统感染。

（三）晶体尿

晶体尿（crystalluria）指尿中有机物或无机物呈过饱和状态，或因 pH 改变而沉淀形成结晶。以草酸盐、磷酸盐多见。

（四）乳糜尿

乳糜尿（chyluria）指尿液呈乳白色，含乳糜或淋巴液，放置后结成凝块。若含有血液呈粉红色为乳糜血尿。常因丝虫病、炎症等造成腹膜后淋巴管或胸导管梗阻，淋巴液淤积致淋巴管扩张破裂后与尿路相通所致。乙醚可使浑浊尿液变清，故用乙醚试验可确诊乳糜尿，亦称乳糜试验。

（五）少尿与无尿

少尿与无尿（oliguria or anuria）指 24 小时尿量＜400ml 为少尿，＜100ml 为无尿。常由急性肾衰竭所致。

（六）气尿

气尿（pneumaturia）指排尿同时有气体与尿液一起排出。提示有泌尿道-胃肠道瘘存在，或有泌尿道的产气细菌感染。常见的原因有憩室炎、乙状结肠癌、肠炎和 Crohn 病等，亦见于泌尿系器械检查或留置导尿管所致肠道损伤。

三 尿道分泌物

尿道分泌物（urethral discharge）是泌尿、男性生殖系统疾病常见症状。大量黏稠、黄色的脓性分泌物是淋菌性尿道炎的典型症状。少量无色或白色稀薄分泌物为支原体、衣原体所致非淋菌性尿道炎的表现。慢性前列腺炎患者在晨起排尿前或大便后尿道口可出现少量乳白色、黏稠分泌物。血性分泌物见于尿道肿瘤、损伤、精囊炎。

四 疼痛

泌尿、男性生殖系统疾病常出现疼痛，多由炎症和梗阻引起，可向他处放射。

（一）肾和输尿管疼痛

肋脊角、腰部和上腹部的钝痛或酸胀痛，多由肾脏感染、结石、积水等引起；肾绞痛由肾盂输尿管连接处或输尿管急性梗阻、扩张引起，其表现为腰部或上腹部突然发生剧烈疼痛，呈阵发性，可向同侧下腹部、睾丸、外阴或大腿内侧放射，伴有辗转不安、大汗淋漓、恶心、呕吐等，间歇期可无症状，常见于肾、输尿管结石所致的上尿路急性梗阻。

（二）膀胱区疼痛

由于急性尿潴留所致膀胱过度扩张，疼痛发生于耻骨上区域。但慢性尿潴留即使膀胱上缘达脐平面，如糖尿病引起的低张力性神经源性膀胱，亦可不引起疼痛。由于膀胱感染，表现为间歇性的耻骨上区不适，膀胱充盈时疼痛加重，而排尿后疼痛明显缓解，疼痛常呈锐痛、烧灼痛，所以在排尿终末会感到明显的耻骨上区刺痛，还会向远端尿道放射，并伴有膀胱刺激症状。

（三）前列腺痛

由于急、慢性前列腺炎所致组织水肿和被膜牵张，可引起会阴部、耻骨上区、腹股沟部、腰骶部及睾丸的疼痛和不适。

（四）睾丸痛

睾丸不适或坠胀感，并向下腹部放射者，常由睾丸或附睾疾病引起；亦可由前列腺炎、肾绞痛放射所致。睾丸剧痛多见于睾丸扭转和急性附睾炎。

（五）阴茎痛

阴茎痛常于非勃起状态时发生，由膀胱或尿道炎症（如淋病）引起，是尿道口最明显的放射痛。还可由包皮嵌顿引起，是阴茎远端包皮和阴茎头回流障碍，局部水肿、淤血所致。勃起状态时发生，多见于阴茎勃起异常。

五 肿块

肾区肿块常见于肾的肿瘤、积水、积脓、囊肿或多囊肾、重度肾损伤等。膀胱区肿块多为尿潴留；阴囊肿块见于附睾与睾丸炎症、肿瘤、鞘膜积液、精索静脉曲张等；阴茎头部肿块常为阴茎癌；前列腺肿块见于良性前列腺增生和肿瘤。

六 性功能障碍

性功能障碍包括性欲低下、阴茎勃起功能障碍（ED）、早泄、遗精、血精、逆向射精或不射精症等，可由精神心理性因素或病理性因素引起，有的与药物有关。

第 2 节　泌尿、男性生殖系统外科检查

一 体格检查

在全面系统检查的同时，对泌尿生殖系统器官所在部位应作重点检查。

（一）一般检查

接诊患者时应注意其气味，如尿失禁者常有尿臭味，阴茎癌合并感染者可闻到恶臭味。

（二）肾区检查

注意观察上腹部、腰部或肋脊角处有无肿胀、隆起；触诊时患者取仰卧下肢屈曲位，检查者站在患者右侧，左手向上托起患者肋脊角处，右手在同侧上腹部作双手触诊（图 36-1）。正常肾一般不能触及，深吸气时右肾下极有时可触及。肾积水、肾肿瘤常可触及囊性或质硬肿块。肾下垂者坐位或立位时可触及肾脏的一部分或全部。上尿路炎症或急性梗阻者肾区常有压痛和叩击痛。肾动脉狭窄、肾动脉瘤或动静脉瘘时，在上腹部或腰部可听到血管杂音。

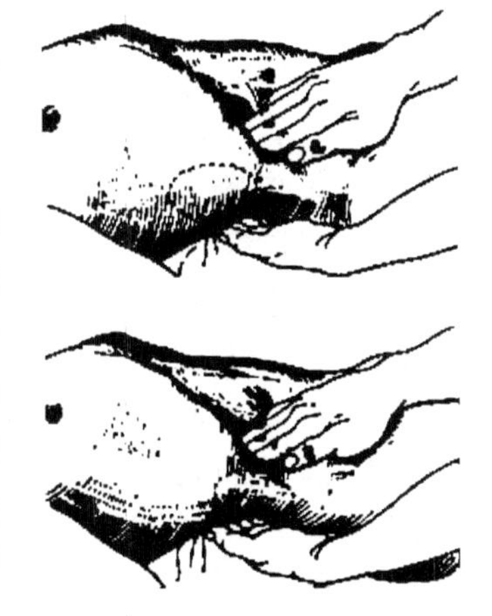

图 36-1　肾双合诊

（三）输尿管检查

输尿管结石或炎症时，其走行径路可有压痛。输尿管下端较大的肿瘤、结石，经直肠或阴道有时可触及。

（四）膀胱区检查

排尿后膀胱区仍隆起、触及囊性肿块、叩之浊音，提示尿潴留；较大的膀胱肿瘤或结石，与下腹部其他肿瘤鉴别时，先应排空膀胱，再作下腹、直肠双合诊。

（五）男性生殖系统检查

1. 注意阴毛多少与分布状况。

2. 阴茎与尿道外口　有无阴茎弯曲和尿道口位置异常，包皮过长或包茎；尿道口有无红肿和分泌物；阴茎和冠状沟处有无肿物或溃疡；阴茎海绵体和尿道有无硬结或压痛。

3. 阴囊及其内容物　取站立位，观察阴囊大小，皮肤有无红肿和流脓窦道；触摸睾丸、附睾时注意大小、形状、质地，有无触痛、硬结或肿块；精索有无增粗，输精管有无僵硬和结节；阴囊内摸不到睾丸者，应对同侧腹股沟部位作详细检查；阴囊肿物应作透光试验，阳性者为睾丸鞘膜积液。

4. 前列腺和精索　排空膀胱，取胸膝位或站立弯腰位作直肠指检（digital rectal examination，DRE），正常成人精囊不易触及，前列腺似栗子大小，质地中等，富有弹性，表面光滑，中央沟存在；疑有病变时应注意其大小、质地、有无结节和压痛，中央沟是否变浅或消失。前列腺按摩方法：示指伸入直肠，由外侧向中间、自上而下按压前列腺2～3次，再轻按中央沟1次，收集前列腺液送检（图36-2），但急性前列腺炎时禁忌按摩。

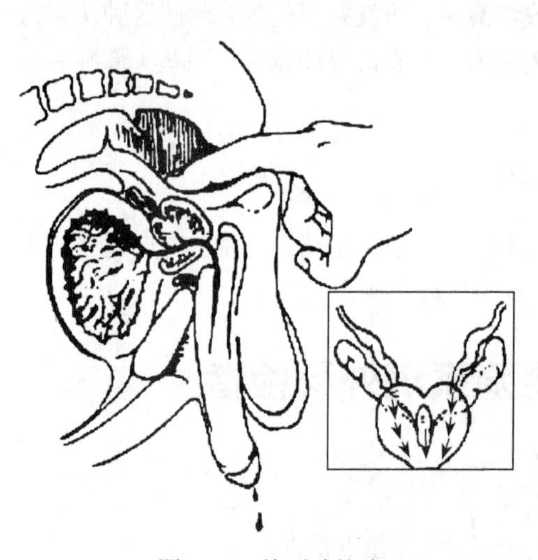

图36-2　前列腺按摩

（六）女性尿道、阴道检查

患者取截石位，注意尿道口识别，观察其大小、位置以及有无肉阜（caruncle）或肿瘤，有无阴道膨出等。通过咳嗽增加腹内压，可以诱发压力性尿失禁患者的溢尿。触诊阴道前壁时，可同时检查尿道、膀胱颈和膀胱三角区。双合诊检查可以了解浸润性膀胱癌侵犯周围组织的程度。

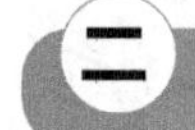

二　辅助检查

（一）实验室检查

1. 尿液检查

（1）标本收集：尿常规宜用新鲜尿，男性翻转包皮后排尿，女性应留非月经期中段尿。尿培养标本，男性先清洁阴茎头、女性清洗外阴部后再取中段尿，亦可由导尿或耻骨上膀胱穿刺采集。各种24小时尿标本需根据项目要求留取。

（2）尿三杯试验：应在一次连续排尿过程中收集，分别取初始、中段和末段尿各10～20ml。离心后镜检可初步判断脓尿或血尿来源与病变部位；第一杯异常，提示病变在前尿道；第三杯异常，提示病变在膀胱三角区、颈部或后尿道；三杯均异常，提示病变在膀胱三角区以上尿路。

（3）尿细菌学检查：尿沉渣直接涂片染色镜检，可初步鉴定细菌种类；尿培养菌落数＞10^5/ml者，提示尿路感染，同时作药敏试验以供用药参考；动物接种和聚合酶链反应（PCR）检测可帮助诊断泌尿系结核。

（4）尿细胞学（urinary cytology）检查：取新鲜尿做细胞学检查，可作为尿路上皮性肿瘤早

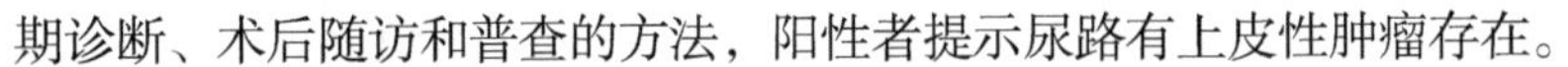
期诊断、术后随访和普查的方法，阳性者提示尿路有上皮性肿瘤存在。

（5）肿瘤标志物测定：膀胱肿瘤抗原（bladder tumor antigen，BTA）测定，对膀胱癌的诊断正确率可达 70%。其他如癌胚抗原（CEA）、核基质蛋白（NMP22）、尿纤维蛋白降解产物（FDP）、荧光原位杂交（FISH）及端粒酶活性等，对膀胱移行细胞癌筛选和术后随访有一定意义。

2. 前列腺液检查　正常前列腺液稀薄，呈乳白色，含较多卵磷脂颗粒，白细胞数＜10 个 /HP，不含红细胞。镜检白细胞＞10 个 /HP，提示炎症；若前列腺液呈血性，可能为前列腺精囊炎、结核或肿瘤。前列腺液培养和 PCR 检测对查明病原体有帮助。前列腺按摩前宜作尿常规检查，当取前列腺液失败时，留按摩后初段尿 10～15ml 送检，若白细胞数较按摩前明显增多，可间接提示前列腺炎。

3. 精液检查　检查前需 5 天无排精，用手淫或性交体外排精方法收集精液。正常精液乳白色、不透明，量 2～6ml，黏稠度适中，30 分钟内液化，pH 7～8，精子数＞2000 万 /ml，精子活动度＞60%，正常形态＞60% 。对判断男性生育能力有重要意义。

4. 前列腺特异性抗原测定（prostate specific antigen，PSA）　正常男性血清 PSA＜4ng/ml，若＞10ng/ml，应高度怀疑前列腺癌。但 PSA 水平受年龄增长、前列腺炎症、前列腺穿刺活检与按摩、药物非那雄胺（finasteride）等影响。结合测定 PSA 复合物（cPSA）、PSA 密度（PSAD）及游离 PSA（fPSA）与总 SPA（tPSA）的比值，对鉴别良性前列腺增生与前列腺癌有帮助。

5. 流式细胞仪（flow cytometry，FCM）　检查可快速而精确地定量分析细胞大小、形态、DNA 含量、细胞表面标志、细胞内抗原、激素受体和酶活性等。对泌尿、男性生殖系统肿瘤的早期诊断和预后判断，肾移植急性排斥反应及男性生育力的判断，可提供敏感和可靠的信息。

6. 肾功能检查

（1）尿比重测定：反映肾浓缩功能和排泄废物功能，尿比重固定或接近 1.010，提示肾浓缩功能严重受损。

（2）内生肌酐清除率：主要反映肾小球滤过率。（90±10）ml/min 为肾功能正常；50～80ml/min 为肾功能轻度损害；20～50ml/min 为肾功能中度损害；＜10ml 为肾功能重度损害。

（3）血肌酐和尿素氮：正常人血肌酐为 42～133μmol/L，尿素氮为 2.5～5.0mmol/L；两者均升高提示肾功能受损。

（二）器械检查

1. 导尿检查　插入导尿管可了解尿道有无狭窄或梗阻；测定膀胱内压、容量与残余尿量；作尿液引流或解除尿潴留及注入造影剂作膀胱尿道造影等。

2. 残余尿（residual urine）测定　正常时膀胱内尿液＜10ml，排尽后用 B 超检测膀胱内残留尿液＞50ml 时，提示残留尿量增多，多见于良性前列腺增生。

3. 尿道金属探条　用于探查尿道有无狭窄，并作狭窄尿道的扩张。用法制（F）作计量单位，以 21F 为例，其直径为 7mm、周径为 21mm。尿道扩张时，以 18～20F 为首选，依次由细到粗；金属探条不能插入时，可改用丝状探子引导与其配套的金属探条通过狭窄部位达到治疗目的。

4. 膀胱尿道镜（cystourethroscope）　可直接窥视膀胱、尿道内的各种病变并做活检、治疗等；通过逆行插入输尿管导管，取分侧肾盂标本和作逆行造影，了解上尿路情况；在膀胱镜下向输尿管、肾盂内置入双 J 管，作尿液内引流等。

5. 输尿管镜（ureteropyeloscopy）　通过硬性或软性输尿管镜，可直接观察输尿管和肾盂内病变，亦可直视下进行碎石或套石，切除或电灼表浅肿瘤、取活组织检查及输尿管狭窄部扩张等腔内手术。

6．前列腺细针穿刺活检（needle biopsy of the prostate） 在DRE发现前列腺结节或PSA异常升高时，可在直肠超声定位引导下，经直肠或会阴两种途径行前列腺穿刺活检，是目前诊断前列腺癌最可靠的检查方法。

7．尿流动力学（urodynamics） 通过测定膀胱、尿道的压力和尿流率，以及肌电图、尿路动态放射学检查，可了解下尿路的输送、储存和排出尿液的功能，为下尿路的梗阻及排尿功能障碍的诊断、治疗和疗效判定提供重要依据。

（三）影像学检查

1．X线检查

（1）尿路平片（plain film of kidney ureter bladder，KUB）：范围包括双肾、输尿管、膀胱和后尿道。能显示双肾位置、轮廓、大小，腰大肌阴影，不透光结石或钙化影。侧位片可鉴别不透光阴影来源。

（2）排泄性尿流造影（excretory urography）：即静脉尿路造影（intravenous urogram，IVU），造影剂从尿路排泄时可显示肾功能和尿路形态，了解有无扩张、狭窄、受压、移位和充盈缺损。肾损伤时可观察有无造影剂外渗。造影前需作碘过敏试验和肠道准备。静脉注射20ml有机碘造影剂后5分钟、15分钟、30分钟和45分钟分别摄片；肾功能不良者需作延迟摄片。一般剂量显影不良可用双倍或大剂量（2ml/kg）造影剂静脉滴注或快速注射。碘过敏、妊娠和肝肾功能严重受损者为禁忌证。

（3）逆行肾盂造影（retrograde pyelography）：在膀胱镜下把输尿管导管插至肾盂，注入12.5%碘化钠或10%～15%有机碘10ml，可清晰显示肾盂和输尿管。适用于不宜行排泄性尿路造影或造影显示不清晰者。注入气体作对比，有助于了解有无肿瘤或阴性结石。

（4）膀胱和尿道造影：由导尿管注入6%碘化钠或12.5%有机碘150～200ml后摄片，可观察膀胱形态，有无憩室或充盈缺损。膀胱损伤时观察有无造影剂外渗；排尿期摄片可显示尿道有无狭窄、憩室、充盈缺损及膀胱输尿管反流等。

（5）经皮肾穿刺造影：在B超引导下经皮穿刺成功后，抽出适量尿液再注入等量造影剂后摄片，可显示肾盂、肾盏、输尿管形态。适用于疑有上尿路梗阻性病变，行排泄性及逆行性造影失败或有禁忌证者。

（6）选择性肾动脉造影：经一侧股动脉穿刺插入导管至肾动脉适当部位，快速注入造影剂并摄片，可显示肾动脉及其分支的分布情况。适用于肾肿瘤、肾血管性疾病的诊断。

（7）淋巴造影：经足背淋巴管注入碘苯酯，显示腹股沟、盆腔、腹膜后淋巴结和淋巴管。了解乳糜尿患者的淋巴系统通畅性，亦能为膀胱癌、生殖系统肿瘤患者的淋巴结转移和淋巴管梗阻提供依据。

（8）精道造影：经输精管穿刺注入造影剂，以显示输精管、精囊和射精管。适用于血精症和疑有精道梗阻的诊断。

（9）CT检查：通过横断面观察，能分辨0.5～1.0cm的占位性病变，对肾上腺肿瘤、肾癌、膀胱癌、前列腺癌等诊断和分期，显示腹膜后淋巴结转移情况、肾损伤的范围与程度、鉴别肾肿瘤属实质性还是囊性可提供可靠依据。

2. B超检查 为一种无创性检查。广泛用于泌尿、男性生殖系统疾病的诊断、治疗与随访，肾移植术后并发症的鉴别。

3．MRI检查 能多方向、多层面成像，组织分辨力高。对泌尿、男性生殖系统肿瘤的诊断和分期；肾上腺疾病，肾移植排斥反应的诊断；肾囊性病变的鉴别可提供比 CT 更可靠的依据。

4. 放射性核素肾图　能测定肾小管分泌功能与显示有无上尿路梗阻。通过动态和静态显像可了解肾吸收、浓集和排泄的全过程及核素在肾内的分布情况，用于肾占位性、血管性和尿路梗阻性病变的诊断及肾移植术后的监护。肾上腺皮质髓质显像对肾上腺疾病的诊断有价值；骨显像可显示全身骨骼有无转移癌。

自 测 题

一、名词解释

1. 充溢性尿失禁
2. 逆行性肾盂造影

二、选择题

A_1/A_2 型题

1. 尿普通细菌培养有细菌生长、菌落数大于 10 万 /ml 认为是（　　）
   A. 尿液污染　B. 确诊尿路感染
   C. 泌尿系结核　D. 盆腔炎
   E. 前列腺炎
2. 有尿频、尿急症状，尿普通培养无菌生长，尿常规检查 pH 5，镜检大量脓球可能为（　　）
   A. 急性肾盂肾炎　B. 急性膀胱炎
   C. 泌尿系结核　D. 急性前列腺炎
   E. 急性尿道炎
3. 新婚后的女孩，有尿频、尿急、排尿疼痛急性泌尿系统感染症状，拟定初步治疗方案，下列哪项检查最适宜（　　）
   A. 尿常规
   B. 尿培养
   C. 尿沉淀涂片染色检查
   D. 膀胱镜检查
   E. 尿脱落细胞学检查
4. 排尿中断的症状常见于（　　）
   A. 膀胱癌　B. 肾结石
   C. 输尿管结石　D. 膀胱结石
   E. 阴茎癌
5. 泌尿外科疾病中哪一类疾病常不伴有血尿（　　）
   A. 泌尿系统肿瘤
   B. 泌尿系统感染
   C. 原发性醛固酮增多症
   D. 泌尿系统结石
   E. 泌尿系统外伤
6. 下列哪种疾病不适宜作膀胱镜检查（　　）
   A. 输尿管肿瘤　B. 尿道肿瘤
   C. 尿道狭窄　D. 前列腺癌
   E. 膀胱肿瘤
7. 无痛性间歇性肉眼血尿最常见于（　　）
   A. 急性肾盂肾炎　B. 急性前列腺炎
   C. 肾结核　D. 膀胱肿瘤
   E. 肾肿瘤
8. 下列检查哪项对前列腺癌诊断意义不大（　　）
   A. PSA 检查
   B. 肛门直肠指检
   C. 排泄性尿路造影
   D. 前列腺穿刺活检
   E. 前列腺 B 超
9. 下列哪一项检查不能了解到分侧肾功能（　　）
   A. 血肌酐（Cr）和血尿素氮（BUN）测定
   B. 排泄性尿路造影
   C. 肾小球滤过率和有效肾血流量测定（通过 ECT 检查）
   D. 靛胭脂检查
   E. 增强 CT 检查
10. 尿路梗阻伴残尿量增加，尿液不断从尿道流出，应属（　　）
   A. 压力性尿失禁　B. 急迫性尿失禁
   C. 真性尿失禁　D. 充溢性尿失禁

E. 混合性尿失禁

11. 下腹外伤患者，小便不能解出，下腹痛，腹肌稍紧张，需立即确定膀胱有无破裂应用（　　）
A. 尿道造影
B. 膀胱造影
C. 排泄性尿路造影
D. 插入导尿管注水试验
E. 膀胱B超

12. 患者右腰部剧烈绞痛，向右下腹放射3小时，大汗淋漓，面色苍白，尿常规RBC（+++），不应该做的检查为（　　）
A. 腹部平片检查（KUB）
B. 肾、输尿管B超检查
C. 螺旋CT检查（肾、输尿管）
D. MRU检查（磁共振尿路成像）
E. 泌尿系统造影

13. 泌尿外科疾病中伴有血尿的是（　　）
A. 睾丸癌　　B. 肾囊肿
C. 肾盂癌　　D. 精索静脉曲张
E. 肾上腺皮质癌

14. 患者排出乳白色尿液，但加入1ml乙醚后尿液变清亮，可能为（　　）
A. 脓尿　　B. 乳糜尿
C. 晶体尿　　D. 血尿
E. 气尿

15. 每次排尿开始有血尿，而排尿终末尿液正常，病变初步考虑位于（　　）
A. 肾、输尿管　　B. 前尿道
C. 膀胱颈及三角区　　D. 前列腺
E. 膀胱底部

16. 老年患者有会阴不适、排尿不畅，血PSA＞10ng/ml，可能为（　　）
A. 前列腺炎
B. 前列腺增生症（BPH）
C. 前列腺癌
D. 神经源性膀胱
E. 膀胱癌

17. 诊断膀胱癌最好的方法是（　　）
A. 膀胱造影
B. 直肠膀胱双合诊
C. 膀胱镜检查
D. 尿液脱落细胞学检查
E. 尿常规

18. 检测肾功能严重受损，伴有重度肾积水的最佳方法是（　　）
A. 排泄性尿路造影　　B. CT
C. MRI　　D. MRUE
E. 双肾B超

19. 关于清洁中段尿培养的叙述，不正确的是（　　）
A. 疑为真菌可做高渗培养
B. 球菌大于1000/ml有意义
C. 用抗菌药物前或停药3天后取尿标本
D. 菌落大于10万/ml有意义
E. 标本在1小时内培养或冷藏保存

20. 终末血尿的病变在（　　）
A. 肾脏　　B. 输尿管
C. 膀胱顶部　　D. 膀胱颈部
E. 前尿道

21. 鉴别血尿与血红蛋白尿的主要方法是（　　）
A. 观察血尿颜色　　B. 尿胆原测验
C. 尿潜血试验　　D. 尿三杯试验
E. 尿沉渣镜检

22. 下列哪项不适于膀胱镜检查（　　）
A. 膀胱肿瘤
B. 肾或肾盂肿瘤
C. 膀胱内异物
D. 结核性尿道狭窄、挛缩膀胱
E. 前列腺增生症

三、简答题

泌尿疾病中应如何选择相应的辅助检查，其临床意义如何？

（张志勇）

第37章　泌尿系统损伤

泌尿系统损伤主要是指在外力作用下造成泌尿系统脏器本身解剖结构被破坏，继而引发一系列的临床表现。以男性尿道损伤最多见，肾、膀胱次之，输尿管损伤最少见，多见于医源性损伤。泌尿系统损伤的主要表现为出血和尿外渗。大出血可引起休克，血肿和尿外渗可继发感染，严重时导致脓毒症、周围脓肿、尿瘘或尿道狭窄。应尽早确定诊断，正确合理的初期处理对泌尿系统损伤的预后极为重要。

第1节　肾　损　伤

肾损伤（renal injury）在泌尿系损伤中很多见，常是严重多发性损伤的一部分。肾脏位置隐蔽，不易受损伤。但其质地脆弱，受到暴力打击也可造成损伤。肾损伤多见于成年男性。

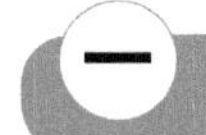

一　病因

按照损伤病因的不同，肾损伤可分为开放性损伤、闭合性损伤和医源性损伤。

（一）开放性损伤

开放性损伤因枪弹、锐器等致伤，损伤复杂而严重，常伴有胸、腹部等其他组织器官损伤。

（二）闭合性损伤

闭合性损伤因直接暴力（如撞击、跌打、挤压、肋骨或横突骨折等）或间接暴力（如对冲伤、突然暴力扭转等）所致。

（三）医源性损伤

经皮肾穿刺活检、肾造瘘、经皮肾镜碎石术、体外冲击波碎石等医疗操作有可能造成不同程度的肾损伤。

此外，肾本身病变时，如肾积水、肾肿瘤、肾结核或肾囊性疾病等更易损伤，有时轻微受损也可造成严重的“自发性”肾破裂。

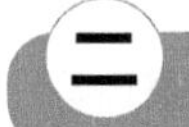

二　病理

肾损伤有多种类型，临床上以闭合性肾损伤最为多见，由于损伤的病因和程度不同，有时多种类型的肾损伤可同时存在。现根据其损伤的程度将闭合性损伤分为以下病理类型（图37-1）。

（一）肾挫伤

损伤仅局限于部分肾实质，形成瘀斑和（或）包膜下血肿，肾包膜及肾盏肾盂黏膜完整，

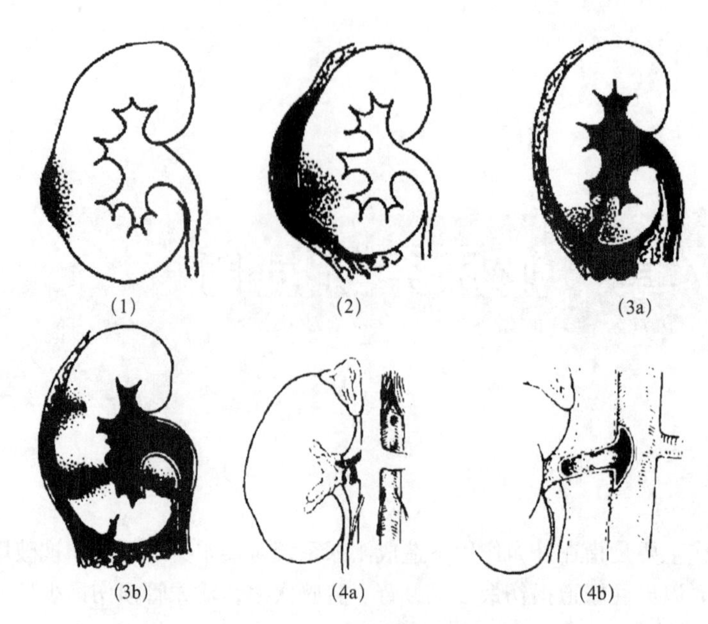

图 37-1　肾损伤的类型

（1）肾挫伤：肾瘀斑及包膜下血肿。（2）肾部分裂伤：表浅肾皮质裂伤及肾周围血肿。
（3）肾实质全层裂伤：（3a）肾周血肿、血尿和尿外渗；（3b）肾横断、肾碎裂。
（4）肾蒂血管损伤：（4a）肾蒂血管断裂；（4b）肾动脉内膜断裂及血栓形成

血尿轻微，可自行愈合。

（二）肾部分裂伤

肾实质部分裂伤，伴肾包膜破裂，可导致肾周血肿和尿外渗；若伴有肾盂肾盏黏膜破裂，则可有明显血尿。多能自行愈合，不需要手术。

（三）肾全层裂伤

肾实质深度裂伤，外及肾包膜，内达肾盂肾盏黏膜，常引起广泛的肾周血肿、血尿和尿外渗。肾横断或碎裂时，可导致部分肾组织缺血，伤情严重，多需手术治疗。

（四）肾蒂血管损伤

肾蒂血管损伤比较少见。肾蒂或肾段血管部分或全部撕裂，可引起大出血、休克；血管内膜损伤，形成血栓，可使肾功能丧失。应行抢救手术。

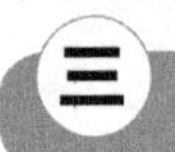

三 临床表现

（一）休克

严重肾裂伤、肾蒂血管损伤或合并胸、腹部器官损伤时，因损伤和失血常发生休克甚至危及生命。

（二）血尿

大多数患者有血尿，肾挫伤涉及肾集合系统时出现镜下血尿或轻微肉眼血尿。若肾近集合系统部位裂伤伴有肾盂肾盏黏膜破裂，则可有明显的血尿。肾全层裂伤则呈大量全程肉眼血尿。有时血尿与伤情并不一致，如肾蒂断裂、肾横断伤，肾盂、输尿管断裂或被血块堵塞时血尿不明显或无血尿。血尿停止后再度出血或时间延长常与继发感染有关。

（三）疼痛

肾包膜下血肿、肾周围软组织损伤、出血或尿外渗可引起患侧腰、腹部疼痛。血液、尿液

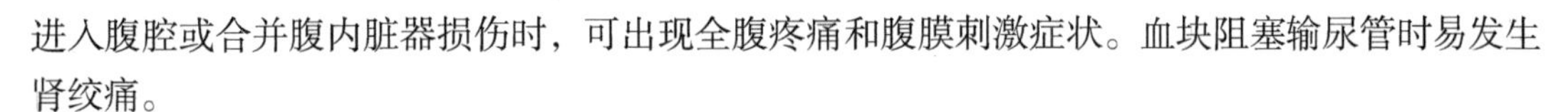

进入腹腔或合并腹内脏器损伤时，可出现全腹疼痛和腹膜刺激症状。血块阻塞输尿管时易发生肾绞痛。

（四）腰腹部肿块

肾周围血肿和尿外渗时上腹部、腰部可出现肿块。

（五）其他

肾损伤所致肾周血肿、尿外渗易继发感染，甚至造成肾周脓肿或化脓性腹膜炎，可出现发热等全身症状。

四 诊断

（一）病史与体检

有典型的腹部、腰背部、下胸部外伤或受冲击力损伤的患者，无论是否有典型的腰腹部疼痛、肿块、血尿等，均需注意有无肾损伤。有时症状与肾损伤的严重程度并不一致。

（二）实验室检查

尿中含较多红细胞。血红蛋白和血细胞比容持续降低提示有活动性出血。严重的胸、腹部损伤时，应尽早作尿常规检查，以免贻误诊断。

（三）特殊检查

排泄性尿路造影可了解双肾功能，显示肾裂伤时造影剂外渗和损伤程度。B 超和 CT 能提供肾实质裂伤部位、程度及血、尿外渗范围的依据；MRI 诊断肾损伤的作用与 CT 类似，但对血肿的显示比 CT 更具特征性。动脉造影能显示肾动脉和肾实质损伤情况，并可作肾动脉栓塞控制出血；必要时可行胸、腹腔穿刺了解有无其他脏器损伤。

五 治疗

肾损伤的处理与损伤程度直接相关。轻微肾挫伤一般症状轻微，经短期休息可以康复，多数肾部分裂伤可行非手术治疗，仅少数需手术治疗。

（一）紧急治疗

有大出血、休克的患者需迅速给予抢救措施，观察生命体征，进行输血、补液等抗休克治疗，同时明确有无合并其他器官损伤，作好手术探查的准备。

（二）非手术治疗

1. 绝对卧床休息 2～4 周，病情稳定、血尿消失后才可以允许患者离床活动。通常损伤后 4～6 周肾部分裂伤才趋向愈合，过早过多离床活动，有可能再度出血。恢复后 2～3 个月内不宜参加体力劳动或竞技运动。

2. 密切观察　定时测量生命体征，注意腰、腹部肿块范围有无增大。观察每次排出尿液颜色深浅的变化。定期检测血红蛋白和血细胞比容。

3. 及时补充血容量和热量，维持水、电解质平衡，保持足够尿量，必要时输血。

4. 早期合理应用抗生素预防感染。

5. 适量使用止痛、镇静剂和止血药物。

（三）手术治疗

手术治疗适用于开放性肾损伤；重度闭合性肾损伤，经积极抗休克治疗病情无好转，血红蛋白和血细胞比容持续下降，血尿加重，腰腹部肿块逐渐增大，局部症状明显者；合并胸、腹腔脏器损伤者。手术方式依伤情而定，可行肾修补或肾部分切除术，伤情严重而对侧肾功能良好者可作肾切除术。

第2节 输尿管损伤

输尿管位于腹膜后间隙，周围组织对其有良好的保护，因此外界暴力所致的输尿管损伤（ureteral injury）很少见，多为医源性损伤。输尿管损伤后易被忽视，多在出现症状时才被发现，往往延误诊治。

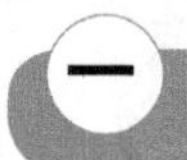

病因

（一）医源性损伤

1. 输尿管腔内器械损伤 经膀胱镜逆行输尿管插管、扩张、套石、活检、输尿管镜检查、取（碎）石等操作均可发生输尿管穿孔、撕裂、断裂、剥脱等损伤。当输尿管有狭窄、扭曲、粘连或炎症时损伤更易发生，务必慎重处理。

2. 输尿管腔外手术损伤 常为盆腔、腹膜后的开放及腹腔镜手术中分离粘连组织和处理术中出血时误伤或误扎所致。

3. 放射性损伤 见于子宫颈癌、膀胱癌、前列腺癌等放疗后，使输尿管管壁水肿、出血、坏死，形成尿瘘或纤维瘢痕组织形成，造成输尿管梗阻。

（二）外伤性损伤

外伤性损伤多为枪击伤所致，偶见于锐器刺伤。另外，交通事故、从高处坠落也可以引起输尿管撕裂。输尿管外伤性损伤常伴有大血管或腹腔内脏器损伤。

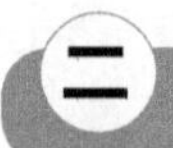

病理

依损伤类型、处理时间不同而异，可有挫伤、穿孔、结扎、钳夹、切断或切开、撕裂、扭曲、外膜剥离后缺血、坏死等。可引起缺血性坏死、尿外渗、尿性腹膜炎、漏尿、感染、肾积水等一系列病理变化。

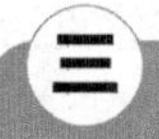

临床表现

根据损伤的性质和类型，其临床表现不尽相同，如有其他重要脏器同时损伤，常可掩盖输尿管损伤的症状。

（一）血尿

血尿常见于器械损伤输尿管黏膜，一般血尿会自行缓解或消失。输尿管完全断离者，不一定有血尿出现。血尿有无或轻重并不与输尿管损伤程度一致。

（二）尿外渗

尿外渗可发生于损伤时或数日后，尿液由输尿管损伤处渗入腹膜后间隙，引起腰痛、腹痛、腹胀、局部肿胀、肿块及触痛。如腹膜破裂，尿液漏入腹腔，则会产生腹膜刺激症状。一旦发生感染，可出现脓毒症，如寒战、高热。

（三）尿瘘

如尿液与腹壁创口或与阴道、肠道创口相通，形成尿瘘，常经久不愈。

（四）梗阻症状

输尿管被缝扎、结扎后可引起完全性梗阻，因肾盂压力增高，可有患侧腰部胀痛、腰肌紧张、肾区叩痛或发热等。如孤立肾或双侧输尿管被结扎，则可出现无尿。输尿管狭窄者可致不完全性梗阻，也会产生腰部胀痛及发热等症状。

四 诊断

输尿管损伤的早期诊断十分重要，在处理外伤或施行腹部、盆腔手术时，应注意检查输尿管行径、手术野有无渗尿、输尿管有无损伤等情况。常用的诊断方法：①静脉注射靛胭脂检查。手术中怀疑输尿管有损伤时，由静脉注射靛胭脂，如有裂口则可见蓝色尿液从损伤处流出。术中或术后可选择膀胱镜检查，如输尿管被结扎或裂口较大甚至断裂，则伤侧输尿管管口无蓝色尿液喷出。②静脉尿路造影。可显示输尿管损伤处的尿外渗、漏尿或有无梗阻。③逆行性肾盂造影。输尿管插管至损伤部位有受阻感，注射造影剂可显示梗阻或造影剂外溢。④超声。可发现尿外渗和梗阻所致的肾积水。⑤放射性核素肾显像。可显示伤侧上尿路有无梗阻。⑥ CT。不能直接显示输尿管有无损伤，但可显示损伤区域的变化，如尿液囊肿、输尿管周围脓肿、肾积水及尿瘘。

五 治疗

（一）紧急处理

积极抗休克，应用抗生素预防感染、处理其他合并损伤。若术中发现应立即修复，术后发现者应立即彻底引流尿外渗，争取早期手术修复。

（二）手术治疗

术中发现输尿管钳夹伤或小穿孔，可置入双 J 管作支架和引流尿液，留置 7～10 天后经膀胱镜拔除；输尿管被结扎应立即拆除线结，必要时可切除缺血坏死段作对端吻合术，留支架管 3～4 周；输尿管被切断或部分缺损可作对端吻合术或输尿管膀胱再植术，若缺损过长可作膀胱肌瓣输尿管成形术、回肠代输尿管术或自体肾移植术。晚期输尿管狭窄、漏尿、肾积水应择期作相应处理。

第3节 膀 胱 损 伤

膀胱空虚时位于骨盆深处，受到周围筋膜、肌肉、骨盆及其他软组织的保护，除贯通伤或骨盆骨折外，一般不易发生膀胱损伤（bladder injury）。膀胱充盈时其壁紧张而薄，顶部高出耻骨联合伸展至下腹部，易遭受损伤。

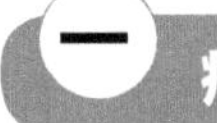

病因

（一）开放性损伤

开放性损伤由枪弹或锐器贯通所致，常合并其他脏器损伤，如直肠、阴道损伤，形成腹壁尿瘘、膀胱直肠瘘或膀胱阴道瘘。

（二）闭合性损伤

当膀胱充盈时，若下腹部遭撞击、挤压极易发生膀胱损伤。可见于酒后膀胱过度充盈，受力后膀胱破裂。有时骨盆骨折骨片会直接刺破膀胱。产程过长，膀胱壁被压在胎头与耻骨联合之间也易引起缺血性坏死，可致膀胱阴道瘘。

（三）医源性损伤

医源性损伤见于膀胱镜检查或治疗，如膀胱颈部、前列腺、膀胱癌等电切术以及盆腔手术、腹股沟疝修补术、阴道手术等有时可能伤及膀胱。压力性尿失禁行经阴道无张力尿道中段悬吊（TVT）手术时也有发生膀胱损伤的可能。

（四）自发性破裂

有病变的膀胱（如膀胱结核、长期接受放射治疗的膀胱）过度膨胀，发生破裂，称为自发性破裂。

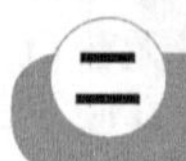

二 病理

（一）挫伤

挫伤仅伤及膀胱黏膜或浅肌层，膀胱壁未穿破，无尿外渗，但可发生血尿。

（二）膀胱破裂

膀胱破裂（bladder rupture）可分为腹膜外型与腹膜内型两类（图 37-2）。

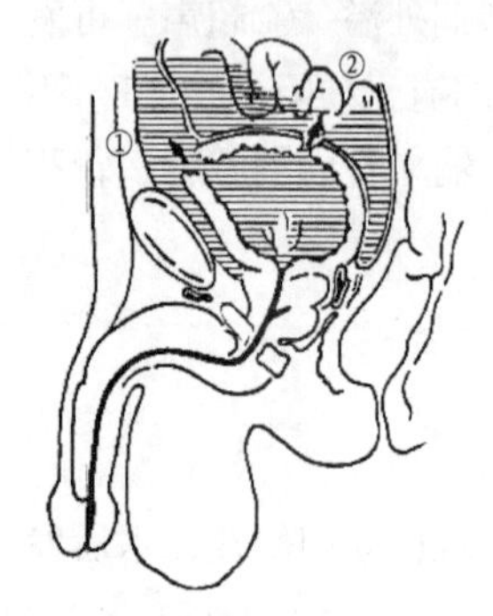

图 37-2　膀胱损伤（破裂）
① 腹膜外损伤；②腹膜内损伤

1．腹膜外型　单纯膀胱壁破裂，而腹膜完整，尿液极易外渗入膀胱周围组织及耻骨后间隙，沿骨盆筋膜到盆底，或沿输尿管周围疏松组织蔓延到肾区。大多由膀胱前壁破裂引起，常伴有骨盆骨折。

2．腹膜内型　膀胱壁破裂伴腹膜破裂，裂口与腹腔相通，尿液流入腹腔，可引起腹膜炎。多见于膀胱后壁和顶部损伤。

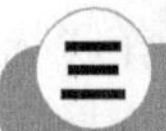

三 临床表现

膀胱壁轻度挫伤仅有下腹部疼痛和少量终末血尿，短期内可自行消失。膀胱全层破裂时症状明显，依腹膜外型或腹膜内型的不同而有其特殊的表现。

1．休克　骨盆骨折所致剧痛、大出血常发生休克。

2．腹痛　腹膜外破裂时，尿外渗及血肿可引起下腹部疼痛、压痛及肌紧张，直肠指检可触及直肠前壁饱满并有触痛。腹膜内破裂时，尿液流入腹腔常引起急性腹膜炎症状；如果腹腔内尿液较多时，可有移动性浊音。

3．排尿困难和血尿　膀胱破裂后，尿液流入腹腔和膀胱周围组织间隙时，患者有尿意，但不能排出尿液或仅能排出少量血尿。

4．尿瘘　开放性损伤可有体表伤口漏尿，如与直肠、阴道相通，则经肛门、阴道漏尿。闭合性损伤在尿外渗感染后破溃，可形成尿瘘。

5．局部症状　闭合性损伤时，常有体表皮肤肿胀、血肿和瘀斑。

四 诊断

根据外伤史和临床表现，结合以下 2 项检查有助于诊断。

（一）导尿试验

导尿管插入膀胱后，如引流出 300ml 以上的清亮尿液，基本上可排除膀胱破裂；如无尿液导出或仅导出少量血尿，则膀胱破裂的可能性大。此时可经导尿管向膀胱注入灭菌生理盐水

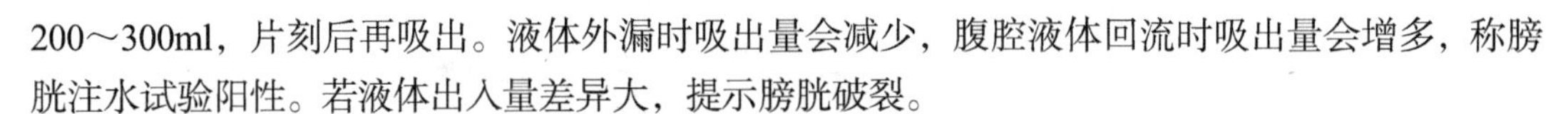

200～300ml，片刻后再吸出。液体外漏时吸出量会减少，腹腔液体回流时吸出量会增多，称膀胱注水试验阳性。若液体出入量差异大，提示膀胱破裂。

（二）膀胱造影

自导尿管向膀胱内注入 15% 泛影葡胺 300ml，摄 X 线前后位和斜位片，抽出造影剂后再摄片，可见造影剂漏至膀胱周围或腹腔内，可显示膀胱破裂部位。

五 治疗

1．紧急处理　抗休克治疗，如输液、输血、止痛及镇静等。尽早合理使用抗生素预防感染。

2．非手术治疗　膀胱挫伤或膀胱造影显示仅有少量尿外渗且症状较轻者，可从尿道插入导尿管持续引流尿液 10 天左右，并保持通畅，同时使用抗生素，预防感染，破裂多可自愈。

3．手术治疗　膀胱破裂伴有出血和尿外渗或合并其他脏器损伤，病情严重应尽早施行手术。清除血肿和尿外渗，修补破裂口，并作耻骨上膀胱造瘘或留置导尿管引流尿液。合并其他脏器损伤者应同时给予相应处理。

第 4 节　尿道损伤

尿道损伤（urethral injury）是泌尿系统最常见的损伤，分为开放性损伤、闭合性损伤和医源性损伤。开放性损伤多因弹片、锐器伤所致，往往伴有阴囊、阴茎或会阴部贯通伤。闭合性损伤多为挫伤、撕裂伤。医源性损伤是由尿道腔内器械操作直接损伤所致。

尿道损伤多见于男性。男性尿道以尿生殖膈为界，分为前、后两段。前尿道包括球部和阴茎部，后尿道包括前列腺部和膜部。损伤以球部和膜部为多见。

一 前尿道损伤

男性前尿道损伤多发生于球部，这段尿道固定在会阴部。会阴部骑跨伤时，将尿道挤向耻骨联合下方，引起尿道球部损伤。进行膀胱镜尿道检查、反复插导尿管也可引起前尿道损伤。

（一）病理

根据尿道损伤程度可将前尿道损伤分为挫伤、裂伤和断裂。尿道挫伤时仅有局部水肿和出血，愈合后一般不发生尿道狭窄。尿道裂伤时尚有部分尿道壁完整，但愈合后往往有瘢痕性尿道狭窄。尿道断裂时伤处完全离断，断端退缩、分离，血肿较大时可发生尿潴留，用力排尿则发生尿外渗。

尿道球部裂伤或断裂时，血液及尿液渗入会阴浅筋膜包绕的会阴浅袋，使会阴、阴囊、阴茎淤血肿胀，有时向上扩展至下腹壁（图 37-3）；若处理不当，继发感染可形成脓肿和尿瘘。

（二）临床表现

1．尿道出血　损伤后即有鲜血自尿道外口滴出或溢出，为前尿道损伤最常见的症状。

2．疼痛　局部常有疼痛及压痛，也常见排尿痛，并向阴茎头部及会阴部放射。

3．局部血肿　尿道骑跨伤可引起会阴部、阴囊处肿胀、瘀斑及蝶形血肿。

4．排尿困难　尿道裂伤或断裂时，可引起排尿困难或尿潴留。

5．尿外渗　尿道裂伤或断裂后，尿液可从裂口处渗入周围组织间隙，如不及时处理或处理不当，可发生广泛皮肤及皮下组织坏死、感染及脓毒症。开放性损伤，则尿液可从皮肤、肠道

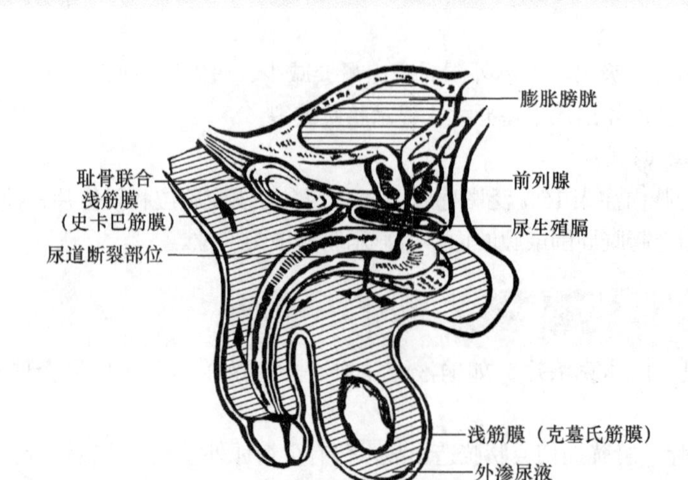

图 37-3　尿道球部破裂的尿外渗范围

或阴道创口流出，最终形成尿瘘。

（三）诊断

1. 病史和体检　尿道球部损伤常有会阴部骑跨伤史，医源性尿道损伤多有尿道器械检查或治疗史。根据病史、典型症状及血肿、尿外渗分布的区域，可确定诊断。

2. 诊断性导尿　可了解尿道的完整性和连续性。在无菌条件下试插导尿管，能顺利进入膀胱，表明尿道挫伤或部分裂伤；如插入受阻且流出血液，说明可能有尿道裂伤或断裂伤，不应反复试插，以免加重损伤。

3. 尿道造影　可显示造影剂外渗，了解尿道损伤部位和程度。尿道挫伤无造影剂外溢；如有外溢则提示部分裂伤；如造影剂未进入后尿道而大量外溢，提示尿道有严重裂伤或断裂。

（四）治疗

1. 紧急处理　尿道球部损伤严重出血可致休克，应立即压迫会阴部止血，并进行抗休克治疗。

2. 尿道挫伤　可止血、止痛，同时应用抗生素预防感染，多饮水，必要时持续导尿 1 周。

3. 尿道裂伤　如导尿管插入顺利，可留置导尿管引流 2 周左右。如插入失败，可能有尿道部分裂伤，应立即行经会阴尿道修补术，并留置导尿管 2～3 周。

4. 尿道断裂　球部远端和阴茎部的尿道完全性断裂，会阴、阴茎、阴囊内会形成大血肿，应及时经会阴切口予以清除，然后行尿道端端吻合术，留置导尿管 3 周。条件不允许时也可作耻骨上膀胱造瘘术。

5. 并发症处理

（1）尿外渗：应尽早在尿外渗的部位作多处皮肤切开，切口深达浅筋膜以下，置多孔引流管引流。必要时作耻骨上膀胱造瘘，3 个月后再修补尿道。

（2）尿道狭窄：晚期发生尿道狭窄，可根据狭窄程度及部位不同选择不同的方法治疗。狭窄轻者定期尿道扩张即可。尿道外口狭窄应行尿道外口切开术。如狭窄严重引起排尿困难、尿流变细，可行内镜下尿道内冷刀切开，对瘢痕严重者再辅以电切、激光等手术治疗。如狭窄严重引起尿道闭锁，经会阴切除狭窄段、行尿道端端吻合术常可取得满意的疗效。

（3）尿瘘：如果尿外渗未及时得到引流，感染后可形成尿道周围脓肿，脓肿破溃可形成尿瘘，尿道狭窄时尿流不畅也可引起尿瘘。前尿道狭窄所致尿瘘多发生于会阴部或阴囊部，应在解除狭窄的同时切除或清理瘘管。

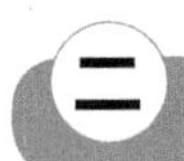 后尿道损伤

膜部尿道穿过尿生殖膈，当骨盆骨折时，附着于耻骨下支的尿生殖膈突然移位，产生剪切样暴力，使薄弱的膜部尿道撕裂，甚至在前列腺尖处撕裂。骨折及骨盆血管丛损伤可引起大量出血，形成前列腺和膀胱周围大的血肿。当后尿道断裂后，尿液沿前列腺尖处可外渗到耻骨后间隙和膀胱周围（图37-4）。

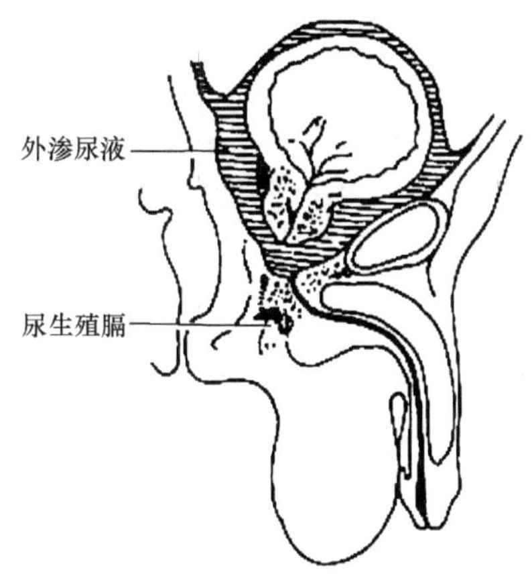

图37-4　后尿道损伤尿外渗范围

（一）临床表现

1．休克　骨盆骨折所致后尿道损伤，一般较严重，常因合并大出血，引起创伤性、失血性休克。

2．疼痛　血肿和尿外渗可引起下腹部疼痛，局部肌紧张并有压痛。

3．排尿困难　尿道撕裂或断裂后，尿道的连续性中断或被血块堵塞，常引起排尿困难和尿潴留。

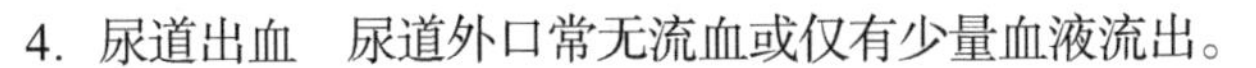
4．尿道出血　尿道外口常无流血或仅有少量血液流出。

5．尿外渗及血肿　后尿道损伤尿外渗一般进入耻骨后间隙和膀胱周围，但是当尿生殖膈撕裂时，会阴、阴囊部会出现血肿及尿外渗。

（二）诊断

1．病史和体检　骨盆挤压伤若出现尿潴留，应考虑有后尿道损伤。直肠指检可触及直肠前方有柔软的血肿并有压痛，前列腺尖端可浮动。若指套染有血液，提示合并直肠损伤。

2．X线检查　骨盆骨折时骨盆前后位X线平片可以显示骨盆骨折。尿道造影能显示造影剂外渗，或尿道狭窄、梗阻、中断的影像特点。

（三）治疗

1．紧急处理　骨盆骨折患者须平卧，勿随意搬动，以免加重损伤。损伤严重伴大出血可致休克，须抗休克治疗。应用抗生素预防感染；尿潴留者，不宜插导尿管以免加重损伤和导致感染，可行耻骨上膀胱穿刺抽出尿液。

2．早期处理

（1）插导尿管：对损伤轻、后尿道破口较小或仅有部分破裂的患者可试插导尿管，如顺利进入膀胱，应留置导尿2周左右。尿道不完全性撕裂一般会在3周愈合，恢复排尿。对损伤较重者，一般不宜插入导尿管，避免加重局部损伤及血肿感染。

（2）膀胱造瘘：尿潴留者可行局麻下耻骨上高位膀胱穿刺造瘘。经膀胱尿道造影明确尿道无狭窄及尿外渗后，才可拔除膀胱造瘘管。若不能恢复排尿，造瘘后3个月再行尿道瘢痕切除及尿道端端吻合术。

（3）尿道会师复位术：为早期恢复尿道的连续性，避免尿道断端远离形成瘢痕假道，一部分患者可用尿道会师复位术，而休克严重者在抢救期间不宜作此手术，只作高位膀胱造瘘。手术方法：作下腹部切口，清除血肿后切开膀胱，用尿道会师专用的尿道探条，将导尿管自膀胱颈口向尿道外口引出，再由此导尿管把另一根多孔导尿管引入膀胱；然后将一根粗尼龙线的两端分别在尿道前方穿过前列腺尖和会阴部，固定于股内侧做皮肤牵引（图37-5）；术后留置导尿管3～4周，若拔管后排尿通畅，可免二期手术。

3．并发症处理　后尿道损伤常并发尿道狭窄。为预防尿道狭窄，去除导尿管后先每周进

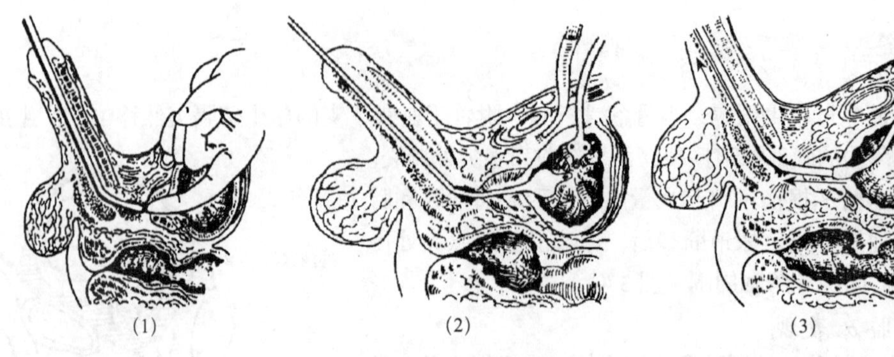

图 37-5 尿道会师复位术

（1）将尿道探子引入膀胱；（2）尿道探子将普通导尿管引出尿道口；（3）普通导尿管将三腔水囊导尿管引入膀胱

行 1 次尿道扩张，持续 1 个月以后仍需定期施行尿道扩张术。对于膀胱造瘘患者，3 个月后若发生尿道狭窄或闭锁，行二期手术治疗，经尿道切开或切除狭窄部的瘢痕组织，或经会阴部切口切除尿道瘢痕组织，作尿道端端吻合，现在多采用激光尿道狭窄切除术。后尿道若合并直肠损伤，早期应立即修补，并暂时行结肠造瘘。尿道直肠瘘需要等待 3～6 个月后再施行修补手术。

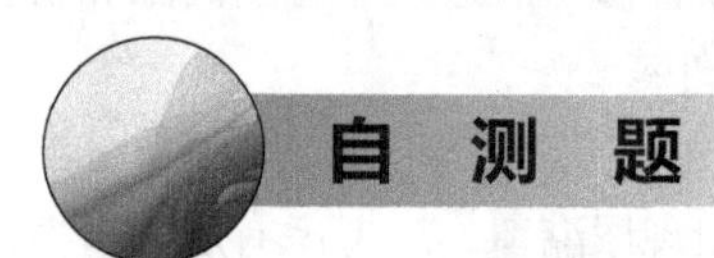

自 测 题

一、名词解释

1. 膀胱注水试验阳性
2. 尿外渗

二、选择题

A1/A2 型题

1. 球部尿道损伤后最有特征性的症状是（　　）
   A. 初始血尿　　B. 终末血尿
   C. 全程血尿　　D. 尿道溢血
   E. 会阴部肿痛
2. 一名 30 岁男性建筑工人，不慎从约 3m 高处跌下，骑跨于铁栏杆上，伤后尿道流血，会阴皮肤青紫肿痛，此伤员最大的可能是（　　）
   A. 膀胱破裂　　B. 前列腺尿道损伤
   C. 膜尿道损伤　　D. 球尿道损伤
   E. 阴茎部尿道损伤
3. 某青年男性自高处跌下，致骨盆骨折，发生排尿困难，尿潴留，会阴部肿胀，导尿管不能插入膀胱损伤的部位应是（　　）
   A. 膀胱　　B. 肛门直肠
   C. 后尿道　　D. 尿道球部
   E. 阴茎部尿道
4. 骑跨式外伤最易损伤尿道的（　　）
   A. 阴茎部　　B. 球部
   C. 膜部　　D. 前列腺部
   E. 膜上部
5. 肾损伤有明显血尿时见于（　　）
   A. 输尿管断裂
   B. 肾盂广泛撕裂
   C. 肾血管严重损伤
   D. 输尿管血块堵塞
   E. 肾实质深度裂伤，破入肾盏肾盂
6. 球部尿道损伤后出现严重尿外渗，局部处理方法应是（　　）
   A. 局部穿刺抽吸外渗的尿和血液
   B. 局部热敷
   C. 理疗
   D. 尿外渗部位多处切开引流
   E. 消炎预防感染即可
7. 肾损伤非手术疗法应除外（　　）
   A. 抗休克治疗

B. 密切观察
C. 应用止血药、止痛药和镇静药
D. 抗感染治疗
E. 血尿转清后即可下床活动

8. 肾损伤早期手术指征，应除外（　　）
A. 开放性肾损伤
B. 严重肾裂伤
C. 肾血管损伤
D. 合并其他脏器损伤
E. 已诊肾损伤有休克

9. 肾损伤密切观察过程中哪项不应该手术治疗（　　）
A. 抗休克治疗不好转
B. 观察过程中发现合并脏器损伤
C. 血尿越来越重
D. 血尿仍存在，但血压在上升
E. 腹部包块越来越大

10. 肾损伤下列哪种情况可有血尿（　　）
A. 肾挫裂伤　　B. 肾血管断裂
C. 肾盂广泛撕裂　　D. 输尿管断裂
E. 输尿管血管堵塞

11. 大多数肾损伤采取的治疗方法为（　　）
A. 肾切除术　　B. 部分肾切除术
C. 肾周引流术　　D. 非手术治疗
E. 肾修补术

12. 闭合性肾损伤必须绝对卧床休息（　　）
A. 到休克纠正后　　B. 到血尿转清后
C. 到腰部肿块不再增大
D. 1周
E. 2～4周

13. 肾下极严重裂伤可考虑（　　）
A. 肾修补术　　B. 肾部分切除术
C. 肾周引流　　D. 肾切除术
E. 肾动脉栓塞后再行肾切除术

14. 泌尿系损伤常见的器官是（　　）
A. 阴茎　　B. 尿道
C. 膀胱　　D. 输尿管
E. 肾

15. 骑跨伤常造成尿道（　　）
A. 阴茎部损伤　　B. 球部损伤
C. 膜部损伤　　D. 前列腺部损伤
E. 膀胱颈部损伤

16. 骨盆骨折最易损伤的尿道部位为（　　）
A. 阴茎部　　B. 球部
C. 膜部　　D. 前列腺部
E. 膀胱颈部

17. 患者，男性，30岁。从高处跌下，左腰部着地，伤后腰痛并有全程肉眼血尿，有小血块。查体：BP 110/70mmHg，P 100次/分；左腰部青紫压痛，腹部无压痛、反跳痛，可初步诊断为（　　）
A. 膀胱损伤
B. 输尿管损伤
C. 脾损伤合并肾损伤
D. 肾损伤
E. 肾挫伤

三、简答题

骨盆骨折导致后尿道损伤应如何正确处理？

（张志勇）

第38章 泌尿、男性生殖系统感染与结核

第1节 概 述

泌尿、男性生殖系统感染主要是由病原微生物侵入泌尿、男性生殖系统内生长繁殖而引起的炎症。病原微生物多为革兰氏阴性杆菌，如肾积脓、肾皮质多发性脓肿、急性细菌性膀胱炎、前列腺炎、精囊炎、睾丸炎、附睾炎等。感染途径主要有上行感染、血行感染、淋巴感染和直接感染4种。泌尿系统感染又称尿路感染，肾积脓、输尿管炎为上尿路感染；膀胱炎、尿道炎为下尿路感染。

泌尿生殖系统结核多来自肺或骨关节结核，随着生活水平的提高和卡介苗接种预防的普及，发病率有所下降。

第2节 肾 积 脓

肾化脓性感染导致肾组织广泛破坏或尿路梗阻后肾盂、肾盏积水继发感染而形成的脓性囊腔称为肾积脓（pyonephrosis）。

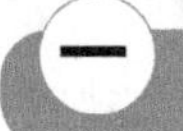

一 病因

肾积脓多由肾结石、肾积水、肾盂肾炎、肾结核等并发化脓性感染所致。病原菌多为革兰氏阳性球菌和阴性杆菌，亦可为结核分枝杆菌。

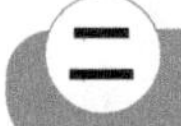

二 临床表现与诊断

肾积脓表现为全身感染症状，如畏寒、高热、腰痛和肾区肿块。血白细胞增多。病程长者贫血、消瘦、盗汗；若尿路无梗阻，常有脓尿、尿频、尿急，膀胱镜检查可见患侧输尿管口流脓。B超和CT检查可显示患肾积脓；排泄性造影提示患肾功能减退或无功能。

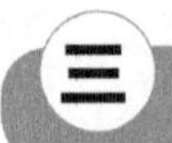

三 治疗

（一）全身治疗

补充营养，应用抗生素，纠正水、电解质紊乱等。

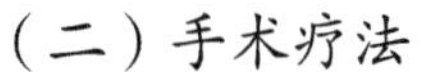
（二）手术疗法

可施行脓肾造瘘引流术。全身状况改善后，若患肾丧失功能而对侧肾功能正常，可作患肾切除术。

第 3 节　肾皮质多发性脓肿

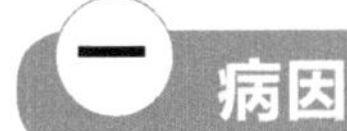

一　病因

多为疖、痈、扁桃体炎、肺部感染、骨髓炎等体内病灶的细菌，经血行播散至肾皮质内形成多发性小脓肿。多个小脓肿互相融合形成较大的脓肿，称为肾脓肿。肾脓肿穿破肾包膜可引起肾周围炎或肾周围脓肿。致病菌多为金黄色葡萄球菌，也有大肠埃希菌等。

二　临床表现与诊断

本病起病突然，表现有畏寒、发热、腰部胀痛，肾区有明显的压痛、叩击痛和肌紧张，无膀胱刺激症状，病程为 1～2 周。如侵入肾周围间隙，则全身和局部症状明显加重。血白细胞升高，中性粒细胞增加。尿镜检无脓尿或菌尿。但是，当脓肿与集合系统相通后可出现脓尿和菌尿，尿液涂片革兰氏染色可找到致病菌，尿细菌培养为阳性。血培养有细菌生长。B 超和 CT 均可显示脓肿。静脉尿路造影显示肾盂肾盏有受压、变形，患侧肾功能减退。

三　治疗

早期应用有效的抗生素，若肾脓肿形成或并发肾周围脓肿可作切开引流术。

第 4 节　急性细菌性膀胱炎

一　病因与病理

本病女性多见，因女性尿道短而直，且尿道外口常有处女膜伞、尿道口处女膜融合等解剖异常；会阴部常存在大量致病菌，性交、导尿、个人不卫生或抵抗力下降时均可导致上行感染。男性常继发于急性前列腺炎、良性前列腺增生、肾感染、尿路结石、尿道狭窄等。亦可继发于邻近器官感染，如附件炎和阑尾脓肿。致病菌多数为大肠埃希菌。炎症以尿道内口及膀胱三角区为显著，表现为黏膜充血水肿、点状出血、浅表溃疡和有脓苔覆盖。

二　临床表现

发病突然，可出现尿频、尿急、尿痛、尿不尽感和急迫性尿失禁。患者常诉排尿时尿道有烧灼感甚至不敢排尿。常伴终末血尿或全程血尿，甚至有血块排出。

全身症状不明显，体温正常或仅有低热，当并发急性肾盂肾炎或急性前列腺炎、附睾炎时才有高热。在女性常与经期、性交有关。男性如有慢性前列腺炎，可在性交或饮酒后诱发膀胱炎。

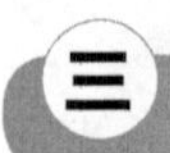

三 诊断

耻骨上膀胱区可有压痛，但无腰部压痛。在男性，可发现并发的附睾炎，检查附睾有压痛；如有尿道炎，可有尿道脓性分泌物。男性还应注意有无前列腺炎或良性前列腺增生，女性应注意有无阴道炎、尿道炎、膀胱脱垂或憩室。尿沉渣检查有白细胞增多，也可有红细胞。尿培养有致病菌生长。若尿道口有脓性分泌物，应作涂片找淋病奈瑟菌。

四 治疗

多饮水，口服碳酸氢钠碱化尿液，可减少对尿路的刺激。使用颠茄、阿托品等药物，配合膀胱区热敷、热水坐浴等解除膀胱痉挛。抗菌药物可选用复方磺胺甲噁唑、头孢菌素类、喹诺酮类等药物控制感染。绝经后妇女适当用雌激素治疗，可以减少膀胱感染复发。

第5节　男性生殖系统感染

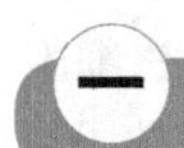

一 急性细菌性前列腺炎

急性细菌性前列腺炎大多由尿道上行感染所致，如经尿道器械操作等。致病菌多为大肠埃希菌，也有葡萄球菌、链球菌、淋病奈瑟菌及衣原体、支原体等。感染后前列腺腺泡中有多量白细胞浸润，组织水肿。大部分患者治疗后炎症可以消退，少数治疗不彻底者可变为慢性前列腺炎，严重者可发展为前列腺脓肿。

（一）临床表现与诊断

发病突然，寒战高热、全身不适、尿频、尿急、尿痛，会阴部坠胀痛，可伴有终末血尿、排尿困难和急性尿潴留。直肠指检：前列腺肿胀、压痛、局部温度升高，表面光滑，形成脓肿则有饱满或波动感。B超和CT检查对诊断有帮助。

（二）治疗

卧床休息，补充营养，输液及大量饮水；应用抗生素和止痛、解痉、退热等药物治疗。急性尿潴留时忌导尿，可行耻骨上膀胱穿刺造瘘引流尿液。脓肿形成者可经会阴切开引流，急性期禁作前列腺按摩和穿刺，以免感染扩散。

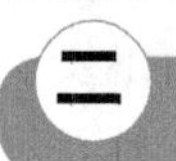

二 慢性前列腺炎

慢性前列腺炎分为细菌性和非细菌性两种。

（一）慢性细菌性前列腺炎

大多数慢性前列腺炎患者没有急性炎症过程。其致病菌有大肠埃希菌、变形杆菌、克雷伯杆菌、葡萄球菌或链球菌等，也可由淋病奈瑟菌感染。主要由尿道逆行感染或后尿道排空时感染尿液逆流入前列腺管所致，亦可由直肠内细菌侵袭（直接侵入或淋巴扩散）和血行感染引起。感染尿液在前列腺组织内形成微结石及药物不易弥散入前列腺组织内，可能是感染难以控制的重要原因。

1. 临床表现与诊断　常有尿路感染史。多数患者有不同程度的尿路刺激征、尿道不适和“滴白”，即排尿后和便后常有白色分泌物自尿道口流出，俗称尿道口“滴白”。可有膀胱区、会阴部、腰骶部、耻骨上、腹股沟、睾丸等疼痛或不适。少数患者可出现血精和性功能障碍。

直肠指检：前列腺饱满、增大、质软、轻度压痛。病程长者，前列腺缩小、变硬、不均匀，有小硬结。尿液白细胞可增高，前列腺液检查白细胞计数＞10 个 /HP，卵磷脂小体减少，培养可有细菌生长。B 超显示前列腺组织结构界线不清、混乱，可提示前列腺炎。膀胱镜检查可见后尿道、精阜充血、肿胀。

2. 治疗　治疗效果往往不理想。首选红霉素、多西环素（强力霉素）等具有较强穿透力的抗菌药物。目前应用于临床的药物还有喹诺酮类、头孢菌素类等，亦可以联合用药或交替用药，以防出现耐药性。可配合前列腺按摩、热水坐浴、理疗（如超短波、射频或微波、离子透入等）、中医中药等综合治疗。劝导患者忌酒及辛辣食物，避免长时间骑、坐，进行有规律的性生活。

（二）慢性非细菌性前列腺炎

多数慢性前列腺炎属此类，病因尚未肯定。由细菌外的其他病原体，如沙眼衣原体、支原体、滴虫、真菌、病毒所致。过量饮酒、食辛辣食物、夫妻长期分居或性交中断、盆腔充血和会阴部受压（如长途骑车）等常为诱因。发病机制可能与前列腺内和射精管尿液反流、膀胱颈和后尿道神经肌肉功能失调等有关。

1. 临床表现　类似慢性细菌性前列腺炎，主要表现为长期、反复的会阴、下腹部等区域疼痛或不适，或表现为尿频、尿线变细、尿后滴沥、尿不尽、射精疼痛，可伴有不同程度的性功能障碍、生育能力下降、精神和心理症状等一系列综合征，所不同的是没有反复尿路感染发作。直肠指检前列腺稍饱满，质较软，有轻度压痛。膀胱镜检查可有轻中度膀胱颈部梗阻。尿动力学检查常有异常。前列腺液检查正常，培养无细菌生长。

2. 治疗　适当使用抗生素，如复方磺胺甲噁唑、喹诺酮类、米诺环素或阿奇霉素等。采用 α 受体阻滞剂、前列腺按摩、热水坐浴、布洛芬和镇静剂综合治疗，常可收到较好效果。生物反馈、针灸治疗也有一定的效果。

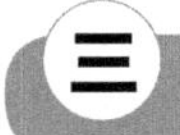

三　精囊炎

1. 病因　精囊炎多继发于后尿道、前列腺炎。致病菌与前列腺炎基本相同。

2. 临床表现与诊断　会阴部胀痛，可放射到腰部、腹股沟和下腹部，伴尿频、尿痛、血精、射精疼痛等。肛门指诊前列腺区有触痛。精液暗红色，镜检有红细胞。急性期精液培养有细菌生长；B 超检查示精囊增大、内部回声不均，边缘欠清晰。

3. 治疗　急性期适当休息，忌房事。应用抗菌药物，配合物理治疗。忌食辛辣食物和饮酒。

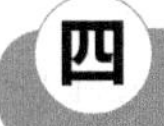

四　附睾炎

1. 病因　急性附睾炎常继发于尿道炎、前列腺精囊炎、前列腺手术或长期留置导尿管者。感染沿射精管、输精管逆行至附睾。致病菌以大肠埃希菌和葡萄球菌多见。慢性附睾炎多由急性附睾炎治疗不彻底所致。部分与慢性前列腺炎、精囊炎有关。

2. 临床表现与诊断　急性附睾炎起病突然、高热、寒战，阴囊疼痛，并沿精索向腹股沟放射。患侧阴囊红肿、附睾肿大、触痛明显，精索增粗。慢性附睾炎常感阴囊坠胀痛，附睾可摸到硬结并有压痛。B 超检查急性期附睾肿大、回声不均、血流增加。

3. 治疗　急性期卧床休息，托高阴囊，局部热敷；应用抗生素和退热止痛剂；脓肿形成时可切开引流；慢性附睾炎反复发作、疼痛剧烈、久治不愈，可考虑手术切除。

五 睾丸炎

（一）急性非特异性睾丸炎

1. 病因 感染的原因和致病菌与急性附睾炎类似。感染多由输精管逆行至附睾，再蔓延到睾丸。也可由血行播散引起。

2. 临床表现与诊断 起病急，寒战高热，伴有恶心、呕吐。睾丸钝痛或剧痛，向腹股沟放射；阴囊皮肤红肿，睾丸肿大，触痛明显。血白细胞升高。急性睾丸炎需与睾丸扭转相鉴别，后者无泌尿系感染史，早期表现为睾丸向上收缩、移位或呈横位，附睾可在睾丸前触及，精索呈麻绳状扭曲，托起阴囊睾丸疼痛加重；多普勒超声检查，前者血流增加，后者血流减少甚至消失。

3. 治疗 全身应用抗生素；卧床休息、托高阴囊、局部冷敷或热敷；也可用0.5%利多卡因封闭精索，以减轻症状和改善局部血液循环。

知识链接

睾 丸 扭 转

睾丸通过睾丸系膜与阴囊相连，由睾丸系膜将睾丸固定于阴囊中。有的胎儿在发育时会产生一侧或两侧睾丸系膜过长，出生后，睾丸与精索的活动度就很大，如果突然遇上用力或猛烈震荡等情况，睾丸与精索就会发生一定程度的扭转，也称精索扭转。

（二）急性腮腺炎睾丸炎

1. 病因 流行性腮腺炎是睾丸炎的常见病因。由腮腺炎病毒经血行侵入睾丸所致。多见于青春后期男性，严重者可导致睾丸萎缩和不育。

2. 临床表现与诊断 多在流行性腮腺炎发病后3～4天，出现阴囊红肿、睾丸肿大、触痛明显，伴高热甚至虚脱。血白细胞可增高。尿中可查到病毒。

3. 治疗 全身应用抗病毒药物，一般不用抗生素。其他治疗同急性非特异性睾丸炎。

第6节 泌尿、男性生殖系统结核

一 泌尿系统结核

（一）病因与病理

绝大多数泌尿系统结核起源于肺结核，少数继发于骨关节结核或消化道结核。首先发生肾结核，进而波及输尿管、膀胱、尿道和男性生殖系统。

结核分枝杆菌经血行感染进入肾，主要在双侧肾皮质的肾小球周围毛细血管丛内形成多发性微小结核病灶。由于该处血液循环丰富，修复力较强，如患者免疫状况良好，感染细菌的数量少或毒力较小，这种早期微小结核病变可以全部自行愈合，临床上常不出现症状，称为病理肾结核。但此期肾结核可以在尿中查到结核分枝杆菌。如果患者免疫能力低下，细菌数量大或毒力较强，肾皮质内的病灶不愈合逐渐扩大，结核分枝杆菌经肾小管到达髓质的肾小管袢处，由于该处血流缓慢、血液循环差，易发展为肾髓质结核。病变在肾髓质继续发展，穿破肾乳头到达肾盏、肾盂，发生结核性肾盂肾炎，出现临床症状及影像学改变，称为临床肾结核。绝大多数为单侧病变（图38-1）。

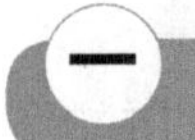

肾结核的早期病变主要是肾皮质内多发性结核结节，是由淋巴细胞、浆细胞、巨噬细胞和上皮样细胞形成的结核性肉芽组织，中央常为干酪样物质，边缘为纤维组织增生。随着病变发展，病灶浸润逐渐扩大，侵入肾髓质后病变不能自愈，进行性发展，结核结节彼此融合，形成干酪样脓肿，从肾乳头处破入肾盏肾盂形成空洞性溃疡，逐渐扩大蔓延累及全肾。肾盏颈或肾盂出口因纤维化发生狭窄，可形成局限的闭合脓肿或结核性脓肾。结核钙化也是肾结核常见的病理改变，可为散在的钙化斑块，也可为弥漫的全肾钙化。少数患者全肾广泛钙化时，其内混有干酪样物质，肾功能完全丧失，输尿管常完全闭塞，含有结核分枝杆菌的尿液不能流入膀胱，膀胱继发性结核病变逐渐好转和愈合，膀胱刺激症状也逐渐缓解甚至消失，尿液检查趋于正常，这种情况称为"肾自截"（autonephrectomy）。但病灶内仍有大量活的结核分枝杆菌。

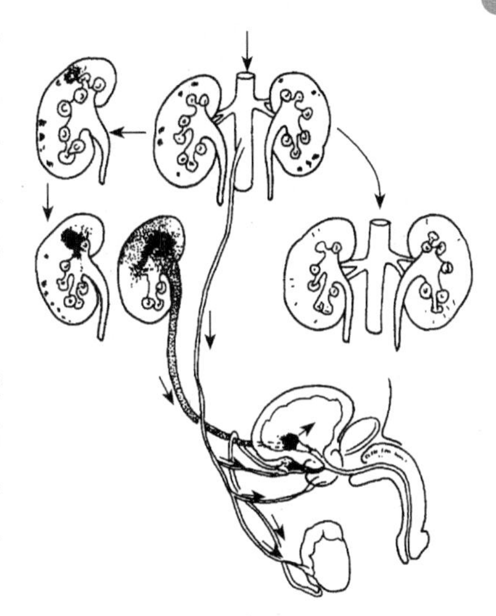

图 38-1　泌尿、男性生殖系统结核的发病原理

输尿管结核表现为黏膜、黏膜下层结核结节、溃疡、肉芽肿和纤维化，病变是多发性的。病变修复愈合后，管壁纤维化增粗变硬，管腔呈节段性狭窄，致使尿流下行受阻，引起肾积水，加速肾结核病变发展，肾功能受到进一步损害，甚至发展为结核性脓肾，肾功能完全丧失。输尿管狭窄多见于输尿管膀胱连接部，肾盂输尿管连接处及中段狭窄较少见。

膀胱结核起初为黏膜充血、水肿，散在结核结节形成，病变常从患侧输尿管口周围开始，逐渐扩散至膀胱的其他处。结核结节可互相融合形成溃疡、肉芽肿，有时深达肌层。膀胱壁发生广泛纤维化和瘢痕收缩，使膀胱壁失去伸张能力，膀胱容量显著减少（50ml），形成膀胱挛缩。膀胱结核病变及挛缩膀胱常可致健侧输尿管口狭窄或闭合不全，形成洞穴样输尿管管口，膀胱内压升高，导致肾盂尿液梗阻或膀胱尿液反流，引起对侧肾积水。挛缩膀胱和对侧肾积水都是肾结核常见的晚期并发症。膀胱壁结核溃疡向深层侵及，偶可穿透膀胱壁与邻近器官形成瘘，如结核性膀胱阴道瘘或膀胱直肠瘘。

尿道结核主要发生于男性，纤维化常导致尿道狭窄，引起排尿困难，加剧肾功能损害。后尿道结核经逆行感染可引起前列腺、精囊、输精管和附睾结核。

（二）临床表现

肾结核常发生于 20～40 岁的青壮年，男性较女性多见。儿童和老年人较少发病，儿童发病多在 10 岁以上，婴幼儿罕见。90% 病例为单侧性。

肾结核早期常无明显症状及影像学改变，只是尿检查有少量红细胞、白细胞及蛋白。尿液呈酸性，尿中可能发现结核分枝杆菌。随着病情的发展，可出现下列典型的临床表现。

1. 尿频、尿急、尿痛　是肾结核的典型症状之一，呈进行性加重，每日排尿数十次，甚至出现尿失禁现象。尿频往往最早出现，常是患者就诊时的主诉。与含结核菌的尿液刺激膀胱、结核性膀胱炎、结核性溃疡、膀胱挛缩有关。

2. 血尿　是肾结核的重要症状，常为终末血尿。主因是结核性膀胱炎及溃疡，在排尿终末膀胱收缩时出血所致。少数肾结核因病变侵及血管，也可以出现全程肉眼血尿；出血严重时，血块通过输尿管偶可引起肾绞痛。肾结核的血尿常在尿频、尿急、尿痛症状发生以后出现，但也有以血尿为初发症状者。

3．脓尿　是肾结核的常见症状。肾结核患者均有不同程度的脓尿，严重者尿如淘米水样，内含干酪样碎屑或絮状物，显微镜下可见大量脓细胞。也可以出现脓血尿或脓尿中混有血丝。

4．肾区疼痛和肿块　不常见。一般为腰部钝痛或肾区叩击痛，偶有因为血块、脓块通过输尿管引起的绞痛。合并较大肾积脓或肾积水时，肾区有时可触及肿块。

5．男性生殖系统结核　肾结核男性患者中有 50%～70% 合并生殖系统结核。虽然病变主要从前列腺、精囊开始，但临床上表现最明显的是附睾结核，附睾可触及不规则硬块。输精管发生结核病变时，变得粗硬并呈“串珠样”改变。

6．全身症状　严重的肾结核患者，可出现发热、盗汗、消瘦、贫血、虚弱、食欲差和红细胞沉降率增快等典型结核症状。伴有对侧重度肾积水者可出现肾功能不全症状。

（三）诊断

1．尿液检查　尿呈酸性，含有蛋白，镜检有脓细胞和红细胞；连续 3 次 24 小时尿沉渣找抗酸杆菌，阳性率达 50%～70%；尿结核分枝杆菌培养阳性率为 80%～90%；应用酶联免疫吸附试验或放免测定法检测尿或血清中结核的抗原抗体，以及 PCR 检测，对泌尿系结核的诊断均有参考意义。

2．影像学检查　包括 B 超、X 线、CT 及 MRI 等检查。对确诊肾结核，判断病变严重程度，决定治疗方案非常重要。

（1）B 超：简单易行，可了解肾的大小、轮廓，有无空洞、钙化和肾积水。超声也较容易发现对侧肾积水及膀胱有无挛缩。

（2）X 线检查：尿路平片（KUB）可能见到患肾局灶或斑点状钙化影或全肾广泛钙化。静脉尿路造影（IVU）可以了解分侧肾功能、病变程度与范围，对肾结核治疗方案的选择必不可少。早期表现为肾盏边缘不光滑如虫蛀状，随着病变进展，肾盏失去杯形，不规则扩大或模糊变形。若肾盏颈纤维化狭窄或完全闭塞时，可见空洞充盈不全或完全不显影，肾结核广泛破坏肾功能丧失时，患肾表现为“无功能”，不能显示出典型的结核破坏性病变。逆行肾盂造影可以显示患肾空洞性破坏，输尿管僵硬，管腔节段性狭窄且边缘不整（图 38-2）。

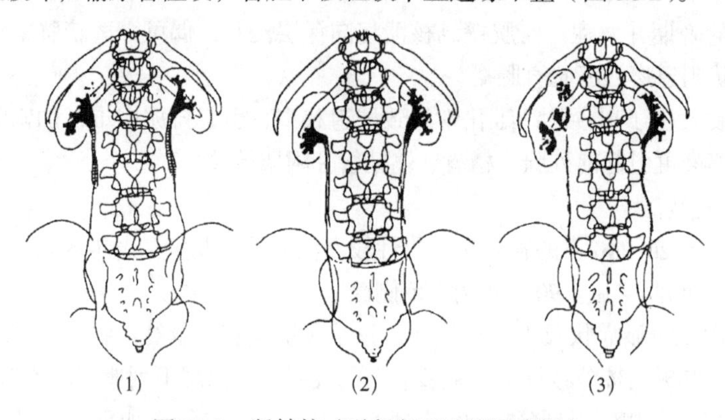

图 38-2　肾结核（逆行肾盂造影示意图）

（1）右侧上肾盏破坏；（2）右侧上肾盏未充盈；（3）右侧肾和输尿管严重破坏

（3）CT 和 MRI：CT 对中晚期肾结核能清楚地显示扩大的肾盏肾盂、皮质空洞及钙化灶，三维成像还可以显示输尿管全长病变。MRI 水成像对诊断肾结核对侧肾积水有独到之处。在双肾结核或肾结核对侧肾积水，静脉尿路造影显影不良时，CT、MRI 有助于确定诊断。

3．膀胱镜检查　早期可见膀胱黏膜充血、水肿，有浅黄色结核结节，以膀胱三角区和患侧输尿管口周围较为明显。后期出现结核性溃疡、肉芽肿及瘢痕等病变，患侧输尿管口可呈“洞穴”状，有时可见浑浊尿液喷出。膀胱挛缩容量小于 50ml 或有急性膀胱炎时，不宜作膀胱镜检查。

（四）治疗

肾结核的治疗应根据患者全身和患肾情况，选择药物治疗或手术治疗。药物治疗原则为早期、适量、联合、规律、全程。

1. 药物治疗　适用于早期肾结核和术后继续治疗。常用药物和方案：异烟肼 0.3g，利福平 0.6g，吡嗪酰胺 1.0～1.5g，维生素 C 1.0g，均每日 1 次，顿服；2 个月后吡嗪酰胺改为乙胺丁醇 0.75g/d，以避免肝毒性。一般需要服药半年以上。

2. 手术治疗　术前抗结核治疗不应少于 2 周，术后需要继续用药 6 个月以上。

（1）肾切除术：适用于一侧肾结核破坏严重，而对侧肾功能正常，或双侧肾结核，一侧无功能，对侧病变较轻、功能尚好者。一侧结核肾无功能，对侧肾积水，若功能代偿不良者，应先行积水肾造瘘，待功能改善后，再考虑切除无功能肾。

（2）保留肾组织的肾结核手术：适用于病灶局限于肾的一极并与肾盂相通的空洞或与肾盂不相通的结核性脓肿，可行肾部分切除或病灶清除术，但是保留的肾组织应健康。

（3）解除输尿管狭窄的手术：输尿管结核病变致使管腔狭窄引起肾积水，如肾结核病变较轻，功能良好，狭窄较局限，狭窄位于中上段者，可以切除狭窄段，行输尿管端端吻合术；狭窄靠近膀胱者，则施行狭窄段切除，输尿管膀胱吻合术，放置双 J 管，术后 1～2 个月拔除。

（4）挛缩膀胱的手术治疗：肾结核并发挛缩膀胱，在患肾切除及抗结核治疗 3～6 个月，待膀胱结核完全愈合后，对侧肾正常、无结核性尿道狭窄的患者，可行肠膀胱扩大术。挛缩膀胱的男性患者往往有前列腺、精囊结核引起的后尿道狭窄，不宜行肠膀胱扩大术，尤其并发对侧输尿管扩张肾积水明显者，为了改善和保护积水肾仅有的功能，应施行输尿管皮肤造口或回肠膀胱或肾造口这类尿流改道术（图 38-3）。

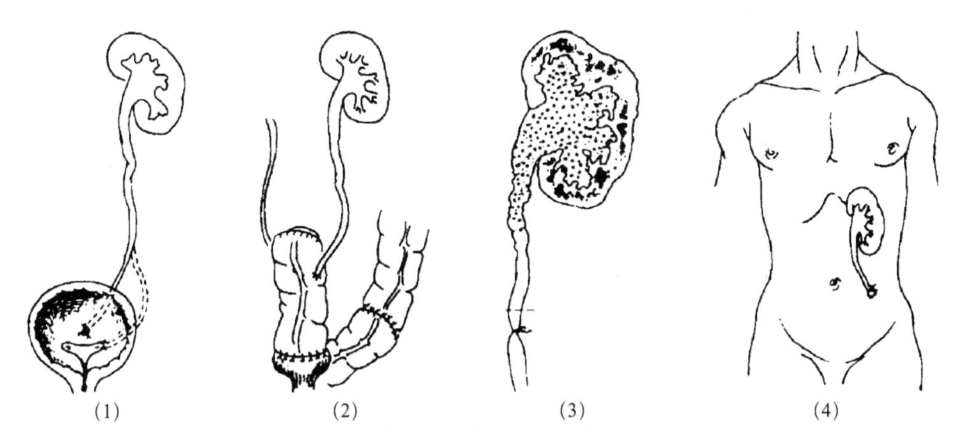

图 38-3　肾结核及其并发症的手术方法

（1）输尿管膀胱吻合术；（2）乙状结肠膀胱扩大术（加作输尿管结肠膀胱吻合术）；（3）肾切除术；（4）输尿管皮肤造口术

二 男性生殖系统结核

男性生殖系统结核多数继发于肾结核，一般来自后尿道感染，少数由血行直接播散所致。首先累及前列腺、精囊，再经输精管蔓延到附睾和睾丸。

（一）病理

男性生殖系统结核的病理改变和一般结核病相同，主要也为结核结节、干酪坏死、空洞形成和纤维化等，钙化极少见。前列腺结核脓肿向尿道破溃，可使后尿道呈空洞状，边缘不规则。前列腺、精囊纤维化以后则形成坚硬肿块。输精管结核常致管腔堵塞，输精管变粗变硬，呈“串珠状”改变。附睾结核病变常从附睾尾开始，呈干酪样变、脓肿及纤维化，可累及整个附睾。少数血行感染引起的附睾结核，病变多从附睾头部开始。附睾结核常侵及鞘膜和阴囊壁，脓肿破溃后可形成经久不愈的窦道。睾丸结核常是附睾结核直接扩展蔓延所致。

（二）临床表现

男性生殖系统结核与肾结核患者的发病年龄相同，绝大多数为20～40岁。前列腺、精囊结核的临床症状多不明显，偶感直肠内和会阴部不适，严重者可出现血精、精液量减少、肛周窦道形成、性功能障碍和不育等。直肠指检可触及前列腺、精囊硬结，一般无压痛。附睾结核一般发病缓慢，表现为阴囊部肿胀不适或下坠感，附睾尾或整个附睾呈硬结状，疼痛不明显。形成寒性脓肿如继发感染，阴囊局部出现红肿、疼痛。脓肿破溃后可形成经久不愈的窦道。输精管呈串珠样增粗、变硬。

（三）诊断

有上述临床表现，直肠指检扪及前列腺、精囊硬结及附睾硬结，疑有男性生殖系统结核时，需全面检查泌尿系统有无结核病变，应作尿常规、尿找抗酸杆菌、尿结核分枝杆菌培养和静脉尿路造影等检查以除外肾结核。前列腺液或精液中有时可发现结核分枝杆菌；骨盆平片偶可发现前列腺结核钙化；尿道造影可显示前列腺部尿道变形或扩大，造影剂可进入前列腺空洞内。精囊造影价值不大，极少应用。常需与下列疾病鉴别。

1. 慢性前列腺炎　患者症状一般较为明显，有结节形成者，范围较局限，常有压痛，经抗感染治疗后，结节可缩小甚至消失。

2. 前列腺癌　多见于老年人，直肠指检可触及前列腺增大、质地变硬，测定前列腺特异性抗原（PSA）明显增高，B超、CT检查有助于诊断。前列腺穿刺活组织检查可以明确诊断。

3. 慢性附睾炎　附睾增大、压痛。输精管正常，无阴囊皮肤窦道。

（四）治疗

前列腺、精囊结核一般用抗结核药治疗，无须手术治疗，但应清除泌尿系统可能存在的其他结核病灶，如肾结核、附睾结核等。

早期附睾结核应用抗结核药物治疗，多数可以治愈。如果病变较重，疗效不好，已有脓肿或有阴囊皮肤窦道形成，应在药物治疗配合下作附睾及睾丸切除术。手术应尽可能保留附睾、睾丸组织。

自测题

一、名词解释

1. 临床肾结核

2. 肾自截

二、选择题

A_1/A_2 型题

1. 对诊断肾结核最有意义的检查项目是（　　）

A. 尿路平片　　B. 肾图

C. B超　　D. 静脉尿路造影

E. 膀胱镜检

2. 病理改变在肾脏，临床表现为膀胱刺激症状，最常发生此种情况的泌尿系疾病是

(   )
A. 肾肿瘤　　B. 鹿角形肾结石
C. 肾损伤　　D. 泌尿系结核
E. 肾积水

3. 一侧肾结核无功能，对侧肾正常，应作(   )
A. 抗结核治疗　　B. 病灶清除术
C. 肾部分切除术　　D. 肾切除术
E. 肾造瘘

4. 患者，女性，32岁。进行性膀胱刺激症状，经抗生素治疗不见好转，且伴有右侧腰部胀痛及午后潮热，尿液检查对诊断有决定性意义的是(   )
A. 血尿
B. 脓尿
C. 尿普通细菌培养
D. 尿沉渣找结核杆菌
E. 尿细胞学检查

5. 决定肾结核的治疗方法，除全身情况外主要依靠(   )
A. 膀胱刺激症状的程度
B. 血尿程度
C. 尿中是否找到结核杆菌
D. 膀胱镜检查所见
E. 静脉尿路造影或逆行肾盂造影所见

6. 一侧无功能结核肾脏，对侧轻度肾积水，膀胱容量正常，处理方法是(   )
A. 积水侧肾造瘘
B. 暂保守治疗
C. 切除无功能结核肾，观察积水肾进展情况，再决定是否行输尿管膀胱再植
D. 切除无功能结核肾，3～6个月后行积水侧肾造瘘
E. 切除无功能结核肾，3～6个月行积水侧输尿管膀胱再植术

7. 泌尿男性生殖器结核原发灶多在(   )
A. 肾　　B. 输尿管
C. 膀胱　　D. 附睾
E. 前列腺

8. 肾结核的原发灶多在(   )
A. 骨关节　　B. 淋巴结
C. 肠道　　D. 肺
E. 腹腔

9. 肾结核早期唯一严重的阳性发现是(   )
A. 大量血尿
B. 肾区包块
C. 结核中毒症状
D. 尿常规有少量红细胞和脓细胞
E. 肾盂造影有破坏病灶

10. 肾结核X线检查主要靠(   )
A. 腹部平片　　B. 肾动脉造影
C. 肾盂造影　　D. 肾断层造影
E. 后腹膜充气造影

11. 肾结核单纯使用抗结核药物的指征是(   )
A. 静脉肾盂造影一侧不显影
B. 静脉肾盂造影一侧广泛破坏
C. 肾盂造影显示病变轻
D. 一侧肾钙化
E. 肾结核并结核性挛缩膀胱

12. 位于肾实质表浅部位、不与肾盏肾盂相通的结核病灶，理想的治疗方法是(   )
A. 抗结核药物治疗
B. 病灶清除术
C. 患肾切除术
D. 患肾部分切除术
E. 抗结核治疗3～6个月，无效时行病灶清除术

13. 确定肾结核下列哪项最可靠(   )
A. 尿中查到红、白细胞
B. 附睾有硬结
C. 肺结核同时伴膀胱刺激症状
D. 膀胱镜检查可见膀胱内充血水肿
E. 肾盂造影可见肾盏虫蚀样破坏

14. 关于肾结核手术治疗原则的叙述不正确的是(   )
A. 无泌尿男性生殖系统以外活动病灶存在
B. 有附睾结核存在不切除患肾
C. 手术前应用足够抗结核药物
D. 手术后应用足够抗结核药物

E. 术中尽量保存肾正常组织

15. 肾结核最常见的临床表现是（　　）
A. 血尿、脓尿
B. 尿频、尿急、尿痛
C. 全身结核中毒症状
D. 肾区疼痛
E. 肾区包块

16. 病理改变主要在肾脏，但临床表现主要在膀胱的疾病是（　　）
A. 肾结石　　B. 肾结核
C. 肾肿瘤　　D. 肾积水
E. 多囊肾

17. 肾结核的血尿表现为（　　）
A. 全程血尿　　B. 间歇性无痛血尿
C. 起始血尿　　D. 终末血尿
E. 镜下血尿

18. 肾结核常见晚期并发症是（　　）
A. 结核性尿道狭窄
B. 结核性膀胱阴道瘘
C. 附睾结核
D. 前列腺结核
E. 膀胱挛缩和对侧肾积水

19. 肾结核患者膀胱镜检中，不可能出现的是（　　）
A. 充血水肿
B. 结核结节
C. 溃疡及瘢痕形成
D. 输尿管可呈洞穴状
E. 膀胱内可见乳头状肿物样改变

20. 患者，男性，25 岁。膀胱刺激征 2 年，一般抗炎治疗无效，且逐渐加重，有米汤尿和终末血尿，现排尿 30 余次，考虑（　　）
A. 慢性肾盂肾炎　　B. 慢性前列腺炎
C. 膀胱结石　　D. 肾结核
E. 膀胱肿瘤

21. 患者，女性，25 岁。尿频、尿急、尿痛 3 个月，一般抗生素治疗不见好转，目前每次尿量 30ml。IVU：右肾未显影，为早期确诊，还应进行的检查为（　　）
A. 尿沉渣查抗酸杆菌
B. 尿结核杆菌培养
C. 尿动物接种
D. 膀胱镜检查
E. 同位素肾图

22. 患者，男性，28 岁。阴囊破溃流脓 1 个月，无疼痛，抗炎治疗未愈，发病以来无发热，可能的诊断是（　　）
A. 急性附睾炎　　B. 急性睾丸炎
C. 附睾结核　　D. 阴囊丝虫病
E. 睾丸肿瘤感染

23. 患者，女性，24 岁。尿频、尿痛 1 年余，用一般消炎药不见好转，有米汤尿和终末血尿史。根据病史怀疑（　　）
A. 膀胱炎　　B. 肾结核
C. 膀胱肿瘤并发感染
D. 肾盂肾炎
E. 膀胱结石

24. 患者，女性，24 岁。尿频、尿痛 1 年余，用一般消炎药不见好转，有米汤尿和终末血尿史。为了确诊检查意义较大的是（　　）
A. 膀胱镜　　B. IVU
C. B 超　　D. CT
E. 肾图

三、简答题

简述肾结核肾切除的手术指征。

（张志勇）

第39章 尿石症与泌尿系梗阻

概述

尿液在肾内形成后，经过肾盏、肾盂、输尿管、膀胱和尿道排出体外。泌尿系梗阻也称尿路梗阻，泌尿系统本身及其周围疾病都可引起尿路梗阻，造成尿液排出障碍，引起梗阻近端尿路扩张积水。若不能及时解除梗阻，终将导致肾积水、肾功能损害甚至肾衰竭。梗阻发生在输尿管膀胱开口以上称为上尿路梗阻，梗阻发生在膀胱及其以下部位者称为下尿路梗阻。上尿路梗阻后积水发展较快，对肾功能影响也较大，单侧多见，亦可为双侧。下尿路梗阻，由于膀胱的缓冲作用，梗阻后对肾功能影响较缓慢，但会导致双肾积水和肾功能损害。

（一）病因

引起尿路梗阻的病因很多，包括机械性和动力性的原因。前者是指管腔被机械性病变梗阻，如结石、肿瘤、狭窄等；后者是指中枢或周围神经疾病致部分尿路功能障碍，影响尿液排出，如神经源性膀胱功能障碍。梗阻可以是先天性的，但大多数是后天性的。可以是泌尿系统本身的疾病所致，也可以是泌尿系统以外邻近病变的压迫或侵犯。临床上医源性原因亦不少见，如手术和腔镜检查、盆腔肿瘤放疗所致的损伤引起梗阻等。

不同年龄和性别的患者其病因有一定区别，小儿以先天性疾病，如肾盂输尿管连接处狭窄多见，青壮年以结石、损伤、炎性狭窄多见；老年男性以前列腺增生最常见，肿瘤次之；而妇女与盆腔疾病有关。

1. 上尿路梗阻常见的病因

（1）肾部位梗阻：最常见的原因有肾盂输尿管连接部先天性病变，如狭窄、异位血管和纤维束等。后天性病变见于结石、结核、肿瘤。重度肾下垂亦可引起梗阻。

（2）输尿管梗阻：先天性病因常见输尿管膨出、下腔静脉后输尿管、输尿管异位开口等。后天性疾病以结石最常见，输尿管炎症、结核、肿瘤和邻近器官病变（腹膜后纤维化、腹膜后肿瘤或盆腔肿瘤）的压迫或侵犯均可造成梗阻。除此，医源性损伤也可引起输尿管狭窄或闭塞。其他如妊娠、盆腔脓肿也可以压迫输尿管，影响尿液的排出。

2. 下尿路梗阻常见的病因

（1）膀胱梗阻：膀胱内结石、异物、肿瘤、膀胱颈纤维化、良性前列腺增生、前列腺肿瘤及控制排尿中枢或周围神经病变所致的神经源性膀胱等。

（2）尿道梗阻：狭窄最常见。先天性尿道外口及包皮口狭窄、后尿道瓣膜是男性婴幼儿尿道梗阻的常见病因。尿道结石、结核、异物、损伤及肿瘤也可引起尿道梗阻。尿道周围或阴道疾病如压迫尿道，亦可造成排尿困难（图 39-1）。

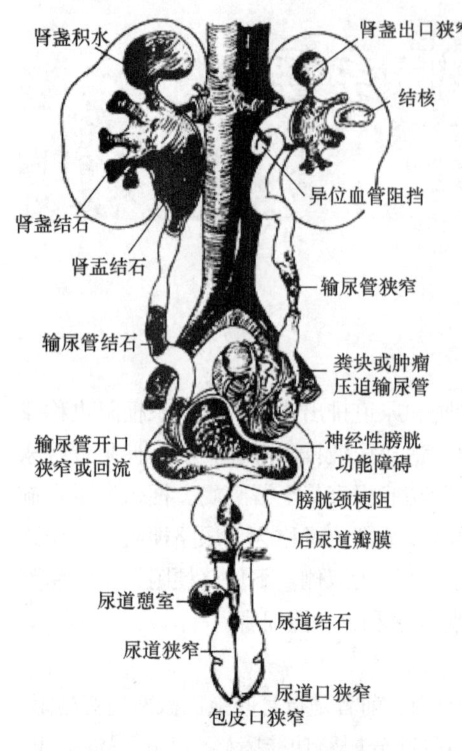

图 39-1 泌尿系统梗阻的常见原因

（二）病理生理

泌尿系统梗阻后，基本病理改变是梗阻部位以上压力增高，尿路扩张积水，如梗阻长时间不能解除，终将导致肾积水和肾衰竭。

上尿路梗阻时，因梗阻近侧压力增高，输尿管收缩及蠕动增强，管壁平滑肌增生，管壁增厚。如梗阻不解除，后期失去代偿能力，平滑肌逐渐萎缩，张力减退，管壁变薄，蠕动减弱乃至消失。梗阻导致积水加重，肾盂肾盏内压升高，压力经集合管传至肾小管和肾小球，可使肾小球滤过压降低，滤过率减少。但肾内血液循环仍保持正常，肾泌尿功能仍能继续很长一段时间，这是由于部分尿液通过肾盂静脉、淋巴、肾小管回流以及经肾窦向肾盂周围外渗，使肾盂和肾小管内压力有所下降，肾小球泌尿功能得以暂时维持。如果梗阻还不能解除，尿液继续分泌，由于尿液分泌和回流的不平衡，肾积水使肾盂内压力逐渐增高，压迫肾小管、肾小球及其附近血管，造成肾组织缺血缺氧，肾实质逐渐萎缩变薄，肾容积增大，最后全肾成为一个无功能的巨大水囊。慢性部分梗阻可致巨大肾积水，容量超过 1000ml。急性完全性梗阻，肾盂扩张常不明显，但肾实质很快萎缩，肾功能丧失。

下尿路梗阻如发生在膀胱，为克服排尿阻力，膀胱逼尿肌代偿增生，肌束纵横交叉形成小梁。长期膀胱内压增高，造成肌束间薄弱部分向壁外膨出，形成小室或假性憩室。后期膀胱失去代偿能力时，肌肉萎缩变薄，容积增大，输尿管口的括约肌功能破坏，尿液逆流到输尿管及肾盂，引起肾积水和肾功能损害。

泌尿系梗阻后易发生不易被控制的尿路感染及菌血症。梗阻造成尿液停滞与感染，可促进尿路结石形成。

第 1 节 肾 积 水

●案例分析

患者，女性，58 岁。腰痛伴发热 3 天就诊，泌尿系彩超检查提示右肾重度积水，左肾轻度积水，右肾皮质厚度 0.4cm，左肾皮质厚度 1.6cm，血液生化检测示肾功能正常。

问题： 1. 首先应对患者进行的处理是什么？

2. 还需要进一步做什么检查？下一步治疗方案是什么？

尿液从肾盂排出受阻，蓄积后肾盂内压力增高，肾盂肾盏扩张，肾实质萎缩，肾功能下降，称为肾积水。肾积水容量超过 1000ml，或小儿超过 24 小时尿液总量时，称为巨大肾积水。

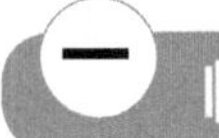

一 临床表现

（一）无症状性肾积水

这是指处于静止状态的肾积水，可多年而无表现症状，直至发生继发感染及造成邻近器官的压迫症状才被发现。

（二）有症状的肾积水

1. 疼痛　腰部疼痛是重要症状，在慢性梗阻时往往症状不明显，仅表现为腰部钝痛，大多数急性梗阻可出现较明显的腰痛或典型的肾绞痛，有个别患者虽发生急性双侧性梗阻或完全梗阻，但并不感到疼痛。

2. 肾肿大与腹部肿块　慢性梗阻可造成肾肿大或腹部肿块，但并不一定有其他症状，长期梗阻者在腹部可扪及囊性肿块。

3. 多尿和无尿　慢性梗阻导致的肾功能损害可表现为多尿，而双侧完全性梗阻、孤立肾或仅一个肾有功能者完全梗阻可发生无尿。部分梗阻时尿量可大于正常，表现为明显的多尿，而肾结石如间歇性阻塞肾盂时，可出现间歇性多尿。在多尿时，伴有腹部包块消失或腹部胀痛缓解。

4. 血尿　上尿路梗阻很少引起血尿，但如梗阻原因为结石、肿瘤，则在肾绞痛的同时出现血尿。在部分梗阻的病例中，表现为间歇性梗阻，当绞痛出现后则尿量增多，并可产生血尿。在有继发感染时也可伴有血尿或脓尿。

5. 胃肠道症状（恶心、呕吐等）见于两种情况：一种是急性上尿路梗阻时反射性引起的胃肠道症状，另一种为慢性梗阻的后期肾功能减退造成的症状。

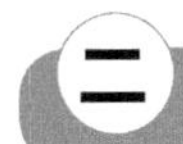

二 诊断

1. 尿路平片　可显示增大的肾影和结石。

2. B 超　此方法简单方便，无损伤，对积水量、肾皮质厚度的探测均较准确，并能初步与肾囊肿、肾肿瘤相鉴别，作为首选检查方法。

3. 彩色多普勒超声　通过测量肾内动静脉血流频谱值来反映患侧肾的血流动力学变化。

4. 静脉泌尿系统造影（IVU）可了解一侧抑或双侧肾积水、梗阻的部位、梗阻的程度（部分或完全）等情况。当积水严重影响患侧肾功能时可能显影不佳。大剂量 IVU 并延迟摄片时间，可发现肾盂肾盏扩张、膨大。IVU 可诊断的上尿路梗阻性疾病：①泌尿系管腔内疾病，如肾和输尿管结石，是尿石症确诊的方法；②泌尿系管壁病变引起的梗阻，如肾和输尿管上皮性肿瘤、结核、输尿管瓣膜和息肉；③泌尿系管壁外疾病引起的梗阻，如 IVU 还可根据集合系统显影的浓淡和肾积水的程度来判断分肾功能状态。

5. 逆行肾盂造影　将输尿管导管插至梗阻处，快速推注造影剂，可显示梗阻的部位、性质。如积水严重可在逆行造影后保留输尿管导管引流尿液，以缓解患侧肾功能，以待进一步处理。

6. 肾穿刺造影　适用于 IVU 显影不满意、逆行肾盂造影失败的患者。可见肾盂呈椭圆形扩张、边缘光滑。轻度积水肾小盏杯口饱满呈杵状，重度积水呈圆形膨大犹如棉桃，肾实质变薄。

7. CT　可清楚地显示肾脏大小、轮廓，肾实质、肾积水及尿路以外的病变。CT 强化造影，可了解肾脏功能、肾脏病变的鉴别。

8. MRI　对于肾功能障碍、造影剂过敏、梗阻病变避免介入性感染及患者不能耐受 IVU 时，可施行 MRI 尿路水造影，利用尿液在 T_2 加权像中为强信号，可对尿路系统行冠状、矢状及横断扫描，对梗阻部位及性质的诊断有很重要的价值。

9. 肾盂灌注试验　用于诊断尿路梗阻难以确定的病例，是近年来认为有价值的检查方法。

10. 肾图　呈梗阻型肾图曲线，采用肾图对判断是否有明确的梗阻及是否需要手术治疗有帮助。

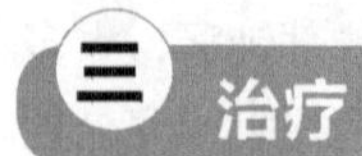

治疗

1. 保守治疗

（1）肾积水较轻，病情进展缓慢，肾功能已达平衡和稳定状态可观察，但应定期检查了解积水进展情况。

（2）可自行解除的梗阻，如孕妇生理性肾积水。

2. 手术治疗

（1）手术指征：肾积水进行性加重，临床症状明显，肾功能不断下降，梗阻病因明确，有并发症存在，应手术治疗。

（2）手术治疗的原则

1）解除造成肾积水的梗阻性疾病：如结石应去除，解除纤维索带或迷走血管的压迫，前列腺增生可行电切或摘除等。

2）严重的肾积水致患侧肾功能全部丧失或有严重感染积脓，但对侧肾功能良好，可行患肾切除术。

3）肾积水致患侧肾功能极差，对侧肾由于其他疾病功能不佳甚至尿毒症，积水肾宜先行肾造瘘术，待肾功能恢复，再进一步处理梗阻。

4）双侧肾积水，注意排除下尿路梗阻原因。一般先治疗情况好的一侧，待情况好转后，再处理严重的一侧。通常先做一侧肾造瘘术。

5）肾小盏积水，漏斗部梗阻多由结石引起，如无临床症状，一般无须手术。

6）整形手术原则：注意正常的肾、输尿管解剖关系，保持肾输尿管的畅通引流，吻合处应在肾盂的最低处。

第 2 节　上尿路结石

●案例分析

患者，男性，55 岁。左侧腰部疼痛剧烈难忍，疼痛向睾丸和大腿内侧放射，伴恶心、呕吐 4 小时就诊。查体：生命体征平稳，轻度腹胀，腹软，无压痛和反跳痛，左侧肾区叩痛明显，肠鸣音减弱。

问题：本患者进一步需要做何检查？可能诊断是什么？

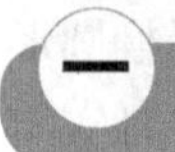

临床表现

上尿路结石也被称为肾和输尿管结石，主要症状是疼痛和血尿，其程度与结石部位、大小、

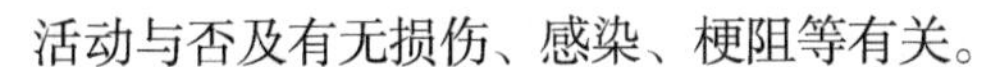

活动与否及有无损伤、感染、梗阻等有关。

1. 疼痛

（1）肾结石可引起肾区疼痛，伴肋脊角叩击痛。

（2）肾盂内大结石及肾盏结石可无明显临床症状，活动后出现上腹或腹部钝痛。

（3）输尿管结石可引起肾绞痛或输尿管绞痛，又称肾、输尿管绞痛，常见于结石活动并引起输尿管梗阻的情况。典型的表现：疼痛剧烈难忍，阵发性发作位于腰部或上腹部，并沿输尿管行径放射至同侧腹股沟，还可累及同侧睾丸或阴唇。

1）结石在中段输尿管，疼痛放射至中下腹部。

2）结石在输尿管膀胱壁段，可伴有膀胱刺激征。

3）结石在输尿管口，可有尿道和阴茎头部放射痛。

2. 血尿　通常患者都有肉眼或镜下血尿，镜下血尿更为常见，有时活动后镜下血尿是上尿路结石的唯一临床表现。但不是所有结石患者都有血尿（如果结石引起尿路完全性梗阻或固定不动，如肾盏小结石，则可能没有血尿）。

3. 恶心、呕吐　输尿管结石引起尿路完全性梗阻时，使输尿管管腔内压力增高，管壁局部扩张、痉挛和缺血。由于输尿管与肠道有共同的神经支配而导致恶心、呕吐。

4. 膀胱刺激征　结石伴感染或输尿管膀胱壁段结石时，可有尿频、尿急、尿痛。

5. 并发症表现

（1）急性肾盂肾炎或肾积脓：其继发症状有畏寒、发热、寒战等全身症状。

（2）肾积水：梗阻所致，可在上腹部扪及增大的肾。

（3）尿毒症：双侧上尿路结石引起双侧尿路完全性梗阻或孤立肾上尿路完全性梗阻时，可导致无尿，出现尿毒症。

（4）小儿上尿路结石：以尿路感染为重要的表现，应予以注意。

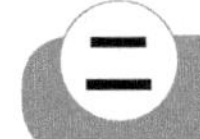

二 诊断

1. 病史和体征　与活动有关的疼痛和血尿，有助于此病的诊断确立，尤其是典型的肾绞痛。询问病史中，要问清楚第一次发作的情况，确认疼痛发作及其放射的部位，以往有无结石病史及家族史，既往病史包括泌尿生殖系统疾病或解剖异常，或结石形成的影响因素等。体检主要是排除其他可能引起腹痛的疾病，如阑尾炎、异位妊娠、卵巢囊肿扭转、急性胆囊炎、胆石症、肾盂肾炎、腹主动脉瘤等。疼痛发作时可能有肾区叩击痛。

2. 影像学检查

（1）超声检查：简便、经济、无创，是临床上诊断尿路结石的最常规手段，超声通常可以发现 2mm 以上的尿路结石。此外，超声检查还可以了解结石以上尿路扩张的程度，间接了解肾实质和集合系统的情况，对于膀胱结石，超声检查能同时观察膀胱和前列腺。

（2）尿路平片（KUB）：其可发现 90% 左右的 X 线阳性结石，能够大致地确定结石的位置、形态、大小及数量，并且初步提示结石的化学性质（如草酸钙、磷酸钙）。

（3）静脉尿路造影（IVU）：可以了解尿路的解剖情况，确定结石在尿路的位置，发现 KUB 不能发现的阴性结石，鉴别平片上可疑的钙化灶。此外，还可以了解分侧肾脏的功能，确定肾积水的程度。而对于肾绞痛发作的患者，由于急性尿路梗阻往往会导致尿路不显影或显影不良，因此对结石的诊断会带来困难。然而，由于行 IVU 检查需推注造影剂，对患者的身体状况有一定要求，临床上应谨慎操作。

（4）CT 平扫 /CTU（CT 尿路造影）：不作首选检查，但由于 CT 扫描不受结石成分、肾功能和呼吸运动的影响，而且螺旋 CT 还能够同时对所获取的图像进行二维或三维重建，因此能够检出其他常规影像学容易遗漏的小结石。CT 诊断结石的敏感性比尿路平片及静脉尿路造影高，尤其适用于急性肾绞痛患者的诊断，可以作为彩超及 X 线检查的重要补充。另外，结石的成分及脆性可以通过不同的 CT 值改变来进行初步的评估，从而对治疗方法的选择提供参考。增强 CT 能够显示肾脏积水的程度和肾实质的厚度，从而反映了肾功能的改变情况。此外，其他影像学的检查还有逆行或经皮肾穿刺造影，此法属创伤性检查方法，不做常规检查方法。

（5）磁共振水成像（MRU）：诊断效果较差，因不受肾功能改变影响，对于不适合做静脉尿路造影的患者（如造影剂过敏、严重的肾功能损害、儿童和孕妇）可考虑采用此方法。

（6）放射性核素肾显像：肾图可以分别了解两侧肾脏的血供情况、肾脏滤过功能、肾小管排泌功能与上尿路通畅情况。方法简便，使用安全，易于重复，对诊断肾脏病患和病况的动态观察，均具有一定的价值。

（7）内镜检查：包括经皮肾镜、输尿管软镜、膀胱镜等。通过内镜可以明确诊断和进行治疗。

3. 实验室检查　包括血液、尿液及结石分析。对于诊断及指导患者预后有一定的价值。

尿常规：可见镜下红细胞、白细胞升高，提示结石伴有尿路感染，禁食晨尿的 pH 则可以了解结石的性质。

血液分析：可有白蛋白、血钙、尿酸、肌酐的异常。

结石分析：分析结石成分，指导患者纠正不良饮食及生活习惯。

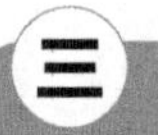

三 治疗

1. 非手术治疗　结石＜0.6cm，光滑，无梗阻及感染、纯尿酸结石或胱氨酸结石，应试行药物排石及溶石治疗；直径＜0.4cm，光滑的结石，90% 能自行排出。

饮水治疗：增加饮水量，保持尿量在 2000～3000ml/d，可降低尿中成石物质的浓度，控制结石生长并有机械性冲洗作用，有利于结石排出。

饮食调节：草酸钙结石应限制高钙饮食（如奶类和巧克力等）和高草酸饮食（如浓茶、西红柿、菠菜和芦笋等）。

调节尿液 pH：口服枸橼酸钾、碳酸氢钠等碱化尿液，有利于尿酸和胱氨酸结石的溶解和消失。

控制感染：结石伴有感染或感染性结石应根据尿培养阳性细菌选用有效的抗生素治疗。

纯尿酸结石的治疗：调节饮食、碱化尿液及口服别嘌醇有较好的治疗效果。

肾绞痛治疗：以解痉止痛为主，如注射阿托品、哌替啶，同时应用钙通道阻滞剂、吲哚美辛、黄体酮、双氯芬酸钠等。

2. 体外冲击波治疗（ESWL）　适用于肾、输尿管上段＜2.5cm 的结石，具有正常肾功能，碎石成功率可达 90% 左右。结石过大常需分次碎石，间隔时间必须不少于 1 周。但结石远端尿路有梗阻、妊娠、出血性疾病、严重心脑血管病、安置心脏起搏器者、急性尿路感染、血肌酐＞265μmol/L、育龄妇女下段输尿管结石等应列为碎石禁忌证。或因过度肥胖不能聚焦、肾位置过高、严重骨关节畸形致结石难以定位，也不适宜采用 ESWL 治疗。若击碎的结石堆积于输尿管内形成“石街”，患者会出现疼痛或不适，有时还可合并感染和肾功能受损等并发症。

3. 内镜治疗

（1）输尿管镜碎石取石术：适用于中下段输尿管结石、平片不显影结石，以及因肥胖、结石硬、停留时间长和经 ESWL 治疗后并发“石街”等患者，经尿道进入膀胱，输尿管镜直达结石部位，直视下用激光、超声或气压弹道击碎结石。下尿路梗阻，输尿管细小、狭窄或严重扭曲等患者不宜采用此法。结石过大或嵌顿紧密，造成手术困难或失败。并发症有输尿管黏膜下损伤、假道、穿孔、撕裂、感染等，远期可有输尿管狭窄、闭塞或逆流等。

（2）经皮肾镜碎石取石术：经腰背部细针穿刺直达肾盏或肾盂，扩张并建立皮肤至肾内通道，放入肾镜，直视下碎石取石。取石后安置肾造瘘管引流尿液。适用于＞2.5cm 的肾盂结石、部分肾盏结石及鹿角形结石。对结石远端尿路梗阻、肾内残余结石或结石质硬、复发结石、有活跃代谢性疾病及需再次手术者尤为适宜。还可与 ESWL 联合应用治疗复杂性肾结石。凝血机制障碍、对造影剂过敏、过于肥胖穿刺针不能到达肾内或脊柱畸形者不宜采用此法。并发症有肾实质撕裂或穿破、出血、漏尿、感染、动静脉瘘、损伤周围脏器等。

（3）输尿管软镜：用于肾结石（＞2cm）的治疗，采用逆行途径，向输尿管插入安全导丝，在导丝的引导下放置软镜镜鞘，直视下放入输尿管软镜，随导丝进入肾盂或肾盏并找到结石，用激光将结石粉碎成可以排出的小结石。

（4）腹腔镜输尿管切开取石术：适用于输尿管结石＞2cm，或经 ESWL、输尿管镜手术治疗失败者。手术途径有经腹腔和经后腹腔两种。手术时需用导尿管排空膀胱及用鼻胃管对胃肠道进行减压以利于手术，取石后要安置双 J 管于输尿管腔内引流尿液。

4. 开放手术　在上述治疗失败或无条件进行上述治疗方法时，可采用开放手术治疗。根据结石部位、大小、复杂程度、患者肾功能等可选用输尿管切开取石术、肾盂或肾窦切开取石术、肾实质切开取石术、肾部分切除术或肾切除术。

（1）双侧上尿路结石：治疗时应比较双侧梗阻程度、肾实质厚度、分肾功能及处理结石难易程度决定治疗方案。原则上首先处理梗阻较重、肾功能易于恢复及结石较易处理的一侧。

（2）双侧输尿管结石：一般先处理梗阻严重侧。条件允许可同时取出双侧结石。

（3）一侧肾结石并对侧输尿管结石，先处理输尿管结石。

（4）双侧肾结石：应先处理易于取出结石且安全的一侧。若患者肾功能极差，梗阻严重、全身情况差，应先行肾造瘘引流尿液，改善和恢复肾功能，待情况好转后再处理结石。

（5）双侧上尿路结石或孤立肾上尿路结石致急性完全性梗阻无尿时，在明确诊断后，若全身情况允许，应及时施行手术。如病情严重不能耐受手术，可试行输尿管插管，通过结石部位后留置导管引流尿液；不能通过结石部位时，则改行经皮肾造瘘术。病情好转后再选择适当治疗方法。

第 3 节　膀 胱 结 石

●案例分析

患者，男性，49 岁。症状：尿频、尿急、尿流中断 1 周。查体：双肾区无叩痛，耻骨上膀胱区无膨隆，有轻度深压痛，无肌紧张。尿常规：红细胞 3～5 个 /HP，白细胞 1～3 个 /HP。生化检查未见异常。B 超示膀胱内有一弧形强回声，后方有明显声影，上下径约 44mm，左右径约 36mm，变动体位见强回声可移动，膀胱壁增厚，局部达 10mm，双肾及输尿管未见异常。

问题：此病例的诊断需要完善什么检查？

膀胱结石是指在膀胱内形成的结石。它可以分为原发性膀胱结石和继发性膀胱结石。前者是指在膀胱内形成的结石，多由于营养不良引起，多发于儿童，随着我国经济的不断发展，儿童膀胱结石现发病率已呈下降趋势；后者则是指来源于上尿路或继发于下尿路梗阻、感染、膀胱异物或神经源性膀胱等因素而形成的膀胱结石。在经济发达地区，膀胱结石主要发生于老年男性，且多患有前列腺增生症或尿道狭窄；而在贫困地区，则多见于儿童，女性少见。

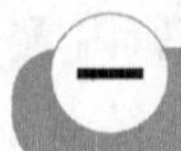

临床表现

膀胱结石可无特殊症状。尤其是儿童，但典型症状亦多见于儿童。①尿痛：疼痛可由于结石对膀胱黏膜的刺激引起。表现为下腹部和会阴部的钝痛，亦可为明显或剧烈的疼痛。活动后疼痛的症状加重，改变体位后可使疼痛缓解。常伴有尿频、尿急、尿痛的症状，排尿终末时疼痛加剧。儿童患者常因排尿时的剧烈疼痛而拽拉阴茎，哭叫不止，大汗淋漓。患儿为了避免排尿时的疼痛，会采取特殊的体位排尿，即站立时双膝前屈、躯干后仰 30°，一旦尿线变细或尿流中断，就立即改变体位待结石移开后再继续排尿。②排尿障碍：结石嵌于膀胱颈口时可出现明显的排尿困难，并有典型的排尿中断现象，还可引起急性尿潴留。③血尿大多为终末血尿。膀胱结石合并感染时，可出现膀胱刺激症状和脓尿。

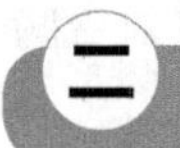

诊断

根据典型症状可初步诊断，常用诊断方法：①超声诊断，简便有效，结石呈特殊声影，且随体位变换而移动。②X 线检查，需拍摄全腹平片，可了解结石的大小、位置、数目和形态。膀胱憩室内的结石在 X 线平片上出现在异常部位，且较固定，应引起注意。③膀胱镜检查，是诊断膀胱结石最可靠的方法，不仅可确诊结石，而且可发现其他问题，如良性前列腺增生、膀胱憩室、癌变等。④ CT，可以检查出膀胱结石的大小及密度。

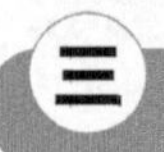

治疗

1．膀胱结石治疗原则　①取出结石；②纠正形成结石的原因。膀胱结石外科治疗的方法包括腔镜手术、开放性手术和 ESWL。

2．腔内治疗　经尿道膀胱结石的腔内治疗方法是目前治疗膀胱结石的主要方法，可以同时处理下尿路梗阻病变，如尿道狭窄、前列腺增生等。

3．ESWL　儿童膀胱结石多为原发性结石，可选择 ESWL；成人原发性膀胱结石≤30mm 可以采用 ESWL。

4．开放手术治疗　耻骨上膀胱切开取石手术不应作为膀胱结石的首选治疗方法，仅适用于需要同时处理膀胱内其他病变的病例。

第 4 节　尿 道 结 石

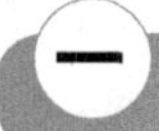

临床表现

1．疼痛　原发性尿道结石常是逐渐长大的，或位于憩室内，早期可无疼痛症状，继发性结石多系突然嵌入尿道内，常突感尿道疼痛和排尿痛，疼痛可向阴茎头、会阴部或直肠放射。

2．排尿困难　结石引起尿道不全梗阻，可有尿线变细、分叉及射出无力，伴有尿频、尿急及尿滴沥，继发性尿道结石，由于结石突然嵌入尿道内，多骤然发生排尿中断，并有强烈尿意及膀胱里急后重，多发生急性尿潴留。

3. 血尿及尿道分泌物　急诊患者常有终末血尿或尿初血尿，或排尿终末有少许鲜血滴出，伴有剧烈疼痛，慢性患者尿道常有黏液性或脓性分泌物。

4. 尿道压痛及硬结　绝大多数患者均能在尿道结石局部触到硬结并有压痛，后尿道结石可通过直肠指检触及。尿道憩室内的多发性结石，可触到结石的沙石样摩擦感。女性尿道结石：与男性相比不常见，这与女性尿道短和膀胱结石少有关，女性尿道结石多合并尿道憩室，不管是否合并结石，尿道憩室多表现为下尿路感染，性交时疼痛是另一突出症状，当脓性分泌物流出时，症状会暂时得到缓解，经阴道检查可在其前壁的尿道区触及质硬的团块，治疗方法为手术切除尿道憩室同时取出结石。

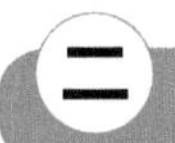

二 诊断

1. X线检查　X线平片可以证实尿道结石及其部位，且可同时检查上尿路有无结石，尿道造影可以发现阴性结石，有无尿道狭窄和尿道憩室。

2. B超　尿道结石声像图表现为尿道腔内的强回声光团后方伴有声影。

3. 尿道镜检查　能直接观察到结石、尿道并发症及其他异常情况。

4. 尿道造影　更能明确结石与尿道的关系，尤其对尿道憩室内的结石诊断更有帮助，后尿道结石可经直肠指检触及，前尿道结石可直接沿尿道体表处扪及，用尿道探条经尿道探查时可有摩擦音及碰击感。

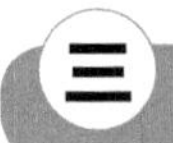

三 治疗

治疗须根据结石的大小、形状、所在部位和尿道的情况而定。

1. 前尿道结石取出术　接近尿道外口的结石和位于舟状窝的小结石如不能自行排出，可注入液状石蜡后挤出，也可用钳子或镊子取出。

2. 前尿道切开取石术　前尿道结石嵌顿严重、不能经尿道口取出者，可以行前尿道切开取石术，阴茎部尿道切开后有形成尿瘘的可能性，故应尽可能避免采用尿道切开取石的方法，此时可将结石推向球部尿道，尽量在球部尿道处切开取石。

3. 后尿道结石的处理　对后尿道结石可用尿道探子将结石推回膀胱内，按照膀胱结石处理。如结石大而嵌顿者，可经会阴部或经耻骨上切开取石。尿道憩室中的结石，必须同时切除憩室，有尿道梗阻和感染者，需一并处理。

4. 尿道镜取石术　尿道狭窄阻碍结石排出或结石嵌顿严重者，可经尿道镜先切开狭窄段再行取石，结石大而嵌于尿道时间久者，可在内镜下行气压弹道碎石或激光碎石，不能取出者可行尿道切开取石。

第5节　良性前列腺增生

●案例分析

患者，男性，75岁。因进行性排尿困难5年，尿频、尿急、尿痛，伴急迫性尿失禁3天入院。查体：腹软，无明显压痛及反跳痛，耻骨上叩诊浊音。指肠指检：肛门括约肌张力尚可，前列腺Ⅲ度增生，质软，中央沟消失，未触及明显结节，指套无血染，PSA 2.39μg/L。

问题：患者最可能的诊断是什么？需要进一步做什么检查？

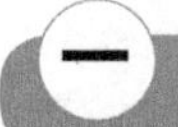

病因

前列腺的正常发育有赖于男性激素，但前列腺增生的病因仍不完全清楚，目前认为上皮和基质的相互影响，各种生长因子的作用，随着年龄增长，睾酮、双氢睾酮及雄激素的改变都可能是前列腺增生的重要原因。

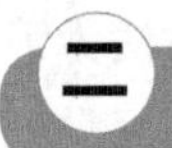

病理

良性前列腺增生开始于围绕尿道精阜部位的腺体，这部分腺体称为移行带，占前列腺组织的 5%，是前列腺增生的起始部位。其余 95% 腺体由外周带和中央带组成。

前列腺增生有基质型和腺泡型，也可有混合型。前列腺增生时可以是腺体增生为主，也可以兼有基质增生。增生的前列腺体将外周的腺体压扁形成假包膜，与增生腺体有明显的界线。增生使前列腺段尿道弯曲、伸长，尿道受压变窄。

前列腺增生的程度不一，一般从正常的 20g 增至 30～80g，但亦有重达 100～200g 者，增生程度与尿路梗阻的程度并不一定成正比，而与增生部分的位置有直接关系，如增生的部分恰好堵塞尿道内口，即使增大不足 10g，也可引起严重梗阻。

前列腺增生引起梗阻时，膀胱逼尿肌增厚，黏膜表面出现小梁，严重时形成小室和假性憩室。长期排尿困难使膀胱高度扩张，可导致输尿管末端丧失其活瓣作用，发生膀胱输尿管反流，梗阻和反流可引起肾积水和肾功能损害。由于梗阻后膀胱内尿液潴留，容易继发感染和结石。

临床表现

1．尿频　前列腺增生最典型的症状就是尿频，也是前列腺增生的早期症状之一，夜尿的次数往往可以反映前列腺增生的严重程度，从开始 1～2 次发展到 4～5 次，说明梗阻程度逐渐加重，要及时治疗。

2．排尿困难　是前列腺增生最初的典型症状，还包括排尿费力、尿等待。以后便会发展成为尿流变细、尿线中断、射尿无力及尿射程变短，尿时需增加腹压，有时有尿不尽感或尿后滴沥。

3．尿潴留　多见于本病晚期患者，当前列腺增生的梗阻加重达一定程度，排尿时不能排尽膀胱内全部尿液，即为尿潴留，如果膀胱残余尿过多而使少量尿从尿道口溢出，称为充溢性尿失禁。前列腺增生的任何阶段中都可因气候变化、饮酒、劳累等而发生急性尿潴留，即排不出小便，患者非常痛苦。

4．尿失禁　前列腺增生患者夜间睡觉时，尿液会不受控制地流出来，严重的患者白天也会出现这种情况。

5．尿痛、尿急　如果前列腺增生患者的膀胱里尿液排不干净，容易引起细菌感染，出现尿痛、尿急的现象。

6．排尿中断　当患前列腺增生后，尿液里的结晶体容易凝集形成膀胱结石，造成排尿突然中断，老年人排尿中断和出现膀胱结石是前列腺增生的典型症状。

7. 影响肠道　前列腺增生是一个最容易被忽视的典型症状，由于长时间排尿不畅，腹部压力增高，男性会出现经久不愈的脱肛、便血或发生腹股沟疝。这是由于长时间排尿不畅，腹部压力增高所引起的。

8. 性欲亢进　是前列腺增生的典型症状，还包括患者出现与年龄不相符的性欲增强，或者平时性欲不是很旺盛，但突然变得强烈起来，这是由于前列腺增生导致前列腺功能紊乱，反馈性地引起睾丸功能一时性加强。

四　诊断

对前列腺增生患者的症状进行评分计量可以使诊断、预后及治疗监测等有统一的量化指标。国际前列腺症状评分表是目前公认的判断前列腺增生症状严重程度的最佳手段（表 39-1）。

表 39-1　国际前列腺症状评分表（I-PSS）

	评估内容	无	少于 1/5	少于 1/2	约 1/2	多于半数	几乎总是	症状评分
1	过去 1 个月有排尿不尽感	0	1	2	3	4	5	
2	过去 1 个月排尿后 2 小时以内又要排尿	0	1	2	3	4	5	
3	过去 1 个月排尿时尿中断	0	1	2	3	4	5	
4	过去 1 个月排尿不能等待	0	1	2	3	4	5	
5	过去 1 个月感觉尿线变细	0	1	2	3	4	5	
6	过去 1 个月感觉排尿费力	0	1	2	3	4	5	
7	过去 1 个月夜间睡觉时起床排尿次数	0	1 次	2 次	3 次	4 次	≥5	

注：将表格中的 7 个问题答案的分数累加得到 I-PSS 总分，0～7 分为轻度症状；8～19 分为中度症状；20～35 分为重度症状。

根据典型症状，对前列腺增生的诊断并不困难。一般需做下列检查。

1. 尿流动力学　可以用来判断前列腺增生患者的下尿路梗阻是否存在及其梗阻程度。

2. 直肠指检　该检查是诊断前列腺增生必须进行的检查，也是最简易的检查方法，该检查可以了解前列腺的解剖界线、大小、质地及是否有硬结，如发生增生，则其质地较硬，表面光滑，中央沟变浅或消失。

3. B 超　该检查不但可测出增生前列腺的形态、大小及性质，还可以帮助分析内部组织结构，并且该检查对患者无损伤，可反复进行检查。

4. 血清前列腺特异性抗原（PSA）测定　对排除前列腺癌，尤其前列腺有结节或质地较硬时十分必要，但许多因素都可影响 PSA 的测定值，如年龄、前列腺增生、炎症、前列腺按摩、膀胱镜检查等因素均可使 PSA 增高。

其他还有前列腺穿刺活检、膀胱镜、尿道镜、放射性核素肾图等检查。

五　鉴别诊断

1. 膀胱颈挛缩　多由慢性炎症所致，发病年龄较轻，多在 40～50 岁出现排尿困难症状，但前列腺体积不大。

2. 前列腺癌　前列腺呈结节状、质坚硬。血清 PSA 升高，鉴别需行磁共振检查和前列腺穿刺活检。

3. 尿道狭窄　多有尿道损伤或感染病史。

4. 神经源性膀胱功能障碍　常有中枢或周围神经系统损害的病史和体征，多同时存在下肢感觉和运动功能障碍，会阴部皮肤感觉及肛门括约肌张力减退或消失。尿流动力学检查可以明确诊断。

治疗

1. 等待观察　前列腺增大患者如果长期症状很轻，不影响生活与睡眠，一般无须治疗，可等待观察，但需要密切随访，如症状加重，应选择其他方法治疗。

2. 药物治疗　治疗前列腺增生的药物很多，常用的药物包括α-肾上腺素能受体阻滞剂、5α-还原酶抑制剂等。

3. 外科治疗　对于体质尚好、能耐受手术的患者，仍以手术治疗为佳，因内分泌素治疗仅是相对的治愈，仍然存在复发机会，远不如手术解决问题完全彻底，手术方式可有多种，主要有以下数种。

（1）耻骨上经膀胱切除前列腺：是一种古老的手术方法，可一期施行，亦可分两期施行，一般情况差的患者，如有严重的肾脏损害及心力衰竭，需先作膀胱造瘘引流，待肾功能恢复，心脏情况亦好转能耐受手术时，再考虑手术治疗。

（2）耻骨后膀胱外切除术：此术式不需要切开膀胱，在耻骨联合后膀胱前间隙暴露前列腺，在内括约肌平面以下切开包膜，剜除前列腺的肥大部分，然后缝合被膜。

（3）经尿道前列腺电切术（TURP）：是最多采用的手术方法，95%的前列腺切除术可在内镜下进行。在持续硬脊膜外阻滞麻醉或腰麻下手术，术后留院观察1～2天即可。接受TURP的患者术中发生前列腺包膜穿孔可出现尿外渗，更严重者由于低渗灌注液的大量吸收可引起高血容量和低钠血症而发生TURP综合征（TURS）。

（4）经尿道前列腺电气化技术（TUVP）：为第2代内镜切割技术。除用槽状滚球代替传统的电切环外，此操作技术采用标准的前列腺电切镜，高强度电子流使组织汽化蒸发，在前列腺尿道部形成通道。

（5）经尿道等离子切割（PKVP）：它是第3代内镜切割技术。用生理盐水作介质避免TURS的发生。该技术有切割和止血双重功能，切到包膜时有凝滞感，可减少包膜切破的机会。双极回路切割止血效果良好，低温操作可减少热损伤的程度，避免闭孔反射，减少勃起神经损伤的发生。

（6）开放性前列腺切除术：前列腺太大不易通过腔内手术切除时，就必须选择开放性手术治疗。腺体超过60g时通常应考虑开放性手术。当患者合并膀胱憩室、膀胱结石或膀胱内合并其他病变时，首选开放性前列腺切除术。

第6节　尿　潴　留

尿潴留是指膀胱内充满尿液而不能正常排出，按其病史、特点分急性尿潴留和慢性尿潴留两类，急性尿潴留起病急骤，膀胱内突然充满尿液不能排出，患者十分痛苦，常需急诊处理；慢性尿潴留起病缓慢，病程较长，下腹部可触及充满尿液的膀胱，但患者不能排空膀胱，由于疾病的长期存在和适应痛苦反而不重。

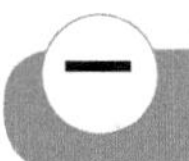

临床表现

急性尿潴留发病突然，膀胱内充满尿液不能排出，胀痛难忍，辗转不安，有时从尿道溢出部分尿液，但不能减轻下腹部疼痛。

慢性尿潴留多表现为排尿不畅、尿频，常有尿不尽感，有时有尿失禁。少数患者虽无明显慢性尿潴留梗阻症状，但往往已有明显上尿路扩张、肾积水，甚至出现尿毒症症状，如身体虚弱、贫血、呼吸有尿臭味、食欲缺乏、恶心呕吐、贫血、血清肌酐和尿素氮升高等。必须指出的是，患者没有排尿不等于就是尿潴留。

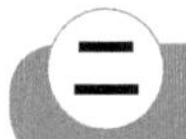

诊断

根据病史及典型的临床表现，尿潴留诊断并不困难。体检时可见到耻骨上区半球形隆起，用手按压有明显尿液，叩诊为浊音，超声检查可明确诊断。

尿潴留应与无尿鉴别，后者是指肾衰竭或上尿路完全梗阻，膀胱内空虚无尿，两者含义不同，不能混淆。

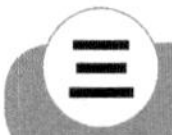

治疗

急性尿潴留需要急诊处理，应立即解决尿液引流。

1．导尿术　膀胱以下尿道梗阻或神经源性膀胱等疾病引起的急性尿潴留患者可经尿道插入导尿管进行膀胱减压，导尿操作过程应严格遵循无菌原则。

导尿术的唯一绝对禁忌证是尿道损伤，包括确诊或怀疑的尿道损伤，严重骨盆创伤或骨盆骨折患者常有尿道损伤，若怀疑患者有尿道损伤，插导尿管前必须进行逆行尿道造影，导尿的相对禁忌证有尿道狭窄，近期接受尿道或膀胱手术，患者抵触或不合作者。

2．耻骨上膀胱穿刺造瘘　适应证包括对经尿道导尿有禁忌或经尿道插管失败的急性尿潴留患者。禁忌证包括膀胱空虚、既往有下腹部手术史伴严重瘢痕粘连，以及既往有盆腔放疗史伴严重瘢痕粘连，明显的全身出血性疾病是相对禁忌证。

3．穿刺抽尿法　在无法插入导尿管，无条件穿刺造瘘情况下为暂时缓解患者痛苦，可在无菌条件下，在耻骨联合上缘 2 指正中线处行膀胱穿刺，抽出尿液暂时缓解患者症状后转到有条件医院进一步处理。

（1）病因治疗：除了急诊可解除的病因外，如尿道结石或血块堵塞、包茎引起的尿道外口狭窄，包皮嵌顿等，其他病因导致的急性尿潴留可在尿液引流后，再针对不同的病因进行治疗。

（2）慢性尿潴留：急性尿潴留解决后，经检查病因明确后，针对病因择期手术或采取其他方法治疗，解除梗阻。如果为动力性梗阻引起，多数患者需间歇性自家清洁导尿，自我导尿困难或上尿路积水严重者，可作耻骨上膀胱造瘘术或其他尿流改道术。

自 测 题

一、名词解释

1. 肾输尿管绞痛
2. 残余尿

二、选择题

A_1/A_2 型题

1. 下列关于肾积水临床特点的叙述不正确的

是（　　）

A. 肾积水合并感染时可出现全身中毒症状

B. 长时间梗阻引起的肾积水，最终会导致肾功能减退和丧失

C. 肾积水由上尿路梗阻引起，下尿路梗阻不引起肾积水

D. 轻度肾积水多无症状，中重度积水可引起腰部疼痛甚至出现腹部肿块

E. 双侧肾完全梗阻可导致急性肾衰竭

2. 肾绞痛的特点是（　　）

A. 持续性的胀痛

B. 突发性剧烈绞痛并沿输尿管向下腹部放射

C. 无其他任何并发症状

D. 泌尿系结核典型的临床表现

E. 疼痛持续时间长，不易缓解

3. 上尿路结石出现血尿的特点是（　　）

A. 活动后血尿　　B. 初始血尿

C. 终末血尿　　D. 无痛性血尿

E. 全程血尿

4. 输尿管末端结石常伴有的症状为（　　）

A. 无痛性全程肉眼血尿

B. 肾绞痛＋镜下血尿

C. 腰痛、尿急、尿失禁

D. 排尿困难

E. 膀胱刺激征

5. 上尿路结石典型表现是（　　）

A. 肾绞痛伴活动后血尿

B. 夜尿增加伴血尿

C. 疼痛伴排尿困难

D. 尿频伴血尿

E. 膀胱刺激征

6. 10岁男孩，1年来时有尿频、尿急、尿痛和排尿困难、尿流中断，改变体位后又能继续排尿，首先应考虑（　　）

A. 急性膀胱炎　　B. 前列腺炎

C. 尿道狭窄　　D. 膀胱结石

E. 输尿管结石

7. 膀胱结石的典型症状是（　　）

A. 血尿，伴腰部绞痛

B. 脓尿

C. 夜尿增多，排尿困难进行性加重

D. 排尿困难，尿流中断改变体位又可排尿

E. 尿频、尿急及尿痛

8. TURP术中及术后常见的并发症有（　　）

A. 术后出血　　B. TURP综合征

C. 膀胱穿孔　　D. 尿失禁

E. 以上都是

9. 在尿流率测定的各项参数中，下列哪项最有意义（　　）

A. 最大尿流率　　B. 平均尿流率

C. 排尿时间　　D. 尿流时间

E. 尿量

10. 保守治疗前列腺增生的机制是（　　）

A. 抑制H_2受体　　B. 抑制5-α还原酶

C. 抑制α受体　　D. 抑制β受体

E. 抑制雄性激素受体

11. 患者，男性，62岁。主因排尿困难6年，不能排尿1天来诊。查下腹部扪及囊性包块，直肠指检前列腺Ⅱ度肿大，质地韧，表面光滑，中央沟消失。血PSA 2.2ng/ml，BUN 14.5mmol/L，Cr 267mmol/L，可能的诊断是（　　）

A. 前列腺癌

B. 良性前列腺增生症

C. 前列腺肉瘤

D. 前列腺炎

E. 以上都不是

12. 前列腺增生症的主要症状是（　　）

A. 尿频　　B. 排尿痛

C. 进行性排尿困难　D. 尿急

E. 尿流中断

13. 前列腺增生在下列哪种情况下不宜行手术治疗（　　）

A. 伴有长期、反复的下尿路感染

B. 伴有反复肉眼及镜下血尿

C. 合并腹股沟斜疝

D. 伴有急性尿潴留病史

E. 伴有尿道括约肌功能障碍

14. 患者，男性，67岁。夜间尿频半年余，排尿困难2个月。B超检查：双肾未见占位性病变，膀胱充盈良好，前列腺4.5cm×4cm×3cm，残余尿量120ml。患者最可能的诊断是（　　）
A. 神经源性膀胱　B. 膀胱过度活动症
C. 前列腺增生　D. 膀胱肿瘤
E. 尿道狭窄

15. 患者，男性，67岁。夜间尿频半年余，排尿困难2个月。B超检查：双肾未见占位性病变，膀胱充盈良好，前列腺4.5cm×4cm×3cm，残余尿量120ml。首先要做的检查是（　　）
A. CT　B. MRI
C. 经直肠B超　D. 尿流动力学
E. 腹部X线平片

16. 老年男性急性尿潴留常见病因是（　　）
A. 前列腺增生　B. 尿道结石
C. 尿道外伤　D. 膀胱异物
E. 尿道肿瘤

17. 急性尿潴留病因中，属于非机械性梗阻的是（　　）
A. 尿道结石　B. 外伤性高位截瘫
C. 尿道断裂　D. 尿道肿瘤
E. 前列腺增生

18. 关于急性尿潴留的治疗错误的是（　　）
A. 留置导尿
B. 耻骨上膀胱穿刺抽吸尿液
C. 耻骨上膀胱穿刺造瘘
D. 应用利尿药
E. 耻骨上膀胱切开造瘘

三、简答题

1. 双侧上尿路结石如何处理？
2. 简述前列腺增生的治疗原则。

（刘志明）

第40章 泌尿、男性生殖系统肿瘤

泌尿、男性生殖系统肿瘤是泌尿外科常见疾病之一，其发病率、死亡率有增长趋势。泌尿、男性生殖系统各部位均可发生肿瘤，最常见的是膀胱癌，其次是肾肿瘤。前列腺癌在欧美国家最常见，在我国近年来有明显上升趋势，而随着卫生状况改善阴茎癌的发病率已明显下降。

第1节 肾 肿 瘤

肾肿瘤（renal tumor）是泌尿系统常见的肿瘤之一，多为恶性，且发病率正逐年上升。临床上较常见的肾肿瘤包括来自肾实质的肾细胞癌、肾母细胞瘤及发生于肾盂肾盏的移行细胞乳头状肿瘤。成人的恶性肿瘤较常见的是肾细胞癌，肾盂癌较少见。肾母细胞瘤是小儿最常见的腹部恶性实体肿瘤。

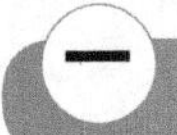

一 肾细胞癌

肾细胞癌（renal cell carcinoma，RCC）又称肾腺癌，简称为肾癌，是最常见的肾实质性恶性肿瘤，占肾恶性肿瘤的85%左右。引起肾癌的病因至今尚未明确，其发病可能与吸烟、肥胖、饮食、职业接触（如石棉、皮革等）、遗传因素（如*VHL*抑癌基因突变或缺失）等有关。各国或各地区的发病率不同，发达国家高于发展中国家，城市高于农村。

（一）病理

肾癌源自肾小管上皮细胞，呈圆形，外有假包膜，切面呈黄色，有时呈多囊性。肿瘤内可有出血、坏死和钙化。常累及一侧肾，多单发，双侧先后或同时发病者占2%左右。镜检多为透明细胞、颗粒细胞、梭形细胞等。半数肾癌同时有两种细胞，以梭形细胞为主的恶性肿瘤，其恶性程度高。肾癌局限在包膜内时恶性度较小，当肿瘤逐渐增大穿透假包膜后，除侵及肾周筋膜和邻近器官组织，向内侵及肾盂肾盏引起血尿外，还可直接扩展至肾静脉、下腔静脉形成癌栓，经血液和淋巴转移至肺、肝、骨、脑等。淋巴转移最先到肾蒂淋巴结。

（二）临床表现

肾癌多发生于50～70岁人群，男性多于女性，男：女为2：1。早期无明显症状，大多在健康体检或其他疾病检查时被发现，常见症状为血尿、肿块、疼痛。

1. 血尿、疼痛和肿块　间歇性无痛性全程肉眼血尿为常见症状，表明肿瘤已侵入肾盏、肾盂。疼痛常为腰部钝痛或隐痛，多由于肿瘤生长牵张肾包膜或侵犯腰肌、邻近器官所致；血块引起输尿管梗阻时可发生肾绞痛。肿瘤较大时可在上腹部或腰部易被触及，质地较硬，无压痛。肉眼血尿、腰痛和腹部肿块常被称为肾癌“三联症”。

2. 副瘤综合征　因肿瘤坏死、出血、毒性物质吸收可引起持续性或间歇性低热，还可见高血压、红细胞沉降率增快、高钙血症、红细胞增多症等。

3. 转移症状　约有 30% 的患者因转移症状，如病理骨折、咳嗽、咯血、神经麻痹及转移部位出现疼痛等初次就诊，40%～50% 的患者在初次诊断后出现远处转移。

（三）诊断

肾癌早期多无明显症状，易误诊。血尿、疼痛和肿块是肾癌的主要症状，出现其中任何一项或两项症状，即应考虑肾癌的可能。约有半数患者在体检时由超声或 CT 偶然发现，称为偶发肾癌或无症状肾癌。肾癌术前诊断依赖于医学影像学检查结果，能提供最直接的诊断依据。

1. 超声　发现肾癌的敏感性较高，在体检时，超声可以发现临床无症状、尿路造影无改变的早期肿瘤。超声常表现为不均质的中低回声实性肿块，体积小的肾癌有时表现为高回声，需结合 CT、MRI 诊断。超声能准确地区别肾肿块是囊性或是实质性的，是肾癌或是肾血管平滑肌脂肪瘤（良性）。

2. X 线检查　尿路平片（KUB）可见肾外形增大，偶见肿瘤散在钙化。静脉尿路造影（IVU）可见肾盏肾盂因肿瘤挤压或侵犯，出现不规则变形、狭长、拉长、移位或充盈缺损（图 40-1），甚至患肾不显影。超声、CT 不能确诊的肾癌作肾动脉造影检查。

3. CT　对肾癌的确诊率高，能显示肿瘤部位、大小、有无累及邻近器官，是目前诊断肾癌最可靠的影像学方法。CT 表现为肾实质内不均质肿块，平扫 CT 值略低于或与肾实质相似，增强扫描后，肿瘤不如正常肾实质增强明显（图 40-2）。但此时 CT 值数倍于平扫 CT 值。CT 也可区别其他肾实质病变如肾血管平滑肌脂肪瘤（良性）等。CT 增强血管造影及三维重建可以见到增粗、增多和紊乱的肿瘤血管，可替代传统的肾动脉造影。

4. MRI　对肾癌诊断的准确性与 CT 相仿。在显示邻近器官有无受侵犯，肾静脉或下腔静

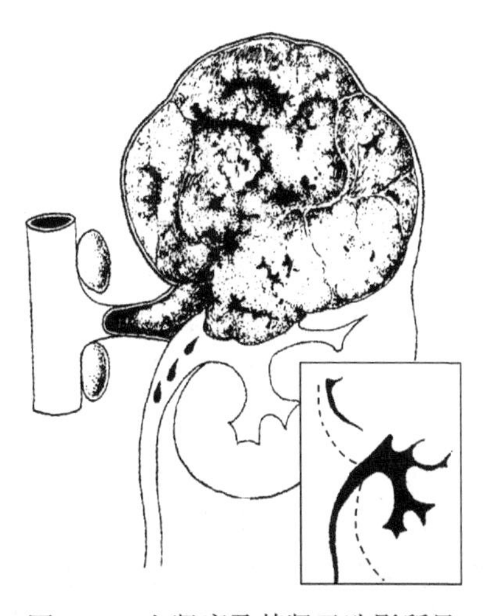

图 40-1　左肾癌及其肾盂造影所见

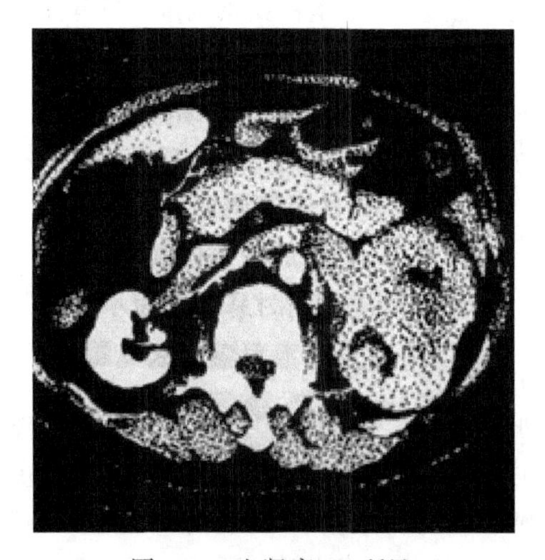

图 40-2　左肾癌 CT 所见

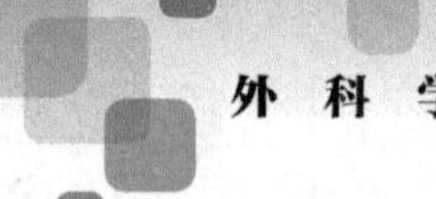

脉内有无癌栓方面则优于 CT。

（四）治疗

根治性肾切除术（radical nephrectomy）是肾癌最主要的治疗方法。切除范围包括患肾、肾周脂肪及肾周筋膜、区域肿大淋巴结及髂血管分叉以上的输尿管。肾上极肿瘤和肿瘤已累及肾上腺时，需切除同侧肾上腺。肾静脉或下腔静脉内癌栓应同时取出。肿瘤体积较大，术前作肾动脉栓塞治疗，可减少术中出血。近年来应用的腹腔镜根治性肾切除术或腹腔镜肾部分切除术，具有创伤小、术后恢复快等优点。肾癌对放射治疗、化学治疗不敏感。若同时结合免疫治疗有一定的疗效。免疫治疗能扩大 T 细胞数量，激活 T 细胞增长，增强患者的免疫反应。分子靶向药物酪氨酸激酶抑制剂已应用于晚期肾癌（透明细胞型）的治疗，可提高晚期肾癌治疗的有效率，但存在相关毒性作用。

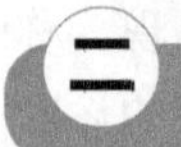

二 肾母细胞瘤

肾母细胞瘤（nephroblastoma）又称肾胚胎瘤或 Wilms 瘤，是婴幼儿最常见的恶性肿瘤，约占 15 岁以下小儿恶性泌尿生殖系肿瘤的 8%。

（一）病理

肾母细胞瘤可发生于肾实质的任何部位，生长极快，柔软。切面呈灰黄色，有囊性变，瘤体组织与正常肾组织无明显界线。肿瘤破坏并压迫正常肾组织，可以侵入肾盂，很少见。肾母细胞瘤是从胚胎性肾组织发生，典型的组织学特征为由间质、上皮和胚芽 3 种成分组成的恶性多形性腺瘤。间质组织占肿瘤的绝大部分，包括腺体、神经、分化程度不同的胶原结缔组织、平滑肌和横纹肌纤维、脂肪及软骨等成分。肿瘤突破肾包膜后，可广泛侵犯周围组织和器官。转移途径同肾癌，经淋巴转移至肾蒂及主动脉旁淋巴结；血行转移可播散至全身多个部位，以肺转移最常见，其次为肝，也可以转移至脑等。

（二）临床表现

80% 以上患者在 5 岁以前发病，发病年龄平均为 3.5 岁。偶见于成人与新生儿。男女发病比例约为 1∶1。双侧同时发病者约占 5%。婴幼儿腹部巨大包块是本病的特点，绝大多数是在给小儿洗澡或更衣时发现。肿块常位于上腹一侧季肋部，表面光滑，中等硬度，无压痛，一般不超过中线，有一定活动度。常有发热及高血压，肿瘤很少侵入肾盂肾盏，故血尿不明显。

（三）诊断

婴幼儿腹部发现进行性增大的肿块，首先应考虑到肾母细胞瘤的可能。首选 B 超检查，可检出肿瘤是来自肾的实质性肿瘤。静脉尿路造影（IVU）所见与肾癌相似，显示肾盏肾盂受压、拉长、变形、移位和破坏。CT 和 MRI 对诊断有决定意义，可显示肿瘤范围及邻近淋巴结、器官、肾静脉和下腔静脉有无受累及。肾母细胞瘤须与巨大肾积水、肾上腺神经母细胞瘤等相鉴别。

（四）治疗

早期行肾切除术，配合化疗、放疗可显著提高手术存活率。术前化疗首选化疗药物有放线菌素 D（ACTD）、长春新碱（VCR），两药联合应用疗效更好。术前放射治疗适用于曾用化疗而肿瘤缩小不明显的巨大肾母细胞瘤。术后放疗应不晚于 10 天，否则局部肿瘤复发机会增多。综合治疗 2 年生存率可达 60%～94%，2～3 年无复发应认为已治愈。双侧肾母细胞瘤可给予上述辅助治疗后行双侧肿瘤切除。单侧肾母细胞瘤在进行肾切除之前都应该确认对侧肾的存在。

第2节 膀胱肿瘤

膀胱肿瘤（tumor of the bladder）是泌尿系统最常见的肿瘤，居泌尿系肿瘤首位。绝大多数来自上皮组织，其中90%以上为移行上皮肿瘤。

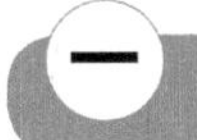

一 病因

病因仍不完全清楚，下列为与发病相关的危险因素。

（一）长期接触致癌物质

长期接触某些致癌物质（如染料、皮革、橡胶、塑料、油漆等）的职业人员，发生膀胱癌的风险性显著增加。现已肯定主要致癌物质是联苯胺、β-萘胺、4-氨基双联苯等。潜伏期长，可达30～50年。对致癌物质的易感性个体差异极大。

（二）吸烟

吸烟是最重要的致癌因素，约1/3膀胱癌与吸烟有关。吸烟者患膀胱癌的风险性是不吸烟者的4倍，可能与香烟含有多种芳香胺的衍生物有关。吸烟量越大，吸烟史越长，发生膀胱肿瘤的风险性越大，并无性别差异。

（三）膀胱慢性感染与异物长期刺激

膀胱慢性感染与异物长期刺激会增加发生膀胱癌的风险，如膀胱结石、膀胱憩室、埃及血吸虫病膀胱炎或留置导尿管等容易诱发膀胱癌。

（四）其他

长期大量服用含非那西丁的镇痛药、食物中或由肠道菌作用产生的亚硝酸盐及盆腔放射治疗等，均可能成为膀胱癌的病因或诱因。研究资料显示，多数膀胱癌是由于癌基因的激活和抑制基因的缺失诱导形成，使移行上皮的基因组发生多处改变，导致细胞不能凋亡、无限增殖、DNA复制错误，最后形成癌。

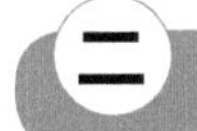

二 病理

病理与肿瘤的组织类型、细胞分化程度、生长方式和浸润深度有关，其中细胞分化程度和浸润深度对预后的影响最大。膀胱肿瘤中95%以上为上皮性肿瘤，其中尿路上皮移行细胞乳头状癌超过90%，鳞癌和腺癌各占2%～3%。近1/3的膀胱癌为多发性肿瘤。1%～5%为非上皮性肿瘤，多数为肉瘤，好发于婴幼儿。上皮性肿瘤按瘤细胞大小、形态、核改变及分裂象等分为3级：Ⅰ级分化良好；Ⅱ级中等分化；Ⅲ级分化不良。分化越差，恶性程度越高。鳞癌和腺癌多为浸润性癌。浸润深度是肿瘤临床（T）和病理（P）分期的依据：原位癌（T_{is}）；无浸润的乳头状癌（T_a）；浸润局限于固有层以内（T_1）；浸润浅肌层（T_2）；浸润深肌层或穿透膀胱壁（T_3）；浸润前列腺、子宫、阴道及盆腔等邻近器官（T_4）。病理分期（P）同临床分期（T）。

膀胱肿瘤多发生于膀胱侧壁及后壁，其次为膀胱三角区和顶部。可单发或多发，或同时伴有肾盂、输尿管、尿道肿瘤。

肿瘤主要向膀胱壁深部浸润，直至累及膀胱旁脂肪组织及邻近器官。淋巴转移是最主要的转移途径，血行转移多发生于膀胱癌晚期，可转移至肝、肺、肾上腺和小肠等处。鳞癌和腺癌

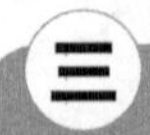

高度恶性，可早期发生浸润和转移。

三 临床表现

发病年龄大多为50～70岁。男女发病比例约为4∶1。

（一）血尿

血尿是膀胱癌最常见和最早出现的症状，约90%以上的患者表现为间歇性无痛性全程肉眼血尿，终末加重。可自行减轻或停止，易给患者造成“好转”或“治愈”的错觉而贻误治疗。然而，有时可仅为显微镜下血尿。出血量与肿瘤大小、数目及恶性程度并不一致。

（二）膀胱刺激征

约70%左右患者合并感染，并出现尿频、尿急、尿痛等症状，多为膀胱肿瘤的晚期表现，常因肿瘤坏死、溃疡或并发感染所致。少数广泛原位癌或浸润性癌起始即有膀胱刺激症状，预后不良。有时尿内混有“腐肉”样坏死组织排出；三角区及膀胱颈部肿瘤可梗阻膀胱出口，造成排尿困难甚至尿潴留。

（三）其他

浸润癌晚期，在下腹部耻骨上区可触及坚硬肿块，排尿后不消退。广泛浸润盆腔或转移时，出现腰骶部疼痛，阻塞输尿管可致肾积水、肾功能不全，出现下肢水肿、贫血、体重下降、衰弱等症状。

四 诊断

中老年出现无痛性肉眼血尿，应首先想到泌尿系肿瘤的可能，尤以膀胱肿瘤多见。下列检查方法有助于确诊。

（一）尿液脱落细胞学检查

尿液脱落细胞学检查阳性率达80%。在新鲜尿液中，易发现脱落的肿瘤细胞，故尿细胞学检查可作为血尿的初步筛选。近年采用尿液检查端粒末端转移酶活性、膀胱肿瘤抗原（BTA）、核基质蛋白（NMP22、BLCA-4）及原位荧光杂交（FISH）等有助于提高膀胱癌的检出率。

（二）影像学检查

B超检查简便易行，能发现直径0.5cm以上的肿瘤，可作为患者的最初筛选。经尿道超声扫描可准确显示肿瘤浸润膀胱壁的深度及范围和分期。IVU对较大的肿瘤可显示为充盈缺损，并可了解肾盂、输尿管有无肿瘤以及膀胱肿瘤对上尿路的影响，如有患侧肾积水或肾显影不良，常提示肿瘤已侵及肌层。CT和MRI多用于浸润性癌，可以发现肿瘤浸润膀胱壁的深度、局部转移肿大的淋巴结及内脏转移情况。放射性核素检查可了解有无骨转移。

（三）膀胱镜检查

膀胱镜检查是诊断膀胱肿瘤的主要方法，可行肿瘤组织活检及膀胱黏膜随机活检。可以直接观察到肿瘤所在部位、大小、数目、形态、有蒂或广基，初步估计基底部浸润程度等。膀胱肿瘤位于侧壁及后壁最多，其次为三角区和顶部，可单发，亦可多中心发生。

（四）膀胱双合诊

膀胱双合诊可了解肿瘤大小、浸润范围、深度以及与盆壁的关系。检查时患者腹肌应放松，检查者动作应轻柔，以免引起肿瘤出血和转移。

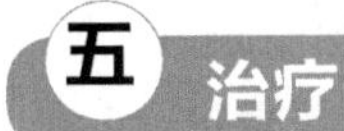

五 治疗

以手术治疗为主，有经尿道膀胱肿瘤切除术、膀胱切开肿瘤切除术、膀胱部分切除术及全膀胱切除术等。化学治疗、放射治疗、免疫治疗或其他新技术治疗等为辅助治疗。制订治疗方案应注意肿瘤的分期，肿瘤的部位、大小、形态，肿瘤的分级，肿瘤的组织类型，患者的年龄及全身情况等。

治疗原则：T_{is}、T_a、T_1 及局限性的 T_2 期肿瘤可选用保留膀胱的手术；较大、多发、复发、位于膀胱颈部及 T_2、T_3 期肿瘤应行全膀胱切除术及尿流改道手术，辅以放射治疗和化学治疗。

（一）非肌层浸润性膀胱癌（T_{is}、T_a、T_1）

经尿道电切或电烙肿瘤，亦可切开膀胱行单纯肿瘤切除或电烙。术后采用卡介苗、噻替哌、阿霉素、羟喜树碱等膀胱内灌注。方法：先排空膀胱内尿液，用等渗盐水或蒸馏水稀释的药物溶液 50ml 经导尿管灌入膀胱，每 15 分钟变换体位一次，保留 2 小时以上，每周 1 次，6 周为 1 个疗程。现认为 BCG 效果最好，同时应用白细胞介素-2 效果更好。

（二）肌层浸润性膀胱癌（T_2、T_3、T_4 期）

T_2、T_3 期膀胱癌选择膀胱部分切除或全膀胱切除及尿流改道术治疗为重要手段，加以化学和放射治疗、免疫治疗及生物治疗等，疗效明显提高。晚期膀胱癌或转移者（T_4）仅采用姑息性放射及化学治疗减轻症状。生物治疗是一种很有发展前景的治疗方式。

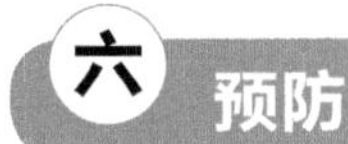

六 预防

目前对膀胱肿瘤尚缺乏有效的预防措施，但对密切接触致癌物质的职业人员应加强劳动保护，嗜烟者应及早戒烟，可能防止或减少肿瘤的发生。对保留膀胱的手术后患者，膀胱灌注化疗药物及 BCG，可以预防或推迟肿瘤的复发。同时，进一步研究膀胱肿瘤的复发转移，开发预测和干预的手段，对膀胱肿瘤的防治十分重要。

第3节 前列腺癌

前列腺癌（carcinoma of the prostate）是老年男性的常见疾病，不同国家和种族的发病率差别很大，在欧美发病率最高，目前在美国前列腺癌的发病率已经超过肺癌，成为第一位危害男性健康的肿瘤。在亚洲，前列腺癌的发病率最低，但是，随着我国人均寿命的不断增长，饮食结构的改变及诊断技术的提高等，近年发病率呈升高的趋势。

一 病因

前列腺癌的病因尚不清楚，可能与年龄、食物、环境、种族、遗传、环境、职业、食物、吸烟、肥胖和性激素等有关。有家族史的发病率高，过多的动物脂肪摄入有可能促进前列腺癌的发展。研究显示，双氢睾酮在前列腺癌发生过程中发挥重要的作用。此外，肿瘤基因调控失衡也有一定的关系。

二 病理

98% 的前列腺癌为腺癌，其他少见的有移行细胞癌、鳞癌，以及黏液腺癌、小细胞癌、导管腺癌等。前列腺癌好发于腺体的外周带。前列腺癌可局部浸润、淋巴转移，晚期可转移至骨盆、脊柱等。前列腺癌多为激素依赖型，其发生、发展与雄激素有着密切关系。前列腺癌分为4期：Ⅰ期，前列腺增生手术标本中偶然发现的小病灶，分化良好；Ⅱ期，局限在前列腺包膜内；Ⅲ期，穿破包膜，侵犯周围脂肪、精囊、膀胱颈部和尿道；Ⅳ期，转移至局部淋巴结或远处转移灶。

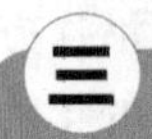

三 临床表现

85%的患者发病年龄超过65岁，高发年龄为70～74岁，而50岁以下的男性很少罹患此病。早期前列腺癌多数无明显临床症状，常在直肠指检或检测血清PSA值升高时被发现，也可在前列腺增生手术标本中被发现。肿瘤增大时可压迫膀胱颈部出现下尿路梗阻症状，如尿频、尿急、尿流缓慢、尿流中断、排尿不尽，甚至出现尿潴留或尿失禁。血尿少见。晚期可出现远处转移而引起腰腿痛、骨痛、脊髓压迫神经症状、病理性骨折、贫血、衰弱、下肢水肿、排便困难等。

四 诊断

直肠指检、血清前列腺特异性抗原（PSA）测定和超声引导下前列腺穿刺活检是诊断前列腺癌的3个主要方法。直肠指检可触及前列腺结节，大小不一，表面不规则，质地坚硬。前列腺癌常伴血清PSA升高，有淋巴结转移或骨转移者，往往血清PSA水平增高显著。经直肠B超可以显示前列腺内低回声病灶及其大小与侵及范围。前列腺癌经直肠针吸细胞学或经会阴部穿刺活检可确诊。CT对早期前列腺癌的诊断价值不大。MRI对前列腺癌的诊断优于其他影像学方法。

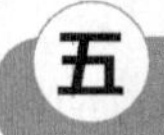

五 治疗

应根据患者的年龄、全身状况、临床分期及病理分级等因素综合考虑。前列腺癌的治疗可分为根治性手术和姑息性治疗。Ⅰ期前列腺癌，因多为前列腺手术后切除标本中发现，可进行激素治疗并严密观察；Ⅱ期前列腺癌行根治性前列腺切除术；Ⅲ、Ⅳ期前列腺癌以内分泌治疗为主，可行睾丸切除或经尿道前列腺癌姑息性切除。配合抗雄激素治疗可提高生存率。促黄体释放激素类似物（LHRH-A）缓释剂每月或3个月注射1次可达到药物去睾丸作用。雌二醇激素和抗癌药物合用可控制晚期前列腺癌。放射治疗对局部控制效果良好。

第4节 睾 丸 肿 瘤

睾丸肿瘤（tumor of the testis）比较少见，仅占全身恶性肿瘤的1%，但却是20～40岁青壮年男性常见的实体肿瘤，多为恶性。

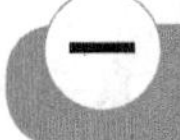

一 病因

睾丸肿瘤的病因尚不清楚，可能与隐睾、睾丸发育不全、种族、遗传、化学致癌物质、萎缩睾丸、感染、内分泌异常等有关。有隐睾者，发生睾丸肿瘤的机会是正常睾丸人群的3～14倍，即使行睾丸下降固定术也不能完全防止发生恶变，但有助于临床监测、早期发现肿瘤。

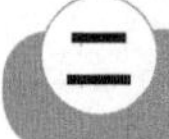

二 病理

睾丸肿瘤是泌尿生殖系肿瘤中成分最复杂、组织学表现最多样、肿瘤成分与治疗关系最密切的肿瘤，分为原发性和继发性两大类。原发性睾丸肿瘤又分为生殖细胞肿瘤和非生殖细胞肿瘤。睾丸生殖细胞肿瘤占 90%～95%，根据组织学的变化可分为 5 种细胞基本类型，即精原细胞瘤、胚胎癌、畸胎瘤、绒毛膜上皮细胞癌和卵黄囊癌等。非生殖细胞肿瘤占 5%～10%，包括间质细胞瘤和支持细胞瘤等。多数睾丸肿瘤早期可发生淋巴转移，最先转移到邻近肾蒂的腹主动脉及下腔静脉旁淋巴结。经血行转移可扩散至肺、骨或肝。继发性睾丸肿瘤主要来自淋巴瘤及白血病等转移性肿瘤。

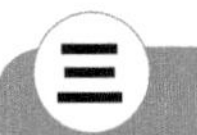

三 临床表现

睾丸肿瘤多见于 20～40 岁人群，其中精原细胞瘤在＜10 岁和＞60 岁人群中少见，35～39 岁人群发病率最高。胚胎癌、畸胎瘤常见于 25～35 岁人群，绒毛膜癌好发于 20～30 岁人群，而卵黄囊瘤则是婴幼儿易发生的睾丸肿瘤。恶性睾丸淋巴瘤常发生在 50 岁以上人群。右侧较左侧更常见。双侧睾丸肿瘤占 2%～3%，可同时或相继发生。

典型的表现是睾丸肿胀或变硬。睾丸肿瘤较小时，临床症状不明显。肿瘤逐渐增大，表面光滑，质硬而有沉重感，有轻微坠胀或钝痛。极少数患者起病较急，突然出现疼痛性肿块，局部红肿伴发热，多因肿瘤出血、梗死、坏死所致，易被误诊为急性附睾炎或睾丸炎。隐睾患者在下腹部或腹股沟部发现肿块并逐渐增大，常是隐睾发生恶变的表现。极少数患者因睾丸肿瘤转移病灶引起症状，如胸痛、咳嗽或咯血、呕吐或出血、颈部肿块、骨痛、下肢水肿、神经系统表现等就医。

四 诊断

体检应做阴囊内容物的双手触诊，患侧睾丸增大或扪及肿块，质地较硬，与睾丸界线不清，用手托起较正常侧沉重，透光试验阴性。体检还应包括腹部触诊，以了解淋巴结是否有转移，或内脏受侵犯。检测血甲胎蛋白（AFP）和人绒毛膜促性腺激素（hCG）等肿瘤标志物，有助于了解肿瘤组织学性质、临床分期、术后有无复发及预后。超声和 CT 对睾丸肿瘤的诊断、与阴囊内其他肿物的鉴别、确定腹膜后淋巴结有无转移及转移范围非常重要。睾丸肿瘤需要与睾丸扭转、睾丸附睾炎，以及鞘膜积液、腹股沟斜疝、血肿、精索囊肿等鉴别。

五 治疗

早期治疗以根治性睾丸切除术为主。精原细胞癌对放射治疗比较敏感，可同时配合苯丙酸氮芥或美法仑等烷化剂治疗。胚胎癌和畸胎瘤切除患侧睾丸后，应进一步作腹膜后淋巴结清除术，并配合化学治疗如顺铂（DDP）、长春碱（VLB）、博来霉素（BLM）、放线菌素 D（ACTD）及环磷酰胺（CTX）等，5 年生存率可达 30%～90%。

第 5 节 阴 茎 癌

阴茎癌（carcinoma of the penis）在北美洲和欧洲较为少见，但在亚、非、拉等许多国家曾为男性最常见的恶性肿瘤。在我国，随着人民生活条件的改善和卫生保健水平的不断提高，阴茎癌的发病率日趋降低。

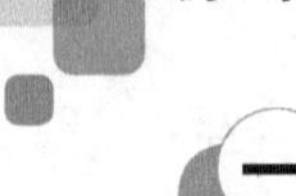

一 病因

阴茎癌绝大多数发生于有包茎或包皮过长和包皮龟头炎的患者，阴茎癌被认为是包皮垢及包皮内炎症长期刺激包皮和阴茎头所致。此外，一些具有恶性倾向的病变，如阴茎皮角、阴茎黏膜白斑、巨大尖锐湿疣等，亦可恶变发展为阴茎癌。目前认为，人乳头状病毒（HPV）、感染及吸烟可能是阴茎癌发生的重要因素，其他的危险因素有阴茎损伤、紫外线照射、干燥性龟头炎等。

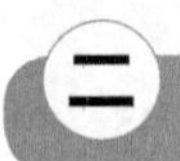

二 病理

阴茎癌好发于龟头、包皮内板、系带及冠状沟等处。绝大多数是鳞状细胞癌，基底细胞癌和腺癌少见。阴茎癌分为乳头型和结节型两种。癌从阴茎头或包皮内板发生。乳头型癌较常见，以向外生长为主，可穿破包皮，癌肿高低不平，常伴溃疡，有奇臭脓样分泌物，最后呈典型的菜花样，瘤体虽大，但可活动。结节型癌亦称浸润型癌，向深部浸润生长，扁平，有溃疡、坏死，可早期发生转移。由于尿道海绵体周围白膜坚韧，除晚期患者外，阴茎癌很少浸润至尿道引起排尿困难。阴茎癌主要可通过淋巴转移至腹股沟、股部及髂淋巴结等处，还可经血行转移至肺、肝、骨、脑等。

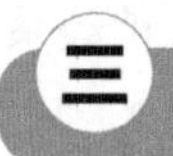

三 临床表现

阴茎癌多见于40～60岁有包茎或包皮过长的患者。肿瘤始于阴茎头、冠状沟或包皮内板。因在包皮内生长，且常常由小的病变逐渐侵犯至阴茎头部、体部和海绵体，早期不易发现。若包皮上翻暴露阴茎头部，早期可见到类丘疹、疣状红斑或经久不愈的溃疡等病变。若包茎或包皮过紧不能显露阴茎头部，患者感觉包皮内刺痒、灼痛或触及包皮内硬块，并有血性分泌物或脓液自包皮口流出。随着病变发展，疼痛加剧，肿瘤突出包皮口或穿破包皮，晚期呈菜花样，表面坏死形成溃疡，渗出物恶臭。肿瘤继续发展可侵犯全部阴茎和尿道海绵体，造成尿潴留或尿瘘。体检时常可触及双侧腹股沟质地较硬、肿大的淋巴结。晚期肿瘤患者除腹股沟和盆腔淋巴结转移外，远处转移可达肺、肝和骨。

四 诊断

40岁以上患者有包茎或包皮过长病史，阴茎头部出现菜花样肿物或包皮阴茎头炎、慢性溃疡、湿疹等经久不愈，包皮口流出血性、恶臭分泌物，应高度怀疑阴茎癌。与肿瘤不易鉴别时需作活组织检查。肿瘤转移至腹股沟淋巴结肿大，质地常较硬、无压痛、较固定；感染所致常有触痛，不能鉴别时需行淋巴结活检。超声、CT和MRI等检查有助于肿瘤的临床分期和发现腹股沟、盆腔及更远部位有无淋巴结转移。

五 治疗

1．手术治疗　肿瘤较小局限在包皮者，可仅行包皮环切术。瘤体较大一般需行阴茎部分切除术，至少在癌肿缘近侧2cm以上切断阴茎；如残留阴茎较短影响站立排尿，可将阴茎全切除，尿道移位于会阴部。有淋巴结转移者应在原发病灶切除术后2～6周，感染控制后行两侧腹股沟淋巴结清除术。

2. 激光治疗　适合于表浅小肿瘤及原位癌的治疗。

3. 放射和化学治疗早期病变和青壮年患者可试行放射治疗，菜花型较敏感，如失败再行手术。对于大的浸润性恶性肿瘤放射治疗效果不理想，大剂量照射还有可能引起尿道瘘、狭窄等。单纯化学治疗效果并不理想，常用于配合手术和放射治疗，常用药物有博来霉素（BLM）、顺铂（DDP）、甲氨蝶呤（MTX）、氟尿嘧啶（5-FU）等。

六　预防

有包茎及包皮过长且反复感染的患者应及早行包皮环切术，特别是男性儿童。包皮过长易上翻暴露阴茎头者，应经常清洗，保持局部清洁。对癌前病变应给予适当治疗并密切随诊。其他的措施包括避免人乳头状病毒（HPV）感染、紫外线暴露及控制吸烟。

自测题

一、名词解释

肾癌“三联症”

二、选择题

A_1/A_2 型题

1. 难以鉴别的肾癌和肾囊肿，最可靠的鉴别方法是（　　）
   A. 排泄性尿路造影　B. 逆行肾盂造影
   C. B 超　D. 肾动脉造影
   E. CT

2. 膀胱肿瘤在病理上最重要的是（　　）
   A. 组织类型　B. 分化程度
   C. 病变部位　D. 浸润深度
   E. 生长方式

3. 肾盂癌患者有血尿，双侧肾功能正常，首选的治疗方法是（　　）
   A. 肾切除
   B. 肾盂肿瘤切除
   C. 化疗
   D. 患肾及输尿管全切除
   E. 继续观察

4. 肾癌血尿特点是（　　）
   A. 镜下血尿　B. 肉眼血尿
   C. 持续性全程血尿　D. 腰痛伴血尿
   E. 无痛性间歇性肉眼血尿

5. 肾癌患者出现血尿时肿瘤已（　　）
   A. 累及肾包膜　B. 转移至膀胱
   C. 累及肾周脂肪囊　D. 血行转移
   E. 侵及肾盂肾盏

6. 肾母细胞瘤临床表现的特点是（　　）
   A. 血尿　B. 腹痛
   C. 腹部包块　D. 发热
   E. 贫血

7. 膀胱肿瘤 T_1 期表明肿瘤侵及（　　）
   A. 黏膜表面　B. 黏膜固有层
   C. 浅肌层　D. 深肌层
   E. 外膜层

8. 泌尿、男性生殖系统肿瘤最常发生于（　　）
   A. 肾　B. 膀胱
   C. 输尿管　D. 睾丸
   E. 前列腺

9. 关于膀胱肿瘤早期症状的叙述正确的是（　　）
   A. 镜下血尿
   B. 终末血尿
   C. 间歇性无痛性肉眼血尿终末加重
   D. 腰痛伴血尿
   E. 血尿伴膀胱刺激症状

10. T_2 期膀胱肿瘤浸润（　　）
   A. 黏膜层　B. 固有层
   C. 浅肌层　D. 深肌层
   E. 浆膜层

11. 膀胱肿瘤最多发生的部位是（　　）
A. 膀胱三角区　B. 颈部
C. 两侧壁及后壁　D. 底部
E. 顶部

12. 膀胱左侧壁有带蒂的直径 1.5cm 的乳头状肿瘤，最佳的治疗方法为（　　）
A. 膀胱部分切除术
B. 膀胱全切除术
C. 膀胱切开肿瘤单纯切除术
D. 经膀胱镜电切术
E. 经尿道灌注抗癌药物治疗

13. 睾丸肿瘤病检后诊断为精原细胞瘤，其治疗方法应是（　　）
A. 腹股沟淋巴结清除术
B. 后腹膜淋巴结清除术
C. 抗肿瘤药物治疗
D. 深部放射治疗
E. 性激素治疗

14. 阴茎癌最好的预防措施是（　　）
A. 每天外阴清洗
B. 治疗包皮龟头炎
C. 包皮环切术
D. 包皮背侧纵行切开术
E. 应用抗生素

15. 早期血尿伴条状血块可见于（　　）
A. 肾癌　B. 肾胚胎瘤
C. 膀胱癌　D. 肾囊肿
E. 肾盂癌

16. 成人泌尿系最常见的肿瘤为（　　）
A. 肾癌　B. 肾胚胎瘤
C. 膀胱癌　D. 肾囊肿
E. 肾盂癌

17. 患者，男性，62 岁。间歇性无痛性肉眼血尿 4 个月，伴蚯蚓状血块。膀胱镜检查：膀胱内未见肿瘤，见右输尿管口喷血。B 超可见右肾轻度积水，首选的检查为（　　）
A. CT
B. MRI
C. 肾盂镜检查
D. 右肾盂输尿管逆行造影
E. 右肾穿刺造影

18. 患者，男性，50 岁。2 个月来间歇性无痛性全程血尿，近 3 天来加重伴有血块，B 型超声示双肾正常，膀胱内有 2cm×1cm×1cm 肿物，根据病史与检查最重要的进一步检查措施是（　　）
A. 尿常规　B. 尿脱落细胞检查
C. 膀胱镜检查　D. 静脉尿路造影
E. CT

19. 患者，男性，60 岁。排尿困难 3 个月，体检发现前列腺稍硬。为排除前列腺癌意义最大的实验室检查项目是（　　）
A. 血癌胚抗原　B. 血酸性磷酸酶
C. 血甲胎蛋白　D. 血碱性磷酸酶
E. 血前列腺特异抗原

20. 膀胱癌最常见的组织类型是（　　）
A. 非上皮性肿瘤　B. 鳞状细胞癌
C. 腺癌　D. 绒毛膜上皮癌
E. 移行细胞癌

三、简答题

1. 简述膀胱癌 TNM 分期与手术治疗方法选择的关系。
2. 简述前列腺癌的治疗原则。

（张志勇）

第41章 泌尿、男性生殖系统其他疾病

第1节 尿道下裂

尿道下裂（hypospadias）是男性最常见的先天性尿道和外生殖器畸形，属于常染色体显性遗传。胚胎发育过程中受到药物、病毒、感染等因素影响，使阴茎腹侧纵行的尿生殖沟自后向前闭合过程停止所致。它的畸形有4个特征：尿道开口异常；阴茎向腹侧屈曲畸形；阴茎背侧包皮正常而阴茎腹侧包皮缺乏；尿道海绵体发育不全，从阴茎系带部延伸到异常尿道开口，形成一条粗的纤维带。尿道开口可位于阴茎腹侧任何部位，形成不同程度的尿道下裂。

一 分型和临床表现

根据尿道开口位置尿道下裂可分为4种类型：阴茎头型、阴茎型、阴茎阴囊型、会阴型（图41-1）。

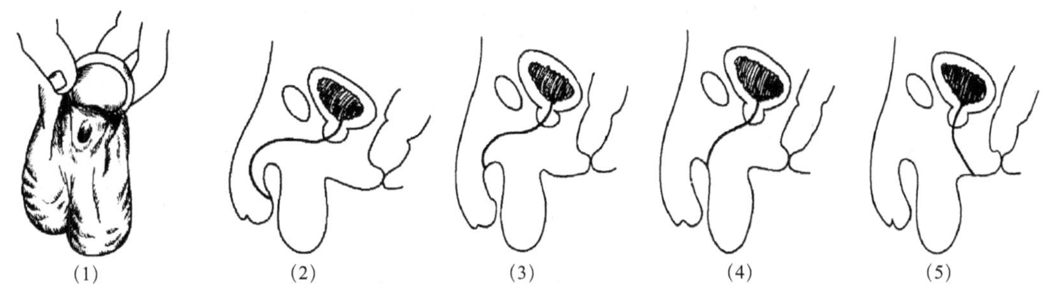

图41-1 尿道下裂及其分型

（1）尿道下裂外形；（2）阴茎头型；（3）阴茎型；（4）阴茎阴囊型；（5）会阴型

（一）阴茎头型

此型较多见，尿道开口相当于包皮系带处，系带缺如。阴茎头较扁平，包皮腹侧裂开，似头巾状折叠于阴茎背侧。阴茎头向腹侧弯曲，可站立排尿。有时尿道口狭窄。

（二）阴茎型

此型尿道外口位于阴茎腹侧冠状沟至阴茎阴囊之间。尿道口远端尿道海绵体不发育，阴茎腹侧纤维索带及筋膜挛缩，阴茎向腹侧弯曲，成年后影响排尿和生育功能。

（三）阴茎阴囊型

此型尿道外口位于阴囊处，阴茎短小、扁平、极度弯曲畸形，甚至与阴囊缝相连。阴囊自中间分裂为两半，似阴唇。常伴隐睾畸形。

（四）会阴型

此型尿道在会阴部开口，呈漏斗状，阴茎短小似阴蒂，阴囊分裂瓣酷似女性外阴，形成男性假两性畸形。易被误认为女性。必要时可作染色体检查、性激素测定以帮助确定性别，B超检查可发现有无男、女性内生殖器官。

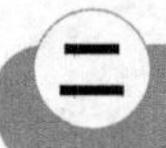

治疗

尿道下裂需行整形手术，目的是矫正阴茎弯曲畸形，恢复正常排尿和勃起功能。矫形标准为有功能的阴茎，能性交，能站立位排尿，外观满意。手术一般分为两期进行，第一期矫正阴茎弯曲畸形，彻底切除阴茎腹侧的纤维索带组织，使阴茎伸直，应在2岁内进行，有利于阴茎发育。第二期为尿道成形术，利用游离皮肤、带血管蒂皮瓣及膀胱黏膜等形成新的尿道。近年来多采用一期手术，在矫正阴茎弯曲的同时作尿道成形术，取得良好效果。手术宜在学龄前施行。

知识链接

尿道下裂的治疗现状

尿道下裂是先天性疾病。目前临床倾向于术前以轻、中、重分型，标准分类以手术中拉直阴茎后，尿道外口的位置进行分类。目前的治疗主张一期完成阴茎伸直，缺损尿道修补术，重置尿道外口于龟头顶端，达到外形的近似完美，消除患者的心理压力。修补尿道的组织一般多采用阴茎包皮、阴囊皮肤和游离的膀胱黏膜。过去一期手术成功率较低，大部分患者需行尿瘘修补或尿道狭窄治疗术。随着现代医疗技术的发展，一期手术成功率已大幅提高。

第2节　包皮过长与包茎

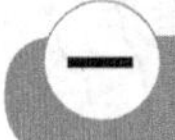

包皮过长

包皮覆盖阴茎头和尿道外口，但能翻转显露阴茎头称为包皮过长（redundant prepuce）。包皮过长只要能保持干燥清洁，不形成包皮垢积聚，一般不影响健康，不需要手术。若继发感染长期反复发作，包皮与阴茎头粘连，或形成包茎和尿道外口狭窄，待炎症消退后行包皮环切术。

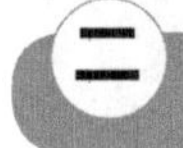

包茎

包茎（phimosis）是指包皮口狭窄或包皮与阴茎头粘连，使包皮不能上翻，阴茎头不能外露。

（一）临床表现

新生儿和婴幼儿的包皮与阴茎头粘连，1岁以内上皮粘连逐渐被吸收，包皮与阴茎头分开。包茎可致包皮口极度狭小，影响排尿，排尿时包皮被积聚的尿液冲起如球状。若广泛粘连，则不形成球形，可造成排尿困难。另外，包皮内可积垢，或形成包皮垢结石，并发慢性炎症刺激，易引起阴茎头炎及包皮口和尿道外口炎症，导致尿道外口狭窄。长期慢性炎症反复刺激可致阴茎癌。

包皮口较紧，勉强翻转后包皮未及时复位，使包皮紧勒于冠状沟，远端包皮和阴茎头静脉回流障碍，引起阴茎头及包皮水肿，称为嵌顿包茎。若不及时处理，包皮和阴茎头可发生溃烂甚至坏死。

严重的包茎，包皮开口如针孔样狭窄，可能出现排尿困难，引起尿道扩张、感染和顽固性的下尿路感染。

（二）治疗

治疗包茎和包皮过长的最佳手术方法是包皮环切术。近年多采用激光切除包皮。

1. 包茎　反复感染或伴有尿道外口狭窄者，应及早行手术治疗。

2. 包茎嵌顿　可采用手法复位和手术复位。

（1）手法复位：适用于嵌顿时间较短者，局部涂润滑油，先用一手紧握阴茎头冠状沟包皮水肿部位 1～2 分钟，使水肿逐渐消退，再用双手示指和中指拖住包皮向下拉，同时两拇指挤压阴茎头，向上推挤，嵌顿包茎即可复位。水肿及炎症消退后可作包皮环切术。

（2）手术复位：用于手法复位失败者。可在包皮背侧纵行切开狭窄环，复位后横行缝合（图 41-2）。若感染者不宜缝合，待感染及伤口愈合后再行包皮环切术。

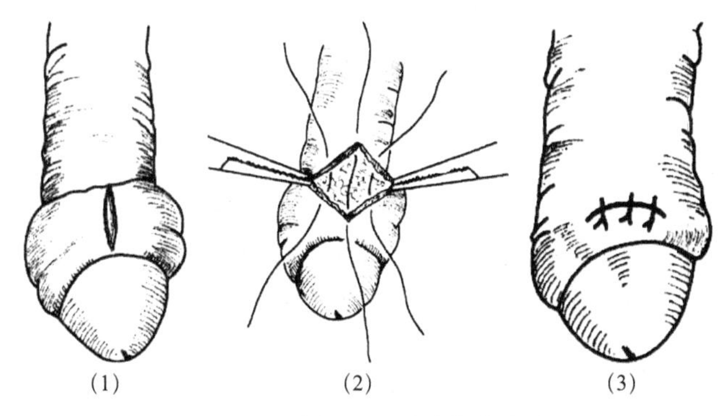

图 41-2　嵌顿包茎手术复位方法

（1）纵行切开嵌顿的包皮；（2）将纵向切口横向缝合；（3）缝合结扎完毕

第 3 节　精索静脉曲张

精索静脉曲张（varicocele）是指精索内蔓状静脉丛因回流不畅而形成的异常伸长、扩张和迂曲。多见于 20～30 岁青壮年，发病率占男性人群的 10%～15%，以左侧发病多见，是引起男性不育症的病因之一，占 21%～41%。

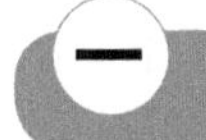

一 病因

精索静脉曲张的发生与其解剖特点和后天性因素有关。左侧精索内静脉成直角注入左肾静脉，左侧精索内静脉下段位于乙状结肠后面，容易受到乙状结肠的压迫，左肾静脉通过主动脉和肠系膜上动脉之间，主动脉和肠系膜上动脉搏动时易压迫左肾静脉，以上这些因素可使左侧精索内静脉受压，并增加静脉回流阻力。另外，左侧精索内静脉注入左肾静脉和右侧汇入下腔

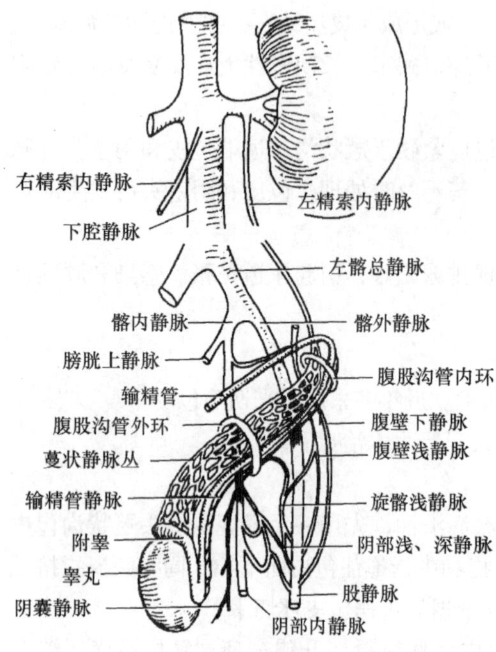

图 41-3 精索静脉回流示意图

静脉的入口处有瓣膜防止逆流，如静脉瓣发育不全，静脉丛壁的平滑肌或弹力纤维薄弱，也可导致精索静脉曲张（图 41-3），通常称为原发性精索静脉曲张，左侧发病率明显高于右侧。腹膜后肿瘤、左肾肿瘤压迫精索内静脉，癌栓栓塞肾静脉，均可使精索内静脉血液回流受阻，引起继发性精索静脉曲张。临床上以原发性精索静脉曲张为多见。

二 临床表现

原发性精索静脉曲张如病变轻，一般多无症状，仅在体检时发现。症状严重时，主要表现为患侧阴囊肿大，有坠胀感、隐痛，行走或站立过久则症状加重，平卧休息后症状可缓解或消失。如平卧位时曲张的精索静脉不消失，则可能为继发性，应查明原因。精索静脉曲张可影响精子产生和精液质量，由于静脉扩张淤血，局部温度升高，睾丸组织内 CO_2 蓄积，血内儿茶酚胺、皮质醇、前列腺素的浓度增加，影响睾丸的生精功能。双侧睾丸的静脉系统间有丰富的吻合支，也会使健侧的睾丸生精功能受到影响。

三 诊断

站立位检查，可见患侧阴囊明显松弛下垂，严重者视诊和触诊时曲张的精索内静脉似蚯蚓团块。平卧位时，曲张静脉团缩小或消失。轻者局部体征不明显，可作 Valsalva 试验，即患者站立，嘱其用力屏气增加腹压，血液回流受阻，可呈现曲张静脉。多普勒超声检查、放射性核素扫描等可帮助明确诊断。若平卧位后，曲张的静脉不能消失，应怀疑为继发性病变，须仔细检查同侧腰腹部，并采用 B 超、静脉尿路造影或 CT、MRI 检查，明确病因。

临床上精索静脉曲张按程度可分为 3 级：Ⅰ级触诊不明显，但 Valsalva 试验可显现曲张静脉；Ⅱ级外观无明显异常，触诊可及曲张静脉；Ⅲ级曲张静脉如蚯蚓团状，视诊和触诊均明显。

四 治疗

无症状或症状较轻者，可仅用阴囊托带或穿弹力紧身内裤。症状较重，伴有精子异常，影响生育功能者应行精索内静脉高位结扎术，手术治疗后部分患者可以改善精液质量，恢复生育能力。通常采用腹股沟切口，在腹股沟管内环处高位结扎和切断精索内静脉，并切除阴囊内部分扩张的静脉。20 世纪 90 年代开始经腹腔镜下行一侧或双侧精索内静脉高位结扎，手术创伤小，疗效好，恢复快。

第 4 节 鞘 膜 积 液

由于鞘膜囊内的液体积聚增多而形成囊肿者，称为鞘膜积液（hydrocele）。

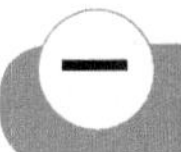

一 病因

在胚胎早期，睾丸位于腹膜后第 2～3 腰椎旁，以后逐渐下降，7～9 个月时睾丸经腹股沟管下降至阴囊。同时附着于睾丸的腹膜也下移而形成鞘状突。出生前后鞘状突大部分闭合，仅睾丸部分形成一鞘膜囊，其紧贴睾丸表面的称脏层，而靠近阴囊组织的称壁层。正常鞘膜囊仅有少量浆液，若鞘膜的分泌与吸收功能失去平衡，如分泌过多或吸收过少，均可形成鞘膜积液。

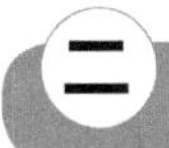

二 类型

鞘状突在不同部位闭合不全，可形成各种类型的鞘膜积液（图 41-4）。

1. 睾丸鞘膜积液　为最常见的一种，鞘状突闭合正常，但睾丸鞘膜囊内有较多积液，呈球形或卵圆形肿物。由于睾丸、附睾被包裹，体检时睾丸不能被触及。睾丸鞘膜积液可分为原发性和继发性两种，前者原因不明，后者可继发于睾丸和附睾的炎症、外伤、肿瘤及丝虫病等。

2. 精索鞘膜积液　鞘状突的两端闭合，而中间的精索鞘膜囊未闭合并有积液，积液与腹腔、睾丸鞘膜囊都不相通，又称精索囊肿。肿物位于阴囊上方或腹股沟管内，呈椭圆形、梭形或哑铃形，其下方可扪及正常睾丸、附睾，若牵拉同侧睾丸，可见囊肿随之上下移动。

3. 睾丸、精索鞘膜积液（婴儿型）　鞘状突在内环处闭合而远端其他部分未闭合，精索部分鞘膜与睾丸鞘膜囊连通形成的积液。肿物呈梨形，与腹腔不相通。

4. 交通性（先天性）鞘膜积液　鞘状突完全未闭合，鞘膜囊内的积液由此与腹腔相通，积液量随体位改变而变化，又称先天性鞘膜积液。有时可有肠管或大网膜进入鞘膜囊，导致先天性斜疝。

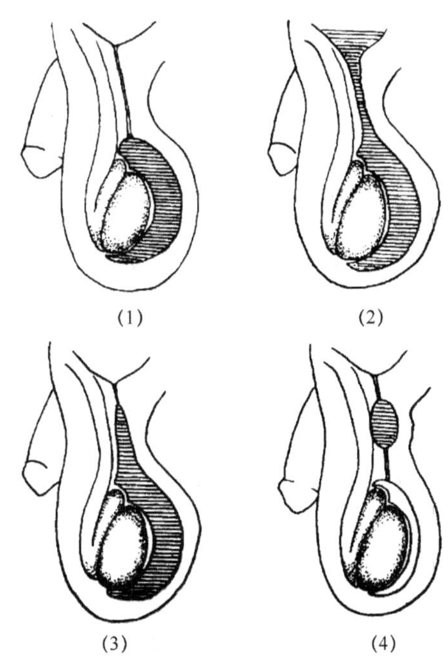

图 41-4　各类鞘膜积液

（1）睾丸鞘膜积液；（2）交通性（先天性）鞘膜积液；（3）睾丸、精索鞘膜积液（婴儿型）；（4）精索鞘膜积液

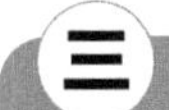

三 临床表现

单侧多见，表现为阴囊或腹股沟囊性肿物，呈慢性、无痛性逐渐增大。积液量少时无不适，积液量多站立或行走时有阴囊下坠、胀痛和牵扯感。巨大睾丸鞘膜积液时，阴茎缩入包皮内，排尿、行走和劳动均受影响。

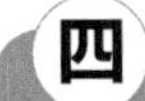

四 诊断和鉴别诊断

有典型的临床表现和病史者，诊断较为容易。睾丸鞘膜积液多呈球形或卵圆形，表面光滑，有弹性和囊性感，无压痛，触不到睾丸和附睾，透光试验阳性。超声呈液性暗区，有助于与睾丸肿瘤和腹股沟斜疝等鉴别。精索鞘膜积液常位于腹股沟管内或睾丸上方，呈卵圆形或梭形肿物，积液的鞘膜囊与睾丸有明显分界。睾丸、精索鞘膜积液时阴囊有梨形肿物，睾丸亦摸不清。

交通性鞘膜积液，站立位时阴囊肿物逐渐增大，平卧位时积液流入腹腔，肿物缩小或消失，睾丸可触及。

鞘膜积液应与腹股沟斜疝、睾丸肿瘤、阴囊血肿、鞘膜积血等相鉴别。

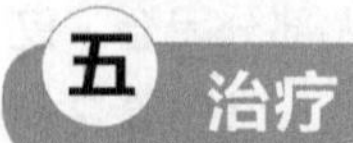

五 治疗

婴儿的鞘膜积液和急性炎症引起的反应性积液常可自行吸收消退，可不急于手术治疗。成人的睾丸鞘膜积液，如积液量少，无任何症状，不需要手术治疗。积液量多，体积较大伴明显症状者，应施行睾丸鞘膜翻转术。精索鞘膜积液需将鞘膜囊全部切除。交通性鞘膜积液应分离腹膜鞘状突，切断通道，在内环口处高位结扎鞘状突，防止斜疝发生。继发性睾丸鞘膜积液，在治疗原发病的同时需施行睾丸鞘膜翻转术。

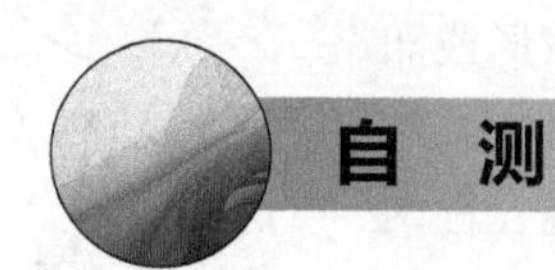

自测题

一、名词解释

1. 隐睾
2. 继发性精索静脉曲张

二、选择题

A_1/A_2 型题

1. 关于隐睾的危害，下列罕见的是（　　）
   A. 造成不育
   B. 隐睾恶变
   C. 睾丸扭转
   D. 造成心理上的不良影响
   E. 造成两性畸形
2. 有关隐睾的治疗错误的是（　　）
   A. 内分泌治疗
   B. 隐睾手术一般 2 岁内进行
   C. 合并斜疝者同时行疝修补术
   D. 如睾丸萎缩或疑有恶变，应予以切除
   E. 隐睾松解牵引固定，可以防止睾丸恶性变
3. 精索静脉曲张的后果是（　　）
   A. 睾丸发硬
   B. 睾丸肿胀
   C. 精索水肿
   D. 精索粘连，输精管不通
   E. 影响睾丸生精能力
4. 左侧继发性精索静脉曲张，应考虑的疾病是（　　）
   A. 胰腺囊肿　　B. 左肾肿瘤
   C. 左肾囊肿　　D. 嗜铬细胞瘤
   E. 睾丸肿瘤
5. 精索静脉曲张多见于左侧原因应除外（　　）
   A. 左侧垂直进入肾静脉
   B. 左侧受乙状结肠压迫
   C. 肠系膜上动脉和主动脉在搏动时压迫左肾静脉，影响左精索静脉
   D. 精索静脉周围的结缔组织薄弱，瓣膜功能不全，左侧影响大
   E. 下尿路梗阻时，可发生左侧精索静脉曲张
6. 下列哪种情况可出现睾丸鞘膜积液（　　）
   A. 睾丸肿瘤
   B. 附睾炎
   C. 先天性睾丸发育不全
   D. 睾丸外伤
   E. 以上都不对
7. 检查精索静脉曲张患者，应取（　　）
   A. 左侧卧位　　B. 站立位
   C. 右侧卧位　　D. 平卧位
   E. 俯卧位
8. 患者，男性，26 岁。右侧阴囊增大不适半年。检查肿块约 2.0cm×2.5cm，有囊性感，无压痛，平卧位不消失，透光试验阳

性，双侧睾丸附睾可清楚触及，大小位置正常。应诊断为（　　）

A. 睾丸鞘膜积液　B. 睾丸肿瘤
C. 腹股沟疝　D. 精索鞘膜积液
E. 阴囊象皮肿

9. 患儿，男性，4岁。右侧阴囊包块，质软，透光试验阳性，平卧后可消失，正确的诊断是（　　）

A. 右侧睾丸鞘膜积液
B. 右侧交通性鞘膜积液
C. 右侧斜疝
D. 右侧睾丸肿瘤
E. 右侧附睾结核

10. 患儿，男性，2岁。左侧阴囊出生后空虚至今。查体：患儿发育正常，左侧阴囊发育不佳，左阴囊内未触及睾丸，左腹股沟管内可触到睾丸发育不佳，如小指尖大小，应行（　　）

A. 左睾丸牵引固定术
B. 右睾丸切除术
C. 左睾丸牵引固定术，如有斜疝，行左斜疝修补术
D. 待6～7岁仍未降至阴囊内再行手术
E. 药物绒毛膜促性腺激素治疗

11. 患者，男性，29岁。因结婚4年不育就诊。查体：左侧阴囊下垂，左睾丸较右侧小，质地较右侧软，左精索可触及团状肿块，该患者诊断为（　　）

A. 左精索静脉曲张
B. 左睾丸炎
C. 左睾丸萎缩
D. 左精索静脉炎
E. 左斜疝

12. 患者，男性，28岁。左阴囊内肿块半年，时有挤压痛，无热，不影响活动。查体：左阴囊肿大，触之睾丸上部有一鹅卵大小囊性肿块，牵拉睾丸可随之活动，挤压不变小，睾丸可触及，正常大小，透光试验阳性，应诊断为（　　）

A. 睾丸鞘膜积液　B. 精索鞘膜积液
C. 交通性鞘膜积液
D. 左斜疝
E. 精液囊肿

13. 患儿，男性，9个月。右睾丸未降至阴囊内，查右阴囊空虚，未触及睾丸，左侧发育正常。该患儿应采取的正确治疗是（　　）

A. 右隐睾牵引
B. 右睾丸切除
C. 药物绒毛膜促性腺激素治疗
D. 等到1岁仍不下降用绒毛膜促性腺激素治疗
E. 睾酮治疗

三、简答题

简述精索静脉曲张的治疗原则。

（张志勇）

第42章 男性性功能障碍与不育症

●案例分析

患者，男性，21岁。患者阴茎勃起时，其下弯大于50°，性交困难。查体：阴茎牵拉长度12cm，未触及硬结，无勃起疼痛，患者曾口服维生素E治疗6个月，但效果不佳。

问题：1. 该患者需要进一步完善的具有重要诊断价值的检查是什么？

2. 应选择的最佳治疗方案是什么？

第1节 男性性功能障碍

性功能障碍是一个复杂的生理过程。正常性功能的维持依赖人体多系统的协作，涉及神经系统、心血管系统、内分泌系统和生殖系统的协调一致，除此之外，还须具有良好的精神状态和健康的心理。当上述系统或精神心理方面发生异常变化时，将会影响正常性生活的进行，影响性生活的质量，表现出性功能障碍。性功能障碍是性行为和性感觉的障碍，常表现为性心理和生理反应的异常或缺失，是多种不同症状的总称。男性性功能障碍主要包括性欲障碍、阴茎勃起障碍和射精障碍等，据统计有52%的40～70岁男子患有不同程度的性功能障碍。女性性功能障碍的发病率也很高，有人认为可占成年妇女的30%～60%，其中性欲障碍和性高潮障碍最为普遍，有些女性一生中可能从未享受过性高潮。

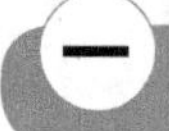

临床表现

性功能障碍总体上可分为功能性性功能障碍和器质性性功能障碍两大类。男性性功能障碍包括性欲障碍、阴茎勃起障碍、性交障碍和射精障碍。女性性功能障碍包括性欲障碍、性唤起障碍、性高潮障碍、性交疼痛等。

1．性欲障碍　包括性厌恶、性欲低下、性欲亢进。

2．阴茎勃起功能障碍　是指阴茎持续不能达到和维持充分的勃起以获得满意的性生活。

3．性交障碍　性交障碍的临床表现为性交昏厥、性交失语、性交癔病、性交猝死、性交恐惧症等。

4．射精障碍　包括不射精、延迟射精、逆行射精、射精无力、早泄和痛性射精等。其中，不射精是指阴茎能正常勃起和性交，但是不能射出精液，或是在其他情况下可射出精液，而在阴道内不射精。逆行射精是阴茎能勃起和进行性交活动，并随着性高潮而射精，但精液未能射出尿道口外而逆行经膀胱颈返流入膀胱。

5. 性唤起障碍　指持续性或反复发生不能获得和维持足够的性兴奋，表现为主观性兴奋、性器官及身体其他部位性反应的缺失，包括阴道的润滑、阴蒂和阴唇的感觉及阴道平滑肌舒张等作用的减退。

6. 性高潮障碍　指经充分的性刺激和性唤起后，仍然发生持续性或反复的达到性高潮困难、延迟或缺如。

7. 性交疼痛障碍　包括性交痛（反复或持续性性交时阴道疼痛）、阴道痉挛（反复或持续性阴道外 1/3 平滑肌不自主痉挛性收缩，干扰阴茎的插入）、非接触式性交痛（由非直接性交活动引发的反复发作或持续性生殖器疼痛）。

上述症状可以单独出现，亦可同时出现，称为混合性性功能障碍。

1. 一般检查　根据具体病情，可能需要进行血常规、尿常规、血糖、血脂、肝功能、肾功能、内分泌激素、精液、前列腺液、白带、宫颈液等检查。

2. 影像学检查　可能需要彩超检查生殖器情况。考虑中枢神经系统病变时，行脑部 CT 或 MRI 检查。

3. 特殊检查　当患者存在勃起功能障碍时，可能需要进行视听性性刺激测试、夜间阴茎勃起监测、阴茎血流动力学检测（阴茎动脉血压指数、彩色双功能超声、阴茎海绵体注射血管活性药物试验、海绵体造影）、勃起神经功能检测等。女性可能需要行女性生殖道血流、阴道 pH、阴道顺应性及女性生殖器官震动感觉阈值检查等。这些检查可以根据具体情况酌情采用。

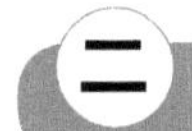

治疗

治疗性功能障碍患者需要采取综合方法，对患有器质性疾病的患者要积极治疗原发病，药物引起者停用药物。

1. 性教育及心理治疗　加强性知识指导，消除对性问题的顾虑和恐惧，纠正错误性观念及性交方法，使夫妻性生活协调，心理治疗强调个体化治疗方案，常用的有精神分析法、厌恶疗法、系统脱敏疗法、家庭疗法等。

2. 性行为治疗　主要是通过性感集中训练，使患者逐渐适应、熟悉性交过程，提高患者对性反应的自身感觉，充分享受性交的快感，减轻对性交的焦虑和恐惧。治疗过程中对方应避免对患者性体验、性自尊心和性幻想的不良刺激，避免有害的性引诱活动，耻骨尾骨肌训练对于在分娩后有盆底肌肉松弛现象或耻骨尾骨肌不发达的女性特别有效。

3. 药物治疗　治疗勃起功能障碍，首选 5 型磷酸二酯酶（PDE5）抑制剂，如西地那非、伐地那非、他达拉非等。早泄可选用选择性 5-羟色胺再摄取抑制剂，口服左旋多巴、麻黄素等有促进射精作用。

4. 物理治疗　电动按摩器可以促进男性射精，使用振荡器、阴茎模型可增加女性的刺激。

5. 手术治疗　主要是针对阴茎本身疾病，如伴有包皮口狭窄的包皮过长和包茎患者，可采用手术治疗，一方面有利于阴茎的充分勃起，另一方面切除包皮显露龟头可增加其对刺激的敏感性，有利于射精。

第2节　男性不育症

●案例分析

患者，男性，32岁。因婚后未采取避孕措施，有规律性生活2年不育就诊。查体：体健，身高175cm，体重74kg，第二性征发育正常，无乳房发育，查体触及左侧精索静脉曲张Ⅱ级，Valsalva试验阳性。无尿频、尿急等症状。

问题：最有可能的初步诊断是什么？

男性不育症是指由于男性因素引起的不育，一般把婚后同居2年以上未采取任何避孕措施而女方未怀孕称为不育症。发生率为10%左右，其中单属女方因素约为50%，单纯男方因素约为30%，男女共有约20%。

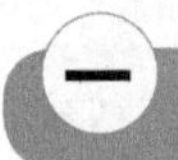

一 分类

男性不育症根据临床表现，可分为绝对不育和相对不育两种。前者指完全没有生育能力，如无精子症患者就属这一类。后者指有一定的生育能力，但生育力低于怀孕所需要的临界值，如少精子症患者、精子活力低下症患者等。严格地讲，只要射精，排出的精液含有活动精子，就有生育可能。根据不育症的发病过程，又可分为原发不育和继发不育，前者指夫妇双方婚后从未受孕者，后者是指男方或女方有过生育史（包括怀孕和流产史），但以后由于疾病或某种因素干扰了生殖的某环节而致连续3年以上未用避孕措施而不孕者。

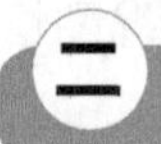

二 病因

1．染色体异常　常见的有男性假两性畸形、Klinefelter综合征和XYY综合征，46，XY/47，XXY等染色体异常致睾丸生精障碍。

2．内分泌疾病　下丘脑功能障碍，如Kallmann综合征，主要是促性腺激素释放激素缺乏；垂体功能障碍，如选择性黄体生成素（LH）缺陷症、卵泡刺激素（FSH）缺陷症和高泌乳素血症等。肾上腺皮质增生症可抑制垂体分泌FSH、LH，导致不育。

3．生殖道感染　如前列腺炎、附睾炎、睾丸炎、尿道炎，严重者影响男性的生育能力。

4．输精管道梗阻　先天性和后天性的梗阻均可影响精子的输送而致不育。

5．睾丸生精功能异常　隐睾、小睾丸、无睾、病毒性睾丸炎、精索静脉曲张，毒素、磁场、高热和外伤等理化因素皆可引起睾丸生精障碍。

6．精子结构异常和精浆异常　可影响精子的运动、获能和顶体反应等。

7．免疫性不育　男性自身产生的抗精子抗体和女性产生的抗精子抗体均可影响精子活力及对卵子的穿透力。

8．男性性功能障碍　勃起功能障碍、早泄、不射精和逆行射精皆可引起男性不育。

9．药物因素　常见的有西咪替丁、柳氮磺吡啶、雷公藤、螺内酯、呋喃妥因、尼立达唑、秋水仙素、各种激素类药物和癌症化学治疗药物如某些烷基化合物，常能导致暂时或永久的对精子生成的损害。

10．手术因素　如尿道瓣膜手术、尿道梗阻施行的膀胱颈部切开术、腹膜后淋巴结清除术或较大的腹膜后手术，均可能引起逆行射精或射精障碍，导致不育。

11．不良的生活习惯和工作因素　长期穿紧身裤、嗜烟和酗酒、接触有毒物质、频繁的热

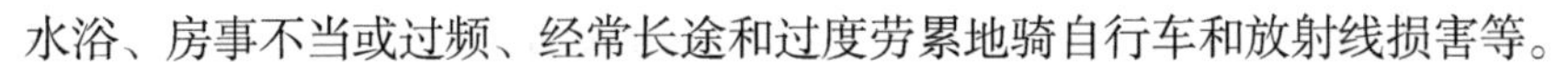

水浴、房事不当或过频、经常长途和过度劳累地骑自行车和放射线损害等。

12. 其他　纤毛滞动综合征，表现为患者在儿童时期就患有慢性呼吸道疾病，成年后其精子尾部纤毛异常，精子向前游动的能力弱。

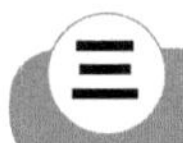

三 治疗

（1）心理上要坦然对待，不能过分焦急和忧虑，对待不育症要有耐心，坚持治疗。另外，情绪上的不稳定也可以造成生精功能和性功能的障碍。

（2）避免不良环境因素，有许多不育症是由于环境因素影响了睾丸的生精功能所致。如接触放射线、化学产品和重金属及高温作业等，敏感的人很快可以使生精细胞受到损伤，而使精子无法生成。

（3）保持阴囊内较低温度，阴囊的温度比体内温度低2～3℃，不要使阴囊温度上升。

（4）增加营养：营养成分中的胆固醇、精氨酸和锌与生育的关系最密切。

（5）适当调节房事频率。

（6）精子发生障碍的治疗。

（7）内分泌激素治疗及非激素治疗。

（8）杜绝近亲婚配：尤其是已经明确有一方或双方为先天性或遗传性缺陷者应加以杜绝。

（9）注意个人卫生：防止男性生殖系统感染。此点是预防男性不育症的一个重要方面，尤其是性传播疾病，一旦感染，不仅造成输精管梗阻，严重时还可造成性腺功能丧失。

（10）治疗静脉曲张：精索静脉曲张是男性不育症的又一个可治疗方面，当男性感到左侧或左右两侧阴囊有下坠感或出现蚯蚓样隆起时应及时看医生，及时手术治疗，以免长期精索静脉曲张导致睾丸功能不全。

（11）人类辅助生殖技术：不通过性交而采用医疗手段使不孕不育夫妇受孕的方法称为人类辅助生殖技术，该技术主要包括以下四个方面。

1）丈夫精液人工授精：精子体外处理后，收集质量好的精子作宫腔内人工授精，主要用于子宫颈因素引起的不育，男性主要用于免疫不育，成功率为8%～10%。

2）体外受精胚胎移植技术：每周期成功率为8%～10%，主要用于女性输卵管损坏、梗阻的不育治疗。

3）卵泡浆内精子注射：主要用于严重少精、死精及梗阻性无精子症患者，此项技术可达到70%左右的成功授精率。

4）供者精液人工授精：男性不育经各种方法治疗无效而其配偶生育力正常者，为了达到生育目的可采用供者精液进行人工授精。

自测题

一、名词解释

男性不育

二、选择题

A_1/A_2型题

1. 勃起功能障碍患者，40岁，口服5型磷酸二酯酶（PDE5）抑制剂效果不佳，与该疾病不相关的原因是（　　）

A. 缺乏足够的性激素

B. 糖尿病

C. 阴茎硬结症

D. 抑郁症

E. 精索静脉曲张

2. 男子避孕方法中不正确的是（　　）

A. 阻止精子进入女性生殖道

B. 抑制精子生成

C. 阻碍精子成熟

D. 周期性节欲或性交中断

E. 雌激素疗法

3. 生精功能障碍的病因不包括（　　）

A. 睾丸本身疾病

B. 精子发生功能障碍

C. 染色体异常

D. 前列腺增生

E. 局部病变

三、简答题

男性学包含哪些内容？

（刘志明）

第43章 骨折概论

骨科疾病主要是指运动系统疾病，主要包括脊柱和四肢的骨、关节、肌肉、肌腱、筋膜、滑膜、神经、血管、淋巴等组织和结构的疾病。

第1节 运动系统检查

所谓理学检查，又称体格检查，是临床上最基本最主要的检查方法。

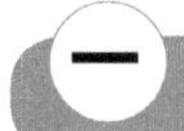

一 理学检查的原则

（一）检查顺序

一般按视诊、触诊、动诊、量诊顺序进行检查。

1. 先健侧后患侧，健侧作对照可发现患侧的异常。

2. 先远处后患处，否则因检查引起疼痛，可使患者产生保护性反应，影响病变部位及范围的准确判断。

3. 先主动后被动，先让患者主动活动患肢，了解其活动范围、受限程度、痛点等，然后再由医生做被动检查。若反之，被动检查引起的疼痛或不适会影响检查结果的准确性。

（二）充分显露、两侧对比

1. 充分显露　是为了全面了解病变的情况，也便于两侧对比。

2. 两侧对比　即根据两侧相同的确切解剖标志，对患者进行比较性检查，如长度、宽度、周径、活动度、步态等。

（三）全面、反复、轻柔、到位

1. 全面　不可忽视全身检查，不能放过任何异常体征，以防漏诊。

2. 反复　每一次主动、被动或对抗运动等检查都应重复几次以明确症状有无加重或减轻，及时发现新症状和体征。

3. 轻柔　检查操作时动作要轻柔，尽量不增加患者痛苦。

4. 到位　检查关节活动度时，主动和被动活动都应达到最大限度。检查肌力时肌收缩应至

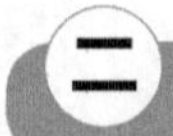

少持续5秒钟，以明确有无肌力减弱。

二 理学检查的基本内容

（一）视诊

观察步态有无异常，患部皮肤有无创面、窦道、瘢痕、静脉曲张及色泽异常，脊柱有无侧弯、前后凸，肢体有无畸形，软组织有无肿胀及肿物，与健侧相应部位是否对称。

（二）触诊

触查病变的部位、范围，肿物的大小、硬度、活动度、压痛，皮肤感觉及温度。

（三）动诊

检查关节的活动范围和肌肉的收缩力。先观察患者的主动活动，再进行被动检查。当神经麻痹或肌腱断裂时，关节不能主动活动，但可以被动活动。当关节强直、僵硬或有肌痉挛、皮肤瘢痕挛缩时，主动和被动活动均受限。

（四）量诊

根据检查原则测量肢体长度、周径、关节的活动范围、肌力和感觉障碍的范围。

1. 肢体长度测量　测量时患肢和健肢必须放在对称位置，以相同的解剖标志为起止点，对侧对比测量。

（1）上肢长度：肩峰至桡骨茎突或肩峰至中指尖。

（2）上臂长度：肩峰至肱骨外上髁。

（3）前臂长度：肱骨外上髁至桡骨茎突或尺骨鹰嘴至尺骨茎突。

（4）下肢长度：间接长度测量自髂前上棘至内踝下缘，直接长度测量自股骨大转子至外踝下缘。

（5）大腿长度：股骨大转子至膝关节外侧间隙。

（6）小腿长度：膝关节内侧间隙至内踝下缘，或外侧间隙至外踝下缘。

2. 肢体周径测量

（1）上肢周径：通常测量两侧肱二头肌肌腹周径。

（2）大腿周径：通常在髌骨上10cm或15cm处测量。

（3）小腿周径：通常测量腓肠肌肌腹周径。

3. 关节活动测量　用量角器较准确地测量，采用目前国际通用的中立位作为0°的记录方法。以关节中立位为0°，测量各方向的活动度。记录方法：四肢关节可记为0°（伸）⇄150°（屈），数字代表屈伸角度，两数之差代表活动范围，“⇄”代表活动方向。脊柱活动范围可记为：

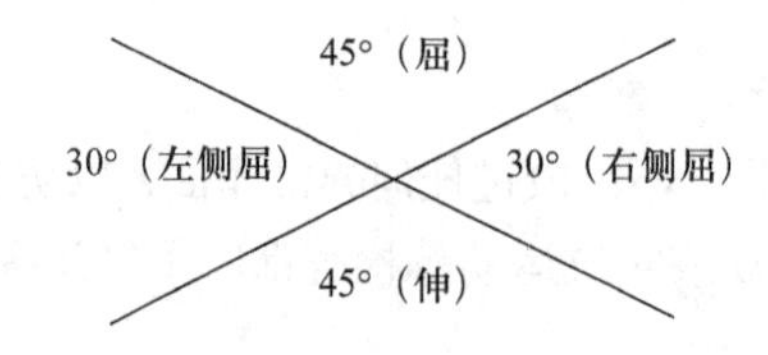

（五）神经系统检查

1. 肌力检查　需要结合视诊、触诊和动诊来了解随意运动肌的功能状态。许多疾病是某一肌肉或一条运动神经支配的肌群发生不同程度的肌力减弱。根据抗引力或阻力的程度可将肌力进行分级（表43-1）。

表 43-1 肌力分级

级别	运动	级别	运动
0	无肌肉收缩，为完全性瘫痪		3^-抗引力时有完全运动幅度
1	有轻度肌肉收缩，但不产生关节运动	3	3 抗引力抗最小阻力时有完全运动幅度
	2^-不抗引力时只有运动的起始动作		3^+抗引力抗中度阻力时有完全运动幅度
2	2 不抗引力时有完全运动幅度	4	抗引力抗最大阻力时有完全运动幅度
	2^+抗引力时只有部分运动幅度	5	抗引力时只有运动的起始动作

2．感觉异常区检查　一般只检查痛觉及触觉，必要时还要检查温觉、位置觉、两点辨别觉等，并用不同的标记画在人体素描图上。常用棉花测触觉；用注射针头测痛觉；用分别盛有冷热水的试管测温度觉。

3．反射检查　应在肌放松体位下进行，两侧对比，检查特定反射。

（1）深反射：肱二头肌肌腱反射（C_5～C_6），肱三头肌肌腱反射（C_6～C_8），桡骨骨膜反射（C_6～C_8），膝腱反射（L_2～L_4），跟腱反射（L_4～S_2）。

（2）浅反射：腹壁反射上方（T_8～T_9）、下方（T_{10}～T_{12}），提睾反射（L_1～L_2），跖反射（S_1～S_2），肛门反射，球海绵体反射。

（3）病理反射：一般在中枢神经系统受损时出现。常见的有霍夫曼征（Hoffmann sign）、巴宾斯基征（Babinski sign）、髌阵挛、踝阵挛。

4．自主神经检查（又称植物神经检查）

（1）皮肤、毛发、指甲营养状态：自主神经损害时，表现为皮肤粗糙、失去正常光泽、表皮脱落、发凉、无汗，毛发脱落，指（趾）甲增厚、失去光泽、易裂。此外，可显示血管舒缩变化，毛细血管充盈迟缓。

（2）皮肤划痕试验：钝针快划皮肤，数秒后出现白色划痕（血管收缩），并高起皮面，一般持续 1～5 分钟。如持续时间延长，提示有交感神经兴奋性增高。

三　各部位的理学检查

（一）肩部检查

肩关节（盂肱关节）是全身最灵活的关节。它由关节盂和肱骨头构成。肱骨头大而关节盂浅，因而其灵活但缺乏稳定性，是肩关节易脱位的原因之一。肩部运动很少由肩关节单独进行，常常是肩关节、肩锁关节、胸锁关节及肩胛骨-胸壁连结共同参与的复合运动。

1．视诊　肩的正常外形呈圆弧形，两侧对称。三角肌萎缩或肩关节脱位后弧度变平，称为“方肩”。先天性高肩胛患者患侧明显高于健侧。斜方肌瘫痪表现为垂肩，肩胛骨内上角稍升高。前锯肌瘫痪向前平举时表现为翼状肩胛。

2．触诊　锁骨位置表浅，全长均可触到。喙突尖在锁骨下方肱骨头内侧，与肩峰和肱骨大结节形成等边三角形，称为肩三角。骨折、脱位时此三角有异常改变。

3．动诊和量诊　检查肩关节活动范围时，需先将肩胛骨下角固定，以鉴别是盂肱关节的单独活动还是包括其他两个关节的广义的肩关节活动。肩关节的运动包括内收、外展、前屈、后伸、内旋和外旋。肩关节中立位为上臂下垂屈肘 90°，前臂指向前。正常活动范围：外展 80°～90°，内收 20°～40°，前屈 70°～90°，后伸 40°，内旋 45°～70°，外旋 45°～60°。

4．特殊检查

（1）杜加征（Dugas sign）：正常人将手搭在对侧肩上，肘部能贴近胸壁。肩关节脱位时肘部内收受限，患侧手搭在对侧肩上时，肘部不能贴近胸壁，或肘部贴近胸壁时，手不能搭到对侧肩上，称为杜加征阳性。

（2）疼痛弧（pain arc）：冈上肌肌腱损伤时，肩外展 60°～120° 时有疼痛，此范围以外无疼痛，称为疼痛弧阳性。

（二）肘部检查

肘关节包括肱尺关节、肱桡关节和上尺桡关节。具有屈伸和旋转功能。

1．视诊　正常肘关节完全伸直时，肱骨内、外上髁和尺骨鹰嘴在同一直线上；肘关节完全屈曲时，这 3 个骨性突起构成一个等腰三角形，称为肘后三角。肘关节脱位时，三点关系发生改变，肘后三角消失；肱骨髁上骨折时三点位置不变。前臂充分旋后时，上臂与前臂之间有 10°～15° 外翻角，又称提携角。该角度减小时称为肘内翻，增大时称为肘外翻。肘关节伸直时，尺骨鹰嘴的桡侧有一小凹陷，为肱桡关节的部位。桡骨头骨折或肘关节肿胀时此凹陷消失，并有压痛。肘关节积液或积血时，患者屈肘从后面观察，可见尺骨鹰嘴之上肱三头肌肌腱的两侧肿胀。

2．触诊　肱骨干可在肱二头肌与肱三头肌之间触知。肱骨内、外上髁和尺骨鹰嘴位置表浅，容易触知。肘部慢性劳损常见的部位在肱骨内、外上髁。外上髁为伸肌总腱的起点，肱骨外上髁炎时局部可有压痛。

3．动诊和量诊　肘关节屈伸运动通常以完全伸直为中立位 0°。活动范围：屈曲 135°～150°，伸 0°，可有 5°～10° 过伸。肘关节完全伸直位时，因侧副韧带被拉紧，不可能有侧方运动，如出现异常的侧方运动，提示侧副韧带断裂或肱骨内、外上髁骨折。

4．特殊检查　米尔征（Mills sign）：患者肘部伸直，腕部屈曲，将前臂旋前时，肱骨外上髁疼痛为阳性，常见于肱骨外上髁炎（网球肘）。

（三）腕部检查

腕关节是前臂与手之间的移行区，包括桡尺骨远端、腕部掌骨基底、桡腕关节、腕中关节、腕掌关节及有关的软组织。前臂的肌腱及腱鞘均经过腕部。这些结构被坚实的深筋膜包被，与腕骨保持密切的联系。

1．视诊　微屈腕时，腕前区有 2～3 条腕前皮肤横纹。用力屈腕时，由于肌腱收缩，掌侧有 3 条明显的纵行皮肤隆起，中央为掌长肌腱，桡侧为桡侧腕屈肌腱，尺侧为尺侧腕屈肌腱。桡侧腕屈肌腱的外侧是扪诊桡动脉的常用位置，皮下脂肪少的人可见桡动脉搏动。解剖学鼻烟窝是腕背侧的明显标志，它由拇长展肌腱、拇短伸肌腱和拇长伸肌腱围成，其底由舟骨、大多角骨、桡骨茎突和桡侧腕长伸肌、腕短伸肌组成。其深部是舟骨，舟骨骨折时该窝肿胀。腕部皮下半球形肿物多为腱鞘囊肿。

2．触诊　舟骨骨折时鼻烟窝有压痛。腱鞘囊肿常发生于手腕背部，为圆形、质韧、囊性感明显的肿物。

3．动诊和量诊　通常以掌骨与前臂纵轴成一直线为腕关节中立位 0°。正常活动范围：背屈 35°～60°，掌屈 50°～60°，桡偏 25°～30°，尺偏 30°～40°。

4．特殊检查

（1）握拳尺偏试验：患者拇指握于掌心，使腕关节被动尺偏，桡骨茎突出现疼痛为阳性。此为桡骨茎突狭窄性腱鞘炎的典型体征。

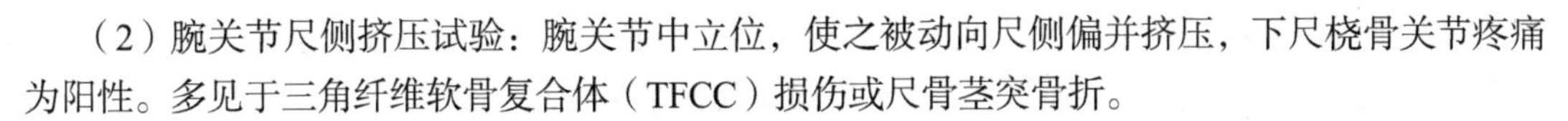

（2）腕关节尺侧挤压试验：腕关节中立位，使之被动向尺侧偏并挤压，下尺桡骨关节疼痛为阳性。多见于三角纤维软骨复合体（TFCC）损伤或尺骨茎突骨折。

（四）手部检查

手是人类劳动的器官，它具有复杂而重要的功能。每只手由5个掌骨和14个指骨组成。人类的拇指具有对掌功能是区别于其他哺乳动物的重要特征。

1. 视诊　常见的畸形有并指、多指、巨指（多由脂肪瘤、淋巴瘤、血管瘤引起）等。钮孔样畸形见于手指近侧指间关节背侧中央腱束断裂；鹅颈畸形系因手内在肌萎缩或作用过强所致；爪形手是前臂肌群缺血性挛缩的结果；梭形指多为结核、内生软骨瘤或指间关节损伤。类风湿关节炎呈双侧多发性掌指关节、指间关节和腕关节肿大，晚期掌指关节尺偏。

2. 触诊　手指掌骨均可触到。手部瘢痕需配合动诊，观察是否与肌腱、神经粘连。

3. 动诊和量诊

（1）手指各关节完全伸直为中立位0°。活动范围：掌指关节屈60°～90°，伸0°，过伸20°；近侧指间关节屈90°，伸0°；远侧指间关节屈60°～90°，伸0°。

（2）手的休息位：是手休息时所处的自然静止的姿势，即腕关节背屈10°～15°，示指至小指呈半握拳状，拇指部分外展，拇指尖接近示指远侧指间关节。

（3）手的功能位：腕背屈20°～35°，拇指外展、对掌，其他手指略分开，掌指关节及近侧指间关节半屈曲，远侧指间关节微屈曲，相当于握小球的体位。外伤后的功能位固定应以此为标准。

（4）拇指向手掌垂直方向合拢为内收，反向为外展；拇指指腹与其他手指指腹的对合称对掌。

（5）手指发生屈肌腱鞘炎时，屈曲患指可听到弹响，称为弹响指或扳机指。

（五）脊柱检查

脊柱由7个颈椎、12个胸椎、5个腰椎、5个骶椎、4个尾椎构成。

1. 视诊　脊柱居体轴的中央，有颈、胸、腰段的生理弯曲。正常人第7颈椎棘突最突出。如有异常的前凸、后凸和侧弯应记明其方向和部位，脊柱侧弯的方向常以骨盆为参照点。脊柱侧弯如继发于神经纤维瘤病，则皮肤上常可见到黄褐斑，为该病的诊断依据之一。腰骶部如有丛毛或膨出是脊椎裂的表现。腰扭伤或腰椎结核的患者常以双手扶腰行走；腰椎间盘突出症的患者，行走时身体常向前侧方倾斜。

2. 触诊　颈椎从枕骨结节向下，第一个触及的是第2颈椎棘突。颈前屈时第7颈椎棘突最明显，又称隆椎。两肩胛下角连线通过第7胸椎棘突，约平第8胸椎椎体。两髂嵴最高点连线通过第4腰椎棘突或第4、5椎体间隙，常以此确定胸腰椎位置。棘突上压痛常见于棘上韧带损伤、棘突骨折或棘突过敏症；棘间韧带压痛常见于棘间韧带损伤；腰背肌压痛常见于腰肌劳损；腰部肌痉挛常是腰椎结核、急性腰扭伤及腰椎滑脱等的保护现象。

3. 动诊和量诊　脊柱中立位是身体直立、目视前方。颈椎活动范围：前屈后伸均45°，侧屈45°。腰段活动：前屈45°，后伸30°，侧屈30°。

4. 特殊检查

（1）上臂牵拉试验：患者坐位，检查者一手将患者头部推向健侧，另一手握住患者腕部向外下牵拉，如出现患肢疼痛、麻木感为阳性。见于颈椎病。

（2）压头试验：患者端坐，头后仰并偏向患侧，术者用手掌在其头顶加压，出现颈痛并向患手放射为阳性。见于颈椎病。

（3）幼儿脊柱活动测验法：患儿俯卧，检查者双手抓住患儿双踝上提，如有椎旁肌痉挛，则脊柱生理前凸消失，呈板样强直为阳性，常见于脊柱结核患儿。

（4）拾物试验：在地上放一物品，嘱患者去拾，如骶棘肌有痉挛，拾物时只能屈曲两侧膝、髋关节而不能弯腰，多见于下胸椎及腰椎病变。

（5）直腿抬高试验：患者仰卧，检查者一手托患者足跟，另一手保持膝关节伸直，缓慢抬高患肢，如在60°范围内即出现坐骨神经的放射痛，称为直腿抬高试验阳性。在直腿抬高试验阳性时，缓慢放低患肢高度，待放射痛消失后，再将踝关节被动背屈，如再度出现放射痛，则称为加强试验阳性。此两试验阳性为腰椎间盘突出症的主要诊断依据（图43-1）。

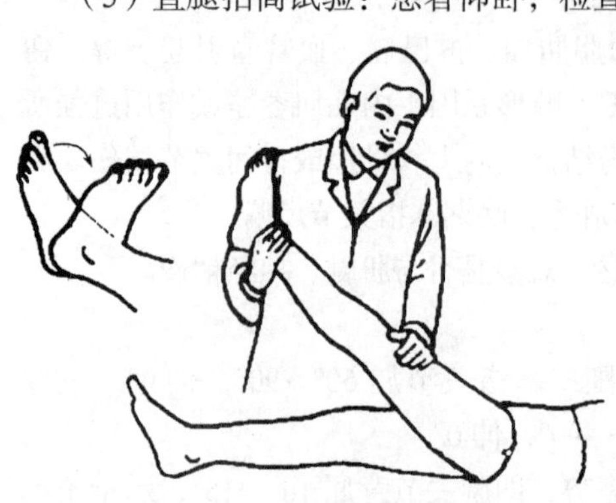

图 43-1　直腿抬高试验

（六）髋部和骨盆检查

髋关节是人体最大、最稳定的关节之一，是典型的球窝关节。它由股骨头、髋臼和股骨颈形成，下方与股骨相连。其结构与人体直立所需的负重与行走功能相适应。髋关节远较肩关节稳定，没有强大暴力一般脱位机会很少。

1. 视诊　应首先注意髋部疾病所致的病理步态，常需行走、站立和卧位结合检查。明了特殊步态的机制，对诊断疾病十分重要。髋关节患慢性感染时，常呈屈曲内收畸形；髋关节后脱位时，常呈屈曲内收内旋畸形；股骨颈及股骨转子间骨折时，患肢呈外旋畸形。

2. 触诊　先天性髋关节脱位和股骨头缺血性坏死的患者，多有内收肌挛缩，可触及紧张的内收肌；骨折的患者有局部肿胀压痛；髋关节感染性疾病局部多有红肿、发热和压痛；外伤性脱位的患者可有明显的局部不对称性突出。

3. 动诊　髋关节中立位0°为髋膝伸直、髌骨向上。正常活动范围：屈130°～140°，伸0°，过伸可达15°；内收20°～30°，外展30°～45°；内旋40°～50°，外旋30°～40°。除检查活动度外，还应注意在双腿并拢时能否下蹲，有无弹响。臀肌挛缩症的患者，双膝并拢不能下蹲，活动髋关节时会出现弹响，常称为弹响髋。

4. 量诊　发生股骨颈骨折、髋关节脱位、髋关节结核或化脓性关节炎股骨头破坏时，大转子向上移位。测定方法如下。

（1）Shoemaker线：正常时股骨大转子尖与髂前上棘的连线延伸，在脐上与腹中线相交；大转子上移后，该沿线与腹中线相交在脐下。

（2）Nelaton线：患者侧卧并半屈髋，在髂前上棘和坐骨结节之间画线。正常时此线通过股骨大转子尖。

（3）Bryant三角：患者仰卧，从髂前上棘垂直向下和向股骨大转子尖各画一线，再从股骨大转子尖向近侧画一水平线，这3条线构成一个三角形。大转子上移时底边比健侧缩短。

5. 特殊检查

（1）滚动试验：患者仰卧位，检查者将一手掌放患者大腿上轻轻使其反复滚动，急性关节炎时可引起疼痛或滚动受限。

（2）“4”字试验：患者仰卧位，健肢伸直，患侧髋与膝屈曲，大腿外展、外旋，将小腿置于健侧大腿上，形成一个“4”，检查者一手固定骨盆，另一手下压患肢，出现疼痛为阳性。见于骶髂关节或髋关节内有病变或内收肌痉挛（图43-2）。

（3）托马斯征（Thomas sign）：患者仰卧位，充分屈曲健侧髋膝，并使腰部贴于床面，若患肢自动抬高屈膝离开床面或迫使患肢与床面接触则腰部前凸时，称托马斯征阳性。见于髋部病变和腰肌挛缩。

（4）骨盆挤压分离试验：患者仰卧位，从双侧髂前上棘处对向挤压或向后外分离骨盆，引起骨盆疼痛为阳性。见于骨盆骨折。此检查有加重骨折端出血的风险，尤其在血流动力学不稳定骨盆骨折中，禁行此检查。

（5）单足站立试验（Trendelenburg test）：患者背向检查者，健肢屈髋、屈膝上提，用患肢站立，如健侧骨盆及臀褶下降为阳性。多见于臀中肌、臀小肌麻痹，髋关节脱位及陈旧性股骨颈骨折等（图 43-3）。

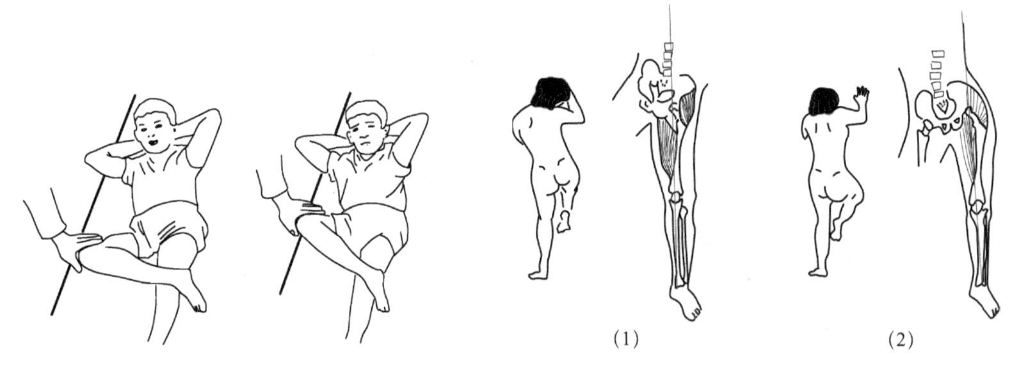

图 43-2 “4”字试验

图 43-3 单足站立试验
(1) 正常；(2) 阳性

（6）艾利斯征（Allis sign）：患者仰卧，屈髋、屈膝，双足平行放于床面，足跟对齐，观察双膝的高度，如一侧膝高于另一侧，即为阳性。见于髋关节脱位、股骨或胫骨短缩。

（七）膝部检查

膝关节是人体最复杂的关节，解剖学上被列为屈戌关节。主要功能为屈伸活动，膝部韧带、关节囊、半月板和周围的软组织保持其稳定。

1. 视诊　检查时患者首先呈立正姿势站立。正常时，双膝和双踝应能同时并拢互相接触，若双踝能并拢而双膝不能互相接触则为膝内翻，又称“O 形腿”。若双膝并拢而双踝不能互相接触则为膝外翻，又称“X 形腿”。膝内、外翻是指远侧肢体的指向。在伸膝位，髌韧带两侧稍凹陷。有关节积液或滑膜增厚时，凹陷消失。比较两侧股四头肌有无萎缩，早期萎缩可见内侧头稍平坦，用软尺测量更为准确。

2. 触诊　顺序为先检查两侧，如股四头肌、髌骨、髌腱和胫骨结节之间的关系等，然后再俯卧位检查膝后侧，在屈曲位检查腘窝、外侧的股二头肌、内侧的半腱肌和半膜肌有无压痛或挛缩。

髌骨前方出现囊性肿物，多为髌前滑囊炎；膝前外侧有囊性肿物，多为半月板囊肿；膝后部的肿物，多为腘窝囊肿。考虑膝关节积血或积液，可行浮髌试验。

膝关节表面软组织较少，压痛点的位置往往就是病灶的位置，检查压痛点对定位诊断有很大的帮助。髌骨下缘的平面正是关节间隙，关节间隙的压痛点可以考虑是半月板的损伤处或骨赘之处。内侧副韧带的压痛点往往不在关节间隙，而在股骨内侧髁结节处；外侧副韧带的压痛点在腓骨小头上方。此外，膝关节的疼痛要注意检查髋关节，髋关节疾病可刺激闭孔神经，引起膝关节牵涉痛。如果膝关节持续性疼痛，伴进行性加重，需注意股骨下端和胫骨上端肿瘤的可能性。

3. 动诊和量诊 膝伸直为中立位0°。正常活动范围：屈120°～150°，伸0°，过伸5°～10°。

4. 特殊检查

（1）侧方应力试验：患者仰卧位，膝关节完全伸直，分别作膝关节被动外翻和内翻检查，与健侧对比。若超出正常外翻和内翻范围，则为阳性。提示有内侧或外侧副韧带损伤。

（2）抽屉试验：患者仰卧位屈膝90°，检查者轻坐在患侧足背上，双手握住小腿上段，向后退，再向前拉。前交叉韧带断裂时，可向前拉0.5cm以上；后交叉韧带断裂时，可向后退0.5cm以上。将膝关节置于屈曲10°～15°位进行试验称为拉赫曼试验（Lachman test），可增加本试验的阳性率。

（3）麦氏征（McMurray test）：患者仰卧位，检查者一手按住患膝，另一手握住踝部，将膝关节完全屈曲，足踝抵住臀部，然后将小腿极度外展外旋或内收内旋，在保持这种应力的情况下，逐渐伸直膝关节，在伸直过程中若听到或感到弹响、或出现疼痛为阳性。提示半月板有病变。

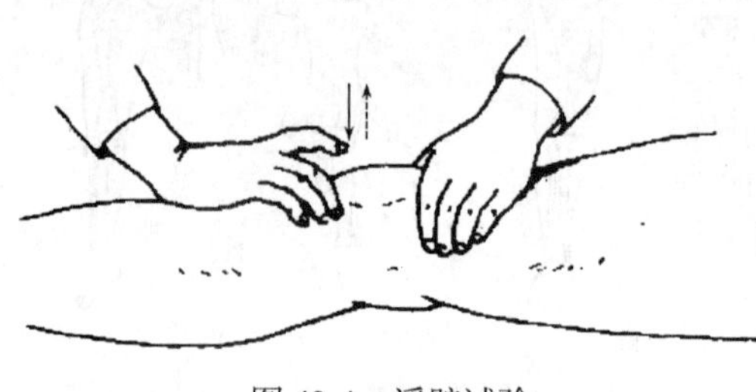

图43-4 浮髌试验

（4）浮髌试验：是确定膝关节是否出现关节积液的方法。患腿膝关节伸直，放松股四头肌，检查者一手挤压髌上囊，使关节液积聚于髌骨后方，另一手示指轻压髌骨，如有浮动感觉，即能感到髌骨碰撞股骨髁的碰击声，松压则髌骨又浮起，称为阳性。中等量（50ml）以上积液时浮髌试验才呈阳性（图43-4）。

（八）踝和足部检查

踝关节属于屈戌关节，主要功能是负重，运动功能主要限于屈伸，可有部分内外翻运动。与其他负重关节相比，踝关节活动范围小，但更为稳定。其周围多为韧带附着，有数条较强壮的肌腱。足由骨和关节形成内纵弓、外纵弓及前部的横弓，是维持身体平衡的重要结构。足弓还具有吸收震荡、负重及完成行走、跑跳动作等的功能。

1. 视诊 观察双足大小和外形是否正常一致。足先天性、后天性畸形很多，常见的有马蹄内翻足、高弓足、平足、踇外翻等。外伤时踝及足可有明显肿胀。

2. 触诊 主要注意疼痛的部位、性质，肿物的大小、质地。注意检查足背动脉，以了解血液循环状态。一般可在足背第1、2跖骨之间触及其搏动。足背的软组织较薄，根据压痛点的位置，可估计疼痛位于某一骨骼、关节、肌腱和韧带。

3. 动诊和量诊 踝关节中立位为小腿与足外缘垂直。正常活动范围：背屈20°～30°，跖屈40°～50°。跖趾关节的中立位为足与地面平行。正常活动范围：背屈30°～40°，跖屈30°～40°。

（九）上肢神经检查

上肢的神经支配主要来自臂丛神经，它由C_5～T_1神经根组成。主要有桡神经、正中神经、尺神经和腋神经。通过对神经支配区感觉运动的检查可明确病变部位。

1. 桡神经 发自臂丛后束，为臂丛神经最大的一支，在肘关节水平分为深、浅两支。根据损伤水平及深、浅支受累不同，其表现亦不同。桡神经是上肢手术中最易损伤的神经之一。在肘关节以上损伤时，出现垂腕畸形，手背虎口区皮肤麻木，掌指关节不能主动伸直。在肘关节以下，桡神经深支损伤时，因桡侧腕长伸肌功能存在，无垂腕畸形。单纯桡神经浅支损伤可发生于前臂下1/3，仅有拇指背侧及桡侧感觉障碍。

2. 正中神经 由臂丛内侧束和外侧束组成。损伤多发生于肘部和腕部，在腕关节水平损伤时，大鱼际瘫痪，桡侧三个半指掌侧皮肤感觉消失，不能用拇指和示指捡起一根细针；损伤水平高于肘关节时，还表现为前臂旋前和拇指示指的指间关节不能屈曲。陈旧损伤还有大鱼际萎缩，拇指伸直与其他手指在同一水平面上，且不能对掌，称为“平手”或“猿手”畸形。

3. 尺神经　发自臂丛内侧束，在肘关节以下发出分支支配尺侧腕屈肌和指深屈肌尺侧半；在腕以下分支支配骨间肌、小鱼际、拇收肌及第3、4蚓状肌。尺神经在腕部损伤后，上述肌麻痹。尺神经在肘部损伤后，尺侧腕屈肌瘫痪。陈旧损伤出现典型的“爪形手”：小鱼际和骨间肌萎缩，小指和环指指间关节屈曲，掌指关节过伸。

4. 腋神经　发自臂丛后束，肌支支配三角肌和小圆肌，皮支分布于肩部和上臂后部的皮肤。腋神经损伤时三角肌瘫痪，肩不能外展，肩部感觉丧失。如三角肌萎缩，可出现“方肩”畸形。

（十）下肢神经检查

1. 坐骨神经　损伤后，下肢后侧、小腿前外侧、足底和足背外侧皮肤感觉障碍，不能屈伸足踝各关节。损伤平面高者不能主动屈膝。

2. 胫神经　损伤后，出现仰趾畸形，不能主动跖屈踝关节，足底皮肤感觉障碍。

3. 腓总神经　损伤后，足下垂内翻，不能主动背屈和外翻，小腿外侧及足背皮肤感觉障碍。

（十一）脊髓损伤检查

神经系统检查对脊髓损伤的部位、程度的初步判断及进一步检查和治疗具有重要意义，包括感觉、运动、反射、交感神经、括约肌功能等。

1. 视诊　检查时应尽量不搬动患者，去除衣服，注意观察以下项目。

（1）呼吸：若胸腹式主动呼吸均消失，仅有腹部反常活动者为颈髓损伤，仅有胸部呼吸而无主动腹式呼吸者，为胸髓中段以下的损伤。

（2）伤肢姿势：上肢完全瘫痪提示上颈髓损伤；屈肘位瘫为第7颈髓损伤。

（3）阴茎可勃起者，提示脊髓休克已解除，尚保持骶神经功能。

2. 触诊和动诊　一般检查躯干、肢体的痛觉、触觉，根据脊髓节段分布判断感觉障碍平面所反映的损伤部位；可反复检查几次，前后对比，以增强准确性并作为疗效观察依据。麻痹平面的上升或下降提示病情的加重或好转。应注意会阴部及肛周感觉检查。检查膀胱有无尿潴留。行肛门指诊以检查肛门括约肌功能。触诊脊柱棘突及棘突旁有无压痛及后凸畸形。

详细检查肌力、腱反射及其他反射。

（1）腹壁反射：用钝针在上、中、下腹皮肤上轻划，正常者可见同侧腹肌收缩，上、中、下段分别相当于T_7～T_8、T_8～T_9、T_9～T_{10}。

（2）提睾反射：用钝针划大腿内侧上1/3皮肤，正常时同侧睾丸上提。

（3）肛门反射：针刺肛门周围皮肤，肛门皮肤出现皱缩或肛诊时感到肛门括约肌收缩。

（4）球海绵体反射：用拇、示两指挤压龟头或阴蒂，或牵拉插在膀胱内的导尿管，球海绵体肌和肛门外括约肌收缩。

四 骨科影像学检查

常用的检查方法包括X线、CT（电子计算机体层成像）、MRI（磁共振成像）、CTA（电子计算机体层成像血管造影）、MRA（磁共振血管造影）、DSA（数字减影血管造影）、超声、核

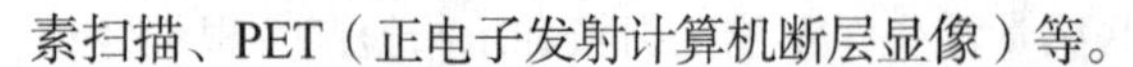

素扫描、PET（正电子发射计算机断层显像）等。

（一）骨、关节基本病变

1．骨骼基本病变

（1）骨质疏松：单位体积内骨组织的含量减少。有机、无机正比例减少，骨折风险性增加。

X 线表现：骨小梁变细、减少但清晰，骨髓腔和小梁间隙增宽，骨密度减低，皮质变薄，皮质内出现条状或隧道状透亮影，称为皮质条纹征。

脊椎体骨质疏松主要表现为横行骨小梁减少或消失，纵行骨小梁相对明显；严重时椎体变扁，双凹形，椎间隙增宽，常可因轻微外伤导致楔形压缩骨折。

（2）骨质软化：单位体积内类骨质钙化不足。有机成分正常，钙盐含量降低，骨质变软。

骨质软化与骨质疏松相比：都为骨密度减低，皮质变薄，骨小梁变细、减少。不同之处：骨质软化因含大量未钙化的骨样组织而边缘模糊，骨质变软出现假骨折线，在干骺未愈合前可见骺板增宽、临时钙化带不规则或消失，干骺端呈杯口状。

（3）骨质破坏：局部骨质为病理组织代替而造成的骨组织缺失。

X 线表现：局部骨质减低，骨小梁稀疏，正常骨结构消失，严重时出现骨皮质和骨松质的大片缺失。

急性炎症或恶性肿瘤常引起溶骨性破坏；慢性炎症或良性肿瘤常引起膨胀性骨破坏；神经营养障碍时，骨、关节结构严重紊乱，而自觉症状轻微。

（4）骨质硬化与增生：单位体积内骨质数量增多。

X 线表现：骨密度增高，皮质增厚，骨小梁增多、增粗，小梁间隙变窄、消失，髓腔变窄，严重者难以区分骨皮质与骨松质。

CT 表现：磨玻璃样改变。

（5）骨膜反应：指在病理情况下骨膜内层的成骨细胞活动增加所产生的骨膜新生骨。一般意味着骨质有破坏或损伤。早期表现为与骨皮质平行的细线样致密影，与骨皮质间有较窄的透明间隙；之后可呈线性、层状、花边状等。

（6）骨质破坏：骨丧失新陈代谢的能力，常为血供中断所致；密度高，周围有密度减低的空腔。

（7）软骨钙化：软骨基质钙化，标志着骨内或骨外有软骨组织或瘤软骨存在。X 线表现：大小不同的环形或半环形高密度影，中心部密度可降低或呈磨玻璃样。

2．关节基本病变

（1）关节肿胀：多由炎症、外伤及出血性疾病等引起。X 线表现：关节周围软组织肿胀、结构层次不清、脂肪间隙模糊、关节区密度增高，关节间隙增宽等。

（2）关节间隙异常：增宽、变窄或者宽窄不均。

（3）关节破坏：见于急慢性感染、肿瘤、类风湿及痛风等。

（4）关节退行性病变：关节软骨变性坏死，逐渐被纤维组织取代，可累及软骨下骨质，引起骨质增生硬化导致关节面凹凸不平、关节边缘骨赘形成，关节囊增厚、韧带骨化。多见于老年人、慢性创伤、长期关节负荷过度、化脓性关节炎等。X 线表现：早期，骨性关节面模糊、中断和部分消失。中晚期，关节间隙变窄（尤其是负重部分），骨质增生硬化，关节囊肥厚，韧带骨化，关节非负重部分可见明显骨赘形成。关节面下出现大小不等的透亮区，即关节面下有骨囊肿形成。负重者可发生关节变形。

（5）关节强直：骨或者纤维组织连接于相应关节面间的病理改变。分为骨性强直和纤维性强直。

骨性强直：关节间隙明显变窄，部分或完全消失，可见骨小梁透过关节连接两侧骨端。常见于化脓性关节炎、强直性脊柱炎。

纤维性强直：关节间隙变窄，仍保留关节间隙透亮影，无骨小梁贯穿。常见于关节结核、类风湿关节炎。

（二）骨、关节系统病变

1. 骨、关节及软组织损伤

（1）骨折：骨骼发生断裂，连续性中断。

骨折线：不规则的透亮线。

骨折的分类如下。

移位与成角：横向 / 嵌入 / 重叠 / 分离 / 成角 / 旋转。

骨折线的形状和走向：线形 / 星形 / 横行 / 斜行 / 螺旋形。

疲劳骨折：因长期、轻微外力导致，好发于下肢（趾骨、胫腓骨）。

病理性骨折。

（2）关节创伤：包括关节脱位、关节内骨折、关节软骨损伤等。

（3）椎间盘突出：髓核经过破裂的纤维环向外突出。

Schmorl 结节：椎间盘（软骨终板）变性、软骨断裂，髓核突入椎体骨松质内，造成局部锥体终板的压迹及周缘反应性骨质增生，称为 Schmorl 结节。

2. 骨、关节及软组织感染

（1）化脓性骨髓炎：表现为软组织肿胀、骨质破坏和骨质增生、死骨、骨膜增生。

1）急性化脓性骨髓炎

早期：骨质疏松；软组织肿胀。

1 周后：骨质破坏；骨小梁模糊；骨膜反应。

脓肿向外发展：骨质破坏面积增大；骨膜反应明显；骨膜掀起、穿破；小片状死骨。

2）慢性化脓性骨髓炎：表现为死骨、骨质增生、髓腔局限性骨质破坏、骨膜反应。

（2）骨、关节结核：病理基础为渗出（炎症、脓肿样）；变质-干酪样坏死（内可有钙化、死骨）；增殖-结核结节（可有脓肿形成）。

骨结核 X 线表现：骨质破坏；骨质疏松；局部软组织肿胀。

关节结核 X 线表现：

骨型（髋关节、肘关节）：骨端破坏基础上出现关节周围软组织肿胀，关节骨质破坏，关节间隙不对称狭窄。

滑膜型（膝关节、踝关节）：关节囊、关节软组织肿胀，密度增高，关节间隙增宽，邻近骨质疏松，骨端边缘部分出现虫蚀样骨质破坏；继发性化脓性感染致骨质增生硬化；晚期不易鉴别，出现纤维性强直。

（3）脊柱结核：X 线表现为低密度骨质破坏灶（中央骨松质或椎体边缘）；椎体塌陷变扁，椎间隙变窄；椎旁脓肿；病灶周围骨质增生。

3. 慢性骨关节病

（1）类风湿关节炎：关节滑膜的非特异性慢性炎症，中年妇女常见。

早期：关节面下骨质疏松；软组织肿胀；边缘性侵蚀（模糊、中断、囊性透亮区）。

中晚期：关节脱位、半脱位；纤维性强直。

（2）强直性脊柱炎：中轴关节慢性炎症，年轻男性常见。X线表现为骨性强直、硬化、方椎、韧带骨化、竹节样脊柱。

4. 骨肿瘤及肿瘤样病变

（1）良、恶性骨肿瘤的鉴别要点见表43-2。

表43-2 良、恶性骨肿瘤的鉴别要点

项目	良性骨肿瘤	恶性骨肿瘤
生长情况	生长缓慢，不侵及邻近组织，但可引起其压迫移位；无转移	生长迅速，易侵及邻近组织、器官；可有转移
局部骨质变化	呈膨胀性骨质破坏，与正常骨界线清晰，边缘锐利，骨皮质变薄，保持其连续性	呈浸润性骨破坏，病变区与正常骨界线模糊，边缘不整
骨膜增生	一般无骨膜增生，病理骨折后可有少量骨膜增生，骨膜新生骨不被破坏	骨膜新生骨多不成熟，并可被肿瘤侵犯破坏
周围软组织变化	多无肿胀或肿块影，如有肿块，其边缘清楚	长入软组织形成肿块，与周围组织分界不清

（2）骨巨细胞瘤：多见于20～40岁青壮年。

股骨下端最常见，生物学行为介于良、恶性之间。X线表现：骨端圆形或椭圆形溶骨性骨质破坏，偏心性，直达骨性关节面，骨皮质菲薄；肥皂泡状；横径大于纵径，膨胀性生长；边界清晰；骨膜反应少，轻微。

（3）骨肉瘤：多见于10～25岁青少年。X线表现：骨质破坏；肿瘤骨呈云絮状、斑块状、针状；肿瘤软骨钙化；软组织肿块；骨膜增生。

第2节 骨折概论

骨折是指骨质的完整性或连续性中断。

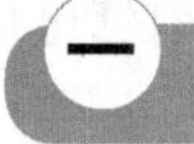

一 病因

骨折主要由暴力、积累劳损和骨骼疾病所致，后者如骨髓炎、骨结核、骨肿瘤等所致的骨质破坏，在轻微外力作用下即可发生骨折，这种骨折称为病理性骨折。

（一）暴力

1. 直接暴力　暴力直接作用使受伤部位发生骨折，即暴力的作用点与发生骨折的部位基本一致。常伴有不同程度的软组织损伤。如车轮撞击小腿，于撞击点处发生胫腓骨骨干骨折（图43-5）。

2. 间接暴力　暴力通过传导、杠杆、旋转和肌收缩使肢体远处发生骨折，即暴力的作用点与发生骨折的部位不一致。如跌倒时以手掌撑地，暴力作用点在手掌，依其上肢与地面的角度不同，暴力向上传导，可致桡骨远端骨折或肱骨髁上骨折（图43-6）。

3. 牵拉暴力　因肌肉强力猛烈地收缩所导致的骨折，称为撕脱性骨折。一般好发于肌肉的附着处，如骤然跪倒时，股四头肌猛烈收缩致髌骨骨折等（图43-7）。

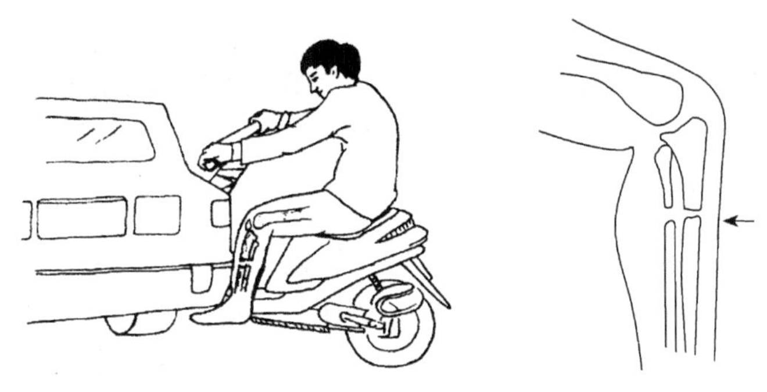

图 43-5　直接暴力（小腿胫腓骨双骨折）

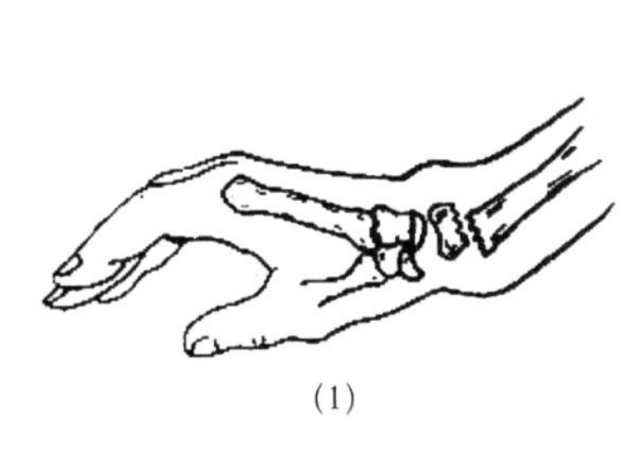

(1)

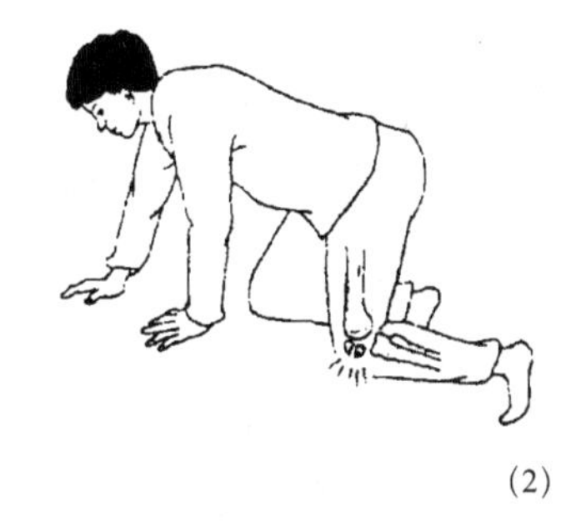

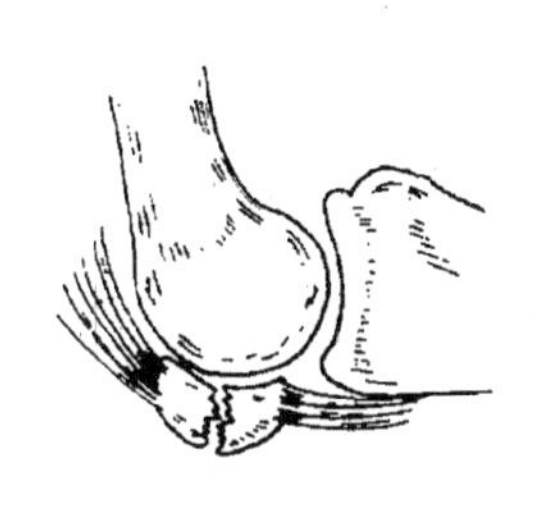

(2)

图 43-6　间接暴力

（1）桡骨远端骨折；（2）髌骨骨折

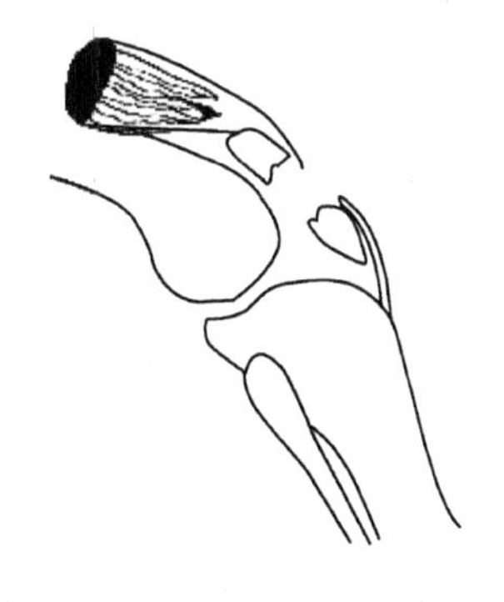

图 43-7　牵拉暴力（髌骨骨折）

（二）骨骼疾病

骨骼疾病易致病理性骨折。

1. 骨髓炎。

2. 骨肿瘤。

3. 骨结核。

（三）积累性劳损

长期、反复、轻微的直接或间接伤力集中一处，可致肢体某一特定部位骨折，如远距离行军易致第 2、3 跖骨及腓骨下 1/3 骨干骨折，称为疲劳性骨折。

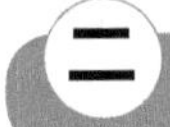

二 骨折的分类

（一）根据骨折处皮肤、筋膜或骨膜的完整性分类

1. 闭合性骨折　骨折处皮肤及筋膜或骨膜完整，骨折端与外界不相通。

2. 开放性骨折　骨折处皮肤及筋膜或骨膜破裂，骨折端与外界相通。骨折处的创口可由刀伤、枪伤由外向内形成，亦可由骨折端刺破皮肤或可由黏膜由内向外所致。如耻骨骨折伴膀胱或尿道破裂、尾骨骨折致直肠破裂均属开放性骨折。

（二）根据骨折的程度和形态分类

1. 不完全骨折　骨的完整性和连续性部分中断，按其形态又可分为裂缝骨折和青枝骨折。

（1）裂缝骨折：骨质断裂，出现裂缝，无移位，多见于颅骨、肩胛骨等。

（2）青枝骨折：如青嫩树枝被用力弯折后所形成的劈裂现象一样，这类骨折称为青枝骨折。多见于儿童，骨质、骨膜发生部分断裂，一部分可表现为成角畸形，但主要表现为骨皮质部分劈裂的不完全性骨折。

2．完全骨折　骨的完整性和连续性全部中断，按骨折线的形态及方向分为以下几种（图 43-8）。

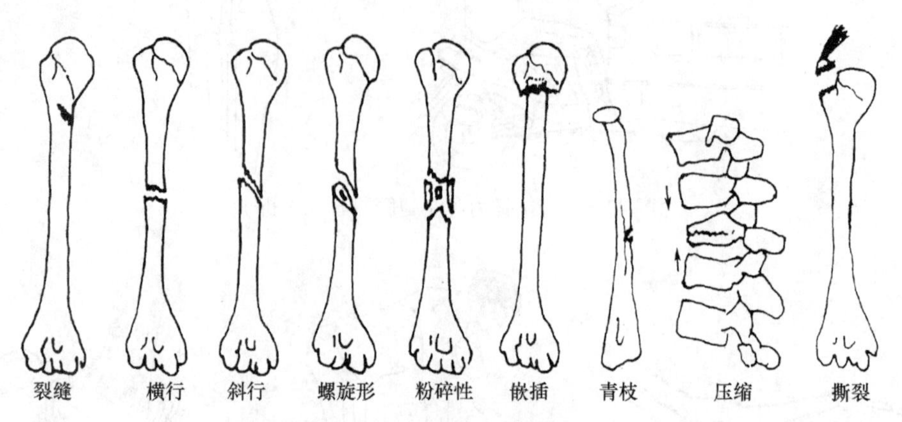

图 43-8　完全骨折的分类

（1）横行骨折：骨折线呈横行，与骨干纵轴接近垂直。

（2）斜行骨折：骨折线呈斜行，与骨干纵轴成一定角度。

（3）螺旋形骨折：由于在旋转暴力作用下使骨折线呈螺旋状。

（4）粉碎性骨折：骨质碎裂成 3 块以上。骨折线呈“T”形或“Y”形者又称为 T 形或 Y 形骨折。

（5）嵌插骨折：骨折断端相互嵌插，多见于干骺端骨折，即骨干的骨密质嵌插入骺端的骨松质内。

（6）压缩性骨折：骨质因压缩力而变形，多见于松质骨，如脊椎骨和跟骨。

（7）凹陷性骨折：骨折部位出现局部下陷，多见于颅骨。

（8）骨骺分离：经过骨骺的骨折，骨骺的断面可带有数量不等的骨组织。

（三）根据骨折端稳定程度分类

1．稳定性骨折　在生理性外力作用下骨折端不易移位或复位后不易再发生移位者，如裂缝骨折、青枝骨折、横行骨折、压缩性骨折、嵌插骨折等。

2．不稳定性骨折　在生理性外力作用下骨折端易移位或复位后易再移位者，如斜行骨折、螺旋形骨折、粉碎性骨折等。

三　骨折移位

大多数骨折骨折端均有不同程度的移位，并且常常几种移位同时存在。

（一）分类

常见骨折移位有以下 5 种（图 43-9）。

1．成角移位　两骨折断端移位形成一定角度，可向前、后、内、外成角。

2．侧方移位　两骨折断端相互平行移向一侧，以近侧骨折段为准，远侧骨折段可向前、后、内、外的侧方移位。

3．缩短移位　两骨折断端相互重叠或嵌插，使其缩短。

4．分离移位　两骨折断端相互分开，形成间隙。

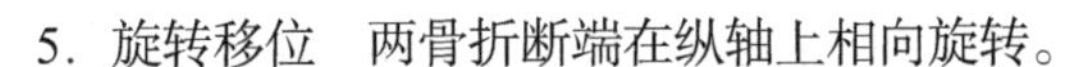

5．旋转移位　两骨折断端在纵轴上相向旋转。

（二）影响因素

（1）暴力的性质、大小和作用方向。

（2）骨折部位位于肌肉起止点上的部位不同，因肌肉的牵拉，可产生不同方向移位（图43-10）。

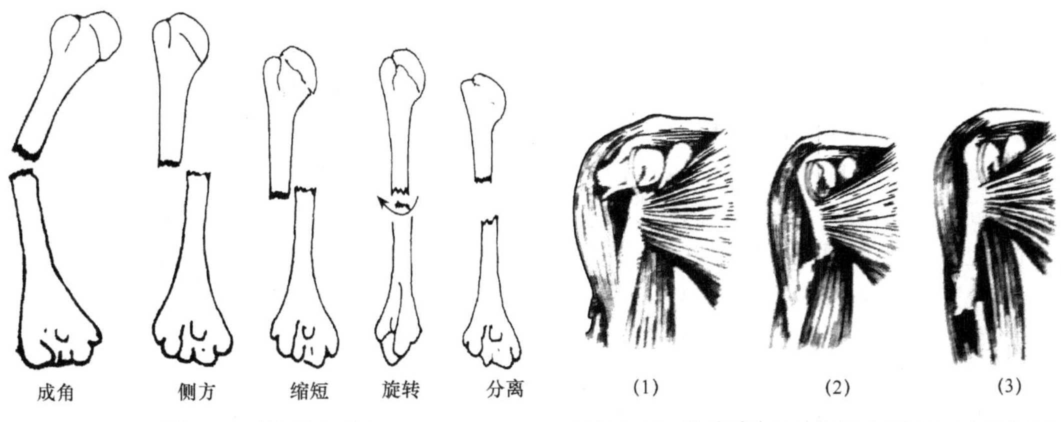

图43-9　骨折的移位

图43-10　肌肉牵拉骨折端因肌肉起止点不同出现不同方向移位

（1）骨折在胸大肌止点之上；（2）骨折在胸大肌止点之下；（3）骨折在三角肌止点之下

（3）肢体重量可牵拉骨折远侧段分离移位。

（4）搬运和治疗过程中对骨折部位不恰当的施力。

四　临床表现

（一）全身表现

1．休克　主要原因是出血，特别是骨盆骨折、股骨骨折和多发性骨折，出血量大者可达2000ml以上（图43-11）。严重的开放性骨折或并发重要内脏器官损伤亦可导致休克。

2．发热　一般体温正常，出血量较大的骨折可出现低热，一般不超过38℃，如股骨骨折、骨盆骨折等。出现高热时，对开放性骨折应考虑感染的可能。

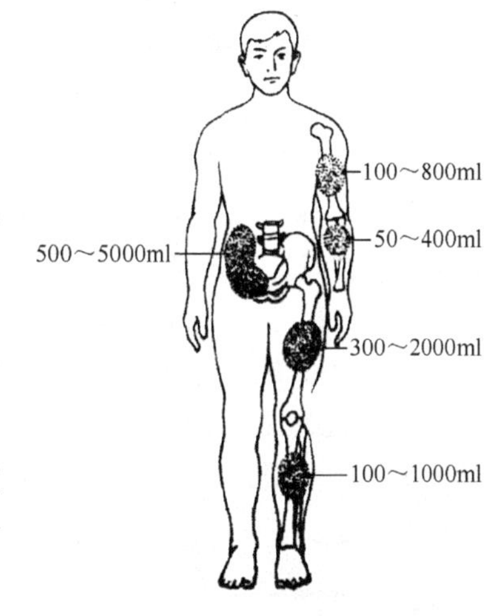

图43-11　各部位骨折的失血量

（二）局部表现

1．骨折的一般表现　局部发红或青紫、疼痛、肿胀和功能障碍。骨折时，骨髓、骨膜及周围组织血管破裂出血，在骨折处形成血肿，以及软组织损伤所致水肿，使患肢严重肿胀，甚至出现张力性水疱和皮下瘀斑，由于血红蛋白的分解，可呈紫色、青色或黄色。

2．骨折的专有体征　畸形、异常活动、骨擦音或骨擦感。

（1）畸形：骨折断端移位可使患肢出现畸形改变，主要表现为缩短畸形、成角畸形或旋转畸形。

（2）异常（反常）活动：骨折后肢体在关节以外不应活动的部位出现的活动。

（3）骨擦音或骨擦感：骨折后两骨折端相互摩擦产生声音或感觉。

五 诊断

（一）根据临床表现诊断

具有以上 3 个骨折专有体征之一者，即可诊断为骨折。

（二）根据影像学诊断

有些骨折如裂缝骨折、嵌插骨折等，可不出现上述 3 个典型的骨折专有体征，应常规进行 X 线或其他影像学检查，以便确诊。

1. X 线检查　对骨折的诊断和治疗具有重要的价值。凡疑为骨折者应常规进行 X 线平片检查，可以发现不完全性骨折、深部骨折、关节内骨折和小撕脱性骨折等。临床上已明确有骨折者，X 线平片检查也可帮助了解骨折的类型和骨折端移位情况，对指导骨折的治疗具有重要意义。骨折的 X 线检查一般应拍摄包括邻近一个关节在内的正、侧位片，必要时应拍摄特殊位置的 X 线平片。如跟骨拍侧位和轴位片，掌骨和跖骨应拍正位及斜位片，腕舟状骨拍正位和舟状骨位片，寰枢椎拍张口位片等。对不易明确的骨折及损伤，还可对比拍对侧肢体的 X 线平片。值得注意的是，对有的轻微裂缝骨折，急诊拍片可不显示骨折线，伤后 2 周再复查拍片时有的就可明确显示出骨折线，如腕舟状骨骨折。

2. CT 检查　X 线平片目前仍是骨折特别是四肢骨折最常用和行之有效的检查方法，但对早期、不典型病例及复杂的解剖部位，X 线在确定病变部位和范围上受到限制。CT 以其分辨率高、无重叠和能进行图像后处理的优点，弥补了传统 X 线的不足。针对骨和关节解剖部位复杂或常规 X 线难以检查的部位，CT 却能很好地显影，并为此可提供更多的诊断信息，如用 CT 平扫骨盆、髋、骶骨、骶髂关节、胸骨、脊柱等部位的骨折，就能清晰地显示椎体爆裂骨折碎片从后方突入椎管内的情况，而普通 X 线平片就很难显示明确。

3. MRI 检查　是一种生物磁自旋成像技术，人体的氢原子在外加的强磁场内受到射频脉冲的激发，可产生磁共振现象，利用探测器检测并接收以电磁波形式放出的磁共振信号，经过空间编码和数据处理转换，就可将人体各组织变成图像。磁共振所获得的图像异常清晰、精细，不但分辨率高、对比度好，而且信息量也大，特别是对软组织层次的显示，对椎体周围韧带、脊髓损伤情况和椎体挫伤情况观察效果好。行横轴位、矢状位及冠状位或任意断层扫描，可以清晰显示椎体及脊髓损伤情况，并可观察椎管内有无出血，还可以发现 X 线平片及 CT 未能发现的隐匿性骨折并确定骨挫伤的范围。

4. 彩超　近年来在国内兴起的肌骨超声诊断技术，已开始应用于肌肉和骨骼相关疾病的诊断。它将常规超声诊断设备，通过专用高频超声探头（5～12MHz 或 5～18MHz）对人体肌肉、软组织及骨骼病变等疾病进行诊断。其细微的分辨率，可清晰显示肌肉、肌腱、韧带、神经等组织病变，可以和 CT、MRI 媲美并互补，甚至可以提供其他影像学检查无法得到的重要诊断信息。

六 骨折的并发症

创伤性骨折可伴有或导致重要组织或重要器官损伤，并有可能引起严重的全身反应，甚至危及患者的生命。因此在骨折的治疗过程中出现的并发症，应特别加以预防并予以及时、正确的处理。

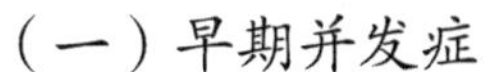

（一）早期并发症

1．休克 为严重的创伤、骨折引起大出血或重要器官损伤所致。

2．脂肪栓塞综合征 是由于骨折处髓腔内血肿张力过大，骨髓被破坏，脂肪滴进入破裂的静脉窦内，引起肺、脑脂肪栓塞。临床上出现呼吸功能不全、发绀，胸部X线片示广泛性肺实变。动脉低血氧可致烦躁不安、嗜睡甚至昏迷和死亡。主要好发于成人。

3．重要脏器的损伤

（1）肝、脾破裂：严重的下胸壁损伤，除可致肋骨骨折外，还可能出现脾和肝的破裂出血，引发休克。

（2）肺损伤：肋骨骨折时，骨折端可刺破肋间血管及肺组织，导致肺损伤，而出现气胸、血胸或血气胸，引起严重的呼吸困难、失血性休克。

（3）膀胱和尿道损伤：是骨盆骨折常见的并发症，膀胱和尿道破裂可致尿外渗，引起下腹部、会阴疼痛、肿胀以及血尿、排尿困难。

（4）直肠损伤：骶尾骨骨折可并发直肠损伤，出现下腹部疼痛和直肠内出血。

4．重要周围组织损伤

（1）重要血管的损伤：常见的有股骨髁上骨折，远侧骨折端可致腘动脉损伤；胫骨上段骨折，可造成胫前胫后动脉损伤；伸直型肱骨髁上骨折，远侧骨折端易造成肱动脉损伤（图43-12）。

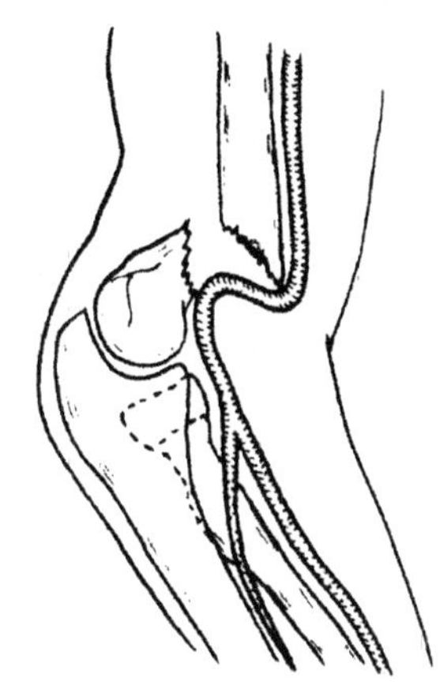

图43-12 伸直型肱骨髁上骨折易致肱动脉损伤

（2）周围神经损伤：特别是在神经与骨紧密相邻的部位，如肱骨中、下1/3交界处骨折极易损伤与肱骨紧贴走行的桡神经。

（3）脊髓损伤：为脊柱骨折和脱位的严重并发症，多见于脊髓颈段和胸腰段，出现损伤平面以下的截瘫，可导致终身残疾。目前，虽有不少关于脊髓损伤再生的研究，但尚未取得突破性的进展。

5．骨筋膜室综合征 是骨筋膜室内肌肉和神经因急性缺血而产生的一系列早期综合征。骨筋膜室是由骨、骨间膜、肌间隔和深筋膜形成的密闭的腔室。骨筋膜室综合征最多见于前臂掌侧和小腿，常由创伤、骨折的血肿和组织水肿使骨筋膜室内体积增加或外包扎过紧、局部压迫使骨筋膜室容积减小而导致骨筋膜室内压力增高所致。在形成缺血—水肿—缺血的恶性循环后导致：①濒临缺血性肌挛缩——缺血早期，及时处理恢复血液供应后，可不发生或仅发生极小量的肌肉坏死，可不影响肢体功能。②缺血性肌痉挛——较短时间或程度严重的不完全性缺血，恢复血液供应后大部分肌肉坏死，形成挛缩畸形，严重影响患肢功能。③坏疽——广泛、长时间完全缺血，大量肌肉坏疽，常需截肢。如有大量毒素进入血液循环，可致休克、心律不齐和急性肾衰竭。可根据以下4个体征确定诊断：①患肢感觉异常；②被动牵拉受累肌肉出现疼痛；③肌肉在主动屈曲时疼痛；④筋膜室即肌腹处有压痛。骨筋膜室综合征常并发肌红蛋白尿，治疗时应给予足量的补液促进排尿，如果筋膜室压力＞30mmHg应及时行切开减压术。

（二）晚期并发症

1．坠积性肺炎 主要见于骨折长期卧床，特别是年老、体弱和伴有慢性病的患者，应鼓励患者及早下床活动，否则严重者可危及生命。

2．压疮 骨折长期卧床患者，因骨隆突部位受压，致血液循环障碍形成压疮。常见部位有髋部、骶尾部、足跟部。失去神经支配的截瘫患者，由于局部缺乏感觉，使血液循环更差，不仅易发生压疮，而且更难以愈合，从而易引起全身感染的发生。

3. 下肢深静脉血栓形成　因下肢长时间制动，静脉血回流缓慢，加之创伤所致血液高凝状态，易导致下肢深静脉血栓形成。常见于骨盆骨折或下肢骨折，应注意加强下肢活动锻炼，可皮下注射低分子量肝素，或口服华法林来预防血栓的发生。

4. 感染　对于开放性骨折，特别是污染较重或伴有严重的软组织损伤者，若清创不彻底、坏死组织或异物残留或骨外露，易导致感染发生，如处理不当可致化脓性骨髓炎。

5. 骨化性肌炎　又称损伤性骨化，因各种损伤关节因素所产生的骨膜下血肿，在反复强行外力的作用下，不断扩大、机化并在肌肉、软组织内骨化，最终导致关节疼痛及功能障碍，称为骨化性肌炎。常见于肘关节，如肱骨髁上骨折，因反复暴力复位或骨折后肘关节伸屈活动受限而进行的强力反复牵拉所致。也见于关节脱位或关节附近骨折等引发的骨化性肌炎。

6. 创伤性骨关节炎　因创伤所致的关节内骨折，可使关节面遭到破坏；如未能准确复位，加之骨愈合后关节面不平整，长期磨损易引起关节疼痛及功能障碍，称为创伤性关节炎。

7. 关节僵硬　因患肢固定时间长，致静脉和淋巴回流不畅，在关节周围组织渗出大量纤维性浆性液，沉积纤维性蛋白，使关节发生纤维粘连，加之关节囊和周围肌肉痉挛，致使关节活动障碍，产生僵硬感，称为关节僵硬。这是骨折和关节损伤晚期最为常见的并发症。及时拆除外固定和进行有效的功能锻炼可预防和治疗关节僵硬。

8. 急性骨萎缩　即损伤所致关节附近的疼痛性骨质疏松，亦称反射性交感神经性骨营养不良。好发于手、足骨折后，典型症状是疼痛和血管舒缩紊乱。可致手或足青紫、肿胀、僵硬、寒冷。骨折后可早期抬高患肢、积极进行主动功能锻炼，促进消肿以进行预防。一旦发生，治疗较困难，应以主动与被动功能锻炼和物理治疗为主，必要时采取交感神经封闭以缓解疼痛。

9. 缺血性骨坏死　骨折时因某一骨折段的血液供应被破坏而中断，发生该骨折段缺血、坏死，称为缺血性骨坏死。常见的有腕舟状骨骨折后近侧骨折端缺血性骨坏死、股骨颈骨折后股骨头缺血性坏死（图 43-13）。

10. 缺血性肌挛缩　是骨折最严重的并发症之一，主要是由于肢体重要血管损伤及骨筋膜室综合征处理不当，导致缺血肌群变性、坏死、机化，引起肌挛缩，称为缺血性肌挛缩（图 43-14）。典型的畸形是爪形手或爪形足。它可由骨折和软组织损伤直接导致，最常见的是由

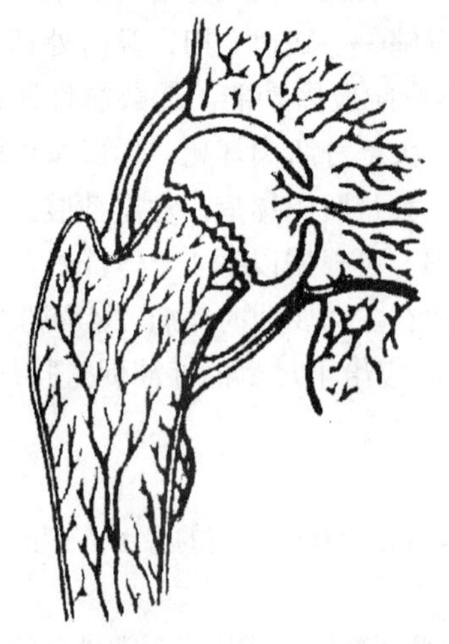

图 43-13　股骨颈骨折血液供应丧失致股骨头缺血坏死

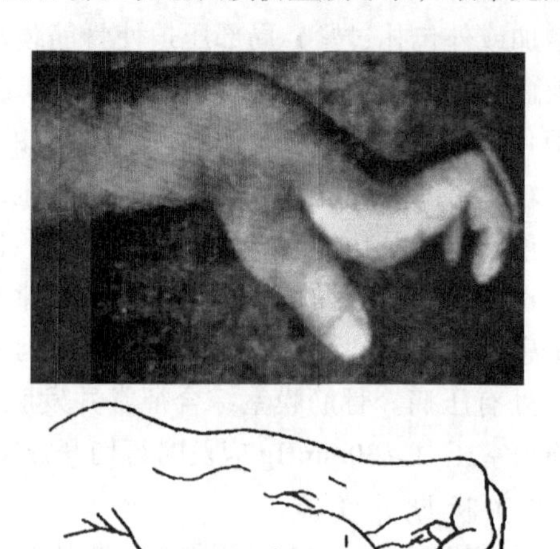

图 43-14　缺血性肌挛缩典型畸形——爪形手

骨折外固定过紧导致。及时、正确处理骨筋膜室综合征是防止缺血性肌挛缩发生的关键。一旦发生则治疗难、效果极差，常致严重残疾。

11. 骨折畸形愈合　因骨折复位不佳、固定不牢造成骨折断端移位后愈合，称为骨折畸形愈合。往往导致肢体畸形和功能障碍。

12. 骨延迟愈合或不愈合　骨折后骨折端超过愈合期而出现疼痛、骨痂生长少的情况称为骨延迟愈合。骨折后骨折端超过愈合期出现异常活动而无痛，并且无连续骨痂生长称为骨不愈合。X 线示无连续骨痂生长、骨端硬化、髓腔封闭。

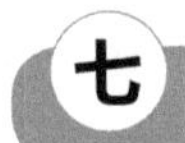

七 骨折的愈合

（一）骨折的愈合过程

骨折愈合是一个复杂和不同阶段互相交织逐渐演变且连续的过程，依据组织学和细胞学的变化，通常将其分为 3 个阶段（图 43-15）。

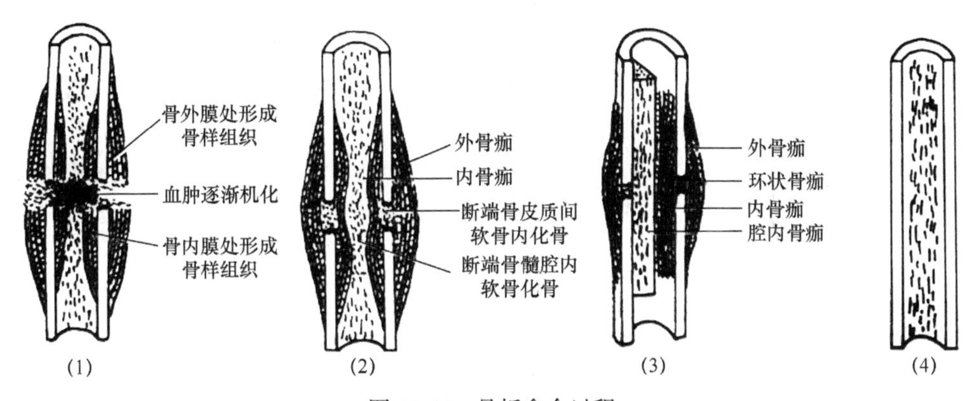

图 43-15　骨折愈合过程

（1）血肿炎症机化期；（2）原始骨痂形成期；（3）骨痂改造塑形期；（4）塑形完成

1. 血肿炎症机化期：这一期包括 2 个过程，即形成肉芽组织过程和纤维连接过程。

（1）形成肉芽组织过程：①机体发生骨折后导致骨髓腔、骨膜下和周围组织血管破裂出血，在骨折断端及其周围形成血肿。伤后 6～8 小时，由于内、外凝血系统的激活，骨折断端的血肿凝结成血块。②严重的损伤和血管破裂使骨折端缺血、坏死，引起无菌性反应。③缺血和坏死的细胞所释放的产物，引起局部毛细血管增生扩张、血浆渗出、水肿和炎性细胞浸润，如中性粒细胞、淋巴细胞、单核细胞和巨噬细胞侵入血肿的骨坏死区，逐渐清除凝血块、坏死软组织和死骨，而使血肿机化形成肉芽组织。

（2）纤维连接过程：①骨折端坏死的骨细胞、成骨细胞及被吸收的骨基质均向周围释放内源性生长因子，如血小板衍生生长因子（PDGF），胰岛素生长因子Ⅰ、Ⅱ（IGF-Ⅰ、IGF-Ⅱ）等。②这些因子刺激间充质细胞聚集、增殖及血管增生，并向成骨细胞转化，骨形态发生蛋白（BMP）诱导未分化间充质细胞分化成软骨和骨。③肉芽组织中的成纤维细胞合成和分泌大量胶原纤维，使之转化成纤维结缔组织，连接骨折两端，称为纤维连接。这一过程约在骨折后 2 周完成。④同时，骨折端附近骨外膜上的成骨细胞活跃增生，1 周后即形成骨样组织，并不断延伸增厚。骨内膜在稍晚时也发生同样改变。

2. 原始骨痂形成期

（1）内、外骨痂形成：骨内、外膜增生，新血管长入，成骨细胞大量增生，合成并分泌骨基质，使骨折端附近内、外形成的骨样组织骨化，产生新骨，即膜内成骨。由骨内、外膜紧贴骨皮质内、外产生的新骨，分别称为内骨痂和外骨痂。

（2）形成桥梁骨痂：骨折断端间的髓腔内的纤维组织逐渐转化为软骨组织，成骨细胞侵入后，软骨细胞发生变性、凋亡，软骨基质钙化成骨（即软骨内成骨），形成环状骨痂和髓腔内骨痂，即连接骨痂。连接骨痂与内、外骨痂相连，形成桥梁骨痂，标志着原始骨痂形成，一般需4～8周。

（3）骨折临床愈合：上述骨痂不断钙化，当足以抵抗肌肉收缩力和剪力及旋转力时，则骨折达到临床愈合，一般成人需时12～24周。此时X线平片表现为骨折处有梭形骨痂阴影，骨折线模糊。

在整个骨折的愈合过程中，膜内成骨比软骨内成骨快，且以骨外膜为主，因此任何损伤骨外膜的因素均对骨折愈合不利。

3. 骨痂改造塑形期　原始骨痂为排列不规则的新生骨小梁所组成，尚欠牢固。随着时间的推移，新生骨小梁逐渐增多，骨小梁排列逐渐规则和致密。骨折端的坏死骨破骨和成骨细胞的生骨，完成死骨清除和新骨形成的爬行替代过程。原始骨痂被板层骨替代，使骨折部位的骨性连接更牢固，这一过程需时1～2年。根据Wolff定律，骨的机械强度取决于骨的结构，随着肢体活动和负重，成熟骨板经过成骨细胞和破骨细胞相互作用，在应力轴上成骨细胞不断增生，形成更坚强的板层骨，而在应力轴线以外，破骨细胞不断破骨，使多余的骨痂逐渐被吸收，经过这种不断的骨痂改造与塑形，髓腔重新沟通，骨折处恢复正常骨结构，在组织学和放射学上达到近乎完美恢复。

（二）骨折的愈合类型

近年来的研究将骨折愈合过程分为一期愈合（直接愈合）和二期愈合（间接愈合）两种形式。

1. 一期愈合　是指骨折复位和坚强内固定后，骨折断端可通过哈弗系统重建直接发生连接，X线平片上无明显外骨痂形成，而骨折线逐渐消失。其特征为愈合过程中无骨皮质区吸收，坏死骨在被吸收的同时由新的板层骨取代，而达到皮质骨间的直接愈合。

2. 二期愈合　是膜内成骨与软骨内成骨两种成骨方式的结合，有骨痂形成。临床上骨折愈合过程多为二期愈合。

（三）骨折临床愈合标准

临床愈合是指患者在拆除外固定后，通过功能锻炼，使患肢功能逐渐达到了某一临床标准，是骨折愈合的重要阶段。

临床标准：①骨折部无异常活动；②骨折部无压痛及纵向叩击痛；③骨折部X线平片显示骨折处有连续性骨痂，骨折线已模糊。

（四）影响骨折的愈合因素

1. 全身因素

（1）年龄：年龄越小，骨折愈合速度越快。新生儿股骨骨折2周可达坚固愈合，而成人则需3个月或更长时间愈合。

（2）全身情况：患有慢性消耗性疾病，如糖尿病、营养不良等，患者骨折愈合时间明显延长。

2. 局部因素

（1）骨折的类型和数量。

（2）骨折部的血液供应：骨折部血运越丰富愈合越快；反之则慢。干骺端骨折，因血运丰富，愈合快；胫骨中下1/3骨折，因一侧骨折端血供差，故愈合慢；胫骨中上1/3骨折和中下1/3两处骨折，因两端血供均差，下骨折处愈合更慢。股骨颈囊内骨折，血供几乎完全中断，不仅愈合差，而且易发生股骨头缺血性坏死。

（3）骨折间软组织或异物嵌入：影响骨折端的对合，使骨折难以愈合。

（4）软组织损伤程度：严重软组织损伤，直接破坏血供，影响骨折愈合，特别多见于开放伤。

（5）感染：可导致软组织坏死、骨髓炎和死骨形成，严重影响骨折愈合。

（6）治疗不当：①反复多次手法复位；②切开复位时软组织和骨膜剥离过多；③开放性骨折清创时摘除碎骨块过大；④持续性骨牵引，牵引力度大导致骨折端分离；⑤骨折固定不牢固；⑥过早和不当的功能锻炼。

八 现场急救

骨折急救的目的是用最为简单而有效的方法快速抢救生命、保护患肢、迅速转运，以便得到最佳处理。

1. 抢救休克　首先检查患者全身情况，如处于休克状态，应注意保暖，尽量减少搬动，采取休克体位，有条件时应立即输液、输血。合并颅脑损伤处于昏迷状态者，应注意保持呼吸道通畅。

2. 包扎伤口　开放性骨折，伤口出血绝大多数采用加压包扎止血。大血管出血，加压包扎不能止血时，可采用止血带止血。最好使用充气止血带，并应记录所用压力和时间，每隔1小时放松1～2分钟。若骨折端已穿出创口并污染，但未压迫血管神经时，不应立即复位，以免将污染物带进创口深处。可待清创后将骨折端清理，再行复位。

3. 妥善固定　固定是骨折急救的重要措施。急救固定的目的：①避免骨折在搬运过程中骨折端移动，进一步刺伤或挫伤周围软组织、血管、神经或内脏，引起相应的并发症；②减少骨折端的活动，减轻患者疼痛；③有利于防止休克；④便于运送。

凡疑有骨折者，均应按骨折固定处理。闭合性骨折者，急救时不必脱去患肢的衣裤和鞋袜，以免过多地搬动患肢，增加疼痛。可将患肢固定在健肢上；若患肢肿胀严重，可用剪刀将患肢衣袖和裤脚剪开，减轻压迫。骨折有明显畸形，并有穿破软组织或损伤附近重要血管、神经的风险时，可适当牵引患肢，使之变直后再行固定。固定物可就地取材，木棍、树枝、木板、门板等都可，最好用特制的夹板固定。

4. 迅速转运　患者经初步处理，妥善固定后，应尽快地转运至就近的医院行进一步治疗。

第3节　骨科常用治疗方法

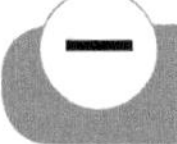

一 骨折的治疗原则

骨折的治疗有三大原则，即复位、固定和康复治疗。

1. 复位　是将移位的两个骨折断端通过牵引及整复恢复至正常或近乎正常的解剖关系的方法，称为复位。它是治疗骨折的首要步骤，也是骨折固定和康复治疗的基础，是保证骨折顺利愈合的首要条件。目的是重建骨的支架。

2．固定　是指为了最大限度地保护骨折部位复位后的解剖关系不再发生改变所采取的一切方法和措施，称为固定。固定是骨折愈合的关键。目的是使其在良好对位情况下达到牢固愈合。

3．康复治疗　是指在不影响骨折部位固定的情况下，对骨折部位周围的肌肉、肌腱、韧带、关节囊等软组织及关节尽快恢复运动功能所采取的一切治疗措施，称为康复治疗。早期合理功能锻炼和康复治疗，目的是促进患肢血液循环，消除肿胀；减少肌萎缩，保持肌肉力量；防止骨质疏松、关节僵硬和促进骨质愈合，是恢复患肢功能的重要保证。

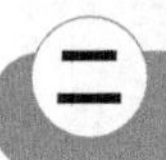

二 骨折的复位

（一）复位的标准

1．解剖复位　骨折端通过复位，恢复了正常的解剖关系，对位（两骨折端的接触面）和对线（两骨折端在纵轴上的关系）良好，这种复位称为解剖复位（图 43-16）。

2．功能复位　骨折端通过复位，未恢复至正常的解剖关系，对位稍差，对线良好，不影响骨折愈后肢体的功能，这种复位称为功能复位（图 43-17）。

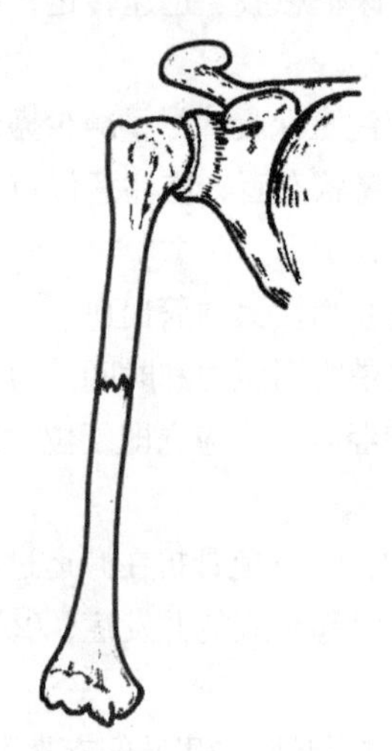

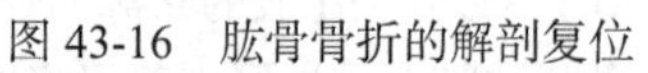

图 43-16　肱骨骨折的解剖复位

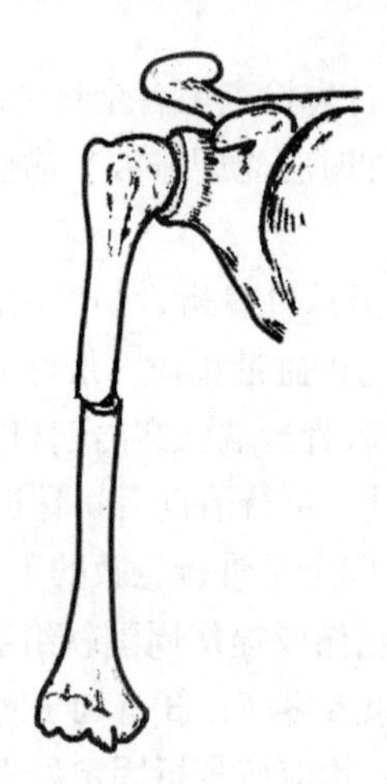

图 43-17　肱骨骨折的功能复位（骨折端对位 1/3 以上）

各部分功能复位的要求均不一样，一般功能复位的标准：①骨折部位的旋转、分离移位必须完全矫正。②缩短移位：在成人下肢骨折不超过 1cm；儿童若无骨骺损伤，下肢缩短在 2cm 以内，在生长发育过程中可自行矫正。③成角移位：下肢骨折轻微的成角，与关节活动方向一致，不用复位也可自行矫正。向侧方成角移位，与关节活动方向垂直，以后不能矫正，必须复位。④负重关节内、外侧负重不平衡，易引起创伤性关节炎。⑤上肢骨折要求不一，肱骨干稍有畸形，对功能影响不大；前臂双骨折则要求对位、对线均好，否则影响前臂旋转功能。⑥长骨干横行骨折，骨折端对位至少达 1/3，干骺端骨折至少应对位 3/4。

（二）复位方法

复位方法有 3 类，即手法复位（又称闭合复位）、牵引复位、切开复位。

1．手法复位　应用各种手的操作方法使骨折复位，称为手法复位。

（1）手法复位要求：①手法轻柔，勿粗暴。②力争一次复位成功，忌反复多次。③尽最大可能达到解剖复位。

（2）手法复位标准：尽可能达到解剖复位，如达不到，不强行要求，能达到功能复位即可。

（3）手法复位方法：是闭合性骨折首选的复位方法。先进行麻醉（多为局部或神经阻滞麻醉），患肢置于肌肉松弛位，再将骨折两断端用力牵引开，对准方向，采用中医“正骨八法”行手法复位。

1）麻醉：即解除疼痛，应用麻醉可以消除疼痛，解除肌肉痉挛，最好用局部麻醉或神经阻滞麻醉，但对儿童也可用全身麻醉。骨折的局部麻醉法：整个操作须严格遵循无菌操作原则，以防骨折部感染。先在骨折局部皮肤上作少量皮内注射，将注射针逐步刺入深处，当注射针进入骨折部的血肿后，可抽出暗红色的陈旧血液，然后缓慢注入麻醉剂（四肢骨折用2%普鲁卡因溶液10ml），麻醉剂注入血肿后，即可均匀地分布于骨折部。裂缝骨折无明显血肿时，可在骨折部四周浸润，通常在注射后10分钟，即可产生麻醉作用。

2）肌松弛位：待麻醉完成后，将患肢各关节置于肌松弛的位置。四肢各部分都有彼此拮抗的肌及肌群。在复位时，先将患肢所有关节放在消除各组张力的位置，以减少肌对骨折段的牵拉力，有利于复位。这种位置称肌松弛位。各部骨折手法复位时以及股骨干骨折在布朗（Braun）架上作持续牵引时，均系先将患肢置于肌松弛位。

3）对准方向：原则上是将远侧骨折段对准近侧骨折段所指的方向。近侧骨折段的位置不易改变，而远侧骨折段因已失去连续，可使之移动，以对准近侧骨折段。完成这一步骤后，即可基本上消除骨折部的成角移位及旋转移位。

4）正骨八法：《医宗金鉴》是最早记载摸法、接法、端法、提法、按法、摩法、推法、拿法正骨八法的，目前的正骨八法是现代中西医结合总结出的新正骨八法，包括：手摸心会、拔伸牵引、旋转屈伸、提按端挤、摇摆触碰、夹挤分骨、折顶回旋、按摩推拿。

手摸心会：在拔伸牵引后，骨折整复前，术者用两手触摸骨折部位，并用心体会，结合X线平片显示的骨折端移位情况，确切掌握骨折断端在肢体内移位的具体情况，建立一个骨折移位的立体形象，为下一步实施手法复位做好计划和准备。要求手法先轻后重，由浅入深，由远及近，两头相对。

拔伸牵引（图43-18）：由一人或数人握紧骨折远、近段，沿肢体的纵轴作对抗牵引。主要是克服肌肉的拮抗力，矫正患肢的短缩移位，恢复肢体的长度。开始牵引时肢体先保持在原来的位置，然后再按整复的步骤需要改变肢体的方向，持续牵引。所施牵引力量的大小须以能略大于患者肌肉强度，使两骨折端略分离为依据，要轻重适宜，持续稳妥。对肌肉发达的青壮年男性患者，拔伸牵引用力可略大一些；相反，对老幼及女性患者，所施牵引力不宜太大。对肌群丰厚的患肢，如股骨干骨折应结合骨牵引；但肱骨干骨折，虽肌肉发达，若用力过大，常使断端分离，以致造成不愈合。目前可以用多种方法施行牵引，如螺旋牵引矫正骨折多种移位，包括矫正短缩移位、成角移位和旋转移位。

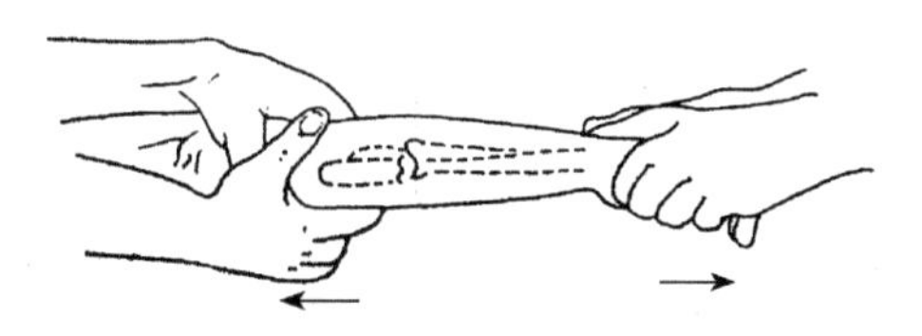
图43-18　拔伸牵引手法

旋转屈伸：旋转是指肢体有旋转畸形时，可由术者手握其远段，在拔伸下围绕肢体纵轴向左或向右旋转，以恢复肢体正常生理轴线的方法，矫正骨折断端的旋转畸形。屈伸是指术者一手固定关节近段，另一手握住远段，沿关节的冠状轴来回摆动肢体，以整复骨折、脱位的方法。适用于靠近关节部位的骨折。这种手法可弥补单纯拔伸牵引的不足。如伸直型肱骨髁上骨折，整复可先纠正骨折旋转畸形，再牵引屈曲肘关节，使骨折远、近端很好对合。对多轴性关节附件骨折同样适用。如肱骨外科颈内收型骨折复位，可先内收、内旋牵引，后外展、前屈、上举，最后内旋扣紧骨折面，再将上举的肢体慢慢放下。总之，骨折断端的4种移位（重叠移位、旋

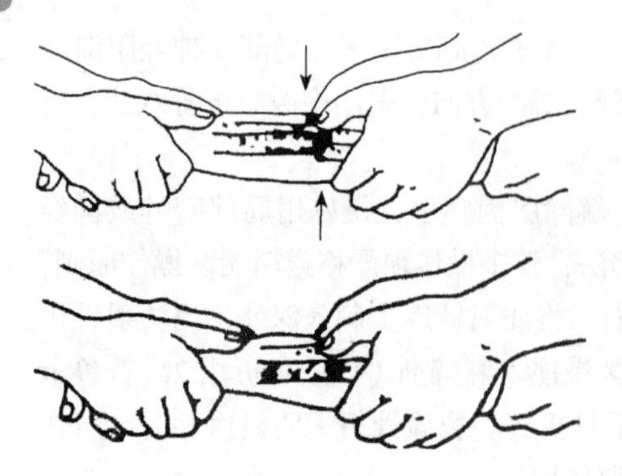

图 43-19　提按端挤手法

转移位、成角移位及侧方移位）通常是同时存在的，通过拔伸牵引与旋转屈伸结合，才使远、近骨折端轴线一致，各种移位得以纠正。

提按端挤（图 43-19）：主要用于纠正骨折侧方移位。侧方移位可分为前后（或上、下或掌、背）侧移位和内外（或左、右）侧移位。实施时，术者以双手掌、指分别置于骨折断端的前后或左右，用力夹挤，可迫使骨折复位。骨折前、后侧移位者可用提按手法，即术者以双手拇指按住突起的骨折一端向下用力，其余手指提下陷骨折另一端向上用力，使骨折两端尽量对合，从而使陷者复起、突者复平。骨折内、外移位者可用端挤手法，即术者以一手固定近端骨折，另一手握住骨折远端，用四指向术者方向用力端；用拇指反向用力挤，将向外突出的骨折端向内挤压。要求用力适当、方向正确，术者手指与患者皮肤接触紧密，避免摩擦损伤。

摇摆触碰：主要适用于横行骨折及锯齿形骨折。经上述手法操作后，骨折多数可复位，但横行骨折、锯齿形骨折因其断端不平，对合后仍可有间隙存在。为使骨折断端紧密接触，更加稳定，术者可用双手固定骨折部，在助手持续用力牵引下，左右或前后方向轻轻摇摆骨折远段，直至骨折断端间骨擦音变小或消失，使骨折断端复位。触碰手法常用于横行骨折干骺端。在骨折整复、夹板固定后，术者可用一手固定骨折夹板处，另一手轻轻叩击骨折远端，使骨折断端紧密嵌插、稳定。

夹挤分骨：适用于矫正两骨并列骨折的侧方移位。在胫腓骨、尺桡骨、掌骨干或跖骨干等之间这种双骨并列骨折侧方移位情况出现时，因有骨间膜或骨间肌附着，骨折后骨折段受骨间膜或骨间肌牵拉而相互靠拢，导致侧方移位。整复骨折时，术者以双手拇指及示、中、环三指分别置于骨折部掌、背两侧面或前、后两侧对向面，对两骨间隙施以夹挤力量，使骨间膜紧张，迫使靠拢的骨折断端分开，从而使双骨的远、近骨折端对合完全并相对稳定，这样并列的双骨折就同时得到整复，稍做调整即可达到手法复位的理想状态，从而矫正成角移位及侧方移位。

折顶回旋（图 43-20）：发生横行骨折或锯齿形骨折后，对肌肉发达的患者实施单纯牵引常不能完全矫正重叠移位，可实施折顶法。此时，术者可双手拇指按压突出的骨折一端，其他四指则重叠按压下陷的骨折另一端，在持续牵引力作用下加大其原有成角，两拇指再用力向下挤压突出的骨折端，待两拇指感到两断端已处在同一平面时，即可反折伸直，使端端对正。回旋手法多用于矫正背向移位斜行、螺旋形骨折，或有软组织嵌入骨折。回旋时要判断背向移位途径和方向，向骨折移位相反的方向施力。当软组织嵌入横行骨折间隙时，须加重牵引，按原来骨折移位方向逆向回转，再使断端相对，从断端骨擦音来判断嵌入软组织是否

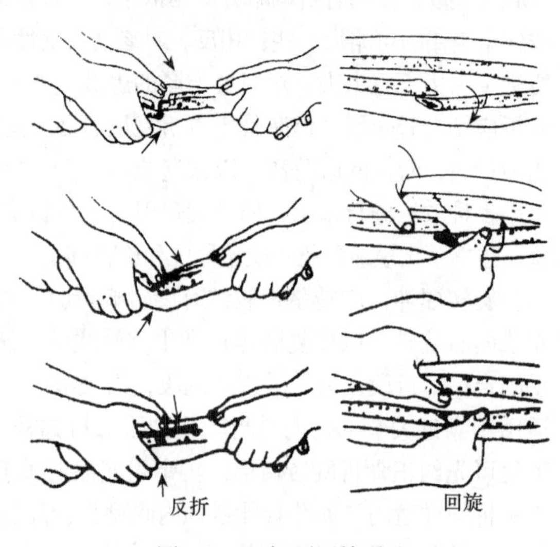

图 43-20　折顶回旋手法

完全脱离。操作时，术者要谨慎操作，靠双手分别把持两骨折段，使两骨折段骨皮质互相紧贴，防止进一步增加软组织损伤。当感回旋有阻力时，改变用力方向，以促使骨折复位。

按摩推拿：适用于骨折复位后处理，有调理骨折周围软组织，扭转曲折肌肉、肌腱使其更顺畅的作用。要求手法轻柔，按肌肉、肌腱走行顺骨捋筋，散瘀舒筋。总之，具体应用中要做到轻、稳、准、巧。要求术者和助手在手法整复过程中要注意力集中，谨慎轻柔，配合默契，准备充分，操作到位，施力恰当，果敢敏捷，灵活机动，力争不增加患者痛苦一次性无创伤完美复位。复位后需检查复位情况，观察肢体外形，抚摸骨折处的轮廓，与健肢对比，并测患肢的长度，即可了解复位后的大概情况，X线透视或摄片检查可进一步确定复位程度，不宜在X线透视下作手法复位，因时间久后可损伤术者的手、骨髓和内脏等，可于患肢行外固定后，在严格防护下作X线透视或摄片检查。

2. 牵引复位　一般是指持续牵引，可分为皮肤牵引、枕颌带牵引和骨牵引。牵引复位既有复位作用，也有外固定作用。两骨折断端在沿纵轴线持续牵引下可逐渐矫正侧方、短缩、成角等移位，但一般不能矫正旋转移位，必须事先矫正。

3. 切开复位　即手术切开骨折处全部组织，暴露骨折断端，在直视下将骨折复位，称为切开复位。

（1）切开复位的指征：①骨折端间有肌肉或肌腱等软组织嵌入；②关节内骨折有可能影响关节功能者；③手法复位失败，将来可能严重影响患肢功能者；④骨折并发主要血管、神经、肌肉、肌腱损伤，修复的同时，宜行骨折切开复位；⑤多处骨折，为便于护理和治疗，防止并发症，应行切开复位；⑥不稳定性骨折，如四肢斜行、螺旋形、粉碎性骨折及脊柱骨折合并脊髓损伤者。⑦开放性骨折患者，骨折断端已暴露在外。

（2）切开复位的优缺点

1）优点：最大优点是可使手法复位不能复位的骨折达到解剖复位。有效的内固定，可使患者提前下床活动，减少关节僵硬等并发症，方便护理。

2）缺点：①切开复位时损伤附近软组织和骨膜，减少骨折部位的血液供应。②增加局部软组织损伤的程度，降低局部抵抗力，易发生感染，导致化脓性骨髓炎。③切开复位后内固定物如选择不当，术中可能发生操作困难或影响固定效果。④内固定物的取出，大多需二次手术。

三　骨折的固定

骨折的固定方法有两类，一是外固定，是指用于身体外部的固定（固定物位于体外）。二是内固定，是指用于身体内部的固定（固定物位于体内）。

（一）外固定

外固定主要用于闭合性骨折，其次用于骨折切开复位内固定术后加用的外固定。常用的外固定有小夹板、石膏绷带、外展支具、持续牵引和骨外固定器等。

1. 小夹板固定　用具有一定弹性的木板、竹板或塑料板制成小夹板，在骨折部肢体的外面固定骨折。一般用4块夹板置于骨折部的4个面，加垫后用横带均匀结扎4道固定（图43-21）。

小夹板固定的指征：主要用于四肢闭合性、无位移、稳定性骨折。

（1）除股骨骨折外的四肢闭合性管状骨骨折，因大腿肌肌力强大，应结合持续骨牵引。

（2）创口小的四肢开放性骨折，经处理创口已愈合者。

（3）适合于手法复位的四肢陈旧性骨折。

小夹板及固定垫的制备如下。

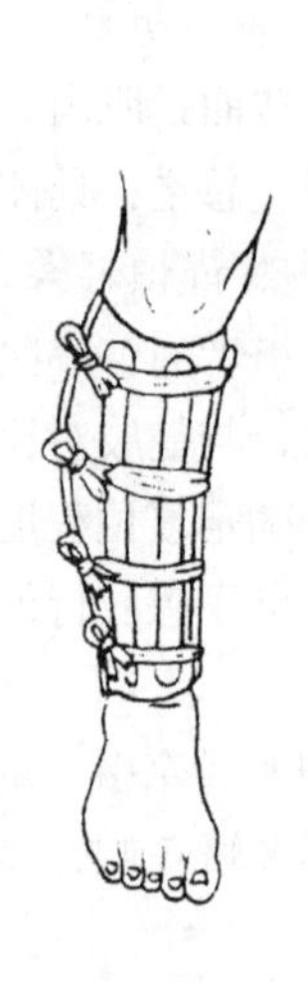
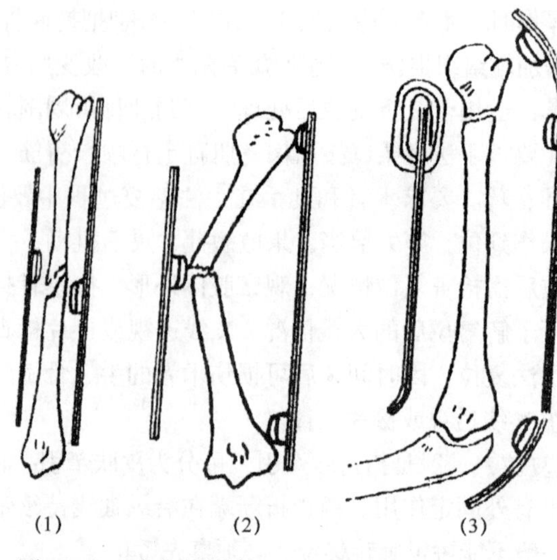

图 43-21　小夹板固定

（1）小夹板多用杉树皮、柳木板、竹片或塑料等制成，夹板的厚度大约 0.5cm，其长度一般不超过骨折肢体上、下关节，为了适合肢体或关节外形，可用火烤弯进行塑形。小夹板宽度的总和应略窄于伤肢的最大周径，使每两块小夹板之同有一定的空隙。夹板边缘及四角需锉磨圆滑，在接触皮肤的一面垫一薄层毡片或棉花，使之柔软，以免压迫皮肤。

（2）固定垫常用质地柔软的毛头纸或纱布折成不同的形状，分方形垫、塔形垫、高低垫、分骨垫等。

小夹板固定方法如下。

（1）放置固定垫：用胶布固定。仅有侧方移位时，通常放两垫即可，分别置于骨折端的侧方（两点挤压法）；如为成角畸形，一垫置于凸侧，另两垫置于凹侧（三点挤压法）。

（2）安放小夹板：一般常用前、后、左、右 4 块，依次放好。

（3）绑横带：多用 4 条，将结打在肢体外侧板上，松紧度以能用手指将横带上下移动 1cm 为准。

小夹板固定的优缺点如下。

（1）优点：能有效地防止再发生侧方、成角和旋转移位；利用横带和固定垫的压力使残余的骨折端侧方或成角移位进一步被矫正；一般不包括骨折上、下关节，以便于及早进行功能锻炼，防止关节僵硬等并发症。

（2）缺点：稳定性稍差，绑扎太松或固定垫应用不当，易导致骨折再移位。绑扎太紧易并发压迫性皮肤溃疡、缺血性肌挛缩甚至肢体坏疽等。缺血性肌挛缩是骨折最严重的并发症，常导致残疾。

2. 石膏绷带固定　将石膏绷带（是用无水硫酸钙的细粉末撒在特制的稀孔纱布上制成的绷带）用温水浸泡后，内衬石膏棉，包在患者需要固定的肢体上（管形石膏）或做成多层重叠的石膏托用纱布绷带包扎固定，5～10 分钟即可凝固成坚固的硬壳，对患肢起到有效的固定作用。近年来采用树脂绷带和高分子夹板，使固定变得更加轻便和可靠（图 43-22、图 43-23）。

（1）石膏绷带固定指征

1）开放性骨折清创缝合术后，伤口愈合之前。

2）某些部位的骨折，小夹板难以固定者。

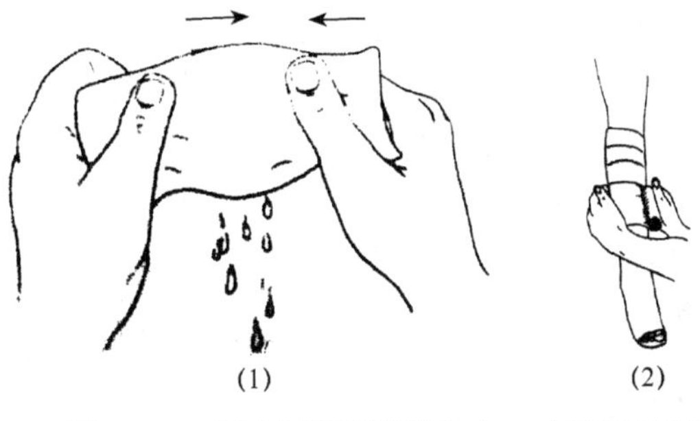

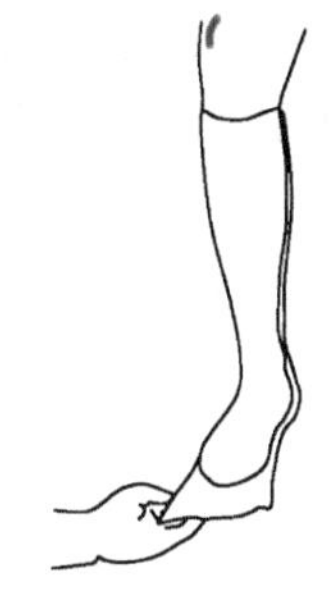

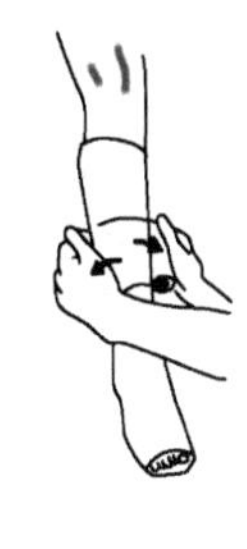

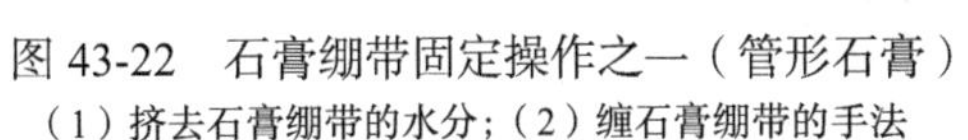
图 43-22 石膏绷带固定操作之一（管形石膏）
（1）挤去石膏绷带的水分；（2）缠石膏绷带的手法

图 43-23 石膏绷带固定操作之二（石膏托）

3）某些骨折切开复位内固定术后，如股骨骨折髓内钉或钢板螺丝钉固定术后，作为辅助性外固定。

4）畸形矫正后维持矫形位置和骨关节手术后的固定，如腕关节融合术后。

5）化脓性关节炎和骨髓炎患肢的固定。

6）某些闭合性骨折复位后。

（2）石膏绷带固定操作

1）固定石膏绷带前，应先清洁皮肤，有伤口者先换药。

2）将肢体关节固定于功能位或所需的特殊体位。

3）在骨突起或软组织较少的部位加棉花等厚衬垫，以免引起压迫性溃疡。

4）当需要加强石膏绷带时，先制作石膏条（夹板），即根据需要的长度，来回重叠石膏绷带约6层厚，然后放入水桶内浸透，再取出迅速摊开，并以手掌压紧抹平成一整体，置于预定部位按抚妥帖，外缠绷带。

5）桶内盛约40℃的温水，从密封处取出石膏绷带卷逐一浸入水内，待气泡排尽，以双手握其两端，挤出多余水分，立即包缠，浸泡或取出过久石膏绷带卷将变硬。

6）石膏绷带卷行滚过式包缠，后一周重叠前一周的1/3～1/2，骨折处多缠几圈以求紧固，关节的伸屈面可用石膏条（石膏夹板）加固；厚度一般为9～12层，每缠一层均用手掌抹平，使之整体凝合。

7）当石膏尚未干时，在一定部位施加均匀的平面性压力，按肢体轮廓塑形。

8）石膏稍干后，用小刀修除多余部分，务必露出指（趾）尖，再用手掌抹平石膏表面，并在石膏上写明诊断及固定日期，有创口或需开窗者，宜画出位置。

9）石膏未完全干固前禁止搬动，以免折断；也不可置在硬板上，否则将被压坏。

（3）石膏绷带固定的优缺点

1）优点：可根据肢体的形状塑形，固定作用结实可靠，可维持较长时间。

2）缺点：无弹性，不能调节松紧度，固定范围较大，一般须超过骨折部的上、下关节，无法进行关节功能锻炼，易引起关节僵硬。

（4）石膏绷带固定的注意事项

1）应在石膏下垫置枕头，抬高患肢，以消除肿胀。

2）打石膏绷带过程中，需将肢体保持在某一特殊位置时，助手可用手掌托扶肢体，不可用手指顶压石膏，以免产生局部凹陷压迫肢体皮肤而发生溃疡。

3）石膏绷带未凝结牢固前，不应改变肢体位置，特别是关节部位，以免石膏折断。

4）石膏绷带包扎完毕，应在石膏上注明骨折情况和日期。

5）观察石膏绷带固定肢体远端皮肤的颜色、温度、毛细血管充盈、感觉和指（趾）的运动。如遇持续剧烈疼痛、患肢麻木、颜色发紫和皮温下降，则是石膏绷带包扎过紧引起的肢体受压，应立即将石膏全长纵行剖开减压，否则继续发展可致肢体坏疽。

6）肢体肿胀消退引起石膏过松，失去固定作用，应及时更换。

7）石膏绷带固定过程中，应作主动肌肉舒缩锻炼，未被固定的关节应早期活动。

3．头颈及外展支具固定　前者主要用于颈椎损伤，后者用于肩关节周围骨折、肱骨骨折及臂丛神经损伤等（图 43-24）。外展支架固定是将铅丝夹板、铝板或木板制成的外展架用石膏绷带包于患者胸廓侧方，可将肩、肘、腕关节固定于功能位，患者站立或卧床时，使患肢均可处于抬高的位置，这样既有利于消肿、止痛、控制炎症，又可在外展架上作上臂的持续皮肤牵引，避免肢体重量的牵拉，产生骨折分离移位。

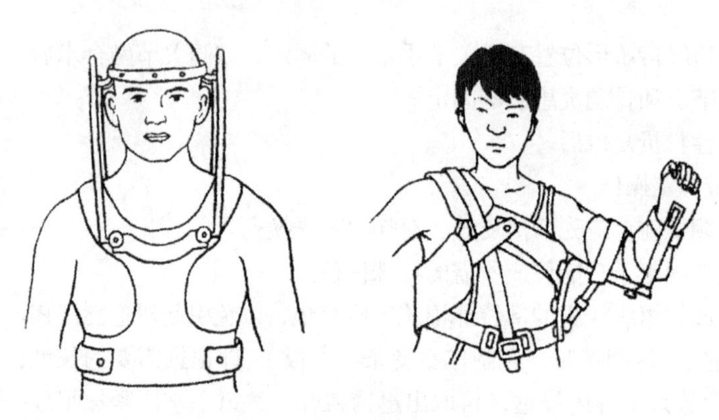

图 43-24　支具固定用于颈椎和肩关节骨折或损伤

外展架固定的指征如下。

（1）肿胀较重的上肢闭合性损伤。

（2）肱骨骨折合并桡神经损伤。

（3）有分离移位的肱骨干骨折，手法复位、小夹板固定后，还可结合外展架固定。

（4）臂丛牵拉伤。

（5）严重的上臂或前臂开放性损伤。

（6）肩胛骨骨折。

（7）肩、肘关节化脓性关节炎。

（8）肩、肘关节结核。

4．持续牵引固定　牵引固定技术是利用持续的牵引力，对骨折或脱位的整复和固定、炎症肢体的制动、肢体挛缩畸形的矫治和功能锻炼等，都有一定的治疗作用。临床上常用的牵引技术有皮肤牵引、骨牵引和特殊牵引等。牵引既有外固定作用，也有复位功能。皮肤牵引是将宽胶布条或乳胶海绵条粘贴在皮肤上或利用四肢尼龙泡沫套连接重物进行牵引，将牵引力直接加于皮肤，间接牵拉骨骼。骨牵引是用骨圆钉或不锈钢针贯穿骨端骨松质，通过螺旋或滑车装置连接重物予以牵引，使牵引力直接牵拉骨骼（图 43-25）。

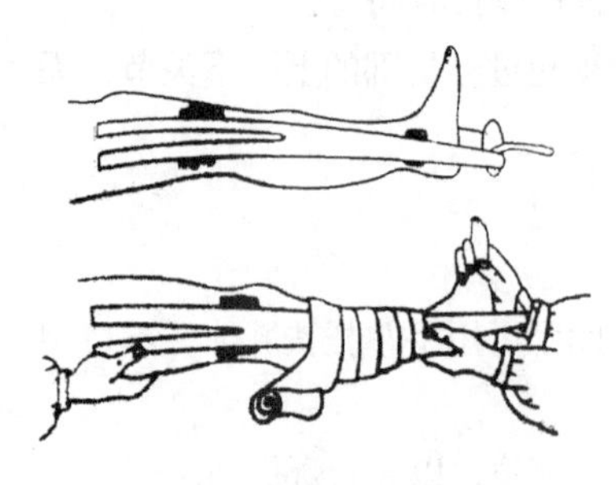

图 43-25　胶布皮肤牵引法

持续牵引的指征：①颈椎骨折脱位，枕颌布托牵引或颅骨牵引。②股骨骨折，大腿皮肤牵引或股骨髁上或胫骨结节骨牵引。③胫骨开放性骨折，小腿皮肤牵引或跟骨牵引。④开放性骨折合并感染，皮肤牵引或根据部位选择合适的骨牵引。⑤复位困难的肱骨髁上骨折，尺骨鹰嘴骨牵引。

持续牵引的方法和牵引重量应根据患者的年龄、性别、肌发达程度、软组织损伤情况和骨折的部位来选择。牵引重量太小，达不到复位和固定的目的；重量过大，可产生骨折分离移位。

皮肤牵引分类如下。

（1）胶布皮肤牵引

1）适应证：小儿股骨骨折的牵引。肱骨不稳定性骨折的牵引。成人下肢骨骼牵引的辅助牵引。肱骨骨折在外展架上牵引。

2）禁忌证：皮肤损伤或炎症。对胶布过敏者。

3）牵引设备：复方安息香酊，胶布，扩张板，绷带和棉纸，重锤，牵引绳和滑轮，牵引支架，床脚抬高木梯（或垫）。

4）操作步骤：①按肢体粗细撕成适当宽度胶布条，将扩张板粘在胶布条中部，在扩张板孔处将胶布穿孔，穿绳打结。在要贴胶布的皮肤处涂复方安息香酊。用于下肢牵引时，助手可将扩张板放在距足跟下方2横指（3～4cm）处，保持在不和足跟接触的位置。胶布两端沿中线纵行剪开长约10cm的裂口，在复方安息香酊未干之前，将胶布贴在肢体内、外两侧皮肤上，并注意将胶布贴得平整无皱，然后将肢体用手牵引悬空，缠绕绷带使胶布固定。对于小腿的皮肤牵引，外侧胶布应贴到低于腓骨小头处，以免压迫腓总神经。在踝部应垫好棉片，以防压迫产生疼痛。②将下肢放在勃郎牵引支架上牵引，重量为2～4.5kg，床脚抬高10cm，为防足下垂，足底和足背应按上述方法用胶布向上牵引固定，重量0.5kg，保持踝关节在90°左右的位置。③下肢也可用托马牵引支架牵引，方法同前。

5）术后处理：皮肤牵引3～4天后，由于患肢肿胀消退，周径变小，绷带松动，影响牵引胶布贴敷的紧密度，易于引起胶布松脱或皮肤发生水疱，因此必须经常检查并及时处理绷带松脱情况。小儿股骨骨折进行皮肤牵引的早期，由于伤肢肿胀，如果绷带包扎过紧，可能压迫踝部血管引起血液循环障碍，要特别注意观察。

（2）牵引带皮肤牵引

1）准备工作：皮肤牵引带（根据肢体的粗细选择）、棉垫、牵引架、线绳、牵引锤。

2）操作方法：①在皮肤牵引带上、下两端垫上棉垫，用皮肤牵引带裹敷患肢，注意松紧适度。②将皮肤牵引带调整至肢体功能位置，保持持续牵引。

（3）枕颌带牵引（图43-26）

1）准备工作：枕颌带、扩展弓、滑轮、牵引绳、牵引锤。

2）操作方法：患者取坐位或卧位、半卧位，用枕颌带托住下颌和后枕部，用扩展弓穿入枕颌带两端孔内，使两侧牵引带保持比头稍宽的距离，于扩展弓中央系一牵引绳，置于床头滑轮上，加上重量牵引。

（4）骨盆牵引（图43-27）

1）准备工作：骨盆带、牵引架、滑轮、重锤及锤托、牵引绳。

2）操作方法：①用骨盆带包托骨盆，其宽度的2/3在髂嵴以上的腰部，两侧各1个牵引带

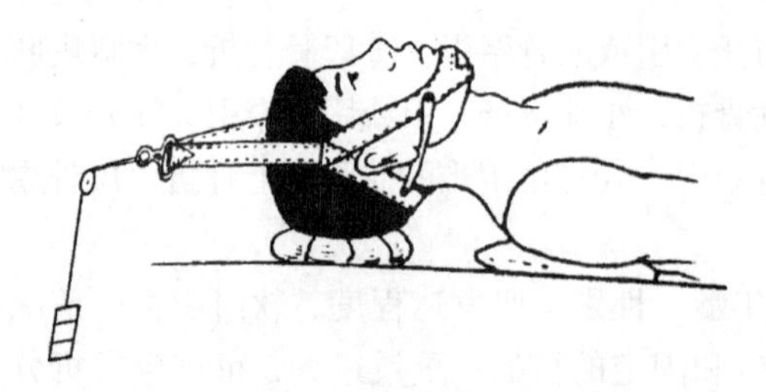

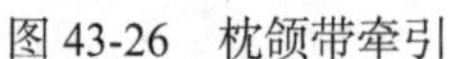

图 43-26 枕颌带牵引

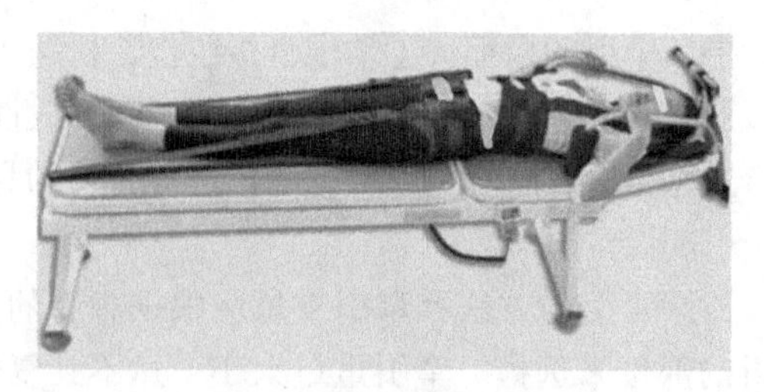

图 43-27 骨盆水平牵引

牵引。②两侧牵引重量应一致，以患者感觉舒适为宜。③足侧床脚垫高 15cm，必要时在双腋下各置一布带，或在胸部系一兜带固定于头侧床杆上以对抗牵引。

皮肤牵引注意事项：①牵引中应观察皮肤情况，防止皮肤水疱、破溃和褥疮出现。②牵引带应松紧适度，太松易滑脱，太紧妨碍血运，应经常观察牵引肢体循环状况。③保持牵引有效，观察肢体位置是否正确，牵引是否有效，即牵引绳、牵引锤是否有效地悬吊在滑车上。如有情况及时处理，保证牵引持续有效地进行。④注意患肢保暖，在保暖加盖被时应注意不将盖被压在牵引绳上，以免抵消牵引力。⑤做枕颌带牵引时，应注意下颌处皮肤的干燥及清洁。在吊带与皮肤之间可衬一块纱布。如因进食、饮水受潮湿可及时更换。男性患者应经常剃胡须，以免刺激不适。⑥牵引重量要适度，重量过小会影响畸形的矫正和骨折的复位；重量过大会因过度牵引造成骨折不愈合。

骨牵引：骨牵引的力量较大，持续使用的时间较长，且能有效调节，因而有较好的牵引效果。因为牵引的力量较大，必须有相应的对抗牵引。骨骼牵引一般不得超过 6～8 周，如需继续牵引，则应更换牵引部位或改用皮肤牵引。骨骼牵引在成人可用局麻，在小儿可用全麻。

1）准备工作：包括骨牵引器械包、局部麻醉用品、皮肤消毒剂、患肢皮肤准备及 2% 甲紫等，牵引床架、牵引支架（勃郎架、托马架）、牵引附件（三级梯、三高度床脚垫、靠背架、足蹬箱、牵引弓）等。

2）适应证：①成人肌力较强部位的骨折；②不稳定性骨折、开放性骨折；③骨盆骨折、髋臼骨折及髋关节中心性脱位；④学龄儿童股骨不稳定性骨折；⑤颈椎骨折与脱位；⑥皮肤牵引无法实施的短小管状骨骨折；⑦手术前的准备；⑧关节挛缩畸形者；⑨肢体合并血液循环障碍暂不宜做其他固定者。⑩其他需要牵引治疗而又不适于皮肤牵引者。

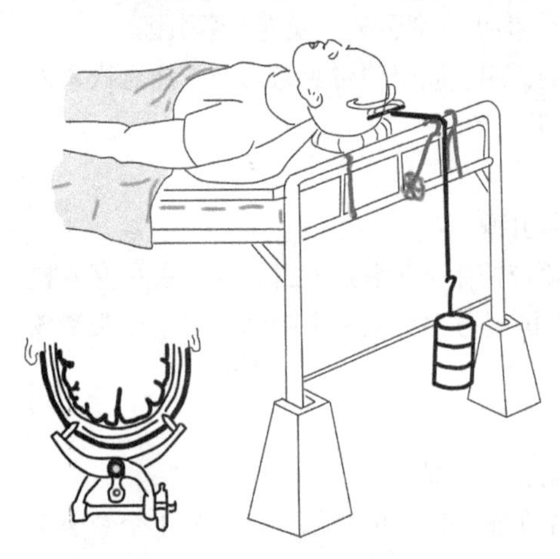

图 43-28 颅骨牵引

3）禁忌证：①牵引处有炎症或开放创伤污染严重者；②牵引局部骨骼有病变或严重骨质疏松者；③牵引局部需要切开复位者。

（1）颅骨牵引（图 43-28）

1）适应证：颈椎骨折和脱位，特别是骨折脱位伴有脊髓压迫症状者。

2）操作方法：患者仰卧位，剃去头发，头位摆正，颈部两侧用沙袋固定。用 2% 甲紫在头顶正中划一前后矢状线，再以两侧外耳孔为标志，经头顶划一额状线，两线在头顶相交处为中点，张开颅骨牵引弓两臂，钉齿落于距中点两侧等距离的额状线上，即为颅骨钻孔部位。另一方法是由两侧眉弓外缘向上述额状线画两条平行的矢状线，交点处即为钻孔的位置。按照无菌操作要求常规消毒铺巾，用2%利多卡因在标志点进行局部麻醉后，用尖刀在两侧钻孔标志点各作一长约1cm小横切口，深达骨膜，并略作剥离、止血，选用带有安全隔板的颅骨钻头，在颅骨表面向内侧约45°角钻孔，以钻穿颅骨外板为度（成人约4mm，儿童为3mm）。要求在操作过程中随时检查深度和方向，切勿穿过颅骨内板伤及脑组织。然后将牵引弓两钉齿插入骨孔内，拧紧牵引弓螺丝钮，缝合切口并用乙醇纱布覆盖伤口。牵引弓系上牵引绳通过滑轮和重锤进行牵引。抬高床头，注意调整牵引方向。牵引重量一般第1、2颈椎用4kg，以后每下一椎体增加1kg。复位后维持牵引重量为3～4kg。为了防止牵引弓滑脱，于牵引后第1、2天内，每天将牵引弓的螺丝加紧一扣。

3）术后处理：牵引期间密切观察伤情变化。对于严重骨折脱位合并脊髓压迫症状的伤员，应在牵引2～4小时后拍X线侧位片复查，为调整体位和重量提供依据。牵引24小时后，调整并拧紧牵引弓上的两个螺旋，使牵引弓进一步固定，以防滑脱或刺入颅内。单纯性骨折或脱位的伤员，复位后3周去除牵引，以头颈胸石膏固定或石膏领固定3个月左右。

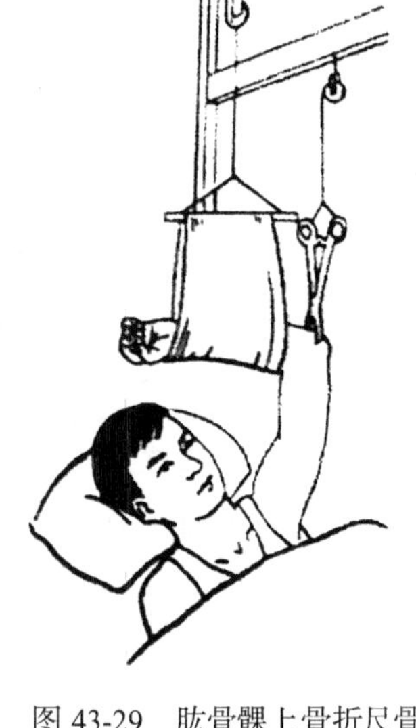

图 43-29 肱骨髁上骨折尺骨鹰嘴悬吊牵引

（2）尺骨鹰嘴牵引（图43-29）

1）适应证：适用于难以整复或肿胀严重的肱骨髁上或髁间骨折、粉碎性肱骨下端骨折、移位严重的肱骨干大斜行骨折或开放性骨折。陈旧性肩关节脱位将进行手法复位者。

2）操作方法：患者仰卧，屈肘90°，前臂中立位，常规皮肤消毒、铺巾。在尺骨鹰嘴下3cm，尺骨嵴旁开1横指处进针。局麻后，将克氏针由内向外刺入直达骨骼，注意避开尺神经，然后转动骨钻，将克氏针垂直钻入并穿出对侧皮肤，使外露克氏针两侧相等，以乙醇纱布覆盖针眼处，安装牵引弓，把牵引针两端超出的部分弯向牵引弓，并用胶布固定，以免松动、滑脱或引起不应有的损伤。然后拧紧螺旋，将牵引针拉紧，牵引弓系上牵引绳，在与上臂成直线的方向进行牵引，同时将伤肢前臂用帆布吊带吊起，保持肘关节在直角位置。儿童患者也可用大号巾钳钳夹牵引。牵引重量一般为2～4kg。

3）术后处理：伤肢消肿后，用手法将骨折或脱位复位，再用石膏固定伤肢，解除牵引。

（3）股骨下端（髁上）牵引（图43-30）

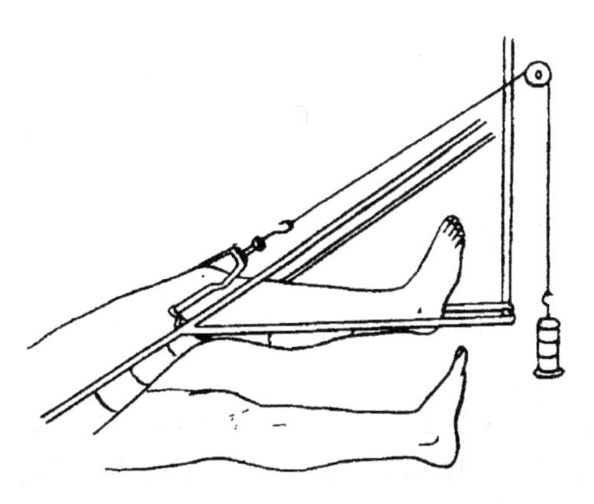

图 43-30 股骨下端（髁上）牵引

1）适应证：有移位的股骨干骨折、粗隆间骨折、髋关节中心脱位、陈旧性髋关节后脱位、骶髂关节脱位、骨盆骨折向上移位、髋关节手术前需要松解粘连者、胫骨结节牵引过久，牵引钉松动或感染，必须换钉继续牵引时。

2）操作方法：患者仰卧位。①将损伤的下肢放在勃郎牵引支架上。②自髌骨上缘近侧1cm内画一条与股骨垂直的横线，再沿腓骨小头前缘与股骨隆起最高点，各作一条与股骨髌上缘横线相交的垂线，相交的两点作为标志，即克氏针出点。③常规消毒，戴无菌手套，2%利多卡因局部浸润麻醉皮肤、皮下、骨膜下，注入足量麻药。④穿针前应用 11 号刀片预先在大腿内侧标记点做一个小切口，刺入克氏针，用骨钻钻至对侧骨皮质，而后敲击针尾使其穿出外侧皮肤标记点，在两侧牵引针外露部分安装牵引弓，在牵引架上进行牵引。⑤牵引重量，成人按体重的 1/7 或 1/8 计算，维持重量为 3～5kg。在牵引的 1～2 周内经常测量肢体长度或做 X 线检查。

3）术后处理：①牵引处感染，每日碘伏消毒，感染严重时拔针；②神经血管损伤，应及时手术探查；③骨劈裂，应手术固定。

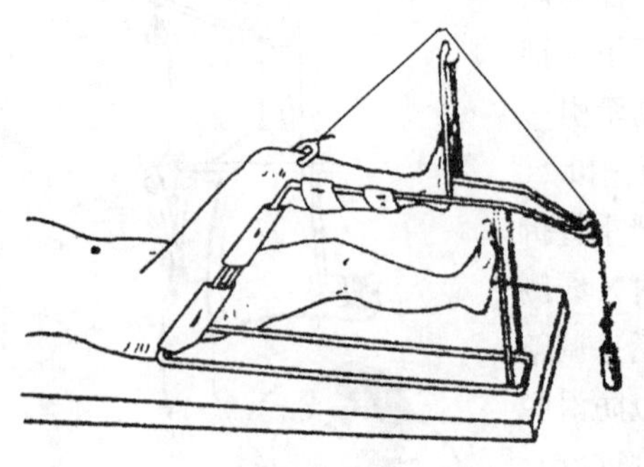

图 43-31　胫骨结节牵引

（4）胫骨结节牵引（图 43-31）

1）适应证：①有移位的股骨骨折、骨盆骨折、髋关节脱位、伸直型股骨髁上骨折。②股骨髁上牵引过久，牵引钉松动或感染，必须换钉继续牵引时。

2）操作方法：①患者平卧位。②选择适宜进针点。有 3 个可选择的进针点：一是胫骨结节与腓骨小头连线中点外侧为进针点，相对应的内侧为出针点。二是在胫骨结节下方 1.0～1.5cm 处画一条垂直于骨轴的直线（青壮年偏上，老年人偏下，儿童避开骨骺），以此交点为中心，向内外侧各 2～3cm 处画一交线，即为进针部位。三是胫骨结节向后 1 横指为进针部位。③进针方向由外向内，垂直胫骨轴线进针。④常规消毒，戴无菌手套，2% 利多卡因局部浸润麻醉皮肤、皮下、骨膜下，注入足量麻药。⑤使两侧牵引针外露部分等长。安装牵引弓，在牵引架上进行牵引。双侧针尾以物品保护。⑥牵引重量：成人按体重的 1/7 或 1/8 计算，在牵引的 1～2 周内经常测量肢体长度或做 X 线检查。

3）术后处理：①牵引处感染，每日碘伏消毒，感染严重时拔针；②神经血管损伤，应及时手术探查；③骨劈裂，应手术固定。

（5）跟骨牵引（图 43-32）

1）适应证：胫骨髁部骨折、胫腓骨不稳定性骨折、踝部粉碎性骨折、跟骨骨折向后上移位及膝关节屈曲挛缩畸形等。伴有严重软组织损伤或合并小腿筋膜室综合征的胫腓骨骨折。

2）禁忌证：局部感染，肿瘤，血友病，局部骨折，骨质疏松者，小儿或老年不能耐受牵引者。

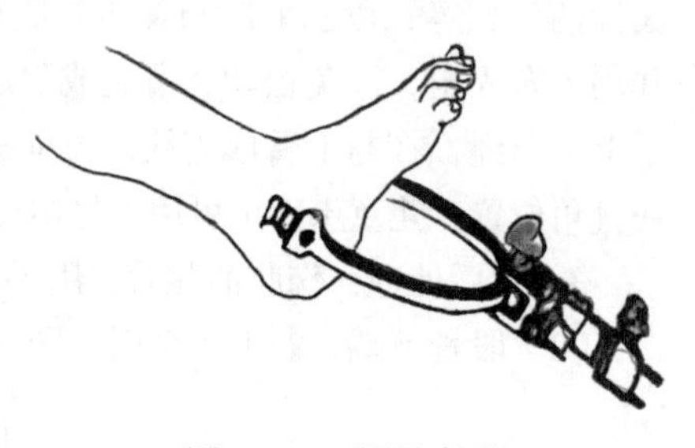

图 43-32　跟骨牵引

3）操作方法：维持踝关节于中立位，内踝尖与足跟后下缘连线的中点为穿针部位。或者内踝顶点下 3cm 处，再向后画 3cm 的垂线，其顶点即为穿针点。消毒后，从内侧向外侧穿针。从内侧进针点保持水平位并与跟骨垂直钻入跟骨，安装牵引弓，在勃郎牵引支架上进行牵引，牵引重量为 4～6kg。治疗胫腓骨骨折时，针与踝关节面成 15° 角，即进针处低，出针处高，有利于恢复胫骨的生理弧度。牵引重量为 3～5kg。

4）术后处理：①牵引处感染，每日碘伏消毒，感染严重时拔针；②神经血管损伤，应及时手术探查；③骨劈裂，应手术固定。

骨牵引注意事项：①经常检查牵引针处有无不适，如皮肤过紧，可适当切开少许减张；穿刺处如有感染，应使之引流通畅，保持皮肤干燥。感染严重时应改换位置牵引。②每天测量伤肢的长度、观察血运，防止过牵。③牵引开始数日，应透视矫正骨折端对位情况，及时调整体位或加小夹板纸垫矫正。④牵引时间一般不超过8周，如继续牵引应更换牵引部位。⑤牵引过程中鼓励患者功能锻炼，防止肌肉萎缩、关节僵硬。

持续牵引的方法和牵引重量应根据患者的年龄、性别、肌肉发达程度、软组织损伤情况和骨折的部位来选择。重量太小，达不到复位和固定的目的；重量过大，可产生骨折分离移位。

5. 骨外固定器（图43-33）固定

适应证：①开放性骨折；②闭合性骨折伴广泛软组织损伤；③骨折合并感染和骨折不愈合；④截骨矫形或关节融合术后。

优点：固定可靠，易于处理伤口，不限制关节活动，可早期功能锻炼。

操作方法：将骨圆钉穿过远离骨折处的骨骼，利用夹头和钢管组装成的外固定器固定。利用夹头在钢管上的移动和旋转矫正骨折移位。

（二）内固定

内固定主要用于闭合或切开复位后，采用金属内固定物，如接骨板、螺丝钉、髓内钉或带锁髓内钉和加压钢板等，将已复位的骨折予以固定（图43-34）。

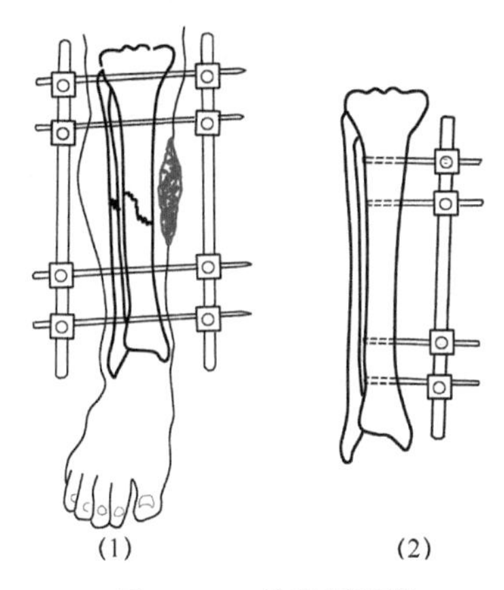

图43-33 骨外固定器

（1）双边固定；（2）单边固定

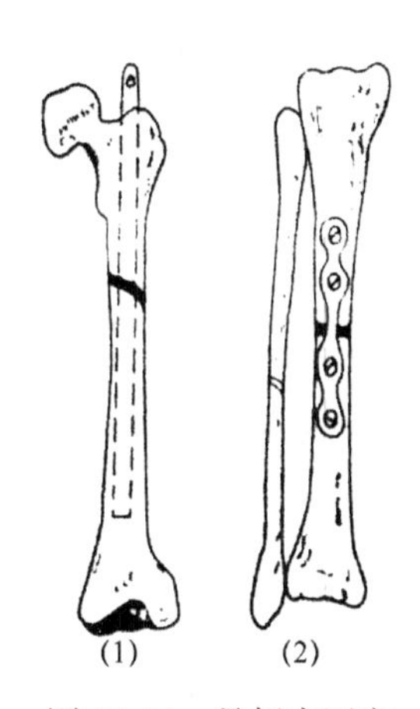

图43-34 骨折内固定

（1）骨内针内固定；（2）钢板、螺丝钉内固定

四 康复治疗

遵循动静结合、主动与被动运动相结合、循序渐进的原则，早期进行康复治疗，促进骨折愈合和功能恢复，康复治疗是防止发生并发症和及早恢复功能的重要保证。

1. 早期阶段　功能锻炼以患肢肌肉主动舒缩活动为主。在骨折后1～2周内进行，目的是促进患肢血液循环，消除肿胀，防止肌萎缩。

2. 中期阶段　功能锻炼以患肢骨折上、下关节的活动为主。在骨折2周以后进行，此时患肢肿胀已消退、局部疼痛减轻，骨折处已有纤维连接并日趋稳定。目的是防止肌肉萎缩和关节僵硬。可在医务人员指导和健肢的帮助下进行，逐渐缓慢增加患肢活动强度和范围，但不能负重活动。

3. 晚期阶段　骨折已达临床愈合标准，外固定已拆除。此时是康复治疗的关键时期，特别是经早、中期康复治疗的患者肢体仍有部分肿胀和关节僵硬者，应在此期通过功能锻炼，尽早消除。并辅以物理治疗和外用药物熏洗，促进关节活动范围和肌力的恢复。

五 开放性骨折的处理

开放性骨折即骨折部位皮肤或黏膜破裂，骨折端与外界相通。它可由直接或间接暴力作用，使骨折部软组织直接由外向内破裂，肌肉挫伤或由骨折端自内向外刺破肌肉和皮肤。严重者可致肢体功能障碍、残疾，甚至危及生命。开放性骨折的处理原则是及时正确处理创口，尽可能地防止污染，力争将开放性骨折转化为闭合性骨折（图 43-35）。

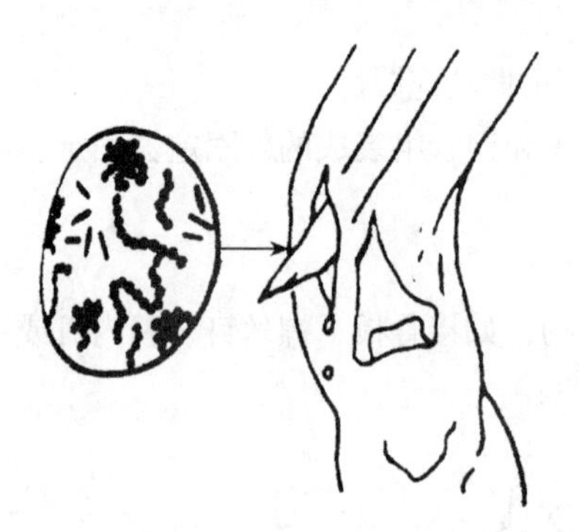

图 43-35 股骨下段开放性骨折（骨折端与外界相通，有细菌感染的风险）

（一）开放性骨折的分度

开放性骨折根据软组织损伤的轻重，可分为 3 度。

第一度：皮肤由骨折端自内向外刺破，软组织损伤轻。

第二度：皮肤破裂或压碎，皮下组织与肌组织中度损伤。

第三度：广泛的皮肤、皮下组织与肌肉严重损伤，常合并重要血管、神经损伤。Gustilo-Anderson 又将第三度分为 3 个亚型：Ⅲ a 型，软组织严重损伤，但骨膜仍能覆盖骨质；Ⅲ b 型，软组织严重缺损伴骨外露；Ⅲ c 型，软组织严重缺损，合并重要血管损伤伴骨外露。

（二）术前检查与准备

（1）询问病史，了解受伤的经过、性质、时间及急救处理等情况。

（2）检查全身情况，判断是否有休克和其他危及生命的重要器官损伤。

（3）通过肢体的运动、感觉，动脉波动和末梢血液循环情况，明确是否有神经、肌腱和血管损伤。

（4）通过观察伤口，预估损伤深度、软组织损伤和污染程度等情况。

（5）拍摄患肢正、侧位 X 线平片，了解骨折的类型和移位，必要时行 CT 检查。

（三）清创的时间

（1）原则上越早清创，感染机会越少，治疗效果越好。

（2）应争取在潜伏期内、感染发生之前（伤后的 6～8 小时内）清创。早期细菌停留在表面，仅为污染，以后才生长繁殖并侵入深部组织引发感染，这段时间称为潜伏期。因此，一般认为应尽可能争取在伤后的 6～8 小时内行清创手术，创口绝大多数能一期愈合。

（3）若受伤时气温较低，伤口污染、周围组织损伤也较轻，其清创时间可以适当延长，如冬季受伤。

（4）清创没有截止时间，但清创越晚，感染机会越大。

（四）清创的要点

开放性骨折的清创术包括清创、骨折内固定与软组织修复、伤口闭合。因一旦发生感染，将导致化脓性骨髓炎，故要求比处理单纯软组织损伤更为严格。

1. 清创　即将污染的创口，经过清洗、消毒、切除创缘、清除异物、切除坏死和失活组织，使之变成清洁创口的过程。可选择臂丛、硬脊膜外或全身麻醉进行手术清创。为减少出血，特别是伴有血管损伤时，可先使用止血带，因使用止血带不易确定组织的血液供应状况，在初

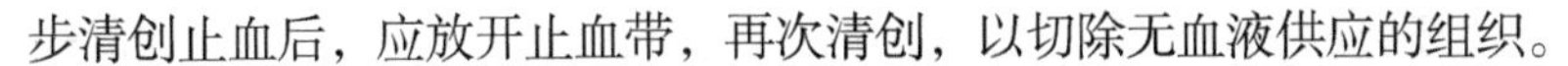

步清创止血后，应放开止血带，再次清创，以切除无血液供应的组织。

（1）清洗、消毒：先用无菌敷料覆盖创口，再用无菌刷蘸肥皂液刷洗患肢2～3次，范围包括创口上、下关节，清洗后用无菌生理盐水冲洗。然后可用0.1%活力碘（聚吡咯酮碘）冲洗创口或用0.1%活力碘浸湿纱布敷于创口，再用生理盐水冲洗。常规消毒铺巾后行清创术。

（2）清创

1）切除创缘皮肤1～2mm，皮肤挫伤者，应切除失去活力的皮肤。

2）由浅至深，清除异物。

3）切除污染和失去活力的皮下组织、筋膜、肌肉。

4）对于肌腱、神经和血管，应在尽量切除其污染部分的情况下，保留组织的完整性，以便予以修复。

5）清创应彻底，避免遗漏无效腔和死角。

（3）关节韧带和关节囊严重挫伤者，应予以切除。若仅为污染，则应在彻底清除污染物的情况下，尽量予以保留，对关节的稳定和以后的功能恢复十分重要。

（4）骨外膜应尽量保留，以保证骨愈合。若已污染，可仔细将其表面切除。

（5）处理骨折端

1）原则：既要彻底清理干净，又要尽量保持骨的完整性，以利于骨折愈合。

2）骨端的污染程度在骨密质一般不超过0.5～1.0mm，骨松质则可深达1cm。骨密质的污染可用骨凿凿除或用骨钳咬除，污染的骨松质可以刮除，污染的骨髓腔应注意将其彻底清除干净。

3）碎骨片处理。游离的骨片，无论大小都应去除，因其无血运，抗生素不能在其内达到有效浓度，易滋生细菌，造成感染。较大骨片去除后形成的骨缺损应在伤口愈合后的6～8周进行植骨，这样可降低感染率。在周围组织尚有联系的骨片应予以保留，并应复位，有助于骨折愈合。

（6）再次清洗：彻底清创后，用无菌生理盐水再次冲洗创口及周围2～3次。然后用0.1%活力碘冲洗或湿敷创口3～5分钟，该溶液对组织无不良反应。若创口污染较重，且距伤后时间较长，可加用3%过氧化氢溶液清洗，然后用生理盐水冲洗，以减少厌氧细菌感染的机会。再清洗后应更换手套、铺单及手术器械，继续进行组织修复手术。

2．固定骨折与修复组织

（1）固定骨折：清创后，应在直视下将骨折复位，并根据骨折的类型选择适当的内固定方法将骨折固定。固定方法应以最简单、最快捷为宜，必要时术后可适当加用外固定。

注意第三度开放性骨折及低温度开放性骨折清创时间超过伤后6～8小时者，不宜应用内固定，可选用外固定器固定。因为超过6～8小时，创口处污染的细菌已度过潜伏期，进入按对数增殖的时期，内固定物作为无生命的异物，机体局部抵抗力低下，且抗菌药物难以发挥作用，容易导致感染。一旦发生感染，则内固定物必须去除，否则感染不止，创口不愈。

（2）修复重要软组织：肌腱、神经、血管等重要组织损伤，应争取在清创时采用合适的方法予以修复，以便早日恢复功能。

（3）放置创口引流：将引流管置于创口内最深处，再从正常皮肤处穿出体外，接负压引流瓶，于24～48小时内拔除。必要时，在创口闭合前可将抗生素缓释剂置入创口内。

3．闭合创口　完全闭合创口，争取一期愈合，是达到将开放性骨折转化为闭合性骨折的关键，也是清创术争取达到的主要目的。对于第一、二度开放性骨折，清创后大多数创口均能一期闭合。第三度开放性骨折，在清创后伤口要保持开放，数天后重复清创，通过植皮或皮瓣转移，延迟闭合伤口。

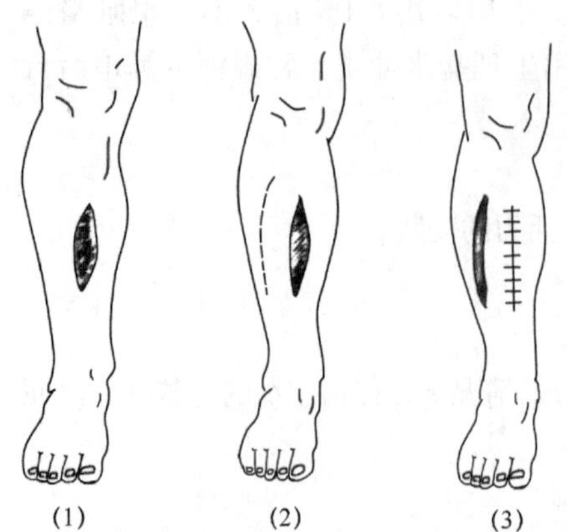

图 43-36　减张切口缝合缺损的皮肤示意图
（1）皮缘切除；（2）减张切口；（3）创口缝合

（1）直接缝合：皮肤无明显缺损者，多数直接缝合。

（2）减张缝合和植皮术：皮肤缺损，创口张力较大，不能直接缝合者，如周围皮肤及软组织损伤较轻，可在创口一侧或两侧作与创口平行的减张切口。缝合创口后，如减张切口可以缝合者则直接缝合，否则于减张切口处植皮（图 43-36）。如创口处皮肤缺损，而局部软组织床良好，无骨、神经和血管等重要组织外露，亦可在创口处直接植皮。

（3）延迟闭合：第三度开放性骨折，软组织损伤严重，一时无法完全确定组织坏死情况，感染的机会较大。清创后，可将周围软组织覆盖骨折处，敞开创口，用无菌敷料湿敷，观察 3～5 天，可再次清创，彻底切除失活组织，进行游离植皮，如植皮困难，可用皮瓣移植覆盖。

（4）皮瓣移植：伴有广泛软组织损伤的第三度开放性骨折，骨折处外露，缺乏软组织覆盖，极易感染。应设法将创口用各种不同的皮瓣加以覆盖，如局部转移皮瓣，带血管蒂岛状皮瓣或吻合血管的游离皮瓣移植等。

清创过程完成后，根据伤情选择适当的固定方法固定患肢。术后应使用抗生素预防感染，并应用破伤风抗毒素。

六　开放性关节损伤处理原则

开放性关节损伤及皮肤和关节囊的破裂，关节腔与外界相通。其处理原则与开放性骨折基本相同，治疗的主要目的是防止关节感染和恢复关节功能。

依据损伤程度不同，处理方法和术后效果亦不同，一般可分为以下 3 度。

第一度：锐器刺破关节囊，创口较小，关节软骨和骨髓无损伤。

处理原则：此类损伤不需要打开关节，以免污染进一步扩散。创口行清创缝合后，可在关节内注入抗生素，予以适当固定 3 周，再开始功能锻炼，经治疗可保留关节功能，如有关节肿胀、积液则按化脓性关节炎处理。

第二度：软组织损伤较广泛，关节软骨及骨骼部分破坏，创口内有异物。

处理原则：应在局部软组织清创完成后，更换手套、铺单和器械再扩大关节囊切口，充分显露关节，用大量生理盐水反复冲洗，彻底清除关节内的异物、血肿和小的碎片，大的骨片应予复位，并尽量保持关节软骨面的完整，用克氏针或可吸收螺丝钉固定。关节囊和韧带应尽量保留并予以修复。关节囊的缺损可用筋膜修补。必要时关节腔内放置引流管，用生理盐水灌洗引流，一般于术后 48 小时拔除。经治疗可恢复部分关节功能。

第三度：软组织损毁，韧带断裂，关节软骨和骨骼严重损伤，创口内有异物，可合并关节脱位及血管、神经损伤等。

处理原则：经彻底清创后敞开创口，无菌敷料湿敷，3～5 天后可行延期缝合。亦可彻底清创后，大面积软组织损伤用显微外科技术行组织移植，如用肌皮瓣或皮瓣移植修复。关节功能无恢复可能者，可一期行关节融合术。

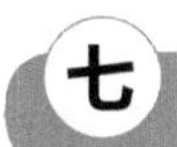 骨折延迟愈合、不愈合和畸形愈合的处理

（一）骨折延迟愈合

1. 概念 骨折经过治疗，超过一般愈合期，骨折断端仍未骨连接，称骨折延迟愈合。X线平片显示骨折部位骨痂少，骨折线明显，轻度脱钙，无骨硬化表现。

2. 病因 骨折延迟愈合除全身营养不良等因素外，主要原因是骨折复位和固定不牢靠，骨折端存在剪力和旋转力或者牵引过度所致的骨端分离。

3. 表现 骨折愈合较慢，但仍有继续愈合的能力和可能性。

4. 处理 针对原因经过适当的处理，仍可达到骨折愈合。

（二）骨折不愈合

1. 概念 骨折经过治疗，超过一般愈合期（9个月），且经再度延长治疗时间（3个月），仍达不到骨性愈合，称为骨折不愈合。

2. 分类 骨折不愈合根据X线平片表现分为肥大型和萎缩型两种。前者X线平片表现为骨折端膨大、硬化，呈象足样，说明曾有骨再生，但由于断端缺乏稳定性，新生骨痂难以跨过骨折线。后者骨折端无骨痂，断端分离、萎缩，说明骨折端血运差，无骨再生，骨髓腔被致密硬化的骨质所封闭，临床上骨折处可有假关节活动。

3. 病因 骨折不愈合多由于骨折端嵌夹较多软组织，开放性骨折清创时取出的骨片较多而造成的骨缺损，多次手术对骨的血液供应破坏较大及内固定失败等因素所致。

4. 处理 骨折不愈合，不可能再通过延长治疗时间而达到痊愈，而需切除硬化骨，打通骨髓腔，修复骨缺损，一般需行植骨、内固定，必要时还需加用石膏绷带外固定予以治疗。带血管蒂的骨膜和骨移植以及吻合血管的游离骨膜和骨移植已成为治疗骨折不愈合的重要方法。近年来有应用低频电磁场治疗无骨质缺损的骨折不愈合，可成功使某些病例免去手术的痛苦。

（三）骨折畸形愈合

1. 概念 即骨折愈合的位置未达到功能复位的要求，存在成角、旋转或重叠畸形。

2. 病因 畸形愈合可能由于骨折复位不佳、骨性不牢固或过早拆除固定，受肌肉牵拉、肢体重量和不适当负重的影响所致。

3. 处理 畸形较轻，对功能影响不大者，可不予处理。畸形明显，影响肢体功能者，需行矫正。

附：局部痛点注射技术

关节及关节周围注射治疗是限制关节损害进一步加剧的主要治疗措施之一，其严格区别于传统的封闭疗法，前者是针对引起疼痛的发病病灶和相关部位，采用不同的药物进行直接注射，以达到治疗原发病变的目的；而后者仅仅根据疼痛部位注射以阻滞疼痛反射弧持续存在，以减轻疼痛为目的，注射前可以不明确诊断。这种治疗经常可缓解疼痛几个月，尤其可有助于长期缓解大拇指骨关节炎。其他应用类固醇注射剂的适应证，还包括急性结晶诱导的滑囊炎和肌腱抵止处骨病变等。

用药原则及注意事项如下。

（1）皮质激素与常用制剂，如泼尼松龙、曲安西龙、利美达松、倍他米松，它们的抗炎指数、糖代谢指数、钠潴留指数、血浆半衰期各不相同，应根据具体病情、药物作用特点、不良反应和病变关节来确定剂量和疗程，一般经过3次激素注射后，对于效果不明显者，应及时修正诊断和调整治疗方案，同时要严格掌握皮质激素应用的适应证。

（2）皮质激素制剂对组织有刺激性，关节及关节周围注射后1～2天内可使疼痛加重，应在治疗前告知患者。同时告知患者出现疼痛程度加重，是正常的药物反应，不必紧张。可同时给予痛力克等镇痛药处理，使疼痛得以缓解。

（3）维生素类与激素、局麻药配伍注射，主要是为了代替注射用水或生理盐水等稀释剂和减少额外的肌内注射操作，实际上维生素并无局部治疗作用。

（4）关节及关节周围注射治疗期间，应严格无菌操作，掌握安全有效的操作全过程，随时观察患者的反应，注射结束后，嘱患者平卧15～20分钟，如患者无异常反应方可离开。

（5）选用局麻药浓度不宜过高。一般情况下，以利多卡因浓度不超过0.5%、布比卡因浓度不超过0.25%为宜，根据注射部位不同，总容量应控制在0.05～0.4ml/kg。

（一）肱骨外上髁注射

1．适应证

（1）肱骨外上髁炎，又称“网球肘”“肱骨外上髁综合征”“肘外侧疼痛综合征”。

（2）肘外侧滑囊炎。

（3）慢性创伤性肘关节炎。

2．禁忌证

（1）关节周围严重肿胀或合并感染。

（2）注射局部有血肿。

（3）合并神经损伤。

（4）肱骨外上髁骨折。

3．操作方法

（1）患者取坐位，患肢屈肘90°，前臂旋前置于桌上。

（2）确定穿刺点：压痛点位于伸肌总腱附着处的肱骨外上髁向前臂远端1cm处，以及环状韧带和肱桡关节间隙处，局部可触及条索状及硬核状物，触痛明显。压痛点作为穿刺点。

（3）注射区皮肤常规消毒。取5号针，于压痛点处针头垂直刺入直至骨膜，回抽无血液，注入药液3ml，再少许退针，针尖达伸肌肌腱浅、深部之间，回抽无血后，缓慢加压注射药液3～5ml。再退针至皮下，分别向穿刺点四周由浅到深扇形注射。注药时有阻力、患者感到胀痛明显者，效果最佳。每周1次，3次为一疗程，一般2次即可痊愈。

4．注意事项

（1）严格无菌操作。

（2）确定注射部位要准确，注射外上髁时部位要全面，按操作程序进行。

（3）患者疲劳、饥饿、精神紧张状态下不宜进行注射治疗。

（4）应做局麻药物皮肤过敏试验。

（5）穿刺及注药过程中勿损伤血管、神经，药物勿注入血管内。

（6）注射完毕，腕关节制动2～3周。

（二）膝关节注射

1. 适应证

（1）膝部骨软骨病变：包括膝关节骨性关节炎、髌骨软骨软化症、类风湿膝关节炎。

（2）膝部滑膜炎：包括膝关节滑膜皱襞综合征、膝部滑囊炎、髌前滑囊炎。

（3）膝部神经卡压症，如腓总神经卡压症。

（4）创伤后膝关节疾病：包括膝关节创伤性滑膜炎与关节积血，髌韧带损伤，髌下脂肪垫损伤，膝关节交叉韧带损伤。

2. 禁忌证

（1）膝部皮肤有擦伤磨烂或感染，膝关节结核，化脓性膝关节及骨髓炎。

（2）膝关节肿瘤。

（3）血友病关节炎。

（4）反复治疗 2 次或 3 次无效的患者。

（5）体弱或全身情况欠佳、肝肾功能不全者。

3. 操作方法

（1）膝前痛点注射

1）患者取仰卧屈膝位，膝下垫枕使关节屈曲（髌尖注射时取膝关节伸直位）。

2）进针点：根据不同病变选取，如侧副韧带起止点附着部、交叉韧带（髌韧带正中）、半月板（内、外膝眼）、髌上滑囊（髌骨上）、脂肪垫（髌韧带两侧）、内外关节间隙等。

3）经进针点快速进针达病变处，向肌腱、韧带的起止点方向注射，或注射至病变的滑囊、脂肪垫，每点注射药液量 5ml。

（2）膝后痛点注射

1）取俯卧位，膝前垫枕。

2）进针点：根据压痛部位选取。多取在构成腘窝的诸肌与其肌腱的移行处或止点，如股二头肌止点即腓骨头，半膜肌止点即胫骨内侧髁下缘，腓肠肌内外侧头止点即股骨内、外上髁。

3）经进针点快速进针达病变处，向肌腱、韧带的起止点方向注射，或注射至病变的滑囊、脂肪垫，每点注射药液量 5ml。

（3）膝关节腔注射

1）取俯卧位，膝前垫枕。

2）进针点：膝前进针点可取内、外膝眼或髌上囊入路（即髌骨外上缘外），膝后进针点取腘窝中点上。

3）用 7 号 8cm 长针，经进针点垂直皮面快速进针，遇关节囊时稍有韧感，突破关节囊有落空感，注液注气无阻力，如关节腔内有积液，可先抽出后再注射药液 10ml。

4. 注意事项

（1）严格无菌操作，避免关节腔内感染。

（2）勿将药液注入血管内，采用边进针、边回抽、边注射的方法。

（3）避免将激素类药物注入关节腔内，以免损害软骨蛋白多糖合成。

（4）注药时，应取卧位，减少并发症或恐惧症。

（5）膝屈曲位间隙较大，便于注射，不要在膝伸直时注药。

（三）腰椎关节突关节注射

1. 适应证

（1）腰椎病变：腰椎间盘突出症、腰椎关节炎、腰椎神经根炎。

（2）腰椎关节突病变：关节炎关节退变、嵌顿或半脱位。

（3）其他慢性腰部病变：腰肌劳损、腰腿痛。

2. 禁忌证

（1）癌肿已侵犯腰椎椎弓和椎管。

（2）高血压、糖尿病症状未控制者。

（3）局部有感染性病灶者。

（4）出、凝血异常者。

3. 操作方法

（1）俯卧位。

（2）以预选的两个棘突间下 1/3 旁开 0.5～1.0cm（参考 X 线片上棘突尖与关节突的距离）为进针点，垂直刺入皮肤，边进边回吸，直至接触关节突、关节囊为止，抽吸注射器，无回血或脑脊液后注入药液 0.15～0.20ml/kg。

4. 注意事项

（1）慎防将药液直接注入蛛网膜下腔或附近血管内，每次进针均要回抽无血或脑脊液后才能注药，也可先注入药液 1ml，观察 5 分钟，无异常反应后再注入全量。

（2）熟悉腰椎及腰关节解剖特点，掌握准确进针角度，最好在 X 线荧光透视下操作。

（3）对老年冠心病患者，多采用右侧卧位，药液中禁忌配伍肾上腺素，并做好相应的抢救措施。

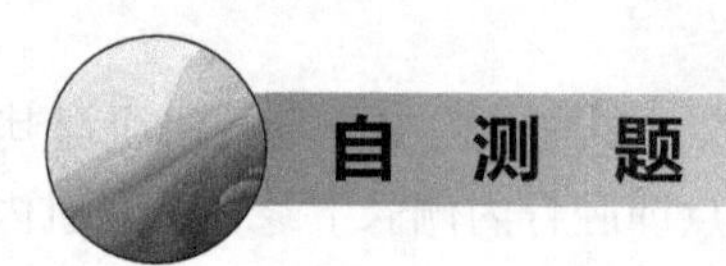

自 测 题

一、名词解释

1. 抽屉试验
2. 浮髌试验
3. “4”字试验
4. 骨骺分离
5. 损伤性骨化（骨化性肌炎）
6. 缺血性肌挛缩

二、选择题

A_1/A_2 型题

1. 手的休息位是（　　）
   A. 相当于握小球体位
   B. 犹如握笔姿势，越向小指，指尖越指向手掌中心
   C. 手指各关节完全伸直
   D. 掌指关节屈曲 90° 位
   E. 拇指外展、对掌、后伸位

2. 测定大转子上移，可用哪种方法确定（　　）
   A. Nelaton 线　　B. Codman 三角
   C. Pauwels 角　　D. Chamberlain 线
   E. Schmorl 结节

3. 胸段脊髓损伤，双下肢完全性瘫痪，此时的肌力应是（　　）
   A. 0 级　　B. 4 级
   C. 2 级　　D. 1 级
   E. 5 级

4. 骨科的病理学检查、物理学检查和下列哪项检查被一起称为“三结合”检查（　　）
   A. X 线检查　　B. 电生理检查

C. 关节镜检查　　D. 实验室检查
E. 神经系统检查

5. 患者，男性，20岁。因右大腿包块2个月就诊。对其进行物理学检查时，未遵照物理学检查原则进行的是（　　）
A. 先健侧后患侧
B. 先远处后患处
C. 先被动后主动
D. 先与显露两侧对比
E. 动作轻柔，尽量不增加患者痛苦

6. 患者，女性，29岁。重物砸伤腰部致脊髓损伤。最能准确地确定脊髓损伤平面的物理检查是（　　）
A. 检查腱反射
B. 检查肢体的运动感觉
C. 检查肢体的温度
D. 检查球海绵体反射
E. 压痛的部位

7. 患者，女性，15岁。玻璃割伤右前臂，检查发现右腕不能抬起，首先应考虑（　　）
A. 正中神经损伤　　B. 桡神经损伤
C. 尺神经损伤　　D. 肌皮神经损伤
E. 腋神经损伤

8. 影响骨折愈合最重要的因素是（　　）
A. 外伤所致的骨折类型
B. 骨折部位的血液供应情况
C. 患者的年龄
D. 患者是否有代谢性疾病
E. 全身营养状态

9. 骨折急救固定的目的是（　　）
A. 止痛
B. 防止骨折断端再发生移位
C. 防止再损伤
D. 便于伤员搬运
E. 以上都是

10. X线检查对骨折的意义主要是（　　）
A. 了解受伤机制　　B. 明确诊断
C. 判断骨折预后　　D. 了解伤情
E. 了解骨质密度

11. 关于骨折临床愈合标准的叙述不确切的是（　　）
A. 患肢无纵轴叩击痛
B. 局部无异常活动
C. X线摄片骨折线消失
D. 解除外固定后不变形
E. 受伤上肢向前平举1kg重物持续1分钟

12. 石膏或夹板固定后，最应注意的是（　　）
A. 松脱　　B. 骨折再移位
C. 压迫性溃疡　　D. 血液循环受阻
E. 石膏变形

13. 诊断骨、关节结核的辅助检查中最有实用价值的是（　　）
A. CT　　B. X线平片
C. 结核菌素试验　　D. 红细胞沉降率
E. 豚鼠接种

14. 可以排除骨折可能性的情况为（　　）
A. 无骨擦音及畸形
B. 无骨擦音及反常活动
C. 无畸形及反常活动
D. 骨擦音、畸形及反常活动三者均无
E. 以上均不是

15. 肱骨中下1/3交界处骨折时，患者最有可能出现的表现为（　　）
A. 前臂伸肌瘫痪“垂腕”，虎口处皮肤感觉障碍明显
B. 屈腕能力减弱，环指和小指的远节指骨不能屈曲
C. 屈腕能力减弱，拇指、示指不能屈曲，拇指不能对掌
D. 拇指、示指、中指远节皮肤感觉障碍显著
E. 各指不能相互靠拢，手内侧感觉丧失

16. 骨折的治疗最正确的原则是（　　）
A. 复位、固定和功能锻炼
B. 一般要求解剖复位
C. 坚持固定与活动相结合
D. 骨与软组织并重

E. 局部与全身治疗兼顾

17. 胫腓骨中1/3骨折患者，复位后用长腿石膏固定，骨折愈合拆除石膏后，发现膝关节功能发生障碍，其原因是（　　）
A. 肌肉萎缩
B. 关节僵硬
C. 关节强直
D. 骨折复位不理想
E. 骨折畸形愈合

18. 塌方将一煤矿工人的骨盆部砸伤。3小时后方被救出。查体：神智清，面色苍白，血压测不清。以下检查最必要的是（　　）
A. 骨盆分离试验
B. 是否有腹膜刺激症状
C. 腹部听诊
D. 腹腔诊断性穿刺
E. 尿道口是否有血液滴出

A_3/A_4 型题

（19、20题共用题干）

患者，女性，34岁。滑跌后右小腿出现疼痛、肿胀，稍有外旋畸形，足背感觉麻木，足趾不能背伸，但趾屈活动尚存在，X线片示右胫骨下1/3骨折。

19. 最可能出现的并发症是（　　）
A. 坐骨神经损伤　B. 神经损伤
C. 胫后神经损伤　D. 腓总神经损伤
E. 腓浅神经损伤

20. 最可能出现此神经损伤的骨折是（　　）
A. 胫骨下1/3骨折　B. 胫骨中段骨折
C. 腓骨中段骨折　D. 胫骨平台骨折
E. 腓骨颈骨折

三、问答题

1. 简述骨科理学检查的原则。
2. 骨科理学检查的一般原则有哪些？
3. 骨折切开复位内固定的指征有哪些？
4. 骨折皮肤牵引有哪些注意事项？
5. 骨折的临床表现有哪些？
6. 骨折的早期并发症有哪些？

（阮建伟　赵　军）

第44章　上肢骨与关节损伤

案例分析

患者，男性，56岁。傍晚散步时不慎跌倒，跌倒时右手掌撑地，坐起后感觉右手腕部剧烈疼痛，不敢活动。入院检查发现右腕部明显肿胀和畸形，X线检查诊断为“桡骨远端伸直型骨折”。

问题：1. 该患者上肢骨折为何类型？

2. 应如何处理？

第1节　锁骨骨折

一　病因与分类

锁骨骨折（fracture of the clavicle）多发生在儿童及青壮年，主要为间接暴力引起。常因侧方摔倒，肩部着地，力传导至锁骨，发生斜行骨折；也可因手或肘部着地，暴力经肩部传导至锁骨，发生斜行或横行骨折。直接暴力常由胸上方撞击锁骨，导致粉碎性骨折，但较少见。儿童锁骨骨折多为青枝骨折，而成人多为斜行、粉碎性骨折。锁骨骨折分为3型：Ⅰ型为中1/3骨折，约占所有锁骨骨折的62%，Ⅱ型为外1/3骨折，约占34.9%，Ⅲ型为内1/3骨折，仅占3.1%。锁骨骨折后，由于胸锁乳突肌的牵拉，近折端可向上、后移位，远折端由于上肢重力作用及胸大肌牵拉向前、下移位，并有重叠移位（图44-1）。

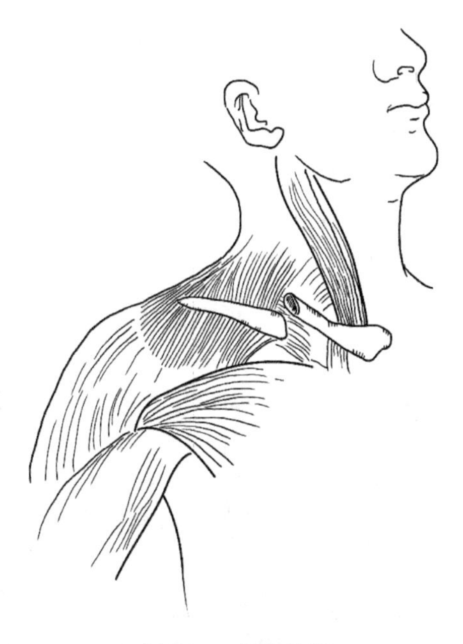

图44-1　锁骨骨折

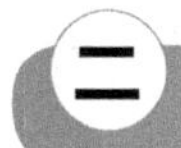

二　临床表现与诊断

锁骨位置表浅，一旦发生骨折，即出现局部肿胀、瘀斑、疼痛，肩关节活动时疼痛加剧。患者常用健手托住肘部，头部向患侧偏斜，以减轻疼痛。检查时，可扪及骨折端，有局限性压痛和骨擦感。如有骨折断端或粉碎性骨折的骨片刺破胸膜，可出现皮下气肿或气胸；有时损伤锁骨后的臂丛神经及锁骨下血管，导致患侧上肢神经功能及血供改变。上胸部正位 X 线检查可了解骨折具体情况。

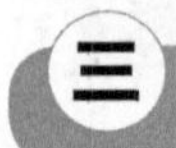

三 治疗

1．儿童的青枝骨折及成人的无移位骨折可不作特殊治疗　仅用三角巾悬吊患肢 3～6 周即可开始活动。

2．对有移位的锁骨骨折，手术复位满意的，可采用横行“8”字绷带固定（图 44-2）　复位时患者挺胸叉腰端坐，局麻后，将患侧肩部向外、上、后方牵拉复位。复位后两腋下各置一较大棉垫，用绷带做横“8”字包扎 5～7 层。复位后 2 周内经常检查固定是否可靠，及时调整绷带的松紧度。

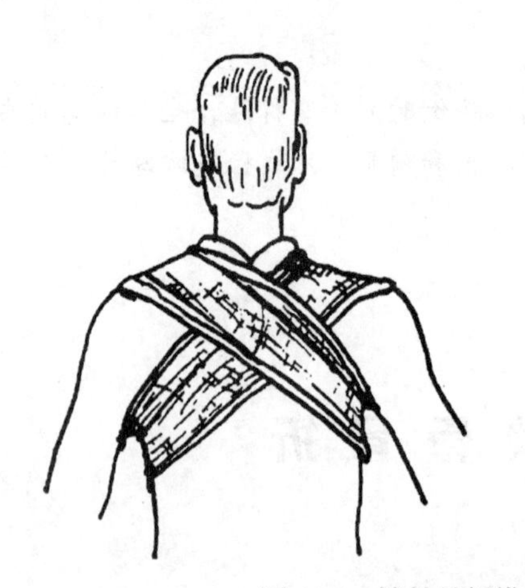

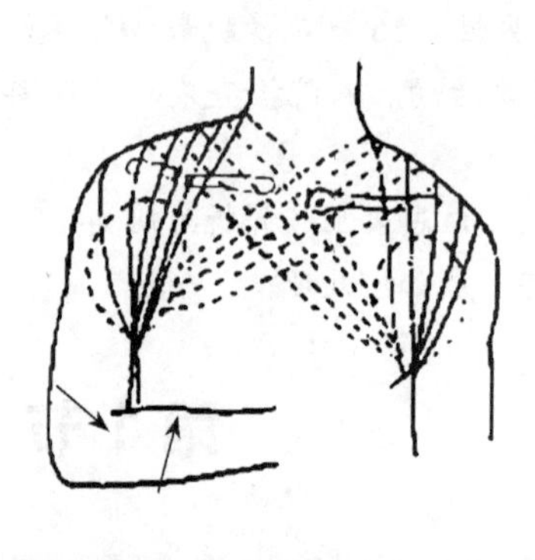

图 44-2　锁骨骨折横行“8”字绷带包扎

3．切开复位内固定　对复位后再移位，合并神经、血管损伤，开放性骨折，陈旧性骨折不愈合等情况者可行切开复位内固定治疗。切开复位时，根据骨折类型、骨折部位及移位情况选择钢板、弹性钉、克氏针等固定。

4．康复锻炼　经常挺胸抬肩，主动进行握拳、旋腕、屈伸肘关节、后伸双肩等活动，促进患肩功能恢复。

第 2 节　肩关节脱位与肩锁关节脱位

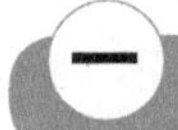

一 肩关节脱位

参与肩关节活动的关节包括肱盂关节、肩锁关节、胸锁关节及肩胸关节（肩胛骨与胸壁形成），以肱盂关节活动最为重要。习惯上将肱盂关节脱位称为肩关节脱位（dislocation shoulder joint）。

（一）病因与分类

肩关节（即肱盂关节）由肱骨头与肩胛盂构成，是全身活动范围最大的关节。肱骨头面大，肩胛盂关节面小且浅，关节囊和韧带松弛薄弱，这虽有利于肩关节活动，但也导致关节结构不稳定，容易发生脱位。创伤是肩关节脱位的主要原因，多为间接暴力所致。当肩关节处于外展外旋位（或后伸位）跌倒或受到撞击时，暴力经肱骨传导至肩关节，使肱骨头突破关节囊而发生脱位（图 44-3）。根据肱骨头脱位方向可分为前脱位、后脱位、上脱位和下脱位 4 型，以前脱位最多见。肩关节前脱位，肱骨头可能位于锁骨下、喙突下、肩前方及关节盂下，以喙突下脱位最常见（图 44-4）。

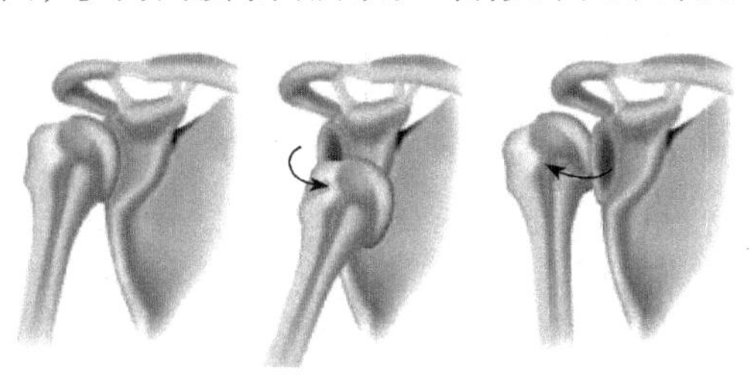
图 44-3　肩关节脱位机制

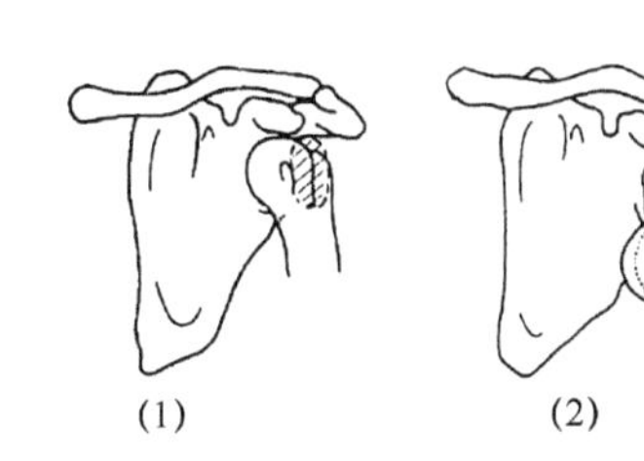
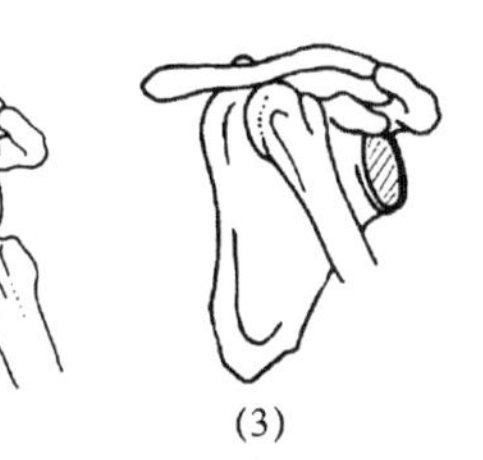
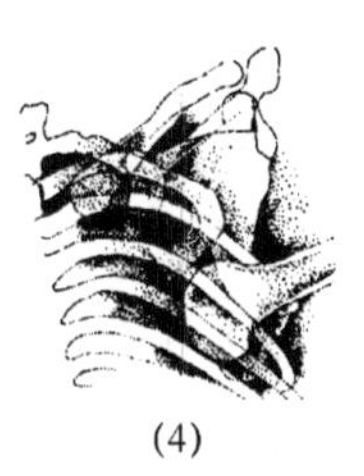
(1)　(2)　(3)　(4)

图 44-4　肩关节脱位类型

（1）关节盂下脱位；（2）喙突下脱位；（3）锁骨下脱位；（4）肩关节后脱位

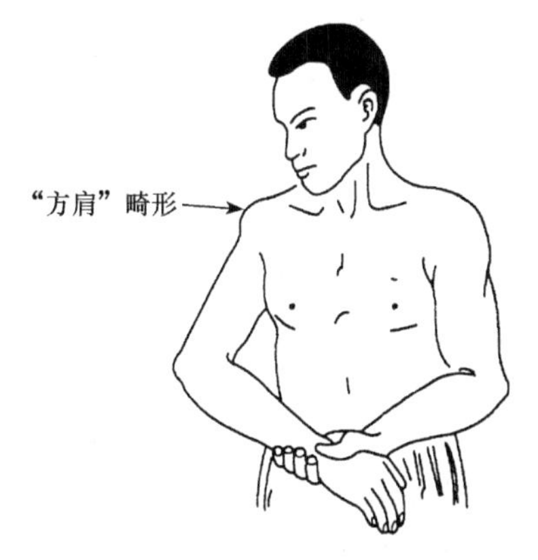

图 44-5　肩关节前脱位“方肩”畸形

（二）临床表现和诊断

有上肢外展外旋或后伸着地受伤史，肩部疼痛、肿胀、肩关节活动障碍，局部皮肤常有瘀伤。患者常有用健侧手扶持患侧前臂，头向患侧倾斜的特殊姿势。肩关节脱位后，检查发现关节盂处空虚，肩峰突出，肩部失去正常饱满圆钝的外形，呈“方肩”畸形（图 44-5），上肢弹性固定；上臂呈轻度外展前屈位；Dugas 征阳性，即将患侧肘部紧贴胸壁时，手掌搭不到健侧肩部，或手掌搭到健侧肩部时，肘部无法贴近胸壁。X 检查可明确诊断。

（三）治疗

肩关节脱位首先采用手法复位、外固定方法治疗。手法复位前应准确判断是否有骨折，可行 CT 检查，以防漏诊。

1. 手术复位　常采用局部浸润麻醉，用 Hippocrates 法（足蹬复位法）复位（图 44-6）：患者仰卧，术者站在患侧床边，腋窝处垫棉垫，用同侧足跟置于患者腋下靠胸壁处，双手握住患肢于外展位作徒手牵引，以足跟顶住腋部作反牵引力。牵引待肩部肌逐渐松弛时，内收、内旋上肢，致使肱骨头从前方破口的关节囊处滑入肩胛盂内而复位。可感受或听到复位的弹响声，提示复位成功。

也可用旋转法复位（图 44-7）：患者取坐位或仰卧位，术者一手握腕部，屈肘 90°，另一手握肘部持续牵引，同时使上臂外展，逐渐外旋、内收、肘贴胸壁，最后内旋上臂，将患侧手掌放至健肩上，即可复位。习惯性脱位常采取此方法复位。

对陈旧性肩关节脱位影响上肢功能、合并神经血管断裂、肩胛盂骨折、软组织嵌入等，应进行手术切开复位修复。

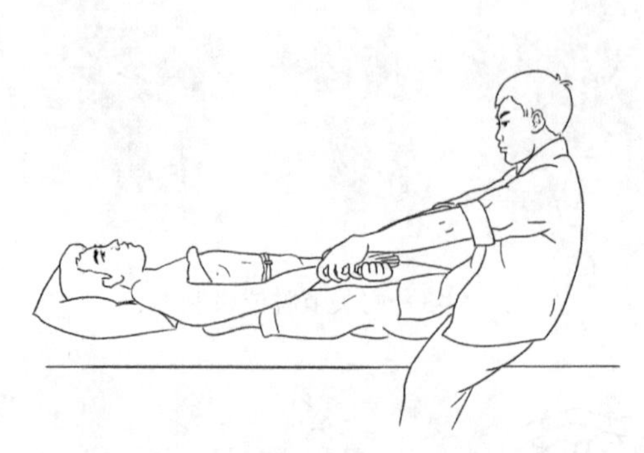

图 44-6　肩关节脱位 Hippocrates 法复位

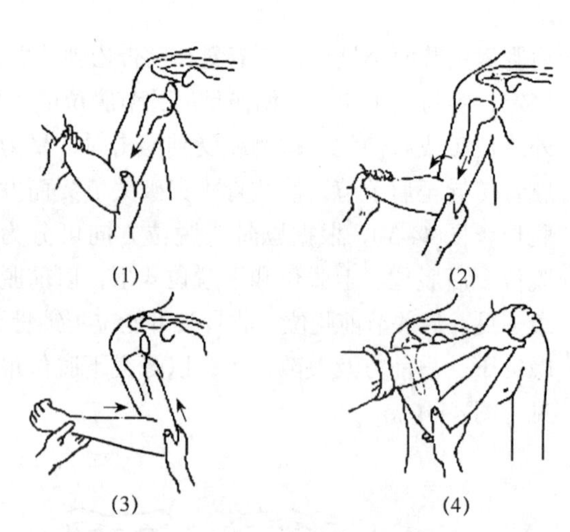

图 44-7　肩关节脱位旋转法复位

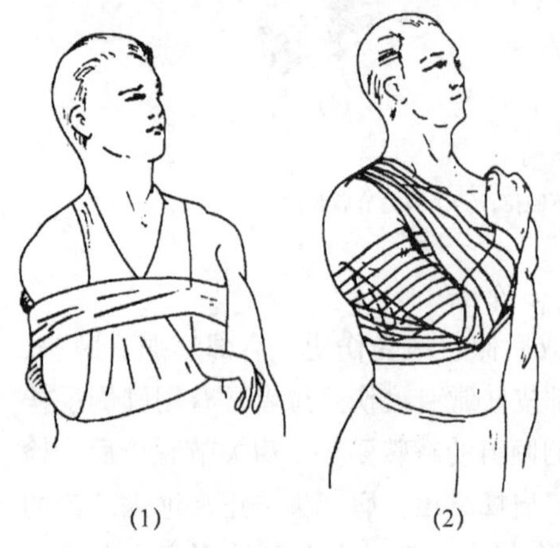

图 44-8　肩关节脱位复位固定
（1）三角巾吊肘固定；（2）搭肩胸肱绷带固定

2. 固定方法　对于单纯肩关节脱位，复位后腋窝及上臂内侧处垫棉垫，屈肘 90°，用三角巾悬吊上肢 3 周；对关节囊明显破损或有肩关节半脱位者，应将患侧手置于对侧肩上，腋下垫棉垫，上肢以绷带与胸壁固定（图 44-8），固定时间为 3～4 周。

3. 康复治疗　固定期间须活动腕关节与手指；固定解除后，主动锻炼肩关节各方向活动，配合理疗按摩，恢复肩关节功能。

二　肩锁关节脱位

（一）病因与分类

肩锁关节由肩峰的锁骨关节面与锁骨外端的肩峰关节面构成。肩锁关节脱位（dislocation of the acromioclavicular joint）十分常见，多见于青年。暴力是引起肩锁关节脱位的主要原因，以直接暴力更多见。肩峰受到打击时，肩峰及肩胛骨猛然向下，使关节囊及周围韧带断裂而发生脱位。当跌倒时，肩部着地，力传导至肩锁关节而发生脱位，为间接暴力所致。根据暴力的大小，可仅发生关节囊挫伤、破裂、韧带挫伤、部分断裂、完全断裂、撕脱骨折或半脱位、完全脱位。根据损伤程度，可将肩锁关节脱位分为 3 型。

（二）临床表现和诊断

Ⅰ型：肩部有受打击或跌倒受伤史，肩锁关节处疼痛、肿胀，肩部活动时疼痛加重，局部压痛明显。X 线平片未发现明显移位。

Ⅱ型：除有Ⅰ型的临床表现外，指压锁骨外端有弹性感。X 线平片可见锁骨外端向上撬起，为半脱位。

Ⅲ型：除有Ⅰ型的临床表现外，肩外上方肿胀严重，按压时弹性感更加明显，肩活动受限。X 线平片可见锁骨外端完全离开肩峰的相对关节面，为完全性脱位。

（三）治疗

Ⅰ型：三角巾悬吊患肢 2～3 周后开始活动肩关节。

Ⅱ型：主张手法复位、加垫外固定。但固定常不可靠，易发生压疮或演变为陈旧性脱位。

Ⅲ型或有症状的陈旧性脱位：选择手术治疗。在切开复位的同时，可作韧带修复术或重建术。

第 3 节 肱骨骨折

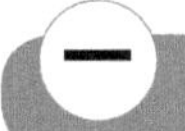

肱骨近端骨折

（一）病因与分类

肱骨近端包括肱骨大结节、小结节和肱骨外科颈三部位。肱骨外科颈为肱骨大结节、小结节移行为肱骨干的交界部位，是骨松质与骨密质交界处，易发生骨折。肱骨颈下有臂丛神经、腋血管通过，发生骨折时易合并血管神经损伤。

肱骨近端骨折以中老年为多，多为间接暴力引起，发生率占全身骨折的 2.34%。临床上常用 Neer 分型。根据肱骨 4 个解剖部位，即肱骨头、大结节、小结节和肱骨干，以及相互间移位程度即以移位＞1cm 或成角畸形＞45° 为移位标准进行分型，而不强调骨折线的多少（图 44-9）。

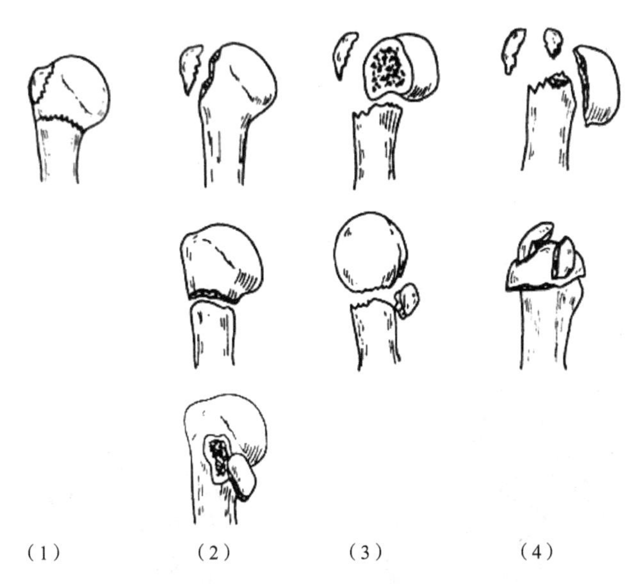

图 44-9 肱骨近端骨折的 Neer 分型

（1）一部分骨折；（2）两部分骨折；（3）三部分骨折；（4）四部分骨折

知识链接

肱骨近端由肱骨头、大结节、小结节及干骺端 4 部分组成，Neer 据此将肱骨近端骨折分为 6 种四部分。

第一型：肱骨轻度移位骨折，肱骨近端无论几处骨折，均无移位或有轻度移位，即移位＜1cm，成角＜45°，骨折稳定，统称为一部分骨折。

第二型：肱骨解剖颈骨折，移位＞1cm，成角＞45°，形成两个分离的骨折块，又称二部分骨折，肱骨头血供破坏严重，易发生骨折不愈合或肱骨头坏死。

第三型：肱骨外科颈骨折，移位＞1cm，成角＞45°，也是二部分骨折，如合并大结节或小结节移位骨折，称三部分骨折，大小结节如同时有移位骨折，称四部分骨折。

第四型：肱骨大结节移位骨折，大结节整个撕脱或某个面撕脱移位＞1cm，即二部分骨折，常有肩袖的纵行撕裂。

第五型：肱骨小结节移位骨折，肩胛下肌引起的小结节撕脱移位骨折，为二部分骨折，少见。

第六型：肱骨骨折脱位型，肱骨近端骨折同时伴盂肱关节脱位。

（二）临床表现与诊断

根据有间接暴力受伤史，X线和CT检查（包括CT三维重建），可做出诊断。

（三）治疗

1. 非手术治疗　对一型骨折，包括大结节骨折、肱骨外科颈骨折，轻度移位的二型骨折，可用上肢三角巾悬吊3～4周，复查X线平片后，逐步行肩部功能锻炼。

2. 手术治疗　多数二型以上骨折，及时行切开复位钢板内固定术。对特别复杂的四型老年人骨折也可选择人工肱骨头置换术。

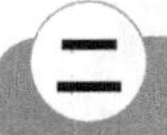

二 肱骨干骨折

（一）病因与分类

肱骨干骨折是指发生在肱骨外科颈下1～2cm至肱骨髁上2cm段内的骨折（图44-10）。在肱骨干中下1/3段后外侧有桡神经沟，故该处骨折容易发生桡神经损伤。可由直接暴力或间接暴力引起。直接暴力常由外侧打击肱骨干中部，致横行或粉碎性骨折；间接暴力常由于手部或肘部着地，外力向上传导，加上身体倾倒所产生的剪式应力，多导致中下1/3骨折。也可因投掷运动或“掰腕”引起，多为斜行或螺旋形骨折。骨折端的移位取决于外力作用的大小、方向、骨折的部位和肌肉牵拉方向等。

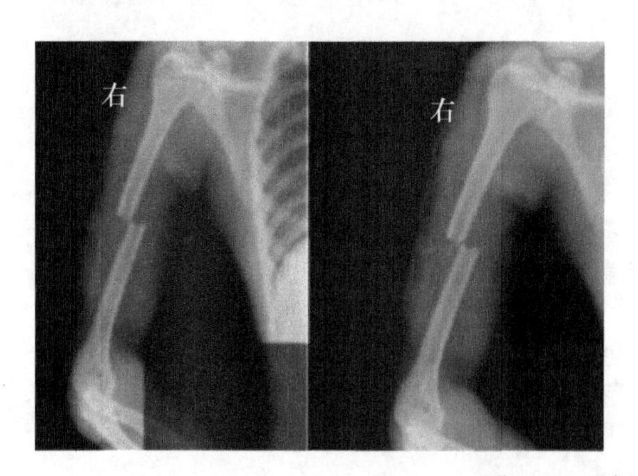

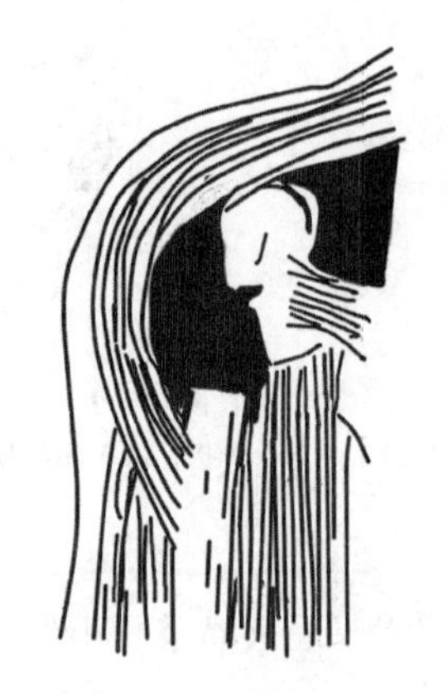
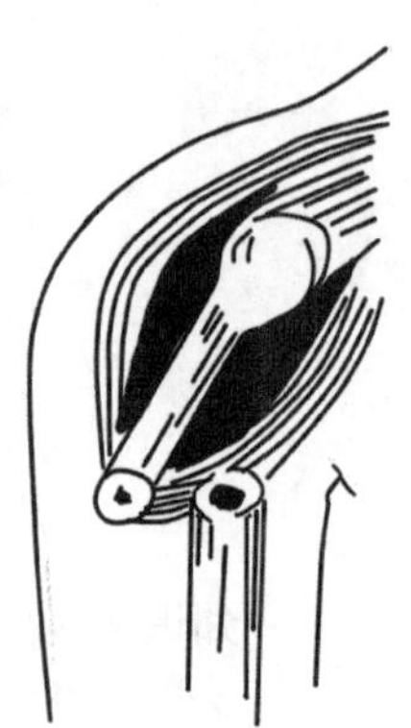

图44-10　肱骨干骨折

（二）临床表现与诊断

受伤后上臂出现疼痛、肿胀、皮下瘀斑，上肢活动障碍。患侧上臂畸形，出现反常活动，有骨摩擦感/骨擦音。如伤及桡神经，可出现患侧垂腕畸形（各手指掌指关节不能背伸），前臂旋后障碍，手背桡侧皮肤感觉减退或消失。

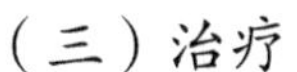

（三）治疗

1. 切开复位外固定　仰卧于骨科牵引床上，局部麻醉或臂丛神经阻滞麻醉后，进行复位。助手握住前臂，屈肘 90°，沿肱骨干纵轴牵引，同侧腋窝施力作反牵引；在充分持续牵引、肌肉放松情况下，术者用双手握住骨折端，按骨折移位的相反方向，矫正成角及侧方移位，畸形矫正，骨传导音恢复即复位成功。复位后复查 X 线片，确认骨折对位对线情况。复位成功后，用石膏外固定。

2. 切开复位内固定　有下列情况时，可采取切开复位内固定术：手法复位失败，愈合后可能影响功能；骨折有分离，或有软组织嵌入；合并神经血管损伤；陈旧性骨折不愈合；开放性骨折等。如有桡神经损伤，术中探查，同时作修复。

3. 康复治疗　复位术后抬高患肢，主动练习手指屈伸活动。2～3 周后，开始主动的腕、肘关节屈伸活动和肩关节的外展、内收活动，要求逐步增加活动量和活动频率，6～8 周后加大活动量，并作肩关节的旋转活动。骨折完全愈合后去除外固定。锻炼过程中随时检查骨折对位、对线及愈合情况，还可配合理疗、体疗等。

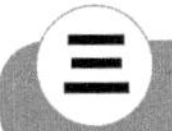

三 肱骨髁上骨折

（一）病因与分类

肱骨髁上骨折是指肱骨干与肱骨髁交界处发生的骨折。其发生率占全身骨折的 2.91%，常发生于 10 岁以下儿童。肱骨髁内前方有肱动脉和正中神经，肱骨髁的内侧和外侧分别有尺神经和桡神经，骨折断端向前移位或侧方移位时可损伤相应神经血管。在儿童期，肱骨下端有骨骺，若骨折线穿过骺板，可能影响骨骺发育，导致肘内翻或外翻畸形。根据暴力类型和骨折移位方向，可分为屈曲型和伸直型（图 44-11）。其中，伸直型骨折占 85.4%，多为间接暴力引起。伸直型骨折发生于跌倒时肘关节半屈或伸直位，手掌着地，暴力经前臂向上传递，身体向前倾，由上向下产生剪式应力而发生。而屈曲型骨折，跌倒时肘关节处于屈曲位，肘后方着地，暴力传导至肱骨下端导致骨折。

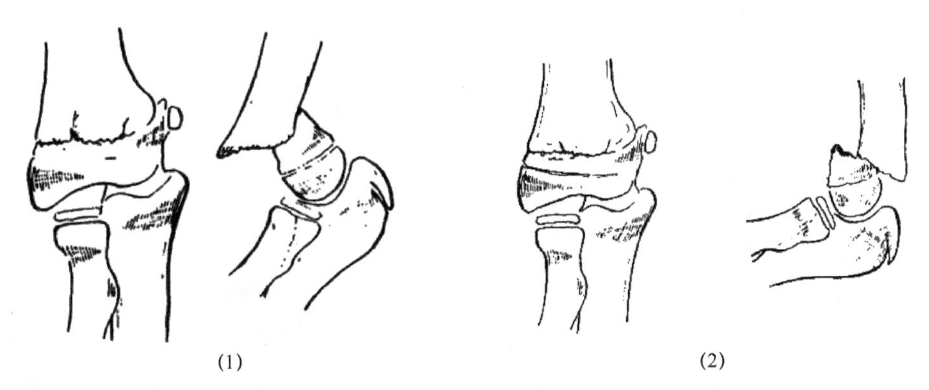

(1)　　(2)

图 44-11　肱骨髁上骨折类型

（1）伸直型；（2）屈曲型

（二）临床表现与诊断

肱骨髁上骨折后出现肘部疼痛、肿胀和功能障碍，肘后凸起，患肢处于半屈曲位，可有皮下瘀斑。伤处明显压痛和肿胀，有骨摩擦音及反常活动，肘部运动功能障碍。肘部可扪及骨折断端，肘后三角关系（图 44-12）正常。如伤及肱动脉，前臂缺血可表现为局部肿胀、剧痛、皮

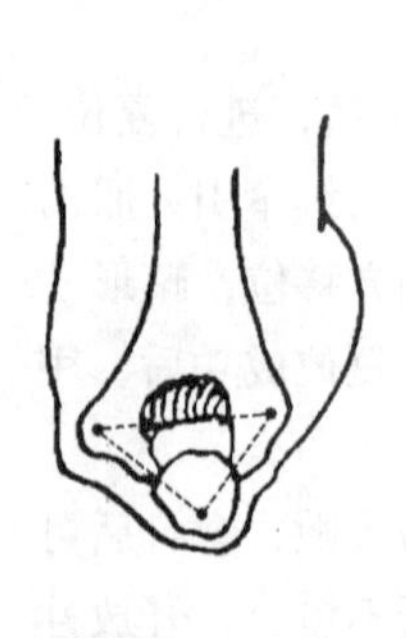
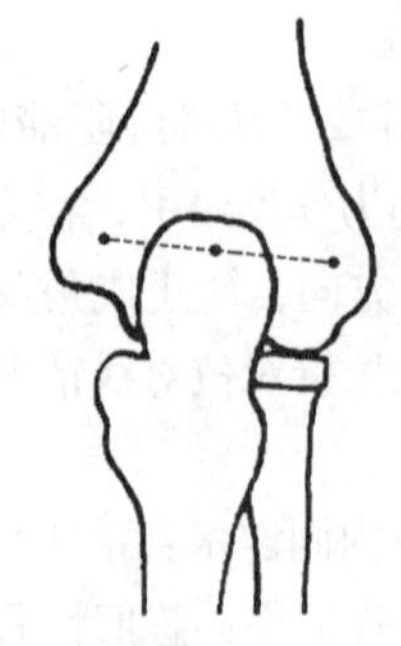
图 44-12　肘后三角关系图

肤苍白、发凉、麻木，桡动脉搏动减弱或消失，被动伸指疼痛等。由于肘后方软组织较少，骨折断端锐利，屈曲型骨折端可刺破皮肤形成开放性骨折。肘部 X 线正侧位片可明确骨折类型及移位方向。

（三）治疗

1. 手法复位外固定

（1）伸直型肱骨髁上骨折：尽早手法复位。麻醉后仰卧于牵引床上，屈肘约 50° 位、前臂中立位，沿前臂纵轴牵引，腋窝部向上作反牵引，术者用双手 2～5 指顶住骨折远端，拇指在骨折近端推挤，同时缓慢屈肘 90°，即可复位。复位后用后侧石膏托屈肘固定 4～5 周，注意远端肢体血液循环情况。

（2）屈曲型肱骨髁上骨折：治疗原则与伸直型骨折基本相同，但手法复位时方向相反。复位后肘关节屈曲 40° 左右，外固定 4～6 周。

2. 手术治疗　手法复位失败、小的污染不重的开放性伤口、有神经血管损伤者采取手术治疗。术中用交叉克氏针内固定，同时探查、修复损伤的神经及血管。

3. 康复治疗　复位后应密切观察肢体血液循环及手的感觉、运动功能。抬高患肢，早期进行手指及腕关节屈伸活动，有利于减轻水肿。4～6 周后进行肘关节屈伸活动。

伸直型肱骨髁上骨折由于近折端向前下移位，易压迫或刺破肱动脉，加上损伤后局部组织肿胀严重，均会影响远端肢体血液循环，导致前臂骨筋膜室综合征。应早期诊断及正确治疗，防止前臂缺血性肌挛缩的发生。在诊治中，应密切观察前臂肿胀程度及手的感觉运动功能，如出现高张力肿胀，手指主动活动障碍，被动活动的剧烈疼痛，桡动脉搏动扪不清，手指皮温降低，感觉异常，即可确定骨筋膜室高压存在，应紧急手术切开减压，辅以脱水剂、扩张血管药等治疗。如已出现 5P 征（painlessness：无痛；pulselessness：脉搏消失；pallor：皮肤苍白；paresthesia：感觉异常；paralysis：肌麻痹）则为时已晚，即便手术减压也难以避免缺血性挛缩。

第 4 节　肘关节脱位

一　病因与分类

肘关节由肱骨下端、尺骨鹰嘴窝、桡骨头及关节囊、内外侧副韧带构成。在肩、肘、髋、膝四大关节中发生脱位的概率居第二位。常发生于青少年，外伤是导致肘关节脱位（dislocation of the elbow）的主要原因，常由间接暴力所致。根据脱位后关节远处骨端的位置，可分为后脱位、前脱位、侧方脱位，此外还有肘关节爆裂性脱位，以后脱位（图 44-13）最为常见。

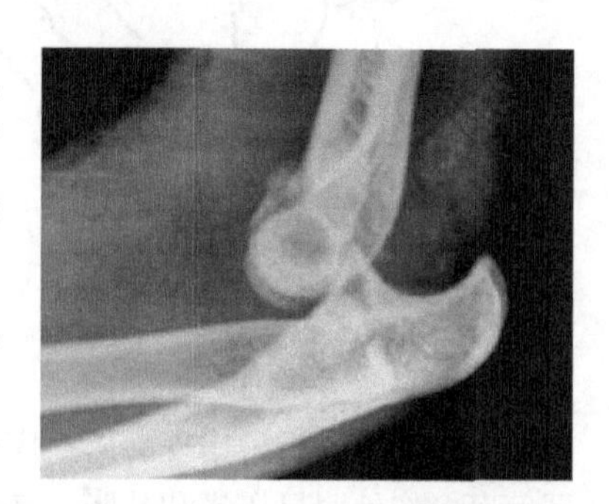
图 44-13　肘关节后脱位

肘关节处于伸直位跌倒时，手掌着地，暴力沿尺、桡骨上端向近端传导，尺骨鹰嘴尖端抵在鹰嘴窝处成为支点，产生杠杆作用，导致肱骨前下端突破薄弱的关节囊前壁，向前方滑行，而尺、桡骨近端同时向肱骨远端后方脱出，形成肘关节后脱位。当呈屈曲 90° 位的肘关节后方受到直接暴力作用时，可导致尺骨鹰嘴骨折和肘关节前脱位。当肘关节处于内翻或外翻位遭到暴力时，可导致肘关节尺侧或桡侧侧方脱位。肘关节脱位还可合并尺神经损伤、桡骨小头骨折及肱骨内上髁骨折等。

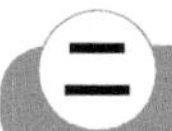

二 临床表现和诊断

上肢外伤后，肘部疼痛、肿胀、活动障碍；肘关节处于半屈曲位，肘部变粗、后突，前臂短缩，并有弹性固定；肘后三角关系发生改变；肘后空虚感，肘后方可触及鹰嘴突，肘前方可触及肱骨下端。如局部明显肿胀，远端感觉异常，应考虑神经或血管受压或损伤。肘部 X 线正、侧位摄片可发现肘关节脱位移位情况、有无合并骨折。

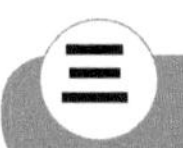

三 治疗

肘关节脱位多数采用手法复位。手法复位失败者或合并骨折、神经血管损伤，应充分评估后进行手术复位，切不可强行复位。复位后，用超肘关节夹板或长臂石膏托将肘关节固定于屈肘 90° 功能位，并用三角巾悬吊 2～3 周。固定期间，早期进行肩、腕及手指关节活动。去除固定后，逐步锻炼肘部伸屈及前臂旋转活动，通常 1～3 个月方可恢复。

第 5 节　桡骨头半脱位

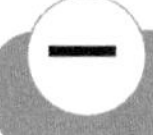

一 病因与分类

桡骨头呈椭圆形，最近端为浅凹状关节面，与肱骨小头凸面形成关节，与肱尺关节一起完成屈伸活动。桡骨头的尺侧与尺骨鹰嘴半月切迹形成上尺桡关节，有环状韧带包绕，与下尺桡关节一同完成前臂旋转活动。桡骨头及颈位于肘关节囊内，没有韧带、肌腱附着，因此稳定性较差。

桡骨头半脱位（subluxation of the radial head）多发生在 5 岁以下的儿童，由于桡骨头发育尚不完全，环状韧带薄弱，当腕、手被向上提拉、旋转时，肘关节囊内负压增加使薄弱的环状韧带或部分关节囊嵌入肱骨头与桡骨之间，取消牵拉力后，桡骨头不能回到正常的解剖位置，而是向桡侧移位，形成桡骨头半脱位。

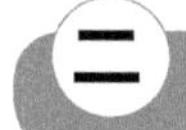

二 临床表现和诊断

儿童的腕、手有被向上牵拉的受伤史，患儿感肘部疼痛、活动受限，前臂处于半屈位及旋前位。肘部外侧有压痛，即应诊断为桡骨头半脱位。X 线摄片常不能发现桡骨头有脱位改变。

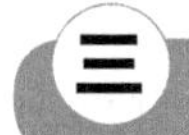

三 治疗

不用麻醉即可进行手法复位。术者一手握住小儿腕部，另一手托住肘部，以拇指压在桡骨头部位，肘关节屈曲至 90°，作轻柔的前臂旋后、旋前活动，反复数次，并用拇指轻轻推压桡骨头即可复位（图 44-14）。复位成功时可有轻微的弹响声，肘关节旋转、屈伸活动正常。复位后不必固定，但须告诫家长不可再暴力牵拉，以免复发。

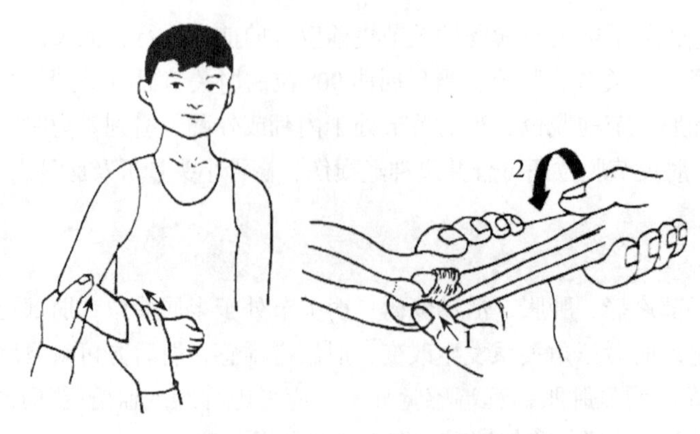

图 44-14　桡骨头半脱位复位方法

第 6 节　前臂双骨折

一 病因与分类

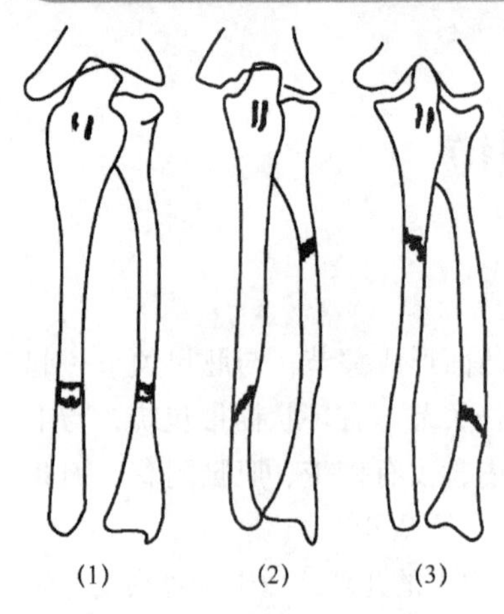

图 44-15　前臂双骨折
（1）直接暴力所致；（2）间接暴力所致；
（3）扭转暴力所致

前臂骨由尺骨与桡骨组成，在近端及远端分别构成肱尺关节、肱桡关节和桡腕关节。尺桡骨干有多个肌肉附着，起止点分布分散，且有骨间膜相连，当一骨发生骨折时，暴力会通过骨间膜传导到另一骨干，引起不同平面的双骨折，或并发关节脱位。

尺桡骨骨干骨折（fracture of the radius and ulna）较常见（图 44-15），可由直接暴力、间接暴力、扭转暴力引起，青少年多见。骨折后常导致移位，复位困难，容易发生骨筋膜室综合征。

1. 直接暴力　暴力直接作用致两骨同一平面横行或粉碎性骨折，多伴有不同程度的软组织损伤，包括肌肉、肌腱断裂，神经血管损伤。

2. 间接暴力　跌倒时手掌着地，暴力传导作用导致桡骨横行骨折和低位尺骨斜行骨折。

3. 扭转暴力　跌倒时手掌着地，同时前臂发生旋转，导致不同平面的尺桡骨螺旋形骨折或斜行骨折，尺骨的骨折线多高于桡骨的骨折线。

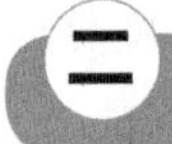

二 临床表现和诊断

受伤后，前臂出现疼痛、肿胀、活动障碍。患肢畸形、反常活动、有骨摩擦音或骨擦感。桡骨干下 1/3 骨折合并尺骨头脱位，称为盖氏（Galeazzi）骨折。尺骨上 1/3 骨干骨折合并桡骨头脱位，称为孟氏（Monteggia）骨折。X 线检查可明确骨折部位、类型及有无移位和关节脱位。

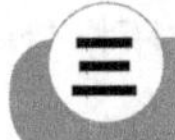

三 治疗

1. 手法复位外固定　麻醉（臂丛麻醉）后，仰卧位，在肩外展 90°、屈肘 90° 位，沿前臂纵轴向远端牵引，肘部向上作反牵引。经充分持续牵引，取消旋转、短缩及成角移位后，术者用双手拇指与其余手指在尺桡骨间用力挤压，分开骨间膜，牵动骨折端复位。复位成功后，用上肢前、后石膏夹板固定，待肿胀消退后改为上肢管形石膏固定，一般 8～12 周可达到骨性愈合（图 44-16）。

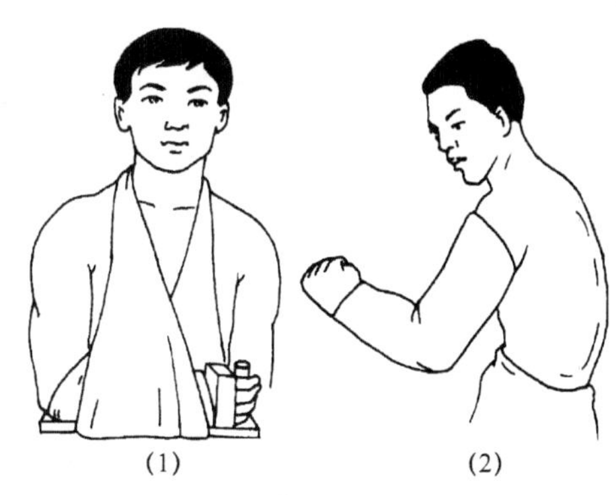

图 44-16 前臂双骨折外固定
（1）前臂防旋小夹板固定；（2）上肢管形石膏固定

2．切开复位内固定　对手法复位失败，合并神经、血管及肌腱损伤，同侧肢体有多发性损伤，受伤时间短、伤口污染不重的开放性骨折，陈旧性骨折畸形愈合等，采取切开复位内固定，用加压钢板螺钉或髓内钉固定。

3．康复治疗　复位固定后抬高患肢，严密观察肢体肿胀程度、感觉、运动功能及血液循环情况，警惕骨筋膜室综合征的发生。

术后 2 周开始练习手指伸屈、腕关节活动。4 周后开始练习肘关节屈曲、伸展和肩关节旋转活动。8～10 周后摄片证实骨折已愈合，才能开始前臂旋转活动，逐渐进行抗阻力肌力训练和耐力训练。

第 7 节　桡骨远端骨折

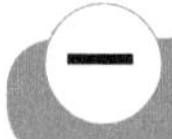

一 病因与分类

桡骨远端骨折是指距桡骨远端关节面 3cm 以内的骨折。这个部位是骨松质与骨密质的交界处，受到外力时容易骨折。多为间接暴力引起。跌倒时手部着地，暴力向上传导而引起桡骨远端骨折。根据发生机制可分为伸直型骨折、屈曲型骨折、关节面骨折伴腕关节脱位。最多见的是手掌着地而引起的伸直型骨折（Colles 骨折），手背着地引起的屈曲型骨折（Smith 骨折）少见。

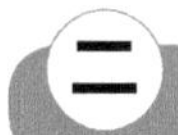

二 临床表现和诊断

1．伸直型骨折（Colles 骨折）　伤后局部肿胀、疼痛，可出现典型的畸形姿势，即侧面呈“银叉”畸形，正面呈“枪刺样”畸形（图 44-17）。局部压痛、腕关节活动障碍。X 线检查可见骨折远端向桡、背侧移位，近端向掌侧移位。

2．屈曲型骨折（Smith 骨折）　受伤后，腕部下垂、局部肿胀、皮下瘀血、腕部活动受限。局部压痛，X 线检查近折端向背侧移位，远端向掌侧、桡侧移位。因与伸直型骨折移位方向相反，称为反 Colles 骨折或 Smith 骨折（图 44-18）。

3．关节面骨折伴腕关节脱位　发生少，受伤后表现及畸形特点与伸直型骨折相似，X 检查可发现典型移位。

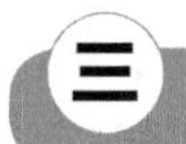

三 治疗

主要采取手法复位、夹板、石膏外固定方法治疗。严重粉碎性骨折移位明显、手法复位失败或复位后不稳定者，采取切开复位，骨松质螺钉、T 形钢板或钢针固定。

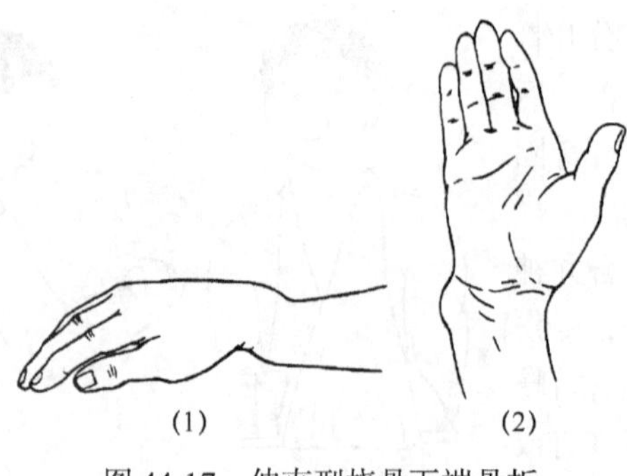

图 44-17 伸直型桡骨下端骨折
(1)"银叉"畸形；(2)"枪刺样"畸形

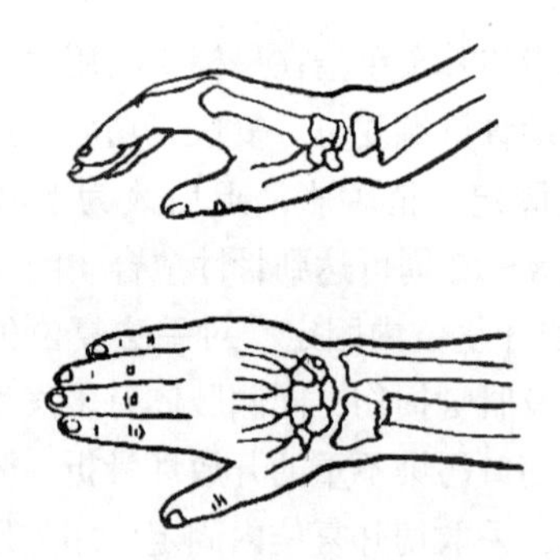

图 44-18 屈曲型桡骨下端骨折

伸直型骨折（Colles 骨折）手法复位外固定方法：麻醉后仰卧位，肩外展 90°，助手一手握住拇指，另一手握住其余手指，沿前臂纵轴向远端牵引，另一助手握住肘上方作反牵引。充分牵引后，术者双手握住腕部，拇指压住骨折远端向远侧推挤，2～5 指顶住骨折近端，加大屈腕角度，纠正成角，然后向尺侧挤压，缓慢放松牵引，在屈腕、尺偏位检查骨折对位对线情况及稳定情况。复位后在旋前、屈腕、尺偏位用超腕关节石膏绷带固定或小夹板固定 2 周。2 周后，腕关节中立位改用前臂管形石膏或继续用小夹板固定。

屈曲型骨折与伸直型骨折复位手法相反。

桡骨远端骨折复位固定后尽早进行手指伸屈活动，4～6 周后可去除外固定，逐渐开始腕关节活动。

第 8 节 手 外 伤

手的抓、握、捏、持功能发挥是建立在解剖复杂、组织结构精细基础之上的（图 44-19），由不同原因所致的手外伤（hand injury），轻者遗留瘢痕，重者功能障碍甚至缺失。

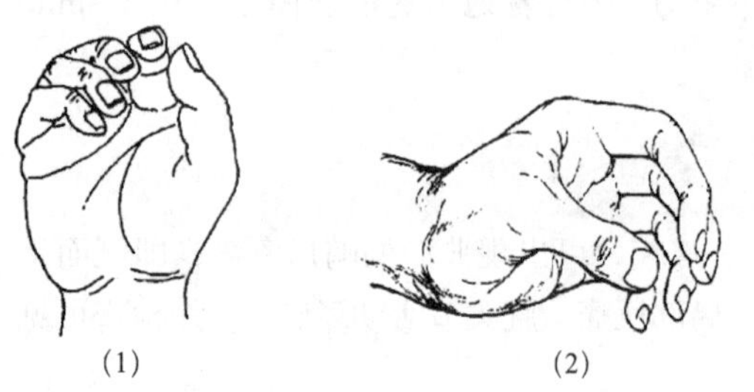

图 44-19 手休息位与功能体位
(1)手休息位；(2)手功能位

一 损伤原因及特点

1. 刺伤 由尖锐利物造成，如钉、针、竹签等。伤口小，可达深部组织，并可引起感染，可引起神经、血管损伤。

2. 切割伤 如刀、玻璃、电锯所致。伤口整齐，污染较轻，伤口深时可致血管、神经、肌腱损伤断裂，严重者导致断指、断掌。

3. 钝器伤 如锤打击、重物压砸导致。皮肤可裂开或撕脱，神经、血管、肌腱损伤，严重者可造成手部毁损。

4. 挤压伤 如由门窗挤压、车轮、机器滚轴挤压造成。轻者出现甲下血肿、甲床破裂或指骨骨折，重者导致广泛皮肤撕脱伤，可伴深部组织损伤、多发性骨折等。

5. 火器伤 由雷管、鞭炮和枪炮所致。伤口多样性、组织损伤重、污染重，坏死组织多，易感染。

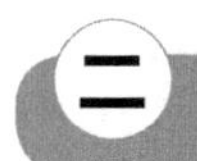

检查与诊断

手外伤后，应详尽、动态检查，作出全面诊断，防漏诊、误诊。为治疗作好思想、器材准备。

1. 皮肤损伤检查　了解创口部位、性质，有无深部组织损伤；有无皮肤缺损及缺损范围；皮损后存活力情况。判断皮肤活力方法有 3 种。

（1）皮肤颜色与温度：苍白、青紫、冰凉者示活力不良。

（2）毛细血管回流试验：手指按压皮肤时呈白色，放开手指后皮肤由白很快转红示活力良好。正常皮肤颜色 2 秒内恢复，如恢复缓慢或不恢复示活力不良或无活力。

（3）皮肤边缘出血情况：用无菌纱布擦拭或剪皮肤边缘时，有点状鲜红色血液渗出，示皮肤活力良好。如不出血，示活力差。

2. 肌腱损伤检查　手部伸屈肌腱损伤后，手部休息位姿势改变。因损伤平面不一，表现各不相同。如屈指肌腱断裂，该指伸直角度加大；伸肌腱断裂，该指屈曲角度加大；屈伸肌腱不平衡导致主动屈伸指功能障碍。特殊部位肌腱断裂可出现典型手指畸形。掌指关节部位的屈指深浅肌腱断裂，手指呈伸直位，伸指肌腱断裂时呈屈曲位；近节指背侧伸肌腱损伤则近侧指间关节屈曲；中节指背侧伸肌腱损伤时远侧指间关节屈曲呈锤状畸形。检查时，可嘱患者主动屈曲各指间关节，以判断指深屈肌腱有无损伤（图 44-20）。

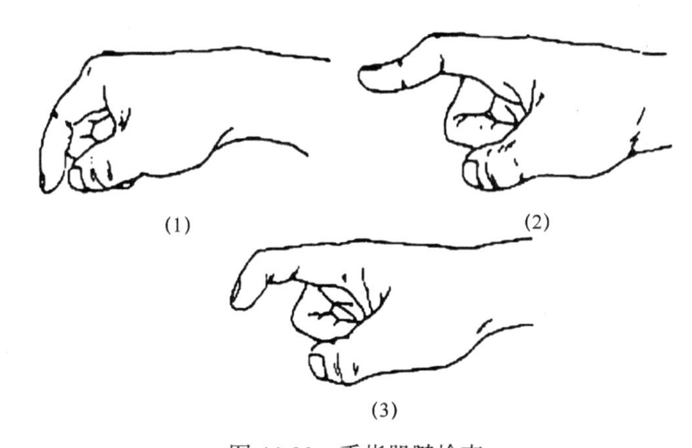

图 44-20　手指肌腱检查

（1）伸指肌腱断裂；（2）近节指背侧伸肌腱损伤；（3）中节指背侧伸肌腱损伤

3. 神经损伤检查　支配手运动、感觉的有正中神经、尺神经、桡神经，损伤神经不同，表现不一。正中神经损伤出现拇对掌功能及拇、示指捏物功能丧失（图 44-21）；手掌桡侧半，拇指、示指、中指和环指桡侧半掌侧感觉障碍。尺神经损伤（图 44-22）出现环、小指爪形手畸形，手掌尺侧、环指尺侧及小指掌背侧感觉障碍。桡神经（图 44-23）仅支配感觉，损伤后出现手背桡侧和桡侧 2 个半指近侧指间关节近端感觉障碍。

4. 血管损伤检查　手指损伤后根据手指颜色与温度、毛细血管回流试验和血管搏动状况判断有无动脉损伤或静脉回流障碍。动脉损伤表现为皮肤颜色苍白、皮温降低、毛细血管回流缓慢及消失、动脉搏动减弱或消失。静脉回流障碍表现为皮肤青紫、肿胀、毛细血管回流加快、动脉搏动存在。

5. 骨关节损伤检查　骨关节损伤表现与骨折总论相同。手部正侧位 X 线检查，加特殊体位摄片，如斜位、舟骨位摄片防骨重叠阴影干扰。CT 检查适用于复杂腕骨骨折，MRI 检查适用

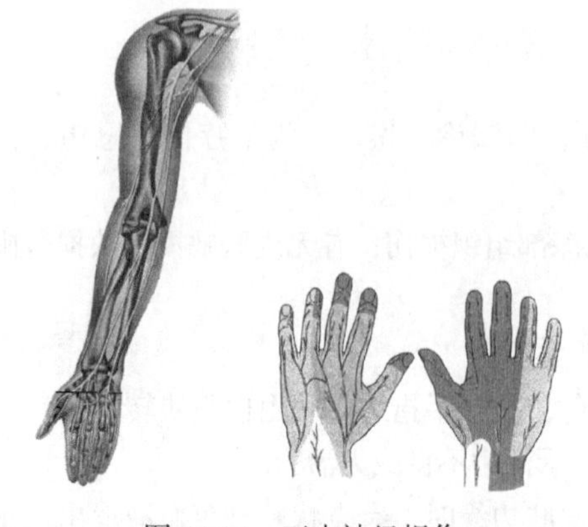

图 44-21　正中神经损伤

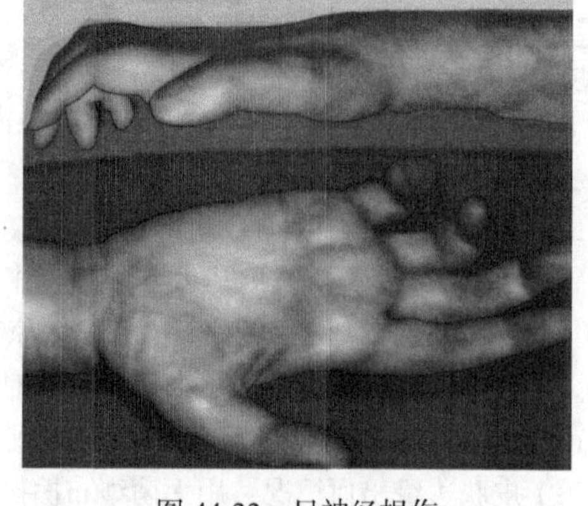

图 44-22　尺神经损伤

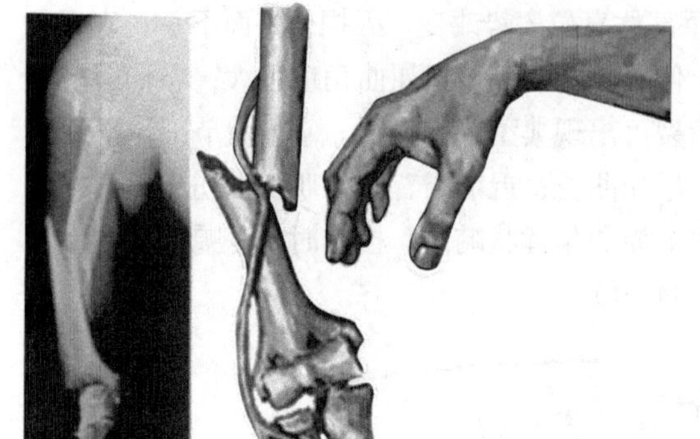

图 44-23　桡神经损伤

于韧带及三角纤维软骨复合体损伤。

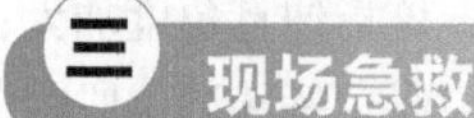

三　现场急救

手外伤现场急救处理包括止血，创口包扎，局部固定和迅速转运。

手外伤创面出血，甚至腕平面尺、桡动脉断裂出血均可采取局部加压包扎达到止血效果，禁用束带类物在腕平面以上捆扎。创口用无菌敷料或清洁类包扎，避免进一步污染，创口内不用药水或消炎药物。就地取材，用板、竹片、硬纸板等固定在腕平面以上以减轻疼痛，防止进一步损伤。迅速转移患者，以便得到进一步的治疗。

四　治疗原则

1. 早期彻底清创　在良好的麻醉和气囊止血带控制下进行清创。清创时由浅至深，按顺序将各种组织进行清晰判断，认真清创，防止漏诊。

2. 组织修复　清创后尽可能一期修复手部的肌腱、神经、血管、骨等组织。争取在伤后6～8小时内进行，若受伤超过12小时，创口污染重，组织损伤广泛，或缺乏必要的条件，可延期（3周左右）或二期修复（12周左右）。影响手部血液循环的血管损伤或骨折关节脱位应及时修复。

3. 一期闭合创口　皮肤裂伤，可直接缝合。有皮肤缺损时，可采用自体游离皮肤移植修复或皮瓣转移修复。

4. 术后处理　在手功能位时包扎创口及固定。固定时间以修复组织不同而定，肌腱缝合后固定3～4周，神经修复固定4周，关节脱位固定3周，骨折固定4～6周。术后10～14天拆除伤口缝线。固定拆除后，开始主动和被动锻炼，辅以理疗，促进早日恢复。

合理药物治疗：如抗生素、破伤风抗毒血清、镇痛等。

第9节　断肢（指）再植

1963年我国陈中伟等首次报道断肢再植（limb replantation）成功，1965年又成功开展了断指再植（digital replantation）。时至今日，断肢（指）再植技术已相当成熟，因内外也已广泛开展，我国取得了一系列突破性进展，长期处于国际领先地位。

完全性断肢（指）：外伤所致肢（指）断离，没有任何组织相连或虽有受伤失活组织相连，清创时必须切除，称为完全性断肢（指）；不完全性断肢（指）：凡伤肢（指）断面有主要血管断裂合并骨折脱位，伤肢断面相连的软组织少于断面总量的 1/4，伤肢断面相连皮肤不超过周径的 1/8，不吻合血管，伤肢（指）远端将发生坏死称为不完全性断肢（指）。

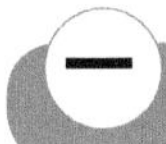

一 断肢（指）急救

断肢（指）急救包括止血、包扎、固定、离断肢（指）保存，迅速转运。与手外伤急救处理相同。

离断肢（指）断面应用清洁敷料包扎以减少污染。若受伤现场离医院较远，离断肢（指）应采用干燥冷藏法保存，即将断肢（指）用清洁或无药敷料包裹，置于塑料袋中密封，再放入加盖的容器内，外周放入冰块保护。切忌将离断肢（指）浸泡于任何溶液中。到达医院后，用无菌敷料包裹，放入无菌盘中，置于 4℃冰箱内。

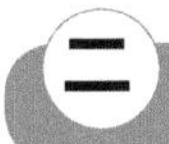

二 断肢（指）再植适应证及禁忌证

1. 全身情况　良好的全身情况是再植的必要条件，应先以抢救生命为主，将断肢（指）置于 4℃冰箱内，待生命体征稳定后再植。

2. 肢体损伤程度　与损伤性质有关，锐器切割伤断面整齐，污染轻，组织挫伤轻，再植成功率高。碾压伤、撕脱夹伤，组织损伤广泛，常需复杂的血管移植，再植成功率低，再植后功能恢复差。

3. 断肢（指）离断平面与再植时限　断肢（指）再植手术越早越好，应分秒必争，再植时间严格控制在 6～8 小时内。离断平面越高，组织损伤越重，容易造成组织坏死，引起全身中毒反应或危及生命。

4. 再植禁忌证　有下列情况之一，禁忌再植。

（1）合并全身性慢性疾病，或合并严重脏器损伤，不能耐受长时间手术，有出血倾向者。

（2）断肢（指）多发骨折、严重软组织挫伤、血管床严重破坏，血管、神经、肌腱高位撕脱，预计术后功能恢复差。

（3）断肢（指）经刺激性液体或其他消毒液体长时间浸泡者。

（4）高温季节，离断时间过长，断肢（指）未经冷藏保存者。

（5）合并精神异常，不愿合作，无再植要求者。

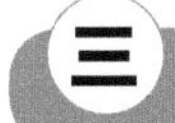

三 断肢（指）再植手术原则

断肢（指）再植是创伤外科各种技术操作的综合体现，要求手术者必须具备良好的外科基础和娴熟的显微外科技术，确保再植成活。离断时间短时，按一定顺序修复：骨折固定，修复肌腱，吻合血管，修复神经，闭合创口。肢（指）离断时间长，则在骨折固定后先吻合血管以减少组织缺血，然后修复其他组织。基本原则和程序如下。

1. 彻底清创　一般分为两组同时清创离断肢（指）的远近端，评估组织损伤情况，仔细修整，标记神经、血管、肌腱。

2. 修整重建骨支架　骨折内固定要求简便迅速、剥离少、固定可靠。适当时修整或缩短骨骼，以减少神经、血管缝合后的张力。

3. 缝合肌腱　骨支架重建后，在适当张力下缝合肌肉、肌腱。肌腱缝合常用方式有双“十”字缝合法、Kessler 缝合法、改良 Kessler 缝合法（图 44-24）。近年来多主张采取显微外科缝合法，尽可能减少对肌腱血供的影响，有利于肌腱愈合。

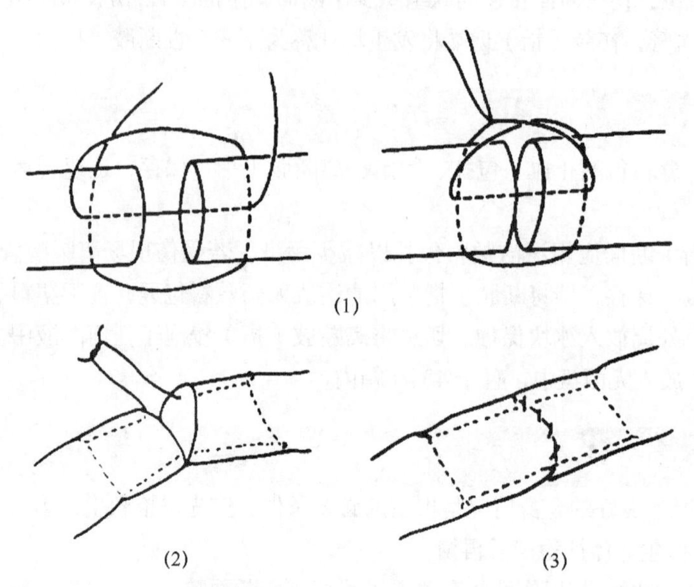

图 44-24　肌腱缝合方式
（1）双“十”字缝合法；（2）Kessler 缝合法；（3）改良 Kessler 缝合法

4. 重建血液循环　将动、静脉彻底清创至正常组织，在无张力下吻合，如有缺损，行血管移位或移植。吻合主要血管如尺、桡动脉和手指双侧指固有动脉。一般先吻合静脉，后吻合动脉。

5. 缝合神经　在无张力下缝合神经外膜，有缺损者作移植，尽可能作一期修复。

6. 闭合创口　清创后完全闭合创口。缝合皮肤时，为避免形成环行瘢痕，可采取“Z”字成形术，使直线创口变成曲线创口。如有皮肤缺损，用皮片移植或局部转移皮瓣覆盖。

7. 包扎　清创后用多层无菌敷料松软包扎，指间分开，指端外露。石膏托固定手腕于功能位，从指尖到前臂，甚至超过肘关节。

四　断肢（指）再植术后处理

1. 一般护理　病房应保持安静、舒适、空气新鲜，室温 20～25℃，抬高患肢于心脏水平。局部用 60W 落地灯照射，照射距离 30～50cm。室内禁止吸烟，严禁寒冷刺激。

2. 观察全身反应　低位断肢（指）再植术后全身反应较轻。高位断肢再植，因血容量不足可引起休克和再植肢（指）血液循环不良，还可因心、肾、脑中毒而出现高热、烦躁不安甚至昏迷，心跳加快、血压下降，血红蛋白尿，小便减少甚或无尿，应及时处理。

3. 定期观察再植肢（指）体血液循环，及时发现和处理血管危象　再植肢（指）体一般于术后 48 小时容易发生动脉供血不足或静脉回流障碍，应每 1～2 小时观察 1 次，与健侧对比，作好记录。

动脉危象表现为皮肤苍白，皮温降低，毛细血管回流消失，指腹干瘪，指腹侧方切开后不出血。常由血管痉挛或血管吻合口血栓形成引起动脉供血中断。一旦发现应解开敷料，解除压迫，用臂丛或硬脊膜外麻醉，应用解痉药物如妥拉苏林、山莨菪碱（654-2）等，高压氧治疗。无好转立即手术探查，取出血栓，切除吻合口重新吻合。

静脉危象表现为指腹由红润变成暗红色，指腹张力高，毛细血管回流加快，皮温逐渐降低，指腹切开流出暗紫色血液。一旦发生，首先解除压迫因素，指腹切开放血，必要时手术探查。

4. 防止血管痉挛、抗血液凝固治疗　保温、止痛、禁止吸烟，保留持续臂丛或硬脊膜外管，定期注入麻醉药品，起到止痛及扩张血管的作用。适当应用低分子右旋糖酐、低分子量肝素、复方丹参液等抗凝解痉药物。

5. 抗生素应用　应用抗生素，预防感染。

6. 康复治疗　骨折愈合外固定拆除后，积极进行功能锻炼，辅以理疗，促进功能康复。肌腱粘连行松解术，尽早进行肌腱、神经的二期修复。

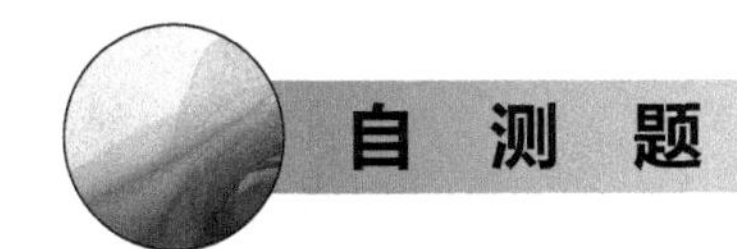

自 测 题

一、名词解释

1. “方肩”畸形
2. Dugas 征阳性
3. 肱骨外科颈骨折
4. 肱骨髁上骨折
5. “5P”征
6. 桡骨远端骨折
7. Smith 骨折
8. 骨筋膜室综合征

二、选择题

A_1/A_2 型题

1. 典型的“餐叉”或“枪刺刀”畸形见于（　　）
   A. 尺桡骨骨折　B. 尺骨骨折
   C. 桡骨下端骨折　D. 腕骨骨折
   E. 锁骨骨折
2. 关于肱骨髁上骨折的叙述正确的是（　　）
   A. 老年人多见　B. 屈曲型多见
   C. 易损伤桡神经　D. 易损伤肱动脉
   E. 肘后三角关系不正常
3. 前臂缺血性肌挛缩所形成的手的特有畸形是（　　）
   A. “锅铲”畸形　B. “枪刺刀”畸形
   C. 垂腕畸形　D. 爪形手畸形
   E. 猿手畸形
4. 关于骨筋膜室综合征的叙述错误的是（　　）
   A. 易发生在前臂或小腿骨折时
   B. 可发生在肢体挤压伤、外包扎过紧时
   C. 可形成爪形手
   D. 严重时发生坏疽
   E. 5P 表现尚属早期
5. 杜加（Dugas）征用于检查（　　）
   A. 肘关节脱位　B. 肩关节脱位
   C. 髋关节脱位　D. 颞下颌关节脱位
   E. 骨折
6. 肘后三骨标关系改变示（　　）
   A. 肘关节脱位
   B. 伸直型肱骨髁上骨折
   C. 屈曲型肱骨髁上骨折
   D. 桡骨头半脱位
   E. Colles 骨折
7. 儿童锁骨青枝骨折采用的正确治疗方法是（　　）
   A. 小夹板外固定
   B. 石膏绷带外固定
   C. 仅需三角巾悬吊 1～2 周
   D. 持续皮肤牵引
   E. “8”字绷带外固定
8. 成人锁骨骨折需用“8”字绷带固定

（　　）

A. 1～2 周　　B. 2～3 周
C. 3～4 周　　D. 4～5 周
E. 5～6 周

9. Colles 骨折是指（　　）
A. 桡骨下端骨折
B. 尺骨下端骨折
C. 桡骨下端伸直型骨折
D. 桡骨下端屈曲型骨折
E. 桡骨下端 2～3cm 内的伸直型骨折

10. 常需在全麻下行手法复位的是（　　）
A. 下颌关节脱位　　B. 肩关节脱位
C. 肘关节脱位　　D. 髋关节脱位
E. 膝关节脱位

11. 治疗肩关节脱位最简易、安全而有效的方法是（　　）
A. 旋转复位法（Kocher 法）
B. 膝顶复位法
C. 足蹬复位法（Hippocrates 法）
D. 外展复位法（Mitch 法）
E. 手术切开复位法

12. 肩关节脱位的特有体征是（　　）
A. 功能障碍　　B. “方肩”畸形
C. 患肢短缩　　D. 杜加征（－）
E. 肿胀

13. 肩关节脱位复位成功的标志为（　　）
A. 复位时有“咔嚓”声
B. 肩关节能被动屈伸
C. 肩关节能主动活动
D. 局部疼痛减轻
E. 杜加征（－）

14. 整复肩关节脱位，采用先向下牵引，然后外展外旋，再内收、内旋的方法为（　　）
A. 足蹬复位法　　B. 膝顶复位法
C. 旋转复位法　　D. 外展复位法
E. 椅背复位法

15. 诊断肘关节脱位最有价值的是（　　）
A. 肘屈曲畸形
B. 肘后三骨标关系改变
C. 患肢变短
D. 功能障碍
E. 肘关节前后径变小

16. 下列哪项不是肩关节脱位的特征（　　）
A. 杜加征（－）
B. “方肩”畸形
C. 肱骨头移位
D. 患肢轻度外展弹性固定
E. 关节盂空虚

17. 患者，男性，45 岁。半小时前左前臂被机床轧伤，经 X 线片证实为前臂双骨折，在透视下行手法复位小夹板外周固定后，局部剧痛，桡动脉搏动消失，手部苍白、发凉、麻木，其最大可能是（　　）
A. 动脉受压　　B. 静脉受压
C. 神经受压　　D. 周围软组织受压
E. 神经损伤

18. 某中年男性，因车祸致右上臂外伤，查局部肿胀、压痛、畸形，反常活动并可触及骨擦感，垂腕及各掌指关节不能背伸，最可能的诊断是（　　）
A. 肱骨干骨折并肩关节脱位
B. 肱骨干骨折并桡神经损伤
C. 肱骨外科颈骨折
D. 肱骨外科颈骨折并腋神经损伤
E. 锁骨骨折并肩关节脱位

19. 患者，女性，62 岁。跌倒时前臂旋前，腕关节背伸，手掌着地，2 小时后来院就诊。患腕明显肿胀、压痛及功能障碍，侧面观呈“餐叉”畸形，最可能的诊断是（　　）
A. 屈曲型桡骨下端骨折
B. 伸直型桡骨下端骨折
C. 尺骨干骨折
D. 腕关节脱位
E. 前臂双骨折

20. 患者，男性，40 岁。侧身跌倒右手掌撑地，右肩前部出现明显疼痛、肿胀，沿右锁骨可扪及骨断端，在诊断处理上不正确

的是（　　）

A. 应考虑为右锁骨骨折

B. 必要时可行 X 线检查

C. 复位不要求很高

D. 可选用“8”字绷带外固定

E. 采用石膏绷带外固定

21. 患儿，3 岁。随母上台阶被牵提右上肢时，立即出现哭闹，肘部屈曲，不敢持物，其诊断可能是（　　）

A. 右肘关节脱位

B. 右肘关节软组织损伤

C. 右桡骨头半脱位

D. 右肱骨外髁骨折

E. 右肱骨髁上骨折

22. 关于肩关节前脱位的类型，当暴力把肱骨头推向腋窝部而冲破关节囊时便是（　　）

A. 锁骨下脱位　B. 喙突下脱位

C. 盂下脱位　D. 肩峰下脱位

E. 胸大肌下脱位

A_3/A_4 型题

（23～25 题共用题干）

患儿，8 岁。跌倒时手掌着地，肘关节半屈曲，查肘部明显肿胀及压痛，呈向外突出及半屈位畸形，桡动脉搏动消失，肘后三角关系正常。被动伸指时有剧痛。

23. 最有可能的诊断是（　　）

A. 伸直型肱骨髁上骨折

B. 屈曲型肱骨髁上骨折

C. 肘关节脱位

D. 桡骨头半脱位

E. 尺骨鹰嘴骨折

24. 此时最可能发生的并发症是（　　）

A. 桡神经损伤

B. 肱动脉受压或损伤

C. 正中神经损伤

D. 缺血性肌挛缩

E. 肱静脉损伤

25. 下一步处理应（　　）

A. 行 X 线检查

B. 小夹板外固定

C. 手法复位加石膏绷带外固定

D. 手术探查

E. 上肢持续性骨牵引

（26～28 题共用题干）

患儿，3 岁。跑步摔倒后肩部疼痛，表现为患肩下沉，患肢有活动障碍，头向患侧偏斜，杜加征（－）。

26. 最有可能的诊断是（　　）

A. 肩关节脱位　B. 锁骨骨折

C. 臂丛神经损伤　D. 桡骨头半脱位

E. 颈部软组织损伤

27. 处理上应（　　）

A. 手法复位加小夹板外固定

B. 手法复位加石膏绷带外固定

C. 手法复位加“8”字绷带固定

D. 三角巾悬吊 1～2 周

E. 切开复位内固定

28. 如系骨折，最可能的类型是（　　）

A. 粉碎性骨折　B. 斜行骨折

C. 青枝骨折　D. 螺旋形骨折

E. 压缩性骨折

（29～33 题共用题干）

患者，男性，32 岁。因跌伤右肩半天，经 X 线摄片后诊断为右肩关节脱位。

29. 其可见的体征中错误的是（　　）

A. 头部偏向右侧

B. 右肩峰突起

C. 右肘贴胸时其掌部不能触及左肩

D. 垂肩时右肩比左肩低

E. 作直尺试验时，直尺只能贴近右侧肱骨大结节

30. 若是肩关节前脱位，其重要的体征是（　　）

A. “方肩”畸形　B. 杜加征（＋）

C. 直尺试验阳性　D. 肱骨大结节内移

E. 喙突明显突出

31. 肩关节前脱位时，最常发生的并发症是（　　）

A. 肱骨干骨折

B. 肱骨大结节撕脱性骨折

C. 肱骨外科颈骨折

D. 肱二头肌长头腱滑至肱骨头后侧

E. 肌皮神经损伤

32. 肩关节脱位的手法复位方法中，有一个方法已有2000多年的历史，这个方法是（ ）

A. 四步复位法

B. 牵引推拿法

C. 足蹬复位法

D. 梯凳法

E. 悬吊法

33. 伴有肱骨大结节撕脱性骨折，且骨折块嵌于肱骨头与关节盂间，复位困难，此时应采用（ ）

A. 切开复位法　　B. 足蹬复位法

C. 旋转复位法　　D. 四步复位法

E. 透视下牵引复位法

三、简答题

1. 简述锁骨骨折的手术指征。
2. 简述肩关节脱位的分类及肩关节脱位Hippocrates复位法。
3. 简述肱骨干骨折的手术指征。
4. 简述肘关节脱位的诊断要点。
5. 简述前臂骨筋膜室综合征的表现。
6. 桡骨远端骨折的分类有哪些？
7. 肩关节脱位的临床表现有哪些？
8. 手外伤后有哪些方法判断皮肤的活力？
9. 哪些情况的断指（肢）不宜再植？
10. 简述手外伤治疗的原则。

四、案例分析

1. 刘先生，26岁。车祸后主诉右侧上臂剧烈疼痛，不能活动。经检查发现，右上臂软组织损伤，肿胀严重，骨折端外露，出现反常活动。入院24小时后右上臂剧烈疼痛并进行性加重，右手指麻木，手背动脉搏动微弱。

问题：

（1）该患者最可能发生了什么问题？

（2）对该患者应如何处理？

2. 李先生，36岁，建筑工人。2小时前在劳动中不慎身体向右侧倾倒，手掌撑地，伤后伤肩疼痛，不能活动。左手托扶右侧前臂，疼痛缓解。入院查体：右侧肩部外轮廓圆线消失，形成“方肩”，肩胛盂处呈空虚感。肩部出现外旋外展畸形。肩关节周围肿胀，被动活动时疼痛剧烈，将右手搭在左肩上，右肘部不能靠胸［杜加征（＋）］。

问题：

（1）该患者的初步诊断及诊断依据是什么？

（2）鉴别诊断有哪些？需做哪些检查？

（3）治疗原则是什么？

（彭　奇）

第45章 下肢骨与关节损伤

第1节 髋关节脱位

髋关节由髋臼和股骨头构成，是典型的杵臼关节，髋臼周围有纤维软骨构成的髋臼盂唇，可以增加髋臼深度，股骨头软骨面约占球形的2/3。髋关节周围有坚强的韧带和强壮的肌群，有很好的稳定性以适应其支持体重和行走功能，因此髋关节脱位多为高能量损伤造成。按照股骨头脱位后的方向可以把髋关节脱位分为前脱位、后脱位和中心性脱位，以后脱位最常见。

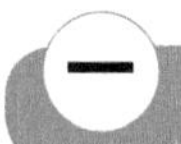

一 髋关节后脱位

（一）诊断

1．病史要点　患者往往有明显的外伤史，如高空坠落、车祸等。

2．查体要点

（1）髋关节处于屈曲、内收、内旋弹性固定位，患肢有短缩畸形。

（2）注意检查坐骨神经功能。

3．辅助检查

（1）常规检查：拍摄患侧髋关节的正侧位，明确髋关节脱位的类型和有无髋臼后壁或股骨头骨折。

（2）特殊检查：对疑有髋臼或股骨头骨折的患者行CT检查。

4．分类　常用的是Thompson和Epstein分类。

Ⅰ型：脱位伴有或不伴有微小骨折。

Ⅱ型：脱位伴有髋臼后缘的单个大骨折块。

Ⅲ型：脱位伴有髋臼后缘的粉碎性骨折，有或没有大碎片。

Ⅳ型：脱位伴有髋臼底骨折。

Ⅴ型：脱位伴有股骨头骨折。

对于Ⅴ型骨折脱位，Pipkin又将其分为4个亚型。

Ⅰ型：髋关节后脱位伴股骨头中央凹尾端的骨折。

Ⅱ型：髋关节后脱位伴股骨头中央凹头端的骨折。

Ⅲ型：以上两型的任意一种伴股骨颈骨折。

Ⅳ型：以上两型的任意一种伴髋臼骨折。

5．诊断标准

（1）明显外伤史，髋关节多在屈曲位受伤。

（2）查体：髋关节处于屈曲、内收、内旋弹性固定位，下肢有短缩畸形。

（3）X 线显示股骨头脱出于髋关节后方，CT 可以明确骨折移位的详细情况。

（二）治疗

1．保守治疗　所有类型的新鲜髋关节后脱位患者不论是否并发骨折，均应在麻醉下急诊手法复位，脱位时间越长，发生股骨头缺血坏死和创伤性关节炎的可能性越大。

2．手术治疗　手法复位不成功的患者要及时切开复位。

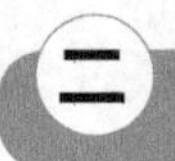

髋关节前脱位

（一）诊断

1．病史要点　有强大暴力所致外伤史，受到外伤后髋部疼痛，呈外展外旋屈曲位弹性固定，不能活动。

2．查体要点

（1）髋关节处于外展外旋屈曲弹性固定位，在闭孔或腹股沟附近可以触及股骨头。

（2）注意检查股神经功能和股动脉搏动。

3．辅助检查

（1）常规检查：拍摄患侧髋关节的正侧位，明确髋关节脱位的类型。

（2）特殊检查：对疑有髋臼前壁或股骨头骨折的患者应行 CT 检查。

4．分类　Epstein 根据股骨头脱位后的位置分为闭孔型和耻骨型。

5．诊断标准

（1）患者多有明显外伤史，髋关节多在外展外旋位受伤。

（2）查体髋关节处于屈曲、外展、外旋弹性固定位。

（3）X 线显示股骨头脱出于髋关节前下方。

（二）治疗

1．保守治疗　前脱位多可通过手法复位成功，适当地纵向牵引大腿，用帆布吊带向侧前方牵拉大腿近端，同时向髋臼推股骨头即可复位。

2．手术治疗　当有股直肌、髂腰肌、关节囊嵌入阻碍复位时，可以通过 Smith-Peterson 入路行切开复位。

第 2 节　股骨头坏死

股骨头缺血性坏死是由于不同病因破坏了股骨头的血液供应所造成的最终结果，是临床常见的疾病之一。由于股骨头塌陷造成髋关节的病残较重，治疗上也较困难，因此越来越引起医生们对这一疾病的关注。

（一）病因

股骨头缺血性坏死可分为两类。

1．创伤性股骨头缺血性坏死　由于供应股骨头的血供突然中断而导致。

2．非创伤性股骨头缺血性坏死　其发病机制是渐进的慢性过程。

造成股骨头缺血性坏死常见的病因见表 45-1。

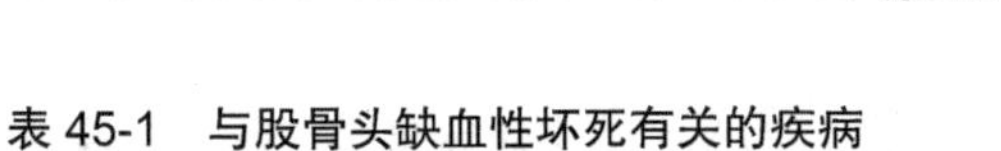

表 45-1　与股骨头缺血性坏死有关的疾病

股骨颈骨折	胰腺炎
创伤性髋关节脱位	高脂血症
无骨折或脱位的髋关节创伤	烧伤
Legg-Calve-Perthes 病	痛风
过度饮酒	戈谢病
慢性肝病	放射病
长期服用激素	动脉硬化和其他血管堵塞疾病
肾移植	股骨头骨骺滑脱
红斑狼疮和其他胶原血管疾病	髋关节重建外科（包括金属杯成形、股骨颈楔形截骨、滑膜切除术）
潜水病或减压病	髋关节整复（包括先天性髋关节脱位的治疗，应用牵引纠正骨骺滑移）
镰状细胞贫血	特发性缺血性坏死
各种血红蛋白病及凝血疾病	

（二）临床表现

股骨头缺血性坏死早期可以没有临床症状，最早出现的症状为髋关节或膝关节疼痛。疼痛可呈持续性或间歇性，逐渐加剧。如果是双侧病变可呈交替性疼痛。严重者可有跛行、行走困难甚至扶拐行走。早期髋关节活动可无明显受限。随疾病发展，体格检查可有内收肌压痛，髋关节活动受限，其中以内旋及外展活动受限最为明显。

（三）诊断

根据临床表现，结合辅助检查结果综合分析确诊。

（四）治疗

在股骨头缺血性坏死的治疗中首先应明确诊断、分期、病因等因素，同时也要考虑患者的年龄、身体一般状况、单髋或是双髋受损，以便选择最佳的手术方案。

常用的治疗方法有以下几种。

1. 非手术疗法　适用于青少年患者，因其有较好的潜在的自身修复能力，随着青少年的生长发育股骨头常可得到改建，获得满意结果。

对单侧髋关节病变，病变侧应严格避免负重，可扶拐、戴坐骨支架、用助行器行走；如双髋同时受累，应卧床或坐轮椅；如髋部疼痛严重，卧床的同时行下肢牵引常可缓解症状。理疗也有一定的疗效，治疗中应定期行 X 线检查，至病变完全愈合后才能负重。

2. 手术疗法

（1）股骨头钻孔及植骨术：可以使股骨头坏死区得到减压，并利于坏死骨区的修复。

（2）带血管蒂游离腓骨移植：适用于年轻股骨头缺血性坏死患者，防止髋关节进一步破坏，尽量保留股骨头。

（3）经粗隆旋转截骨术：是在粗隆间嵴稍远侧，垂直于股骨颈纵轴做截骨，并使股骨头沿股骨颈纵轴向前旋转，从而使股骨头的坏死区离开负重区，股骨头后方正常软骨转到负重区并承受关节负重力。反之，如果坏死病灶集中于股骨头后方，则股骨头向后方旋转。截骨断端用长螺钉或加压钢板固定牢靠。

（4）髋关节融合术：选用髋关节融合术治疗股骨头缺血性坏死应非常慎重。

（5）人工关节置换术：股骨头缺血性坏死晚期患者因髋关节疼痛、活动受限、股骨头严重塌陷、脱位或继发性骨关节炎，而又不适于做保留股骨头手术者，可考虑行人工关节置换。

第3节　股骨近端骨折

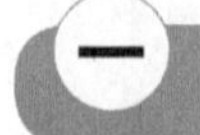

一　股骨头骨折

单纯股骨头骨折比较少见，常是髋关节严重复合损伤的一部分。比较常见的是股骨头骨折合并股骨颈骨折、髋臼骨折或髋关节脱位。

（一）分类

较常用的是Pipkin分类法，可分为4型（图45-1）。

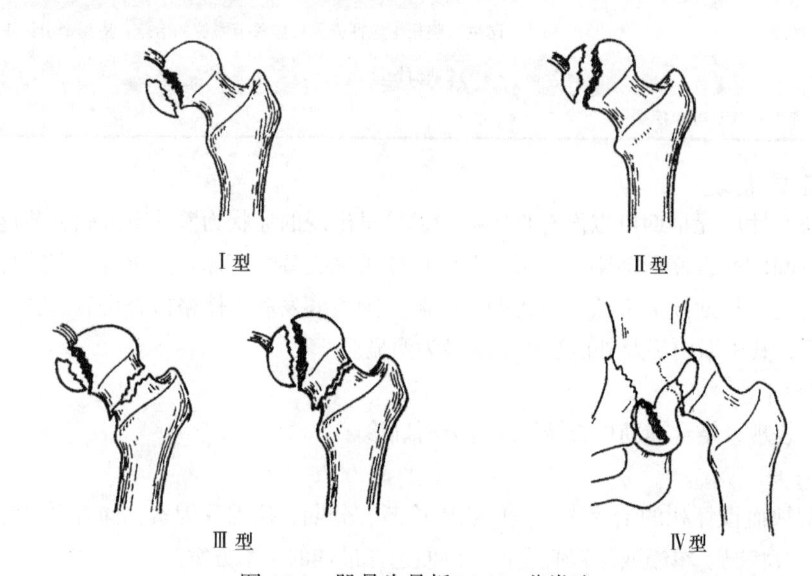

图45-1　股骨头骨折Pipkin分类法

Ⅰ型：圆韧带止点下内侧的骨折。

Ⅱ型：圆韧带止点上外侧的骨折。

Ⅲ型：Ⅰ型或Ⅱ型合并股骨颈骨折。

Ⅳ型：Ⅰ型或Ⅱ合并髋臼骨折。

（二）临床表现

损伤后首先表现为髋关节脱位征象，如弹性固定、疼痛、畸形及活动障碍等。

（三）诊断

外伤暴力大和典型的受伤姿势有助诊断。所有髋关节脱位的患者，均应考虑合并股骨头骨折的可能。在进行股骨头进一步检查之前，应先整复髋关节脱位。复位后摄X线片，正位片可观察股骨头外形或发现颈部骨折；侧位片能较好显示股骨头和髋臼的前、后缘。对合并髋关节后脱位的股骨头前侧或后侧骨折或剪力骨折，则需通过MRI确诊，并排除关节间隙是否有骨块、卷曲的圆韧带或髋臼盂唇等。

（四）治疗

1．保守治疗

（1）不伴有髋关节脱位：骨折无明显移位或压缩，如圆韧带撕脱骨折或圆韧带下方小块剪力骨折，可作保守治疗处理。卧床休息 3 周后，伤肢不负重扶双拐下地。不宜长期牵引，因有导致关节软骨缺血性坏死和关节僵硬的可能。

（2）合并髋关节脱位的骨折：应先在充分麻醉下复位，如连续 2 次复位失败，应考虑手术治疗。

复位后摄 X 线片了解复位情况，CT 检查可更为明确骨折的位置、骨折片大小和对位情况。

2. 手术治疗

（1）手术指征

1）手法复位失败。

2）骨折块明显移位、塌陷、嵌入关节间隙，且合并脱位。

3）合并神经损伤。

（2）手术方法：根据骨折块位置选择前外侧或后外侧入路。显露髋关节并使股骨头脱出髋臼，如骨折片较小，可予切除。较大的骨折片，应予复位并作螺丝钉固定。较大、较厚的骨折块可经股骨头的关节外部分逆行置入骨松质螺钉，注意螺纹须进入骨折块内（图 45-2）。如有困难则只能顺行钻入可吸收螺钉，并使螺钉头低于软骨面（图 45-3）。骨折部塌陷，应将其撬起，并以自体骨松质填充、衬垫。如骨折塌陷范围超过关节负重面一半，骨折粉碎程度无法固定或合并股骨颈骨折，应考虑行人工关节置。

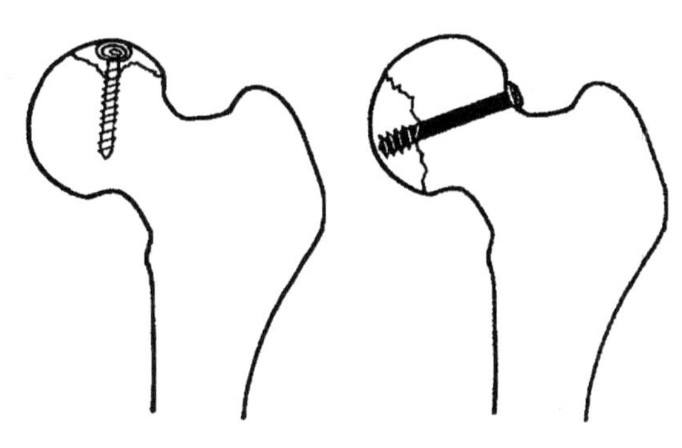

图 45-2　关节外逆行松质骨螺钉固定　　图 45-3　顺行可吸收螺钉固定

术毕伤口应彻底清洗，避免骨碎片和软骨碎片遗留，留置负压引流 24～48 小时。

（五）并发症

并发症主要有股骨头或骨折块缺血性坏死及继发性骨关节炎，可作相应对症处理。如导致明显疼痛和功能障碍，可考虑行人工关节置换术。

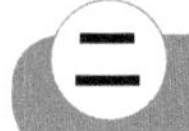

二　股骨颈骨折

股骨颈骨折指股骨头下至股骨颈基底部之间的骨折。由于股骨颈只有外侧局部露于关节囊外，绝大多数骨折线都在关节囊内，故又称为股骨颈囊内骨折。

股骨颈骨折为临床常见损伤，约占全身骨折的 3.6%。患者平均年龄在 60 岁以上，随着平均寿命的延长，发病率有增高趋势。一般认为与老年人骨质疏松，自身平衡能力差，反应迟缓而容易跌伤有关。由于这类患者年老体弱，伤前大多患有心、肺、高血压或糖尿病等内科疾病，为治疗带来一定困难。

由于保守治疗效果欠佳，手术方法已被认为是首选的治疗方法。目前常用的有 AO 空心螺纹钉、加压螺纹钉、Knowels 钉、Richard 钉、多根斯氏针及内固定加植骨等技术。但由于发病特殊群体和骨折部位特殊的功能解剖与血供特点，骨折不愈合率仍较一般骨折高，约占 15%。股骨头缺血性坏死发生率也达 20%～40%。为了避免内固定术后长期卧床的并发症和二次手术的创伤，有利于功能恢复，目前趋向于应用人工关节置换。

（一）类型

股骨颈骨折的分类目的，主要是指导正确选择治疗方法及估计预后。

1. 按骨折移位程度分型 由Garden于1961年提出这一分型方法，可分为4型（图45-4）。

Ⅰ型：骨折为不完全性骨折，股骨头斜向后外，近折端保持一定血运，预后较好。

Ⅱ型：为完全骨折，无明显移位。股骨颈虽然完全断裂，但下缘骨密质破坏较轻，预后较好。

Ⅲ型：为完全骨折，并有部分移位。多见远折端向上移位或下角嵌插在近折端的断面内，形成股骨头向内旋转移位，预后较差。

Ⅳ型：股骨颈骨折完全移位，骨折端完全分离。远折端多向后上移位，近折端可产生旋转移位，伴有关节囊及关节滑膜损伤，股骨头血运容易受到损伤，预后最差。

2. 按骨折部位分型 是临床上较常用的分型方法（图45-5）。

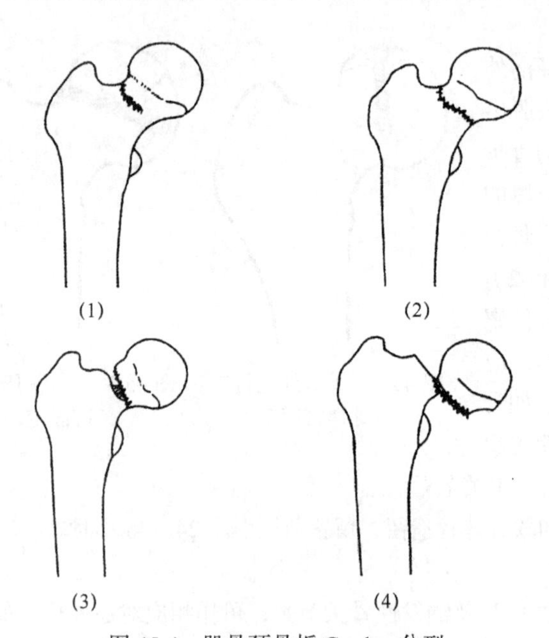

图45-4 股骨颈骨折Garden分型

（1）Ⅰ型—不完全性骨折；（2）Ⅱ型—完全骨折无明显移位；
（3）Ⅲ型—完全骨折有部分移位；（4）Ⅳ型—股骨颈骨折完全移位

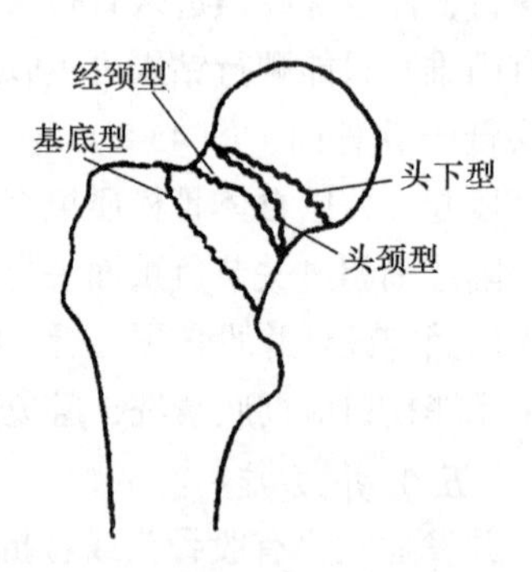

图45-5 按骨折部位分型

（1）头下型：骨折线位于股骨头颈的交界处。由于股骨头完全游离，可在髋臼和关节囊内旋转移动，股骨头的血供大部分已中断，即使小凹动脉存在，也仅能供应圆韧带凹周围股骨头的局部血运。此类骨折股骨头容易发生缺血坏死，骨折愈合也较为困难。

（2）头颈型：骨折线由股骨头下斜向颈中部。常为外上斜向内下，远折端向上移位，易发生骨折不愈合，或股骨头缺血坏死。

（3）经颈型：此类型少见，尤其是老年人。骨折线通过股骨颈中段，骨折线较低，骨折多能愈合，股骨头坏死率较低。

（4）基底型：骨折线位于股骨颈与大转子之间，骨折断端接触面长，两端血液循环均较好，骨折容易愈合，股骨头一般不发生坏死。

（二）临床表现

1. 症状 老年人跌倒后，有髋部疼痛，不敢站立走路，应考虑有股骨颈骨折的可能。儿童及青壮年骨折则多为较强大暴力所致。

2. 体征 患肢呈内收、外旋和短缩畸形，大粗隆上移。股三角区压痛，纵轴叩击痛，关节

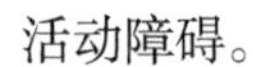

活动障碍。

（三）诊断

一些无移位或嵌插骨折，伤后仍能行路，甚至骑单车和上楼梯，容易漏诊而使原来无移位稳定型骨折变为移位不稳定型骨折，最终导致骨折不愈合或股骨头坏死。因此，对怀疑病例应作 X 线检查，并作制动处理。必要时伤后 2～3 周摄片复查显示骨折线可确诊。

（四）治疗

对于新鲜无移位骨折，一般不需要特殊治疗。简单方法可卧床休息，皮肤或骨牵引 6～8 周，配合“丁”字鞋，维持患肢于外展中立位，避免外旋。去除制动后可扶拐下床活动，仍需避免盘腿、侧卧及负重。之后 1～2 个月复查 X 线片，直至骨折愈合，股骨头无坏死改变方能弃拐负重行走，一般需 4～6 个月。股骨颈骨折中大部分是有移位的不稳定骨折，除了有手术禁忌证，复位内固定是治疗的基本原则。

1. 牵引复位

（1）Mc Elvenng 法：是一种快速牵引法。患者仰卧于牵引台，保持骨盆两侧对称，双足固定于牵引架上，将木棒顶住会阴部，双下肢伸直、对称外展 30°。X 线透视下，施行牵引至双下肢等长，双侧下肢内旋 20°，然后患肢内收至中立位或稍外展，最后叩击大粗隆部使骨折端嵌紧。多数骨折可用这种方法达到满意复位，是首选的复位方法。

（2）牵引逐渐复位法：患肢作胫骨结节牵引，重量 4～8kg。牵引方向应与股骨头移位的方向一致，即股骨头内收，则作内收位牵引；股骨头外展，则作外展位牵引；股骨头中立位，则作中立位牵引。2～3 日后复查 X 线片，如骨折远端已牵下，即将内收位牵引改为中立位或外展位，并内旋以纠正骨折的向前成角。如骨折远端尚未牵下，则需调整牵引角度及调整牵引重量，直至达到满意复位为止，一般在 1 周内完成，然后行内固定手术。

2. 手法复位　麻醉下，患者仰卧，助手按住两侧髂嵴，术者站于患侧，用肘弯套住患肢腘窝部，另一手握患肢踝部，屈髋屈膝 90°，向上拔伸牵引。牵引方向应根据股骨头方向再伸髋 130°，内旋患肢，最后适当外展并伸直患肢（图 45-6）。反复采用以上手法仍不能复位，应考虑

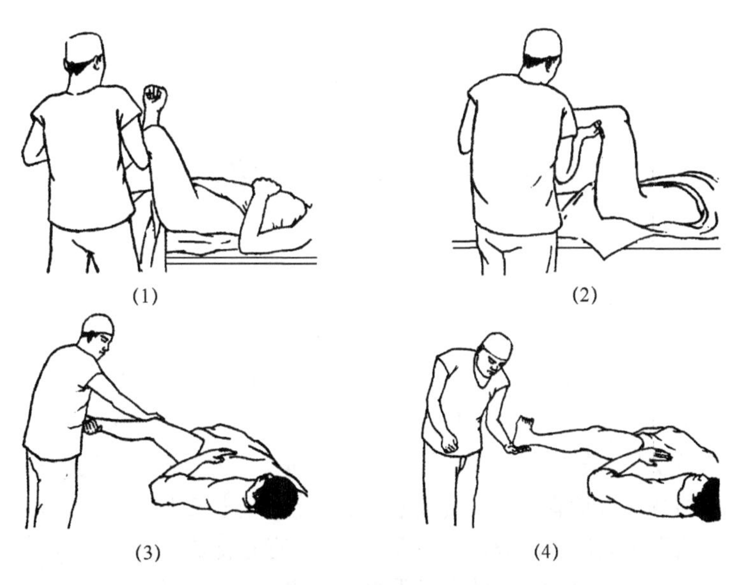

图 45-6　股骨颈骨折手法复位

（1）拔伸牵引；（2）内旋；（3）外展；（4）伸直

骨折端有关节囊或骨碎片阻碍复位。

3. 内固定

（1）闭合空心骨松质螺钉固定：适用于年轻、骨松质密度较高患者。其优点是采用多钉式平行拧入或交叉置入方式，使骨折端得到均匀加压并紧密贴合，有利于骨愈合。是目前常用的内固定方法（图 45-7）。

（2）普通骨松质拉力螺钉固定：在不具备空心骨松质螺钉的情况下，也可在 X 线透视或摄片下，应用实心骨松质螺钉固定。

（3）多针固定：适用于各个年龄组和各种类型的股骨颈骨折。优点：操作简单，抗旋转剪切力强，生物相容性好，损伤感染率低。

（4）单针或多针固定加植骨：适用于 50 岁以下，尤其青壮年的股骨颈头下型或头颈不稳定骨折，术前复位不满意者，骨折不易愈合并有股骨头坏死可能。可采用切开复位多根针或加压钉固定，同时行股骨颈植骨术。

（5）动力髋螺钉（DHS）固定：也称 Richards 钉固定（图 45-8）。其特点是通过侧钢板与股骨颈内拉力螺钉的滑动加压作用，使股骨头颈段与股骨干固定为一体，有效防止髋内翻。适用于股骨颈基底部骨折及严重的粉碎骨折，骨质疏松及外侧皮质粉碎的骨折。

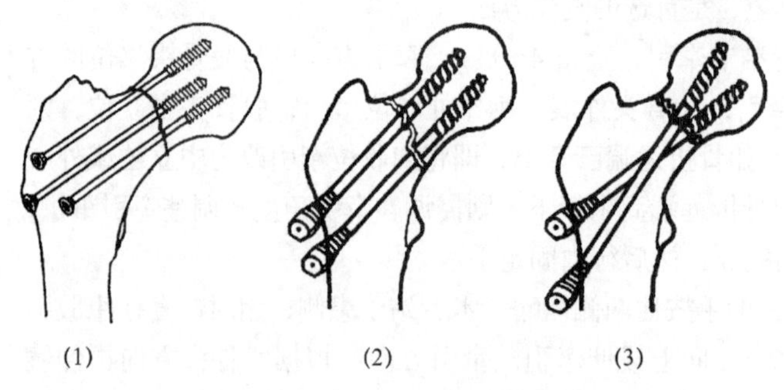

图 45-7 空心骨松质螺钉固定

（1）3 钉平行固定；（2）2 钉平行固定；（3）2 钉交叉固定

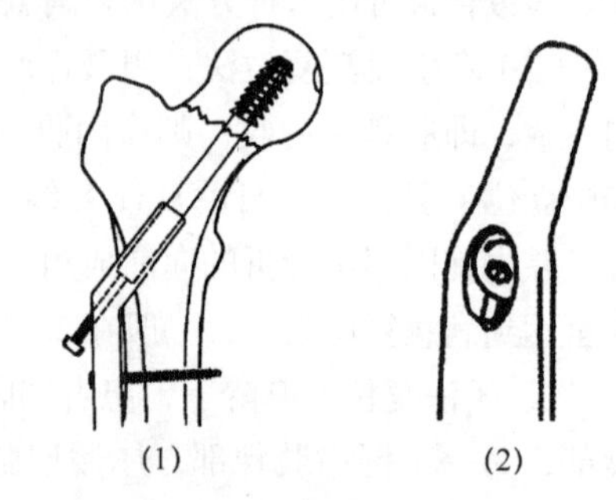

图 45-8 动力髋螺钉（DHS）固定

（1）动力髋螺钉固定后 X 线正位片；

（2）动力髋螺钉固定后 X 线侧位片

4. 人工关节置换 治疗老年性股骨颈骨折有上升趋势，尤其是有移位的头下型骨折。

第 4 节 股骨干骨折

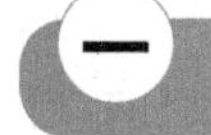

一 概述

股骨干骨折指小粗隆下 2～5cm 至股骨髁上 2～5cm 的股骨骨折，占全身骨折的 6%，男性多于女性，约为 2.8 ∶ 1。10 岁以下儿童多见，约占总数的 1/2。股骨干骨折多由强大暴力造成，主要是直接外力，如汽车撞击、重物砸压、碾压或火器伤等，骨折多为粉碎性、蝶形或近似横行，故骨折断端移位明显，软组织损伤也较严重。因间接外力致伤者如高处坠落、机器绞伤所发生的骨折多为斜行或螺旋形骨折。旋转性暴力所引起的骨折多见于儿童，可发生斜行、螺旋形或青枝骨折。骨折发生的部位以股骨干中下 1/3 交界处为最多，上 1/3 或下 1/3 次之。骨折端因受暴力作用方向，肌群的收缩，下肢本身重力的牵拉和不适当的搬运与手法整复等影响，可能发生各种不同的移位。

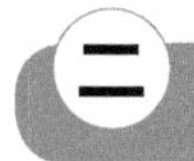

二 诊断

1．病史要点　多数伤者均有较严重的外伤史，并发多发伤、内脏伤及休克者较常见。股骨骨折部疼痛比较剧烈，可见大腿的成角、短缩畸形，常有骨折断端的异常活动。股骨干骨折可并发坐骨神经、股动脉损伤，有时可同时存在股骨远端骨折、股骨颈骨折、转子间骨折及髋关节脱位。

2．查体要点　患者不愿移动患肢，股骨骨折部压痛、肿胀、畸形、有骨擦音、肢体短缩及功能障碍非常显著，有的局部可出现大血肿、皮肤剥脱、开放伤及出血。髋部、背部、骨盆部的疼痛往往提示这些部位的并发伤。单纯股骨干骨折失血一般为 600～800ml，患者存在低血容量性休克时应排除其他部位出血的可能。在患肢临时固定前应检查膝关节，膝关节肿胀、压痛提示膝关节韧带损伤或骨折。神经功能支配和血管情况在伤后应立即检查，注意伤肢有无神经和血管的损伤。

3．辅助检查

（1）常规检查：股骨正侧位可显示骨折部位、类型和移位方向，且投照范围应包括骨折远近侧关节。

（2）特殊检查：对于轻微外力引起的骨折，可予 CT 扫描，以排除病理性骨折的可能。对伤肢怀疑有血管损伤，应施行 B 型超声检查或血管造影。疑有髋关节和膝关节并发伤的患者，必要时行 CT 和 MRI 检查，明确有无关节及韧带损伤，有坐骨神经症状者施行神经电生理检查。

4．诊断标准　如下所述。

（1）患者有明确的外伤史。

（2）大腿局部疼痛比较剧烈，可见大腿的成角、短缩畸形，骨折断端常有异常活动。

（3）正侧位 X 线片示显示骨折部位、类型和移位方向。

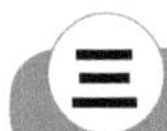

三 治疗

1．保守治疗

（1）悬吊牵引法（图 45-9）：用于 5 岁以内儿童，将双下肢用皮肤牵引向上悬吊，牵引重量为 1～2kg，要保持臀部离开床面，利用体重作对抗牵引。3～4 周经摄 X 线片有骨痂形成后，去掉牵引，开始在床上活动患肢，5～6 周后负重。对儿童股骨干骨折要求对线良好，对位要求达功能复位即可，不强求解剖复位，如成角不超过 10°，重叠不超过 2cm，以后功能一般不受影响。在牵引时，除保持臀部离开床面外，还应注意观察足部的血液循环及包扎的松紧程度，及时调整，以防足趾缺血坏死。

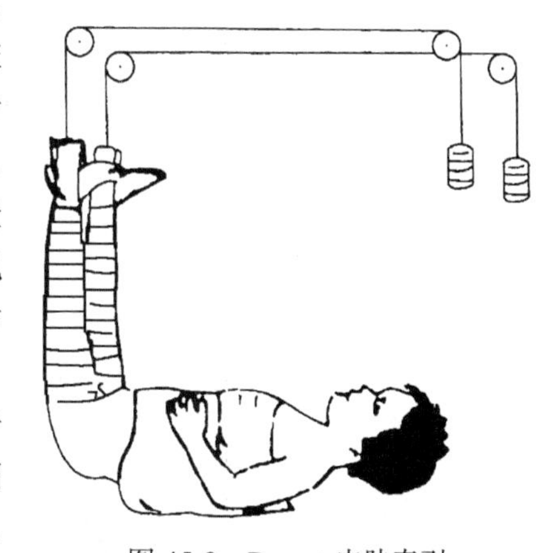

图 45-9　Bryant 皮肤牵引

（2）滑动皮肤牵引法（Russell 牵引法）：适用于 5～12 岁儿童（图 45-10）。在膝下放软枕使膝部屈曲，用宽布带在膝关节后方向上牵引，同时小腿进行皮肤牵引，使两个方向的合力与股骨干纵轴成一直线，合力的牵引力为牵引重力的 2 倍，有时亦可将患肢放在托马牵引支架及 Pearson 连接架上，进行滑动牵引。牵引前可行手法复位，或利用牵引复位。

（3）平衡牵引法：用于青少年及成人股骨干骨折（图 45-11），在胫骨结节处穿针，如有伤

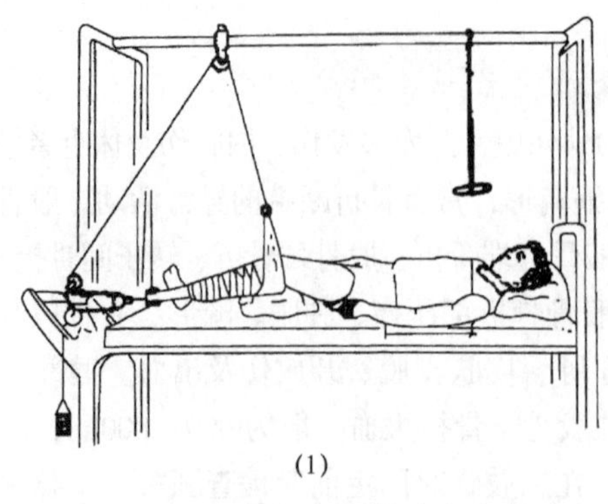

(1)

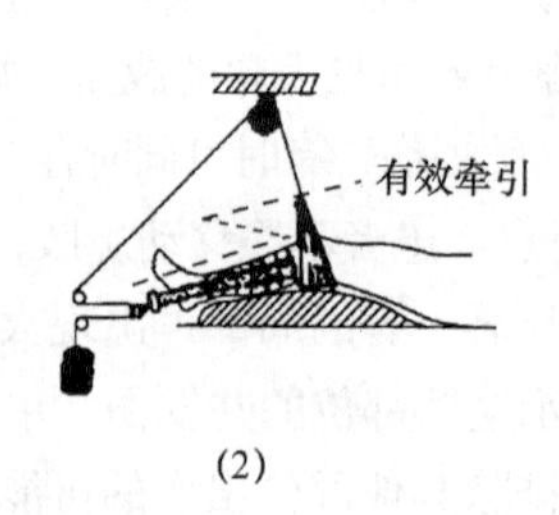

(2)

图 45-10 滑动皮肤牵引法（Russell 法）
（1）牵引装置；（2）示意图

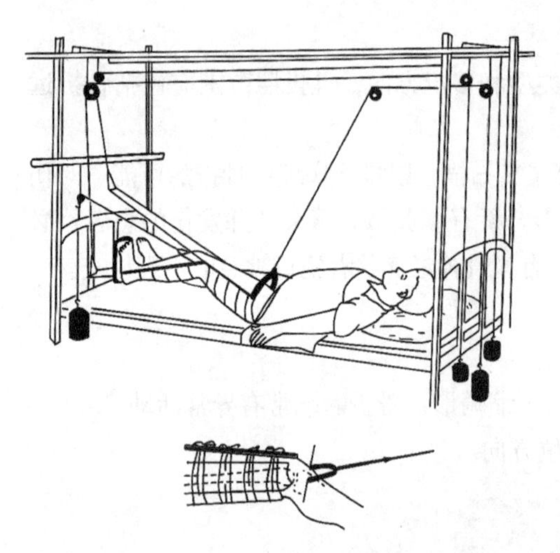

图 45-11 股骨干骨折平衡牵引法

口可在股骨髁部穿针，患肢安放在托马牵引支架上作平衡牵引，有复位及固定两种作用。牵引后24～48 小时要摄床边 X 线片，了解骨折对位情况，同时每日多次测量患侧肢体长度并加以记录，以资参考。根据 X 线片及患侧肢体长度测量情况，及时调整肢体位置、牵引重量和角度，要防止牵引不够或过度牵引。

2. 手术治疗

（1）手术时机和适应证：手术时间一般选择伤后的 3～7 天，便于及早发现术前并发症，尤其是脂肪栓塞综合征的发生。但有研究发现伤后10～14 天手术的患者骨折愈合快。近年来由于外科技术的提高和医疗器械的改善，手术适应证有所放宽。具体的手术适应证：①牵引失败。②软组织嵌入骨折端。③并发重要神经、血管损伤，需手术探查者，可同时施行开放复位内固定。④骨折畸形愈合或不愈合者。

（2）常用手术方法

1）股骨上 1/3 或中上 1/3 骨折：多采用顺行股骨髓内钉固定，交锁髓内钉适用于股骨干小转子以下至膝关节 9cm 以上的各种类型闭合骨折，包括严重长节段粉碎性骨折、三段或以上的多节段骨折。此法具有术后不用外固定及早期下床活动的优点。

2）股骨中下 1/3 骨折：传统方法是采用 8～10 孔接骨板固定及髋“人”字石膏固定。目前，多采用加压钢板、锁定加压钢板（LCP）及逆行股骨髓内钉固定。

3）陈旧性骨折畸形愈合或不愈合的治疗：开放复位，选用适当的内固定，并应常规植骨以利骨折愈合。

第 5 节 髌 骨 骨 折

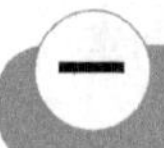 概述

髌骨是人体中最大的籽骨，它是膝关节的一个组成部分。髌骨能起到保护膝关节、增强股

四头肌肌力的作用，切除髌骨后，股四头肌需要比正常多30%的肌力才能伸膝。因此，除不能复位的粉碎性髌骨骨折外，应尽量保留髌骨。

髌骨骨折为直接暴力或间接暴力所致。直接暴力多因外力直接打击在髌骨上，如撞伤、踢伤等，骨折多为粉碎性。间接暴力，多由于股四头肌猛力收缩，所形成的牵拉性损伤，造成髌骨横行骨折。

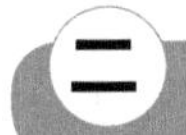

诊断

1. 病史要点　有明显外伤史，多为跌倒后膝部着地，亦可是外力直接打击在髌骨上，如撞伤、踢伤等。局部疼痛，不能活动、行走。

2. 查体要点　骨折后膝关节腔积血，髌前皮下淤血、肿胀，严重者可有皮肤张力性水疱。髌骨局部有压痛、移位的骨折，可触及骨折线间的空隙，膝关节不能活动，屈伸活动明显受限。陈旧性骨折有移位者，因失去股四头肌的作用，伸膝无力，走路缓慢，并可有关节活动障碍。

3. 辅助检查　多数病例摄髌骨正侧位X线片即可证实。对可疑髌骨纵行或边缘骨折，须拍髌骨轴位片。对于诊断有疑问，或骨折不明显者可进行CT检查以进一步证实。

4. 分类

（1）无移位的髌骨骨折。

（2）有移位的髌骨骨折

1）髌骨横行骨折。

2）髌骨粉碎性骨折。

3）髌骨下极粉碎性骨折。

4）髌骨上极粉碎性骨折。

5）髌骨纵行骨折。

5. 诊断标准

（1）患者多有明显外伤史。

（2）查体局部疼痛、肿胀，可有皮下瘀斑、水疱，膝关节活动受限。

（3）X线显示骨折。

（4）对难以确诊的患者采用CT检查。

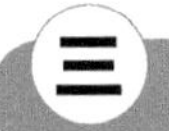

治疗

髌骨骨折是关节内骨折，对新鲜髌骨骨折，应最大限度地恢复关节面的平整及形态，力争使骨折解剖复位，给予坚强内固定，并修补断裂的肌腱腱膜和破裂的关节囊。早期活动膝关节，防止创伤性关节炎的发生、恢复膝关节的功能。

1. 保守治疗　石膏托或管型固定适用于无移位的髌骨骨折，可抽出关节积血，适当加压包扎，用长腿石膏托或管形固定患肢于伸直位4～6周。在此期间，练习股四头肌收缩，去除石膏托后练习膝关节伸屈活动。

2. 手术治疗

（1）切开复位内固定：适用于有移位的髌骨骨折。内固定方法有多种，对于髌骨横行骨折应尽可能采用张力带固定。此法优点是固定牢固，不需要外固定，可以早期活动膝关节

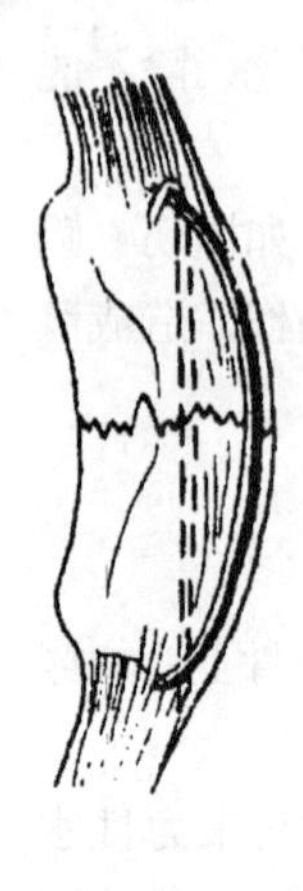
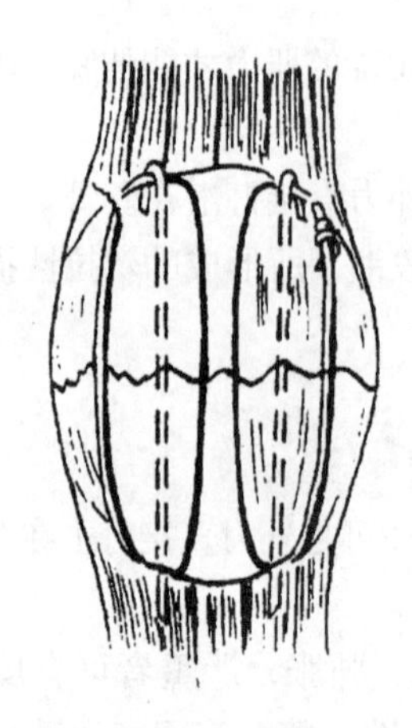

图 45-12　髌骨骨折张力带固定

（图 45-12）。对于髌骨粉碎性骨折可采用髌骨环扎术，术后需加石膏外固定。

（2）髌骨部分切除术：适用于髌骨下极或上极粉碎性骨折。切除较小骨块或骨折粉碎部分，将髌韧带附着于髌骨上段，或将股四头肌附着于髌骨下段骨块，术后长腿石膏伸直位固定 3 周，去石膏后不负重练习关节活动，6 周后扶拐逐渐负重行走，并加强关节活动度及股四头肌肌力的锻炼。

（3）髌骨全切除：适用于严重粉碎性骨折无法复位固定者，髌骨全切除将不可避免地影响伸膝功能，应尽可能避免。

第 6 节　膝关节韧带损伤

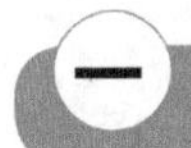

一　概述

膝关节的关节囊松弛薄弱，关节的稳定性主要依靠韧带和肌肉。以内侧副韧带最为重要，它位于股骨内上髁与胫骨内髁之间，有深浅两层纤维，浅层呈三角形，甚为坚韧；深层纤维与关节囊融合，部分与内侧半月板相连。外侧副韧带起于股骨外上髁，它的远端呈腱性结构，与股二头肌肌腱汇合成联合肌腱结构，一起附着于腓骨小头上，外侧副韧带与外侧半月板之间有滑囊相隔。膝关节伸直时，两侧副韧带拉紧，无内收、外展与旋转动作；膝关节屈曲时，韧带逐渐松弛，膝关节的内收、外展与旋转动作亦增加，内外侧副韧带均松弛，关节不稳定，易受损伤。

前交叉韧带起自股骨髁间凹的外侧面，向前内下方止于胫骨髁间嵴的前方。当膝关节完全屈曲和内旋胫骨时，此韧带牵拉最紧，防止胫骨向前移动。后交叉韧带起自股骨髁间凹的内侧面，向后下方止于胫骨髁间嵴的后方，膝关节屈曲时，可防止胫骨向后移动。

膝关节韧带损伤机制及病理变化如下。

1．内侧副韧带损伤　为膝外翻暴力所致，当膝关节外侧受到直接暴力时，膝关节猛烈外翻，便会撕裂内侧副韧带；当膝关节半屈曲、小腿突然外展外旋时也会使内侧副韧带断裂。内侧副韧带损伤多见于运动创伤，如踢足球、滑雪、摔跤等竞技项目。

2．外侧副韧带损伤　主要为膝内翻暴力所致，因外侧髂胫束比较强大，单独外侧副韧带损伤少见。

3．前交叉韧带损伤　膝关节伸直位内翻损伤和膝关节屈曲位外翻损伤都可以使前交叉韧带断裂。一般前交叉韧带很少单独损伤，往往合并内、外侧副韧带与半月板损伤，但在膝关节过伸时，也有可能单独损伤前交叉韧带。另外，来自膝关节后方、胫骨上端的暴力也可使前交叉韧带断裂，前交叉韧带损伤亦多见于竞技运动。

4．后交叉韧带损伤　无论膝关节处于屈曲位或伸直位，来自前方的使胫骨上端后移的暴力都可以使后交叉韧带断裂。后交叉韧带损伤少见，通常与前交叉韧带同时损伤，单独后交叉韧带损伤更为少见。

韧带的损伤可以分为扭伤（即部分纤维断裂）、部分韧带断裂、完全断裂和联合性损伤。例如，前交叉韧带断裂可以同时合并内侧副韧带与内侧半月板损伤，称为“三联伤”。韧带断裂的部分又可分成韧带体部断裂、韧带与骨骼连接处断裂与韧带附着处的撕脱性骨折。第一种损伤愈合慢且强度差，第三种损伤愈合后最为牢固。

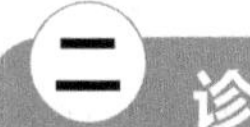

诊断

1. 病史要点　都有外伤病史，以青少年多见，男性多于女性，多为运动损伤。受伤时有时可听到韧带断裂的响声，很快便因剧烈疼痛而不能再继续运动或工作。膝关节处出现肿胀、压痛与积液（血），膝部肌肉痉挛，患者不敢活动膝部，膝关节处于强迫体位，或伸直，或屈曲。膝关节侧副韧带的断裂处有明显的压痛点，有时还会摸到蜷缩的韧带断端。

急性损伤期过后，疼痛明显减轻甚至可以没有疼痛。膝关节出现不稳现象，患肢不敢发力，奔跑、跳跃等发力动作受影响。

2. 查体要点

（1）侧方应力试验：在急性期做侧方应力试验是很痛的，可以等待数天或于痛点局部麻醉后再进行操作。在膝关节完全伸直位与屈曲 20°～30° 位置下做被动膝内翻与膝外翻动作，并与对侧作比较，如有疼痛或发现内翻外翻角度超出正常范围并有弹跳感时，提示有侧副韧带扭伤或断裂（图 45-13）。

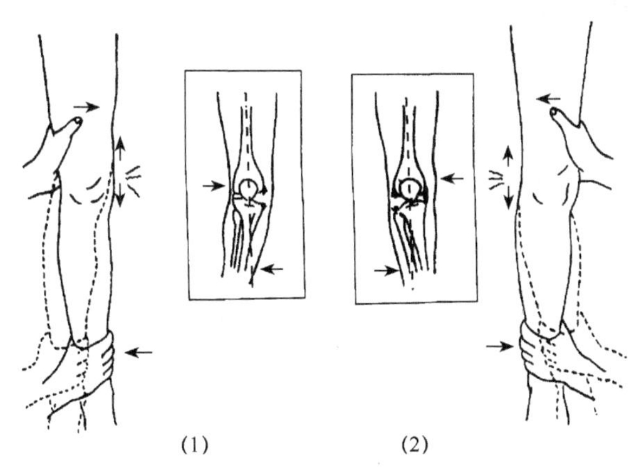

图 45-13　侧方应力试验

（1）内侧副韧带断裂，有异常外展活动度；（2）外侧副韧带断裂，有异常内收活动度

（2）抽屉试验：膝关节屈曲 90°，小腿垂下，检查者用双手握住胫骨上段做拉前和推后动作，并注意胫骨结节前后移动的幅度。需在 3 个体位下进行，即旋转中立位、外旋 15° 位、内旋 30° 位，前移增加（前抽屉试验阳性）表示前交叉韧带断裂，后移增加（后抽屉试验阳性）表示后交叉韧带断裂。由于正常膝关节在膝关节屈曲 90° 位置下胫骨亦能有轻度前后被动运动，故需将健侧与患侧作对比（图 45-14）。

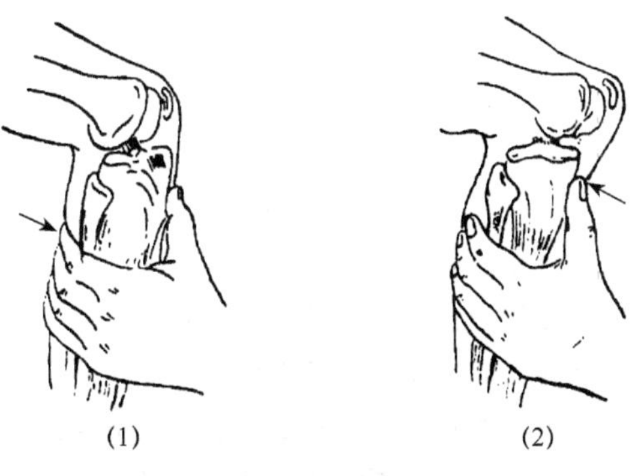

图 45-14　抽屉试验

（1）前屉试验阳性表现，前交叉韧带断裂；

（2）后屉试验阳性表现，后交叉韧带断裂

单独前交叉韧带断裂时，胫骨前移幅度仅略大于正常。若前移明显增加，说明可能还合并有内侧副韧带损伤，在急性期做抽屉试验是很痛的，应该在麻醉后施行。

Lachman 试验是另一种体位下的前抽屉试验，患者平卧，屈膝 10°～15°，检查者一手抓住股骨下端，一手抓住胫骨上端做方向相反的前后推动。此试验阳性率较抽屉试验高，有利于判断前交叉韧带的前内侧束或后外侧束损伤。

（3）轴移试验：本试验用来检查前交叉韧带断裂后出现的膝关节不稳定。检查者站在一侧，一手握住踝部，屈曲膝关节至 90°，另一手在膝外侧施力，使膝处于外翻位置，然后缓慢伸直膝关节，至屈曲 30° 位时感觉疼痛与弹跳，为阳性结果。这主要是在屈膝外翻姿势下，胫骨外侧平台向前错位，股骨外髁滑向胫骨平台的后方，在伸直过程中股骨外髁突然复位而产生疼痛。

3．辅助检查　普通 X 线检查只能显示撕脱的骨折块。为显示有无内、外侧副韧带损伤，可摄应力位平片，即在膝内翻和膝外翻位置下摄片，这个位置是很痛的，需于局部麻醉后进行，在 X 线片上比较内、外侧间隙张开情况。一般认为两侧间隙相差 4mm 以下为轻度扭伤，4～12mm 为部分断裂，12mm 以上为完全性断裂，可能还合并前交叉韧带损伤。

MRI 检查可以清晰地显示出前、后交叉韧带和内外侧副韧带的情况，还可以发现意料不到的韧带结构损伤与隐匿的骨折线。

关节镜检查对诊断交叉韧带损伤十分重要，75% 急性创伤性关节血肿可发现前交叉韧带损伤，其中 2/3 病例同时伴有内侧半月板撕裂，1/5 伴有关节软骨面缺损。

4．诊断标准

（1）患者多有明显外伤史，急性期膝关节处出现肿胀、压痛与积液（血）。膝关节侧副韧带的断裂处有明显的压痛。急性损伤期过后，疼痛明显减轻甚至可以没有疼痛，膝关节出现不稳现象，患肢不敢发力，奔跑、跳跃等发力动作受影响。

（2）查体局部疼痛、肿胀，侧方应力试验及抽屉试验、Lachman 试验、轴移试验出现阳性。

（3）X 线片显示有无撕脱骨折，怀疑侧副韧带损伤可摄应力位平片。

（4）MRI 检查可以清晰地显示出前、后交叉韧带和内外侧副韧带的情况。

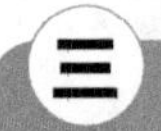

三 治疗

1．侧副韧带损伤　内侧副韧带损伤或部分性断裂（深层）可以采用保守治疗。将膝置于 150°～160° 屈曲位，用长腿管形石膏或膝关节铰链支具固定（不包括足踝部），固定 4～6 周。完全断裂者，应及早手术修复断裂的韧带。如同时有半月板损伤与前交叉韧带损伤者也应在手术时进行处理。

2．交叉韧带断裂

（1）前交叉韧带断裂：如果有胫骨棘撕脱骨折明显移位者，应行撕脱骨折复位和内固定［图 45-16（1）］。前交叉韧带部分断裂，如撕裂未超过 50% 则可以保守治疗，撕裂超过 50% 的看作完全断裂处理。受伤早期应抽出关节内积血，给予消炎止痛药物，物理治疗，以减少膝内肿胀而得以恢复关节活动度，加强肌肉的康复及肌力训练并尽快恢复膝关节功能。大部分受伤的前交叉韧带经非手术治疗后仍然无法恢复正常的稳定度。

关节内重建（intra-articular reconstruction）是目前的主流做法，前交叉韧带重建手术适应证：①存在关节功能性不稳者，即不能满足患者需要的关节功能，不能达到伤者理想的生活和运动水平。②同时存在半月板损伤，进行半月板修复手术的（没有满意的关节稳定，修复的半月板难以愈合）。③中老年以下（50 岁）患者重建指征相对放宽，50 岁以上患者是否重建，需要考虑前交叉韧带损伤前膝关节的退变程度和功能情况，退变严重者倾向于二期选择关节置换手术。

前交叉韧带重建移植物的选择主要有自体骨-髌腱-骨（BPTB）、自体四股腘绳肌腱、异体肌腱、人工韧带。其中 BPTB 重建被认为是前交叉韧带重建的金标准［图 45-15（2）］，但使用自体 BPTB 重建前交叉韧带膝前疼痛的发生率较高，近年来自体四股腘绳肌腱的应用有增多趋势。

（2）后交叉韧带损伤：对断裂的后交叉韧带是否重建以往有争论，目前的意见偏向于关节内重建。

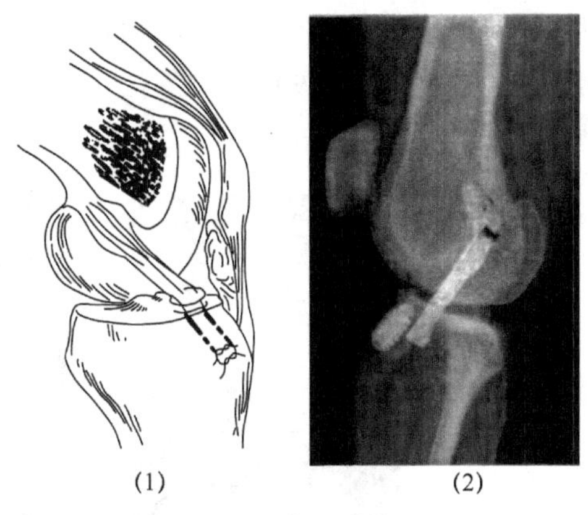

图 45-15　前交叉韧带损伤
（1）胫骨棘撕脱骨折固定；（2）BPTB 前交叉韧带重建

第 7 节　膝关节半月板损伤

半月板系位于股骨髁和胫骨髁之间的纤维软骨垫，切面为三角形，外侧缘较厚，附着在关节囊的内侧面，借冠状韧带疏松附着于胫骨平台的边缘，内缘锐利，游离于关节腔内。半月板本身无血管，只有外周 1/3 部分有血管分布。因此除了近边缘部的撕裂外，其他撕裂很难愈合。

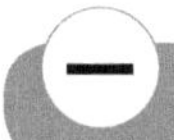

一 病因病理

间接暴力和慢性劳损是半月板损伤的主要原因。膝关节在半屈位作强力的内翻或外翻时，半月板处于股骨髁部与下面胫骨平台之间形成旋转摩擦碾力。如骤然暴力很大，超过半月板所能允许的缓冲力量时，即可引起各种类型的损伤，如前角、后角和体部撕裂。也可发生于无明显外伤史，如部分中老年人和长年的蹲位或半蹲位工作者，长年累月的磨损也可造成半月板变性撕裂，其发生部位多位于后角或后 1/3，膝关节的屈曲、旋转和伸直动作的慢性劳损与暴力致伤的机制相似。

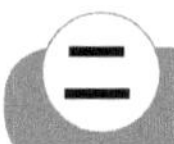

二 临床表现

局限性膝关节内、外侧疼痛，影响膝关节屈伸运动，伤后数小时内关节肿胀显著，损伤当时可出现清脆的关节弹响声，如指弹墙壁声；急性期过后转入慢性阶段，此时关节肿胀已不明显，关节功能亦已恢复，但总感到关节疼痛，活动时有弹响膝关节伸屈时出现弹响声。患者走路时，膝关节忽然被“卡住”于某一体位，既不能伸又不能屈，谓之交锁现象，同时有关节酸痛感，关节“打软”而有欲跪感；膝关节内侧或外侧间隙有明显压痛，如有关节积液可出现浮髌试验阳性；如为慢性损伤，可出现股四头肌萎缩，常用的临床检查方法有麦氏试验、研磨试验。

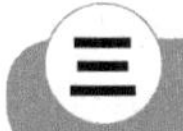

三 诊断

典型的病例依据病史、临床症状及体征可以确诊。膝关节交锁具有重要的诊断意义，但仅有关节“打软”感并非是半月板损伤的特有症状，需结合其他症状加以鉴别。体征不明确，诊断有困难的需用各种辅助检查手段。膝关节平片不能显示半月板损伤，但摄平片可排除膝关节内的骨性病变或其他疾病，可作 MRI 或 CT 检查（图 45-16）。膝关节镜检查是目前最精确的诊断手段，确诊率超过 90%，关节镜可直接观察半月板损伤的确实部位、类型（图 45-17），并发现单独或并存的其他关节内病变。

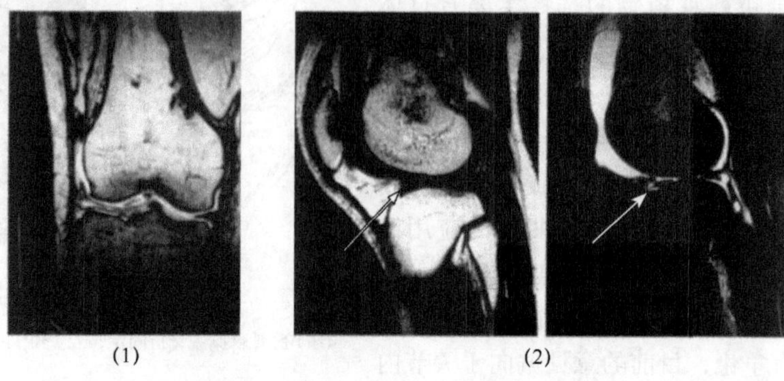

图 45-16　外侧半月板损伤

（1）外侧半月板损伤；（2）右外侧前角撕裂

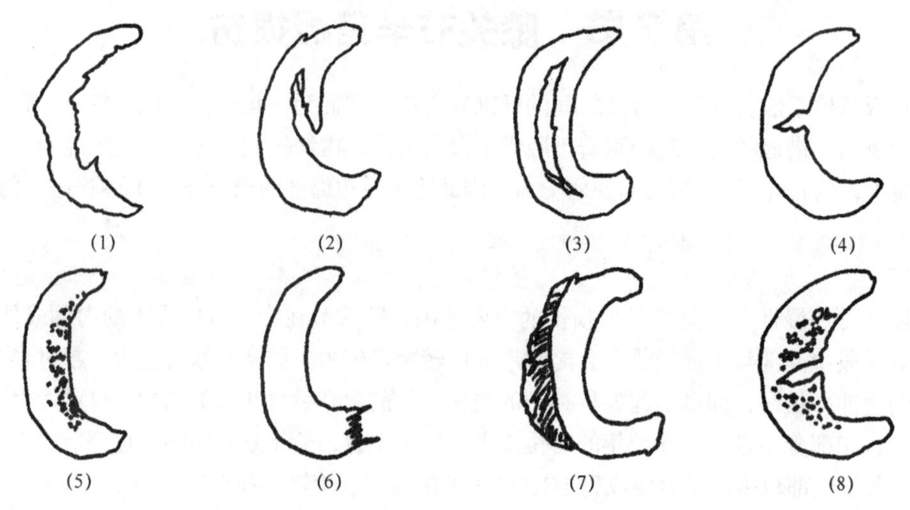

图 45-17　半月板损伤的类型

（1）退变型；（2）放射型（斜型）；（3）纵型（柄型）；（4）横型；（5）水平型；（6）前角或后角撕裂型；（7）边缘型；（8）混合型

四 治疗

（一）手法治疗

主要在发生膝关节交锁，不能自行解除交锁时行手法治疗。患者坐于床边，术者先将膝关节牵引，以扩大关节间隙，同时进行小腿轻度的旋转即可解脱。

（二）手术治疗

半月板损伤一经确诊，经保守治疗无法自行修复，疼痛和交锁症状尚无改善者，应尽早行患侧半月板次全切除修复术。如损伤早期，关节腔内积血较多，肿胀明显时，宜采取保守治疗，应将积血抽出。

（三）中医治疗

1．内服药　急性损伤早期治疗宜活血祛瘀、和营止痛。中后期和慢性损伤治疗宜补益肝

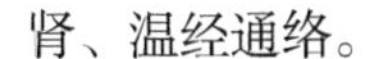

肾、温经通络。

2. 外用药　早期外敷消肿止痛膏、双柏膏等。

（四）功能锻炼

先用石膏或夹板固定膝关节于 170° 位，休息 4～5 周，同时作下肢肌群主动收缩锻炼。手术后患者固定第 2 日开始作股四头肌收缩锻炼，检查膝关节有无积液、有无压痛及异常活动，2～3 周后可解除固定，扶拐逐渐负重活动，如发现伤侧膝关节有积液反应时，应立即停止活动，卧床休息，给予相应的处理。

第 8 节　胫骨平台骨折

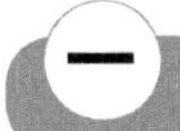

概述

胫骨平台骨折是一种常见损伤，是常见的关节内骨折，受到外力挤压或撞击时容易造成骨折或塌陷，产生不同程度的膝内、外翻畸形。严重者还可合并半月板或韧带损伤，引起膝关节功能严重障碍。随着现代骨科的发展，胫骨平台骨折的治疗概念不断更新，从坚强的内固定转变到生物学固定，除了注重骨折的治疗，也注意关节韧带、半月板等组织的保护和治疗。有限切开、直接或间接复位、生物学固定是目前胫骨平台骨折的治疗方向。

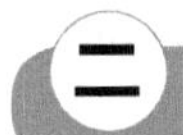

诊断思路

1. 病史要点　多为严重暴力所致，常见于高处坠落、交通事故及生活伤，膝关节受轴向压应力及内翻或外翻应力的联合作用而造成形态多样的骨折，其中外翻应力造成的胫骨平台压缩和劈裂损伤最为多见。高处坠落时的垂直压缩应力，可造成胫骨双髁的压缩、劈裂乃至粉碎性骨折。

2. 查体要点　骨折严重程度不同，临床表现也有所不同。单髁的轻度压缩骨折，膝关节的肿胀和疼痛都很轻，但关节多有积血，局部压痛存在。更为严重的骨折除肿胀明显外，可见关节畸形、关节活动障碍。同时，注意检查韧带损伤体征。

3. 辅助检查　正侧位 X 线片是必需的，但 X 线片常不能反映骨折的全部情况，特别是粉碎性骨折时，行 CT 检查可详细了解各骨折块的相互关系和移位情况。并可行三维重建，对治疗方案的制订颇有帮助。MRI 检查可以发现韧带损伤情况。

4. 分类　胫骨平台骨折受伤机制和临床表现复杂，分型较多。Schatzker 分型是当前应用最广泛的分型，将胫骨平台骨折分为 6 型。

Ⅰ型：胫骨外侧平台的楔形骨折，常见于年轻人。

Ⅱ型：胫骨外侧平台楔形骨折合并程度不同的平台负重区的压缩骨折，压缩部位可以在前侧、中部、后侧或全部累及。

Ⅲ型：胫骨外侧平台关节面中心部的压缩骨折，不合并楔形骨折，压缩范围可以是中央部或整个平台。

Ⅳ型：胫骨内侧平台骨折，常见于高龄骨质疏松者。

Ⅴ型：双侧平台的楔形骨折，由轴向压应力所造成。

Ⅵ型：复杂骨折，显著特点是骨折块分离，牵引将使骨折块更为分离。

5．诊断标准

（1）典型外伤史。

（2）体格检查发现有疼痛、肿胀和关节畸形。

（3）正侧位X线片。

（4）CT、MRI检查。

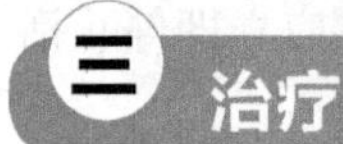

治疗

1．非手术治疗

（1）适应证：胫骨平台骨折无移位或者骨折塌陷＜2mm，劈裂移位＜5mm，粉碎性骨折或不宜手术切开复位骨折。

（2）牵引方法：跟骨牵引，重量3～3.5kg，并做关节穿刺，抽吸关节血肿，牵引4～6周，依靠牵引力使膝关节韧带及关节紧张，间接牵拉整复部分骨折移位，纠正膝内翻或外翻成角，在牵引期间积极锻炼膝关节活动，能使膝屈曲活动达90°，并使关节塑形。

2．手术治疗

（1）适应证：对关节面塌陷移位明显、骨折脱位、合并韧带损伤及不稳定者，必须手术治疗。目的是使之达到：①关节面无创解剖复位；②骨折块稳定固定；③良好植骨支撑以重建干骺端；④早期功能锻炼。胫骨平台骨折的手术指征：①胫骨外侧平台向外倾斜＞5°，或关节面塌陷＞3mm，或平台增宽＞5mm；②除裂纹骨折外的所有内侧平台骨折；③外侧平台倾斜的双髁骨折；④内侧倾斜的双髁骨折；⑤除裂纹骨折外的所有纵向压缩性骨折。

（2）根据骨折类型，手术治疗采取如下原则。

1）劈裂骨折采用前外侧直切口显露，以螺钉、垫圈内固定，如果移位轻微，可经皮内固定。

2）压缩骨折采用前外侧直切口显露，骨缺损区充填自体移植骨块，缺损较大者可使用异体骨、人工骨充填，尽量不使用骨水泥，因其可妨碍愈合，使用螺钉或支撑钢板固定，修复切开的髂胫束和半月板附着点。

3）混合型骨折（Schatzker Ⅱ型）采用外侧直切口显露，切断半月板前角附着点，直视下复位，充填植骨后再复位劈裂骨折，以支撑钢板内固定，修复半月板前角附着点。

4）双髁骨折（Schatzker Ⅴ型）采用外侧直切口，切断半月板前角附着点以显露外侧平台，在胫骨内侧缘关节水平以远做纵行小切口（8cm），显露内髁骨折，复位后使用骨栓或螺钉、支撑钢板内固定。

5）髁间棘骨折可合并胫骨平台外翻型或垂直型损伤，亦可单独发生。前者于处理平台骨折时一并处理，后者可做髌旁内侧切口显露，以丝线或钢丝通过骨隧道固定于胫前，注意是否有内侧副韧带损伤同时存在，如有应同时修复，石膏制动8周。

6）后交叉韧带附着点撕脱骨折移位明显者应及时手术，超过2周者复位困难。切口选用膝后侧波状切口，因骨折块一般较小，难以用螺钉直接固定，可通过骨隧道以丝线或钢丝固定于胫前，石膏制动8周。

7）胫骨髁边缘部位的压缩和撕脱骨折预示着存在膝关节韧带的损伤，修复韧带损伤比处理骨折更重要。

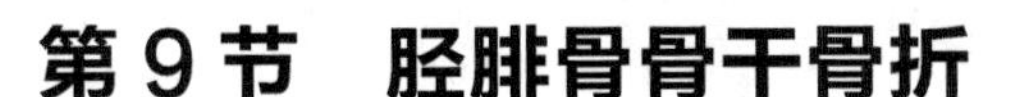

第 9 节　胫腓骨骨干骨折

胫腓骨骨干骨折在长管状骨折中最常见，约占全身骨折的 12%，绝大多数因直接暴力造成。由于胫骨全长的内侧面超过 1/3 位于皮下，故开放性骨折的发生率很高，且较容易污染，小腿开放性骨折发生率居全身各部位骨折之首。儿童的腓骨弹性较好，轻度的外力即可造成胫骨干骨折，而导致腓骨弯曲变形。如暴力加强，也可发生双骨折。因胫骨与小腿肌肉形成骨筋膜室的解剖特点，骨折后并发骨筋膜间隙综合征也较常见。

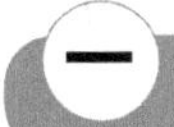

一　损伤机制

直接或间接暴力，均可造成两骨折端重叠、成角或旋转畸形，暴力的方向及小腿本身的重力是造成畸形的主要原因。因小腿外侧受暴力的机会较多，使骨折端向内成角，而小腿重力使骨折段向后侧倾斜成角，足的重力可使骨折远端向外旋转。肌肉的收缩可使两骨折端重叠。

（一）直接暴力

由重物打击，踢伤、挫伤或挤压伤等所造成。暴力多来自小腿前侧，以横行、短斜面形骨折最多，也可造成粉碎性骨折。两骨骨折线多在同一平面，且常在暴力作用侧有一三角形碎骨片。因胫骨位于皮下，骨折端容易穿破皮肤，肌肉被挫伤的机会也较多。胫骨上 1/3 骨折，临床上可合并血管或神经损伤。

（二）间接暴力

由高处落下、扭伤或滑倒所致，多为斜行或螺旋形骨折。特点为腓骨骨折线较胫骨的骨折线为高，软组织损伤少，偶尔因骨折移位，骨尖穿破皮肤。在儿童胫腓骨双骨折，可同时为青枝骨折（图 45-18）。

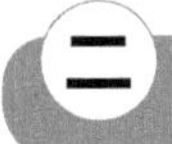

二　类型

胫腓骨骨干骨折的分型有多种：Wruhs 和 Johner 将胫骨干骨折分为简单型、蝶型和粉碎型（图 45-19）。

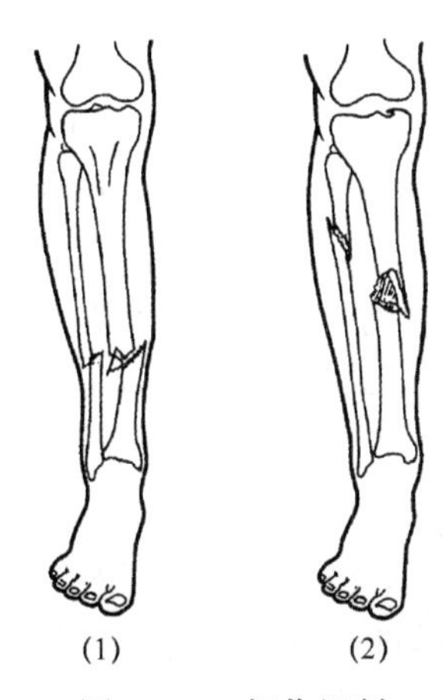

图 45-18　损伤机制

（1）直接暴力；（2）间接暴力

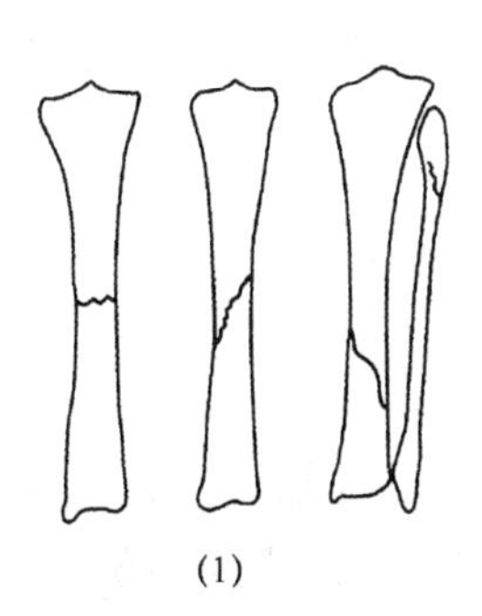

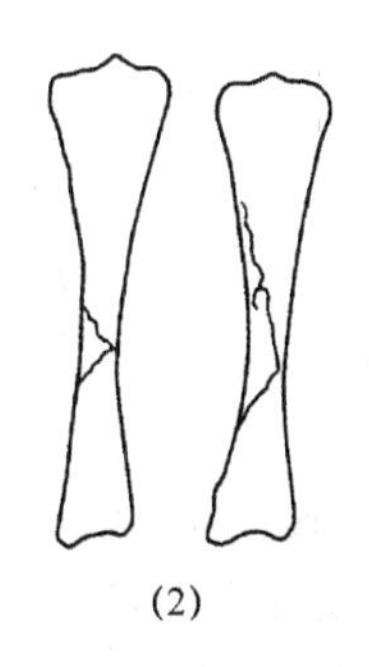

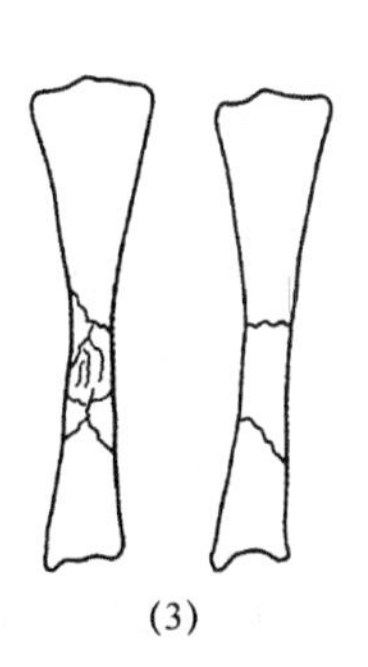

图 45-19　胫腓骨骨干骨折的分型

（1）简单型；（2）蝶型；（3）粉碎型

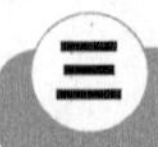

临床表现

受伤后患侧小腿剧烈疼痛、肿胀、压痛、活动障碍，可闻及骨擦音，有异常活动和纵轴叩击痛。

有移位骨折者呈肢短缩、成角或足部外旋畸形。软组织损伤严重，发生骨筋膜室综合征时，在小腿前、外、后侧间隙单独或同时出现局部高度肿胀，皮肤张力大，甚至有水疱，肌肉紧张而乏力，有牵拉或冲击痛，胫神经或腓总神经支配区神经感觉减弱甚至消失。应对各间隙的肌肉做被动牵拉试验或压力测定，及时作出诊断。

小儿胫骨骨折临床体征常不明显，由于胫骨骨膜较厚，腓骨弹性较好，骨折后移位多不严重，局部肿胀可不明显，有些仍能站立，卧位时膝关节也能活动。故小儿受伤后，小腿局部有明显压痛时，应拍摄 X 线片，防止漏诊。

诊断

胫骨浅表，局部症状明显，诊断难度不大，但必须对并发伤给予全面的考虑，包括胫前、胫后动脉损伤，胫、腓总神经损伤，骨筋膜室综合征，挤压综合征，伤口污染和损伤程度的评估。

X 线摄片须包括膝、踝关节及胫腓骨全长，应及时检查血肌酸磷酸激酶和尿肌红蛋白，以防挤压综合征。

五 治疗

胫腓骨骨干骨折的治疗目的：恢复小腿的负重和行走功能；骨折端的成角畸形和旋转移位必须完全纠正；保持胫骨的长度与正常应力线及恢复膝、踝关节轴平等关系。临床上多参照 Trafton 治疗标准，即内外翻成角＜5°；前后位成角＜10°；旋转移位＜10°；短缩＜1.5cm；两骨折端对位在 2/3 以上。

1．内固定方式　临床上用于胫骨干骨折内固定的形式包括髓内钉和接骨板两大类。接骨板主要用在胫骨近、远端 1/3，尤其累及关节面的骨折和不适合使用髓内固定的病例。一般情况下，胫骨干骨折多数选用髓内钉治疗。在生物接骨术观念的促进下，不强求骨折解剖复位，尽可能保护局部生物环境，采用闭合复位或有限切开进行内固定的微创经皮接骨术（MIPPO）及微创稳定固定系统接骨板（LISS）已逐渐应用于临床。

（1）髓内钉固定：适用于膝下 7cm 至踝上 4cm 的胫骨干骨折内固定。带锁髓内钉是目前临床上用于治疗胫骨干骨折首选的方法和普及技术。其优点是能有效控制骨折端旋转及短缩旋转，有很好的中心固定稳定性。有资料显示，在治疗开放性胫骨骨折中，使用不扩髓髓内钉内固定，并不提高术后感染率。对于髓内固定中，扩髓或不扩髓的认识目前尚不统一，但多数人认为，开放性骨折应慎用扩髓内固定。对于胫腓骨双骨折，腓骨远端 5cm 以上的骨折是否需要内固定的意见仍无一致，腓骨下段骨折多数应用钢板内固定。

（2）钢板固定

1）钢板的安放位置：依据骨折损伤机制和肌肉收缩的继发作用而言，张力侧应在其内侧，外侧有完整的软组织及骨膜铰链。因此，钢板置于胫骨内侧，即可使内侧的张应力转为压应力，又可利用其外侧的软组织铰链增强骨折复位后的紧密接触。

2）钢板内固定（图 45-20）：胫骨干骨折钢板内固定，应根据骨折的类型、伤口条件和患

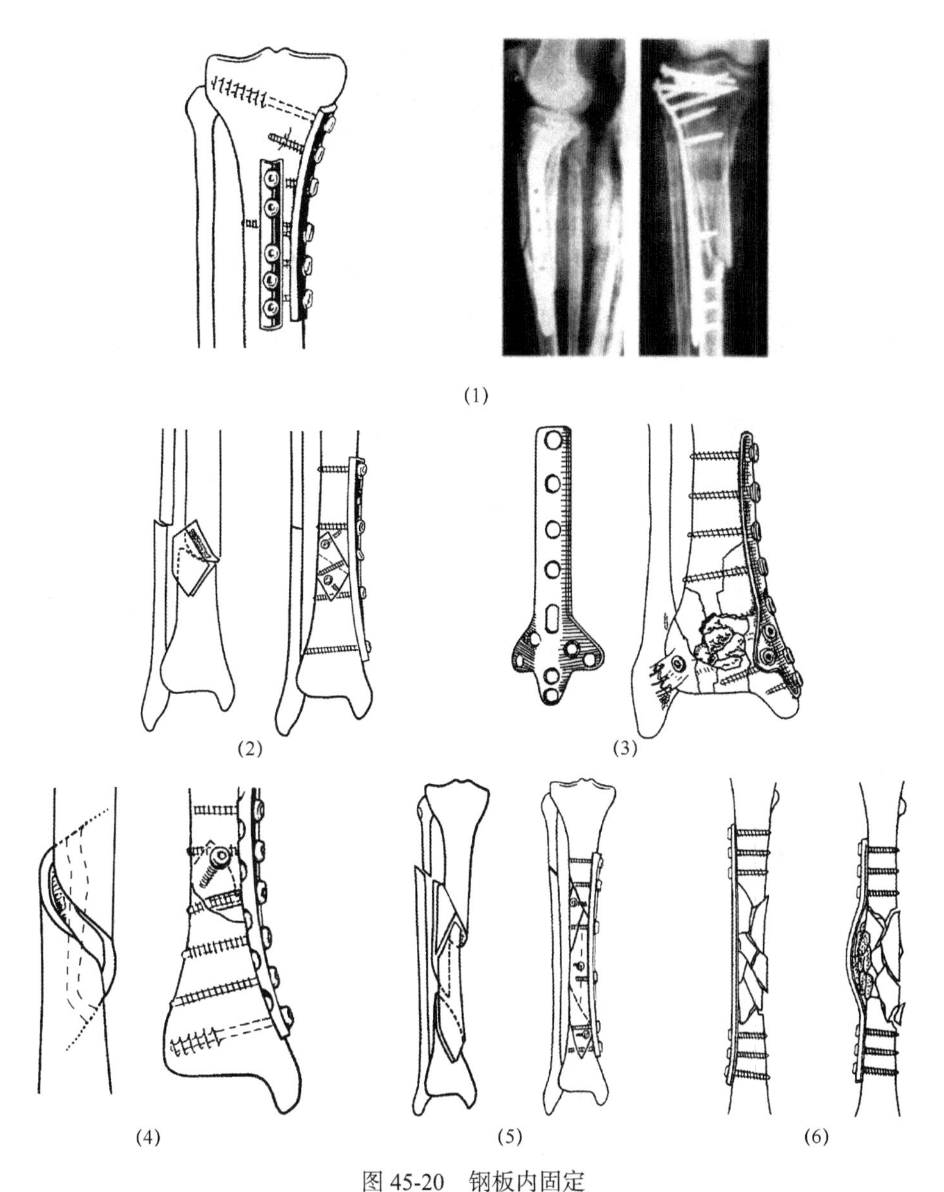

图 45-20　钢板内固定

（1）上段斜行骨折；（2）下段蝶型骨折；（3）胫骨下段葙叶形钢板植骨胫骨下段；（4）螺旋型骨折；（5）复杂粉碎型骨折；（6）桥接式接骨板

者全身情况作出选择，可供使用的钢板类型有有限接触及窄型接骨板（LE-PCP）。桥接式接骨板被称为生物固定形式，不同于加压固定模式，具有更大的弹性，并使其固定作用类似髓内钉，使骨膜得到保护，这种器材目前仍未在国内普及应用。

（3）经皮微创接骨术（MIPPO）：适用于胫骨近端和远端 1/3 的不稳定性骨折，对软组织严重挫伤或有污染的开放性骨折应谨慎采用。

术后即可早期行 CPM 练习和膝、踝关节活动，一般 4～6 周可扶双拐部分负重，骨折完全愈合后及完全负重时间约需 12 周。

2. 外固定器

（1）适应证：对于软组织严重损伤的胫腓骨骨干骨折，外固定器可使骨折得到确实固定，便于观察和处理软组织损伤，尤其适用于肢体有烧伤或脱套伤的创面处理。对伴有骨缺损粉碎

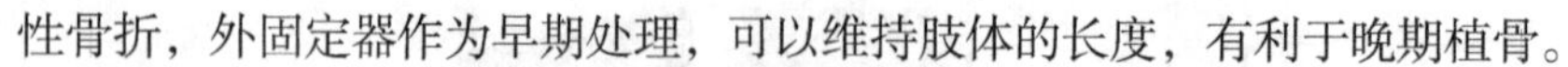

性骨折，外固定器作为早期处理，可以维持肢体的长度，有利于晚期植骨。

（2）优点：膝、踝关节运动不受影响，可带支架起床行走。

（3）缺点：钢针固定夹与连杆易发生松动；在骨质处钢针易松动，结构和装卸稍复杂及针孔有感染可能。

第10节 踝部骨折

踝部骨折（fracture of ankle）是最常见的关节内骨折，约占全身骨折的3.9%，青壮年最易发生。

（一）分型

踝部骨折，由于外力作用方向、作用力的大小和受伤时肢体的姿势不同，可造成各种不同类型的骨折。踝部骨折分类的方法有很多，但从临床应用的角度讲，Ashurst和Bromer分类法被广泛采用，即按踝部外伤的基本机制与骨折特点分为内翻型骨折、外翻型骨折和外旋型骨折，并根据骨折的严重程度分为单踝骨折、双踝骨折和三踝骨折，以及高处坠落等所致的纵向挤压骨折和直接暴力引起的骨折。

（1）内翻（内收）型骨折：此种骨折乃足部强烈内翻所致，如高处落下，足外缘先着地，或小腿内下方受暴力直接冲击，或行走在不平的路上，足突然内翻，距骨向内侧撞击内踝，引起骨折，可分为3度。

Ⅰ度：单纯内踝骨折，骨折缘由胫骨下关节面斜向内上，接近垂直方向。

Ⅱ度：如暴力较大，内踝发生撞击骨折的同时，外踝发生撕脱骨折，称双踝骨折。距骨有移位。

Ⅲ度：如暴力较大，在内外踝骨折的同时距骨向后撞击胫骨后缘，发生后踝骨折（三踝骨折）。

（2）外翻（外展）型骨折：为足部强力外展所致。如高处跌下，足部内侧着地，或小腿下部外侧受到暴力直接冲击使足骤然外翻，或足踏入凹地，身体向腓侧倾斜。当足外翻时，暴力先作用于内侧韧带、内踝三角韧带不易断裂，而发生内踝撕脱骨折，按骨折程度可分为3度。

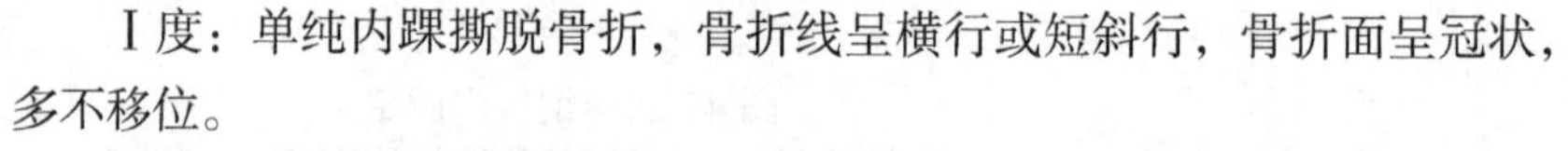

Ⅰ度：单纯内踝撕脱骨折，骨折线呈横行或短斜行，骨折面呈冠状，多不移位。

Ⅱ度：暴力继续作用，距骨体向外踝撞击，发生外踝斜行骨折，即双踝骨折。如果内踝骨折的同时胫腓下韧带断裂，可以发生腓骨下端分离，此时距骨向外移位，可在腓骨下端相当于联合韧带上方，形成扭转外力，造成腓骨下1/3或中1/3骨折，称为Dupuytren骨折（图45-21）。

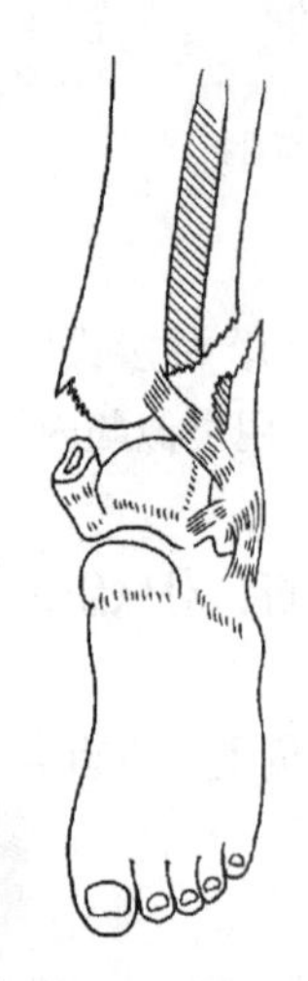

图45-21 Dupuytren骨折

Ⅲ度：如暴力过大，距骨撞击胫骨下关节面后缘，发生后踝骨折，即三踝骨折。

（3）外旋型骨折：发生在小腿不动足部强力外旋，或足不动小腿强力内转时，距骨体的前外侧挤压外踝前内侧，迫使其向外、向后移位，造成腓骨下端斜行或螺旋形骨折。骨折面呈矢状，亦可分成3度。

Ⅰ度：骨折移位较少，如有移位，其发生规律为远骨折端向外，向后并向外旋转。

Ⅱ度：如果暴力较大，发生内侧韧带断裂或发生内踝撕脱骨折，即双踝骨折。距骨向外移位。

Ⅲ度：强大暴力，距骨向外侧移位，并向外旋转，撞击后踝，发生三踝骨折。

（4）纵向挤压骨折：高处坠落，足跟垂直落地时，暴力沿小腿纵轴向下传导，足前部着地后，撞击力向上前方反击，可致胫骨前缘骨折，伴踝关节向前脱位。如果暴力过大，可造成胫骨下关节面粉碎性骨折或形成T形或Y形骨折。

（5）直接暴力骨折：如重物压伤、车辆碾伤及枪弹伤等，多为粉碎性骨折，横断骨折次之，直接暴力骨折多有软组织开放性损伤，并常与足部外伤合并发生。

凡严重外伤，发生三踝骨折时，踝关节完全失去稳定性并发生显著脱位，称为Pott骨折。有的还可同时伴有神经、血管、肌腱、韧带及关节囊损伤。

（二）辅助检查

踝关节的X线检查，包括踝关节的正侧位和踝关节内旋20°正位（踝穴位）。腓骨短缩最容易在踝穴位发现，侧位片反映腓骨骨折的形态、后踝骨折及距骨向前或向后移位。

（三）临床表现及诊断

局部肿胀、压痛和功能障碍是踝关节损伤的主要临床表现。诊断时，应根据外伤史和临床症状及X线片显示的骨折类型，分析造成损伤的机制。因为不同方向的暴力，虽可发生同样的骨折，但其整复和固定方法则不尽相同。

（四）治疗

踝关节面比髋、膝关节面积小，但其承受的体重却大于髋膝关节，而踝关节接近地面，作用于踝关节的承重应力无法得到缓冲，因此对踝关节骨折的治疗较其他部位要求更高，踝关节骨折解剖复位的重要性越来越被人们所认识，骨折后如果关节面稍有不平或关节间隙稍有增宽，均可发生创伤性关节炎。

1. 非手术治疗

（1）对无移位骨折可用小腿石膏固定踝关节于背伸90°中立位，1～2周待肿胀消退石膏松动后，可更换1次，并在铁足镫保护下，锻炼行走。石膏固定时间一般为6～8周。

（2）对有移位骨折可手法复位外固定。其原则是采取与受伤机制相反的方向，手法推压移位的骨块使之复位。骨折复位后，小腿石膏固定6～8周。

（3）对有胫腓骨分离的骨折，石膏固定后，患肢负重时间应在8周以后，以免胫腓骨负重过早发生分离。

2. 手术治疗

（1）适应证：①手法复位失败者；②内翻骨折，内踝骨折块较大，波及胫骨下关节面1/2以上者；③外翻外旋型内踝撕脱骨折，尤其内踝中部骨折，骨折整复不良，可能有软组织（骨膜、韧带）嵌入骨折线之间，将发生骨折纤维愈合或不愈合者；④足背强度背伸造成的胫骨下关节面前缘大骨折块；⑤后踝骨折手法复位失败者；⑥三踝骨折手法不易复位者；⑦开放性骨折，经过彻底清创术后；⑧陈旧性骨折在1～2个月以内，骨折对位不良，踝关节有移位者；⑨陈旧性骨折，继发创伤关节炎，影响功能者。

（2）手术原则：踝关节发生骨折的力学机制极为复杂，因此类型较多，不同类型之间的骨折部位和移位情况可有很大差异。手术治疗应根据骨折类型选用不同的方式。一般原则：①踝关节要求解剖对位；②内固定必须坚强，以便早期功能锻炼；③须彻底清除关节内骨与软骨碎片；④如决定手术应尽早施行，如果延迟，尤其在多次手法操作之后再行手术，关节面不易正确对位，影响手术效果。

3．手术方法

（1）内踝撕脱骨折：如果骨折间隙较大，多半有软组织嵌入，手法不易复位，手术时清除嵌入组织，即可达到对位要求，用螺丝钉固定即可，如果螺丝钉达不到固定要求，可用克氏针与钢丝进行“8”字张力带加压固定。

（2）外踝骨折：如为横断骨折，可用螺丝钉固定，如为腓骨骨折面高于下胫腓联合平面及骨折面呈斜行者，可用钢板或加压钢板固定。

（3）后踝骨折：一般应开放复位，螺丝钉内固定。

（4）Dupuytren 骨折：一般用骨栓横行固定下胫腓关节，并同时修补三角韧带。

（5）开放性踝关节骨折：彻底清创后，必要时应进行植皮或转移皮瓣修复创面。在彻底清创的基础上，对外固定不能达到解剖复位的骨折应以内固定为主，如果为粉碎性骨折，难以用螺丝钉固定时，可用克氏针固定，对损伤或污染严重不能内固定的病例，可依赖软组织缝合后的张力和管形石膏，维持骨折对位，肿胀消退后及时更换，以期保持最大限度的功能复位。

（6）陈旧性骨折：对陈旧性骨折有内、外踝畸形愈合或下胫腓关节分离者，可采用踝关节调整术。

第 11 节　踝 部 扭 伤

踝关节扭伤是日常生活中最易发生的外伤，尤以外侧副韧带扭伤（injury of lateral collateral ligament）最为多见，扭伤严重时可使韧带断裂，骨折撕脱，治疗不当可后遗关节不稳定，容易反复扭伤，久之可继发关节粘连或创伤性关节炎，造成功能障碍，因此对其治疗应像骨折一样重视。

（一）外侧副韧带损伤

1．致伤机制　外侧副韧带中距腓前韧带起自外踝前面，向前内侧行，止于距骨颈。韧带界线清楚，呈扁平状，宽 6～8mm，长约 2cm。距腓后韧带是 3 条韧带中最宽大的一条，呈三角形，起自外踝后面，向后内侧行，止点较宽，附于距骨滑囊后缘。跟腓韧带为关节囊外组织，起自外侧腓骨尖端，向后内成 30° 角走行，止于跟骨外侧面、腓骨结节（peroneal tubercle）的后上方。踝关节内踝较外踝短，外侧副韧带较内踝侧薄弱。足部内翻肌群较外翻肌群力量强。因此当进行快速行走等运动时，如果足部来不及协调位置，容易造成内翻跖屈位着地，使外侧副韧带遭受超过生理限度的强大张力，发生损伤（图 45-22）。

2．分类　外侧副韧带由于损伤程度不同，可分为韧带扭伤和韧带断裂两类。

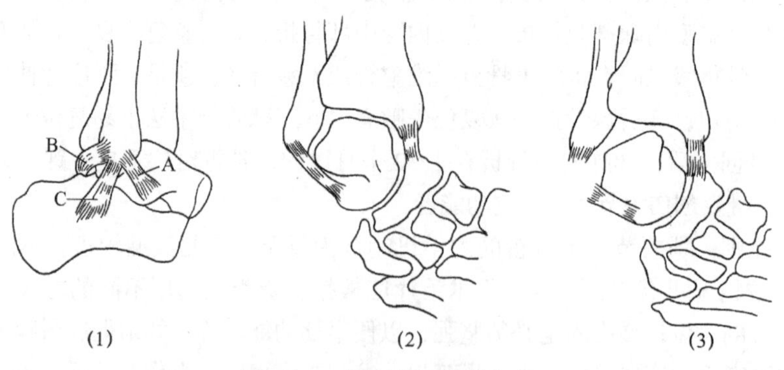

图 45-22　踝外侧副韧带扭伤

（1）踝关节外侧韧带：A．距腓前韧带，B．距腓后韧带，C．跟腓韧带；（2）外侧副韧带扭伤；（3）外侧副韧带断裂

（1）韧带扭伤：为韧带遭受过大的牵拉张力使韧带部分撕裂，但韧带并未完全断裂，因此踝关节的稳定性未受到严重影响。主要表现为外踝部肿胀，运动痛等。但局部麻醉下正位内翻应力摄片距骨倾斜＜15°。

（2）外侧副韧带断裂伤：踝关节突然强力内翻跖屈位着地，外侧副韧带遭受过大的牵拉张力，韧带可以断裂。

3．诊断　韧带断裂为足部强屈内翻位着地暴力较大，局部肿胀及运动痛明显，可出现踝关节松动现象。X 线检查应先摄正侧位片，检查有无骨折，对无骨折又不能排除韧带断裂的病例，应进一步进行内翻加压摄片。

4．治疗　韧带扭伤症状轻微者，可用 1% 普鲁卡因局封止痛及弹性绷带包扎制动，限制踝关节内翻、跖屈运动，一般 2～3 周可以恢复。症状严重者，则应进行石膏固定。外侧副韧带断裂时，单纯石膏固定，断裂的韧带可因回缩、瘢痕形成，不能得到良好愈合，早期手术修补可愈合良好。

（二）内侧副韧带与下胫腓韧带损伤

足外翻暴力一般均发生外踝或胫骨下端骨折，韧带多无严重损伤。但有少数病例，在外翻暴力作用下，亦可发生内侧副韧带和下胫腓韧带断裂。胫腓下关节可分离使踝穴增宽，如不及时治疗，也可后遗关节不稳，并发骨关节炎。

1．致伤机制　踝关节内侧副韧带（三角韧带）分深浅两层，浅层起于内踝前丘部，远端大部分止于舟骨、足底韧带和载距突，小部分止于距骨；深层粗大，起于内踝后丘及前后丘间沟，止于距骨滑囊面骨缘，走向较水平，能限制距骨侧向移位（图 45-23），胫腓骨之间有胫腓联合韧带。三角韧带遭外翻外旋暴力，可自内踝起点或距骨附着点撕脱，甚至深、浅层同时断裂，但也可浅层完整，单纯深层撕脱，有的则并发内踝撕脱骨折及下胫腓韧带断裂。

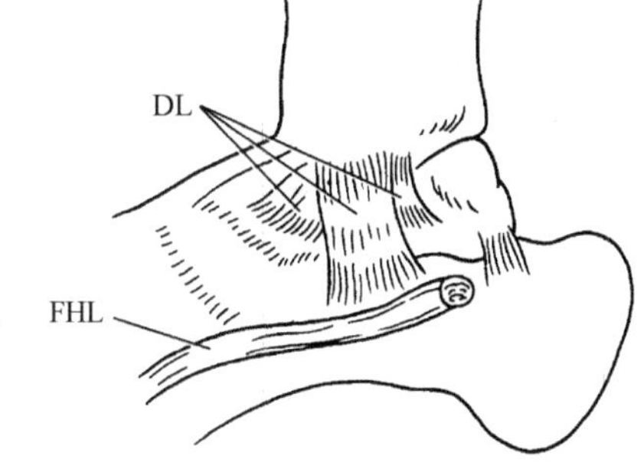

图 45-23　三角韧带（DL）
FHL 为长屈趾肌腱

2．诊断　单纯内侧副韧带及下胫腓副韧带断裂，临床体征常不明显。胫腓骨虽有分离，但 X 线片上可因两骨重叠，显示不清。但踝穴增宽，距骨体与内踝间隙增大明显易见，是诊断的重要标志。

3．治疗　对三角韧带断裂的治疗，应根据韧带损伤程度而定。

（1）韧带部分撕裂伤：如果将踝关节复位后，踝穴间隙恢复正常，可采用手法加压，使胫腓骨靠近，包扎塑形良好的小腿石膏，10～14 天待肿胀消退后重新包扎并注意加压，保持胫腓骨正常位置和做好内、外踝塑形，固定 6～8 周，可得到治愈。

（2）并发外踝骨折：复位后，如踝关节内侧间隙＞2mm，则应修补三角韧带（图 45-24）。

（3）内踝前部撕脱骨折并发三角韧带深层断裂（浅层韧带完整）：进行内踝骨折固定，必要时修补三角韧带深层。如有下胫腓关节分离，可用加压螺丝钉，固定下胫腓联合，使胫腓骨靠拢，以恢复正常的踝穴。再用石膏外固定。固定钉应于 10 周后取出，使踝关节能保持生理性的增宽变窄活动，以容纳踝关节在正常活动中距骨体前宽后窄的形态。

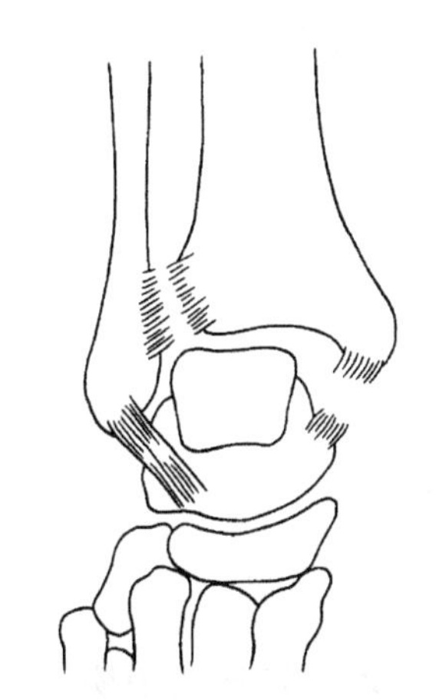
图 45-24　三角韧带及胫腓骨联合韧带断裂，踝穴增宽

对有下胫腓关节分离者，无论单纯石膏外固定或螺丝钉固定后石膏外固定，患肢负重时间均须在术后8周以上，否则下胫腓关节可以再次分离，使治疗失败。

第12节 跟腱断裂

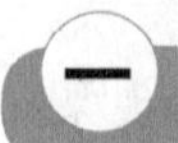

概述

跟腱断裂是一种常见的损伤，多发生于青壮年。跟腱是人体最长和最强大的肌腱之一，成人跟腱长约15cm，起始于小腿中部，止于跟骨结节后面的中点。肌腱自上而下逐渐变厚变窄，从跟骨结节上4cm处向下，又逐步展宽直达附着点。跟腱在邻近肌肉部和附着点部分均有较好的血液供应，而其中下部即跟腱附着点以上2～6cm处，血液供应较差，肌腱营养不良，因而该处常易发生断裂，有些因素可减弱跟腱的纤维强度，如反复的应力与严重的腱周围炎等。

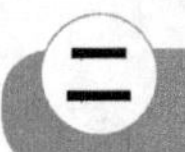

诊断

1．病史要点　开放性跟腱损伤时，跟腱部位有伤口存在，若清创时仔细检查伤口，即可发现跟腱断端。闭合性跟腱损伤常有典型的外伤史，伤时突然感到跟腱部似受到棍击，有时还可听到响声，随后局部肿胀、疼痛，小腿无力，行走困难。

2．查体要点　患侧踝关节跖屈活动减少或完全消失，而被动的踝关节背伸活动反较正常增加，在体表肌腱断裂处可触及一横沟，并有明显压痛。

3．辅助检查　踝关节MRI扫描可以看到跟腱断裂信号。

4．分类

（1）根据是否与外界相通分为开放性和闭合性两大类。

1）开放性跟腱损伤多见于工农业劳动者，大多数系在跟腱有张力的情况下由锐器造成的切割伤，如机器或锐利的金属切屑碎片致伤，或在农村因铁锹或镰刀所致的切割伤，跟腱的损伤可在不同水平。

2）闭合性跟腱损伤多见于演员、运动员和其他职业的运动损伤，其机制系跟腱处于紧张状态时受到垂直方向的暴力打击，或由于肌肉突然猛烈的收缩所致，如足尖蹬地跳跃或连续翻跟斗时发生，损伤部位多见于跟腱附着点上方2～6cm处。

（2）依据手术时跟腱损伤所见病理情况，可分为3种类型，它与损伤原因有密切关系。

1）横断型：系割伤或砍断所致的开放损伤，跟腱横行断裂部位多在止点上3cm左右，断面齐整，向近端回缩3～5cm，根据损伤程度可分为完全断裂或部分断裂。

2）撕脱型：系因跟腱部直接遭受砸、碰伤所致，开放或闭合，跟腱的止点撕脱或于止点上1.5cm处完全断裂，断面呈斜行，尚整齐，近侧腱端有少量腱纤维撕脱，近端回缩均大于5cm。

3）撕裂型：多为演员及体育爱好者，跟腱在止点上3～4cm处完全断裂，断端呈马尾状，粗细不等，参差不齐。此型损伤的解剖基础是跟腱有退行性变。病理检查：肌腱有透明变性，纤维性变，腱纤维间有脂肪组织、小圆细胞浸润，血管增生等退行性变。

5．诊断标准

（1）典型的外伤史。

（2）患侧踝关节跖屈活动减少或完全消失，在体表肌腱断裂处可触及一横沟，并有明显压痛，Thompson试验可明确跟腱是否断裂。

（3）踝关节MRI扫描可以看到跟腱断裂信号。

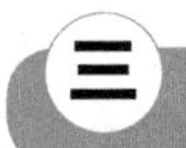

治疗

跟腱断裂治疗目的在于恢复跟腱的完整性，以保持足踝的跖屈力量。在修复过程中尽力设法保持跟腱表面的平滑，以利跟腱的滑动。

1. 新鲜损伤　开放性或完全性的跟腱断裂应早期施行手术缝合，保守治疗往往因跟腱断端间瘢痕组织较多而失去其坚韧性，再断裂率较高，或跟腱因相对延长而使跖屈力量减弱。

2. 陈旧性损伤　闭合性跟腱损伤有时因尚有踝关节跖屈功能而被漏诊，未能及时治疗而成为陈旧性损伤。陈旧性跟腱损伤因有腓肠肌萎缩、短缩及无力，踝关节不能自动跖屈，常需做跟腱修补，而不应勉强作端对端吻合，以免因跟腱短缩而发生足下垂畸形。手术可用近侧肌腱延长，或用阔筋膜修补缺损处。

第13节　足部骨折

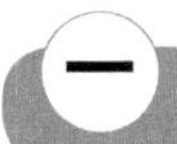

距骨骨折及脱位

距骨无肌肉附着，表面60%～70%为关节面，有7个关节面分别与周围邻骨形成关节。距骨从解剖位置可分为头部、颈部和体部。体部又有外侧突和后侧突。后侧突有内、外侧结节。距骨体前宽后窄，踝背伸稳定，而跖屈不稳定。其血液供应主要来自由距骨颈前外侧进入的足背动脉关节支。距骨体的血供可概括如下：①跗管动脉，来自胫后动脉，在其分成足底内侧动脉和足底外侧动脉近端约1cm处分出，是距骨体的主要供应动脉。在跗管内它发出4～6支进入距骨体。②三角动脉，发自于跗管动脉，供应距骨体的内侧1/4～1/2，是距骨体的第二位主要滋养动脉，经过骨内交通支供应更广泛的区域。③跗骨窦动脉，大小和起源的变异很大，供应距骨体的外侧1/8～1/4区域。跗骨窦动脉与跗管动脉形成交通支，具有供应距骨更多区域的能力。④距骨后结节由胫后动脉（最为常见）或腓动脉直接发出分支支配。虽然动脉非常细小，但由于骨内有丰富的交通，这一区域也有供应距骨体更大范围的潜力。距骨所供应的血运有限，因此当距骨骨折有移位或距骨脱位后，容易发生缺血性坏死。

（一）距骨骨折

1. 距骨头骨折　距骨头骨折较少见，占距骨骨折的5%～10%。多为高处跌下，暴力通过舟状骨传至距骨时造成，轴向载荷造成距骨头压缩和胫骨前穹隆的背侧压缩骨折，一般移位不明显。距骨头骨折因局部血运丰富不易发生缺血性坏死。无移位骨折用小腿石膏固定4～6周即可。小块骨折如无关节不稳定，可手术切除。移位骨块大于50%距骨头关节面时，易致距舟关节不稳定，需要内固定。

2. 距骨颈骨折　约占距骨骨折的50%，青壮年多见。由于颈部是血管进入距骨的重要部位，该部位骨折后较易引起距骨缺血性坏死。治疗：距骨骨折准确复位，重建关节面是基本要求。

3. 距骨体骨折　鉴别距骨体骨折和距骨颈骨折很重要。尽管距骨颈和距骨体骨折在不伴骨折移位或虽伴有移位但无脱位的情况下，两者缺血性坏死的发生率相似，但距骨体骨折后出现创伤后距下关节骨关节病的发生率较高。

（1）骨软骨骨折：是指一部分软骨和骨片从距骨顶部剥脱的剪切骨折。距骨滑车关节面在受到应力的作用后或在其外侧和内侧面发生骨软骨骨折。前者是由于足背伸时受内翻应力旋转，距骨滑车外侧关节面撞击腓骨关节面而引起；后者是足跖屈时内翻应力使胫骨远端关节面挤压距骨滑车内侧关节面而发生骨折。距骨滑车关节面的骨软骨骨折常发生于踝关节扭伤后，患者就诊时关节肿胀、疼痛、活动受限，很容易被诊断为踝扭伤。治疗：无移位骨折除限制活动外，用小腿石膏固定6周。大的关节面损伤，尤其外侧损伤，应手术切开或在关节镜下切除骨块，缺损区钻孔，以使再生纤维软骨覆盖，或做软骨移植。大的骨块可用可吸收螺钉固定。

（2）距骨外侧突骨折：该骨折的损伤机制为内翻的足强烈背屈的压缩和剪切应力所致，尤其好发于滑雪引起的踝关节损伤。通常距骨的外侧部分在CT扫描下很容易辨认。治疗：如外侧突没有明显移位或移位不超过3～4mm或未累及距骨后关节的重要部位，一般只需闭合治疗，石膏固定6～8周。后期进行距下关节和胫距关节活动、电刺激和应力训练。若移位超过3～4mm，则有指征行切开复位或骨块切除术。

（3）距骨后侧突骨折：后侧突骨折常难诊断，如漏诊会导致明显的长期功能障碍。怀疑此骨折时，可做CT扫描或与对侧足的侧位片比较。治疗可以尝试非手术治疗，但如症状持续或距骨后侧突部位局限性压痛，则有切除骨块的指征。

（4）距骨体部剪力和粉碎骨折：剪力骨折损伤机制类似于距骨颈骨折，但骨折线更靠后。粉碎骨折常由严重压砸暴力引起。骨折可发生在外侧、内侧结节或整个后侧突。治疗：移位小于3mm时，可用小腿石膏固定6～8周。移位大于3mm时，可先手法复位，位置满意后再行石膏固定，如复位失败，应切开复位，螺钉固定。严重移位粉碎性骨折，复位已不可能，可能需要切除距骨体，做Blair融合术或跟-胫骨融合术。

（二）距骨脱位

1．距下关节脱位　多由足部跖屈位张力内翻所引起，其发生率较骨折多。距下关节脱位特点：距骨仍停留于踝穴中，而距下关节和距舟关节脱位，因此又名距骨周围脱位。按脱位后足远端移位方向，可分为内侧脱位、外侧脱位、前脱位和后脱位。脱位后，足有明显的内翻或外翻畸形，诊断一般不难。少数患者可并发神经血管束损伤。治疗：脱位后应及早复位，以免皮肤长时间受压坏死。复位成功后用管形石膏将患足固定于背伸90°中立位6周。闭式复位失败，应积极切开复位，去除阻碍复位的原因，开放脱位应彻底清创。

2．距关节脱位　胫距关节脱位多并发于踝部骨折或踝部韧带撕裂伤。在整复骨折时，胫距关节脱位常可一并整复。但当胫后肌腱、血管、神经或腓骨长、短肌腱移位，发生交锁，手法不能复位时，应手术切开整复。

3．距骨全脱位　距骨全脱位往往发生在足极度内翻时，是一种严重损伤，多为开放性损伤，易并发感染，预后差。治疗：距骨全脱位应及时手术复位，以免发生皮肤坏死。一般采用踝部前外侧横切口，术中须注意保护附着于距骨上的软组织，以防发生坏死。陈旧性距骨全脱位，可行距骨切除术或踝关节融合术。

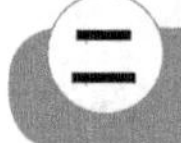

二 跟骨骨折

（一）损伤机制

跟骨骨折为跗骨骨折中最常见者，约占全部跗骨骨折的60%。多由高处跌下，足部着地，足跟遭受垂直撞击所致。有时外力不一定很大，仅从椅子上跳到地面，也可能发生跟骨压缩骨折。跟骨骨折中，关节内骨折约占75%，通常认为其功能恢复较差。跟骨的负重点位于下肢力线的外侧，当轴向应力通过距骨作用于跟骨的后关节面时，形成由后关节面向跟骨内侧壁的剪切应力。由此造成的骨折（原发骨折线）几乎总是存在于跟骨结节的近端内侧，通常位于Gissane十字夹角附近，并由此处延伸，穿过前外侧壁。该骨折线经过跟骨后关节面的位置最为

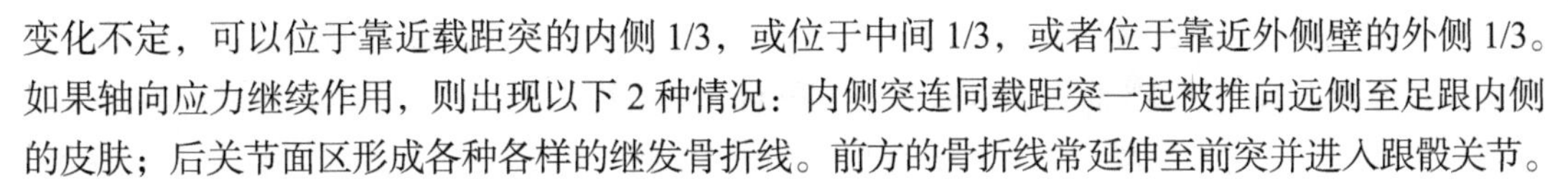
变化不定，可以位于靠近载距突的内侧 1/3，或位于中间 1/3，或者位于靠近外侧壁的外侧 1/3。如果轴向应力继续作用，则出现以下 2 种情况：内侧突连同载距突一起被推向远侧至足跟内侧的皮肤；后关节面区形成各种各样的继发骨折线。前方的骨折线常延伸至前突并进入跟骰关节。

（二）分类

跟骨骨折根据骨折线是否波及距下关节分为关节内骨折和关节外骨折。

关节外骨折按解剖部位可分为：①跟骨结节骨折；②跟骨前结节骨折；③载距突骨折；④跟骨体骨折。

关节内骨折有多种分类方法。过去多根据 X 线平片分类，如最常见的 Essex Lopresti 分类法把骨折分为舌形骨折和关节压缩型骨折。根据 X 线平片分类的缺点是不能准确地了解关节面损伤情况，对治疗和预后缺乏指导意义。因此，大量 CT 分类方法应运而生。

其分型基于冠状面 CT 扫描。在冠状面上选择跟骨后距关节面最宽处，由外向内将其分为三部分即 A、B、C，分别代表骨折线位置。这样，就可能有四部分骨折块，三部分关节面骨折块和两部分载距突骨折块。

Ⅰ型：所有无移位骨折。

Ⅱ型：两部分骨折，根据骨折位置在 A、B 或 C 又分为Ⅱ A、Ⅱ B、Ⅱ C 骨折。

Ⅲ型：三部分骨折，根据骨折位置在 A、B 或 C 又分为Ⅲ AB、Ⅲ BC、Ⅲ AC 骨折。典型骨折有一中央压缩骨块。

Ⅳ型：骨折含有所有骨折线。

（三）临床表现及诊断

跟骨骨折是足部的常见损伤，以青壮年伤者最多，严重损伤后易造成残疾。外伤后后跟疼痛、肿胀，踝后沟变浅，瘀斑，足底扁平、增宽和外翻畸形。后跟部压痛，叩击痛明显。此时即高度怀疑跟骨骨折的存在。踝关节正位、侧位和跟骨轴位拍片可明确骨折的类型、移位程度。

（四）治疗

各类型跟骨骨折治疗共同的目标：①恢复距下关节后关节面的外形；②恢复跟骨的高度（Bohler 角）；③恢复跟骨的宽度；④腓骨肌腱走行的腓骨下间隙减压；⑤恢复跟骨结节的内翻对线；⑥如果跟骰关节也发生骨折，将其复位。

1. 跟骨前结节骨折　无移位骨折采用石膏固定 4～6 周。骨折块较大时，行切开内固定；陈旧骨折或骨折不愈合有症状时，可手术切除骨折块。

2. 跟骨结节骨折　有两种类型：一种是腓肠肌突然猛烈收缩牵拉跟腱附着部，发生跟骨后撕脱骨折；另一种为直接暴力引起的跟骨后上鸟嘴样骨折。治疗骨折无移位或少量移位时，用石膏固定患肢于跖屈位 6 周。若骨折块超过结节的 1/3，且有旋转及严重倾斜，或向上牵拉严重者，可手术复位，螺丝钉固定。术时可行跟腱外侧直切口，以避免手术瘢痕与鞋摩擦。术后用长腿石膏固定于屈膝 30° 跖屈位，使跟腱呈松弛状态。

3. 载距突骨折　单纯载距突骨折很少见。无移位骨折可用小腿石膏固定 6 周。移位骨折可手法复位足内翻跖屈，用手指直接推挤载距突复位。较大骨折块时也可切开复位。骨折不愈合较少见，不要轻易切除载距突骨块，因为有可能失去弹簧韧带附着而致扁平足。

4. 跟骨体骨折　跟骨体骨折因不影响距下关节面一般预后较好。骨折机制类似于关节内骨折，常发生于高处坠落后。骨折后可有移位，如跟骨体增宽，高度减低，跟骨结节内外翻等。此类骨折除常规行 X 线检查外，还应做 CT 检查，以明确关节面是否受累及骨折移位情况。骨折移位较大时，可手法复位并行石膏外固定或切开复位内固定。

5. 严重粉碎骨折　年轻患者对功能要求较高时，切开难以达到关节面解剖复位，非手术治疗又极有可能遗留跟骨畸形而影响功能，一期融合并同时恢复跟骨外形可以缩短治疗时间，使患者尽快地恢复工作。在切开复位时，亦应有做关节融合术的准备，一旦不能达到较好复位，也可一期融合距下关节。

（五）并发症及后遗症

（1）伤口皮肤坏死，围手术期常规应用抗生素。一旦出现坏死，应停止活动。如为浅部感染，可保留内植物，伤口换药，有时需要皮瓣转移。如为深部感染则需取出钢板和螺钉。

（2）距下关节和跟骰关节创伤性关节炎：由于关节面骨折复位不良或关节软骨的损伤，距下关节和跟骰关节退变产生创伤性关节炎。关节出现疼痛及活动障碍。可采用消炎止痛药物、理疗、支具和封闭等治疗。如症状不缓解，应做距下关节或三关节融合术。

（3）足跟痛：可由于外伤时损伤跟下脂肪垫或骨刺形成所致，也可因跟骨结节的骨突出所致。可用足跟垫减轻症状，必要时行手术治疗。

（4）神经卡压：较少见，胫后神经之跖内或外侧支及腓肠神经外侧支，可受骨折部位的软组织瘢痕卡压产生症状，或手术损伤形成神经瘤所致。非手术治疗无效时，必要时应手术松解。

（5）腓骨长肌腱鞘炎：跟骨骨折增宽时，可使腓骨长肌腱受压，肌腱移位，如骨折未复位，肌腱可持续遭受刺激而发生症状，必要时可手术切除多余骨质，使肌腱恢复原位。也可因术中外侧壁掀开，损伤腓骨肌腱，有限的骨膜下剥离及仔细牵拉可避免此并发症。

（6）复位不良和骨折块再移位：准确恢复跟骨结节到合适外翻对线是基本要求，术中应多角度拍摄 X 线片以避免此并发症。如果负重过早会导致主要骨折块的移位，患者至少应在 8 周内禁止负重以避免该并发症。

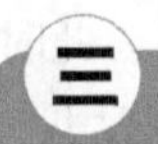

三 跖跗关节脱位及骨折脱位

（一）解剖特点

跖跗关节连接前中足，由第 1、第 2、第 3 跖骨和 3 块楔骨形成关节，第 4、第 5 跖骨和骰骨形成关节，共同组成足的横弓。从功能上可以将其分为 3 柱：第 1 跖骨和内侧楔骨组成内侧柱，第 2、第 3 跖骨和中、外楔骨组成中柱，第 4、第 5 跖骨和骰骨组成外侧柱。第 2 跖骨基底陷入 3 块楔骨组成的凹槽中，在跖跗关节中起主要的稳定作用。跖骨颈之间有骨间横韧带连接以提高稳定性。第 1、第 2 跖骨基底之间无韧带相连，因而有一定的活动度，是薄弱部位。第 2 跖骨和内侧楔骨之间由 Lisfranc 韧带相连，是跖跗关节主要的稳定结构之一，损伤后只能靠内固定达到稳定。由于跖侧韧带等软组织强大，背侧薄弱，所以骨折脱位时多向背侧移位。

（二）损伤机制

损伤时的外力按其特点可以分为直接外力和间接外力。直接外力多为重物坠落砸伤及车轮碾压伤，常并发严重的软组织损伤和开放伤口。间接外力主要有前足外展损伤和足跖屈损伤。后足固定，前足受强力外展时第 2 跖骨基底作为支点而发生外展损伤。当踝关节及前足强力跖屈时，此时沿纵轴的应力可引起跖跗关节的跖屈损伤。

（三）分类

目前最常用的是 Myserson 对 Quene 和 Kuss 等分类的改良分类。

A 型损伤：全部 5 块跖骨的移位伴有或不伴有第 2 跖骨基底骨折。常见的移位是外侧或背外侧，跖骨作为一个整体移位。这类损伤常称为同侧性损伤。

B 型损伤：1 个或多个关节仍然保持完整。B_1 型损伤为内侧移位，有时累及楔间或舟楔关

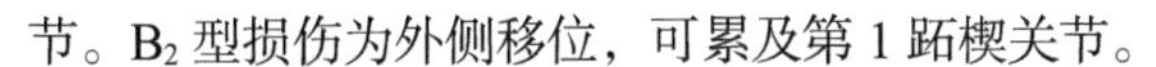

节。B_2 型损伤为外侧移位，可累及第 1 跖楔关节。

C 型损伤：裂开性损伤，伴有明显的肿胀，易于发生并发症，特别是筋膜间室综合征。

（四）临床表现及诊断

任何引起中足压痛和肿胀的损伤都应进行仔细的物理和负重位 X 线检查。检查时容易注意到明显的骨折-脱位移位，但也应注意仔细触诊每一关节的压痛和肿胀，以发现微小损伤，特别是楔骨——第 1 跖骨关节内侧，其在 X 线上通常不显示出移位。仔细观察足底，如发现小的淤血，提示损伤严重。患足不能负重是另一潜在的不稳定性征象。如 X 线片未发现移位，但患者不能负重，应用短腿石膏固定 2 周，再重复拍摄负重 X 线片。

如果在急性情况下，X 线平片不能确定损伤平面，则使用 MRI 检查 Lisfranc 韧带。MRI 检查的敏感性与检查者的经验有一定关系。

（五）治疗

跖跗关节损伤成功疗效的关键是恢复受累关节的解剖对线。非移位（小于 2mm）损伤采用闭合性治疗，可用非负重石膏固定 6 周，随后用负重石膏再固定 4～6 周。应重复拍摄 X 线片确认患肢在石膏内没有发生移位。移位大于 2mm 的骨折应该手术治疗。如果移位不严重，用手指挤压，反向牵引也可以闭合复位，C 形臂机确认复位位置满意后可应用克氏针或 Steinmann 针闭合固定，特别是固定外侧 2 个关节。

四 跖骨骨折及脱位

（一）解剖特点

前足有两个重要作用，一个是支撑体重，另一个是行走时 5 块跖骨间可以发生相对移位以便将足底应力平均分布于第 1 跖骨的 2 个籽骨和其余 4 个跖骨，避免局部皮肤压坏。前足表面上是一个整体，但各部分的损伤则需要根据不同情况分别处理。

（二）损伤机制

跖骨骨折临床上较常见，常由重物砸伤或挤压伤等直接暴力、身体扭转等间接暴力导致跖骨干螺旋形骨折，尤其是中间的 3 个跖骨。应力骨折多见于运动员等。

（三）分类

跖骨骨折通常按骨折部位来分类，分别为基底部骨折、骨干骨折和颈部骨折。

（四）临床表现及诊断

跖骨骨折诊断较简单。明确的外伤史，局部压痛，有时可及骨擦感，足部活动受限，足部正斜位片可明确诊断。其中斜位片有助于判断跖骨头在矢状位的移位。必要时可行 CT 扫描加三维重建，明确骨折的详细情况。

（五）治疗

应先试行手法复位，若手法复位失败，作切开复位，交叉克氏针内固定，4～6 周后拔出克氏针。骨愈合牢固后负重行走。

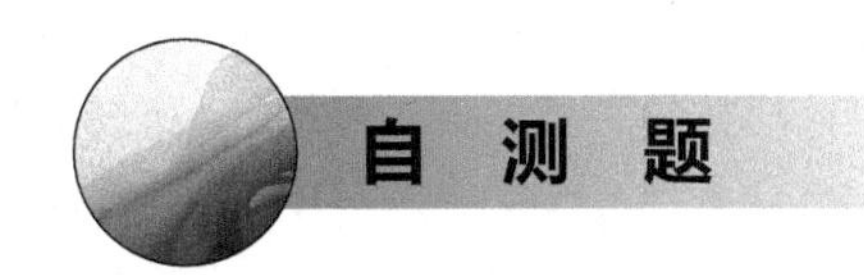

自 测 题

一、名词解释

1. Bryant 三角
2. Nelaton 线
3. 交锁和解锁

二、选择题

A_1/A_2 型题

1. 患者，男性，24 岁。因车祸导致胫腓骨开放性骨折，4 小时后入院，急诊手术，手术的重点在于（　）
   A. 腓骨骨折的复位和内固定
   B. 胫骨骨折的复位和内固定
   C. 胫腓骨骨折的复位和内固定
   D. 骨牵引，待伤口二期愈合
   E. 彻底清创，确保伤口一期愈合
2. 患者，男性，29 岁。左膝关节有外伤史，膝关节疼痛，活动受限，最佳选项为（　）
   A. 未见异常
   B. 前十字韧带撕裂
   C. 内侧半月板外周后角垂直撕裂
   D. 内侧半月板内侧撕裂
   E. 后十字韧带撕裂
3. 患者，男性，50 岁。右髋部疼痛 3 年，加重 2 个月。伴跛行，酗酒史 10 年。查体：直腿抬高试验阳性，右侧“4”字试验阳性。该患者首先应做的检查是（　）
   A. 查红细胞沉降率
   B. 髋关节镜＋活检
   C. 摄双侧髋关节正位片
   D. 髋关节穿刺＋细菌培养
   E. 摄腰椎正侧位片
4. 股骨颈骨折好发于（　）
   A. 儿童　　B. 青年人
   C. 成年人　　D. 老年人
   E. 无年龄差别
5. 患者，男性，20 岁。踢足球时右膝摔伤，8 周后仍疼痛。查体：右膝肿胀，浮髌试验阳性，前抽屉试验阳性，侧方应力试验阴性。关于交叉韧带损伤的体格检查下列哪项最不可能（　）
   A. 局限性关节间隙的压痛
   B. 浮髌试验阳性
   C. 抽屉试验阳性
   D. 内外翻试验阳性
   E. 轴移试验阳性
6. 患者，男性，30 岁。高处坠下后，左小腿肿胀、压痛，膝下 8cm 处成角畸形，小腿短缩，胫骨前侧有 10cm 皮肤裂口，足背动脉搏动消失，正确的诊断是（　）
   A. 左胫骨上 1/3 开放性骨折伴胫前神经损伤
   B. 左胫骨上 1/3 开放性骨折伴静脉血管损伤
   C. 左胫骨上 1/3 开放性骨折伴骨筋膜室综合征
   D. 左胫骨上 1/3 开放性骨折伴动脉损伤
   E. 左胫骨上 1/3 开放性骨折伴胫后神经损伤
7. 下列关于膝关节前交叉韧带的说法正确的是（　）
   A. 附着于股骨内侧髁的内面
   B. 附着于髁间隆起的后方
   C. 防止胫骨前移
   D. 阻止膝关节过度伸展
   E. 在伸膝关节时放松
8. 患者，男性，20 岁。打篮球跳起下落时扭伤左踝关节，外踝前下方肿胀、瘀斑、压痛，极度内翻位外踝下方空虚，内翻角度明显增加，内翻位照片外侧关节间隙增宽，应诊断为（　）
   A. 左踝外侧副韧带完全撕裂并外踝骨折
   B. 左踝外侧副韧带部分撕裂并踝关节半脱位
   C. 左踝外侧副韧带完全撕裂并踝关节半脱位
   D. 左踝外侧副韧带部分撕裂
   E. 左踝外侧副韧带完全撕裂
9. 在下列关于股骨髁骨折的治疗中，不正确的是（　）
   A. 要达到解剖复位
   B. 要进行牢固坚实的内固定
   C. 术后要早期活动
   D. 术后应使用持续被动关节活动器
   E. 为了使内固定牢固，术后不要早活动

10. 膝关节韧带损伤引起的不稳定，下列理学检查错误的是（　　）
    A. 侧方应力试验　B. 旋转试验
    C. 轴移试验　D. 抽屉试验
    E. 研磨试验
11. 患者，男性，24 岁。3 小时前车祸导致左股骨上段骨折，骨端外露，X 线片示斜行骨折，此时该患者的最佳治疗是（　　）
    A. 清创缝合，夹板固定
    B. 清创缝合，石膏固定
    C. 清创缝合，骨折二期处理
    D. 清创缝合，手法复位，夹板固定
    E. 清创，骨折复位，髓内针内固定加外固定
12. 对膝关节半月板的描述错误的是（　　）
    A. 胫侧副韧带与内侧半月板紧密结合
    B. 半月板上面凹陷，下面平坦
    C. 内侧半月板形似“O”形，外侧半月板形似“C”形
    D. 与股骨髁一起对胫骨作旋转运动
    E. 屈膝时，半月板滑向后方
13. 患者，男性，37 岁。右膝关节曾有外伤史，现感右膝关节部疼痛，选择最佳选项（　　）
    A. 未见异常　B. 前十字韧带撕裂
    C. 胫骨骨折　D. 半月板损伤
    E. 后十字韧带撕裂
14. 股骨干上 1/3 骨折出现下列哪种畸形（　　）
    A. 骨折近端呈屈曲、外旋、外展，远端向上向内移位，成角短缩畸形
    B. 骨折远端向后屈，而近端向后成角
    C. 骨折近端前屈，远端内收并向外成角
    D. 骨折远端后屈，近端向后成角
    E. 骨折近端呈伸直、内旋畸形，远端向下向外移位
15. 患者，男性，32 岁。左膝关节有外伤史，膝关节部有疼痛，上下楼梯时加重，选择最佳选项（　　）
    A. 未见异常
    B. 前十字韧带撕裂
    C. 内侧半月板外周后角垂直撕裂
    D. 胫骨骨折
    E. 后十字韧带撕裂
16. 下列症状或体征与诊断半月板损伤无关的原因是（　　）
    A. 创伤史
    B. 研磨试验阴性
    C. 抽屉试验阴性
    D. McMurray 试验阴性
    E. 关节交锁
17. 患者，男性，23 岁。车祸致右胫腓骨中上 1/3 粉碎骨折，患肢肿胀明显并加剧，疼痛剧烈，足背感觉有异常，足趾活动差，足背动脉搏动存在，但趾端皮色稍紫红。对该患者需特别注意的并发症是（　　）
    A. 血管损伤　B. 脂肪栓塞
    C. 腓总神经损伤　D. 骨筋膜室综合征
    E. 易造成胫前皮肤坏死
18. 男性青年，骑自行车跌倒，左小腿下 1/3 处腓侧有压痛，局部肿胀，可闻骨擦音，该患者步行到医院，其诊断最大的可能是（　　）
    A. 胫骨闭合性骨折
    B. 腓骨闭合性骨折
    C. 胫腓骨闭合性双骨折
    D. 左小腿软组织损伤
    E. 左小腿下 1/3 软组织挫伤

三、简答题

1. 简述半月板损伤的 4 个因素。
2. 髋关节后脱位的主要临床特点是什么？
3. 股骨颈骨折的常用分类有哪些？

（杨　阳）

第46章 脊柱与骨盆骨折

第1节 脊柱骨折

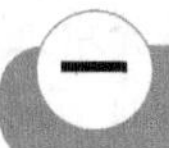

一 上颈椎损伤

（一）寰椎骨折

1．病因 寰椎骨折形状多样，常伴发颈椎其他部位的骨折或韧带损伤。据文献报道，寰椎骨折占脊柱骨折的1%～2%，占颈椎骨折的2%～13%。

最常见的致伤原因是高速车祸，其他如高处坠落、重物打击及与体育运动相关的损伤都可以造成寰椎骨折。

2．影像学检查 对可疑寰椎骨折的病例首先要做X线检查，在颈椎侧位片上容易看到寰椎后弓的骨折。CT扫描可以显示寰椎的全貌，可以看到骨折的位置，以及是否有横韧带的撕脱骨折，从而确定寰椎的稳定性。

3．治疗原则 无论哪种寰椎骨折都应首选保守治疗。

（二）齿突骨折

1．分型 枢椎的骨折大多涉及齿突。Anderson根据骨折的部位将齿突骨折分为3型：齿突尖骨折（Ⅰ型）、齿突基底部骨折（Ⅱ型）、涉及枢椎体的齿突骨折（Ⅲ型）。Anderson的分型方法对治疗方式的选择有指导意义：Ⅰ型骨折是翼状韧带的撕脱骨折，仅需保守治疗；Ⅱ型骨折位于齿突直径最小的部位，愈合比较困难，可以选择保守治疗或手术治疗；Ⅲ型骨折由于骨折的位置很低，骨折面较大，骨松质丰富，易于愈合，所以适合保守治疗。

2．影像学检查 颈椎侧位和开口位X线摄片是首先要做的影像检查。如果X线摄片难以确定有无齿突骨折，可以做枢椎CT，以齿突为中心的冠状和矢状面重建CT可以证实平片上的可疑影像。患者如果没有神经损伤就不必做MRI检查。

3．治疗原则 齿突骨折的治疗包括使用支具固定的保守治疗和借助于内固定的手术治疗。由于齿突中空螺钉固定可以保留寰枢关节的旋转功能，所以应作为首选的手术方式。

（三）枢椎椎弓骨折

枢椎椎弓骨折也称Hangman骨折，是发生于枢椎椎弓峡部的垂直或斜行的骨折，它可使枢椎椎弓和椎体分离，进而引发枢椎椎体向前滑移，所以也称为创伤性枢椎滑脱（traumatic spondylolisthesis of the axis）。常由交通事故、跳水伤或坠落伤造成。此类骨折很少并发神经损伤。绝大多数 Hangman 骨折都可以在支具的固定下得到良好愈合。

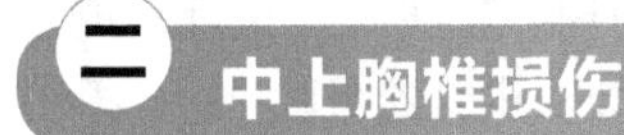

二 中上胸椎损伤

（一）胸椎骨折常用分型

Denis 分型（图 46-1）：Denis 将脊柱理解成 3 条纵行的柱状结构。①前柱：包括脊柱前纵韧带、椎体及椎间盘的前 2/3 部分；②中柱：由椎体及椎间盘后 1/3 和后纵韧带组成；③后柱：由椎弓、椎板、附件及黄韧带、棘间韧带、棘上韧带组成。

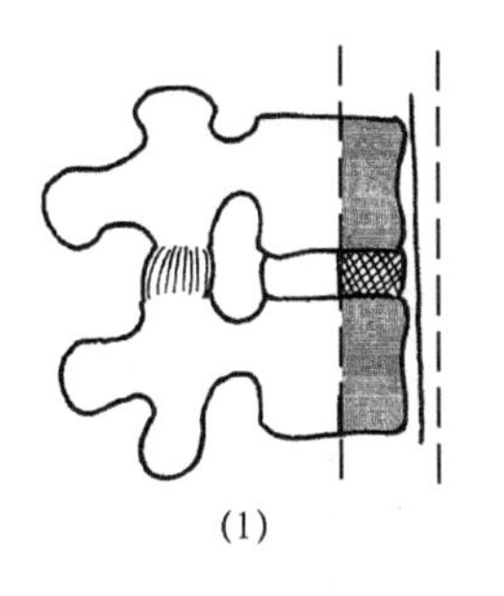
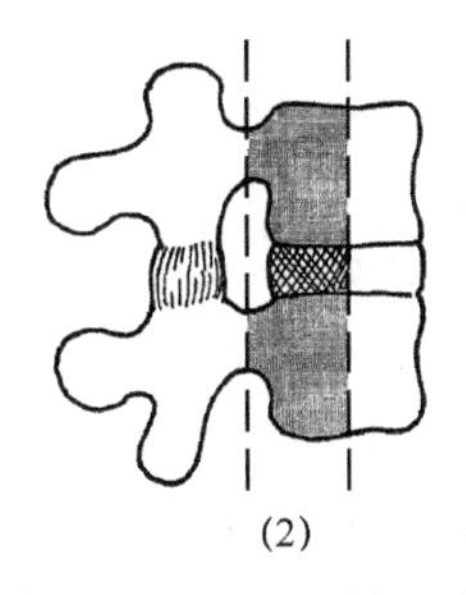
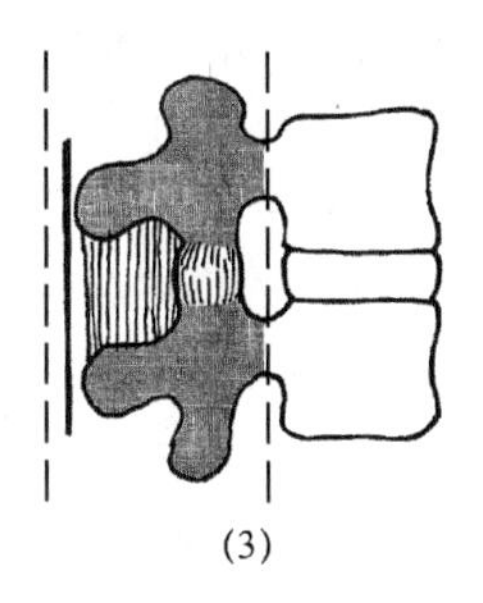

(1)　(2)　(3)

图 46-1　Denis 三柱理论
（1）前柱；（2）中柱；（3）后柱

AO 分型（图 46-2）：20 世纪 90 年代以来，鉴于已有的胸腰椎骨折分类的缺陷，AO 学派和美国骨科权威性机构相继推出自己的分类法。Magerl 等以双柱概念为基础，承继 AO 学派长骨骨折的 3-3-3 制分类，将胸腰椎骨折分为 3 类 9 组 27 型，多达 55 种。

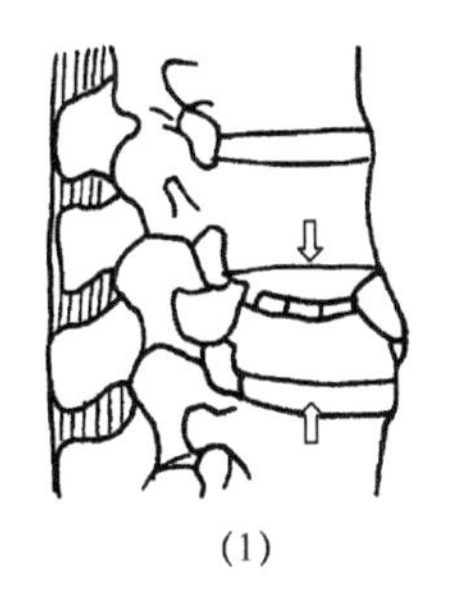
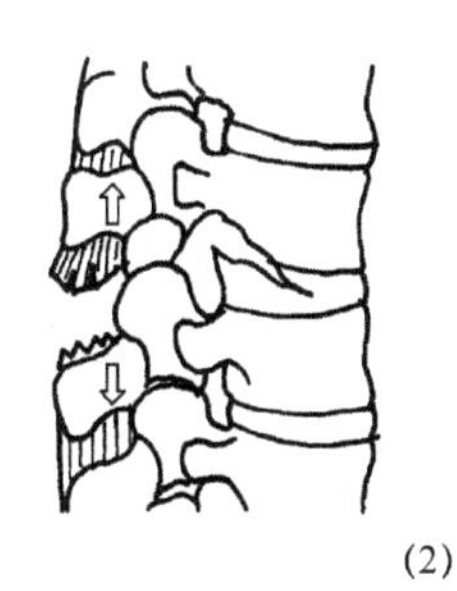
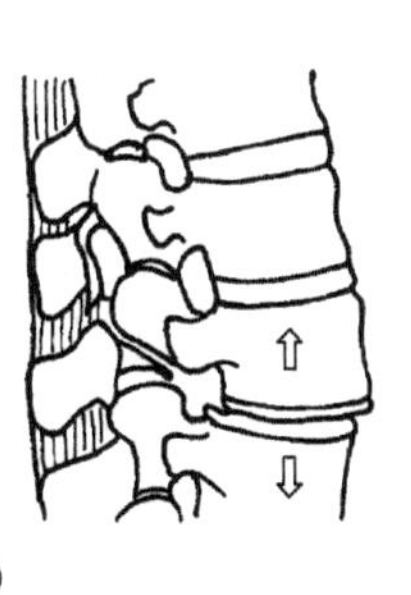
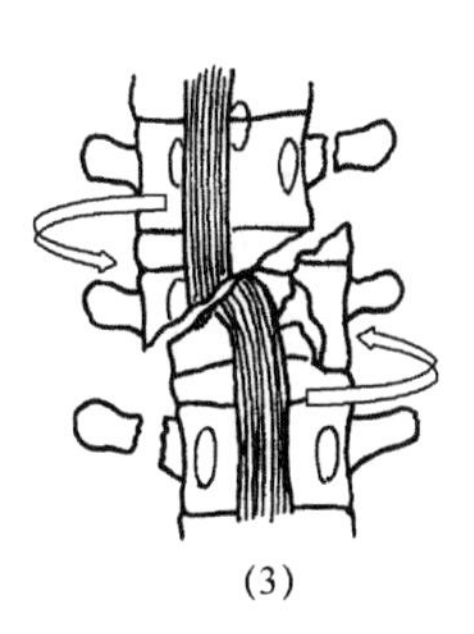

(1)　(2)　(3)

图 46-2　脊柱 AO 分型模式图
（1）椎体压缩骨折；（2）前方及后方结构牵张性损伤；（3）前方及后方结构旋转性损伤

（二）诊断与评估

由于周围有肋骨、肩胛骨遮挡等原因，传统的 X 线侧位相常常不能清楚显示上、中胸椎节段，因此常需要该部位的 CT 扫描三维重建，MRI 也被证实对于评估胸椎的伤情非常重要。承前所述，胸椎骨折往往并发严重的多发创伤，因此详细的检查和评估非常重要。根据病史和查体经摄片后诊断上中胸椎骨折并不困难，关键是并发伤诊断及脊髓损伤程度，临床上易漏诊，对没有神经症状的胸椎损伤，要求认真检查，并注意四肢感觉运动反射情况以免漏诊，防止患者搬动过程中导致脊髓损伤。对于有神经症状的患者，在患者全身情况允许的条件下，应立即进行 MRI 和 CT 检查。

胸椎的无骨折脱位脊髓损伤（spinal cord injury without fracture-dislocation，SCIWOFD；或 spinal cord injury without radiographic abnormality，SCIWORA）主要发生在儿童和青壮年。致伤原因系车祸、轧压伤、辗轧伤等严重砸压伤，成人伤后立即截瘫，儿童则半数有潜伏期，自伤后 2 小时～4 天才出现截瘫，截瘫平面在上部胸椎者占 1/3，在下部胸椎者占 2/3，绝大多数为完全截瘫，且系迟缓性软瘫。这类损伤后期常表现为下肢软瘫无痉挛表现，与其他部位脊髓完全损伤后晚期表现为痉挛瘫不同。这与胸椎脊髓的血供特点有关，即损伤导致胸脊髓的主要血供受到明显影响，损伤节段以下的脊髓因缺血而致坏死，此类损伤无恢复可能。胸椎 SCIWORA 另一个特点即胸部或腹部多发伤较多，可达半数以上，胸部伤主要为多发肋骨骨折和血胸，腹部伤则主要为肝脾破裂出血。胸椎 SCIWORA 的损伤机制可能由于大髓动脉（GMA）损伤引起，或由于胸、腹腔压力剧增致椎管内高压，小动静脉出血而脊髓缺血损伤，部分病例表现为脑脊液（CSF）中有出血。

（三）胸椎骨折的治疗

治疗原则：胸椎骨折的治疗目的在于恢复脊柱序列，稳定脊柱，防止和减轻继发性脊髓神经损伤，治疗上需脊柱和脊髓两者兼顾。应综合考虑骨折类型、稳定性、是否并发脊髓损伤及程度，以及是否并发其他损伤及程度等因素，选择合适的治疗方法和手段。

稳定骨折、不伴有神经症状及无影像学潜在的脊髓损伤，不伴有椎弓根和小关节突骨折，椎管前壁骨折无明显移位病例，可采用后伸复位支具固定，限制活动等非手术治疗。

椎体压缩＞50%，成角＞30°，同时伴有后柱损伤为不稳定骨折，后柱损伤包括多根肋骨骨折，横突骨折或棘突间距增宽。若不积极治疗，可产生进行性后凸畸形和神经损伤。对于不稳定的中上胸椎骨折脱位，应积极手术治疗，为脊髓神经功能的恢复创造条件。对并发不完全性脊髓损伤的中上胸椎骨折脱位，应早期彻底脊髓减压并重建脊柱稳定性。

（四）并发症

胸脊髓损伤并发症最常见的是呼吸系统的并发症，与长期卧床、吸烟、并发肋骨骨折、较高水平的胸脊髓损伤可影响膈肌或肋间肌，使呼吸和咳嗽力量减弱有关。其次是泌尿系统并发症，胸脊髓损伤后副交感神经支配减弱，使膀胱过度充盈、膀胱输尿管反流、膀胱内压增高、膀胱内残留尿增多和尿道结石，持续性导尿等都增加了泌尿系感染的风险。深静脉血栓形成是较危险的并发症之一，均发生在完全性脊髓损伤患者，但也有的学者报道与脊髓损伤的严重程度无关，常发生在损伤后的 2 周内。脊髓损伤程度严重和存在多发伤的患者容易发生并发症，并发症的发生与患者的年龄无关。

手术并发症包括伤口感染、术后假关节活动、内固定失效等。

第2节　脊髓损伤

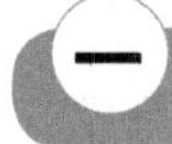

一　脊髓损伤的病理生理机制

1. 脊髓轻微损伤和脊髓震荡　脊髓轻微损伤仅为脊髓灰质有少数小出血灶，神经细胞、神经纤维水肿，基本不发生神经细胞坏死或轴突退变，一般数小时到 2～3 周逐渐恢复，组织学上基本恢复正常，脊髓震荡，脊髓神经细胞结构正常，无形态学改变。

2. 不完全性脊髓损伤　伤后 3 小时灰质中出血较少，白质无改变，此病变呈非进行性，是可逆性的，6～10 小时出血灶扩大不多，神经组织水肿 24～48 小时以后逐渐消退。不完全性脊髓损伤程度有轻、重差别，重者可出现坏死软化灶，胶质代替，保留部分神经纤维；轻者仅有中心小的坏死灶，保留大部分神经纤维。

3. 完全性脊髓损伤　伤后 3 小时脊髓灰质中多灶性出血，白质尚正常，6 小时灰质中出血增多，白质水肿，12 小时后白质中出现出血灶，神经轴突开始退变，灰质中神经细胞退变坏死，白质中神经轴突开始退变，24 小时灰质中心出现坏死，白质中多处轴突退变，48 小时灰质中心软化，白质退变。总之，在完全性脊髓损伤，脊髓内的病变进行性加重，从中央出血至全脊髓出血水肿，从中心坏死到大范围脊髓坏死，可长达 2～3cm，晚期则为胶质组织代替。

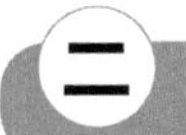

二 诊断

1. 诊断标准　包括脊髓损伤平面、脊髓损伤性质和脊髓损伤严重度的诊断。

（1）脊髓损伤平面的诊断：通过确定保留脊髓正常感觉功能及运动功能的最低脊髓节段进行诊断。体检时要按照浅深感觉、运动、浅深反射、病理反射仔细检查，方能确定脊髓损伤的平面。

（2）脊髓损伤后表现为损伤平面以下感觉、运动和括约肌障碍。

（3）脊髓损伤严重度分级：可作为脊髓损伤的自然转归和治疗前后对照的观察指标。依据脊髓损伤的临床表现进行分级，目前国际上较常用脊髓损伤 ASIA 神经功能分类标准（2006 年修订）。

A 完全性损伤：在骶段 S_4～S_5（鞍区）无任何感觉或运动功能保留。

B 不完全性损伤：在神经平面以下包括骶段 S_4～S_5 存在感觉功能，但无运动功能。

C 不完全性损伤：在神经平面以下存在运动功能，且平面以下一半以上的关键肌肌力小于 3 级（0～2 级）。

D 不完全性损伤：在神经平面以下存在运动功能，且平面以下至少一半的关键肌肌力大于或等于 3 级。

E 正常：感觉和运动功能正常。

注：当一个患者被评为 C 或 D 级时，他必须是不完全性损伤，即在骶段 S_4～S_5 有感觉或运动功能存留。此外，该患者必须具备如下两者之一：①肛门括约肌有自主收缩。②运动平面以下有 3 个节段以上有运动功能保留。

2. 诊断流程　如图 46-3 所示。

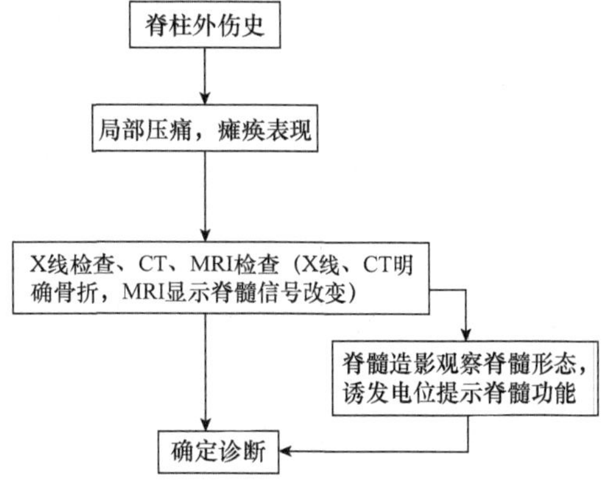

图 46-3　脊髓损伤诊断流程

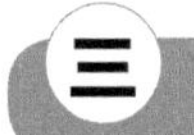

三 治疗

1. 早期治疗　按照脊髓损伤的病理改变，无论是不完全性损伤还是完全性损伤，都应早期治疗，尤其是疑为非横断性完全性脊髓损伤，能在伤后 6 小时内，发生脊髓中心坏死之前进行治疗，才能争取恢复的机会。

2. 整复脊柱骨折脱位　恢复椎管矢状径使脊髓减压，为其恢复提供条件。对于不稳定性脊柱损伤，必要时应用内固定，保持脊柱稳定，以预防其再移位压迫脊柱。一般认为，在伤后 6～8 小时（即所谓金标准手术时间）内进行手术效果最佳。早期外科手术减压治疗对确有明显脊髓受压的不完全性脊髓损伤有一定效果，但对完全性脊髓损伤的效果却极为有限，采取手术治疗的主要目的是维持脊柱的稳定性。

3. 治疗脊髓损伤　脊髓横断尚无有效治疗方法，不完全性脊髓损伤于减压之后，一般无须特殊治疗。但对完全性脊髓损伤，整复骨折脱位使脊髓减压，尚不足以停止其病理进程的发展，对此种损伤及严重不完全截瘫，可针对其病理改变的某些因素，采用综合治疗方法。

第3节 骨盆骨折

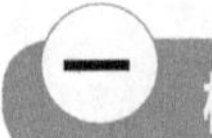

概述

骨盆位于躯干与下肢之间，是负重的主要结构；同时盆腔内有许多重要脏器，骨盆对其起保护作用。骨盆骨折可造成躯干与下肢的桥梁失去作用，同时可造成盆腔内脏器的损伤。随着现代工农业的发展和交通的发达，各种意外和交通事故迅猛增加，骨盆骨折的发生率也迅速增高。

（一）发病机制

引起骨盆骨折的暴力主要有以下3种方式：

1. 直接暴力　由于压砸、碾轧、撞挤或高处坠落等损伤所致骨盆骨折，多系闭合伤，且伤势多较严重，易并发腹腔脏器损伤及大量出血、休克。

2. 间接暴力　由下肢向上传导抵达骨盆的暴力，因其作用点集中于髋臼处，故主要引起髋臼中心脱位及耻、坐骨骨折。

3. 肌肉牵拉　肌肉突然收缩致使髂前上棘、髂前下棘及坐骨结节骨折。

（二）分类

由于解剖上的复杂性，骨盆骨折有多种分类，依据不同的标准，可有不同的分法。Tile于1988年在Pennal分型的基础上提出了稳定性概念，是目前广泛应用的分型，他将骨盆骨折分为：

A型（稳定）：可进一步分为2组。A_1型骨折为未累及骨盆环的骨折，如髂嵴或坐骨结节的撕脱骨折和髂骨翼的孤立骨折；A_2型骨折为骨盆环轻微移位的稳定骨折，如老年人中通常由低能量坠落引起的骨折。

B型（旋转不稳定但垂直稳定）：表现为旋转不稳定，B_1型骨折包括“翻书样”骨折或前方压缩损伤，此时前骨盆通过耻骨联合分离或前骨盆环骨折而开放，后骶髂的骨间韧带保持完整。

C型（旋转和垂直均不稳定）：包括垂直剪切损伤和造成后方韧带复合体破坏的前方压缩损伤。C_1型骨折包括单侧的前后复合骨折，且依后方骨折的位置再分为亚型；C_2型骨折包括双侧损伤，一侧部分不稳定，另一侧不稳定；C_3型骨折为垂直旋转均不稳定的双侧骨折。Tile分型直接与治疗选择和损伤的预后有关。

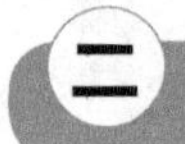

诊断

（一）临床表现

1. 全身表现　主要因受伤情况、合并伤、骨折本身的严重程度及所致的并发症等的不同而不尽相同。

2. 局部表现　不同部位的骨折有不同的症状和体征。

（1）骨盆前部骨折的症状和体征：骨折时腹股沟、会阴部、耻骨联合部及坐骨结节部疼痛明显，活动受限，会阴部、下腹部可出现瘀斑，伤侧髋关节活动受限，可触及异常活动及听到骨擦音。骨盆分离、挤压试验呈阳性。

（2）骨盆外侧部骨折的症状和体征：骨折部局部肿胀、疼痛、伤侧下肢因疼痛而活动受限，被动活动伤侧肢体可使疼痛加重，局部压痛明显，可触及骨折异常活动及听到骨擦音。髂骨骨折时骨盆分离、挤压试验呈阳性，髂前下棘撕脱骨折可有“逆行性”运动，即不能向前移动行走，但能向后倒退行走。

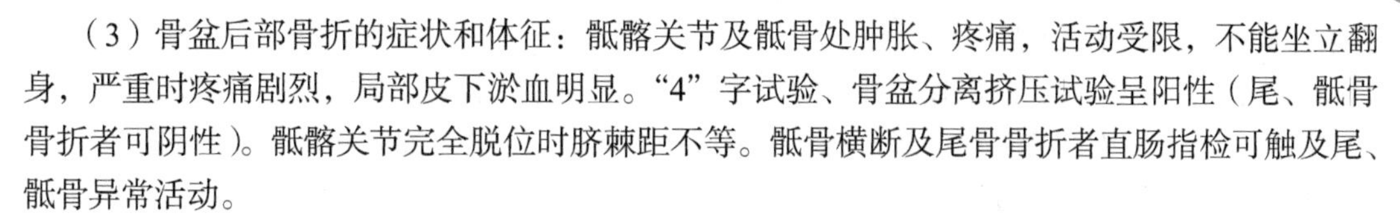

（3）骨盆后部骨折的症状和体征：骶髂关节及骶骨处肿胀、疼痛，活动受限，不能坐立翻身，严重时疼痛剧烈，局部皮下淤血明显。“4”字试验、骨盆分离挤压试验呈阳性（尾、骶骨骨折者可阴性）。骶髂关节完全脱位时脐棘距不等。骶骨横断及尾骨骨折者直肠指检可触及尾、骶骨异常活动。

（二）诊断

1. 外伤史　询问病史时应注意受伤时间、方式及受伤原因、伤后处理方式、液体摄入情况、大小便情况。对女性应询问月经史、是否妊娠等。

2. 体格检查

（1）一般检查：仔细检查患者全身情况，明确是否存在出血性休克、盆腔内脏器损伤，是否合并颅脑、胸腹脏器损伤。

（2）骨盆部检查：①视诊。伤员活动受限，局部皮肤挫裂及皮下淤血存在，可看到骨盆变形、肢体不等长等。②触诊。正常解剖标志发生改变，如耻骨联合、髂嵴、髂前上棘、坐骨结节、骶髂关节、骶尾骨背侧可发现其存在触痛、位置发生变化或本身碎裂及异常活动，可存在骨擦音，直肠指检可发现尾骶骨有凹凸不平的骨折线或存在异常活动的碎骨片，合并直肠破裂时，可有指套染血。

（3）特殊试验：骨盆分离、挤压试验阳性，表明骨盆环完整性破坏；“4”字试验阳性，表明该侧骶髂关节损伤。特殊体征：Destot 征——腹股沟韧带上方下腹部、会阴部及大腿根部出现皮下血肿，表明存在骨盆骨折；Ruox 征——大转子至耻骨结节距离缩短，表明存在侧方压缩骨折；Earle 征——直肠检查时触及骨性突起或大血肿且沿骨折线有压痛存在，表明存在尾骶骨骨折。

3. X 线检查　是诊断骨盆骨折的主要手段，不仅可明确诊断，更重要的是能观察到骨盆骨折的部位、骨折类型，并根据骨折移位的程度判断骨折为稳定或不稳定及可能发生的并发症。一般来说，90% 的骨盆骨折仅摄骨盆前后位 X 线片即可诊断。

4. 骨盆骨折 CT 扫描　能对骨盆骨及软组织损伤，特别是骨盆环后部损伤提供连续的横断面扫描，能发现一些 X 线平片不能显示的骨折和韧带结构损伤。对于判断旋转畸形和半侧骨盆移位有重要意义，对耻骨支骨折并伴有髋臼骨折特别适用。此外，对骨盆骨折内固定，CT 能准确显示骨折复位情况、内固定物位置是否恰当及骨折愈合情况。

5. MRI　适用于骨盆骨折的并发损伤，如盆内血管的损伤、脏器的破裂等，骨盆骨折急性期则少用。

6. 数字减影技术（DSA）　对骨盆骨折并发大血管损伤特别适用，可发现出血的部位同时确认血管栓塞。

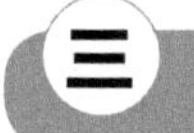

三　治疗

（一）急救

1. 院前急救　抢救人员在到达事故现场后，首先应解救伤员，去除压在伤员身上的一切物体，随后应快速检测伤员情况并做出应急处理。一般按以下顺序进行。

（1）气道情况：判断气道是否通畅、有无呼吸道梗阻，气道不畅或梗阻常由舌后坠或气道异物引起，应予以解除，保持气道通畅，有条件时行气管插管以保持通气。

（2）呼吸情况：如果伤员气道通畅仍不能正常呼吸，则应注意胸部的损伤，特别注意有无张力性气胸及连枷胸存在，可对存在的伤口加压包扎及固定，条件允许时可给予穿刺抽气减压。

（3）循环情况：判断心跳是否存在，必要时行胸外心脏按压，判明大出血部位压迫止血，有条件者可应用抗休克裤加压止血。

（4）骨折情况：初步判定骨盆骨折的严重程度，以被单或骨盆止血兜固定骨盆，双膝、双踝之间夹以软枕，把两腿捆在一起，然后将患者抬到担架上，并用布带将膝上下部捆住，固定在硬担架上，如发现开放伤口，应用干净敷料覆盖。

（5）后送伤员：一般现场抢救要求在10分钟之内完成，而后将伤员送到附近有一定抢救条件的医院。

2．急诊室内抢救　McMurray倡导一个处理顺序的方案，核心：首先，处理危及生命的损伤及并发症；其次，及时对骨折进行妥善处理，称A-F方案，即：

A——呼吸道处理。

B——输血、输液及出血处理。

C——中枢神经系统损伤处理。

D——消化系统损伤处理。

E——排泄或泌尿系统损伤处理。

F——骨折及脱位的处理。

（1）低血容量休克的救治：由于骨盆骨折最严重的并发症是大出血所致的低血容量休克，所以对骨盆骨折的急救主要是抗休克。

1）尽可能迅速控制内外出血：对于外出血用敷料压迫止血；对于腹膜后及盆腔内出血用抗休克裤压迫止血；对于不稳定骨盆骨折的患者，经早期的大量输液后仍有血流动力学不稳，应行急症外固定以减少骨盆静脉出血及骨折端出血。对骨盆骨折的急诊外固定的详细方法将在下面讨论。有条件者可在充分输血、输液并控制血压在90mmHg以上时行数控减影血管造影术（DSA）下双侧髂内动脉栓塞。

2）快速、有效补充血容量：初期可快速输入2000～3000ml平衡液，而后迅速补充全血，另外可加血浆、右旋糖酐等，经过快速、有效的输血、输液，如果患者的血压稳定、中心静脉压（CVP）正常、神志清楚、脉搏有力、心率减慢，说明扩容有效，维持一定的液体即可。如果经输血、输液后仍不能维持血压或血压上升但液体减慢后又下降，说明仍有活动性出血，应继续输液，特别是输胶体液。必要时手术止血。

3）通气与氧合：足量的通气及充分的血氧饱和度是抗低血容量休克的关键辅助措施之一，应尽快给予高浓度、高流量面罩吸氧。必要时行气管插管，使用加压通气以改善气体交换，提高血氧饱和度。

4）纠正酸中毒及电解质紊乱：休克时常伴有代谢性酸中毒。碳酸氢钠的使用最初可给予每千克体重1mmol/L，以后在血气分析结果指导下决定用量。

5）应用血管活性药物：一般可应用多巴胺，最初剂量为2～5μg/（kg·min），最大可加至50μg/（kg·min）。

（2）骨盆骨折的临时固定：骨盆外固定有多种方法，简单的外固定架主要用于翻书样不稳定骨折。

（二）进一步治疗

1．非手术治疗

（1）卧床休息：大多数骨盆骨折患者通过卧床休息数周可痊愈。

（2）牵引：可解痉止痛、改善静脉回流、减少局部刺激、纠正畸形、固定肢体、促进骨折愈合，并方便护理。骨盆骨折中应用牵引治疗一般牵引重量较大，占体重的1/7～1/5，牵引时

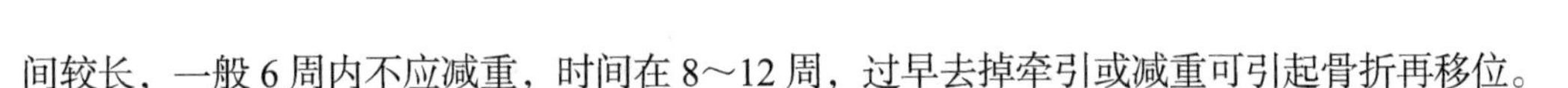

间较长，一般6周内不应减重，时间在8～12周，过早去掉牵引或减重可引起骨折再移位。

（3）石膏外固定：一般用双侧短髋“人”字形石膏，固定时间为10～12周。

2. 手术治疗

（1）骨盆骨折的外固定术：外固定术最适用于移位不明显、不需要复位的垂直稳定而旋转不稳的骨折。6周后摄X线片证实股骨头已复位即可去除牵引，带外固定下地，患肢不负重，8周后除去外固定器。

（2）骨盆骨折的内固定：内固定适用于一些旋转及垂直均不稳的骨折，术后3～4周可带外固定架下床活动。

自 测 题

一、名词解释

骨盆挤压分离试验

二、选择题

A_1/A_2 型题

1. 患者，男性，30岁。车祸导致右髋臼粉碎性骨折。查体：血压80/50mmHg，脸色苍白，右足不能背伸。最适当的处理是（　　）
   A. 行骨盆X线检查
   B. 行骨盆CT检查
   C. 行腰椎MRI检查
   D. 行详细的体格检查
   E. 开放输液通道、补液、抗休克治疗
2. 患者，男性，30岁。车祸导致右髋臼粉碎性骨折。查体：血压80/50mmHg，脸色苍白，右足不能背伸。此时最有可能的并发症是（　　）
   A. 失血性休克　　B. 结直肠损伤
   C. 泌尿系损伤　　D. 生殖器损伤
   E. 神经损伤
3. 脊柱损伤伤员的正确搬运方法是（　　）
   A. 二人分别抱头抱脚平放于硬板上后送
   B. 二人用手分别托住伤员头、肩、臀和下肢，平放于帆布担架上后送
   C. 一人抱起伤员放于门板担架上后送
   D. 二人用手分别托住伤员头、肩、臀和下肢，动作一致将伤员搬起平放于门板或担架上后送
   E. 无搬运工具时可背负伤员后送
4. 脊柱骨折造成脱位并脊髓半切损伤，其损伤平面以下的改变是（　　）
   A. 双侧肢体完全截瘫
   B. 同侧肢体运动消失，双侧肢体深浅感觉消失
   C. 同侧肢体运动和痛温觉消失，对侧肢体深感觉消失
   D. 同侧肢体运动和深感觉消失，对侧肢体痛温觉消失
   E. 同侧肢体温痛觉消失，对侧肢体运动和深感觉消失
5. 下列哪项不属于不稳定型脊柱骨折（　　）
   A. 椎体粉碎性骨折
   B. 第1颈椎半脱位
   C. 椎体骨折脱位
   D. 腰椎板、关节突骨折
   E. 两侧腰及横突骨折
6. 判断脊柱骨折脱位是否并发脊髓损伤，下列检查最重要的是（　　）
   A. X线摄片
   B. CT
   C. MRI
   D. 腰穿作奎肯试验及脑脊液生化检查
   E. 神经系统检查
7. 患者，男性，40岁，煤矿工人。被煤块砸伤腰背部，感到腰痛，伴两下肢运动障碍及大小便失禁1天入院。体检：腹胀、肠

蠕动减慢，胸腰段有后突畸形，明显按痛和叩痛。在耻骨上平面以下感觉丧失，两下肢运动丧失，但左足趾及踝部尚有主动伸屈活动，X线片示胸椎压缩粉碎性骨折，胸至腰间有移位。对其并发症的防治，不需要考虑的是（　　）

A. 防止褥疮

B. 防治泌尿系感染和结石

C. 便秘

D. 防治呼吸道感染

E. 体温失调

8. 下列哪种类型的脊髓损伤预后最好（　　）

A. 脊髓震荡

B. 脊髓挫伤

C. 脊髓断裂

D. 脊髓和神经根损伤

E. 马尾损伤

9. 建筑工人不慎坠楼，腰剧痛，双下肢感觉障碍，二便功能障碍。经X线平片检查，诊断为胸腰段屈曲型压缩骨折合并脊髓损伤，为进一步明确骨折片向椎管内移位的情况，最有价值的检查是（　　）

A. CT　　B. MRI

C. ECT　　D. 脊髓造影

E. X线断层摄影

10. 20岁外伤患者，X线摄片发现胸椎体前方压缩1/3，双下肢感觉运动好，大小便正常。最适宜采取的治疗方法是（　　）

A. 腰部垫厚枕，加强功能锻炼

B. 石膏背心固定

C. 手术复位，内固定

D. 两桌法过伸复位加石膏背心固定

E. 双踝悬吊法复位加石膏背心固定

11. 患者，男性，30岁，建筑工人。2小时前从5m高处坠落，颈部着地，四肢不能活动，颈部以下皮肤感觉减退，平片示颈椎椎体脱位，首先应该进行的治疗是（　　）

A. 颈椎牵引

B. 颈托固定

C. 手法复位

D. 急症手术治疗

E. 大剂量甲泼尼龙冲击治疗

12. 颈部的屈伸活动主要位于（　　）

A. 寰枕关节　　B. 寰枢关节

C. 椎间小关节　　D. 上颈椎

E. 下颈椎

13. 能明确脊椎压缩性骨折的是（　　）

A. X线检查　　B. 压痛

C. 瘀斑　　D. 功能障碍

E. 反常活动

14. 脊柱外伤造成脊髓休克，是由于（　　）

A. 因脊髓受血肿等压迫

B. 骨折片刺入脊髓

C. 脊髓神经细胞遭受震荡，产生暂时性功能抑制，发生传导障碍

D. 外伤后脊髓神经细胞遭到破坏

E. 脊髓上、下行传导束断裂

15. 脊柱屈曲型损伤最常发生的部位为（　　）

A. 颈椎　　B. 颈胸椎交界处

C. 胸椎　　D. 胸腰椎交界处

E. 腰椎

三、问答题

1. 脊髓损伤的病理分型有哪些？

2. 骨盆骨折常见的并发症有哪些？

3. 胸腰椎骨折的主要分类有哪些？

4. 患者，男性，35岁。入院前4小时自3m高处摔下，臀部着地，伤后胸背部痛。查体T处明显肿胀、压痛，后突畸形，双下肢肌力0级，为软瘫，无感觉存在，损伤平面下无反射，X线显示T爆裂骨折，局部后突角为31°，患者目前脊髓损伤程度是什么？还需要做哪些检查？主要治疗方案是什么？

5. 患者，女性，40岁。骑车时摔倒，前额着地，伤后上肢肌力为0～2级，下肢肌力为4级，括约肌功能正常。X线检查无骨折，可见颈椎明显退变，该患者的诊断是什么？还需要做什么辅助检查？

（杨　阳）

第 47 章 周围神经损伤

第 1 节 概　　述

（一）解剖

每一节段的脊神经都在椎间孔内或椎间孔附近由感觉根或后根与运动根或前根汇合而成。31 对混合性脊神经从脊柱两侧离开各自的椎间孔分布到同侧躯干和肢体：8 对颈神经、12 对胸神经、5 对腰神经、5 对骶神经和 1 对尾神经。离开椎间孔的混合性脊神经接受其交感成分后立即分为前支和后支。神经纤维是神经元胞体的突起，由轴索、髓鞘和施万鞘组成。轴索构成神经纤维的中轴，功能是神经元和神经终末结构之间神经冲动的传导（图 47-1）。

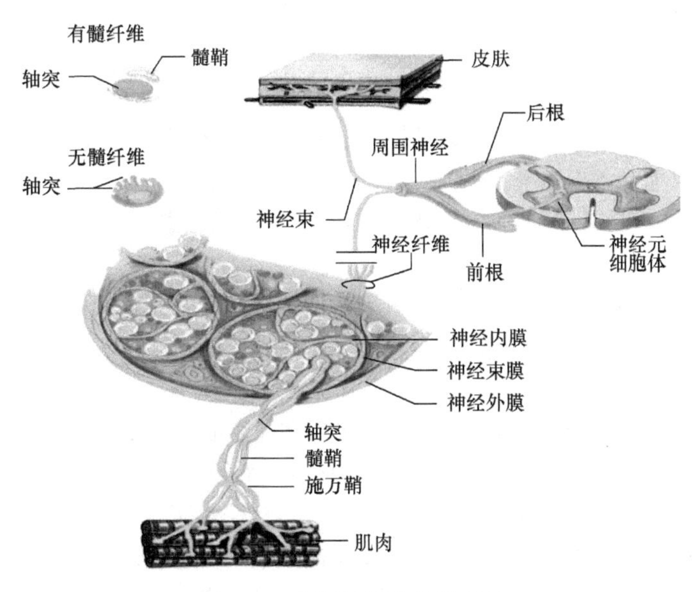

图 47-1　周围神经的显微解剖

髓鞘由髓磷脂和蛋白质组成，包在轴索外，呈若干节段，中断部称郎飞结，具有防止兴奋扩散的作用。施万鞘由施万细胞组成，是神经再生的通道。

按损伤程度和性质，周围神经损伤可分为以下 3 类：①神经传导功能障碍；②神经轴索中断；③神经断裂。

（二）病理与再生

（1）破坏后首先是神经纤维远端发生沃勒变性：远端轴索及髓鞘伤后数小时即发生结构改变、溶解，被巨噬细胞吞噬，2～3 天后逐渐分解成小段或碎片；2～3 周后形成施万鞘的管道，近端再生的神经纤维可长入其中。

（2）伤后 1 周，近端轴索长出许多再生的支芽，如神经两断端连接，再生的支芽中如有一根长入远端的施万鞘的空管内，并继续以 1～2mm/d 的速度向远端生长，直至终末器官。

（3）如神经两端不连接，近端再生的神经元纤维组织，迂曲呈球形膨大，称为假性神经瘤。远端施万细胞和成纤维细胞增生，形成神经胶质瘤。

（三）临床表现与诊断

1. 运动功能障碍　表现为肌肉弛缓性瘫痪，主动运动、肌张力和反射均消失。

2. 感觉功能障碍　表现为触温觉、痛觉减退；神经为部分损伤时，表现为感觉减退、过敏或异常感觉。

检查方式：①检查神经的绝对支配区，如正中神经的绝对支配区为示、中指远节，尺神经为小指。②感觉功能检查对神经功能恢复的判断有意义，特别是两点辨别觉。

3. 自主神经功能障碍　①伤后立即表现为血管扩张、汗腺停止分泌，出现皮肤潮红、皮温增高、干燥无汗等。②晚期因血管收缩出现神经营养性改变，表现为皮肤苍白、皮温降低、自觉寒冷，皮纹变浅触之光滑。还有指甲增厚、生长缓慢、弯曲等。

4. 叩击实验（Tinel 征）①局部按压或叩击神经干，局部出现针刺性疼痛，并且该神经支配区域出现麻痛感即为阳性，表示神经损伤部位。②若从神经修复处向远端沿神经干叩击，Tinel 征阳性提示神经恢复。

5. 神经电生理检查　是为了判断神经损伤的部位、程度，帮助观察损伤神经再生及恢复情况。

（1）肌电检查：通过将肌肉、神经兴奋时生物电流的变化描记成图，判断神经肌肉所处的功能状态。①正常波形为松弛状态，描记图形成一条直线，称电静息，轻收缩为单相电位，称单纯相；中度收缩为混合相；最大收缩为干扰相。②损伤 3 周后呈现失神经支配的纤颤、正相电位；修复后出现新生电位→复合电位→混合相、干扰相肌电图的转变；神经传导速度减慢。

（2）体感诱发电位：刺激周围神经从而引起冲动，传播到大脑皮质感觉区，从头部记录诱发电位以了解感觉通路是否处于正常状态。

（四）治疗原则

1. 闭合性损伤　大部分属于神经传导功能障碍和神经轴索断裂，多能自行恢复。应观察 3 个月，其间可进行必要的药物和物理治疗，采用 Tinel 征和肌电图检查评估。若神经功能无恢复或部分神经功能恢复后停留在一定水平不再有进展，则应手术探查。

2. 开放性损伤　①切割伤，创口整齐且较清洁，均应一期缝合。②辗压伤和撕脱伤致神经缺损，将两神经断端与周围组织固定，行二期修复。③伤口曾感染或发生火器伤、高速震荡伤，其伤的程度和范围不易确定，宜二期修复，为伤后 2～4 周。④开放性损伤，神经连续性存在，神经大部分功能或重要功能丧失，伤后 2～3 个月无明显再生征象者，应立即手术探查。

3. 手术方式　①神经缝合法：包括神经外膜缝合，适用于混合神经损伤；神经束膜缝合术适用于单一功能束损伤。②神经移植术：适用于神经缺损时，常取自体腓肠神经；③其他：神经松解术、神经植入术、神经移位术等。

第 2 节 上肢神经损伤

（一）解剖

1. 上肢神经源自臂丛神经 由第 5～8 颈神经根及第 1 胸神经根前支组成，由颈 5、6 组成上干，颈 7 延续为中干，颈 8、胸 1 组成下干。上、中干前股组成外侧束，下干前股为内侧束，三干的后股组成后束。

2. 运动支配 ①腋神经支配三角肌和小圆肌；肌皮神经支配肱二头肌和肱肌。②桡神经支配上臂伸肌、前臂伸肌，常见于颈 7 根、中干损伤。③正中神经、尺神经支配前臂屈肌及手内在肌，常见于颈 8、胸 1 根或下干损伤。

3. 感觉支配 颈 5 支配上臂外侧；颈 6 支配前臂外侧及拇、示指；颈 7 支配中指；颈 8 支配环指、小指及前臂内侧；胸 1 支配上臂内侧中、下部。

（二）臂丛神经损伤

1. 上臂丛的颈 5、6 根或上干损伤 表现为肩外展和屈肘功能障碍。

2. 下臂丛的颈 8、胸 1 根或下干损伤 表现为尺神经支配肌肉麻痹及部分正中神经和桡神经功能障碍。单独颈 7 或中干损伤少见，常合并上干或下干损伤，表现为桡神经功能障碍。

3. 全臂丛损伤 表现为整个上肢肌呈弛缓性麻痹，主动运动、肌张力和反射均消失。

4. 若臂丛神经为根性撕脱伤 可出现 Homer 征，即患侧眼睑下垂、瞳孔缩小、眼裂变窄、额面部无汗等。

5. 臂丛神经损伤 除支配肌肉麻痹外，相应支配的皮肤感觉区域出现感觉减退或消失。

（三）正中神经损伤

正中神经肘上无分支，前臂段有很多分支，支配旋前圆肌、指浅屈肌、桡侧腕屈肌、掌长肌、示指和中指指深屈肌、拇长屈肌、旋前方肌。在手单部支配拇短展肌、拇短屈肌外侧头、拇指对掌肌和 1、2 蚓状肌，3 条指掌侧总神经支配桡侧 3 个半手指掌面和近侧指关节以远背侧的皮肤（图 47-2）。切割伤较多见。分为高位损伤（肘上）和低位损伤（腕部）。

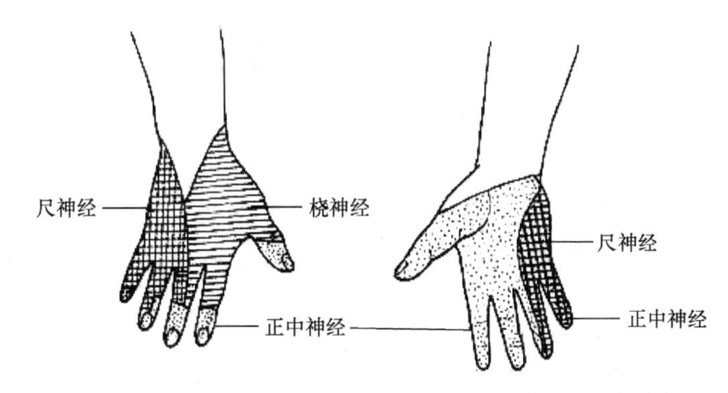

图 47-2 正中神经、桡神经和尺神经损伤后引起手部皮肤感觉丧失范围

1. 腕部损伤 鱼际肌和蚓状肌麻痹及所支配的手部感觉障碍，可见于肱骨髁上骨折、割腕。①运动：大鱼际肌瘫痪，拇外展对掌不良；②感觉障碍：桡侧掌面 3 个半手指；③畸形：猿手畸形。

2. 肘上损伤 除上述表现外，伴有拇指和示指、中指屈曲功能障碍。

（四）尺神经损伤

尺神经支配前臂尺侧腕屈肌、屈指深肌尺侧半，支配手部的小鱼际肌、拇内收肌、所有骨间肌、3～4蚓状肌。

尺神经易在腕部和肘部损伤。低位（腕部）损伤：①运动。小鱼际肌瘫痪，拇指与小指对指不良；骨间肌瘫痪，夹纸试验阳性；拇内收肌瘫痪，Froment 征阳性（图 47-3）。②感觉障碍。尺侧掌面 1 个半手指。③畸形，即爪形手（图 47-4）。高位（肘上）损伤：除上述表现外，伴有环指、小指末节屈曲功能障碍。

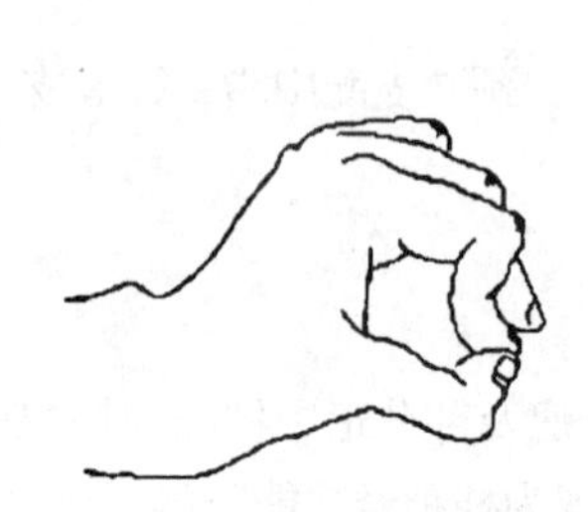

图 47-3 Froment 征阳性

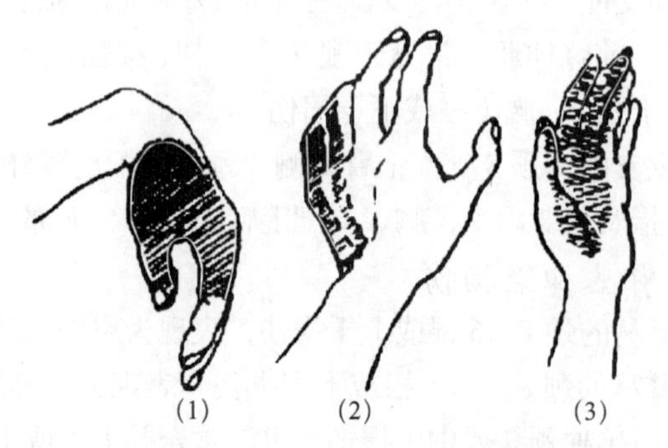

图 47-4 正中神经、桡神经和尺神经手形改变

（1）垂腕（桡神经损伤）；（2）爪形手（尺神经损伤）；（3）猿手（正中神经损伤）

（五）桡神经损伤

桡神经在上臂支配肱三头肌；在肘部支配肱桡肌、桡侧腕长伸肌。深支支配桡侧腕短伸肌、旋后肌、尺侧腕伸肌、指总伸肌、示指和小指固有伸肌、拇长展肌、拇长伸肌、拇短伸肌。

桡神经在桡骨中、下 1/3 交界处紧贴桡骨，该处骨折所致的桡神经损伤最为常见，损伤时表现：①运动。主要表现为伸腕、伸拇、伸指、前臂旋后障碍。②感觉。手背桡侧（虎口区）和桡侧 3 个半手指背面皮肤感觉障碍。③畸形。典型的畸形为垂腕。④若为桡骨头脱位所致的桡神经深支损伤，伸腕功能基本正常，而仅有伸拇、伸指障碍，无手部感觉障碍。

第 3 节　下肢神经损伤

下肢神经由前方的股神经和后方的坐骨神经及分支（胫神经和腓总神经）组成。

（一）股神经损伤

股神经源自腰丛（腰 2～4）神经，支配缝匠肌、股四头肌，皮支支配小腿内侧皮肤。股神经损伤较少见，表现为股四头肌麻痹所致膝关节伸直障碍及股前和小腿内侧感觉障碍。

（二）坐骨神经损伤

坐骨神经来源于腰 4、5 和骶 1～3 神经。若为高位损伤，则引起股后部肌肉及小腿和足部所有肌肉全部瘫痪，导致膝关节不能屈、踝关节与足趾运动功能完全丧失，呈足下垂。小腿后外侧和足部感觉丧失。若在股后中、下部损伤，则腘绳肌正常，膝关节屈曲功能保存仅表现踝、足趾功能障碍。

（三）胫神经损伤

胫神经于腘窝中间最浅，股骨髁上骨折及膝关节脱位易损伤胫神经。损伤后表现：①运动：小腿后侧屈肌群及足底内在肌麻痹。踝跖屈、内收、内翻障碍；足趾跖屈、外展和内收障碍。②感觉：小腿后侧、足背外侧、跟外侧和足底感觉障碍。③畸形：呈钩状足。此类损伤多为挫伤，应观察 2～3 个月，无恢复表现时应手术探查。

（四）腓总神经损伤

腓总神经损伤，易在腓骨小头处损伤，损伤后表现叙述如下。①运动：小腿前外侧伸肌麻痹；足背屈、外翻功能障碍；伸𧿹、伸趾功能丧失。②感觉：小腿前外侧和足背前、内侧感觉障碍。③畸形：内翻下垂畸形，“马蹄”内翻足（图 47-5）。

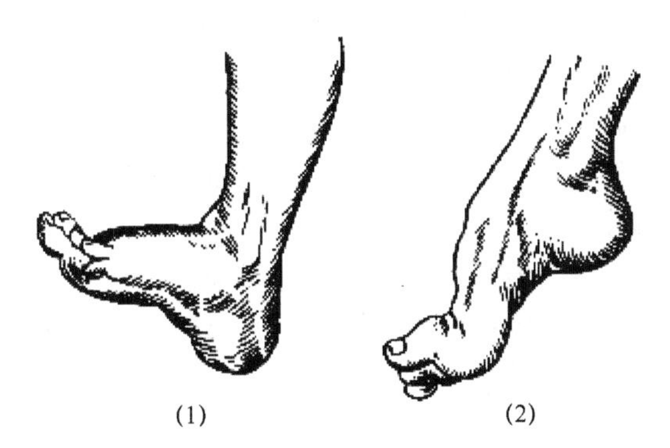

图 47-5 钩状足和“马蹄”内翻足

（1）钩状足（胫神经损伤）；（2）“马蹄”内翻足（腓总神经损伤）

第 4 节 周围神经卡压综合征

周围神经行经的隧道、包膜、筋膜因各种原因产生狭窄或组织增生、肥厚、粘连等均可致神经被挤压，长此下去便可产生神经传导功能障碍，严重者可致神经永久性损害。这种现象称为神经卡压综合征。

（一）腕管综合征

腕管综合征是正中神经在腕管内受压而表现出的一组症状和体征，是周围神经卡压综合征中最常见的一种。

1. 病因 外源性压迫；管腔本身变小；管腔内容物增多、体积增大；职业因素。

2. 临床表现

（1）中年女性多见，男性常有职业病史。双腕发病率可高达 30% 以上。

（2）患者首先感到桡侧 3 个手指指端麻木或疼痛，持物无力，以中指为甚。夜间或清晨症状最重，适当抖动手腕症状可以减轻。有时疼痛可牵涉前臂。

（3）体检：拇指、示指、中指有感觉过敏或迟钝。鱼际肌萎缩，拇指对掌无力；腕部正中神经 Tinel 征阳性；屈腕试验（Phalen 征）：屈肘、前臂上举，双腕同时屈曲 90°，1 分钟内患侧即会诱发出正中神经刺激症状，阳性率为 70% 左右（图 47-6）。若触及局部隆起、有压痛或可扪及肿块边缘，提示腕管内有炎症或肿块。

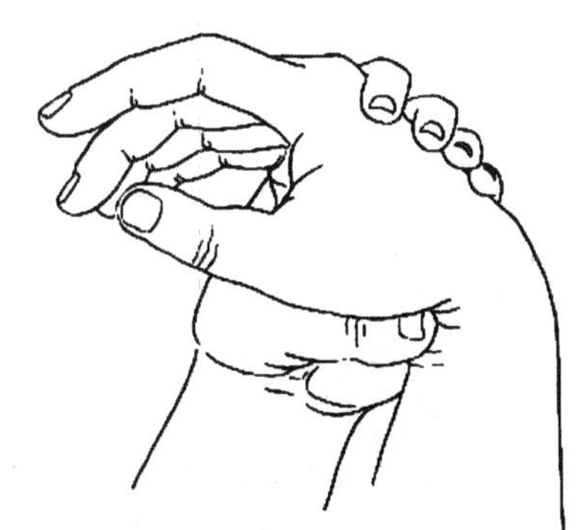

图 47-6 屈腕试验

（4）电生理检查：有神经损害征。

3. 治疗原则 ①非手术治疗：早期，腕关节中立位制动。腕管内注射醋酸泼尼松龙可收到较好效果。②手术治疗：腕横韧带切开减压术。

（二）肘管综合征

肘管综合征是指尺神经在肘部尺神经沟内因慢性损伤而产生的症状和体征。

1. 病因　肘外翻；尺神经半脱位；肱骨内上髁骨折；创伤性骨化。

2. 临床表现　手尺侧1个半手指、小鱼际麻木或刺痛，后期手内在肌萎缩导致爪形手畸形。

3. 尺神经沟Tinel征阳性；夹纸试验阳性；Froment试验阳性。

4. 治疗　尺神经松解、移出神经沟。

（三）旋后肌综合征

旋后肌综合征是桡神经深支（骨间背神经）在旋后肌腱弓附近被卡压，使前臂伸肌功能障碍为主要表现的一种综合征。

1. 临床表现　拇指外展、伸直障碍；2～5指伸直障碍；旋后障碍和虎口区感觉异常不明显。

2. 治疗　一旦诊断成立，即应行神经探查术，切开旋后肌腱弓减压、切除致压物，需要时作神经松解术。

（四）梨状肌综合征

梨状肌综合征是坐骨神经在臀部受到卡压的一种综合征，在下肢神经慢性损伤中最为多见。

1. 临床表现　坐骨神经痛；臀部Tinel征阳性；“4”字试验诱发坐骨神经痛。

2. 治疗　手术解除致病原因。

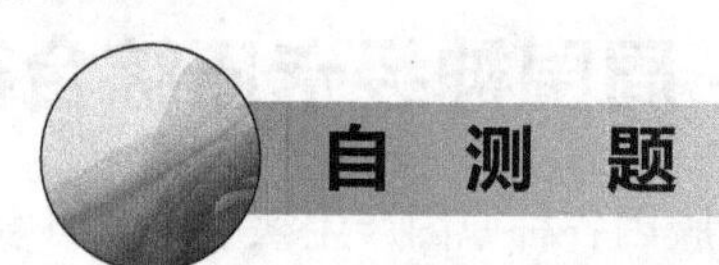

自测题

一、名词解释

腕管综合征

二、选择题

A_1/A_2 型题

1. 损伤后引起猿手畸形的是（　　）
   A. 正中神经　B. 尺神经
   C. 桡神经　D. 腋神经
   E. 臂丛神经

2. 损伤后引起拇指对掌功能障碍的神经是（　　）
   A. 正中神经　B. 尺神经
   C. 桡神经　D. 腋神经
   E. 肌皮神经

3. 腓总神经损伤引起（　　）
   A. 股四头肌麻痹
   B. 小腿三头肌麻痹
   C. 足底感觉障碍
   D. 小腿后侧感觉障碍
   E. 足下垂

4. Tinel征用于判断（　　）
   A. 肌肉损伤情况　B. 肌腱损伤情况
   C. 神经恢复情况　D. 肌腱恢复情况
   E. 血管损伤情况

5. 臂丛神经的组成是（　　）
   A. 颈5、6、7、8和胸1
   B. 颈1、2、3、4
   C. 颈7、8和胸1、2、3
   D. 颈3、4、5、6、7
   E. 胸1、2、3、4

6. 患者，女性，48岁。左腕部玻璃切割伤。表现为左腕部掌侧斜行切口，深达肌层，左手呈爪形手畸形，拇指对掌功能丧失，手指浅感觉丧失。其损伤的神经是（　　）
   A. 正中神经
   B. 尺神经及桡神经

C. 桡神经及正中神经
D. 尺神经及正中神经

7. 患者，男性，38岁。左腹股沟区发现4cm×6cm大小肿物，行肿物切除术后感大腿前部麻木，2周后站立或行走时感膝关节伸直障碍，考虑为（　　）
A. 缝匠肌断裂　　B. 闭孔神经损伤
C. 股神经损伤　　D. 坐骨神经损伤

8. 胫骨平台及腓骨上端骨折，出现足背伸外翻无力，小腿外侧感觉消失。提示哪个神经受损（　　）
A. 胫神经　　B. 腓肠神经
C. 股神经　　D. 坐骨神经
E. 腓总神经

9. 伸直型肱骨髁上骨折最容易损伤、影响最大的组织是（　　）
A. 尺神经　　B. 桡神经
C. 正中神经　　D. 肱动脉
E. 肱静脉

10. 肱骨干骨折最容易损伤的组织是（　　）
A. 尺神经　　B. 桡神经
C. 正中神经　　D. 肱动脉
E. 肱静脉

三、简答题

神经损伤常用的修复方法有哪些？

（阮建伟）

第48章　运动系统慢性损伤

第1节　概　　述

运动系统慢性损伤是一组临床常见病损，可分为软组织慢性损伤、骨的慢性损伤、软骨的慢性损伤、周围神经卡压伤。

（一）分类

1．软组织慢性损伤。

2．骨的慢性损伤。

3．软骨的慢性损伤。

4．周围神经卡压伤。

（二）临床特点

1．局部长期慢性疼痛，但无明确外伤史。

2．特定部位有一压痛点或肿块，常伴有某些特殊的体征。

3．局部无明显急性炎症表现。

4．近期有疼痛部位相关的活动史。

5．部分患者有过或导致运动系统损伤的姿势、工作习惯或职业史。

（三）治疗原则

慢性损伤一定程度上是可以预防的，应防治结合，去除病因，以防为主。

1．限制致伤动作、纠正不良姿势、增强肌力、维持关节的非负重活动和适时改变姿势使应力分散。

2．理疗、按摩等物理治疗可改善局部血液循环、减少粘连。

3．合理应用非甾体抗炎药。

4．合理、正确使用肾上腺糖皮质激素局部注射有助于抑制损伤性炎症，减少粘连。

5．适时采用手术治疗。

第2节　慢性软组织损伤

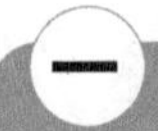

一　腰腿痛

腰腿痛是指腰、腰骶、骶髂、臀部等处的疼痛，可伴有一侧或两侧下肢痛、马尾神经受压

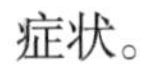

症状。

（一）疼痛性质及压痛点

1. 疼痛性质

（1）局部疼痛：是由于病变本身或继发性肌痉挛所致。其部位较局限，多有固定的明显压痛点，用麻醉剂行局部封闭治疗，疼痛可在短期内迅速消失。

（2）牵涉痛或感应痛：亦称反射痛。其疼痛部位较模糊，少有神经损害的客观体征，但可伴有肌痉挛。

（3）放射痛：是神经根受到损害的特征性表现。病程长者有肌萎缩及皮肤神经营养不良表现。

2. 压痛点　患者在俯卧位、放松肌肉后易找准压痛点。表浅组织疾病的压痛点常有特定的部位：①棘上或棘间韧带劳损压痛点在该棘突表面或两相邻棘突之间。②第 3 腰椎横突综合征压痛点在横突尖端。③臀肌筋膜炎时压痛点多在髂嵴内下方。④臀上皮神经炎的压痛点在髂嵴外 1/3。⑤腰肌劳损的压痛点在腰段骶棘肌中外侧缘。⑥腰骶韧带劳损的压痛点在腰骶椎与髂后上棘之间。

（二）治疗原则

1. 非手术治疗　卧床休息、腰肌锻炼、理疗、按摩、外用非甾体止痛药等。

2. 手术治疗。

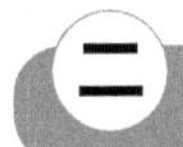

二　颈肩痛

（一）颈椎病

颈椎病指颈椎间盘退行性变及其继发性椎间关节退行性变所致脊髓、神经、血管受压损害而表现的相应症状和体征。

1. 解剖

（1）颈椎：6 个椎间盘，7 个颈椎，8 个神经根。

1）神经根分布：C_5～C_6 椎间孔穿出 C_6 神经根。

2）C_1～C_4 前支组成颈丛，支配面部、颈部、枕部、膈肌；C_5～T_1 前支组成臂丛，支配肩胛、肩、胸肌、上肢。

3）交感神经：上胸段脊髓发出，形成交感神经节、链，发出节后纤维，支配多器官。

（2）关节：寰齿关节，与头部的旋转功能有关。寰枕关节，司头部的屈伸功能。下颈段，司颈部的屈伸功能。钩椎关节（Luschka 关节或弓体关节），防止椎间盘向侧后方突出，但退行性变而增生时，反可刺激侧后方的椎动脉，或压迫后方的颈神经根（图 48-1）。

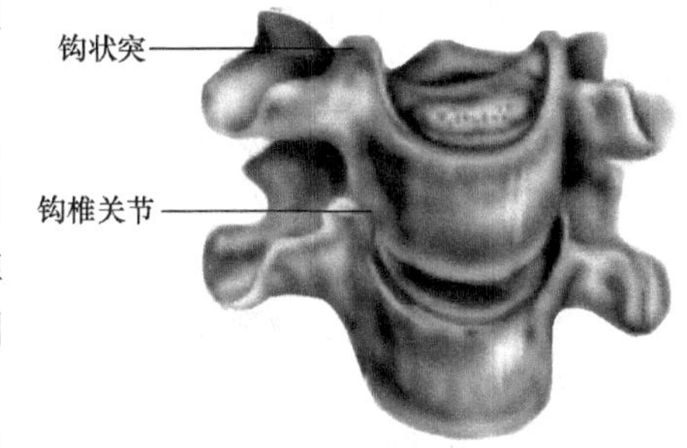

图 48-1　寰齿关节

（3）韧带：后纵韧带在颈段中部厚而坚实，其退变肥厚骨化是椎管狭窄的常见原因。

2. 病因

（1）颈椎退行性变：导致脊柱不稳定、颈椎间盘突出，指后侧纤维环破裂，髓核突入椎管，压迫脊髓和（或）神经。

（2）损伤：在退行性变基础上，急慢性损伤导致颈椎间盘突出等。

（3）颈椎管先天性狭窄：先天椎弓根过短，椎管矢状径小于正常（14～16mm）。

3．分型及临床表现

（1）神经根型颈椎病：最常见的类型，由于颈椎间盘突出，C_4～C_5、C_5～C_6 最常见，钩椎关节或关节突关节增生肥大，压迫颈神经根。表现为颈肩痛，上肢放射痛；皮肤麻木、感觉过敏；可有肌肉萎缩伴肌力下降。查体表现为上肢牵拉试验（Eaton 试验）阳性；压头试验（Spurling 征）阳性。腱反射减弱或消失，如桡骨膜反射。CT 或 MRI 可见椎间盘突出，椎管狭窄、神经根受压迫。

（2）脊髓型颈椎病：最严重的类型，由于颈椎间盘向后突出、后纵韧带肥厚钙化、椎管先天狭窄等因素导致脊髓受压。表现为上肢或下肢无力，僵硬，双手精细动作笨拙、握持无力等；足部触觉障碍，双足踩棉花感，束胸感。四肢乏力，持物不稳为早期表现。查体表现为有感觉障碍平面，肌力减弱，四肢腱反射活跃或亢进，如髌阵挛、踝阵挛；腹壁反射、提睾反射、肛门反射减弱或消失；病理征阳性，如 Hoffmann 征、Babinski 征。CT 或 MRI 可见脊髓受压。

（3）椎动脉型颈椎病：颈椎节段性不稳定，致使椎-基底动脉供血不足。因椎动脉周围有大量交感神经的节后纤维，可出现自主神经症状，表现为心慌、心悸、心律失常、胃肠功能减退等。本型神经系统检查可正常，椎动脉造影检查可为阳性。

（4）交感神经型颈椎病：主要表现为交感神经受刺激的症状。①交感神经兴奋：头痛、偏头痛；伴恶心、呕吐；眼部胀痛，瞳孔扩大或缩小；心跳加速、心律不齐、血压增高等。②交感神经抑制：流泪、鼻塞、耳鸣、心动过缓、血压下降、胃肠胀气等。X 线、CT、MRI 可见颈椎退变明显，但无明显脊髓、神经根压迫。

4．鉴别诊断

（1）神经根型颈椎病的鉴别诊断：粘连性肩关节囊炎、腕管综合征、胸廓出口综合征。鉴别点：放射痛范围、肌电图检查。

（2）脊髓型颈椎病的鉴别诊断

1）肌萎缩型侧索硬化症：是一种原因不明的运动神经元疾病。表现为进行性肌萎缩，从手向近端发展，最后可侵及舌肌和咽部。

与颈椎病的不同点：①对称性发病；②感觉正常，感觉神经传导速度亦正常；③无神经根性疼痛。

2）后纵韧带骨化症：当骨化的后纵韧带厚度超过颈椎椎管的 30% 时，即可出现脊髓压迫症状。可能与劳损、韧带退行性变有关。鉴别点：X 线片的侧位及 CT 片上可明确显示此种病变，诊断较容易。MRI 可反映脊髓受压的情况及有无变性。

5．治疗原则

神经根型、椎动脉型和交感型颈椎病主要行非手术治疗，脊髓型通常需要手术治疗。

（1）非手术治疗：枕颌带牵引适用于脊髓型以外的各型颈椎病。可解除肌痉挛、增大椎间隙、减少椎间盘压力；改善不良工作体位、不良姿势；理疗；口服非甾体抗炎药、肌肉松弛剂。

（2）手术治疗：手术依据颈椎病病理及临床情况决定行颈椎前路或后路手术。

（二）颈项部肌膜纤维织炎

颈项部肌膜纤维织炎是由多种因素导致颈部筋膜肌肉内的微循环障碍，组织渗出、水肿纤维性变而形成的一种非特异性的无菌性炎症。

1．病因

（1）急性创伤：急性创伤后转化为慢性创伤性炎症。

（2）慢性劳损病变：好发于长期低头伏案工作者。

（3）颈椎结构性异常：如存在颈椎曲度异常或不稳时肌肉长期处于紧张状态。

（4）环境因素：寒冷和潮湿因素。

（5）心理因素：如抑郁、强迫症、慢性焦虑状态。

（6）其他某些病毒感染或风湿病与本病的发生亦有一定关联。

2. 临床表现　主要表现为颈项肩背部的慢性疼痛，晨起或天气变化及受凉后症状加重，活动后则疼痛减轻，常反复发作。急性发作时，局部肌肉痉挛、颈项僵直、活动受限。遭遇天气变化，寒冷潮湿或身体过度劳累及精神紧张时症状加重。查体可在疼痛区域内触摸到明显的痛点、痛性结节（筋膜脂肪疝）、索状物，局部肌肉痉挛，严重者颈椎活动受限但无神经受损的表现。拍片或红外热像检查能初步诊断病情。X 线检查可显示一定程度的退变性改变。

3. 治疗　以非手术治疗为主，针对病因采取相应措施，防治结合。包括局部理疗、按摩、口服非甾体抗炎药治疗，局部明显疼痛者可采用肾上腺糖皮质激素封闭治疗。

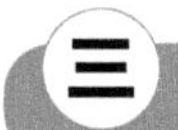

三 棘上韧带、棘间韧带损伤

棘上韧带、棘间韧带损伤多无明确外伤史。腰痛长期不愈，以弯腰时明显，但在过伸时因挤压病变的棘间韧带，也可引起疼痛。部分患者疼痛可向骶部或臀部放射，但不会超越膝关节。检查时在损伤韧带处棘突或棘间有压痛，但无红肿。有时可触及棘上韧带在棘突上滑动。棘间韧带损伤可通过超声或 MRI 证实。本病绝大多数可经非手术治疗治愈。

第 3 节　骨的慢性损伤

骨的慢性损伤包括因韧带、关节囊附着点的长期过度牵拉，退行性变所造成的肥大、增生和骨赘形成等；还包括由于损伤致骨血供障碍继发骨坏死，或由于应力集中而引起的疲劳骨折。

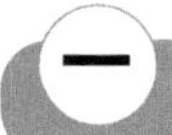

一 疲劳性骨折

骨的某些相对纤细部位或骨结构形态变化大的部位，都易产生应力集中，当受到较长时间的反复、集中的轻微伤力后，反复这一过程，终因骨吸收大于骨修复而导致完全骨折。好发于第 2 跖骨骨干和肋骨，第 3、4 跖骨，腓骨远侧，胫骨近侧和股骨远侧也可发生。疲劳骨折中约 80% 发生于足部。

（一）临床表现

1. 损伤部位出现逐渐加重的疼痛为其主要症状。

2. 查体有局部压痛及轻度骨性隆起，但无反常活动。少数可见局部软组织肿胀。

3. X 线摄片　1～2 周内无明显异常，3～4 周后可见骨折线，周围骨痂形成；早期诊断方法可选择放射性核素显像。

（二）治疗

早期石膏固定 6～8 周，延迟治疗可以发生缺血性坏死造成病变。

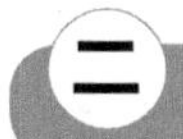

二 月骨缺血性坏死

月骨缺血性坏死又称 Kienbock 病，好发于 20～30 岁的青年人，属于骨的慢性损伤。

（一）临床表现

1. 缓慢起病，腕关节胀痛、乏力，活动时加重，休息后缓解。随疼痛加重，腕部渐肿胀、活动受限而无法坚持原工作。

2. 查体　腕背轻度肿胀，月骨区有明显压痛，叩击第 3 掌骨头时，月骨区疼痛。腕关节各方向活动均可受限，以背伸最明显。

3. X 线片早期无异常，数月后可见月骨密度增加，表面不光滑，形态不规则。骨中心有囊状吸收。周围腕骨有骨质疏松。

4. 放射性核素骨显像可早期发现月骨处有异常放射性浓聚。

（二）治疗

1. 早期可将腕关节固定在背伸 20°～30° 位。

2. 可行月骨切除，填充或人工假体植入，桡腕关节融合术。

第 4 节　软骨的慢性损伤

软骨慢性损伤包括骨骺软骨和关节软骨的慢性损伤。

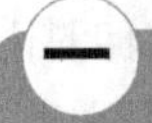

一　髌骨软骨软化症

髌骨软骨软化症是髌骨软骨面因慢性损伤后，软骨肿胀、侵蚀、龟裂、破碎、脱落，最后与之相对的股骨髁软骨也发生相同病理改变，从而形成髌骨关节的骨关节炎。

（一）临床表现

本病运动员多见，运动时加重，休息时缓解；髌骨边缘压痛，积液较多时浮髌试验阳性。X 线片早期无异常，晚期可见髌骨边缘骨赘形成，髌骨关节面不平滑或间隙狭窄。放射性核素骨显像可呈局限性放射性浓聚。

（二）治疗

1. 以非手术治疗为主，出现症状后，首先限制膝关节剧烈活动 1～2 周，同时进行股四头肌抗阻力锻炼。

2. 肿胀疼痛突然加剧时，应行冷敷，48 小时后改用湿热敷和理疗。

3. 关节内注射玻璃酸钠（透明质酸钠）。

4. 经严格非手术治疗无效或有先天性畸形者可手术治疗。

二　胫骨结节骨软骨病

胫骨结节是髌韧带的附着点，约在 16 岁时该骨髓与胫骨上端骨髓融合，18 岁时胫骨结节与胫骨上端骨化为一整体。

（一）病因

股四头肌收缩牵拉髌韧带使未骨化的胫骨结节产生不同程度的撕裂。

（二）临床表现

1. 本病好发于 12～14 岁的好动男孩，有近期剧烈活动史。

2. 检查可见胫骨结节明显隆起，压痛较重，质硬，伸膝抗阻力疼痛加剧。

3. X 线片显示胫骨结节增大、致密或破碎。

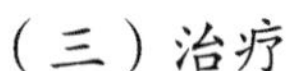

（三）治疗

18岁前，减少膝关节剧烈活动，一般不需要止痛及局部注射糖皮质激素；18岁后骨骺骨化后可以自愈。

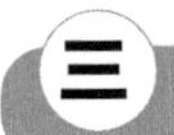

三 股骨头骨软骨病

本病为股骨头骨骺的缺血性坏死，又称为Legg-Calve-Perthes病、扁平髋等，是儿童全身骨软骨病中发病率较高且致残程度较重的一种骨软骨病。

（一）病因

本病的发病原因尚不清楚，可能是外伤使骨骺血管闭塞，从而继发缺血坏死。有人发现本病早期均有关节囊内压力和股骨上端骨内压力增高现象，但关节囊内压力增高与滑膜的炎症有关，而滑膜炎可能为原发性，也可继发于本病，故尚不能肯定其因果关系。

（二）病理

1. 缺血期　此期软骨下骨细胞由于缺血而坏死，骨化中心停止生长，但骺软骨继续发育，较正常软骨增厚。此期可延续数月到1年以上。

2. 血供重建期　新生血管从周围组织长入坏死骨骺，逐渐形成新骨。此期可持续1～4年，为治疗关键期。

3. 愈合期　本病到一定时间后骨吸收可自行停止，继之不断骨化，直到纤维肉芽组织全部为新骨所代替。这一过程中畸形仍可加重，且髋臼关节面软骨也可受到损害。

4. 畸形残存期　此期病变静止，畸形固定，随年龄增大最终将发展为髋关节的骨关节炎而出现相应的症状。

（三）临床表现

1. 本病好发于3～10岁儿童，男女发病之比约为6∶1，单侧发病较多。

2. 髋部疼痛，且逐渐加重。疼痛和跛行的程度与活动度有明显关系。

3. Thomas征阳性。跛行，患肢肌萎缩，内收肌痉挛。患髋内旋、外展、后伸受限较重。晚期患肢较健侧稍有短缩。

4. X线片显示股骨头密度增高，骨骺碎裂、变扁，股骨颈增粗及髋关节部分性脱位等。

5. 放射性核素骨显像提示骨质疏松。

（四）治疗

治疗原则：①应使股骨头完全包容在髋臼内；②避免髋臼外上缘对股骨头的局限性压应力；③减轻对股骨头的压力；④维持髋关节良好的活动范围。

1. 非手术治疗　外展40°轻度内旋位固定。

2. 手术治疗　包括骨膜切除术、股骨转子下内旋、内翻截骨术、骨盆截骨术及血管植入术等。

第5节　其　　他

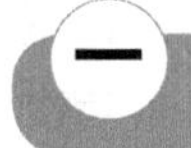

一 滑囊炎

（一）病因及病理

滑囊炎根据其病因、性质可分为创伤性滑囊炎、化脓性滑囊炎、结核性滑囊炎、类风湿滑囊炎、痛风性滑囊炎、化学性滑囊炎等。

当滑囊受到过度的反复摩擦和挤压时，滑囊壁发生轻度的炎症反应，滑液分泌增多，同时液体渗出使滑囊膨大，所需时间常为几天或几周。急性期囊内积液为血性，以后呈黄色，慢性期则为黏液。在慢性滑膜炎中，囊壁水肿、肥厚或纤维化，滑膜增生呈绒毛状，有的囊壁或肌腱内有钙质沉着，影响关节活动。

（二）临床表现

关节或骨突出部逐渐出现一圆形或椭圆形肿物，缓慢长大伴压痛。在某些关节部位常伴有关节的部分功能障碍，可有放射痛、局部压痛。局部肿物表浅者可触及清晰的边界，有波动感，无细菌性炎症表现；部位深者可用超声或 MRI 诊断。晚期可见关节部位肌肉萎缩。

（三）治疗

1. 避免继续摩擦和压迫，关节予以适当制动并辅以物理治疗后多数可消退。
2. 经穿刺抽出囊内积液，然后注入醋酸泼尼松，加压包扎，有时可治愈。
3. 对非手术治疗无效者可考虑做滑囊切除术，但有复发可能。

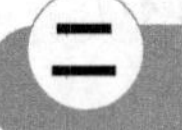

二 狭窄性腱鞘炎

狭窄性腱鞘炎指腱鞘因机械性摩擦而引起的慢性无菌性炎症改变。

（一）解剖

腱鞘分为两层：外层为纤维性鞘膜；内层为滑液膜。滑液膜又分为脏层和壁层，脏层两端形成盲囊，内含少量滑液。腱鞘和骨形成弹性极小的“骨-纤维隧道”。腱鞘的近侧或远侧缘为较硬的边缘，在掌指关节处腱鞘增厚最明显，称为环状韧带。

（二）病因

早期，频繁活动过度摩擦引起腱鞘出血、水肿、渗出。后期，反复创伤和炎症慢性迁延后发生慢性纤维结缔组织增生、肥厚粘连，肌腱变性，环状韧带狭窄，肌腱形成葫芦状。手与腕部狭窄性腱鞘炎是最常见的腱鞘炎（图 48-2），好发于长期过度使用手指及腕关节的人群，如生产线安装工人、演奏者、长期使用电脑者等。

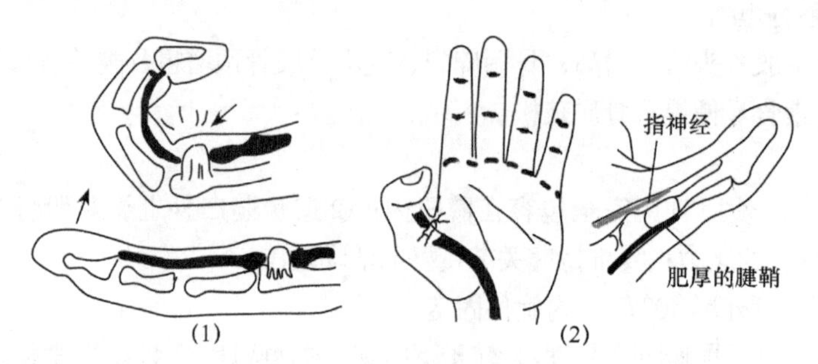

图 48-2　手指狭窄性腱鞘炎

（1）弹响指；（2）弹响拇

（三）临床表现

1. 弹响指和弹响拇　起病缓慢。初时，晨起患指发僵、疼痛，缓慢活动后即消失。后出现弹响伴明显疼痛，严重者患指屈曲，不敢活动。好发部位：中指、环指最常见，示指、拇指次之，小指最少见。疼痛常在近侧指间关节，体检时可在远侧掌横纹处触及黄豆大小的痛性结节，屈伸患指该结节随屈肌腱上、下移动，或出现弹拨现象，屈伸手指出现弹响。

小儿拇长屈肌腱腱鞘炎常为双侧性，表现为拇指屈伸时发生弹响，或指间关节交锁于屈曲位，掌指关节皮下可触及痛性结节。

2. 桡骨茎突狭窄性腱鞘炎　腕关节桡侧疼痛，无力提物。查体时桡骨茎突表面压痛，握拳尺偏（Finkelstein）试验阳性。

（四）治疗

1. 非手术治疗　局部制动和腱鞘内注射醋酸泼尼松有较好疗效。

2. 手术治疗　狭窄腱鞘切开减压术。

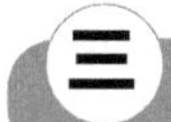

三 腱鞘囊肿

（一）病因

慢性损伤使滑膜腔内滑液增多而形成囊性疝出，或结缔组织黏液退行性变可能是发病的重要原因。好发于手腕背侧、足背侧、桡侧腕屈肌肌腱。

（二）临床表现

1. 本病以女性和青少年多见。

2. 缓慢生长肿物，肿物小时无症状，长大到一定程度活动关节时有酸胀感，可发现 0.5～2.5cm 肿物，表面光滑，可伴有关节活动后酸胀感；肿物与皮肤无粘连，触之如硬橡皮样。粗针头穿刺抽出胶冻样物。

（三）治疗

1. 观察　有时可自行破裂自愈。

2. 非手术治疗　抽出囊液后注入醋酸泼尼松或留置可取出的无菌异物，并加压包扎。复发率高。

3. 手术治疗。

四 肱骨外上髁炎

肱骨外上髁炎是伸肌总腱起点处的一种慢性损伤性炎症，又称“网球肘”（图 48-3）。

（一）病因

在前臂过度旋前或旋后位，被动牵拉伸肌（握拳、屈腕）和主动收缩伸肌（伸腕）将对肱骨外上髁的伸肌总腱起点造成慢性损伤。

（二）临床表现

患者逐渐出现肘关节外侧痛，在用力握拳、伸腕时疼痛加重以致不能持物。伸肌腱牵拉试验（Mills 征）伸肘、握拳、屈腕，然后前臂旋前，此时肘外侧出现疼痛为阳性。

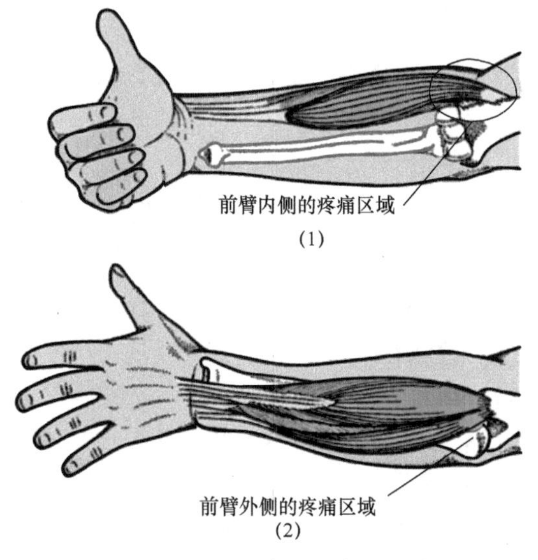

图 48-3 “网球肘”

（1）正手网球肘损伤；（2）反手网球肘损伤

（三）治疗

1. 非手术治疗　制动，限制以握拳、伸腕为主要动作的腕关节活动；封闭疗法。

2. 手术治疗　病程长、症状顽固者，施行伸肌总腱起点剥离松解术或卡压神经血管束切除结扎术。

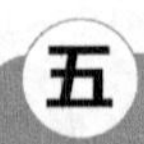

五　粘连性肩关节囊炎

粘连性肩关节囊炎主要痛点在肩关节周围，影响肩关节活动范围，又称肩周炎、冻结肩、五十肩等。

（一）病因

因多种原因致肩盂肱关节囊炎性粘连、僵硬，以肩关节周围疼痛、各方向活动受限为特点。

1. 肩部原因　软组织退行性变承受能力弱；长期活动造成的慢性损伤；急性损伤后治疗不当。

2. 肩外原因　颈椎病、心、肺、胆道牵涉痛导致肩部痉挛继发粘连。

（二）病理

肌肉、肌腱、滑囊、关节囊慢性炎症，关节囊慢性纤维化增厚，关节腔粘连狭窄。

（三）临床表现

1. 中老年多见（50岁左右中年人）；女性多于男性，左侧多于右侧，亦可两侧先后发病。

2. 本病有自限性，一般6~24个月后可自愈，但部分不能恢复到正常功能水平。

3. 逐渐出现肩部某一地方疼痛，与动作、姿势有关；随着病程延长，疼痛范围扩大，可牵涉上臂中段，肩部活动受限。

4. 以喙肱韧带呈束带状增厚导致外旋外展、内旋后伸受限最明显，导致患者不能梳头、反手摸背部。

5. 影像学　X线平片见肩关节结构正常，可有不同程度的骨质疏松；MRI显示肩关节囊增厚、滑囊有渗出。

（四）治疗

为缓解疼痛，恢复功能，避免肌肉萎缩，可选择手术或非手术治疗。

1. 非手术治疗　局部封闭，同时口服非甾体抗炎药，并每日进行肩关节的主动活动。

2. 手术治疗　手法或关节镜下松解粘连。

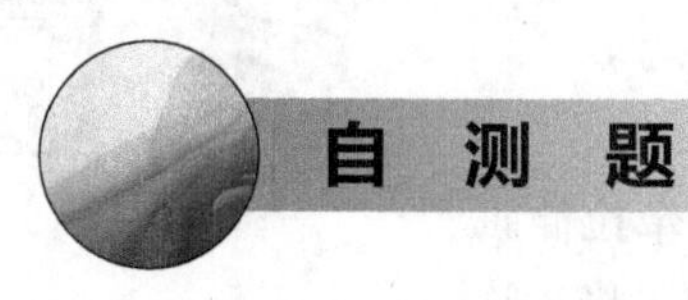

自测题

一、名词解释

弹响指（扳机指）

二、选择题

A_1/A_2型题

1. 狭窄性腱鞘炎最常发病的部位是（　　）
   A. 足趾　B. 手指与腕部
   C. 肩关节　D. 关节
   E. 膝关节

2. “网球肘”疼痛发生的部位是（　　）
   A. 尺骨鹰嘴　B. 肱骨外上髁
   C. 肱骨内髁　D. 尺神经沟
   E. 肱骨小头

3. 关于狭窄性腱鞘炎手术治疗的叙述不正确的是（　　）
   A. 非手术治疗无效可以考虑手术治疗
   B. 切口选择在痛性结节处
   C. 术中注意保护血管及指神经
   D. 术中单纯做狭窄处切开
   E. 术后预防肌腱粘连及复发

4. 颈椎病中发病率最高的为（　　）
   A. 脊髓型　B. 神经根型
   C. 椎动脉型　D. 交感型

5. 下列叙述不正确的是（　　）
   A. 可有心动过速等交感神经表现

B. 神经根型表现为手部麻木无力
C. 交感型颈椎病最多见
D. 骨赘压迫食管可引起吞咽困难

6. 脊髓型颈椎病早期出现的症状是（　　）
A. 四肢乏力，持物不稳
B. 颈肩痛向上肢放射
C. 头痛、心悸
D. 眩晕

7. 患者，女性，45岁。经常头痛、头晕，有时突然昏倒，随后很快清醒，偶有视物不清。查体：压头试验阳性，颈椎侧弯后后伸可加重头昏，双下肢腱反射亢进，脊髓造影有部分梗阻。最可能的诊断是（　　）
A. 椎动脉型颈椎病　B. 体位性眩晕
C. 神经根型颈椎病　D. 梅尼埃病

8. 患者，女性，52岁。颈部痛伴右肩部痛1年余，近5个月出现四肢麻木无力，行走时有踩棉花感。查体：颈部无明显畸形，活动轻度受限，右手及前臂尺侧感觉减退，双下肢肌张力增高，肌力4级，X线见颈椎骨质增生，生理曲度变直，最有可能的诊断是（　　）
A. 肩周炎
B. 交感神经型颈椎病
C. 脊髓型颈椎病
D. 颈椎肿瘤

9. 下列有关颈椎病的诊断治疗错误的是（　　）
A. 各种类型的颈椎病均可行推拿牵引治疗
B. 一过性脑缺血症状有时是由颈椎病所致
C. 颈椎病可有视物模糊、复视、耳鸣、心前区疼痛等症状
D. 颈椎病是颈椎骨质增生所致，常伴有上肢放射痛及感觉障碍
E. 颈椎病均应行颈椎X线检查

三、简答题

简述运动系统慢性损伤的治疗原则。

（阮建伟）

第 49 章 颈肩痛与腰腿痛

第 1 节 颈 肩 痛

颈肩痛在临床上常见，可发生颈肩痛的疾病较多，常见于颈椎退行性变、颈肩部软组织的急慢性损伤及由先天性因素所致。

●案例分析

患者，男性，38 岁。因颈肩部疼痛，双手麻木无力 1 年，加重伴下肢无力 1 周就诊。查体：步态正常，C_5 棘突和椎旁压痛，双侧上臂、前臂及拇指感觉稍减退，双侧 Hoffman 征阳性，双侧跟腱反射亢进，双侧髌阵挛阳性，双侧 Babinski 征阳性。

问题：考虑哪种疾病？为明确诊断还需做哪些辅助检查？

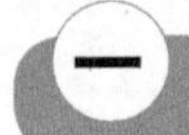

一 颈椎病

颈椎病是指颈椎间盘退行性变及其继发性椎间关节退行性变所引起脊髓、神经及血管等组织结构损害而表现出的相应症状和体征。

（一）病因

1．颈椎间盘退行性变　是颈椎病发生和发展的最基本的因素。由于颈椎间盘退行性变而使椎间隙狭窄，关节囊及韧带松弛，颈椎活动时的稳定性下降，导致椎体、黄韧带、前纵韧带、后纵韧带及椎体关节等变性，最终出现脊髓、神经、血管受到刺激或压迫的表现。

2．颈椎先天性椎管狭窄　是指椎弓根在胚胎或发育过程中受影响致形成过短，在此基础上，即使退行性变轻微，也可出现一系列神经压迫症状。需要注意的是，椎间关节退行性变、神经血管受累、临床症状和体征这三者之间并不是简单的因果关系，它们相互关联，又有其各自发生和发展的规律。50 岁以上人群颈椎 X 线片大多显示不同程度的退行性变，然而只有小部分人发病，且影像学上神经、血管受压的程度与临床病情程度并非完全一致。

3．损伤　是指在退行性变的颈椎和椎间盘的基础上，受到急、慢性损伤后，使其进一步加重而诱发颈椎病。外伤所致颈椎骨折与脱位所引起的神经压迫症状不属于颈椎病范畴。

（二）临床表现

根据受压迫的组织不同，将颈椎病分成 4 种主要类型。

1. 神经根型 此型在临床上最常见，是由于病变组织压迫或刺激神经根所致。诱因常见于颈部损伤或长期伏案工作者。开始多为颈肩痛，短期内病情加重，并向上肢放射，颈部活动时可出现放电样剧痛。可伴有皮肤麻木过敏、手指动作不灵活及上肢无力等。查体可见患者颈部压痛、肌肉紧张，常伴有颈椎活动受限。根据神经受压部位不同，出现相对应的神经症状。牵拉试验阳性：将患侧头及肩臂向相反方向牵拉，臂丛神经根被牵张而出现症状。压头试验阳性：患者端坐，头后仰并偏向患侧，检查者用手掌按压其头顶，出现颈肩痛，可向患侧上肢放射。X 线平片显示颈椎生理前凸变小或消失，椎间隙变窄，颈椎不稳，钩椎关节增生、椎间隙及椎间孔狭窄，椎体后缘骨质增生等。CT 及 MRI 可见椎间盘突出、脊神经受压、神经根管及椎管狭窄等。

2. 椎动脉型 是指颈椎退变过程中使椎动脉遭受压迫或刺激致动脉供血不足，继而出现耳鸣、偏头痛、枕后痛、视觉障碍等。动脉硬化患者更易发生此病。头部旋转引起眩晕是本病的主要特点，严重者甚可猝倒，但意识清醒。此型神经系统检查正常，椎动脉造影检查可呈阳性。

3. 脊髓型 常见于颈椎退变压迫脊髓，多发生在下颈段。一般起病缓慢，逐渐加重或时轻时重，外伤可引起突然加重。患者常表现为四肢麻木无力、僵硬、踩棉花样感、胸腹束带感、握物不牢、写字及持筷精细动作不准或步态不稳等。检查时可发现感觉障碍平面，上下肢肌反射亢进，肌力减退，浅反射减弱或消失。X 线片表现与神经根型相似，脊髓造影、CT、MRI 可显示脊髓不同程度的受压情况。

4. 交感神经型 病因尚不清楚，临床表现复杂，常表现为交感神经受刺激症状，主观症状多，客观体征少，可表现为头晕头痛、恶心呕吐、视力下降及心律不齐等。检查时可见定位明确的神经体征。

（三）诊断

中年及以上患者，具备比较典型的症状和体征，同时影像学证实椎间关节退行性变，并压迫神经、血管，且影像学所见与临床表现有明确的因果关系。仅有 X 线改变而无临床表现者，不能诊断颈椎病。同样，也不能仅仅依靠临床表现作出诊断。临床上神经根型常见，且表现典型，诊断多无困难。有时多种类型的症状同时出现，称为混合型。

（四）治疗

治疗分为非手术治疗和手术治疗。

（1）非手术治疗：①卧床休息。可减少颈椎负荷，使椎间关节的创伤性炎症消退，症状可以减轻或消失，一般需卧床 2～4 周。②枕颌带牵引。主要适用于神经根型、椎动脉型和交感型颈椎病，脊髓型应慎用。头微前屈，坐、卧位均可进行牵引，牵引重量 2～6kg，每日 1～2 次，每次 1 小时，10 天为 1 个疗程。也可进行持续牵引，每日 6～8 小时，2 周为 1 个疗程。牵引后症状加重者不宜再用。③颈围制动。限制颈椎活动，减少对神经或血管的刺激，使症状得到缓解。④药物治疗。症状严重时，可口服或外用非甾体抗炎镇痛药、肌松药、中药制剂。痛点局限时，可痛点注射糖皮质激素类药物制剂。⑤理疗。有缓解肌肉紧张的作用，可减轻症状。⑥推拿按摩。应由专业医护人员轻柔操作，以免增加损伤。不适用于脊髓型颈椎病。⑦预防。定时改变颈部姿势，自我按摩颈部，睡眠时避免枕头过高等均有助于缓解症状。

（2）手术治疗：非手术治疗半年无效、影响工作和生活、神经根型疼痛剧烈及有肌无力萎缩等，均需手术治疗。手术分为前路手术、后路手术两种。手术的目的是解除脊髓和神经的压迫，通过内固定和植骨使颈椎融合，继而使颈椎获得稳定。

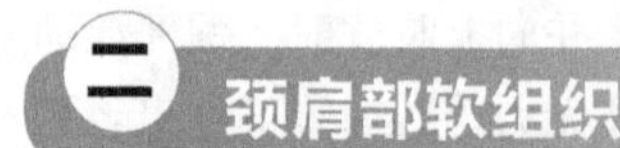

二 颈肩部软组织

（一）急性损伤

1. 病因　颈肩部软组织急性损伤有两种情况，一种有明显的外伤史，颈肩部软组织受到急性扭伤而出现症状；另一种没有外伤史，即俗称的“落枕”，晨起突然发病，系因睡眠时头颈部位置不当，颈部肌肉被持续牵拉而出现急性疼痛。

2. 临床表现　有明显外伤史或醒后起床时出现颈部疼痛，可放射至枕顶部或肩部，头颈活动明显受限。查体可见颈部僵硬，被动体位，头向一侧偏斜，头颈不敢活动，转动头部常需连同躯干一同转动。在颈椎棘突、横突、冈上肌、冈下肌、肩胛内角等处常可触及压痛点。颈椎X线侧位片，可见颈椎僵直、生理前凸减小或消失。

3. 治疗种类　颈部制动、推拿及按摩、糖皮质激素类药物痛点注射、理疗、针灸及药物治疗。

（二）颈肩部软组织慢性损伤

1. 常见于伏案工作者，因颈部软组织在固定不变的姿势下长期受到牵拉，引起颈部肌肉劳损；急性软组织损伤未得到治愈可转变为慢性损伤；局部风寒侵袭与发病也有一定关系。软组织慢性损伤是一种无菌性炎症反应。

2. 临床表现　患者多有长期低头姿势病史，主要表现为颈肩部肌肉酸痛不适，反复发作，可自行缓解。颈肩部可有或没有明确压痛点，查体按压时患者反觉舒适，有时可触及痉挛的肌肉。

3. 治疗重点在于预防，纠正不良姿势，避免颈部长时间固定不动。理疗及按摩都能取得较好疗效，可口服或外用非甾体抗炎镇痛药及活血化瘀的中药。

第2节　腰　腿　痛

腰腿痛病因复杂，临床表现多样化，可见于腰部、臀部及骶髂部等处的疼痛，严重影响患者的生活、工作及心理。

1. 病因与分类　①以损伤最常见，包括脊柱骨折和脱位、脊椎滑脱、椎间盘突出、腰部软组织急性损伤等；②长期积累性劳损较急性外伤更为多见；③退行性改变是腰腿痛的另一常见原因，包括骨质疏松症、腰椎骨关节炎、小关节紊乱、椎管狭窄、黄韧带肥厚等；④脊柱结核、化脓性脊柱炎、强直性脊柱炎、类风湿关节炎、肌筋膜性纤维组织炎、神经根炎、硬脊膜外感染等也可引起腰腿痛；⑤脊柱侧弯、脊椎裂等发育异常可以引起慢性腰痛；⑥脊柱肿瘤也是腰腿痛的发病因素之一。

2. 疼痛性质及压痛点

（1）按疼痛性质可分为以下3种。①局部疼痛：是指病变所在部位产生或继发性肌痉挛所引起的疼痛，常有固定的压痛点。②牵涉痛或感应痛：亦称反射痛，是脊神经分支受到刺激后，在同一神经其他分支支配部位所感受到的疼痛，其疼痛部位较模糊，可伴有肌痉挛，神经体征少见。③放射痛：是神经根受到损害的特征性表现，疼痛沿受损神经根向末梢放射，有较典型的感觉、运动、反射损害的定位体征。

（2）压痛点：容易找到，深部组织病变时在该部位体表深处有压痛；表浅组织病变时常有特定的压痛部位，较深部组织病变时明确。

3．治疗　绝大多数腰腿痛患者可经非手术治疗得到缓解或治愈，有时需要手术治疗。

（1）卧床休息、佩戴腰围及减少弯腰活动是重要的治疗手段，部分患者经过该治疗，能有效地缓解症状。

（2）腰背肌功能锻炼：腰部患者作适当的功能锻炼，增强腰椎的稳定性，继而减缓脊柱退行性变。

（3）骨盆牵引、推拿按摩、理疗：骨盆牵引等方法可降低椎间盘压力，减轻炎症反应，缓解肌肉紧张，但要禁止暴力按摩。

（4）痛点及硬脊膜外注射治疗：痛点明显且局限者，可采用糖皮质激素痛点注射，效果明显；对于神经症状严重者，可行椎管内注射。

（5）药物治疗：适当使用非甾体药物，有很好的消炎止痛作用；另外还可使用活血化瘀、舒筋活络的中成药。

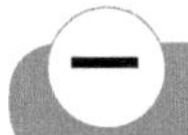

一　腰椎间盘突出症

腰椎间盘突出症是因椎间盘变性，纤维环破裂，髓核突出刺激或压迫神经根、马尾神经所表现的一种综合征，是腰腿痛最常见的原因之一。

（一）病因病理

椎间盘退行性变是基本因素，随年龄增长，纤维环和髓核含水量逐渐减少，椎间盘变薄，结构松弛，弹性降低。积累损伤是椎间盘变性的主要原因。由于后纵韧带在后外侧相对薄弱，髓核易从此部位脱出，是椎间盘突出的好发部位，最常发生于腰4～5、腰5～骶1间隙，再次为腰3～4间隙。根据突出的部位，可分为中央型、后外侧型、极外侧型。根据病理学、影像学可将椎间盘突出分为5型，但临床诊断应该统一为腰椎间盘突出症。

1．膨出　纤维环有部分破裂，而表层完整，髓核在压力的作用下向椎管均匀膨胀，突出物的表面光滑。

2．突出　纤维环完全破裂，髓核较尖锐突向椎管，仅有后纵韧带或一层纤维膜覆盖，表面高低不平。

3．脱出　纤维环、后纵韧带、纤维膜完全破裂，突出的椎间盘组织或碎块脱入椎管内，但尚有一部分与原间隙相连。

4．游离　脱入椎管的椎间盘组织或碎块完全游离，可远离原间隙而掉入椎管的任何部位。

5．Schmorl结节及经骨突出　前者是指髓核经上、下软骨板的发育性或后天性裂隙突入椎体骨松质内，后者是指髓核沿椎体软骨终板和椎体之间的血管通道向前纵韧带方向突出，形成椎体前缘的游离骨块。

（二）临床表现

腰椎间盘突出症常见于20～50岁患者，男女之比为4∶1～6∶1，大多有腰部损伤史。

1．症状　①腰痛：是大多数患者最先出现的症状。突出的髓核刺激纤维环外层及后纵韧带中的窦椎神经而产生下腰部牵涉痛。②坐骨神经痛：典型的坐骨神经痛是从下腰部向臀部、大腿后侧、小腿外侧至足部的放射痛。当咳嗽、打喷嚏、排便等致腹压增高时可使疼痛加剧。早期为痛觉过敏，病程较长者为痛觉减退或麻木。③马尾神经受压：向正后方突出的髓核或脱出、游离的椎间盘组织可压迫马尾神经，出现大、小便功能障碍，鞍区感觉异常。

2. 体征　①腰椎侧凸：为缓解突出的髓核对神经根的压迫或刺激，减轻疼痛，脊柱呈现一种姿势性代偿畸形。②腰部活动受限：腰椎前屈时加重对神经根的刺激，使疼痛加重，故患者腰部活动受限以前屈受限最明显。③压痛：大部分患者病变部位棘突间或棘突旁有压痛，其棘突旁压痛可沿坐骨神经放射。④直腿抬高试验及加强试验阳性。⑤感觉、肌力、腱反射改变：感觉可以为过敏或减退，肌力减弱，腱反射减弱或消失。椎间盘中央型突出致马尾神经受压时，可出现会阴部感觉异常，肛门反射减弱或消失，肛门括约肌肌力减弱。

3. 辅助检查　① X 线平片：可见到腰椎生理前凸减小或消失，腰椎出现侧凸，椎间隙狭窄，椎体边缘骨质增生等。② CT 检查：可显示骨性椎管形态，椎间盘突出的部位、大小，对神经根或硬脊膜囊压迫的程度等。③ MRI 检查：可更清晰、更全面地显示突出的髓核组织与脊髓、神经根和马尾神经之间的关系，以及脊髓本身是否存在病变，对本病的诊断有较大价值。腰椎间盘突出症的诊断，重点在临床诊断，许多情况下 CT 及 MRI 可以显示不同程度的椎间盘病变，而并无临床症状及体征，这时不应诊断为本病。

（三）鉴别诊断

腰椎间盘突出症需要与腰痛、腿痛、腰痛伴有腿痛的疾病进行鉴别。

（四）治疗

1. 非手术治疗　绝大多数腰椎间盘突出症的患者经非手术治疗可缓解或治愈。①严格卧硬板床休息：在症状初次发作时，尤其应该严格卧床休息，包括进餐及排便均应卧位进行。卧床缓解至少 3 周，可取得满意疗效。疼痛基本缓解后，可戴腰围下床活动，腰围佩戴不应超过 2 个月，并在几个月内避免弯腰负重。这种方法简单有效，是非手术治疗的主要方法。②骨盆牵引：可持续牵引或间断牵引，间断牵引者每日 2 次，每次 1～2 小时。③理疗、按摩。④糖皮质激素类药物硬脊膜外注射：多用于症状严重者。每周 1 次，3 次为 1 个疗程，如若无效，不应再次注射。

2. 微创治疗　①髓核化学溶解法：将胶原酶注入突出的髓核附近，使椎间盘内压力降低或突出的髓核缩小，达到缓解症状的目的。②经皮髓核摘除术：在 X 线监视下，通过椎间盘镜或其他特殊器械，直接进入椎间隙，摘除一定量的髓核，减轻椎间盘内压力，使症状得以缓解。近年用于临床的还有经皮激光椎间盘减压术等。

3. 手术治疗　可在直视下切除突出的髓核组织及纤维环，并可剥离粘连的神经根，可有效解除神经根症状。手术治疗有可能发生椎间隙感染、血管或神经根损伤、术后粘连、复发等并发症，且病程过长时神经根变性手术效果欠佳，故应严格掌握手术指征。腰椎间盘突出症的手术指征：有马尾神经受损者；有严重的神经根压迫症状者；经严格非手术治疗无效者。

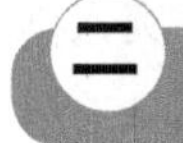

二 腰椎管狭窄症

腰椎管狭窄症是指腰椎管骨性或纤维结构异常，导致管腔狭窄，压迫硬脊膜囊或神经根而出现相应临床症状。狭义的腰椎管狭窄，是指因椎弓根发育过短，椎管的矢状径小于正常值的下限。广义的腰椎管狭窄，包括因关节突增生内聚引起的神经根管狭窄，也包括黄韧带肥厚等其他原因引起的椎管矢状径变小。腰椎管狭窄症是腰腿痛的常见原因之一。

（一）病因病理

椎弓根发育过短是先天性的，但并不引起临床症状和体征，而多在成年后发病。因此，在先天性椎管矢状径狭小的基础上，后天性退行性改变是腰椎管狭窄症的诱发因素。椎间盘退行性变及向后膨出、椎体后缘骨质增生、小关节肥大及内聚、硬脊膜外血管异常、后纵韧带骨化、

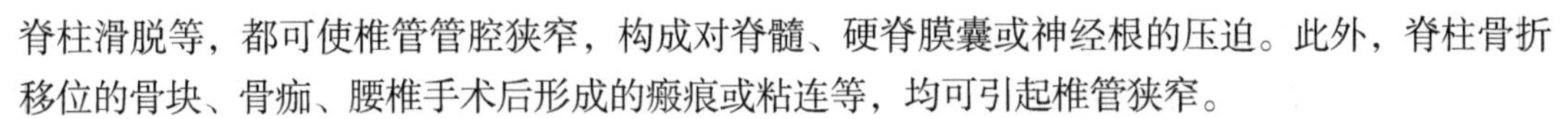

脊柱滑脱等，都可使椎管管腔狭窄，构成对脊髓、硬脊膜囊或神经根的压迫。此外，脊柱骨折移位的骨块、骨痂、腰椎手术后形成的瘢痕或粘连等，均可引起椎管狭窄。

（二）临床表现

本病的特点是症状较重，但体征较轻。

1. 症状　①腰痛及腿痛：下腰、骶、臀部慢性疼痛，可向下肢放射。症状的出现与体位有关，腰部后伸及直立时症状加重，弯腰、下蹲、坐位时症状减轻。②间歇性跛行：典型表现是神经源性间歇性跛行，其特点是步行数十米至数百米即出现下肢疼痛、麻木、酸胀、无力等症状，此时如坐下或蹲下休息片刻，症状即明显缓解或消失，又可继续行走，但随之症状又出现，如此反复发作。弯腰骑自行车并不受限。③马尾神经受损表现：部分患者可有排尿不畅、男性性功能障碍。

2. 体征　中央椎管狭窄患者体征较轻，甚或无明显体征。侧隐窝或神经根管狭窄者，则有类似腰椎间盘突出的体征，有时更为严重。①腰部后伸受限。②腰椎棘突旁压痛，小腿外侧及足背感觉异常，胫前肌、䟳伸肌、趾伸肌肌力减弱。③直腿抬高试验可以阳性，膝腱反射和跟腱反射减弱。

（三）诊断

临床表现是诊断本病的基本依据，影像学检查具有重要意义。CT 检查可显示椎管矢状径及脊髓或硬脊膜囊受压情况，也可显示神经根管狭窄、后纵韧带骨化、骨质增生等情况，在 CT 片上测量矢状径可反映椎管狭窄程度。MRI 可显示脊髓受压程度及是否存在变性、椎管内是否有血管异常等。X 线平片可见脊柱侧弯、腰椎生理前凸减小或消失、椎间隙狭窄、脊柱滑脱等病变。鉴别诊断主要有腰椎间盘突出症、腰椎滑脱症、脊柱肿瘤、结核、神经根炎等。

（四）治疗

1. 非手术治疗　多数情况下，非手术治疗能取得不同程度的疗效，方法有卧床休息、功能锻炼、推拿按摩、针灸、理疗及中西药物治疗。

2. 手术治疗　①手术指征：出现马尾神经功能障碍者；症状严重，经非手术治疗无效者；多数混合性腰椎管狭窄症。②手术要求：解除对硬脊膜囊及神经根的压迫，包括椎板、肥厚黄韧带、上关节突部分切除、神经根管扩大及粘连松解等。对伴有腰椎不稳患者应行固定融合。

三　腰背部软组织损伤

（一）急性腰扭伤

腰部活动时过度用力或不当致腰部肌肉、筋膜、韧带等软组织受到急性损伤，出现组织出血、撕裂等损伤。

1. 临床表现　有腰扭伤史，腰椎活动受限、腰部僵硬、肌肉紧张及局部有明显压痛。

2. 治疗

（1）制动：严重者需卧硬板床休息 1 周；较轻者，需佩戴腰围制动，进行轻微活动。

（2）推拿：对于肌肉、筋膜、韧带损伤，在发病初期，不主张牵引或按摩，因有加重损伤的可能。

（3）理疗：损伤 24 小时后可行局部温热治疗。

（4）痛点注射：痛点局限时，行糖皮质激素类药物痛点注射，镇痛效果明确。

（5）药物治疗：根据病情可口服或同时局部外用药物，包括非甾体抗炎镇痛药及中药。

（6）功能锻炼：急性期症状缓解后，应积极作腰背肌功能锻炼，以改善局部血液循环，防止组织粘连、变性而演变成慢性腰痛。

（二）腰部软组织慢性损伤

腰痛患者中，大多属于腰部软组织的慢性损伤。腰部肌肉、韧带、筋膜、关节囊受到反复、持续的外力作用，而发生积累性损伤，并没有明确的暴力外伤史。最常见的是腰肌劳损和棘上、棘间韧带损伤等。

1. 腰肌劳损　是腰部肌肉及其附着点的慢性损伤性炎症，是腰痛的常见原因。

（1）病因和病理：长期的弯腰动作或姿势异常，腰部软组织处于不平衡状态，形成保护性肌痉挛。因肌紧张致局部供氧不足，代谢产物聚集，刺激局部形成损伤性炎症。局部湿冷与发病有一定关联。急性腰扭伤治疗不当，可迁延而成慢性腰肌劳损。

（2）临床表现：有长期坐位、弯腰工作或脊柱畸形的病史。无明显诱因的慢性腰痛为本病的主要症状，腰痛为酸胀痛，站立、坐位、卧床等一个姿势过久均感不适，稍事活动后可以减轻，气候变化时症状加重或复发。有的患者腰椎活动并不受限，腰部无压痛点，按压及叩击腰部反而感觉舒适。有的患者腰椎活动受限，病变部位有压痛。X 线所见多无异常。

（3）治疗：理疗及按摩，可改善局部血液循环，促进炎症的吸收，往往需要较长的疗程。糖皮质激素类药物痛点注射，对痛点局限者有效。疼痛严重者，可口服非甾体抗炎镇痛药或活血化瘀的中药制剂。定时改变姿势，加强腰部肌肉锻炼是减轻症状、防止复发的根本措施。疼痛时可在工作中使用腰围，但不能长期使用，以免继发失用性肌萎缩。

2. 棘上、棘间韧带损伤　也是慢性腰痛的常见原因之一。

（1）病因和病理：棘上、棘间韧带的主要作用是防止脊柱过度前屈，脊柱前屈时韧带被拉紧，如果脊柱长时间持续前屈，使棘上、棘间韧带始终处于紧张状态，则韧带产生小的撕裂、出血、渗出，这些炎性物质刺激韧带的神经分支而引起腰痛，继之可发生韧带退行性变和钙化。因暴力所致棘上、棘间韧带损伤，愈合过程中形成较多瘢痕，也是慢性腰痛的原因。

（2）临床表现：一般无明确外伤史，但多有长时间弯腰动作而未及时改变姿势的病史。主要症状为腰痛，在弯腰时加重，腰部过伸时也可引起疼痛。检查时在棘突上或棘突间可触及明显压痛点，往往很局限，一些患者的压痛在脊柱前屈时减轻，过伸时反而加重。X 线所见多无异常。

（3）治疗：本病压痛点局限，因而糖皮质激素类药物痛点注射可明显缓解疼痛。理疗能促进局部炎症反应的吸收，对大部分患者有一定疗效。预防复发是治疗的重要措施，应避免长时间弯腰，注意定时改变姿势。脊柱外伤后应注重合理的固定及康复训练，促进损伤组织的较好恢复。

四　梨状肌综合征

梨状肌综合征是坐骨神经在臀部受到卡压所致，是引起坐骨神经痛的常见原因之一。

（一）病因病理

坐骨神经出骨盆后，经梨状肌下缘及其他髋关节短小外旋肌和臀大肌之间，向下走行支配下肢感觉和运动。当组成坐骨神经出口的这些肌组织因各种原因出现病变时，如臀部外伤出血、粘连、瘢痕形成，注射药物使梨状肌变性，局部受凉、劳累所致梨状肌损伤性炎症，以及坐骨神经走行变异等都可引起组织充血、水肿、痉挛、肥厚等，使坐骨神经受到刺激或压迫，而引起坐骨神经痛。在引起坐骨神经症状的诸短小外旋肌中以梨状肌为最多见。

（二）临床表现和诊断

1. 坐骨神经痛　主要表现为坐骨神经痛，多有局部急、慢性损伤病史。一般无腰部症状，疼痛在休息或局部温热时可缓解。

2. 臀部压痛点　在坐骨大孔区的梨状肌部位，可触到局限而明显的压痛点。少部分患者的压痛点为不适感，或者压之舒适感。

3. 梨状肌紧张试验阳性　被动内旋髋关节，可加重或诱发坐骨神经痛。

4. 坐骨神经受损表现　小腿肌肉轻度萎缩，小腿以下皮肤感觉异常，部分患者直腿抬高试验阳性，但加强试验阴性。

（三）鉴别诊断

本病应与腰椎间盘突出症、腰椎管狭窄症、臀部的其他病变相鉴别。

（四）治疗

经卧床休息、服用非甾体抗炎镇痛药、神经营养药物可使症状得到缓解。理疗及推拿按摩可减轻肌痉挛及组织粘连。糖皮质激素药物痛点注射能快速解除疼痛。非手术治疗无效者，可行手术治疗。

自　测　题

一、名词解释

1. 腰椎管狭窄症
2. 腰肌劳损

二、选择题

A_1/A_2 型题

1. 腰椎间盘突出症多见于（　　）
   A. 20～50 岁　　B. 40 岁以下
   C. 30～40 岁　　D. 20～30 岁
   E. 50 岁以上
2. 腰椎间盘突出症下肢放射痛最常见于（　　）
   A. 坐骨神经分布区　　B. 闭孔神经分布区
   C. 阴部神经分布区
   D. 股神经分布区
   E. 股外侧皮神经分布区
3. 腰椎管狭窄症的典型表现是（　　）
   A. 平地行走时出现间歇性跛行
   B. 腰痛
   C. 骑自行车时无症状
   D. 上楼抬腿吃力
   E. 腿痛
4. 椎动脉型颈椎病最突出的症状是（　　）
   A. 恶心　　B. 猝倒
   C. 心慌　　D. 视物不清
   E. 耳聋耳鸣

三、简答题

1. 颈椎病分哪几型，各型的临床表现是什么？
2. 简述腰椎管狭窄症的临床表现及鉴别诊断。

（李孟阳）

第 50 章　骨与关节的化脓性感染

●案例分析

患者，男性，10 岁。突发左小腿红、肿、热、痛伴活动障碍 10 小时入院。左小腿上段疼痛并逐渐加剧，伴有寒战、发热，精神饮食不佳，睡眠尚可，大小便正常。患者诉其左小腿有外伤史，未做相关治疗，3 天后自愈，能正常活动。查体：T 39.7C，左小腿上段近端皮肤发红、肿胀明显，皮温增高，局部有深压痛，无明显波动感。左膝关节主动及被动活动均受限。

问题：1. 患者的诊断是什么？

2. 为明确诊断还需作哪些辅助检查？

骨与关节化脓性感染是指化脓性致病菌侵入骨膜、骨质及骨髓引起的化脓性骨髓炎。本病可发生于任何年龄，最常见于 3～15 岁的儿童和少年。男性较女性多 3～4 倍。股骨远端和胫骨近端的干骺部是最多见的发病部位（约占 60%），其次是股骨近端、肱骨和桡骨远端，但任何骨骼都可受累，扁平骨中髂骨发病较多。细菌侵入途径大多为血源性，其次为创伤性和蔓延性感染。临床表现可分为急性与慢性。慢性化脓性骨髓炎大多是因急性化脓性骨髓炎没有得到及时、正确、彻底治疗而转成的。少数低毒性细菌感染，如局限性骨脓肿等，一开始就是慢性发病。

第 1 节　急性化脓性骨髓炎

（一）病因

急性化脓性骨髓炎多数为血源性感染，常发生于小儿管状骨的干骺端。最常见的致病菌为金黄色葡萄球菌，其次为乙型溶血性链球菌。一般感染途径：①血源性细菌通过血液循环到达骨组织发生感染，即为血源性骨髓炎。感染病灶常为扁桃体炎、中耳炎、疖肿、脓肿等。急性血源性骨髓炎的诱发因素是局部和全身抵抗力降低，如身体衰弱、营养较差、过度疲劳或急性病后发生。外伤常为一局部诱因。②蔓延性邻近软组织感染直接蔓延至骨组织发生的感染，如指端软组织感染所引起的指骨骨髓炎。③创伤性开放性骨折时细菌经伤口到达骨折处发生感染。骨与关节手术时，无菌操作不严，也可引起化脓性感染。

（二）病理

急性化脓性骨髓炎的病理特点是骨质破坏、坏死和新骨形成互相并行。急性期以骨质破坏和坏死为主，慢性期以死骨形成、骨质增生为主。

当骨内病灶形成后，其发展后果取决于患者的抵抗力、细菌毒力和治疗措施。儿童及青少年干骺部血液供应丰富，血流速度缓慢，成为致病菌繁殖的良好环境。一旦发生血源性感染，细菌就在此处停滞进而繁殖形成病灶。有 3 种扩散蔓延途径：①脓肿向骨髓腔蔓延：因骨骺板抵抗感染的能力较强，脓液不易通过，多向骨髓腔扩散，致使骨髓腔受累。②骨膜下脓肿形成：骨髓腔内脓液增多，压力增高，可沿中央管扩散至骨膜下层，形成骨膜下脓肿。脓液也可突破干骺端骨皮质进入骨膜下形成脓肿。骨膜下脓肿压力进一步增高，可穿破骨膜流入软组织，也可沿中央管返回骨髓腔。③穿入关节引起化脓性关节炎：儿童骨骺板对感染的抵抗力较强，脓肿不易进入关节腔，但可引起关节内反应性积液。成人骺板无抵御能力，较易并发化脓性关节炎。若干骺端处于关节囊内，感染很快进入关节内，如股骨上端骨髓炎多并发化脓性髋关节炎。

因脓液掀起骨膜破坏骨组织血液循环使骨缺血坏死，形成死骨，死骨分离脱落残留无效腔，影响骨的坚固性，容易发生病理性骨折；在死骨形成的同时，坏死骨周围的骨膜，由于炎症刺激形成新骨，包绕在死骨的表面，形成“包壳”。

急性骨髓炎的 3 种转归：①经早期药物和支持疗法，及时适当的局部治疗，炎症消退，病变吸收而痊愈。②急性期未得到及时正确的治疗，或因病菌毒力大，发生严重的败血症或脓毒症而危及生命。③转为慢性化脓性骨髓炎。

（三）临床表现及诊断

1. 全身症状　起病急骤，开始即有高热，体温可高达 39～41℃，全身酸痛，食欲缺乏，畏寒，烦躁不安，重者可有感染性休克。

2. 局部症状　早期患部持续性疼痛，附近肌肉痉挛，肢体呈半屈曲状不敢活动。患部皮温高，有明显的压痛。如病灶邻近关节，则关节有肿胀，但压痛不明显，关节能活动。当脓肿穿破骨质、骨膜至皮下时，可有局部红肿、压痛、波动感。脓肿穿破皮肤后，形成窦道。

3. 辅助检查

（1）早期血培养阳性率较高，脓液培养有化脓性细菌。作细菌培养及药物敏感试验，以便及时选用有效药物。在寒战高热期抽血培养或初诊时每隔 2 小时培养 1 次，共 3 次，可以提高血培养阳性率。血液白细胞总数及中性粒细胞均明显升高，红细胞沉降率增高，C 反应蛋白升高，多有贫血。

（2）局部分层穿刺：对早期诊断有重要价值，用粗针头在肿胀及压痛最明显的干骺端刺入抽到脓液，涂片检查有脓细胞或细菌可明确诊断。

（3）X 线检查：发病早期无明显异常，2 周后可有骨膜反应或骨质破坏。

（4）CT 检查：可比常规 X 线提前发现病灶，可清楚显示骨内、外膜新骨形成和病变的实际范围。对细小的骨脓肿仍难以显示。

（5）核素骨显像：一般于发病后 48 小时即可有阳性结果。

（6）MRI 检查：可以早期发现局限于骨内的炎性病灶，并能观察到病灶的范围，病灶内炎性水肿的程度和有无脓肿形成，具有早期诊断价值。

4. 并发症　常见并发症：①化脓性关节炎；②病理骨折；③关节强直及挛缩；④肢体生长障碍；⑤外伤性骨髓炎常因感染而有骨折延迟愈合或不愈合，以及活动受限等。

（四）鉴别诊断

（1）软组织炎症：如蜂窝织炎、丹毒等软组织炎症的全身中毒症状较轻，局部炎症较广泛，压痛范围较大且表浅。

（2）急性化脓性关节炎：肿胀压痛在关节间隙而不在干骺端，关节活动度几乎完全消失。行关节穿刺抽液检查可明确诊断。

（3）风湿性关节炎：全身症状和局部症状均较轻，常为多关节游走性。

（4）尤因（Ewing）肉瘤：常伴有发热、白细胞增多、“葱皮样”骨膜下新骨形成等现象，局部活组织病理检查可确诊。骨髓炎常见的并发症有化脓性关节炎、病理性骨折、肢体生长障碍、关节挛缩及强直。

（五）治疗

目的在于尽早控制感染、防止死骨形成，避免转为慢性骨髓炎。

1. 全身支持治疗　包括充分休息与良好护理，注意水、电解质平衡，少量多次输血。高热时降温，给予易消化、富有蛋白质和维生素的饮食。

2. 药物治疗　早期联合应用大剂量有效抗生素，在发病5天内使用往往可以控制炎症。以后依据细菌培养和药物敏感试验的结果及治疗效果进行调整。抗生素应持续使用至体温正常、症状消退后2周左右。

3. 局部或手术治疗　适当用夹板或石膏托或牵引等制动并抬高患肢，减少疼痛，防止发生畸形及病理性骨折。如局部明显压痛或局部脓肿形成，应及时切开引流。手术治疗在给予大剂量抗生素2～3天后仍不能控制症状，进行手术治疗。对于伤口的处理：①作闭式灌洗引流：在骨腔内放置2根引流管作连续冲洗与吸引，关闭切口。作连续24小时灌洗引流，引流管留置3周，或体温下降，引流液连续3次培养阴性即可拔除引流管。②单纯闭式引流：脓液不多者可放单根引流管接负压吸引瓶，每日经引流管注入少量高浓度抗生素溶液。③伤口不缝，填充碘仿纱条，5～10天后再作延迟缝合。

第2节　慢性化脓性骨髓炎

慢性化脓性骨髓炎多因急性化脓性骨髓炎迁延而来；患者病程较长，甚至数年或数十年仍不能痊愈；大多数患者通过合理治疗后短期内可治愈。

（一）病因

形成慢性化脓性骨髓炎常见的原因：①在急性期未经及时和适当治疗，有大量死骨形成；②有死骨、异物和无效腔存在；③局部广泛瘢痕组织及窦道形成，血液循环差，利于细菌生长，而抗生素又不能到达。

（二）病理

包壳形成：由于死骨形成，较大死骨不能被吸收，成为异物及细菌的病灶，引起周围炎性反应，刺激骨膜深层的成骨细胞形成大量新生骨，包裹于死骨外面，形成包壳，可代替病骨起支持作用。慢性局限性骨脓肿形成属于一种特殊类型的慢性骨感染，多见于儿童和青年，胫骨上下端，股骨、肱骨和桡骨下端为好发部位。一般认为系细菌毒力较低，或因患者机体抵抗力较强而使骨髓炎局限于骨髓的一部分，脓肿被包围在骨质内，形成局限性骨脓肿。

（三）临床表现及诊断

患者一般只有局部表现，且可反复发作；对于病程较长或急性发作期可出现全身表现。

1. 局部症状　肢体局部增粗、变形，皮肤可有色素沉着，局部有肿胀、疼痛和压痛。如有

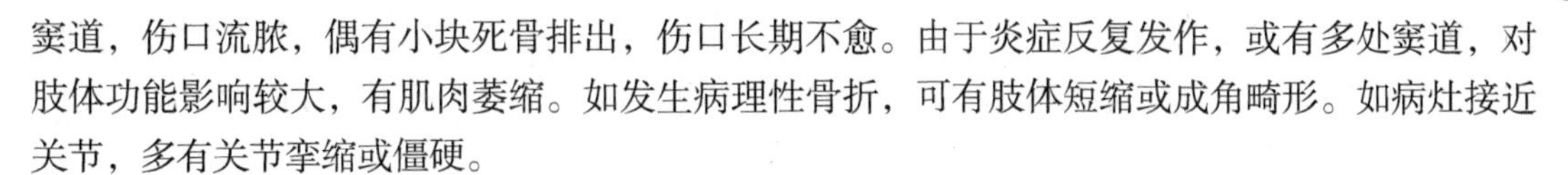

窦道，伤口流脓，偶有小块死骨排出，伤口长期不愈。由于炎症反复发作，或有多处窦道，对肢体功能影响较大，有肌肉萎缩。如发生病理性骨折，可有肢体短缩或成角畸形。如病灶接近关节，多有关节挛缩或僵硬。

2. 全身症状　全身可有反复发作的低热、消瘦、营养不良等表现。

3. 辅助检查　X 线为主要检查方法，在 X 线片上可见骨质增生、增厚、骨髓腔不规则，有大小不等的死骨。窦道造影可了解窦道的深度、径路、分布范围及其与无效腔的关系。局限性骨脓肿的 X 线表现为长骨干骺端或骨干皮质圆形或椭圆形低密度骨质破坏区，边缘较整齐，周围密度增高为骨质硬化反应。硬化性骨髓炎的 X 线表现为长骨骨干局限或广泛的骨质增生硬化现象，骨皮质增厚，骨髓腔狭窄甚至消失，病骨密度增高常呈梭形。在骨质硬化区内一般无透明的骨破坏，但在病程较长的病例中，可见小而不规则的骨质破坏区。

（四）治疗

一般采用手术、药物治疗，改善全身情况，控制感染与手术处理。手术治疗的原则是清除死骨、炎性肉芽组织和消灭无效腔。针对有死骨形成、无效腔及窦道流脓者均应手术治疗。而对于慢性骨髓炎急性发作或大块死骨形成而包壳尚未充分生成者不宜立即行手术治疗。

手术必须解决下列 3 个问题：清除病灶；消灭无效腔；伤口的闭合。

（1）清除病灶：在骨壳上开洞，进入病灶内，吸出脓液，清除死骨与炎性肉芽组织。

（2）消灭无效腔：①碟形手术：又名奥尔（Orr）开放手术法，无效腔不大、削去骨量不多的病例，在清除病灶后再用骨刀将骨腔边缘削去一部分，使呈平坦的碟状，以容周围软组织贴近而消灭无效腔。②肌瓣填塞：无效腔较大者可将骨腔边缘略事修饰后将附近肌肉作带蒂肌瓣填塞以消灭无效腔。③闭式灌洗：小儿生长旺盛，骨腔容易闭合，因此小儿病例在清除病灶后不必作碟形手术。可在伤口内留置 2 根引流管。术后持续灌洗 2～4 周，待引流液转为清晰时即可停止灌洗并拔管。④庆大霉素-骨水泥珠链填塞和二期植骨：将庆大霉素-骨水泥珠链填塞在骨腔内，珠链在体内会缓慢地释放出有效浓度的庆大霉素达数周之久。2 周后珠链的缝隙内会有肉芽组织生长，即可拔去珠链。小的骨腔经肉芽组织填满，大的骨腔可手术植入自体骨松质而愈合。

（3）伤口的闭合：伤口应该一期缝合，并留置负压吸引管。一般在术后 2～3 天内，吸引量逐渐减少，此时可拔除引流管。周围软组织缺少不能缝合时，可任其敞开，骨腔内填充凡士林纱布或碘仿纱条，包管形石膏，开洞换药。让肉芽组织慢慢生长填满伤口以达到二期愈合，也可采用负压封闭引流技术（VSD），能缩短疗程，更快地促进伤口的愈合。

第 3 节　化脓性关节炎

不同年龄患者全身关节都可能发生化脓性感染，多见于儿童，常为败血症的并发症，也可因手术感染、关节外伤性感染和关节火器伤所致。受累的关节多为单一肢体大关节，最常受累者为膝、髋关节，其次为肘、肩和踝关节。急性化脓性关节炎的早期诊断和治疗，对保全关节功能极为重要。

（一）病因病理

最常见的致病菌为金黄色葡萄球菌，可占 85% 左右。细菌入关节内的途径如下。①血液循环：身体其他部位的化脓性病灶内的细菌通过血液循环传播至关节内；②直接蔓延：邻近关节附近的化脓性病灶直接蔓延至关节腔内，如股骨头或髂骨骨髓炎蔓延至髋关节；③开放侵入：

开放性关节损伤发生感染；④医源性：关节手术后感染和关节内注射皮质类固醇后发生感染。以上4种途径，主要以血液循环最常见。感染后，滑膜分泌增多，关节因积液而肿胀。病变的发展大致可分为3个阶段。

1. 浆液性渗出期　细菌进入关节腔后，滑膜明显充血、水肿，有白细胞浸润和浆液性渗出物。关节软骨没有破坏，如治疗及时，渗出物可以完全被吸收而不会遗留任何关节功能障碍。本期病理改变为可逆性。

2. 浆液纤维素性渗出期　病变继续发展，渗出物变浑浊，数量增多，细胞亦增加。纤维蛋白沉积在关节软骨上可以影响软骨的代谢。白细胞释放出大量溶酶体，可以协同对软骨基质进行破坏，使软骨出现崩溃、断裂与塌陷。修复后必然会出现关节粘连与功能障碍。本期出现了不同程度的关节软骨损毁，部分病理已成为不可逆性。

3. 脓性渗出期　炎症已侵犯至软骨下骨质，滑膜和关节软骨都已被破坏，关节周围亦有蜂窝织炎。渗出物已转为明显的脓性。修复后关节重度粘连甚至纤维性或骨性强直，病变为不可逆性，后遗重度关节功能障碍。

（二）临床表现及诊断

1. 起病急骤，有寒战高热，甚至出现谵妄与昏迷等症状，小儿惊厥多见。

2. 局部症状　受累关节疼痛与功能障碍，浅表的关节，如膝、肘和踝关节，红、肿、热、痛明显；深部的关节，如髋关节，局部红、肿、热都不明显。关节往往处于屈曲位，久之可发生关节挛缩，关节可发生半脱位或脱位。关节腔内积液在膝部最为明显，浮髌试验可为阳性。

（三）辅助检查

关节穿刺和关节液检查是确定诊断和选择治疗方法的重要手段。关节液涂片检查可发现大量白细胞、脓细胞和细菌。细菌培养可鉴别菌种并找到敏感的抗生素。实验室检查：白细胞计数增高，中性粒细胞增多，血培养可为阳性。X线检查早期仅见关节肿胀、积液，关节间隙增宽；稍晚可有骨质疏松脱钙，因软骨及骨质破坏而有关节间隙变窄；晚期有增生和硬化，关节间隙消失。CT及MRI均有助于诊断。

（四）治疗

1. 全身治疗　早期足量全身性使用抗生素，原则同急性化脓性骨髓炎。

2. 局部治疗

（1）急性期治疗：①制动。早期应用石膏、夹板或牵引等制动于功能位，可防止感染扩散。②关节腔内注射抗生素。每天做一次关节穿刺，抽出关节液后，注入抗生素。③经关节镜治疗。在关节镜直视下反复冲洗关节腔，清除脓性渗液、脓苔与组织碎屑，完成后在关节腔内留置敏感的抗生素，可望减轻症状。必要时置管持续灌洗。④关节腔持续性灌洗。适用于表浅的大关节，如膝关节。⑤关节切开引流。适用于较深的大关节，如髋关节，应该及时作切开引流术，并作关节腔持续灌洗。

（2）恢复期治疗：①局部炎症消退后及早开始肌肉收缩及自主关节活动，逐渐增加活动促进功能恢复。②关节已有畸形：应用牵引逐步纠正。③后遗症的治疗：后遗严重畸形有明显功能障碍者，须行手术治疗。对关节强直于非功能位者，可采用全关节置换术、截骨矫形术或关节融合术。

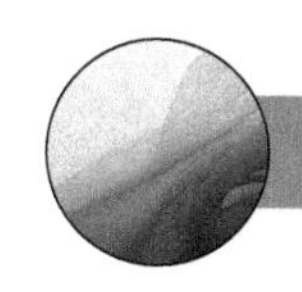

自 测 题

一、名词解释

1. 化脓性骨髓炎
2. 包壳形成

二、选择题

A_1/A_2 型题

1. 急性血源性骨髓炎最多见的部位是（　　）
   A. 股骨下段　　B. 掌骨
   C. 髂骨　　D. 胫骨下段
   E. 股骨上段
2. 下列关于急性骨髓炎临床表现的叙述错误的是（　　）
   A. 高热
   B. 无明显压痛区
   C. 干骺端疼痛剧烈
   D. 早期 X 线检查常为阴性
   E. 白细胞计数和中性粒细胞增高
3. 急性血源性骨髓炎最常见的致病菌是(　　)
   A. 金黄色葡萄球菌
   B. 乙型链球菌
   C. 大肠埃希菌
   D. 嗜血属流感杆菌
   E. 肺炎球菌
4. 慢性骨髓炎的手术指征是（　　）
   A. 有死骨形成，有无效腔及窦道流脓者
   B. 有大量骨膜反应
   C. 反复发热
   D. 局部骨质硬化
   E. 局部肿胀明显

三、简答题

1. 简述急性化脓性骨髓炎的病理过程。
2. 简述化脓性关节炎的治疗原则。

（李孟阳）

第51章 骨与关节结核

第1节 概 述

20世纪上半叶骨与关节结核是我国劳动人民的常见病、多发病，随着人民生活水平的提高，结核病的发生率曾大幅度逐渐下降。但近年来随着免疫性疾病的增长，耐药性细菌的增加，结核感染者的数量在全球呈回升趋势。

本病多发于儿童和青年，是一种危险的传染病，病期长，除全身影响外，易于损坏骨骺和关节，对儿童的生长发育影响较大，所造成的病残也较严重，因此对本病应有足够的重视。

骨与关节结核常见于脊柱、髋、膝、肩、肘、踝等处，最常见于脊柱结核，占骨与关节结核的60%，其中腰椎结核又居脊柱结核的首位。腰椎比颈椎、胸椎负重大，易于引起劳损，加重患病机会。在跟骨、手、足短骨和长骨骨端则较少，这说明肌纤维对骨有一定的保护作用。

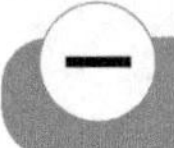

一 病理

骨与关节结核多为血源性，约95%继发于肺部结核，好发部位在长骨端，多累及骨骺，并扩展至关节腔。除长骨外，脊椎的发病率很高。病理变化与身体其他部位的结核病相似。在结核性肉芽组织内有干酪样坏死。骨组织变化以溶骨为主，少有新骨形成。

病程进展缓慢，病变可扩展至软组织，形成灰白色、实质性或半实质性的干酪样坏死组织，积聚在软组织内，无急性炎症表现，称为寒性脓肿。例如，脊柱结核的病变开始是在椎体，以后侵袭椎间盘和邻近椎体，病椎由于溶骨性破坏造成塌陷，脊柱向后成角畸形。当结核扩展至骨膜和邻近软组织时，则形成椎旁脓肿，若脓肿穿破后，可沿着肌肉、血管和神经而扩散至远处。骨破坏可长期存在，愈合缓慢。

骨与关节结核的组织病理：分为渗出期、增殖期和干酪样变性期。

渗出期：又有3种不同的组织反应。

巨噬细胞炎性反应：病变区内有大量的巨噬细胞浸润，细胞间有少量纤维蛋白凝集，巨噬细胞内外有中等量的结核杆菌。

纤维蛋白渗出炎性反应：组织间隙扩大，为纤维蛋白占据，只有少数单核细胞浸润，不易找到结核杆菌。

多形核白细胞炎性反应：有大量的多形核白细胞聚集，而纤维蛋白渗出不显著，巨噬细胞

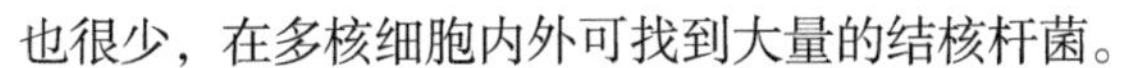
也很少，在多核细胞内外可找到大量的结核杆菌。

增殖期：吞噬结核杆菌的巨噬细胞为上皮样细胞，再经过分裂或融合变成朗格汉斯细胞，呈环状或马蹄样排列，位于巨噬细胞边缘。此外还可以看到细胞核排列凌乱的异物巨细胞和淋巴细胞，结节周围有部分成纤维细胞包围。

干酪样变性期：成片的组织（包括骨组织）失去原有的细胞结构，胶原纤维模糊消失，受累区呈一致性无结构的坏死。坏死周围不发生组织反应，也无浸润细胞进入坏死区。

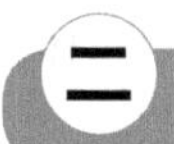

二 并发症

1. 混合感染　骨与关节结核病灶所产生的脓液增多后，常沿着组织间隙向远方流窜，最后可穿破体外或体内空腔脏器，排出米汤样脓液，内含沙粒样死骨，形成窦道和内瘘。一般化脓性细菌可沿着窦道和内瘘逆行至骨与关节病灶内，使单纯的结核杆菌感染成为各种细菌的混合感染。混合感染的长期存在可导致全身虚弱，内脏淀粉样变性，肝肾功能障碍和局部骨质硬化，增加治疗困难。由于混合感染对局部病变和全身有较大的影响，因此应尽量在寒性脓肿破溃之前，给予积极有效的治疗，如彻底清除病灶，可防止混合感染的发生。

2. 畸形和强直　晚期全关节结核可因关节结构的严重破坏而继发病理性脱位或半脱位；即使未发现脱位，也可因保护性肌肉痉挛而使受累关节长期处于非功能位，产生各种畸形。如髋关节结核多见屈曲、内收、内旋畸形；膝关节多见屈曲和后脱位畸形。

3. 脊髓和神经根的受压　颈椎和胸椎病变所产生的脓液、干酪样物质、肉芽组织、坏死间盘和死骨都可压迫脊髓，造成截瘫。由于椎体严重破坏，椎体塌陷形成后凸畸形。严重后凸畸形及增厚的硬脊膜可使得该处脊髓紧张，变扁受压逐渐发生晚发性截瘫。腰椎结核可压迫神经根，引起坐骨神经症状。颈椎和胸椎结核也同样可压迫神经根而引起相应平面的根性反射痛。

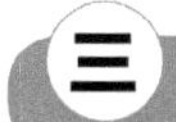

三 实验室检查

轻度贫血，白细胞计数一般正常，混合感染时增高。红细胞沉降率增快是结核活动期的一种表现，甚至快于 X 线，因此定期检查红细胞沉降率可随时判断病变活动程度。结合临床及影像学检查，需要与炎症和恶性肿瘤相鉴别。脓液结核菌培养一般阳性率在 50%～60%，在混合感染中获得脓液的结核杆菌培养阳性率极低，因此依靠培养来确诊骨与关节结核诊断率不高。

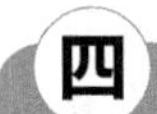

四 影像学检查

X 线摄片是诊断骨与关节结核的重要手段，一般起病 3 个月后 X 线片有所改变。初期所见局部骨质疏松，关节间隙或椎间隙狭窄模糊，继而骨质局部纹理结构紊乱，密度减低，境界模糊不清。CT 检查对显示病灶周围冷脓肿有独特的优势，死骨和病骨均可清晰显示，能确切定位，也给定性及手术治疗提供依据。MRI 对脊柱结核诊断意义更大，在明确病变范围、椎间盘破坏程度和硬脊膜受压程度等方面具有优势。

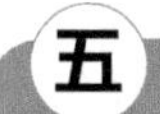

五 病理检查

对于早期和不易诊断的滑膜结核和骨关节结核取活组织做病理检查，即可确诊。①取粗针头吸取；②小切口活检；③手术探查采取标本。

六 治疗

治疗原则：在抗结核药物的控制下，及时彻底地清除病灶。骨关节结核是全身性结核感染的局部表现。因此，治疗局部病变时不应忽略整体。

（一）全身治疗

全身治疗包括休息、营养、一般支持疗法和抗结核药物的使用。脊柱结核、下肢大关节结核，应卧床休息，要注意热量、蛋白质、维生素等的补充。贫血者给予抗贫血药物，必要时间断输血，混合感染者根据药敏试验给予敏感抗生素。

抗结核药物：目前，经常使用且疗效较好的抗结核药物，如异烟肼（INH）、利福平（RFP）、吡嗪酰胺（PZA）、链霉素（SM）、乙胺丁醇（EMB）与氨硫脲（TBI）为一线药物。为避免耐药菌株的产生，主张联合应用，同时使用以上2～3种抗结核药物为优，小剂量并长期应用。目前推荐的组合有INH＋RFP＋PZA或INH＋RFP＋EMB。骨关节结核疗程一般不少于12个月，必要时延长至18～24个月。开始治疗和手术前后，给药应适当集中，尽可能每日给药，以后根据病情改善，逐渐改为间断给药，可隔日或每周给药2次。长期使用抗结核药物，必须注意药物反应和毒性反应。

经抗结核药物治疗后，全身症状和局部症状都会逐渐减轻，治愈标准：①全身情况良好，体温平，胃纳佳；②局部症状消失，无疼痛，窦道闭合；③X线表现为脓肿缩小或消失，无死骨，病灶边缘轮廓清晰；④连续3次红细胞沉降率正常；⑤起床活动1年，仍能保持上述4项指标。可停止抗结核药物治疗，但仍需要定期复查。

（二）局部治疗

1. 局部制动　适用于关节结核急剧发展、疼痛和肌肉挛缩比较严重的病例。制动方法有石膏、牵引、夹板等。

2. 局部注射　适用于单纯滑膜结核早期，局部注射具有药物浓度高而全身反应小的优点。常用异烟肼，有时与链霉素合用，但链霉素局部刺激较大，脓肿穿刺吸脓后，可定期在脓腔注射抗结核药物。

3. 病灶清除术　在抗结核药物和其他支持疗法配合下，正确施行手术清除病灶，可以使得疗程大为缩短，治愈率提高。手术可清除死骨、脓肿、干酪样物质、坏死椎间盘，切除肥厚滑膜组织，凿除硬化的骨腔洞壁，切除纤维化瘘管等。适应证：①病灶内有较大死骨；②病灶内或其周围有较大脓肿，不易自行吸收；③窦道经久不愈；④单纯滑膜结核及骨结核，经非手术治疗无效，有破入关节的可能；⑤全关节结核者均应及时手术，恢复关节功能；⑥有脊髓压迫症状，为了抢救截瘫应及时清除病灶并减压。禁忌证：①患者有其他结核病变处于活动期；②混合感染，体温高，中毒症状明显；③患者合并其他重要疾病不能耐受手术。为了提高手术的安全性，术前应用抗结核药物4～6周，至少2周。

4. 矫形手术　①关节融合术：用于关节不稳定者；②截骨术：用以矫正畸形；③关节成形术：用以改善关节功能。

第2节　脊柱结核

在全身骨与关节结核中，脊柱结核发病率最高，其中以椎体结核占大多数，附件结核十分罕见。典型的脊柱结核侵犯相邻两个椎体及其椎间盘，这可能与相邻椎间的边缘为同一组动脉所供养有关，连着椎间盘一起破坏。在整个脊柱中腰椎活动度最大，腰椎结核发生率最高，胸椎次之，颈椎更次之，至于骶尾椎结核则更罕见。

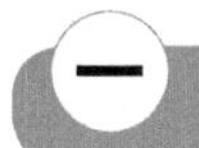

一 病理

90% 病例的椎体病灶只有 1 处。约 10% 椎体病灶在两处或以上，每处病灶之间有比较健康的椎体或椎间盘隔开，称为跳跃性病变。按病灶部位可分为中心型和边缘型两种，以前者多见。

1．椎体中心型结核　儿童椎体很小，外面包有一层相当厚的软骨外壳。儿童椎体病变发展较快，病变常很快波及整个骨化中心，并穿破周围软骨包壳，侵入椎间盘和邻近椎体。成人椎体较大，病变发展慢，但也逐渐波及整个椎体，侵入邻近椎间盘，再越过椎间盘侵入邻近椎体（图 51-1）。

2．椎体边缘型结核　多见于成人，病变可发生于椎体上下缘和前后方，因椎体后缘靠近椎管，故后方病变容易造成脊髓或神经根受压（图 51-2）。

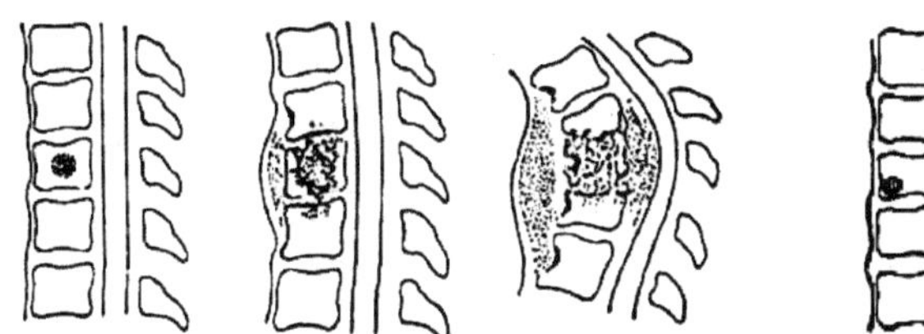

图 51-1　椎体中心型结核

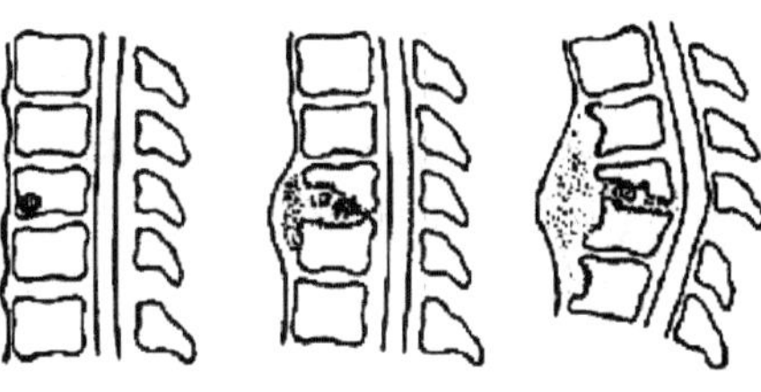

图 51-2　椎体边缘型结核

椎体中心型病变以骨坏死为主，死骨形成比较常见。少数病例死骨吸收后形成骨空洞，空洞内充满脓液和干酪样物质。边缘型病变以溶骨性破坏为主，死骨较小或无死骨。椎体上下缘的边缘型结核更易侵犯椎间盘。

椎体病灶所产生的脓液先汇集在椎体一侧骨膜下，形成局限性椎旁脓肿。当脓液继续增加时，有两条出路：①脓液继续剥离椎体骨膜，不但病椎的骨膜被掀起，邻近椎体骨膜也被掀起，椎体前方、对侧骨膜也被掀起，形成巨大的椎旁脓肿。②脓液突破椎体骨膜，沿组织间隙向远方扩散，脓肿因重力而向身体下方流窜，称为流注脓肿。脓液若向体外溃破，则形成流脓窦道。若向口腔、食管、胸腔等穿破，则形成内瘘（图 51-3）。

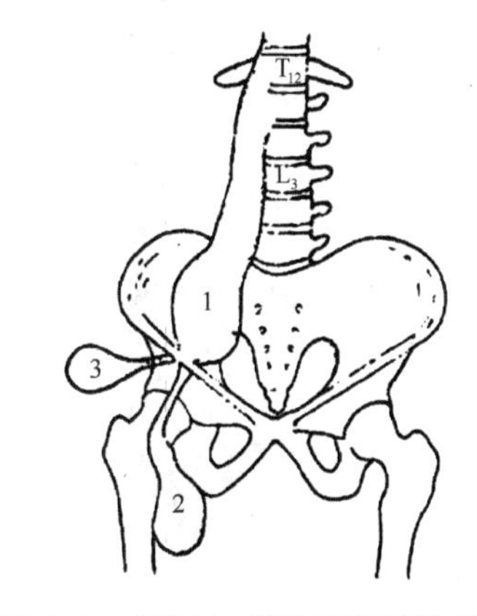

图 51-3　脊柱结核脓肿常见流注部位
1．腰大肌脓肿；2．股三角脓肿；
3．髂部脓肿

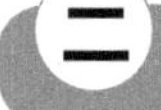

二 临床表现

本病起病缓慢，有低热、疲倦、消瘦、盗汗、食欲缺乏与贫血等全身症状。

疼痛是最先出现的症状，休息后减轻，劳累后加重，夜间患者有较好的睡眠。后凸畸形严重者，可引起下腰劳损，产生疼痛。如病变压迫脊髓和神经根，疼痛剧烈，并沿神经根放射。

姿势异常：颈椎结核患者常有斜颈畸形，头前斜，颈短缩，一直双手拖住下颌（图 51-4）。胸腰椎、腰椎及骶椎结核患者站立和走路时尽量将头和躯干后仰，坐时用手扶椅，减轻体重对病椎的压力。腰椎结核患者地上拾物尽量屈膝、屈髋，避免弯腰，起立时用手扶大腿前方（图 51-5）。

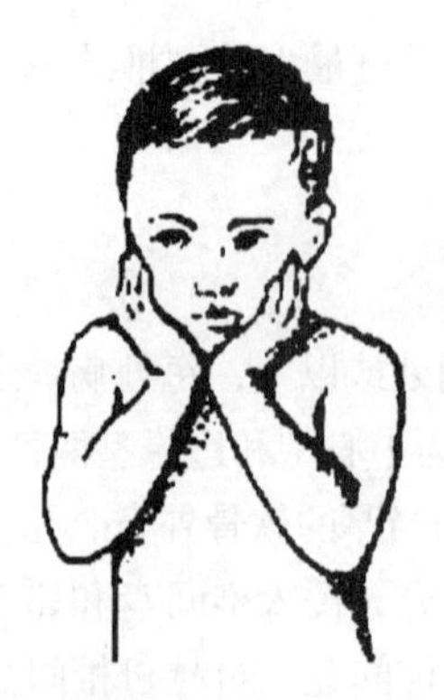

图 51-4　颈椎结核姿势（双手撑住下颌）

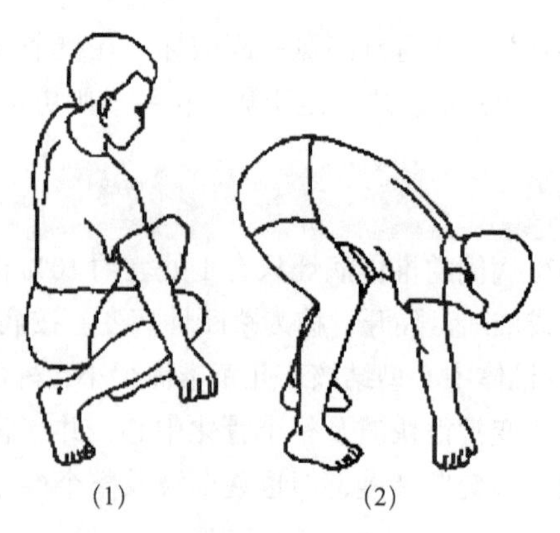

图 51-5　拾物试验

（1）阳性；（2）正常

后期患者有腰大肌脓肿，可在腰三角、髂窝或腹股沟处看到或摸到脓肿。腰椎结核脊柱后凸多不严重，在儿童常为首发症状，棘突压痛、叩痛多不明显，脊柱活动受限。

病灶处于活动期时，随着脓液、肉芽组织、干酪样坏死物质等进入椎管压迫脊髓，可发生早期瘫痪，当病变静止时，瘢痕组织形成对脊髓造成环行压迫，或脊柱后凸畸形、病理性脱位，椎管前方骨嵴压迫脊髓，造成瘫痪，则称为迟发性瘫痪，建议早期手术治疗。

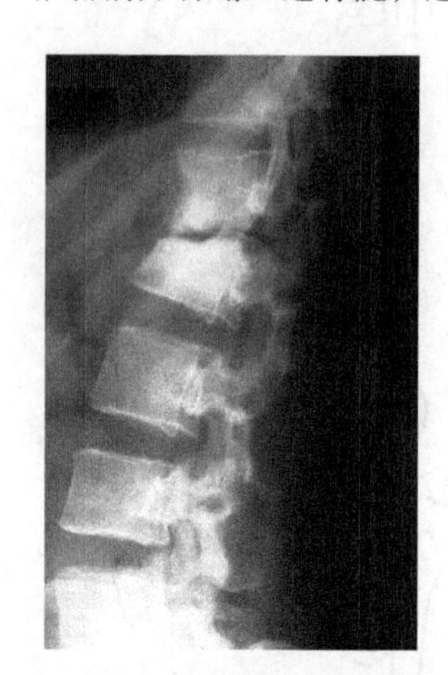

图 51-6　脊柱结核 X 线表现

三　影像学检查

X 线表现叙述如下。生理弧度的改变：颈椎和腰椎生理前凸常减少、消失或变为后凸。胸椎的后凸病灶部位增加。椎体形状改变：受累椎体变窄，边缘不齐，密度不均，常可见死骨形成。椎间隙变窄或消失（图 51-6）。椎体周围可伴有软组织改变：颈椎可见椎前软组织阴影增大，气管被推向前方或偏于一侧。胸椎可见不同类型椎旁脓肿阴影。

CT 检查可清晰显示病灶位置，有无空洞和死骨形成，对腰大肌脓肿有独特的价值。

MRI 具有早期诊断价值，在炎性浸润阶段即可显示异常信号，适于观察脊髓有无受压和变性。

四　诊断与鉴别诊断

1. 强直性脊柱炎　本病均有骶髂关节炎症，没有全身中毒症状，X 线检查看不到骨破坏与死骨，胸椎受累后会出现胸廓扩张受限等临床表现，应加以鉴别。

2. 化脓性脊柱炎　发病急，有高热及明显疼痛，进展很快，早期血培养可检出致病菌。X 线表现进展快，其特征性 X 线表现可作鉴别。

3. 腰椎间盘突出　无全身症状，有下肢神经根受压症状，红细胞沉降率不快。X 线片上无骨质破坏，CT 可见突出髓核。

4. 脊柱肿瘤　多见于老年人，疼痛逐日加重，X 线片可见骨破坏累及椎弓根，椎间隙高度正常，一般没有椎旁软组织块影。

5. 嗜酸性肉芽肿　多见于胸椎，患者年龄通常不满 12 岁，整个椎体均匀性压扁，呈线条

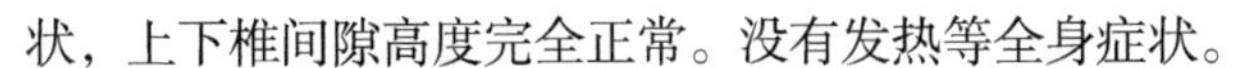

状，上下椎间隙高度完全正常。没有发热等全身症状。

6. 退行性脊椎骨关节病　为老年疾病，普遍性椎间隙变窄，邻近椎体上、下缘硬化发白，有骨桥形成，没有骨质破坏与全身症状。

五　治疗

脊柱结核治疗的目的：①治愈结核为主要目的；②适当矫正驼背后凸畸形，恢复其接近生理曲度，有利于患者治愈后的生活及工作，特别是脊柱结核，常是青中年发病。③提早起床康复，过去等待骨愈合的卧床时间最少为半年，现在有了适当的内固定及外固定支具，可提早起床以利康复。治愈标准：①全身无结核症状；②病变脊柱处无压痛；③红细胞沉降率、C 反应蛋白正常 3 个月以上；④病变脊柱经手术后获得骨性融合。如系保守治疗未经植骨，则该病变椎间自发融合或虽未融合，但该椎间隙经 1 年观察无改变，椎体无结核表现。

1. 全身治疗　①脊柱结核的全身治疗，仍是最基本的治疗方法，包括严格卧床制动，适当营养，呼吸新鲜空气。②化疗：抗结核化疗，是治疗脊柱结核的最主要措施，要正规、规律适量、持续进行。一般采用三联抗结核药物。部分脊柱结核病灶破坏较轻，无巨大椎旁脓肿，无脊髓受压，则抗结核化疗可治愈。

2. 手术治疗　适应证：①病灶有较大脓肿；②病灶内有死骨或空洞；③合并瘘道经久不愈；④脊髓受压。手术方式主要有 3 种：①切开排脓：寒性脓肿广泛流注出现继发感染，全身中毒症状明显，不能耐受病灶清除术可做切开排脓。②病灶清除术：通过前路或者后路手术，进入病灶，清除脓液、结核性肉芽组织、干酪样坏死物质和死骨，同时可作植骨脊柱融合术。③矫形手术：纠正脊柱后凸畸形。

第 3 节　髋关节结核

髋关节结核的发病率居全身骨与关节结核的第三位，在下肢关节中发病率居第一位，患者多为儿童和青壮年。

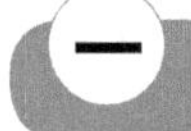

一　病理

髋关节结核中，单纯滑膜结核和单纯骨结核较少，患者就诊时多表现为全关节结核。发病部位以髋臼最多发，股骨颈次之，股骨头最少。单纯滑膜结核少有脓肿及窦道形成。髋臼结核产生脓液可穿破软骨而侵入髋关节，向后汇聚在臀部，形成臀部脓肿；向内突破骨盆内壁，形成盆腔内脓肿。股骨颈结核脓液穿破股骨颈的骨膜和滑膜，进入髋关节，或沿股骨颈髓腔流注到大粗隆或大腿外侧。

髋关节结核中，包围圆韧带的滑膜水肿、充血、肥厚，晚期圆韧带被破坏消失。髋臼、股骨头或关节囊破坏严重时，常发生病理性脱位，主要是后脱位，晚期周围肌肉挛缩，产生屈曲内收畸形。

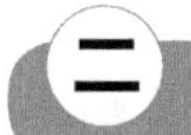

二　临床表现

髋关节结核多见于儿童和青少年，患者多有消瘦、食欲减退、暴躁、易哭、盗汗、发热等全身表现。最初症状为髋部疼痛，休息后减轻。小儿多夜啼，儿童则较多反映膝关节内侧疼痛，髋关节和膝关节都是同一闭孔神经支配。

髋关节周围肌肉较丰富，轻微肿胀不易察觉。检查时，可让患者仰卧，双下肢并拢，仔细观察两侧股三角，病侧有时可见轻微隆起，有压痛。

检查关节功能时，按顺序检查屈、伸、内收、外展、内旋和外旋，必须与健侧对比。早期病变多以伸髋和内旋受限较多。早期髋畸形，Thomas 征阳性。

合并病理性脱位者则大粗隆升高，患肢短缩，且屈曲、内收。

下列试验有助于髋关节结核诊断。

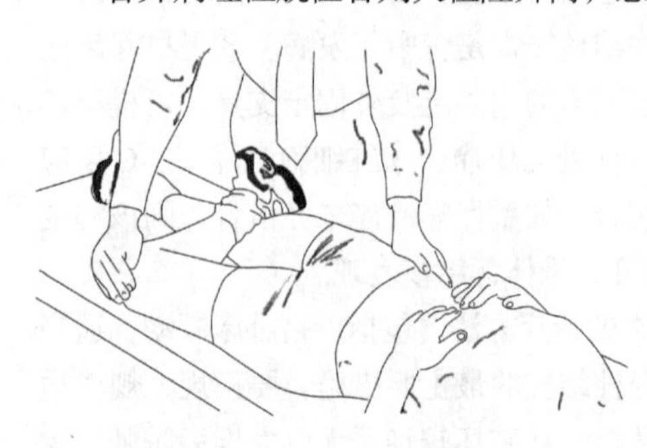

图 51-7 “4”字试验

1. “4”字试验　包括髋关节屈曲、外展、外旋3种运动，患者仰卧，一侧下肢伸直，另一侧以“4”字形状放在伸直下肢近膝关节处，并一手按住膝关节，另一手按压在对侧髂嵴上，同时下压，若患髋出现疼痛或膝部不能接触床面即为阳性（图 51-7）。

2. 髋关节后伸试验　可用于检查儿童早期髋关节结核。患儿俯卧位，检查者一手按住骨盆，另一手握住踝部把下肢提起，直到骨盆离开桌面为止。两侧对比，可发现患髋在后伸时有抗拒感，因而后伸范围不如正常侧（图 51-8）。

3. Thomas 试验　用来检查髋关节有无屈曲畸形。患者仰卧于床上，检查者将其健侧髋、膝关节完全屈曲，使膝部贴住或尽可能贴近前胸，此时腰椎前凸完全消失而腰背部平贴于床面，若患髋出现屈曲畸形，根据大腿与桌面所成角度，断定屈曲畸形的程度（图 51-9）。

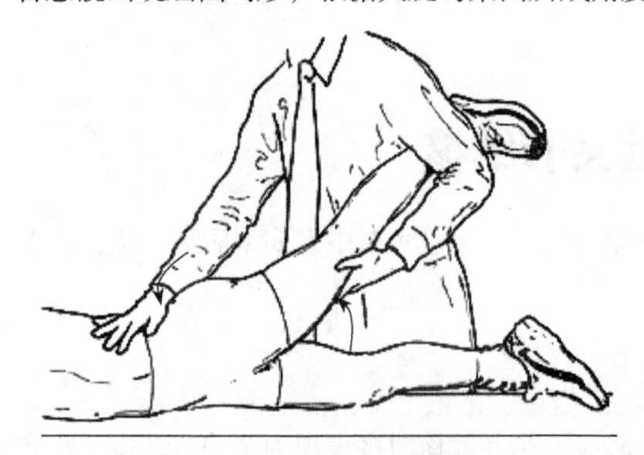

图 51-8　髋关节后伸试验

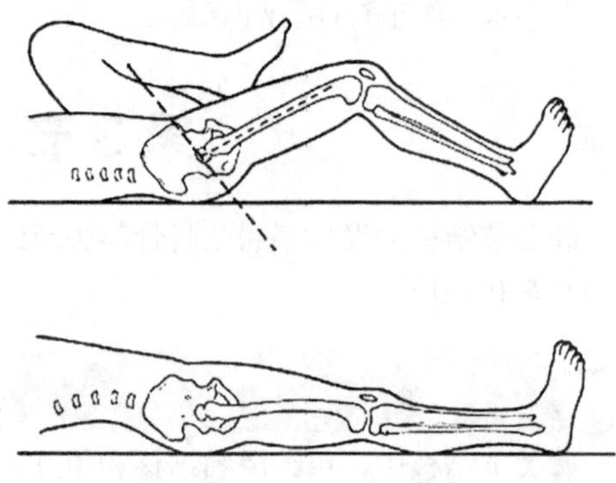

图 51-9　Thomas 试验

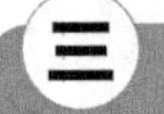

三 影像学检查

X 线对本病早期诊断很重要，拍摄骨盆正位片，比较双侧髋关节。单纯滑膜结核的变化：①患侧髋臼与股骨头骨质疏松，骨小梁变细，骨皮质变薄；②由于骨盆前倾，患侧闭孔变小；③患侧滑膜与关节囊肿胀；④患侧髋关节间隙稍宽或稍窄。

CT 与 MRI 检查可获得早期诊断，能清楚显示髋关节内积液多少，揭示普通 X 线片不能显示的微小破坏病灶。MRI 还能显示骨内炎性浸润。

早期与晚期全关节结核的区别主要依据软骨面破坏程度而定。可是软骨面不能直接显影，一般认为软骨面破坏程度和软骨下骨板的破坏范围相一致。若股骨头无明显破坏，但软骨下骨板完全模糊，表示软骨面游离，必属晚期全关节结核，否则，为早期全关节结核（表 55-1）。

表 51-1 髋关节结核的临床分期及其相应临床表现特征

临床分期	临床表现	X 线特点
Ⅰ. 滑膜炎期	髋屈曲、外展、外旋，患肢长	骨质疏松
Ⅱ. 早期关节炎	髋屈曲、内收、内旋，患肢短	骨质稀疏，病灶关节间隙正常
Ⅲ. 关节炎期	髋屈曲、内收、内旋，腿短缩	病灶关节间隙窄
Ⅳ. 关节炎晚期	髋屈曲、内收、内旋，腿明显短缩	关节严重破坏变形

四 诊断与鉴别诊断

根据病史、症状与影像学表现可作出诊断。当诊断有疑问时，可作结核菌素试验、穿刺、滑膜切取活检，明确诊断。须与以下疾病鉴别。

1. 化脓性关节炎　起病急，寒战、高热、白细胞增多。急性期有脓毒症表现，可经穿刺、脓液细菌培养或滑膜活检等方法鉴别。

2. 类风湿关节炎　儿童性类风湿关节炎也有发热、红细胞沉降率增高，初发时与之很难鉴别，但本病特征为多发性和对称性，经过短期观察不难区别。

3. 儿童股骨头坏死　多见于儿童，检查患儿一般情况良好，患髋活动受限。X 线可见股骨头骨骺致密，变扁，关节间隙增宽，患儿骨化中心变扁、破碎及囊性变，有时可发生半脱位。

4. 骨关节炎　多为老年人，可见于一侧或双侧。临床上髋部疼痛活动受限，但红细胞沉降率不高。X 线显示髋臼及股骨头明显增生，边缘硬化，关节间隙变窄，髋臼内或股骨头内常有囊性变。

五 治疗

治疗包括全身治疗和局部治疗，抗结核药物一般维持 2 年，有屈曲畸形则应作皮肤牵引，畸形矫正后髋“人”字形石膏固定 3 个月。单纯滑膜结核可以在关节腔内注射抗结核药物；如果髋关节内积液较多，为保全股骨头，有指征时可作滑膜切除术。

对于病变尚在活动期的早期全关节结核患者，如无手术禁忌证，应及时进行病灶清除术，病灶清除范围包括：①清除寒性脓肿；②切除全部肥厚水肿的滑膜组织；③切除残留的圆韧带；④刮除一切骨病灶；⑤切除游离坏死的软骨面，直到正常骨质。

晚期全关节结核有两种情况需要治疗：①局部仍有活动性病变，如脓肿、窦道等；②病变静止，但患者因关节疼痛、畸形或关节强直需要治疗。对于关节强直，适宜作髋关节融合术或全髋关节置换术，但关节置换术后会诱发病灶活动，有失败风险。对髋关节有明显屈曲、内收或外展畸形者，可作转子下矫形截骨术。

第 4 节　膝关节结核

膝关节结核是最常见的关节结核，发病率居全身骨关节结核的第二位，仅次于脊柱结核，其发病率高，可能与膝关节有丰富的骨松质及较多滑膜有关。

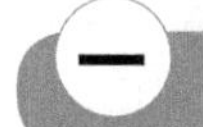

病理

膝关节滑膜丰富，故滑膜结核发病率高。起病缓慢，以炎性浸润和渗出为主，表现为膝关节肿胀和积液。随病变进展，结核性病变经过滑膜附着处侵袭骨骼，产生边缘型腐蚀。骨质破坏沿着软骨下潜行发展，大块关节软骨剥脱形成全关节结核。病变进一步发展，软骨面和软骨下骨板大部分被破坏，关节囊和侧副韧带相对松弛，可引起胫骨向后脱位。脓肿破溃后长期流脓，合并严重混合感染，窦道经久不愈。膝关节可形成纤维性或骨性强直，膝关节常有屈曲或内、外翻畸形。

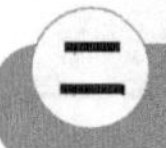

二 临床表现

本病多见于儿童和青少年，起病缓慢，有低热、乏力、疲倦、食欲缺乏、消瘦、贫血等全身症状。红细胞沉降率增高，常为单发，双侧很少同时受累。单纯滑膜结核呈弥漫性肿胀，浮髌试验阳性（图 51-10），穿刺可得黄色浑浊液体。单纯骨结核仅在局部有肿胀和压痛，有时可见寒性脓肿。早期全关节结核可有较大的活动受限，到晚期则症状明显，跛行严重，甚至膝关节屈曲挛缩、脱位或强直。

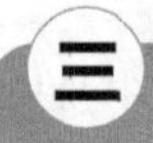

三 影像学检查

早期 X 线片可见软组织肿胀和骨质疏松，关节间隙增宽和变窄，边缘型骨腐蚀，到后期骨质破坏加重，关节间隙消失，严重时出现胫骨后半脱位（图 51-11）。

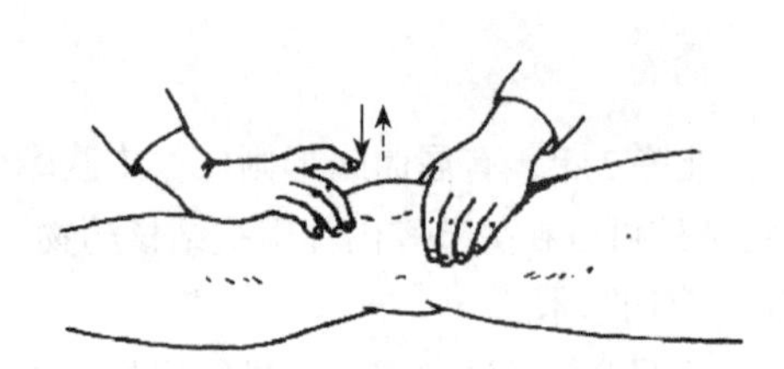

图 51-10 浮髌试验

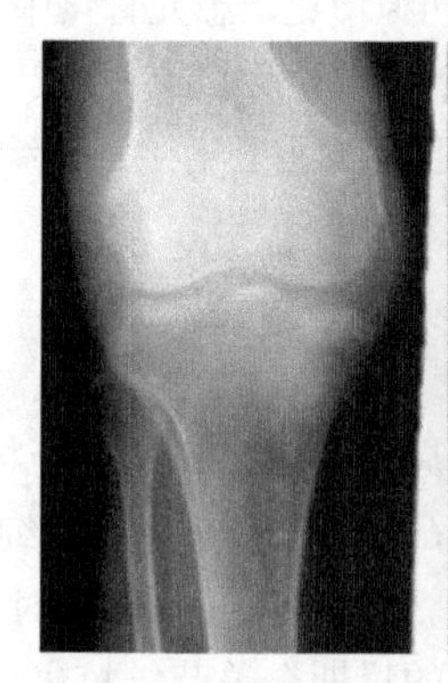

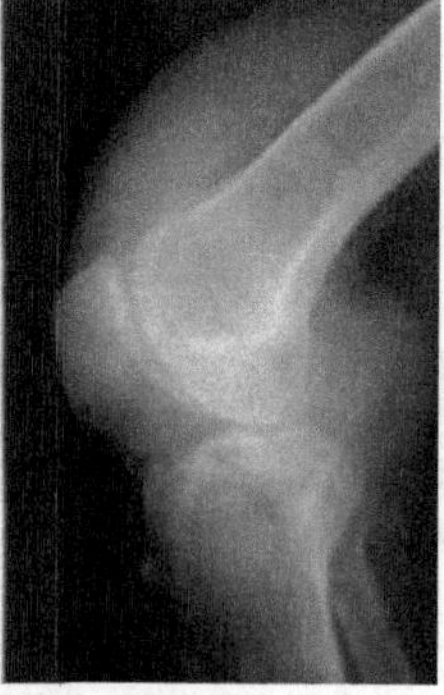

图 51-11 膝关节结核 X 线表现

CT 与 MRI 可看到 X 线不能显示的病灶，特别是 MRI 具有早期诊断价值。

关节镜检查对早期诊断膝关节滑膜结核具有独特价值，还可作活检及镜下滑膜切除术。

四 诊断与鉴别诊断

根据病史、症状、体征和 X 线表现可作出诊断。早期腹股沟淋巴结活检有助于膝关节滑膜结核的诊断，膝关节滑膜结核有时容易与单发性类风湿关节炎和其他慢性滑膜炎相混淆。所以应与类风湿关节炎、化脓性关节炎、创伤性滑膜炎、剥脱性软骨炎等相鉴别。

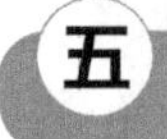

五 治疗

膝关节位置表浅，手术时出血少，容易达到充分显露和彻底清除病灶的目的。

1. 单纯滑膜结核　用抗结核药物异烟肼 100mg，成人可加倍，作膝关节滑膜注射，注射前先将关节腔内积液抽出。局部注射每周 2 次，3 个月为 1 个疗程。并同时用长腿石膏托固定。早期病变多能治愈。如注射无效，病变加重，滑膜增厚，可做滑膜切除术。

2. 单纯骨结核 除一般治疗外，可根据病灶部位特点，采用不同切口作病灶切除。清除后，大的骨洞可取自体髂骨充填。髌骨结核可刮除或行髌骨切除置换。腓骨头结核应将腓骨头切除，勿伤及腓总神经。

3. 早期全关节结核 无手术禁忌应及时做病灶切除术，以保留膝关节功能。术中切除大部分滑膜，刮除一切骨病灶。

4. 晚期全关节结核 两种情况需要治疗：①病变进展，局部有寒性脓肿、窦道或混合感染；②病变静止，但关节不稳或严重畸形，行走困难。前者可采用非手术治疗，如无效应及时行病灶清除，病灶清除后，关闭关节，外固定3个月，红细胞沉降率稳定后行人工全膝关节置换。如病灶清除彻底，全身情况好，亦可同时行人工关节置换。

自 测 题

一、名词解释

1. 拾物试验阳性
2. Thomas征阳性

二、选择题

A_1/A_2型题

1. 关于骨与关节结核的临床表现错误的是（ ）
   A. 低热、盗汗、乏力
   B. 病灶常为多发
   C. 可有局部剧烈疼痛
   D. 髋关节结核患儿诉膝部疼痛
2. 膝关节结核发病以____居多。
   A. 老年人　B. 儿童、青少年
   C. 女性　D. 男性
   E. 中年
3. 骨关节结核早期X线片表现为（ ）
   A. 骨空洞形成
   B. 层状骨膜增生
   C. 边缘不齐的小死骨
   D. 骨质缺损
   E. 骨小梁模糊，呈磨砂玻璃状
4. 全关节结核是指（ ）
   A. 关节内积液增多且浑浊
   B. X线片示骨端有空洞形成
   C. 有瘘管形成
   D. 关节骨端、滑膜及关节软骨
   E. 滑膜广泛结核病灶
5. 关节结核最常发生部位为（ ）
   A. 全身滑膜面积最大的膝关节
   B. 脊柱
   C. 活动最多的髋关节
   D. 负重最大的踝关节
   E. 肌肉最不发达的腕关节
6. 患者，女性，17岁。右膝反复肿痛5个月，伴皮温略高，下蹲轻度受限。关节穿刺液检查：关节液黄色、浑浊，黏蛋白试验阳性，含糖减少，WBC 25×10^9/L，N 45，ESR 38mm/h，X线片示右膝关节间隙增宽，骨质疏松。最可能的诊断为（ ）
   A. 单发性类风湿关节炎
   B. 慢性化脓性关节炎
   C. 创伤性关节炎
   D. 色素绒毛结节性滑膜炎
   E. 结核性滑膜炎
7. 患者，男性，28岁。左膝关节肿胀、疼痛3个月。查体：消瘦貌，T 37.6℃，ESR 50mm/h，左膝关节梭形肿胀，浮髌试验阳性。X线片示关节间隙增宽、骨质疏松，应首先作何种处理（ ）
   A. 全身抗结核治疗
   B. 全身抗结核＋关节穿刺抽液注入抗结核药物治疗
   C. 全身抗结核＋持续皮肤牵引治疗
   D. 病灶清除术　E. 关节融合术

8. 膝关节单纯滑膜结核，除全身治疗外，首选（　）
   A. 皮肤牵引　B. 石膏固定
   C. 穿刺抽液注入抗结核药物
   D. 膝关节加压融合术
   E. 膝关节病灶清除术

B_1 型题

（9、10 题共用备选答案）
   A. 颈椎结核　B. 胸椎结核
   C. 腰椎结核　D. 膝关节结核
   E. 髋关节结核

9. 患儿走路双下肢无力。查体：髂窝部有波动性包块，伴同侧髂关节伸直受限，Thomas 征阳性。可能的诊断为（　）
10. 患儿跛行并诉膝关节疼痛，髋关节活动受限伴压痛，可能为（　）

三、问答题

试述骨与关节结核病灶清除术的适应证。

（阮建伟）

第52章 非化脓性关节炎

第1节 骨关节炎

骨关节炎（osteoarthritis, OA）是以关节软骨进行性损伤为特征的一种慢性关节退行性病变，好发于负重、活动频繁的关节。国内流行病学资料显示，40岁以上人群原发性骨关节炎总体患病率为46.3%，70岁以上患病率为62.0%。我国是人口大国，骨关节炎患者可达上亿人，但其受重视程度远远不及糖尿病。

一 发病机制

原发性骨关节炎的发病机制迄今仍未完全明了。随年龄增长骨关节炎发生率明显增加，除年龄外，其发病与肥胖、炎症、损伤和遗传等多种因素有关，无明显地域及种族差异，是生活能力下降及致残的常见病因之一。对膝关节骨性关节炎而言，肥胖是最重要的独立危险因素，比关节损伤、遗传易感性等其他因素更加重要。

二 分类

骨关节炎可分为原发性和继发性两类。原发性骨关节炎是指原因不明的骨关节炎，与遗传和体质因素有一定关系，多见于中老年人；继发性骨关节炎是指继发于关节外伤、先天性或遗传性疾病、内分泌及代谢病、炎性关节病、地方性关节病、其他骨关节病等的骨关节炎。有时很难鉴别原发性骨关节炎和继发性骨关节炎。问诊和体格检查可以帮助判断病因。影像学检查有助于继发性骨关节炎的诊断。

三 病理

在多因素（包括遗传、代谢、生化和生物力学）综合作用下，软骨细胞、软骨下骨和细胞外基质合成及降解失衡，出现关节代谢异常，进而引起关节软骨变性及负重处关节软骨面消失，软骨下骨变性，关节纤维增生，软骨下骨的骨质硬化，关节缘骨赘形成，滑膜非特异性炎症。由于慢性炎症的持续损害和关节组织渐进的结构改变，最后导致病情不断进展，滑膜关节损伤，包括关节软骨损伤、半月板损伤、韧带松弛、骨赘形成和软骨下骨损伤，关节功能不可逆性丧失和疼痛。

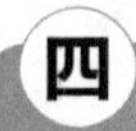

四 临床表现

（一）症状和体征

1. 关节疼痛及压痛　初期为轻度或中度间断性隐痛，休息时好转，活动后加重，疼痛常与天气变化有关。晚期可出现持续性疼痛或夜间痛。关节局部有压痛，在伴有关节肿胀时尤为明显。

2. 关节僵硬　在早晨起床时关节僵硬及发紧感，也称为晨僵，活动后可缓解。关节僵硬在气压降低或空气湿度增加时加重，持续时间一般较短，常为几分钟至十几分钟，很少超过30分钟。

3. 关节肿大　手部关节肿大变形明显，可出现Heberden结节和Bouchard结节。部分膝关节因骨赘形成或关节积液也会造成关节肿大。

4. 骨摩擦音（感）　由于关节软骨破坏、关节面不平，关节活动时出现骨摩擦音（感），多见于膝关节。

5. 关节无力、活动障碍　关节疼痛、活动度下降、肌肉萎缩、软组织挛缩可引起关节无力，行走时腿软或关节绞锁，不能完全伸直或活动障碍（图52-1）。

（二）实验室检查

血常规、蛋白电泳、免疫复合物及血清补体等指标一般在正常范围。伴有滑膜炎的患者可出现C反应蛋白（CRP）和红细胞沉降率（ESR）轻度升高。继发性骨关节炎患者可出现原发病的实验室检查异常。

（三）X线检查

非对称性关节间隙变窄（图52-2），软骨下骨硬化和（或）囊性变，关节边缘增生和骨赘形成或伴有不同程度的关节积液，部分关节内可见游离体或关节变形。

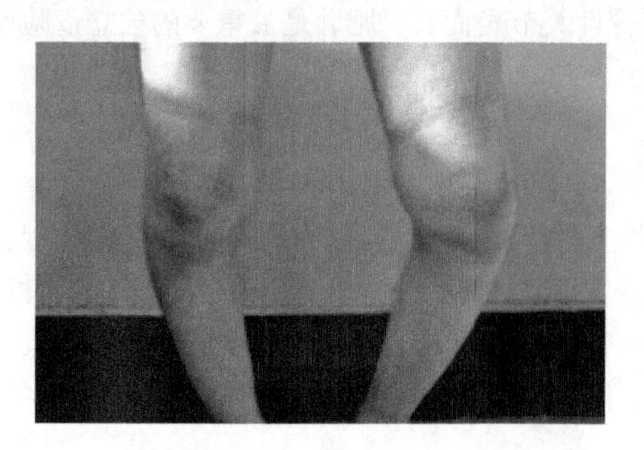

图52-1　膝关节骨关节炎

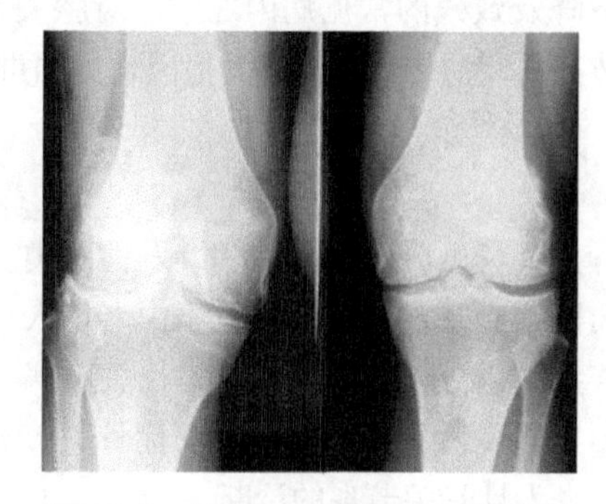

图52-2　膝关节骨关节炎X线表现

五 治疗

骨关节炎的治疗目的是减轻或消除疼痛，矫正畸形，改善或恢复关节功能，改善生活质量。OA的总体治疗原则是非药物与药物治疗相结合，必要时手术治疗。治疗应个体化，结合患者自身情况，如年龄、性别、体重、自身危险因素、病变部位及程度等选择合适的治疗方案。

（一）非药物治疗

非药物治疗是药物治疗及手术治疗等的基础。对于初次就诊且症状不重的OA患者非药物治疗是首选的治疗方式，目的是减轻疼痛、改善功能，使患者能够很好地认识疾病的性质和预后。

1. 患者教育　自我行为疗法（减少不合理的运动，适量活动，避免不良姿势，避免长时间跑、跳、蹲，减少或避免爬楼梯），减肥，有氧锻炼（如游泳、自行车等），关节功能训练（如膝关节在非负重位下屈伸活动，以保持关节最大活动度），肌力训练（如髋关节骨关节炎应注意外展肌群的训练）等。

2. 物理治疗　主要增加局部血液循环、减轻炎症反应，包括热疗、水疗、超声波、针灸、按摩、牵引、经皮神经电刺激（TENS）等。

3. 行动支持　主要减少受累关节负重，可采用手杖、拐杖、助行器等。

4. 改变负重力线　根据骨关节炎所伴发的内翻或外翻畸形情况，采用相应的矫形支具或矫形鞋，以平衡各关节面的负荷。

（二）药物治疗

1. 全身镇痛药物　①对乙酰氨基酚：由于老年人对非甾体抗炎药（NSAIDs）易发生不良反应，且骨关节炎的滑膜炎在发病初期并非主要因素。故轻症可短期使用一般镇痛剂作为首选药物。② NSAIDs：既有止痛作用，又有抗炎作用，是最常用的一类控制骨关节炎症状的药物。主要通过抑制环氧化酶活性，减少前列腺素合成，发挥减轻关节炎症所致的疼痛及肿胀、改善关节活动的作用。其主要不良反应有胃肠道症状、肾或肝功能损害、影响血小板功能、可增加心血管不良事件发生的风险。③阿片类药物：对于急性疼痛发作的患者，当对乙酰氨基酚及NSAIDs不能充分缓解疼痛或有用药禁忌时，可考虑用弱阿片类药物，这类药物耐受性较好而成瘾性小。

2. 局部注射药物　①糖皮质激素：关节腔注射长效糖皮质激素可缓解疼痛、减少渗出。疗效持续数周至数月，但在同一关节不应反复注射，注射间隔时间不应短于4个月。②透明质酸（玻璃酸）：非药物疗法和单纯止痛疗效不佳的膝关节骨关节炎可采用关节腔内注射透明质酸（玻璃酸）类制剂治疗。对减轻关节疼痛、增加关节活动度、保护软骨均有效，治疗效果可持续数月。对轻中度的骨关节炎具有良好的疗效。③ NSAIDs：肌内注射起效快，胃肠道反应不明显。

3. 局部外用药　① NSAIDs：局部外用NSAIDs制剂，可减轻关节疼痛。不良反应小。②辣椒碱：辣椒碱乳剂可消耗局部感觉神经末梢的P物质，减轻关节疼痛和压痛。

4. 骨关节炎慢作用药及软骨保护剂　此类药物一般起效较慢，需治疗数周才见效，故称骨关节炎慢作用药。具有降低基质金属蛋白酶、胶原酶等活性的作用，既抗炎、止痛，又可保护关节软骨，有延缓骨关节炎发展的作用。但目前尚无公认的理想的药物，常用药物氨基葡萄糖、双醋瑞因、硫酸软骨素等可能有一定的作用。

（三）外科治疗及其他治疗

对于经内科治疗无明显疗效，病变严重及关节功能明显障碍的患者可以考虑外科治疗，以校正畸形和改善关节功能。外科治疗主要是关节镜手术和开放手术。外科治疗的主要方法：①关节镜手术。②截骨术：可改善关节力线平衡，有效缓解患者的髋或膝关节疼痛。③关节置换术（图52-3）。④关节融合术。

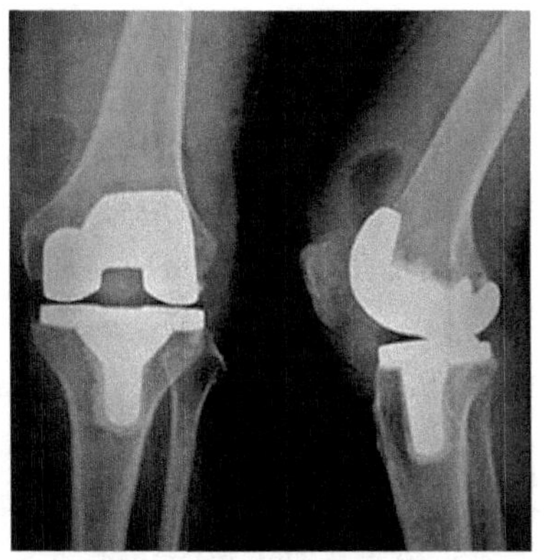

图52-3　膝关节置换术后X线表现

第2节　强直性脊柱炎

强直性脊柱炎（ankylosing spondylitis，AS）是一种慢性炎症性脊柱关节炎，以骶髂关节的结构改变和脊柱受累为特征。早期以骶髂关节严重疼痛为主要症状，晚期会引起脊柱的疼痛、胸腰椎后凸畸形及严重的功能障碍，随着疾病的进展还会引起社交功能及心理健康的问题。

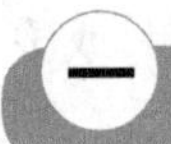

一　病因和病理

本病病因不明，一般认为强直性脊柱炎与遗传和环境因素所致的异常自身免疫有关。环境因素可能与细菌、病毒感染、内分泌失调、受潮湿、受累、营养不良有关。其病理改变主要为滑膜炎和附着病。虽与类风湿性关节炎相似，但与类风湿性关节炎相比，渗出性变化、炎性细胞浸润较轻，而增生性变化是明显的，从而引起关节囊及其周围韧带的钙化骨化。

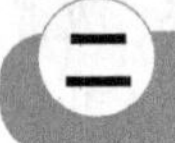

二　临床表现

该病多发生于30岁以下男性，男女之比为5：1～10：1。本病具有家族性和遗传性。80%的强直性脊柱炎发病较为缓慢，全身和局部症状较轻，发病部位欠明确，一般晨起明显，活动后好转。全身症状出现在关节改变之前，如周身无力、酸痛、体重下降、食欲缺乏甚至贫血。本病早期诊断较难，往往被临床医师所忽视，早期多有腰背酸痛、晨僵，尤以腰骶部为显著。部分患者以单侧髋关节疼痛就诊。多数患者随病情进展由腰椎向胸、颈部脊椎发展，则出现相应部位疼痛、活动受限或脊柱畸形。24%～75%的强直性脊柱炎患者在发病初期或病程发展过程中可出现髋关节和外周关节病变，其中膝、踝和肩关节居多，肘及手、足小关节偶有受累。外周关节病变多为非对称性，常只累及少数关节或单关节，下肢大关节的关节炎为本病外周关节炎的特征之一。髋关节和膝关节及其他关节的关节炎或关节痛多出现在发病早期，较少或几乎不引起关节破坏和残疾。髋关节受累占38%～66%，表现为局部疼痛、活动受限、屈曲挛缩及关节强直，其中大多数为双侧，而且94%的髋部症状起于发病后前5年内。发病年龄较小及以外周关节起病者易发生髋关节病变。1/4的患者在病程中发生眼色素膜炎，单侧或双侧交替，可反复发作甚至可致视力障碍。

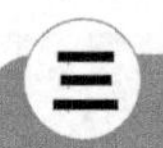

三　实验室检查

白细胞计数正常或升高，淋巴细胞比例稍增加，少数患者有轻度贫血（正细胞低色素性），红细胞沉降率可增高，但与疾病活动的相关性不大，而C反应蛋白则较有意义。血清白蛋白减少，α1球蛋白和γ球蛋白增加，血清免疫球蛋白IgG、IgA和IgM可增加，血清补体C_3和C_4常增加。约50%患者碱性磷酸酶升高，血清肌酸磷酸激酶也常升高。虽然90%～95%以上AS患者HLA-B27阳性，但一般不依靠HLA-B27来诊断AS，HLA-B27不作为常规检查。

四　影像学检查

X线变化具有确定诊断意义。强直性脊柱炎最早的变化发生在骶髂关节。X线片显示骶髂关节软骨下骨缘模糊，骨质糜烂，关节间隙模糊，骨密度增高及关节融合。通常按X线片骶髂关节炎的病变程度分为5级：0级，正常；Ⅰ级，可疑；Ⅱ级，有轻度骶髂关节炎；Ⅲ

级，有中度骶髂关节炎；Ⅳ级，关节融合强直。脊柱的 X 线片表现为椎体骨质疏松和方形变，椎小关节模糊，椎旁韧带钙化及骨桥形成。晚期广泛而严重的骨化性骨桥表现称为“竹节样脊柱”（图 54-2）。耻骨联合、坐骨结节和肌腱附着点（如跟骨）的骨质糜烂，伴邻近骨质的反应性硬化及绒毛状改变，可出现新骨形成。对于临床早期或可疑病例，可选择 CT 或 MRI 检查，由于 CT 的辐射较普通 X 线大，应仅作为诊断使用，不应反复检查。

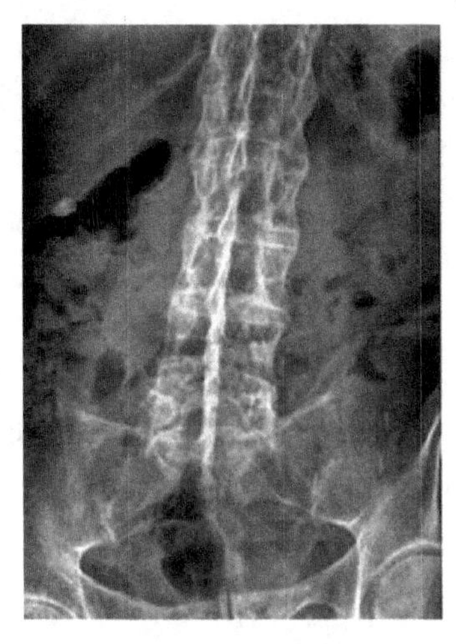

图 52-4 脊柱呈“竹节样”改变

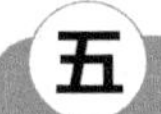

五 诊断标准

近年来较多采用 1984 年修订的强直性脊柱炎纽约标准。

1984 年修订的强直性脊柱炎纽约标准：①下腰背痛持续至少 3 个月，疼痛随活动改善，但休息不减轻；②腰椎在前后和侧屈方向活动受限；③胸廓扩展范围小于同年龄和性别的正常值；④双侧骶髂关节炎Ⅱ～Ⅳ级，或单侧骶髂关节炎Ⅲ～Ⅳ级。如患者具备④并分别附加①～③条中的任何一条可确诊为强直性脊柱炎。

对一些暂时不符合上述标准者，可参考有关脊柱关节病（SpA）的诊断标准，主要包括 Amor、欧洲脊柱关节病研究组（ESSG）和 2009 年 ASAS 推荐的中轴型 SpA 的分类标准。

六 治疗

强直性脊柱炎尚无根治方法。但是患者如能及时诊断及合理治疗，可以控制症状并改善预后。应通过非药物、药物和手术等综合治疗，缓解疼痛和僵硬，控制或减轻炎症，保持良好的姿势，防止脊柱或关节变形，必要时矫正畸形关节，以达到改善和提高患者生活质量的目的。

第 3 节 类风湿关节炎

类风湿关节炎（rheumatoid arthritis，RA）是一种慢性进行性的自身免疫性疾病。以关节滑膜炎及对称性、破坏性的关节病变为主要特征。RA 的发病率在我国约为 0.4%，在全球为 0.5%～1.0%。

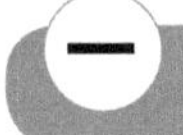

一 病因和病理

类风湿关节炎的病因尚不清楚，可能与以下因素有关：①自身免疫反应；②感染；③遗传因素。基本病理变化是关节滑膜的慢性炎症，早期滑膜充血、水肿，单核细胞、淋巴细胞浸润；滑膜边缘部分增生形成肉芽组织血管翳，并逐渐覆盖于关节软骨表面、软骨下缘，使骨小梁较少，骨质疏松。后期关节面间肉芽组织逐渐纤维化，形成纤维性关节僵直，进一步发展为骨性强直。

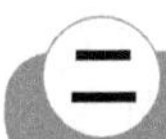

二 临床表现

类风湿关节炎的主要临床表现为对称性、持续性关节肿胀和疼痛，常伴有晨僵。受累关节以近端指间关节，掌指关节，腕、肘和足趾关节最为多见；同时，颈椎、颞颌关节、胸锁和肩锁关节也可受累。中、晚期的患者可出现手指的“天鹅颈”及“纽扣花”样畸形，关节强直和掌指关节半脱位，表现为掌指关节向尺侧偏斜。除关节症状外，还可出现皮下结节，称为类风湿结节；心、肺和神经系统等受累。

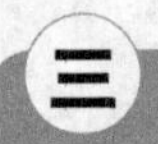

三 实验室检查

类风湿关节炎患者可有轻至中度贫血，红细胞沉降率（ESR）增快、C 反应蛋白（CRP）和血清 IgG、IgM、IgA 升高，多数患者血清中可出现 RF、抗 CCP 抗体、抗修饰型瓜氨酸化波形蛋白（MCV）抗体、抗 P68 抗体、抗瓜氨酸化纤维蛋白原（ACF）抗体、抗角蛋白抗体（AKA）或抗核周因子（APF）等多种自身抗体。这些实验室检查对类风湿关节炎的诊断和预后评估有重要意义。

四 影像学检查

X 线检查：双手、腕关节及其他受累关节的 X 线片对本病的诊断有重要意义。早期 X 线表现为关节周围软组织肿胀及关节附近骨质疏松；随病情进展可出现关节面破坏、关节间隙狭窄、关节融合或脱位。根据关节破坏程度可将 X 线改变分为 4 期（表 52-1）。

表 52-1　类风湿关节炎的 X 线分期

分期	标准
Ⅰ期（早期）	1[a]　X 线检查无骨质破坏性改变
	2　可见骨质疏松
Ⅱ期（中期）	1[a]　X 线显示骨质疏松，可有轻度的软骨破坏，伴或不伴轻度的软骨下骨质破坏
	2[a]　可有关节活动受限，但无关节畸形
	3　关节邻近肌肉萎缩
	4　有关节外软组织病变，如结节或腱鞘炎
Ⅲ期（严重期）	1[a]　X 线显示骨质疏松伴软骨或骨质破坏
	2[a]　关节畸形，如半脱位，尺侧偏斜或过伸，无纤维性或骨性强直
	3　广泛的肌萎缩
	4　有关节外软组织病变，如结节或腱鞘炎
Ⅳ期（终末期）	1[a]　纤维性或骨性强直
	2　Ⅲ期标准内各条

注：a 各期标准的必备条件（引自 JAMA，1949，140：659-662）。

MRI 检查：在显示关节病变方面优于 X 线，近年已越来越多地应用到类风湿关节炎的诊断中。MRI 可以显示关节炎性反应初期出现的滑膜增厚、骨髓水肿和轻度关节面侵蚀，有益于类风湿关节炎的早期诊断。

五 诊断

类风湿关节炎的诊断主要依靠临床表现、实验室检查及影像学检查。典型病例按 1987 年美国风湿病学会（ACR）的分类标准（表 52-2）诊断并不困难，但对于不典型及早期类风湿关节炎易出现误诊或漏诊。对这些患者，除 RF 和抗 CCP 抗体等检查外，还可考虑 MRI 及超声检查，以利于早期诊断。对可疑类风湿关节炎的患者要定期复查和随访。

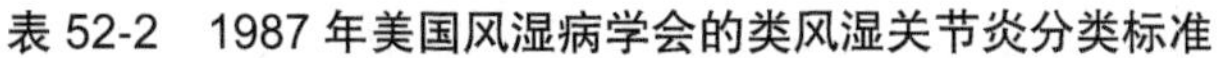

表 52-2　1987 年美国风湿病学会的类风湿关节炎分类标准

条件	定义
1　晨僵	关节及其周围僵硬感至少持续 1 小时
2　≥3 个以上关节区的关节炎	医生观察到下列 14 个关节区（两侧的近端指间关节，掌指关节，腕、肘、膝、踝及跖趾关节）中至少 3 个有软组织肿胀或积液（不是单纯骨隆起）
3　手关节炎	腕、掌指或近端指间关节区中，至少有 1 个关节区肿胀
4　对称性关节炎	左右两侧关节同时受累（两侧近端指间关节、掌指关节及跖趾关节受累时，不一定绝对对称）
5　类风湿结节	医生观察到在骨突部位、伸肌表面或关节周围有皮下结节
6　RF 阳性	任何检测方法证明血清中 RF 含量升高（该方法在健康人群中的阳性率<5%）
7　影像学改变	在手和腕的后前位相上有典型的 RA 影像学改变：必须包括骨质侵蚀或受累关节及其邻近部位有明确的骨质脱钙

注：以上 7 条满足 4 条或 4 条以上并排除其他关节炎可诊断类风湿关节炎，条件 1～4 必须持续至少 6 周（引自 Arthritis Rheum，1988，31：315-324）。

六　治疗

类风湿关节炎目前尚无特效疗法。治疗目的在于控制炎症，减轻症状，缓减病情进展，保持关节功能和防止畸形。

1. 非药物治疗　强调患者教育及整体和规范治疗的理念。适当的休息、理疗、体疗、外用药、正确的关节活动和肌肉锻炼等对于缓解症状、改善关节功能具有重要作用。

2. 药物治疗　目前没有任何药物可以完全阻止病变发展，常用的药物分为三线。第一线的药物只要是非甾体抗炎药，其中昔布类消化道副作用较轻。第二线药物有抗疟药，金盐制剂、免疫抑制剂等。第三线药物主要是激素，对于病情较重的患者，可在早期给予小剂量激素，以迅速控制症状。

3. 手术治疗　类风湿关节炎患者经过积极内科正规治疗，病情仍不能控制，为纠正畸形，改善生活质量可考虑手术治疗。但手术并不能根治类风湿关节炎，故术后仍需药物治疗。常用的手术主要有滑膜切除术、人工关节置换术、关节融合术及软组织修复术。

自　测　题

一、名词解释

强直性脊柱炎

二、选择题

A_1/A_2 型题

1. 类风湿关节炎（RA）患者中可以查到类风湿因子（RF），因此 RF（　　）
   A. 是诊断 RA 的必备条件
   B. 一旦出现，将不会发生改变
   C. 可随疾病的变化而变化
   D. 正常人不会出现
   E. 在其他自身免疫病中不会出现

2. 使用非甾体抗炎药治疗类风湿关节炎时，为预防其胃肠副作用常并用（　　）
   A. 钙剂　　B. 维生素 K
   C. H_2 受体拮抗剂　　D. 碱性药
   E. 阿莫西林

3. 以关节活动弹响（骨摩擦音）为特征性体征的风湿病是（　　）
   A. 类风湿关节炎　　B. 强直性脊柱炎
   C. 风湿热关节受累　　D. 骨性关节炎
   E. 痛风性关节炎

4. 真正的结缔组织病包括（　　）

A. 系统性红斑狼疮（SLE）、类风湿关节炎（RA）、进行性全身性硬皮病（PSS）、多发性肌炎（PM）、结节性多动脉炎（PN）

B. SLE、RA、PSS

C. SLE、RA、PSS、混合性结缔组织病（MCT）

D. 贝切特综合征、干燥综合征

E. SLE、PSS、RA、韦格纳肉芽肿（Wegener's granulomatosis）、脂膜炎

5. 在风湿性疾病中，下列哪一种肾脏受累较少见（　　）

A. 系统性红斑狼疮（SLE）

B. 皮肌炎（DM）

C. 干燥综合征

D. 结节性多动脉炎（PN）

E. 血管炎

6. 按诊断标准，下列哪项不是诊断类风湿关节炎的必备关节表现（　　）

A. 关节肿痛≥6周

B. 对称性关节肿

C. 腕、掌指、指间关节肿

D. 关节畸形

E. 晨僵

7. 改善强直性脊柱炎患者病情最常用的药物是（　　）

A. 柳氮磺吡啶

B. 阿司匹林

C. 糖皮质激素

D. 肿瘤坏死因子拮抗剂

E. 哌替啶

8. 骨关节炎的主要病变是（　　）

A. 关节内化脓性感染

B. 关节特异性炎症

C. 关节软骨退变和继发性骨质增生

D. 关节骨质疏松

E. 骨与关节慢性疼痛

9. 患者，女性，48岁。发热伴对称性多关节肿痛，晨僵3个月，查抗核抗体（ANA）低效价阳性，RF（＋），IgG和补体升高。最可能的诊断是（　　）

A. 多发性肌炎　　B. 系统性红斑狼疮

C. 类风湿关节炎　　D. 干燥综合征

E. 混合性结缔组织病

10. 患者，女性，40岁。手、膝关节痛1年，RF（＋）。见双手多个近指关节肿胀、压痛，双膝关节活动弹响。患者主要可能诊断为（　　）

A. 大骨节病　　B. 痛风性关节炎

C. 风湿性关节炎　　D. 类风湿关节炎

E. 强直性脊柱炎

三、问答题

简述骨关节炎的病理变化过程、临床特点和治疗方法。

（阮建伟）

第53章　运动系统畸形

第1节　先天性畸形

一　先天性肌性斜颈

先天性肌性斜颈是一侧胸锁乳突肌纤维性挛缩，颈部和头面部向患侧偏斜的畸形。

（一）病因

多数学者认为系臀位产、产伤及牵拉等因素导致胸锁乳突肌损伤出血，血肿机化，挛缩而形成。此外还有子宫内、子宫外感染，遗传及动静脉栓塞而致肌坏死等，但少见。

（二）临床表现

婴儿出生后，一侧胸锁乳突肌已经有肿块，但不易辨认，出生后10天～2周肿块变硬，不活动，呈梭形。5～8个月逐渐消退，胸锁乳突肌纤维性萎缩、变短，呈条锁状，牵拉枕部并偏向患侧（图53-1），下颌转向健侧肩部，面部健侧饱满，患侧变小，眼睛不在一个水平线，严重者导致颈椎侧凸畸形。

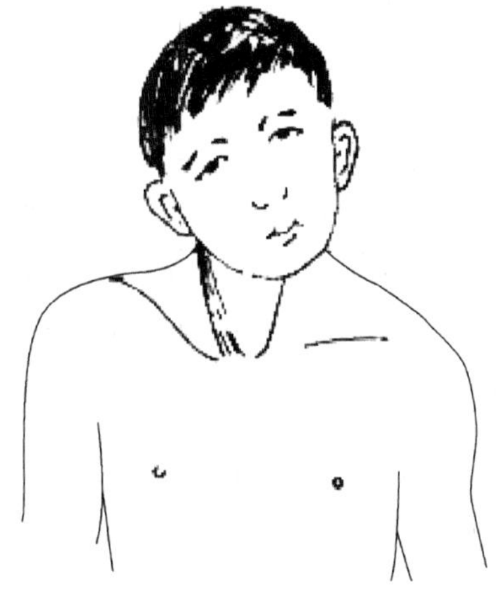

图53-1　先天性肌性斜颈

（三）预防和治疗

早发现，早治疗，效果显著。成年后则许多外形与功能难以恢复正常。

1．手法矫正复位　新生儿确诊后，轻柔热敷按摩，适度向健侧牵拉头部，睡眠时可用沙枕固定。随着患儿生长，手法扳正力度增加，枕部旋向健侧，下颌旋向患侧，每天数次扳正，坚持不懈，多数可获满意疗效。

2．手术疗法　一般采用锁骨骨近端1横指处做横切口，对1～4岁患儿，病情轻者，仅切断胸锁乳突肌的锁骨头及胸骨头，术后应用颈围领保持于略过矫正位，拆线后教育患儿下颌旋向患侧，枕部偏向健侧。对年龄4岁以上，斜颈严重者，除切除该肌锁骨和胸骨头2cm及软组织挛缩外，须沿胸锁乳突肌切口，切除所有紧张的软组织，直至该肌完全松解。缝合伤口，头置于矫正位，头颈胸石膏固定3～4周。术中勿损伤膈神经、颈总动脉、颈内和颈外静脉。12岁以上患者，面部畸形重，矫形后面部畸形常难以恢复，甚至出现复视，应慎重选择手术。

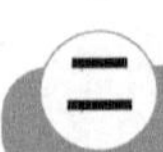

二 先天性髋关节脱位

先天性髋关节脱位是临床小儿骨科的常见病和多发病之一，其诊断和治疗也比较困难。我国北方发病率比南方高，此病单侧发病率高于双侧，左侧多于右侧，女性多于男性，女：男比约为（4～6）：1。

（一）临床表现

出生至1岁前症状不明显，但有以下体征时应特别注意：①一侧下肢呈外旋状，活动减少。②为患儿更换尿布或活动髋关节时，在髋关节部位闻及弹响音。③患侧腹股沟纹深而位高，双侧大腿皮纹数目不一，臀纹或大腿皮纹不对称。患侧皮纹较健侧深。④患侧下肢呈伸直或屈髋位，髋关节外展受限。⑤ Ortolani 试验阳性。此试验对出生至3个月以内的患儿是较简单而有效的检查方法。⑥ Barlow 试验阳性。此试验为 Ortolani 试验的补充，用于试验新生儿髋关节是否稳定，借此可以发现一种尚未脱位，但以后可能出现的一种髋关节脱位。⑦蛙式试验阳性。提示髋关节外展外旋受限。⑧ Allis 征阳性。检查时双侧髋、膝关节屈曲90°，两腿并拢，双足跟对齐，单侧脱位时，患侧膝关节平面低于健侧。

行走以后的患儿症状较明显，并逐渐加重，会出现以下表现：①单侧髋关节脱位呈短肢跛行步态，双侧髋关节脱位呈摇摆步态，即所谓的鸭步。②走路易摔到。股内收肌紧张，患侧髋关节外展活动受限。③患侧臀部扁而宽，股骨大粗隆突起或上耸，股三角空虚。如单侧髋关节脱位，表现为患肢短缩，骨盆向健侧倾斜，脊柱侧弯。双侧髋脱位表现为会阴部增宽，臀部后蹶，腹部前凸增大。④ Allis 征阳性。⑤望远镜试验阳性。患儿仰卧，下肢伸直，检查者一手握住小腿，沿下肢纵轴上推，另一手放在同侧大粗隆部，脱位有活塞样活动感，为望远镜征阳性。⑥ Trendelenburg 征阳性，亦称髋关节承重试验阳性。⑦卡普兰交点，指双侧大粗隆与同侧髂前上棘的延长线交点，正常人卡普兰交点位于脐上中点。单侧髋脱位此交点位于脐上或脐下对侧；双侧髋脱位交点位于脐下。

（二）预防和治疗

尽量做到早诊断、早治疗。治疗的最终目的是矫正畸形，恢复髋关节的正常结构，为髋关节的健康发育提供条件，推迟或避免骨性关节炎的发生。

1. 1岁以内患儿　此期为治疗的最佳时机，如在婴儿期发现，只需保持双髋关节屈曲、外展6～8周，年龄超过6个月的完全性脱位，须手法复位后用外固定支架维持关节稳定。

2. 1～3岁患儿　手法复位，石膏外固定。每3个月更换1次石膏，总疗程为1年左右。若手法治疗失败，可尽早手术治疗。为防止发生股骨头坏死并发症，手法复位前可以有选择性地牵引或行内收肌切断。

3. 3～5岁患儿　以手术为主。术前应先行牵引2～3周，在切开复位的基础上，纠正髋臼与股骨近段的畸形。常用的手术方法有 Salter 截骨术或 Pemberton 截骨术。

4. 6～12岁患儿　首先行胫骨结节骨牵引术3～5周，术中充分松解髋关节周围的软组织，行股骨近段短缩和旋转截骨术，清理关节内的病变组织。复位后牢固缝合关节囊。骨盆截骨术成为常用的方式，包括 Chiari 截骨术、骨盆三联截骨术。

三 先天性并指畸形

先天性并指畸形是2个或2个以上手指及其有关组织成分的先天性病理相连，是手部畸形中最常见的类型之一。发生率为1：2500～1：2000；男性发病率高于女性，占56%～84%；白

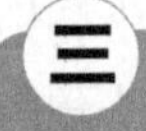

种人发病率是黑种人的 10 倍。自 1808 年 Rudtorffer 开始对该病施行外科治疗以来，经过 2 个多世纪的发展，人类对该病的认识越来越深入。

并指畸形治疗的总体目的是通过尽可能少的手术次数和最少的手术并发症来获得最好的手功能和外形。从 1808 年 Rudtorffer 首次提出手术治疗以来，大约有近 80 种手术设计来实现这个目的，其宗旨就是最大程度上利用局部组织重建宽深的指蹼，周边皮肤缺损采用全厚皮片移植修复。

四 先天性多指畸形

先天性多指畸形（congenital polydactyly）是指正常手指以外的手指赘生，是临床上最常见的先天性手部畸形。

（一）病因

先天性多指畸形的确切病因目前尚不明确，一般认为遗传是其主要原因，多为常染色体显性遗传，也有报道为常染色体隐性遗传。目前多数研究表明与多条染色体多段区域中的多个基因的突变有关。此外，环境因素与先天性多指畸形也有一定关系，例如，孕妇孕期吸烟、接触有害化学物质等均为致畸的高危因素。

（二）临床表现

一般男性发病率高于女性，男女比例约为 5∶1，单侧多于双侧，双手发病率约占 10%；右侧多于左侧，比例约为 2∶1，其中拇指多指畸形发病率约占总数的 90% 以上。

先天性多指畸形症状典型，可以是单个、多个或双手多指；一般表现为桡侧多指、中央多指及尺侧多指，其中以桡侧多指最为常见。多指可发生在正常手指远节或近节，与正常指骨或掌骨相连，也可发生在掌指关节、指间关节的一侧。由于多指的外形和结构差异很大，有时难以分辨正常手指与多指。多指畸形可单独存在，亦可伴有其他畸形，如并指畸形、肢体短小、手指缺如等。

（三）治疗

先天性多指畸形发病率高，畸形类型多样，尤其对手部功能影响重大。目前多数国内外学者认为外科手术是治疗先天性多指畸形的唯一有效途径。外科治疗目的既要考虑术后患者手部功能情况又要考虑外观问题。需要注意的是，多指畸形并不是简单的组织过剩，而是存在先天解剖结构变异、排列紊乱及手指发育不良等。因此手术不是简单地将多余手指切除，而是外观和解剖结构的重建。

五 先天性马蹄内翻足

先天性马蹄内翻足（congenital clubfoot，CCF）是儿童三大先天性畸形之一，其发病率约为 1‰，男孩比女孩多 2 倍，双侧多于单侧，以前足下垂、前足内收、足内翻为主要临床特征。可单独存在，也可合并脑瘫、隐性脊柱裂、多关节挛缩症等其他畸形同时存在。

（一）病因

先天性马蹄内翻足的病因目前还不清楚。目前认为神经肌肉发育异常、骨骼发育异常、血管发育异常、宫内发育阻滞、母亲吸烟及环境致畸因素作用等均可导致先天性马蹄内翻足的发病。

（二）临床表现

出生后一侧或双侧足出现程度不等的内翻下垂畸形（图 53-2）。轻者足前部内收、下垂，足跖面出现皱褶，背伸外展有弹性阻力。小儿学走路后，步态不稳，跛行，用足外缘着地，畸形

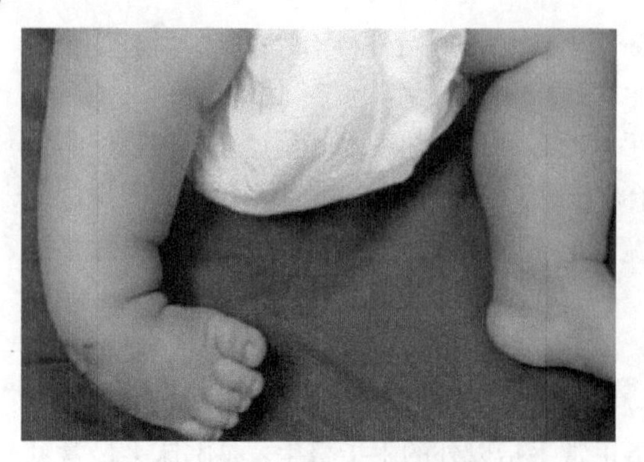

图 53-2 足部内翻下垂畸形

逐渐加重。足部及小腿肌力平衡失调，肌痉挛，加之体重影响，足内翻下垂加重。延误治疗者畸形更明显。足前部向后内翻，足背负重部位产生滑囊，胫骨内旋加重。

（三）治疗

1. 非手术治疗 主要适用于新生儿及年龄小于6个月的婴儿，一般包括手法矫正、石膏固定和支具矫形，治愈率较高。手法和石膏矫形的方案最初由Kite提出，现已基本被全球较为流行的Ponseti法所替代。后种方法是由美国的Ponseti医生在20世纪40年代提出的。其他非手术治疗方法也有治疗效果，如Benschel法等。

2. 手术治疗 先天性马蹄内翻足的手术治疗主要应用于Dimeglio分型Ⅳ型及部分Ⅲ型，或保守治疗失败的CCF患儿，手术年龄多大于6个月，以6～18个月为宜。手术治疗方法较多，有代表性的手术方法有软组织松解术，肌力平衡术，截骨矫形，三关节融合术，外固定支架（环）治疗。

第2节 姿态性畸形

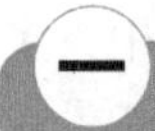

一 脊柱侧凸

脊柱侧凸是指脊柱的一个节段或者数个节段向侧方弯曲，并伴有椎体旋转的三维脊柱畸形，原因不明者占80%，多数为姿势性的，男孩较少。

（一）临床表现

早期畸形不明显，亦无脊柱结构变化，易于矫正，然而往往易被忽视。10岁以后，椎体第二骨骺发育迅速，1～2年后侧凸明显，凸侧肩高，凹侧肩低，易被识别。严重者可继发胸廓畸形，胸腔容积缩小，引起气短、心悸、消化不良、食欲缺乏等内脏功能障碍。脊柱侧凸长期得不到有效治疗，可出现脊髓神经牵拉或压迫症状。

（二）诊断

根据临床表现，脊柱侧凸易于确诊（图53-3）。通过X线检查可排除脊椎肿瘤、结核及类风湿关节炎等。

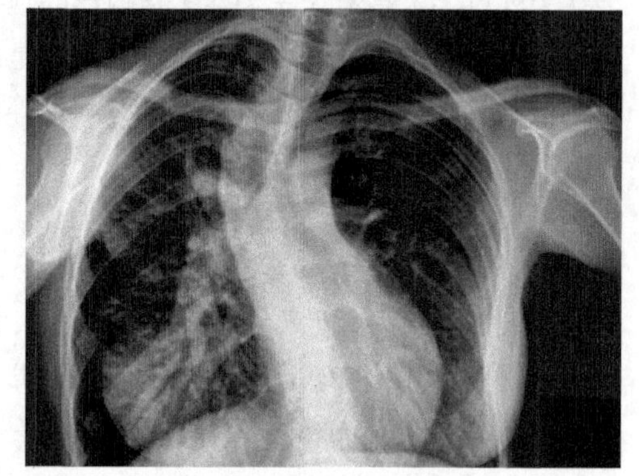

图 53-3 脊柱侧凸X线表现

（三）预防与治疗

功能性脊柱侧凸以预防为主，学龄期儿童应保持正确姿势，加强腰背及腹肌、髂肌和肩部肌肉锻炼，轻者自行矫正，不需要治疗。特发性脊柱侧凸，没有异常结构，可穿戴支具预防畸形发展。患儿长至12～16岁即青春生长期，畸形容易恶化，应严密观察，积极采取有效治疗措施。对于经上述方法治疗后畸形持续发展，有持续性疼痛及脊柱不稳者，可以考虑手术治疗。

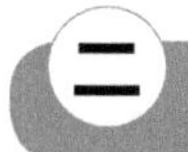

平足症

平足症又称扁平足，是指先天性或姿态性导致足弓低平或消失，患足外翻，站立、行走时足弓塌陷，出现疲乏或疼痛症状的一种足畸形。通常分为姿态性平足症和僵硬性平足症两种。

（一）临床表现

本病以后天性姿态性平足症为重点，其临床特点分为3期，可以窥得本病的发展过程。

1. 初期 站立与行走过久后，足部疲劳、酸痛不适，足底灼热，足底与足背水肿。可见患足足弓低平，足轻度外翻，显示多趾征，足部活动轻度内翻限制：距舟骨关节轻度压痛。上述症状经10～15分钟休息可缓解或消失。

2. 中期（痉挛期） 系腓骨肌、胫后肌、胫前肌等痉挛，久之转变为强直，足跖跗骨外翻、足外展或背伸位活动明显受限，距舟关节部因坍塌而内倾，表现为足腰内侧突出畸形，行走或站立不能持久，疼痛趋重，即使短暂休息也不能缓解，一般至次日晨方能稍减。

3. 晚期（强直期） 痉挛肌群未获适当治疗而表现为足肌强直。足内肌和伸屈足长肌均强直，使足固定在外翻、外展和背伸位，疼痛持续，即使长时间休息也难以恢复正常。在症状稍减轻后，尚可短途行走，跑跳或长途行走非常困难。一般平时行走步态沉重无弹性，不能吸收震荡，膝、髋和腰骶关节也逐渐受累，足跖跗关节、跗骨间关节增生、退变日趋严重，骨关节炎发生，疼痛终不能缓解，反复求治在医院之间。往往可伴发蹈外翻、创伤性关节炎疼痛成为难治并发症。

（二）预防和治疗

由于后期的并发症多而难治，故仍强调预防为主：①纠正先天性足部畸形，从婴幼儿就开始；②消除导致平足的原因；③维护足弓；④锻炼足内、外肌。常用的手术以Miller手术（舟楔跖关节融合）和胫前肌腱移位术（改良Lowman手术）为主。

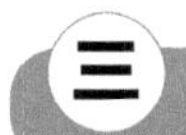

蹈外翻

蹈外翻畸形，俗称“大脚骨”，是指蹈趾在第1跖趾关节处向外侧偏斜移位。通常双侧发病，随着年龄增加，蹈外翻患病率有增加趋势，65岁老年人患病率为12%～56%，女性多发，男：女为1：19～1：15。

（一）病因

本病多与遗传和穿鞋不适有关，80%以上有家族史，大多数为女性。足部楔骨间和跖骨间有坚强的韧带连结，但内侧楔骨和第1跖骨较其他楔骨和跖骨连结薄弱。若站立过久，行走过多，经常穿高跟鞋或者尖角鞋时，第1跖骨向内移位，引起足纵弓和横弓塌陷。

（二）临床表现

蹈趾在第1跖趾关节处向外侧偏斜，关节内侧出现明显的骨赘，严重蹈外翻患者可出现其他足趾的偏斜、骑跨。患有蹈外翻的患者不一定都有疼痛，而且畸形也与疼痛不成正比。疼痛产生的主要原因是蹈跖骨头内侧隆起后压迫和摩擦而引起急性蹈囊炎。

（三）预防和治疗

1. 非手术治疗 包括穿宽敞的鞋子，应用支具等，如跖骨垫、硅胶垫或矫形鞋垫，这能使部分轻度蹈外翻患者症状得到一定程度的改善。

2. 手术治疗 1974年Helal等列出了130种治疗蹈外翻的手术方法，随后增至200余种。蹈外翻的疗效尚无统一的评定标准。主要手术方法包括软组织手术、第1跖骨截骨术、蹈趾近节趾骨截骨术、第1跖趾关节成形术、关节融合术、第1跖趾关节假体置换等。

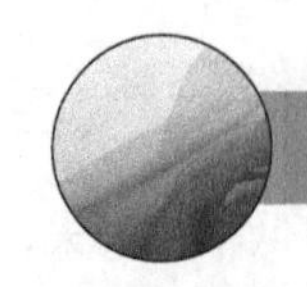

自测题

一、名词解释

1. 先天性肌性斜颈
2. Allis 征

二、选择题

A_1/A_2 型题

1. 以下哪项是先天性斜颈需鉴别诊断的疾病（　）
   A. 颈部急性淋巴结炎性斜颈
   B. 颈椎先天性畸形
   C. 颈椎结核
   D. 以上全是
   E. 以上全不是
2. 下列哪项是先天性斜颈的临床治疗方法（　）
   A. 非手术疗法：3 岁内婴儿包括热敷、按摩、手术矫正和固定头部
   B. 非手术疗法：5 岁内婴儿包括热敷、按摩、手术矫正和固定头部
   C. 手术疗法：学龄前患儿，手术切断胸锁乳突肌
   D. 手术疗法：1 岁以上患儿，手术切断胸锁乳突肌
   E. 手术疗法：12 岁以上患儿，手术切断胸锁乳突肌
3. 下列哪项不是先天性髋关节脱位的表现（　）
   A. 脱位前期或半脱位的不稳定型的新生儿或儿童
   B. 有脱位的新生儿和（或）较大的幼儿弹出试验阳性
   C. 单足站立试验阳性
   D. 两大腿、臀部皮纹不对称
   E. 患髋疼痛明显
4. 下列哪项不是先天性髋关节的脱位体征（　）
   A. 弹出试验阳性　　B. 脱位侧下肢延长
   C. 弹进试验阳性　　D. Gaaleazzi 征阳性
   E. 单足站立试验阳性
5. 关于先天性马蹄内翻足，下述错误的是（　）
   A. 手术矫正畸形需要预防局部皮肤坏死
   B. 5 岁患儿需作三关节融合术
   C. 婴儿期患儿以手法矫正畸形为主
   D. 2 岁患儿以分期手法矫正、石膏固定为主
   E. 4 岁患儿行软组织手术矫正畸形、石膏固定

三、问答题

简述先天性肌斜颈的临床表现。

（阮建伟）

第54章 骨 肿 瘤

第1节 概 述

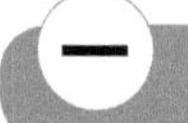

一 定义

凡是发生在骨内或起源于骨各种组织成分的肿瘤，不论是原发性、继发性还是转移性肿瘤，统称为骨肿瘤。

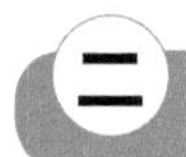

二 分类

自从1952年Lichtenstein对骨肿瘤进行分类以来，已出现了多种分类方法，并进行了多次修改，2013年世界卫生组织（WHO）发布了第四版的骨肿瘤分类法，见表54-1。

表54-1 2013年WHO骨肿瘤的分类

类别	分级	肿瘤	亚型
软骨源性肿瘤			
	良性		
		骨软骨瘤	
		软骨瘤（内生软骨瘤、骨膜软骨瘤）	
		骨软骨黏液瘤	
		甲下外生性骨疣	
		奇异性骨旁软骨瘤样增生	
		滑膜软骨瘤病	
	中间型（局部侵袭性）		
		软骨黏液样纤维瘤	
		非典型软骨性肿瘤/软骨肉瘤（Ⅰ级）	
	中间型（偶见转移）		
		软骨母细胞瘤	
	恶性		
		软骨肉瘤（Ⅱ级、Ⅲ级）	
		去分化软骨肉瘤	
		间叶性软骨肉瘤	
		透明细胞软骨肉瘤	
骨源性肿瘤			
	良性		
		骨瘤	
		骨样骨瘤	
	中间型（局部侵袭型）		
		骨母细胞瘤	
	恶性		
		低级别中心型骨肉瘤	
		普通型骨肉瘤	
			成软骨型骨肉瘤
			成纤维型骨肉瘤
			成骨型骨肉瘤
		毛细血管扩张型骨肉瘤	
		小细胞骨肉瘤	
		继发性骨肉瘤	
		骨旁骨肉瘤	
		骨膜骨肉瘤	
		高级别表面骨肉瘤	
纤维源性肿瘤			
	中间型（局部侵袭型）		
		（骨的）促结缔组织增生性纤维瘤	
	恶性		
		（骨的）纤维肉瘤	
纤维组织细胞增生性肿瘤			
	良性纤维组织细胞瘤/非骨化性纤维瘤		
造血系统肿瘤			

续表

恶性	（骨的）未分化高级别多形性肉瘤
浆细胞骨髓瘤	未明确肿瘤性质的肿瘤
（骨的）孤立性浆细胞瘤	良性
（骨的）原发性非霍奇金淋巴瘤	单纯性骨囊肿
富于巨细胞的破骨细胞肿瘤	纤维结构不良（纤维异常增殖症）
良性：小骨的巨细胞病变	骨性纤维结构不良
中间型（局部侵袭型，偶见转移型）：（骨的）巨细胞肿瘤	软骨间叶性错构瘤
恶性：骨巨细胞瘤内的恶性	Rosai-Dorfman 病
脊索组织肿瘤	中间型（局部侵袭型）
良性：良性脊索样细胞瘤	动脉瘤样骨囊肿
恶性：脊索瘤	朗格汉斯细胞组织细胞增多症：单骨型，多骨型
血管性肿瘤	Erdheim-Chester 病
良性：血管瘤	肿瘤综合征
中间型（局部侵袭型，偶见转移型）：上皮样血管瘤	Bechwith-Wiedemann 综合征
恶性：上皮样血管内皮瘤，血管肉瘤	家族性巨颌症
肌源性肿瘤	内生软骨瘤病：Ollier 病和 Maffucci 综合征
良性：（骨的）平滑肌瘤	Li-Fraumeni 综合征
恶性：（骨的）平滑肌肉瘤	McCune-Albright 综合征
脂肪源性肿瘤	多发性骨软骨瘤
良性：（骨的）脂肪瘤	神经纤维瘤病Ⅰ型
恶性：（骨的）脂肪肉瘤	视网膜母细胞瘤综合征
其他肿瘤	Rothmund-Thomson 综合征
尤因肉瘤	Wermer 综合征
釉质瘤	

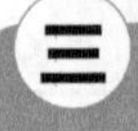

三 临床表现

1. 疼痛与压痛　疼痛是生长迅速的肿瘤最显著的症状。良性肿瘤多无疼痛，但有些良性肿瘤，如骨样骨瘤可因反应骨的生长而产生剧痛，恶性肿瘤几乎都有局部疼痛，开始时为间歇性、轻度疼痛，以后发展为持续性剧痛、夜间痛，并可有压痛。良性肿瘤恶变或合并病理骨折时，疼痛可突然加重。

2. 局部肿块和肿胀　良性肿瘤常表现为质硬而无压痛的肿块，生长缓慢，通常被偶然发现。局部肿胀和肿块发展迅速多见于恶性肿瘤。局部血管怒张反映肿瘤的血运丰富，多为恶性。

3. 功能障碍和压迫症状　邻近关节的肿瘤，由于疼痛和肿胀可使关节活动功能障碍，脊髓肿瘤引起压迫症状甚至截瘫。若肿瘤血运丰富，可出现局部皮温升高、浅静脉怒张。

4. 病理性骨折　轻微外伤引起病理性骨折是部分骨肿瘤的首发症状，也是恶性骨肿瘤和骨转移癌的常见并发症。

5. 晚期恶性骨肿瘤　可出现贫血、消瘦、食欲差、体重下降、低热等全身症状。远处转移多为血行转移，偶见淋巴转移。

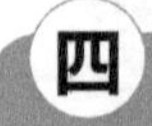

四 诊断

骨肿瘤的诊断必须临床、影像学和病理学三结合；生化检测也是必要的辅助检查。

（一）影像学检查

1. X 线　能反映骨与软组织的基本病变。骨内的肿瘤性破坏表现为溶骨型、成骨型和混合型。有些骨肿瘤的反应骨可表现为骨的沉积。

良性骨肿瘤界线清楚、密度均匀，多为膨胀性病损或外生性生长，病灶骨质破坏呈单房性或多房性，内有点状、环状、片状骨化影，周围可有硬化反应骨，通常无骨膜反应。

恶性骨肿瘤的病灶多不规则，呈虫蛀样或筛孔样，密度不均，界线不清，若骨膜被肿瘤顶起，骨膜下产生新骨，呈现三角形的骨膜反应阴影，称 Codman 三角，多见于骨肉瘤。若骨膜的掀起为阶段性，可形成同心圆或板层排列的骨沉积，X 线表现为“葱皮”样现象，多见于 Ewing 肉瘤。若恶性肿瘤生长迅速，超出骨皮质范围，同时血管随之长入，肿瘤骨与反应骨沿放射状血管方向沉积，表现为“日光射线”形态。某些生长迅速的恶性肿瘤很少有反应骨，X 线平片表现为溶骨性缺损、骨质破坏。而有些肿瘤如前列腺癌骨转移，可有成骨反应。

2. CT 和 MRI　可以为骨肿瘤的存在及确定骨肿瘤的性质提供依据，也可更清楚地显示肿瘤的范围、识别肿瘤侵袭的程度、与邻近组织的关系。

3. ECT　可以明确病损范围，早于其他影像学检查显示骨转移瘤的发生。还能早期发现骨转移灶。

4. DSA　可显示肿瘤的血供情况，以利于作选择性血管栓塞和注入化疗药物。

5. 其他　超声检查可描绘软组织肿瘤和突出骨外的肿瘤情况。脊髓造影、钡餐造影、关节对比造影、尿路造影等对了解相邻骨组织的侵犯范围有辅助作用。

（二）病理检查

病理检查是骨肿瘤确诊的唯一可靠检查。可分为穿刺活检和切开活检两种。穿刺活检是使用特制穿刺活检针闭合穿刺活检，具有手术方法简便、出血少、正常间室屏障受干扰小、肿瘤细胞不易散落、病理性骨折风险低等优点，多用于脊柱及四肢的溶骨性病损。切开活检又分为切取式和切除式，切取式手术破坏了肿瘤原有的包围带和软组织间室，会扩大肿瘤污染的范围；对体积不大的肿瘤，最好采用切除式活检。骨与软组织肿瘤活检首选穿刺活检，同时需考虑后期手术入路及穿刺通道能否被完整切除。

按照病理切片的制作方法病理检查分为冰冻活检和石蜡活检，前者是术中即刻获得病理诊断的快速方法，后者才是获得的准确病理结果。当术中冰冻活检结果与术前临床诊断出现矛盾时，应特别注意将其与临床症状及影像学检查结合考虑，必要时等待石蜡切片作最后诊断。

（三）生化测定

当骨质迅速破坏，如发生广泛溶骨性病变时，血钙可升高；血清碱性磷酸酶反映成骨活动，在成骨性肿瘤如骨肉瘤中明显升高；男性酸性磷酸酶升高提示转移瘤来自前列腺癌。尿 Bence-Jones 蛋白阳性可提示骨髓瘤的存在。

（四）现代生物检测技术

分子生物学和细胞生物学领域的新发现揭示了与临床转归及预后相关的机制。遗传学研究揭示了在一些骨肿瘤中有常染色体异常，能帮助诊断和进行肿瘤分类，并更精确地预测肿瘤的行为。

五　外科分期

外科分期是将外科分级（grade，G）、肿瘤解剖定位（territory，T）和区域性或远处转移（metastasis，M）结合起来，综合评价。

1. 外科分级（G）　取决于临床表现、影像学特点、组织学形态和实验室检查等变化，根据肿瘤的生长速度及侵袭性，可分为 3 级：① G_0（良性），组织学为良性细胞学表现，分化良好，细胞 / 基质之比为低度到中度；X 线表现：肿瘤边界清楚、局限在囊内或外生隆起突向软组织；临床显示包囊完整，无卫星病灶，无跳跃转移，极少远隔转移。② G_1（低度恶性），组织学显示细胞分化中等；X线表现为肿瘤穿越瘤囊，骨皮质破坏可向囊外生长；临床表现为生长缓慢，无跳跃转移，偶有远隔转移。③ G_2（高度恶性），组织学显示核分裂象多见，分化极差，细胞/基质之比高；X线表现为边缘模糊，肿瘤扩散波及软组织；临床表现肿块生长快，症状明显，有跳跃转移现象，常发生局部及远隔转移。

2. 解剖定位（T） 指肿瘤侵袭范围，以肿瘤囊和间室为界，可分为囊内、间室内和间室外肿瘤。T_0：囊内肿瘤；T_1：间室内肿瘤；T_2：间室外肿瘤。间室内肿瘤是指肿瘤在各个方向上都包在一个自然的屏障中（如骨、筋膜、滑膜组织和骨膜）；间室外肿瘤是指肿瘤生长在间室外（如腘窝），或因肿瘤生长、骨折、出血及手术污染而超出自然屏障。间室外生长可作为肿瘤具有侵袭性的标志。

3. 转移（M） 肿瘤区域或远处发现转移病灶。M_0：无转移；M_1：转移。

六 治疗

骨肿瘤的治疗应以外科分期为指导，尽量达到既切除肿瘤，又可保全肢体。

（一）良性骨肿瘤的外科治疗

1. 刮除植骨术　适用于良性骨肿瘤及瘤样病变。术中彻底刮除病灶至正常骨组织，药物或理化方法杀死残留瘤细胞后置入骨填充物。骨填充物以自体骨愈合最好，但来源受限，也可使用同种异体骨或人工骨。

2. 外生性骨肿瘤的切除　如骨软骨瘤的切除，手术关键是彻底切除肿瘤骨质、软骨帽和软骨外膜，否则易复发。

（二）恶性骨肿瘤的外科治疗

1. 保肢治疗　随着化疗技术的进步，保肢技术得以较大发展，临床实践证明保肢治疗与截肢治疗的生存率、复发率没有统计学差异。手术的关键是采用合理外科边界完整切除肿瘤，截骨平面应在肿瘤边缘3～5cm，软组织切除范围为反应区外1～5cm。

保肢手术适应证：①肢体发育成熟；II_A期或化疗敏感的II_B期肿瘤。②血管神经束未受累、肿瘤能够完整切除。③术后局部复发率和转移率不高于截肢。④术后肢体功能优于义肢。⑤患者有保肢意愿。

保肢手术禁忌证：①肿瘤周围主要神经、血管受累及；②肿瘤组织和细胞突破间室屏障污染邻近正常组织；③肿瘤周围软组织条件不良，如主要动力肌群被切除、或瘢痕化、或皮肤软组织感染。

保肢手术的重建方法：①瘤骨骨壳灭活再植术。将截下的标本去除瘤组织，灭活处理后再植回原位，现已较少应用。②异体骨移植术。将深低温保存处理的同种异体骨移植于切除部位、内固定。③人工假体置换术。使用肿瘤型假体或定制假体。④异体骨假体复合体。结合异体骨和人工假体复合重建功能。

2. 截肢术　对于分期较晚、破坏广泛和对其他辅助治疗无效的恶性骨肿瘤，可采取截肢术。但应严格掌握手术指征，同时需考虑术后假肢的制作和安装。

3. 化学治疗　化疗的开展，尤其是新辅助化疗的应用，大大提高了恶性骨肿瘤患者的生存率和保肢率。新辅助化疗最好在有经验的骨与软组织肿瘤治疗中心来实行。化疗敏感者表现为临床疼痛症状减轻或消失，肿物体积缩小，关节活动度改善或恢复正常；升高的碱性磷酸酶指标下降或降至正常，影像学上瘤体变小，肿瘤边界变清晰，病灶钙化或骨化增加，肿瘤性新生血管减少或消失。

4．放射治疗　可影响恶性肿瘤细胞的繁殖能力。对于某些肿瘤术前术后配合放疗可控制病变和缓解疼痛，减少局部复发率，病变广泛无法手术者可单独放疗。

5．其他治疗　选择性或超选择性血管栓塞可用于栓塞肿瘤的主要血管，减少术中出血，对无法切除的恶性肿瘤可行姑息性栓塞治疗，或为手术切除创造条件。局部动脉内插管化疗辅以栓塞疗法或栓塞后辅以放疗，可提高疗效。恶性骨肿瘤的温热-化学疗法可起到热疗和化疗的叠加作用。免疫治疗是目前的研究热点，有待于进一步确认疗效。合并病理性骨折可按骨折的治疗原则处理。

第2节　良性骨肿瘤

一　骨样骨瘤

骨样骨瘤是一种孤立性、圆形、成骨性的良性肿瘤，好发于儿童和少年，好发于下肢长骨。病灶呈圆形或卵圆形瘤巢，被致密反应骨包围（图 54-1）。CT 检查有助于发现瘤巢。

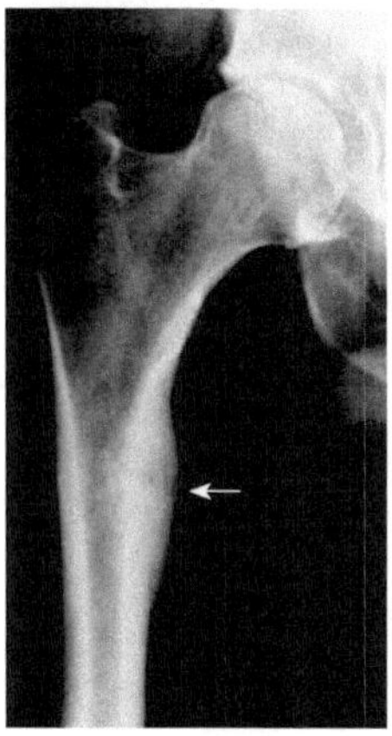

（一）临床表现

主要症状为局限于病变区的疼痛，有夜间痛，进行性加重，常需止痛治疗。

（二）治疗

手术治疗，需将瘤巢及外围的骨组织彻底切除，否则易复发，术中准确定位病灶是关键。

图 54-1　股骨骨样骨瘤

二　骨软骨瘤

骨软骨瘤是一种常见的、软骨源性的良性肿瘤，是位于骨表面的骨性突起物，顶面有软骨帽，中间有髓腔。好发于青少年，随机体发育而增大，当骨骺线闭合后，其生长随之停止。可分为单发性和多发性两种，单发性骨软骨瘤也称外生骨疣；多发性骨软骨瘤称为骨软骨瘤病，多有家族遗传史，有恶变倾向。多见于长骨干骺端，如股骨远端、胫骨近端和肱骨近端等。

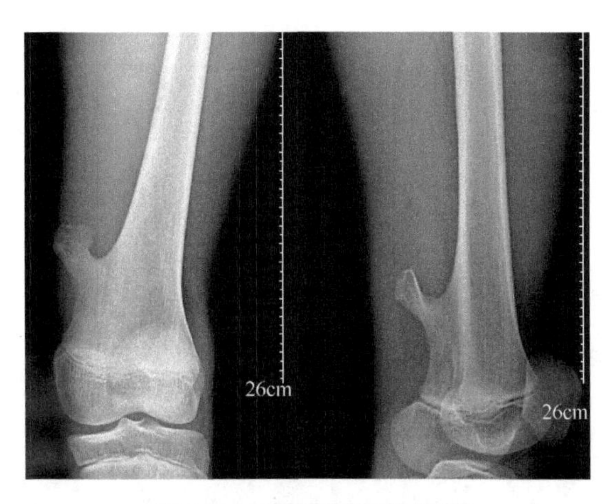

图 54-2　股骨下段骨软骨瘤

（一）临床表现

本病可长期无症状，初期表现为逐渐增大的、硬性无痛性肿块。若肿瘤压迫周围组织或其表面滑囊发生炎症，可产生疼痛和关节功能受限。

X线表现：单发或多发，在干骺端可见从皮质突向软组织的骨性突起，其皮质和骨松质以窄小或宽广的蒂与正常骨相连，突起表面为软骨帽（图 54-2）。

骨软骨瘤发生恶性变可出现疼痛、肿胀、软组织肿块等症状；X线平片可见原来稳定的骨软骨瘤再度生长，骨质破坏，呈现云雾

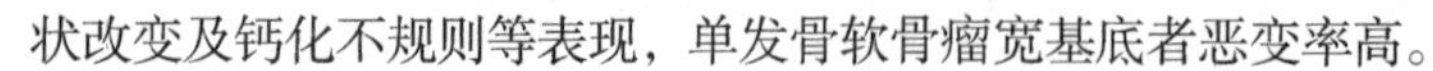

状改变及钙化不规则等表现，单发骨软骨瘤宽基底者恶变率高。

（二）治疗

本病一般不需要治疗。若肿瘤生长过快，有疼痛或影响关节活动功能者；影响邻骨或发生关节畸形者；压迫神经、血管及肿瘤自身发生骨折时；肿瘤表面滑囊反复感染者；或病变活跃有恶变可能者，可行手术切除。切除应从肿瘤基底四周部分正常骨组织开始，包括纤维膜或滑囊、软骨帽等，以免复发。

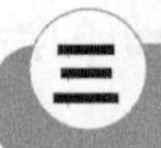

三 软骨瘤

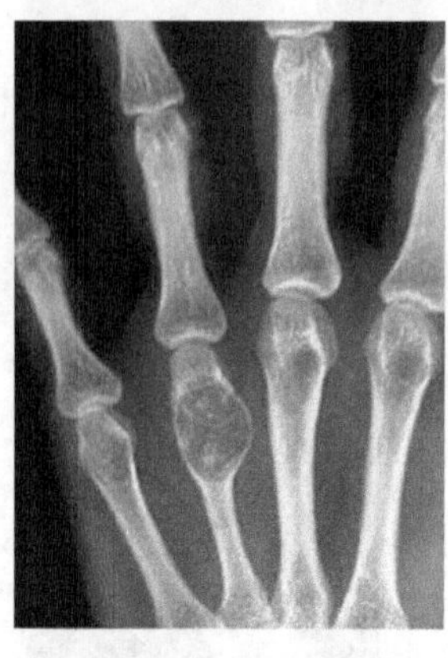

图 54-3　掌骨内生软骨瘤

软骨瘤是一种骨松质的、透明软骨组织构成的软骨源性的良性肿瘤，好发于手和足的短管状骨。位于骨干中心者称为内生软骨瘤，较多见；偏心向外突出者称为骨膜软骨瘤或外生性软骨瘤，较少见。多发性软骨瘤恶变多形成软骨肉瘤。

（一）临床表现

本病以无痛性肿胀和畸形为主。有时也以病理性骨折或偶然发现。

（二）X 线表现

内生软骨瘤显示髓腔内有椭圆形透亮点，呈溶骨性破坏，皮质变薄无膨胀，溶骨区内有间隔或斑点状钙化影。骨膜下软骨瘤在一侧皮质形成凹形缺损，并可有钙化影（图 54-3）。

（三）治疗

以手术治疗为主。采用刮除或病段切除植骨术，预后良好。

第 3 节　骨巨细胞瘤

骨巨细胞瘤是临床上常见的原发性骨肿瘤之一，为交界性或行为不确定的肿瘤。可分为巨细胞瘤和恶性巨细胞瘤。巨细胞瘤是一种良性、局部侵袭性肿瘤，由成片的卵圆形单核瘤性细胞均匀分布于大的巨细胞样成骨细胞之间。而恶性巨细胞瘤表现为原发性骨巨细胞瘤的恶性肉瘤，或原有骨巨细胞瘤的部位发生恶变（继发性）。骨巨细胞瘤好发于 20～40 岁，好发部位为长骨干骺端和椎体，特别是股骨远端和胫骨近端。

（一）临床表现

主要症状为疼痛、局部肿胀、压痛和关节活动受限。典型的 X 线特征为偏心性、溶骨性、囊性破坏而无骨膜反应。病灶膨胀生长，骨皮质变薄，呈肥皂泡样改变（图 54-4）。侵袭性强的肿瘤可穿破骨皮质致病理性骨折。血管造影显示肿瘤血管丰富，并有动-静脉瘘形成。

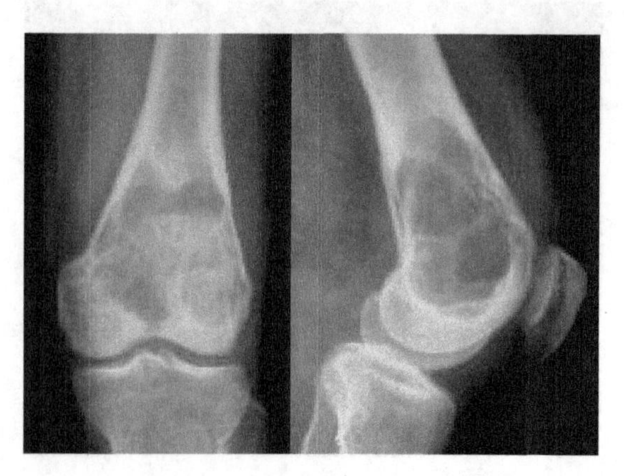

图 54-4　股骨下段骨巨细胞瘤

（二）治疗

属 $G_0T_0M_{0\sim1}$ 者，以手术治疗为主，采用切除术加灭火处理，再植入自体或异体骨或骨水泥，但易复发。对于复发者，应做切除或节段切除术或假体植入术。属 $G_{1\sim2}T_{1\sim2}M_0$ 者，采用广泛或根治切除，化疗无效。对发生于手术困难部位如脊椎者可采用放化疗，但放化疗后易发生肉瘤变，需高度警惕。

第4节　原发性恶性骨肿瘤

一 骨肉瘤

骨肉瘤是一种最常见的恶性骨肿瘤，好发于青少年，好发部位为股骨远端、胫骨近端和肱骨近端的干骺端。常形成梭形瘤体，可累及骨膜、骨皮质及髓腔，病灶切面呈鱼肉状、棕红或灰白色。

（一）临床表现

主要症状为局部疼痛，多为持续性隐痛，逐渐加重，夜间尤重。可伴有局部肿块，附近关节活动受限。局部表面皮温升高，静脉怒张。可伴有全身恶病质表现。溶骨性骨肉瘤因侵蚀皮质骨面导致病理性骨折。核素骨显像可确定骨肿瘤的大小及发现转移病灶。红细胞沉降率和碱性磷酸酶可作为手术预后的指标之一，若术后红细胞沉降率和碱性磷酸酶下降后再度升高，常提示肿瘤复发或转移。

（二）影像学表现

X线可表现为不同形态，密质骨和髓腔有成骨性、溶骨性和混合性骨质破坏，骨膜反应明显，呈侵袭性发展，可见Codman三角或呈“日光射线”形态（图54-5）。MRI有助于明确肿瘤的边界和侵袭范围。

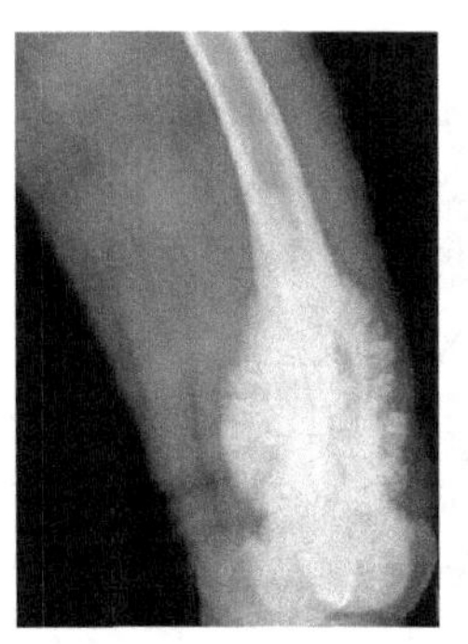
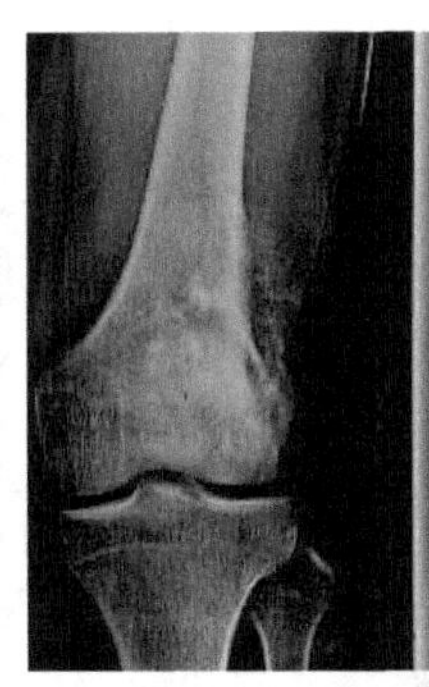
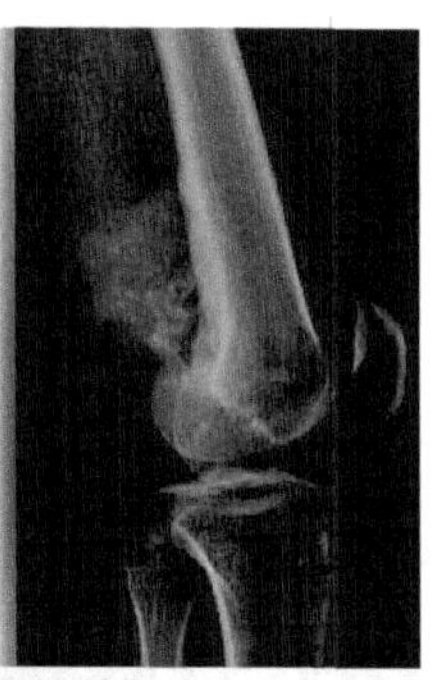

图54-5　股骨下段骨肉瘤

（三）治疗

属 $G_2T_{1\sim2}M_0$ 者，采取综合治疗。术前大剂量化疗，然后根据肿瘤浸润范围做根治性切除瘤段、植入假体的保肢手术或截肢术，术后继续大剂量化疗。骨肉瘤肺转移发生率极高，属 $G_2T_{1\sim2}M_1$ 者，除上述治疗外，还可手术切除转移灶。近年来由于早期诊断和化疗迅速发展，骨肉瘤的5年存活率提高至50%以上。

二 软骨肉瘤

软骨肉瘤是呈软骨性的恶性肿瘤。特点是肿瘤细胞产生软骨，有透明软骨的分化，常出现黏液样变、钙化和骨化。好发于成人和老年人；男性稍多于女性。好发部位以骨盆最多见，其

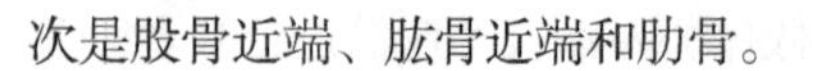

次是股骨近端、肱骨近端和肋骨。

（一）临床表现

本病发病缓慢，以疼痛和肿胀为主。开始为隐痛，以后逐渐加重。肿块增生缓慢，可产生压迫症状。

（二）X 线表现

软骨肉瘤生长缓慢，可引起周围骨皮质膨胀、变薄，表现为一密度减低的溶骨性破坏，边界不清，病灶内有散在的钙化斑点或絮状骨化影，典型者可有云雾状改变。

（三）治疗

手术治疗为主，方法与骨肉瘤相同。恶性程度比骨肉瘤低，对化疗不敏感，预后比骨肉瘤好。

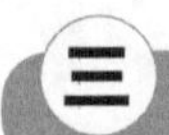

三 骨纤维肉瘤

骨纤维肉瘤为源于纤维组织的原发性恶性骨肿瘤，男女发病率无显著统计学差异，好发于四肢长骨干骺端偏干。主要症状为疼痛和肿胀，常因发生病理性骨折而就诊。X 线表现为骨髓腔内溶骨性破坏，呈虫蚀样，边界不清，很少有骨膜反应。

治疗：手术治疗为主，根据外科分期采用广泛性或根治性局部切除或截肢术，化疗和放疗不敏感。

四 Ewing 肉瘤

Ewing 肉瘤（尤因肉瘤）是表现为各种不同程度神经外胚层分化的圆形细胞肉瘤。以小圆细胞含糖原为特征。好发于儿童，男性多于女性，好发部位为长骨骨干、骨盆和肩胛骨。

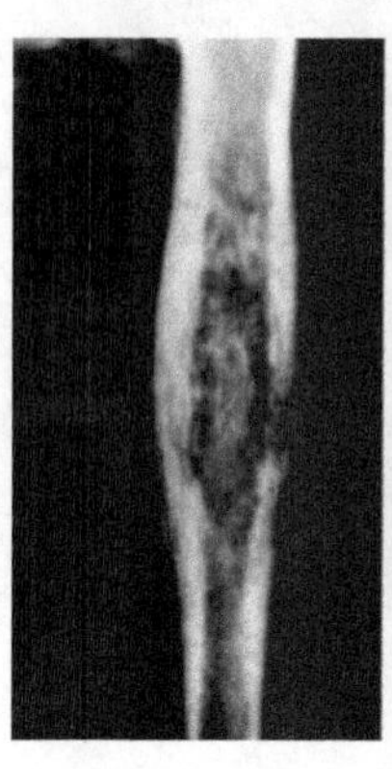
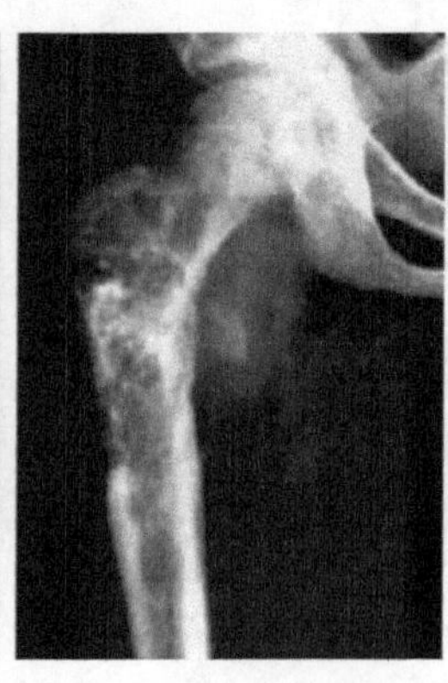

图 54-6　胫骨和股骨上段 Ewing 肉瘤

（一）临床表现

主要症状为局部疼痛、肿胀，并进行性加重，全身情况迅速恶化，常伴有发热、白细胞增多和红细胞沉降率加快。

（二）X 线变现

X 线变现为高度溶骨性破坏病变，常表现为长骨骨干或扁骨发生较广泛的浸润性骨破坏，表现为虫蚀样溶骨改变，界线不清；外有骨膜反应，呈板层状或“葱皮状”表现（图 54-6）。

（三）治疗

本病对放疗极敏感，小剂量照射后肿块可迅速缩小，局部疼痛明显减轻。但易早期转移，单纯放疗远期疗效差。化疗也很有效，但预后仍差。现采用放疗加化疗和手术（保肢或截肢）的综合治疗，5 年生存率可达 50% 以上。

五 恶性淋巴瘤

本病恶性淋巴瘤也称网状细胞肉瘤、骨原发性非霍奇金淋巴瘤，是一种恶性淋巴细胞组成并在骨骼内产生膨胀性病灶的肿瘤。男性多于女性，以疼痛和肿块为主要表现，常发生病理性骨折，发生于脊柱时可出现脊髓受压症状。X 线平片示广泛不规则溶骨，有时呈“溶冰征”，骨膜反应少见。

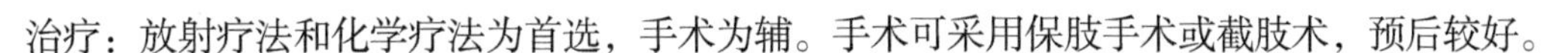

治疗：放射疗法和化学疗法为首选，手术为辅。手术可采用保肢手术或截肢术，预后较好。

六 骨髓瘤

骨髓瘤是起源于骨髓造血组织、浆细胞过度增生所致的恶性肿瘤，由于其产生多发性骨损害，也称为多发性骨髓瘤。异常的浆细胞浸润骨骼和软组织，产生M球蛋白，引起骨骼破坏、贫血、肾功能损伤和免疫功能异常。好发于含有造血骨髓的骨骼，依次为脊椎、骨盆、肋骨、颅骨和胸骨等。

（一）临床表现

本病有长短不定的无症状期，主要症状为发生于白天的疼痛，活动后加重，少数患者以背痛为首发症状，亦有部分患者因发生病理性骨折而就诊。广泛的骨骼溶骨性破坏引起疼痛、病理性骨折、高钙血症和氮质血症。X线典型表现为多个溶骨性破坏（可呈“地图”样改变）和广泛的骨质疏松。

骨髓穿刺活检找到大量的异常浆细胞可确诊。血清和尿中发现异常的球蛋白增高，A/G倒置。蛋白电泳异常，显示β和γ球蛋白升高，并可出现白血病危象，40%以上的患者尿中Bence-Jones蛋白阳性。另外有血钙增高、尿蛋白电泳异常。

（二）治疗

以化疗和放疗为主。预防感染和肾衰竭可提高骨髓瘤的存活率。出现病理性骨折和脊髓压迫者可行外科治疗。预后差。

七 脊索瘤

脊索瘤是一种先天性、来源于残余的胚胎性脊索组织的恶性肿瘤。男性多于女性，好发部位为骶尾椎，其次是蝶枕部和颅骨。

（一）临床表现

主要表现为疼痛和肿块，出现压迫症状，如压迫骶神经可出现大小便困难或失禁，压迫直肠和膀胱则出现相应症状。典型的X线表现为单腔性、中心性、溶骨性中轴骨的破坏病灶，可伴软组织肿块和散在钙化斑，骨皮质变薄呈膨胀性病变，无骨膜反应。

（二）治疗

以手术治疗为主。对于不能切除或切除不彻底的肿瘤，可行放疗，但复发率高，化疗无效。

第5节　转移性骨肿瘤

转移性骨肿瘤是指原发于骨外器官或组织的恶性肿瘤，经血行或淋巴转移至骨骼并继续生长的肿瘤，是恶性骨肿瘤中最常见的一种。好发年龄为40～60岁。儿童则多来自成神经细胞肿瘤。好发部位为脊椎，特别是胸椎和腰椎，其次是骨盆、股骨和肱骨近端。常发生骨转移的肿瘤依次为乳腺癌、前列腺癌、肺癌和肾癌等。

（一）临床表现

转移性骨肿瘤和原发的恶性骨肿瘤有相同的临床表现，主要症状是疼痛、肿胀、病理性骨折和脊髓压迫，以疼痛最为常见。X线可表现为溶骨性（如甲状腺癌、肾癌）骨质破坏、成骨性（如前列腺癌）骨质破坏和混合性骨质破坏，以溶骨性多见，病理性骨折多见。骨扫描可用于检测转移性骨肿瘤。

（二）实验室检查

溶骨性骨转移时常使骨钙释放，导致血钙升高；成骨性骨转移时会出现血清碱性磷酸酶升高；前列腺癌骨转移时酸性磷酸酶升高。

（三）治疗

转移性骨肿瘤多采用综合性治疗，但治疗多属姑息性。以延长寿命、解除症状、改善生活质量为目的。治疗时需针对原发癌和转移癌进行治疗，采用化疗、放疗和内分泌治疗。预后差，死亡率高。

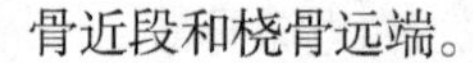

第6节 瘤样病变

一 骨囊肿

骨囊肿是一种发生于髓内、通常是单腔的、囊肿样局限性瘤样病损，囊肿腔内含有浆液或血清样液体。常见于儿童和青少年，好发于长管状骨干骺端，依次为肱骨近段、股骨近端、胫骨近段和桡骨远端。

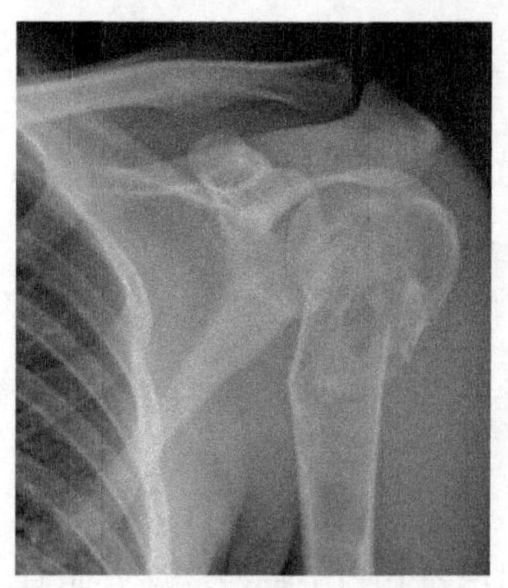

图 54-7 肱骨上段骨囊肿伴病理性骨折

（一）临床表现

本病多数无明显症状，有时局部有隐痛或肢体局部肿胀。绝大多数患者在发生病理性骨折后就诊。X 线表现为干骺端圆形或椭圆形界线清楚的溶骨性病灶，骨皮质有不同程度的膨胀变薄，单房或多房性，经常毗邻骨骺生长板，但不越过生长板（图 54-7）。

（二）治疗

单纯性骨囊肿的标准治疗为病灶刮除、自体或异体骨移植填充缺损。有些骨囊肿在发生病理性骨折后可被新生骨填塞而自愈。对于年龄较小（<14 岁）的患者，病灶紧邻骨骺，术中可能损伤骨骺，且术后局部复发率高，手术应慎重。对于病变较小者用类固醇类药物注入囊腔有一定的疗效，可恢复正常骨结构。发生病理性骨折时可按骨折处理原则治疗。

二 动脉瘤样骨囊肿

动脉瘤样骨囊肿是由于局部破坏性病损、同时外周有骨膜反应骨沉积、类似动脉瘤样膨胀而得名。是一种从骨内向骨外膨胀性生长的骨性血性囊肿，其内充满血液和包含成纤维细胞、破骨细胞型巨细胞及反应性编织骨的结缔组织分隔。本病好发于青少年，本病好发部位为长骨干骺端、髂骨、椎体及其附件等。

（一）临床表现

疼痛、肿胀和患肢功能障碍为主要症状，部分患者以病理性骨折就诊。X 线表现为长骨骨干或干骺端的气球样、透亮的膨胀性、囊状溶骨性改变，偏心，边界清晰，有骨性间隔，将囊腔分割成蜂窝状或栅栏状。由于其向外膨胀生长，破坏范围大，可有骨膜反应（图 54-8）。

（二）治疗

刮除植骨术是主要的治疗方法，对病变的处理要彻底，以防复发。术前要充分估计有大量出血的可能。对于不易手术切除的部位或较大病变可行放射治疗，但对儿童行放疗有破坏骨骺和恶变的风险。

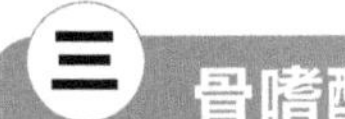

三 骨嗜酸性肉芽肿

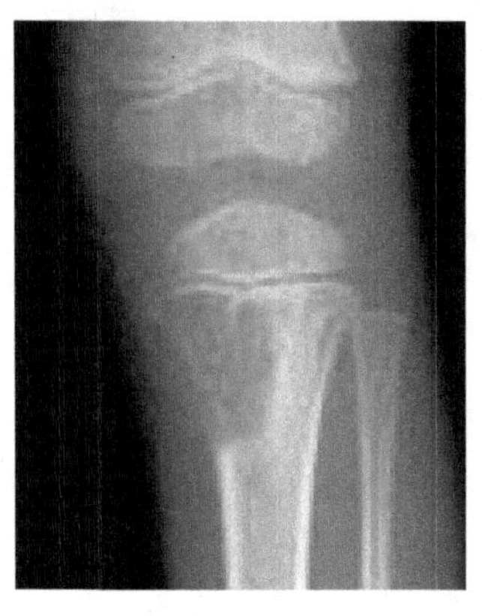

图 54-8 胫骨上段动脉瘤样骨囊肿

嗜酸性肉芽肿也称朗格汉斯组织细胞肉芽肿病，一般是指局限于骨的组织细胞增殖症，属于组织细胞增多症的一种类型。好发于青少年，好发部位为颅骨、肋骨、脊柱和肩胛骨等。

（一）临床表现

起病隐匿，症状变异较大。早期可无任何症状，病程长者可有受累部位的疼痛、肿胀和功能障碍。X线变现为孤立而界线分明的溶骨性缺损，可偏于一侧而引起骨膜反应。椎体受累时可表现为扁平椎体，但椎间隙正常。

（二）治疗

对于单发的局限病灶可采用刮除植骨，复发者较少。对于有些长骨，如腓骨、肋骨，可作节段性切除。有畸形者可行截骨矫形术。放射治疗敏感，对不易放疗和手术的部位，可用肾上腺皮质激素和化疗药物治疗。

四 骨纤维发育不良

骨纤维发育不良也称为骨纤维异常增殖症，是一种髓内良性的纤维性-骨性病变，可累及单骨或多骨。好发于青少年和中年。骨的髓腔内有纤维骨、病灶内为稠密的显微组织，排列紊乱而无定向，在纤维结缔组织内有生化的骨组织、成纤维骨或编织骨。病灶内有时可见黏液样变性、多核巨细胞和软骨岛。

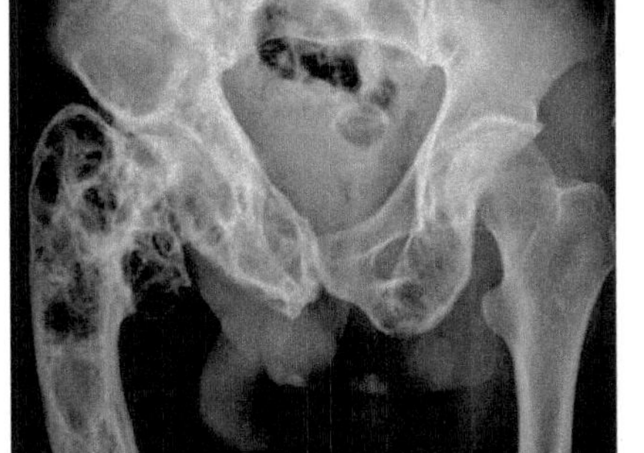

图 54-9 股骨上端骨纤维发育不良

（一）临床表现

病程缓慢，通常无自觉症状，多在X线检查时无意发现。病理性骨折是常见的并发症。有时局部出现持续性隐痛和肿块。X线表现为受累骨骼膨胀变粗，骨密质变薄，典型特征是呈磨砂玻璃样改变。股骨上端的病变可使股骨颈弯曲，似“牧羊人手杖”（图 54-9）。

（二）治疗

单骨型可采用刮除植骨术。对有些长骨，如腓骨、肋骨，可作节段性切除。有畸形者，可行截骨矫形术。多骨型者如无症状可不手术。病理性骨折时按骨折处理原则治疗。

自 测 题

一、名词解释

1. 骨膜反应
2. Codman 三角

二、选择题

A_1/A_2 型题

1. 内生性软骨瘤的治疗方案应选择（ ）

A. 刮除植入骨松质

B. 肿瘤段切除

C. 必要时可行人工关节置换手术

D. 截肢术

E. 放疗、化疗、手术相结合

2. 骨软骨瘤外科分期属于（　　）

A. $G_0T_1M_1$　B. $G_0T_0M_0$

C. $G_1T_0M_1$　D. $G_2T_1M_0$

E. $G_2T_2M_1$

3. 骨软骨瘤的临床表现为（　　）

A. 生长较快，伴明显疼痛

B. 肿块明显，并可见其表面静脉怒张

C. X线检查见骨膜反应

D. 本身可无症状，但压迫周围组织可影响功能

E. 肿块与周围界线不清

4. 骨巨细胞瘤的性质属于（　　）

A. 良性　B. 潜在恶性

C. 恶性　D. 高度恶性

E. 性质不明

5. 骨巨细胞瘤的X线表现为（　　）

A. 外生性，可见明显破坏

B. 偏心性，位于骨端，溶骨性破坏

C. 位于干骺端，可见有分格

D. 骨破坏，可见Codman三角

E. 骨性破坏，可见片状钙化

6. 骨巨细胞瘤外科分级属于（　　）

A. $G_0T_{1\sim2}M_{0\sim1}$

B. $G_{0\sim1}T_0M_0$

C. $G_{0\sim1}T_{0\sim2}M_{0\sim1}$

D. $G_2T_0M_1$

E. $G_2T_0M_0$

7. 骨巨细胞瘤治疗方案的确定取决于（　　）

A. X线表现　B. 临床表现

C. G、T、M分级　D. 病理检查

E. 放疗后有无恶变

8. 骨肉瘤X线片可见病变（　　）

A. 发生于骨端

B. 以短管状骨多见

C. 可见"日光照射"现象

D. 可为膨胀性生长

E. 与正常组织界线清楚

9. 内生软骨瘤的X线表现是（　　）

A. 溶骨性骨破坏

B. "葱皮样"骨膜反应

C. 日光放射状骨膜反应

D. 膨胀性低密度区内夹杂钙化斑块

E. 密度增高的肿瘤骨

三、问答题

简述骨肿瘤的外科分期。

（阮建伟）

参考文献

陈孝平，汪建平，赵继宗．2018．外科学．第9版．北京：人民卫生出版社
陈孝平．2013．外科学．第8版．北京：人民卫生出版社
陈主初．2005．病理生理学．北京：人民卫生出版社
格林伯格．2013．神经外科手册．第7版．赵继宗译．南京：江苏科学技术出版社
贾洛，洛夫特斯．2012．颅脑创伤和脑科危重症治疗学．高亮译．上海：上海科学技术出版社
李光耀．2006．西医临床医学．北京：中国中医药出版社
李乃卿．2003．西医外科学．北京：中国中医药出版社
李向农，陈明清．2010．外科学（案例版）．北京：科学出版社
梁力建．2009．外科学．第6版．北京：人民卫生出版社
梁勇，胡忠亚．2010．外科学．北京：人民军医出版社
龙明，王立义．2014．外科学．第7版．北京：人民卫生出版社
米振生，王品琪．2016．外科学．第4版．北京：科学出版社
冉宏．2016．外科学．北京：中国中医药出版社
沈守荣．2011．临床技能学．北京：人民卫生出版社
眭建，高涌．2013．临床技能学．北京：人民军医出版社
王忠诚，张玉琪．2015．神经外科学．武汉：湖北科学技术出版社
吴在德，吴肇汉．2012．外科学．第7版．北京：人民卫生出版社
谢建兴．2012．外科学．第9版．北京：中国中医药出版社
郑树森．2011．外科学．第2版．北京：高等教育出版社

教学基本要求

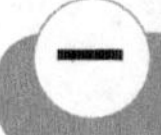

课程性质和课程任务

“外科学”是临床医学专业的核心课程。本课程主要研究如何利用外科手术方法去解除患者的疾病，从而使病人等到治疗。外科学和所有的临床医学一样，需要了解各种疾病的概念、病因、病理、临床表现、诊断、分期、治疗、预后，而且外科学更重视手术的适应证、术前的评估及准备、手术的技巧及方法、术后的观察处理、手术的并发症与预后等与外科手术相关的问题。通过外科学教学，学生应掌握外科学基本知识和基本技能，了解外科学前沿知识，为今后的进一步深造和钻研起到引领作用，最终使学生能够顺利通过国家执业（助理）医师资格考试，达到基层卫生工作岗位的能力和素质要求。

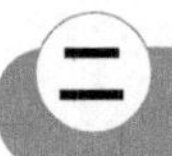

课程教学目标

（一）职业素养目标

1. 具有良好的职业道德、人文素养和伦理观念。

2. 专业思想巩固，具有强烈的事业心和责任感，具有严谨求实的科学态度和救死扶伤的人道主义精神，具有关心病人和献身医学的良好职业道德风尚。具有勤奋好学、严肃认真、刻苦钻研、善于自学的优良品质。

3. 具有终身学习的理念，具有良好的团队协作和人际沟通能力。

（二）专业知识和技能

1. 知识目标　必须系统掌握外科学的基础理论、基本知识和基本技能。掌握外科总论、普通外科、神经外科、心胸外科、泌尿外科、骨科等各科常见病、多发病的临床表现、诊断和处理原则，熟悉外科疾病的病因及预防，熟悉外科无菌技术和手术基本技能操作。

2. 能力目标　①具有较好的学习能力：包括组织学习活动能力、阅读书本和相关资料能力、听记能力、搜集和使用专业文献资料能力，以及独立获取知识和开展外科学研究的初步能力；②处理外科临床实际问题能力：要求能独立收集病史、综合分析、文字表述能力（病历）；具备运用外科学理论知识和技能诊断与处理常见病、多发病的实际工作能力，具备按操作规程正确进行外科基本技能操作的能力，具有一定的外科疾病预防知识和能力。

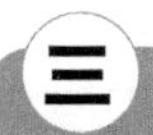

三 教学内容和要求

教学内容	教学要求			教学活动参与
	了解	熟悉	掌握	
第1章　绪论		√		理论讲授；多媒体
第2章　无菌术			√	理论讲授；多媒体
第1节　器材和空间的灭菌与消毒	√			自学
第2节　手术人员的消毒和无菌原则				实训：无菌技术、手术基本操作、动物手术
第3章　外科患者水和电解质失衡				理论讲授 多媒体
第1节　体液代谢的失调			√	
第2节　酸碱平衡失调			√	
第4章　输血				自学
第1节　输血的适应证和注意事项			√	
第2节　输血的并发症		√		
第3节　自体输血、成分输血和血浆增量剂	√			
第5章　外科休克				理论讲授；多媒体
第1节　概述		√		
第2节　低血容量性休克			√	
第3节　感染性休克			√	
第6章　麻醉与疼痛处理				理论讲授；多媒体
第1节　概述	√			
第2节　麻醉前准备和麻醉前用药			√	见习：麻醉准备及常用基本操作
第3节　全身麻醉	√			
第4节　局部麻醉			√	
第5节　椎管内麻醉	√			
第6节　疼痛治疗	√			
第7章　外科重症监测与处理				理论讲授；多媒体
第1节　外科重症监测		√		
第2节　多器官功能障碍综合征		√		
第3节　急性肾衰竭			√	
第4节　急性呼吸窘迫综合征		√		
第5节　心肺脑复苏			√	
第6节　急性肝衰竭	√			
第7节　损伤控制外科理论简介	√			
第8章　外科患者围手术期处理与营养支持				理论讲授；多媒体
第1节　术前准备与术后处理			√	见习：与普外科合并
第2节　手术后并发症防治		√		
第3节　外科患者的营养代谢	√			
第4节　肠内营养和肠外营养	√			
第9章　外科感染				理论讲授；多媒体
第1节　概述		√		
第2节　皮肤和软组织的急性化脓性感染			√	
第3节　手部急性化脓性感染		√		
第4节　全身性外科感染		√		

续表

教学内容	教学要求			教学活动参与
	了解	熟悉	掌握	
第5节 厌氧菌感染		√		
第6节 外科抗菌药物应用原则	√			
第10章 创伤				理论讲授；多媒体
第1节 创伤概论		√		
第2节 清创术		√		
第11章 烧伤、冻伤和咬蜇伤				理论讲授；多媒体
第1节 烧伤			√	
第2节 电流烧伤和化学烧伤	√			
第3节 冻伤	√			
第4节 咬蜇伤	√			
第12章 肿瘤				理论讲授；多媒体
第1节 概述		√		
第2节 常见体表肿瘤	√			
第13章 微创外科、显微外科、移植外科简介				理论讲授；多媒体
第1节 微创外科		√		
第2节 显微外科	√			
第3节 移植外科	√			
第14章 颅内压增高与脑疝				理论讲授；多媒体
第1节 颅内压增高			√	
第2节 脑疝		√		
第15章 颅脑损伤				理论讲授；多媒体
第1节 头皮损伤		√		
第2节 颅骨骨折		√		
第3节 脑损伤			√	见习
第4节 颅内血肿			√	见习：与胸外科、泌尿科、骨科合并
第5节 开放性颅脑损伤	√			
第16章 颅内与椎管内外科疾病				自学
第1节 颅脑、脊髓的先天畸形	√			
第2节 颅内和椎管内肿瘤	√			
第3节 颅内和椎管内血管性疾病	√			
第4节 脑脓肿	√			
第17章 颈部疾病				理论讲授；多媒体
第1节 甲状腺疾病			√	见习：与普外合并
第2节 原发性甲状旁腺功能亢进	√			
第3节 颈部肿块的诊断及处理原则		√		
第18章 乳房疾病				理论讲授；多媒体
第1节 概述		√		
第2节 急性乳腺炎			√	
第3节 乳腺囊性增生病		√		
第4节 乳房肿瘤			√	见习：与普外合并
第19章 胸部损伤				理论讲授；多媒体
第1节 概述	√			
第2节 肋骨骨折			√	见习：与脑、泌、骨科合并
第3节 气胸			√	
第4节 损伤性血胸			√	
第5节 创伤性窒息	√			
第6节 肺、心、膈肌损伤	√			

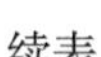

续表

教学内容	教学要求			教学活动参与
	了解	熟悉	掌握	
第 7 节　胸膜腔闭式引流术			√	
第 20 章　胸壁、胸膜疾病				自学
第 1 节　胸廓畸形	√			
第 2 节　非特异性肋软骨炎	√			
第 3 节　脓胸		√		
第 4 节　胸壁结核	√			
第 5 节　胸壁、胸膜肿瘤	√			
第 21 章　肺部疾病的外科治疗				自学
第 1 节　肺癌		√		
第 2 节　肺结核	√			
第 3 节　支气管扩张症	√			
第 22 章　食管疾病				理论讲授；多媒体
第 1 节　食管癌			√	
第 2 节　食管良性疾病	√			
第 23 章　纵隔与心脏外科疾病				自学
第 1 节　先天性心脏病的外科治疗	√			
第 2 节　心脏瓣膜病的外科治疗	√			
第 3 节　纵隔肿瘤		√		
第 4 节　胸主动脉瘤	√			
第 24 章　腹外疝				理论讲授；多媒体
第 1 节　概述		√		
第 2 节　腹股沟疝			√	见习
第 3 节　股疝		√		
第 4 节　其他疝	√			
第 25 章　急性腹膜炎				理论讲授；多媒体
第 1 节　急性化脓性腹膜炎			√	
第 2 节　腹腔脓肿		√		
第 26 章　腹部损伤				理论讲授；多媒体
第 1 节　概述		√		
第 2 节　常见腹内脏器损伤的处理原则			√	见习
第 27 章　胃与十二指肠疾病				理论讲授；多媒体
第 1 节　概述		√		
第 2 节　胃十二指肠溃疡			√	见习
第 3 节　胃癌		√		
第 28 章　小肠疾病				理论讲授；多媒体
第 1 节　肠梗阻			√	见习
第 2 节　小肠肿瘤	√			
第 3 节　肠炎性疾病	√			
第 29 章　阑尾炎				理论讲授；多媒体
第 1 节　急性阑尾炎			√	见习
第 2 节　慢性阑尾炎		√		
第 3 节　特殊类型阑尾炎	√			
第 30 章　结直肠与肛管疾病				理论讲授；多媒体
第 1 节　概述		√		
第 2 节　肠息肉	√			
第 3 节　结直肠癌			√	见习
第 4 节　溃疡性结肠炎	√			
第 5 节　先天性直肠肛管疾病	√			
第 6 节　直肠肛管周围脓肿		√		
第 7 节　肛瘘		√		
第 8 节　肛裂		√		
第 9 节　痔			√	
第 31 章　肝脏疾病				自学
第 1 节　解剖生理概要	√			

续表

教学内容	教学要求			教学活动参与
	了解	熟悉	掌握	
第2节　肝脓肿		√		
第3节　肝肿瘤		√		
第32章　胆道疾病				理论讲授；多媒体
第1节　概述	√			
第2节　胆石症			√	见习
第3节　胆道感染			√	
第4节　胆道肿瘤	√			
第33章　胰腺疾病				理论讲授；多媒体
第1节　解剖生理概要	√			
第2节　胰腺炎		√		
第3节　胰腺囊肿	√			
第4节　胰腺癌和壶腹周围癌		√		见习
第34章　腹痛与消化道大出血的诊断与处理				理论讲授；多媒体
第1节　急腹症的诊断与处理		√		
第2节　消化道大出血的诊断与处理		√		
第3节　门静脉高压症的外科治疗			√	见习
第35章　周围血管与淋巴管疾病				理论讲授；多媒体
第1节　概述		√		
第2节　周围血管损伤	√			
第3节　血栓性闭塞性脉管炎		√		见习
第4节　下肢静脉曲张			√	见习
第5节　深静脉血栓形成		√		
第6节　雷诺综合征	√			
第7节　淋巴水肿	√			
第36章　泌尿、男性生殖系统外科检查和诊断				理论讲授；多媒体
第1节　泌尿、男性生殖系统外科疾病的主要临床表现		√		见习
第2节　泌尿、男性生殖系统外科检查		√		见习
第37章　泌尿系统损伤				理论讲授；多媒体
第1节　肾损伤		√		
第2节　输尿管损伤	√			
第3节　膀胱损伤		√		
第4节　尿道损伤			√	
第38章　泌尿、男性生殖系统感染与结核				自学
第1节　概述		√		
第2节　肾积脓	√			
第3节　肾皮质多发性脓肿	√			
第4节　急性细菌性膀胱炎	√			
第5节　男性生殖系统感染		√		
第6节　泌尿、男性生殖系统结核		√		
第39章　尿石症与泌尿系梗阻				理论讲授；多媒体
第1节　肾积水	√			
第2节　上尿路结石			√	
第3节　膀胱结石		√		
第4节　尿道结石	√			
第5节　良性前列腺增生			√	
第6节　尿潴留		√		
第40章　泌尿、男性生殖系统肿瘤				理论讲授；多媒体
第1节　肾肿瘤		√		
第2节　膀胱肿瘤			√	
第3节　前列腺癌		√		
第4节　睾丸肿瘤	√			

续表

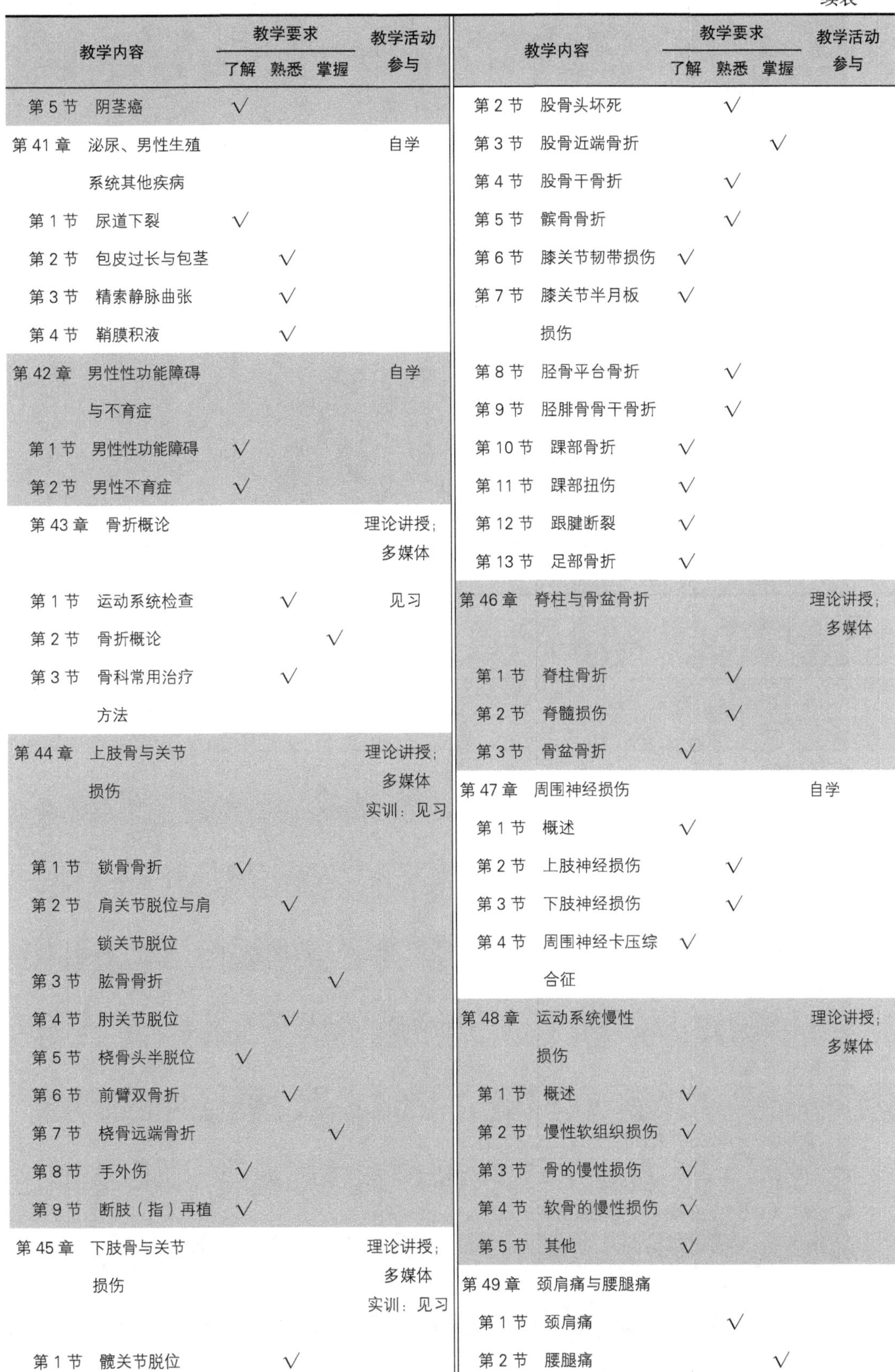

教学内容	教学要求			教学活动参与
	了解	熟悉	掌握	
第 5 节　阴茎癌	√			
第 41 章　泌尿、男性生殖系统其他疾病				自学
第 1 节　尿道下裂	√			
第 2 节　包皮过长与包茎		√		
第 3 节　精索静脉曲张		√		
第 4 节　鞘膜积液		√		
第 42 章　男性性功能障碍与不育症				自学
第 1 节　男性性功能障碍	√			
第 2 节　男性不育症	√			
第 43 章　骨折概论				理论讲授；多媒体
第 1 节　运动系统检查		√		见习
第 2 节　骨折概论			√	
第 3 节　骨科常用治疗方法		√		
第 44 章　上肢骨与关节损伤				理论讲授；多媒体 实训：见习
第 1 节　锁骨骨折	√			
第 2 节　肩关节脱位与肩锁关节脱位		√		
第 3 节　肱骨骨折			√	
第 4 节　肘关节脱位		√		
第 5 节　桡骨头半脱位	√			
第 6 节　前臂双骨折		√		
第 7 节　桡骨远端骨折			√	
第 8 节　手外伤	√			
第 9 节　断肢（指）再植	√			
第 45 章　下肢骨与关节损伤				理论讲授；多媒体 实训：见习
第 1 节　髋关节脱位		√		
第 2 节　股骨头坏死		√		
第 3 节　股骨近端骨折			√	
第 4 节　股骨干骨折		√		
第 5 节　髌骨骨折		√		
第 6 节　膝关节韧带损伤	√			
第 7 节　膝关节半月板损伤	√			
第 8 节　胫骨平台骨折		√		
第 9 节　胫腓骨骨干骨折		√		
第 10 节　踝部骨折	√			
第 11 节　踝部扭伤	√			
第 12 节　跟腱断裂	√			
第 13 节　足部骨折	√			
第 46 章　脊柱与骨盆骨折				理论讲授；多媒体
第 1 节　脊柱骨折		√		
第 2 节　脊髓损伤		√		
第 3 节　骨盆骨折	√			
第 47 章　周围神经损伤				自学
第 1 节　概述	√			
第 2 节　上肢神经损伤		√		
第 3 节　下肢神经损伤		√		
第 4 节　周围神经卡压综合征	√			
第 48 章　运动系统慢性损伤				理论讲授；多媒体
第 1 节　概述	√			
第 2 节　慢性软组织损伤	√			
第 3 节　骨的慢性损伤	√			
第 4 节　软骨的慢性损伤	√			
第 5 节　其他	√			
第 49 章　颈肩痛与腰腿痛				
第 1 节　颈肩痛		√		
第 2 节　腰腿痛			√	

续表

教学内容	教学要求			教学活动参与
	了解	熟悉	掌握	
第 50 章　骨与关节的化脓性感染				理论讲授；多媒体
第 1 节　急性化脓性骨髓炎			√	
第 2 节　慢性化脓性骨髓炎		√		
第 3 节　化脓性关节炎		√		
第 51 章　骨与关节结核				理论讲授；多媒体
第 1 节　概述	√			
第 2 节　脊柱结核		√		
第 3 节　髋关节结核		√		
第 4 节　膝关节结核		√		
第 52 章　非化脓性关节炎				理论讲授；多媒体
第 1 节　骨关节炎		√		
第 2 节　强直性脊柱炎	√			
第 3 节　类风湿关节炎	√			
第 53 章　运动系统畸形				
第 1 节　先天性畸形	√			
第 2 节　姿态性畸形	√			
第 54 章　骨肿瘤				理论讲授；多媒体
第 1 节　概述	√			
第 2 节　良性骨肿瘤	√			
第 3 节　骨巨细胞瘤		√		
第 4 节　原发性恶性骨肿瘤		√		
第 5 节　转移性骨肿瘤		√		
第 6 节　瘤样病变	√			

四　学时分配建议

教学内容	学时数		
	理论	实践	小计
第 1 章　绪论	1		1
第 2 章　无菌术	1	20（包括动物实验）	21
第 3 章　外科患者水和电解质失衡	4		4
第 4 章　输血			
第 5 章　外科休克	4		4
第 6 章　麻醉与疼痛处理	4	4（包括手术室）	8
第 7 章　外科重症监测与处理	2		2
第 8 章　外科患者围手术期处理与营养支持	4	2	6
第 9 章　外科感染	4		4
第 10 章　创伤	4		4
第 11 章　烧伤、冻伤和咬蜇伤	2		2
第 12 章　肿瘤	2		2
第 13 章　微创外科、显微外科、移植外科简介	2		2
第 14 章　颅内压增高与脑疝	2		2
第 15 章　颅脑损伤	4	0.5	4.5
第 16 章　颅内与椎管内外科疾病			
第 17 章　颈部疾病	2		2

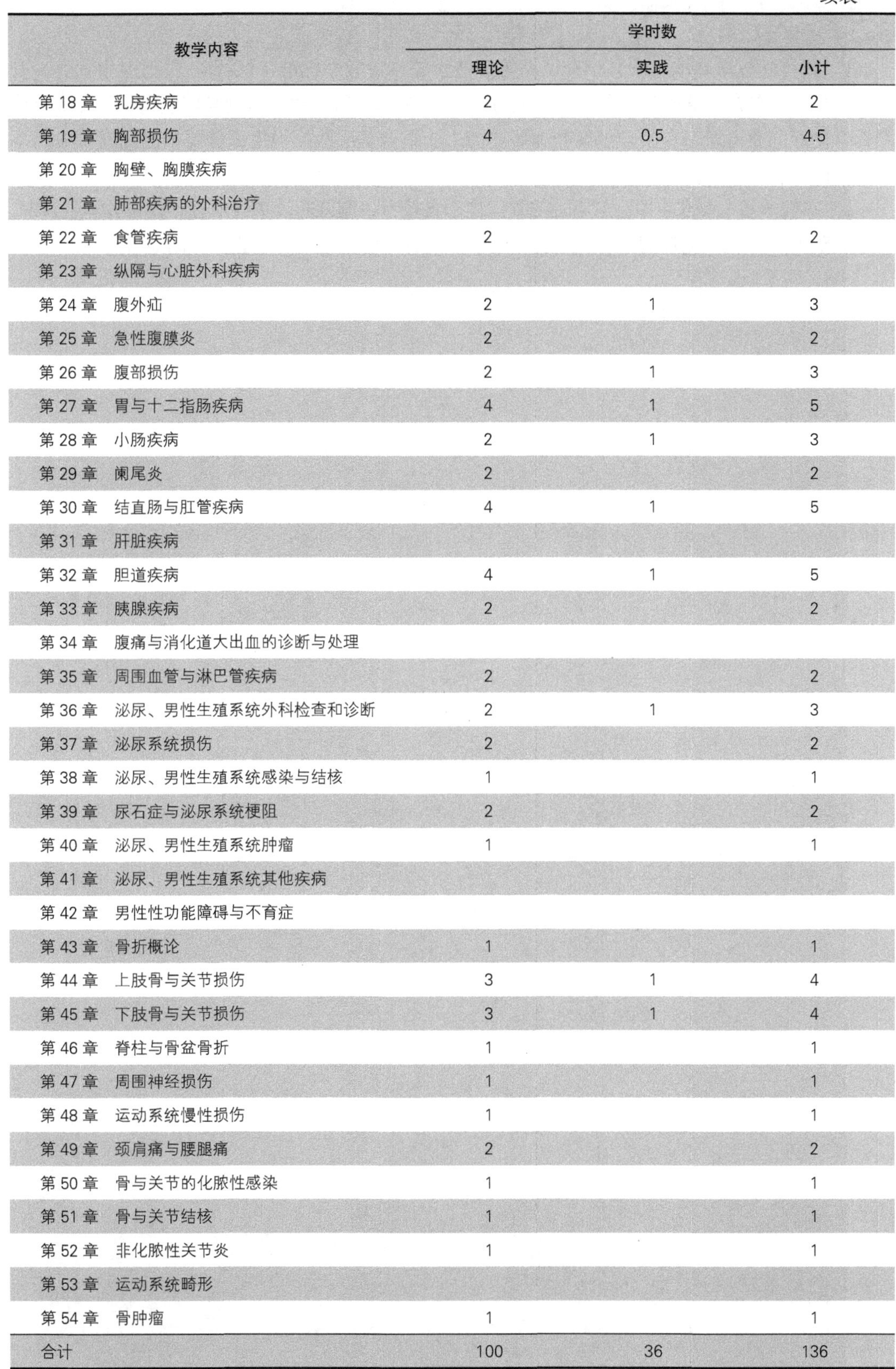

续表

教学内容	学时数		
	理论	实践	小计
第 18 章　乳房疾病	2		2
第 19 章　胸部损伤	4	0.5	4.5
第 20 章　胸壁、胸膜疾病			
第 21 章　肺部疾病的外科治疗			
第 22 章　食管疾病	2		2
第 23 章　纵隔与心脏外科疾病			
第 24 章　腹外疝	2	1	3
第 25 章　急性腹膜炎	2		2
第 26 章　腹部损伤	2	1	3
第 27 章　胃与十二指肠疾病	4	1	5
第 28 章　小肠疾病	2	1	3
第 29 章　阑尾炎	2		2
第 30 章　结直肠与肛管疾病	4	1	5
第 31 章　肝脏疾病			
第 32 章　胆道疾病	4	1	5
第 33 章　胰腺疾病	2		2
第 34 章　腹痛与消化道大出血的诊断与处理			
第 35 章　周围血管与淋巴管疾病	2		2
第 36 章　泌尿、男性生殖系统外科检查和诊断	2	1	3
第 37 章　泌尿系统损伤	2		2
第 38 章　泌尿、男性生殖系统感染与结核	1		1
第 39 章　尿石症与泌尿系统梗阻	2		2
第 40 章　泌尿、男性生殖系统肿瘤	1		1
第 41 章　泌尿、男性生殖系统其他疾病			
第 42 章　男性性功能障碍与不育症			
第 43 章　骨折概论	1		1
第 44 章　上肢骨与关节损伤	3	1	4
第 45 章　下肢骨与关节损伤	3	1	4
第 46 章　脊柱与骨盆骨折	1		1
第 47 章　周围神经损伤	1		1
第 48 章　运动系统慢性损伤	1		1
第 49 章　颈肩痛与腰腿痛	2		2
第 50 章　骨与关节的化脓性感染	1		1
第 51 章　骨与关节结核	1		1
第 52 章　非化脓性关节炎	1		1
第 53 章　运动系统畸形			
第 54 章　骨肿瘤	1		1
合计	100	36	136

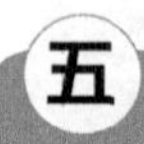

五 教学基本要求的说明

1. 外科学教学基本要求，结合《高等职业学校专业教学标准（试行）· 医药卫生大类》有关要求制订，在教学模式上倡导“以学生为中心”，强化实践能力，体现与职业岗位对接，以培养具有良好职业道德、专业知识素养和职业能力，适合基层医疗卫生服务要求的高素质应用型人才为目标。

2. 本教学基本要求难免会有不足之处。由于各校自主制订的教学计划有异，在教学过程中，外科学教师可以结合本校的教学计划对教学基本要求进行修正、完善和提升，凸显自身特色。

自测题参考答案

第1章

1. C　2. E　3. D

第2章

1. C　2. B　3. E　4. D　5. B

第3章

1. A　2. D　3. B　4. C　5. A
6. D　7. C　8. D　9. B　10. A
11. A　12. D　13. D　14. C　15. A
16. B　17. A　18. C

第4章

1. A　2. B　3. B　4. A　5. C
6. B　7. B　7. D　8. A　9. A
10. A

第5章

1. E　2. A　3. C　4. C　5. D
6. A　7. C　8. C

第6章

1. D　2. A　3. D　4. C　5. C
6. D　7. C　8. B　9. D　10. C
11. C　12. D　13. B　14. A　15. E
16. B　17. B　18. C　19. D　20. B
21. E　22. E　23. D

第7章

1. A　2. E　3. E　4. E　5. D
6. C　7. D　8. E　9. A　10. D
11. C　12. B　13. B

第8章

1. D　2. C　3. E　4. E　5. C
6. D　7. D

第9章

1. B　2. C　3. C　4. D　5. D
6. D　7. A　8. E　9. E　10. C
11. D　12. B

第10章

1. C　2. A　3. A　4. C

第11章

1. E　2. D　3. B　4. A　5. D

第12章

1. E　2. A　3. C　4. E　5. E

第13章

1. A　2. D　3. C　4. B

第14章

1. C　2. E　3. A　4. A　5. D
6. D　7. A　8. B

第15章

1. A　2. D　3. A　4. A　5. D
6. A　7. D　8. A　9. D　10. D
11. B　12. A　13. E　14. E　15. B

第16章

1. A　2. B　3. D　4. A　5. A
6. D　7. A　8. E　9. D　10. A
11. C　12. B

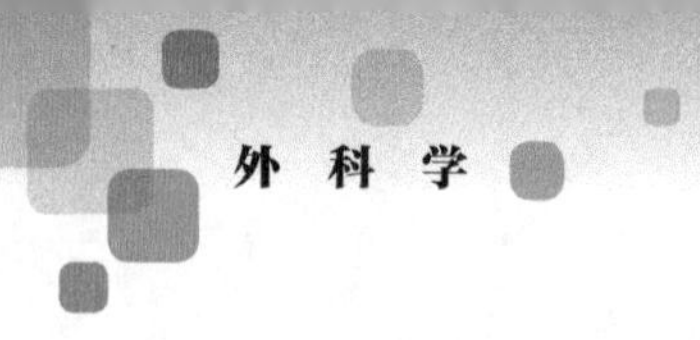

第17章

1. C　2. D　3. E　4. D　5. E
6. A　7. E　8. D　9. C　10. D
11. A　12. E

第18章

1. A　2. A　3. B　4. C　5. C
6. E　7. B　8. D　9. E　10. E
11. D　12. C

第19章

1. B　2. D　3. B　4. D　5. E
6. E　7. C　8. A　9. D　10. E
11. C

第20章

1. B　2. B　3. B　4. C　5. A
6. C　7. C　8. C

第21章

1. C　2. E　3. D　4. B　5. A
6. D　7. E　8. A　9. C　10. B

第22章

1. B　2. A　3. B　4. C　5. D
6. E　7. E　8. D　9. E　10. B
11. A　12. D　13. C　14. C　15. E
16. C　17. C　18. A　19. B

第23章

4. D　5. B　6. C

第24章

1. E　2. A　3. D　4. A　5. B
6. B　7. A　8. D　9. D　10. E
11. D　12. D　13. B　14. D　15. E
16. D

第25章

1. E　2. E　3. E　4. B　5. D
6. C　7. D　8. C　9. C　10. D

第26章

1. B　2. C　3. C　4. C　5. B
6. B　7. E　8. B　9. D　10. E
11. D　12. C

第27章

1. E　2. E　3. E　4. D　5. D
6. B　7. C　8. B　9. D　10. B
11. D　12. B

第28章

1. B　2. E　3. E　4. C　5. C
6. A　7. D　8. D　9. E　10. D

第29章

1. E　2. C　3. E　4. E　5. E
6. E　7. B　8. D　9. C　10. B

第30章

1. B　2. E　3. A　4. A　5. D
6. B

第31章

1. B　2. D　3. B　4. C　5. D
6. B　7. E　8. D

第32章

1. C　2. A　3. B　4. E　5. A
6. C　7. D　8. C　9. C　10. D
11. D　12. D　13. C　14. C　15. D
16. C　17. D　18. A　19. C　20. C
21. C

第33章

1. B　2. D　3. E　4. A　5. C
6. C　7. D　8. D　9. B　10. D
11. E　12. C　13. C

第34章

1. C　2. C　3. D　4. D　5. D
6. E　7. C　8. D　9. E　10. A
11. E　12. A

第35章

1. C　2. B　3. C　4. C　5. A
6. A　7. E　8. C　9. B　10. B
11. B　12. A　13. A　14. E　15. A
16. D　17. D　18. B　19. A

第36章

1. B　2. C　3. B　4. D　5. C
6. C　7. D　8. C　9. A　10. D
11. D　12. D　13. C　14. B　15. B
16. C　17. C　18. D　19. E　20. D
21. E　22. D

第37章

1. D　2. D　3. C　4. B　5. E

6. D　7. E　8. E　9. D　10. A
11. D　12. E　13. B　14. B　15. B
16. C　17. E

第 38 章

1. D　2. D　3. D　4. D　5. E
6. C　7. A　8. D　9. D　10. C
11. C　12. E　13. E　14. B　15. B
16. B　17. D　18. E　19. E　20. D
21. A　22. C　23. B　24. B

第 39 章

1. C　2. B　3. E　4. E　5. A
6. D　7. D　8. E　9. A　10. B
11. B　12. C　13. E　14. C　15. D
16. A　17. B　18. D

第 40 章

1. D　2. D　3. D　4. E　5. E
6. C　7. B　8. B　9. C　10. C
11. C　12. D　13. D　14. C　15. E
16. C　17. D　18. C　19. E　20. E

第 41 章

1. E　2. E　3. E　4. B　5. E
6. E　7. B　8. D　9. B　10. C
11. A　12. B　13. D

第 42 章

1. E　2. E　3. D

第 43 章

1. B.　2. A　3. A　4. A　5. C
6. B　7. B　8. B　9. E　10. B
11. D　12. D　13. B　14. D　15. A
16. A　17. B　18. D　19. D　20. E

第 44 章

1. C　2. D　3. D　4. E　5. B
6. A　7. C　8. C　9. E　10. D
11. C　12. B　13. E　14. C　15. B
16. A　17. A　18. B　19. B　20. E
21. C　22. C　23. A　24. B　25. A
26. B　27. D　28. C　29. E　30. D
31. B　32. C　33. A

第 45 章

1. E　2. D　3. C　4. D　5. B
6. D　7. C　8. D　9. E　10. B
11. E　12. C　13. B　14. A　15. C
16. C　17. D　18. B

第 46 章

1. E　2. A　3. D　4. D　5. E
6. E　7. E　8. A　9. A　10. D
11. E　12. E　13. A　14. C　15. D

第 47 章

1. A　2. A　3. E　4. C　5. A
6. D　7. C　8. E　9. C　10. B

第 48 章

1. B　2. B　3. B　4. D　5. C
6. A　7. A　8. C　9. A

第 49 章

1. A　2. A　3. A　4. B

第 51 章

1. B　2. B　3. E　4. D　5. B
6. E　7. B　8. C　9. C　10. E

第 52 章

1. C　2. C　3. D　4. A　5. B
6. D　7. A　8. C　9. C　10. D

第 53 章

1. D　2. D　3. E　4. B　5. B

第 54 章

1. A　2. B　3. D　4. B　5. B
6. C　7. C　8. C　9. D